신체활동·운동과 건강

손천택 신원태 이상욱 공역

Physical Activity and Health

Claude Bouchard Steven N. Blair William L. Haskell

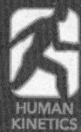 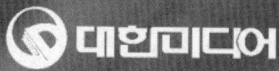

Physical Activity and Health / Claude Bouchard, Steven N. Blair, William L. Haskell
Copyright ⓒ 2009 by Human Kinetics, Inc.
All rights reserved.

Korean translation copyright ⓒ 2010 by Daehan Media Co.
This Korean translation right was arranged with Human Kinetics Publishers, Inc. in U.S.A.

이 책의 한국어판 저작권은 미국 Human Kinetics Publishers, Inc.와의 독점계약으로 대한미디어가 소유합니다.
저작권법에 의하여 한국 내에서 보호받는 저작물이므로 무단전재와 무단복제를 금합니다.

신체활동·운동과 건강

저자 Claude Bouchard, Steven N. Blair, William L. Haskell
역자 손천택, 신원태, 이상욱

초판 인쇄 / 2011년 3월 3일
초판 2쇄 / 2014년 9월 1일
발행인 / 이광호
발행처 / 대한미디어
제 작 / 김창주
마케팅 / 김재호, 이승준

등록번호 / 제2-4035호
전화 / (02)2267-9731 팩스 / (02)2271-1469
www.daehanmedia.com

ISBN 978-89-5654-264-5 93690
정가 28,000원

※ 잘못 만들어진 책은 구입처 및 본사에서 교환해 드립니다.

역자 서문

진리를 향한 도전은 우리가 인위적으로 만들어 놓은 학문의 경계를 존중해 주지 않는다. 학문의 구획은 진리를 추적하는 과정에서 인간의 편의대로 정해 놓은 울타리일 뿐이다. 진리는 학문의 경계를 넘어 관통하며 넘나드는데 우리는 편의에 따라 만들어 놓은 학문의 울타리에 갇혀 하나의 진리만을 부둥켜안고 씨름을 하고 있다.

21세기에 들어서면서 그동안 분화하면서 발전하던 학문 분야에 통합의 바람이 거세게 불고 있다. 학문 분야들 간에도 분절을 반성하고 경계를 가로지르는 융합을 키워드로 삼고 있다. 체육 분야도 예외는 아니다. 인접 소학문과의 공동학술세미나를 활발히 개최하고, 공통의 분야를 찾아 함께 연구하는 사례가 점차 늘어나고 있다. 하지만 통합연구의 기반이 되는 저서를 함께 발간한 사례는 찾아보기 어렵다. 최근 KAIST에서 '바이오 및 뇌공학'을 연구하는 정재승 교수가 소설가 김탁환과 함께 '인간이란 어떤 존재인가?'라는 진지한 질문을 유쾌하게 탐구하는 소설을 썼다. 자연·인문적 지식을 절묘하게 아우르는 『눈먼 시계공』을 읽으면서 우리의 체육 현실에 꼭 필요한 『Physical Activity and Health』를 운동생리학자와 번역해야겠다는 결심을 하게 되었다.

최근 건강에 대한 사회적 관심이 급증하면서 체육학자와 체육지도자들도 전공에 관계없이 신체활동·운동과 건강에 대한 이해의 지평을 더 넓혀야 한다는 주장들을 하고 있다. 이는 신체활동이나 운동이 왜 건강과 질 높은 삶 그리고 행복한 삶에 필수적인지를 신경생리학적으로나 뇌 과학적으로 입증하며 상식의 폭을 빠르게 넓혀가고 있기 때문이다. 이미 북미와 유럽에서는 체육교육과정이 스포츠 기능 중심에서 신체적으로 활발한 삶에 필요한 습관교육을 하는 방향으로 바뀌고 있다.

우리도 최근에 교육과정을 개정하면서 체육교육의 철학을 '스포츠 기능'의 강조에서 '신체활동 가치'의 지향으로 크게 전환하였다. '운동기능의 습득'이라는 체육교과의 전통적 목표로는 21세기 문화·복지의 시대를 살아가는 학생들에게 필요한 지식, 능력, 기술 등을 가르칠 수 없다는 한계를 절감했기 때문이다. 체육교육의 철학이 '활동적인 삶을 위한 라이프 기술'로 옮겨가고 있는 것이다. 이러한 상황변화에 적응하기 위해 노력하는 후학들을 위해 『신체활동·운동과 건강』을 출간하게 되었다. '신체활동'과 '운동'을 병치한 것은 생활 속의 신체활동과 의도적인 운동을 명확히 구분하는 것이 쉽지 않을 뿐만 아니라 책의 곳곳에서 두 개념을 구분 없이 사용하고 있기 때문이다.

나와 같이 입사하여 운동생리학을 연구하며 20여 년을 함께 해온 신원태 교수께 공동 번역을 제안하였다. 두 사람 각기 다른 방식과 주제로 연구를 해 왔고 스포츠교육학자와 운동생리학자간의 공동 번역의 선례가 없어서 시행착오를 겪기는 했지만 번역작업은 즐거움과 긴장의 연속이었다. 처음에는 자신 있는 장을 공평하게 맡아 번역하기로 하였다. 이 작업에 이상욱 교수가 동참하였다. 그런데 신원태 교수가 암 진단을 받으며 투병을 해야 하는 예상치 못한 일이 발생하였다. 운동생리학을 전공한 이상욱 교수가 기초번역을 하고 스포츠교육학을 연구하는 내가 재번역을 해서 신원태 교수가 최종적으로 점검 교정하는 방식을 선택할 수밖에 없었다. 그것이 오히려 이해하기 쉬운 충실한 번역서를 탄생시키는 전화위복의 과정이 되었다. 번역이 완료될 무렵에는 신원태 교수의 건강도 완전히 회복되었다. 신원태 교수의 사명을 띤 희생이 없었으면 시의 적절한 출간이 불가능했던 소중한 번역서이다.

　『신체활동·운동과 건강』이 출간되기까지 많은 이들의 도움이 있었다. 서로 다른 학문영역의 학자들이 얇지 않은 전문서적을 공동 번역하겠다고 제안했을 때 우리를 믿고 적극 지원해준 양원석 사장께 진심으로 감사를 드린다. 원고의 누락부분을 원서와 대조하며 꼼꼼히 정리하여 번역작업이 차질 없이 진행되도록 역할을 잘 해 준 김일하 선생에게 박수를 보낸다. 필요한 그림을 검색하여 삽입하고 출판사를 오가며 교정 작업을 이끌어준 제성준 선생과 전용진 선생을 비롯한 김상우 선생, 김재중 선생, 박상봉 선생, 백미숙 선생, 유창완 선생, 윤현수 선생, 이선영 선생, 임지훈 선생, 정주식 선생의 노고에도 깊은 감사를 드린다.

2011년 1월

손 천 택

저자 서문

『신체활동·운동과 건강』은 건강은 신체적으로 활발한 생활이 가져다주는 건강의 혜택과 신체활동의 잠재 효과를 공부하거나 연구하는 상급 대학생들과 대학원생들을 위한 책이다. 이 책은 특히 운동과학, 체육학, 공중보건학, 건강증진학, 예방의학, 인체생물학 분야에서 연구하는 사람들을 위하여 집필하였다.

이 책은 신체활동 또는 좌식생활과 건강과의 관계를 연구한 논문들을 종합적으로 정리하였으며, 신체활동·체력과 건강 관계 패러다임과 개별 또는 일련의 연구를 서로 관련지어 이해할 수 있도록 개념적 준거 틀을 제시하였다. 또한 질병의 예방과 삶의 질적 향상 그리고 그에 따른 행복에 초점을 맞추고 있다. 그러나 이 책은 질병의 치료와 재활을 위한 신체활동의 역할에 대해서는 구체적으로 다루지 않고 있으며, 백과사전적 처치를 제안할 의도도 없었다. 오히려 각 장을 중심으로 일련의 연구로 밝혀진 중요한 개념들을 검토하고, 최근의 지식베이스의 한계를 논의하며, 필요한 연구를 제안하였다.

우리는 신체활동·체력과 건강에 관한 논문들을 합의회의의 맥락에서 검토하면서 이와 같은 책을 발간할 결심을 하게 되었다. 이 분야의 핵심 연구결과를 합쳐서 관련 개념들을 상세하지만 간결하게 정리한 책이 아직은 없기 때문이다. 이 책은 미국, 캐나다, 유럽 그리고 오스트레일리아에서 신체활동·체력과 건강의 관계를 연구하는 가장 훌륭한 과학자들이 공동으로 집필하였다.

본문은 5부, 23개 장으로 구성되어 있다. 제1부의 3개 장에서는 기본개념을 정의하고 이 분야의 연구 유래를 밝히는 동시에 연령, 성, 인종의 차이에 따른 신체활동의 영향에 관한 연구들을 요약하였다. 제2부 5개 장에서는 신체활동의 급성효과와 만성효과에 관한 최근의 연구를 검토하였다. 제3부는 11개 장에서 규칙적인 신체활동과 건강과의 관계와 체력과 건강과의 관계를 비교 검토하였다. 이들 두 변인과 건강과의 관계를 심혈관 질병에서부터 정신건강 및 사망률에 이르기까지 비교 검토하였다. 제4부 2개 장에서는 운동 프로그램에서 용량-반응의 문제를 논의하였다. 제5부는 개인차에 따른 신체활동, 체력, 건강과의 관계를 유전학적으로 탐색하였다. 마지막 장은 이 분야를 통합적으로 조망하고 새로 연구 분야를 제안하는 동시에 연구된 결과를 공중보건의 관점에서 어떻게 활용할 것인지 논의하였다.

각 장을 간결하게 정리하였으며 참고문헌도 방대하게 제시하지 않았다. 우리가 의도했던 것은 이 분야의 핵심개념과 중요한 연구결과들을 후학들과 공유하는 데 있었기 때문이다. 제시한 참고문헌의 상당수는 리뷰 페이퍼이다. 특정 분야에 관심이 있는 학자들은 리뷰 페이퍼의 참고문헌들을 찾아 심층연구를 할 수 있도록 하였다. 독자의 이해를 돕기 위해 각 장마다 중요한 내용을 요약하고 연구문제를 제시하였으며 그림이나 표를 삽입하였다.

　신체활동과 건강이라는 책이 발간됨으로써 규칙적인 신체활동이 질병을 예방하고 질 높은 삶과 행복에 얼마나 크게 기여하고 있는지 깨닫는 데 큰 역할을 할 수 있게 되기를 기대한다.

역자 소개

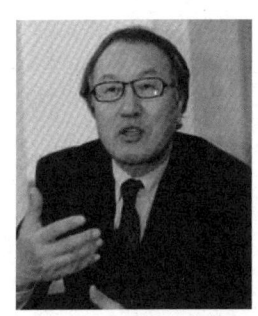

|손천택|

현재 인천대학교 사범대학 체육교육과에서 근무하고 있다. 인천대학교 학생처장, 교무처장, 대학건설본부장을 역임하였다. 서울대학교 석사^{운동심리학}를 거쳐 미국 오하이오주립대학교^{OSU}에서 박사학위^{스포츠교육학}를 받았으며, 매사추세츠대학교^{UMASS} 객원교수를 역임하였다. 체육교사의 경험세계를 이해하는 데 관심이 있으며, 최근에는 체육교육의 효과를 뇌 과학적으로 이해하는 데에도 관심을 쏟고 있다. 한국스포츠교육학회 총무이사, 편집위원장, 회장을 역임하였다. 인천대학교 학술연구상, 올림픽성화회 연구상을 수상하였다. 주요 저(역)서로는 『체육교수이론』, 『체육교수학습론』, 『코칭론』 등이 있다.

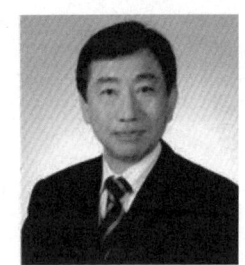

|신원태|

현재 인천대학교 사범대학 체육교육과에서 근무하고 있다. 인천대학교 예체능대학장, 학생처장을 역임하였다. 한양대학교에서 운동생리학을 전공하여 박사학위를 받았다. 주 관심분야는 운동생리학적 관점에서 바라보는 '건강을 위한 운동처방'이며, 인천광역시 시민체력센터 이사를 역임하였다. 저(역)서로는 『운동생리학 실험법』 『맞춤운동과 건강』 등이 있다.

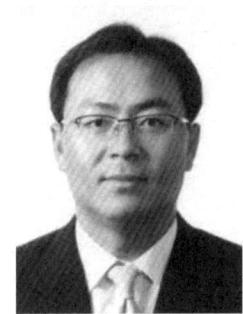

|이상욱|

현재 대림대학 사회체육과에서 근무하고 있다. 한양대학교에서 운동생리학을 전공하여 박사학위를 받았고, 미국 오하이오주립대학에서 DACUM 연수, 조지아대학에서 HRD 연수를 받았다. 안양시 지역의료보건심의위원, 행정안전부 지방행정연수원 체력검사 및 운동처방을 맡고 있다. 노화관련 운동의 효과에 관심이 있으며, 특히 걷기를 통한 건강증진에 관심이 있다. 현재 대한우드볼협회 총무·기획이사와 한국대학경기연맹 상임이사를 맡고 있다. 주요 저(역)서로 『운동생리학』 『운동처방론』 『젖산역치 트레이닝』 등이 있다.

목 차

제1부 신체활동과 건강 연구의 역사

제1장 신체활동과 건강의 연구 ·············13
- 인류의 진화와 역사 그리고 신체활동 ·········14
- 만성질환 실태 ·····································17
- 건강과 건강 결정요인 ··························18
- 노화와 건강 ·······································21
- 신체활동과 체력의 정의 ·······················22
- 비신체활동과 신체활동 ························25
- 요약 ··29
- 연구문제 ··30

제2장 신체활동·체력·건강 연구의 역사 ·······31
- 신체활동과 건강에 대한 신념 ·················32
- 운동과 건강의 과학적 이해 ····················34
- 신체활동 지침의 발전 ··························37
- 요약 ··44
- 연구문제 ··45

제3장 신체활동·체력과 연령, 성, 민족 ········47
- 신체활동 ··48
- 체력 ··52
- 요약 ··56
- 연구문제 ··56

제2부 신체활동의 효과

제4장 신진대사·심혈관계·호흡계와 신체활동 ··59
- 신체활동과 에너지의 관계 ·····················60
- 산소섭취와 심혈관 및 호흡계의 운동반응 ········62
- 훈련·연령·성별과 최대산소섭취량 ···········71
- 훈련적용과 신체활동 중재 ·····················72

- 요약 ··72
- 연구문제 ··74

제5장 신체활동·운동과 급성 반응 ···········75
- 지질과 지단백 ····································76
- 인슐린과 포도당의 역학관계 ··················79
- 혈압 ··82
- 혈액 변화 ···84
- 면역기능 ··86
- 에너지의 균형 ····································87
- 운동의 급성 효과 증진 ·························90
- 요약 ··90
- 연구문제 ··91

제6장 신체활동과 호르몬 반응 ···············93
- 호르몬의 정의 ····································94
- 호르몬 조절의 중요성 ··························97
- 규칙적인 신체활동과 호르몬 적응 ···········104
- 요약 ···110
- 연구문제 ··110

제7장 규칙적인 신체활동에 대한 골격근의 적응 ···111
- 골격근과 인간생활 ····························112
- 근세포의 구성, 구조 및 기능 ················113
- 근섬유의 유형과 아형 ························119
- 근육 적응과 기능적 결과 ····················125
- 근육의 노화와 훈련의 역할 ··················135
- 요약 ···136
- 연구문제 ··137

제8장 규칙적인 신체활동에 대한 뇌, 간, 신장 및 다른 기관의 반응 ······················139
- 신체활동의 급성 효과 ························140
- 신체활동의 만성 효과 ························145
- 향후 연구주제 ··································149

목 차

요약 ···150
연구문제 ···151

제3부 신체활동·체력과 건강

제9장 신체활동·체력과 사망률 ··············155
신체활동, 체력, 사망률 ·····················156
생물학적 기전 ···································169
요약 ···170
연구문제 ···170

제10장 신체활동·체력과 심장, 혈관, 폐의 질병률
··171
신체활동과 심혈관질환 위험요인인 낮은 심폐체력 ·····172
신체활동과 폐질환 위험요인인 낮은 심폐체력 ·········176
생물학적 기전 ···································177
심장, 혈관, 폐질환자를 위한 신체활동의 역할 ·······178
요약 ···180
연구문제 ···181

제11장 신체활동·체력과 비만 ··············183
과체중과 비만의 정의와 문제점 ·········184
저장 지방 ···188
과체중, 신체활동, 체력의 관계 ··········192
과체중 예방과 치료를 위한 신체활동의 역할 ·········194
요약 ···199
연구문제 ···199

제12장 신체활동·체력과 당뇨병 ···········201
당뇨병의 개념과 유행 ·······················202
제2형 당뇨병의 역학, 병인학, 합병증 ·······203
신체활동이 인슐린과 포도당 대사에 미치는 영향 ·····206
제2형 당뇨병 예방을 위한 신체활동 효과의 역학적 증거 210

제2형 당뇨병 예방 무작위 통제실험연구 ········212
제2형 당뇨병 환자와 규칙적인 신체활동 ········213
요약 ···214
연구문제 ···214

제13장 신체활동·체력과 암 ··················215
암의 중요성 ·····································216
신체활동·체력과 암 ··························217
신체활동·체력과 암에 대한 연구 ······218
신체활동·체력과 특정 암과의 관계 ··221
요약 ···228
연구문제 ···229

제14장 신체활동·체력과 관절·뼈의 건강 ·····231
근골격계 질환 ···································232
신체활동과 부상, 골관절염, 골다공증의 관계 ·········235
신체활동, 뼈의 성장 및 유지, 기능의 보존 ·········239
신체활동이 근골격계에 미치는 효과 연구의 어려움 ···241
요약 ···242
연구문제 ···242

제15장 신체활동, 근 체력 그리고 건강 ····243
저항성 트레이닝의 역사 ····················244
저항성 트레이닝의 기초 ····················245
저항성 트레이닝의 생활화 ·················250
질병과 장애 예방을 위한 저항성 트레이닝 ·········253
요약 ···260
연구문제 ···261

제16장 운동의 심리적 효과 ··················263
운동과 정신건강 연구 ·······················264
운동과 불안 ·····································266
운동과 우울증 ···································268
운동의 심리적 효과 ··························269
운동의 심리적 역효과 ·······················271
요약 ···273

목 차

연구문제 ···273

제17장 유소년의 신체활동과 체력 ·········275
심혈관 건강 ··277
뼈 건강과 골다공증 ·································281
유소년 신체활동 증진 전략 ······················283
요약 ··287
연구문제 ···287

제18장 신체활동·체력과 노화 ···············289
노화 ··290
노화의 연구 ··294
노인의 신체활동 패턴 ······························296
노인의 신체활동과 건강 ·························299
노인의 신체활동 촉진 ······························301
요약 ··303
연구문제 ···304

제19장 신체활동의 위험 ·····················305
신체활동과 스포츠참가의 위험 ··············306
위험의 최소화와 효과의 극대화 ··············312
운동상해의 미래연구 ······························316
요약 ··317
연구문 ··318

제4부 신체활동의 양과 종류

제20장 신체활동·체력·건강과 양-반응 ·····321
신체활동에 대한 신체반응의 원리 ··········322
신체활동량의 요소 ·································323
최적 신체활동량 결정요인 ······················327

건강을 위한 신체활동의 양과 체력 수준 ·······333
요약 및 결론 ···335
연구문제 ···336

제21장 신체활동·운동 프로그램 ···········337
신체활동·운동 프로그램 ·························328
신체활동·운동 프로그램 적용환경 ··········342
구조화 프로그램과 비구조화 프로그램의 차이 ·······345
특수집단을 위한 운동 프로그램 ·············348
요약 ··350
연구문제 ···352

제5부 새로운 도전과 기회

제22장 신체활동·체력·건강의 유전적 차이 355
인간 유전학의 기초 ·································356
인간 유전자와 유전체 사건 ······················360
좌업생활자의 유전적 변이 ······················367
규칙적인 운동에 대한 반응의 개인차 ······369
유전자와 운동반응 ·································369
운동에 대한 형질특이반응 ······················376
요약 ··377
연구문제 ···378

제23장 신체활동·체력·건강의 통합적 이해 ··379
활동성과 비활동성 ·································380
신체활동의 계획과 실행 ·························386
연구주제와 쟁점 ·····································393
요약 및 결론 ···394
연구문제 ···395

제1부 신체활동과 건강 연구의 역사

1부에서는 신체활동과 건강에 관한 연구가 어떻게 시작되어 지금에 이르고 있는지 살펴본다. 신체활동과 건강에 대한 연구는 20세기 중반에 들어와서 체계적인 연구가 시작된 새로운 학문분야이다. 이 연구 분야는 많은 국가에서 국민들이 좌업생활을 함으로써 건강에 심각한 문제가 대두됨에 따라 광범위한 연구가 이루어지기 시작한 분야이다.

1부는 세 개의 장으로 구성되어 있는데, 이 책을 보다 잘 이해하는 데 필요한 내용을 담고 있다. 즉, 이 책의 구조와 개념체계를 소개하고, 신체활동과 건강에 관한 연구 역사와 신체활동이 갖는 의미를 살펴볼 것이다. 1장에서는 이 책의 목적을 살펴보고, 2장에서는 생물의학의 한 분야인 '신체활동과 건강' 분야의 발생과 성장 과정을 이해하고, 더불어 일반 대중들이 이 분야에 관심을 갖게 된 중요한 사건들을 살펴볼 것이다. 3장에서는 연령의 증가에 따른 체력과 신체활동이 성이나 인종에 따라 어떻게 다르게 작용하는지 논의할 것이다.

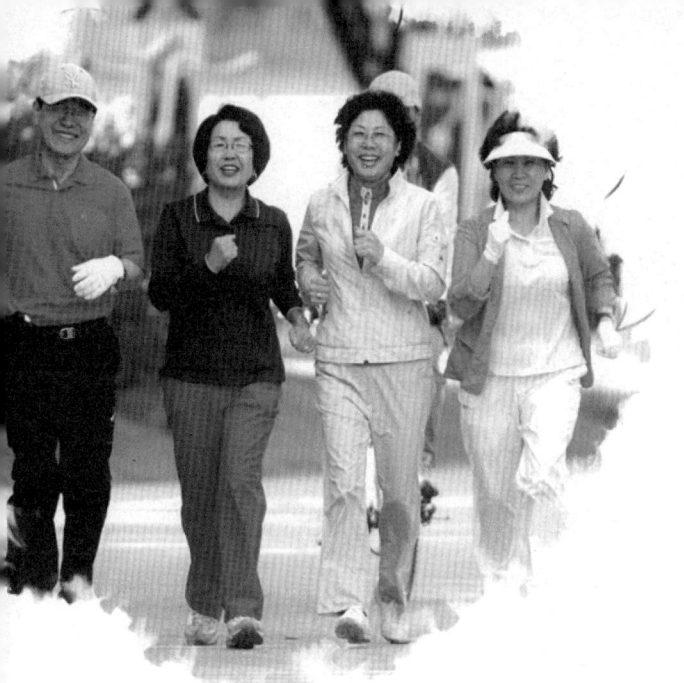

제1장
신체활동과 건강의 연구

개요

인류의 진화와 역사 그리고 신체활동
- 활발한 신체활동의 산물인 인류
- 신체활동: 농경사회에서 21세기까지

만성질환 실태

건강과 건강 결정요인
- 건강과 질병
- 유전적, 행동적, 환경적 건강 결정요인

노화와 건강

신체활동과 체력의 정의
- 신체활동의 정의
- 체력의 정의

비신체활동과 신체활동
- 비신체활동의 위험요인
- 규칙적인 신체활동의 효과

요약

연구문제

지난 1세기 동안 사람들의 생활이 크게 변화하여 적극적인 신체활동을 하는 사람들이 크게 감소하였으며, 그로 인해 신체활동의 부족과 관련된 질병 발생률이 크게 증가하고 있다. 그러므로 의도적인 신체활동이 건강한 삶의 중요한 요소가 되고 있다. 그동안 인류는 육체적인 노동에서 해방되기는 했으나, 비활동적인 생활습관으로 인하여 질병이 늘고 있다.

이 장에서는 과거의 건강 개념과 21세기 건강 개념의 차이를 설명할 것이다. 즉, 건강, 삶의 질, 수명의 개념, 신체활동의 부족으로 인한 만성질환, 고령화 사회의 문제, 신체활동, 체력, 건강 패러다임의 정의, 예방의학과 공중보건 분야 등에서 신체활동이 중심 주제가 되는 이유를 이해하게 될 것이다.

인간의 신체는 활동을 위해 계획되었다는 말이 있다. 그 말을 실험적으로 입증할 수는 없지만 최소한 세 가지 증거가 그러한 주장을 뒷받침 해주고 있다.

- 첫째, 인간의 몸은 노동이나 운동에 의한 다양한 신체적 한계나 요구에 적응할 수 있게 되어 있다. 이러한 예를 살펴보면 청소년들은 운동을 할 때 자신의 대사율을 쉽게 10배 이상 증가시켜 꽤 오랫동안 필요한 에너지 소비를 감당할 수 있으며, 인간은 단시간 최대부하 운동을 할 때 안정기의 100배 이상의 에너지를 생산할 수 있고, 신체구조와 생리기능은 다양한 대사범위의 근육운동을 하는 데 적합하도록 조직되어 있다.
- 둘째, 낮은 수준의 신체활동은 일반 질병, 신체기능 저하, 조기사망을 가져올 수 있다.
- 셋째, 원시시대의 인간은 적당한 운동기능을 지니고 있어야 했으며, 육체적 노동을 감당할 수 있는 신체적 능력을 갖추고 있어야 생존할 수 있었다.

인류의 진화와 역사 그리고 신체활동

진화는 인간이 배우자를 만나 자손을 낳는 데 필요한 운동기능, 근력, 스피드, 스태미나 등과 같은 유전인자들을 재생산하며 생존해 왔다는 사실을 우리들에게 가르쳐 주고 있다. 이 장에서는 이러한 논거를 찾아보고, 그 밖의 유전적 특징을 상세히 다룰 것이다.

활발한 신체활동의 산물인 인류

인류의 출현 시기와 환경에 관해서는 논란이 있을 수 있지만, 인류의 출현이 뇌의 기능에 영향을 미치는 근육 유전자의 발달과 무관하지 않다. 뇌의 진화는 뇌 자체의 능력, 언어 숙달, 지적 능력의 향상뿐만 아니라 운동능력의 향상까지를 의미한다. 고생물학자, 인류학자, 해부학자, 고고학자, 분자생물학자들의 연구에 따르면, 인류의 진화는 다음과 같이 신체활동과 밀접한 관련성이 있다.

활동하도록 조직된 인간

- 인간의 몸은 노동이나 운동의 다양한 대사요구에 적합하도록 조직되어 있다.
- 낮은 신체활동 수준은 일반 질병과 조기사망의 위험을 초래할 수 있다.
- 진화의 역사에 따르면 인간은 육체적 노동을 견디는 능력을 갖추어야 생존할 수 있다.

신체활동과 체력은 인류의 진화 역사에서 매우 중요한 역할을 해 왔다. 현대 인류 역사의 중요한 사건들은 지난 1천만 년 동안 일어났다. 진화에 불을 붙인 분자사건(molecular event)에 관해서는 아직도 논쟁이 계속되고 있지만, 복잡한 진화 과정과 인류와 비인간 영장류의 분자간격은 유전물질인 게놈에 잘 기록되어 있다. 즉, 우리 조상 DNA의 분자변질은 수백만 년을 지나면서 자연 도태되고 변화하면서 오스트랄로피테쿠스계의 원시적 인류를 탄생시켰다. 약 6백만 년 전에 살았던 다양한 오스트랄로피테쿠스계의 원시인류들이 최근에 아프리카 대륙에서 발견되고 있다. 일반적으로 오스트랄로피테쿠스계의 원시인류는 키가 약 1.5m이고 두뇌의 크기는 현대 인류의 약 40% 정도였다. 오늘날과 같은 인간은 약 10만 년 전 다윈의 적자생존과 돌연변이 사건으로 출현하게 되었다.

인류의 진화 과정에서 운동능력과 신체적 수행능력이 어떤 역할을 얼마나 하였는지 정확하게 파악하는 것은 쉽지 않다. DNA와 단백질 수준에 관한 비교연구 결과에 의하면 인류와 그와 비슷한 비인간 영장류간의 유전인자 차이가 약 2~5% 정도라고 한다. 그러나 2~5%라는 비교적 적은 유전인자의 차이가 엄청난 기능적, 행동적 차이를 만들어낼 수 있다. 인간은 직립자세, 직립보행, 집기 편리한 엄지손가락, 넓은 시야를 확보할 수 있는 수직적 머리, 세련된 언어능력 등과 같이 편리하게 생활하는 데 필요한 특성들을 최적화하는 방향으로 진화해왔다. 인간이 갖고 있는 이러한 특성들은 긴 진화 과정에서 부딪히는 척박한 환경을 극복하고 생존하는 데 엄청난 역할을 하였다. 인간의 이와 같은 유전적 특성들은 걷기, 달리기, 잡기, 이동하기, 던지기 등과 같은 능력을 더욱 발전시켰고, 빠른 반응, 정확한 반응, 근력, 지구력 등이 요구되는 활동의 수행력을 크게 향상시켰다.

척박한 환경에서 진화하여 살아남은 인간의 특성

- 직립자세
- 직립보행
- 집기 편리한 엄지손가락
- 넓은 시야를 확보할 수 있는 수직적 머리
- 세련된 언어능력

인류가 출현하고 세력을 확장하기 위해서는 높은 수준의 신체활동 능력을 필요로 했다. 즉, 신체활동 능력 또는 운동수행 능력이 인류의 생존에 중요한 역할을 하였다. 신체활동 능력이 좋은 사람은 음식을 채취하거나 동물의 침입을 막고 전투에 대비하는 데에도 분명히 유리하였다. 따라서 신체활동 능력이 좋은 남성들은 그렇지 않은 남성들보다 다음 세대의 유전인자에 더 크게 영향을 미쳤다. 마찬가지로 체력과 신체활동 능력은 자손을 양육하는 데 필요한 음식, 땔감 등을 채취하는 데 도움이 되었으며 자손을 낳아 길러야 하는 여성들의 생존에도 중요한 역할을 하였다.

이처럼 신체활동 능력은 인류의 진화과정에서 중요한 역할을 해 왔다. 사냥, 채취, 피신, 전투 등은 우리 생존을 위해 인류가 불가피하게 선택해야 했던 행동들이다. 그들은 살아있는 동안 던지고, 들어올리고, 운반하고, 기어오르고, 달리는 등의 신체활동을 수행해야만 했다. 인류의 진화사에서 신체활동과 작업능력은 인간의 특성과 관련된 우성유전자를 후대에 물려준다는 측면에서 중요하지 않을 수 없었다. 만약 우리 조상들이 지구력이 약하거나 스피드와 순발력이 부족하거나 신체활동 능력이 저조하였다면 아마 종족 번식에 실패하였을 것이다.

다시 말하면 우리 조상들이 수만 년 이상 생존과 번식을 계속할 수 있었던 것은 신체적 기능이 우수하고 건강하였기 때문이다. 이처럼 인류 초기에는 다윈이 말하는 적자생존을 위해서는 체력이 우수해야 했었다. 하지만 오늘날의 인간 번식능력은 그때만큼 신체활동이나 체력에 의해 결정되지 않는다.

신체활동: 농경사회에서 21세기까지

농경사회의 출현과 동물사육의 시작은 대규모 정착생활을 가능하게 하였다. 그러나 이 시대에도 육체노동은 삶의 중요한 도구였다. 또한 근력, 지구력, 운동능력은 생존이나 경제적 풍요와 직접적인 관련이 있었다. 우리 조상들은 다양한 금속을 사용하고, 바퀴를 고안하고, 사냥, 농사, 가사노동을 줄이기 위해 다양한 생활도구를 개발하기 시작하였으며, 그로 인해 보다 많은 여가시간을 갖게 되었다. 우리 조상들은 5000~8000년 전부터 세계 각지에서 다양한 여가활동을 즐겼다는 기록이 남아있다. 우리 조상들이 즐겼던 여가활동 중에서 신체활동이 인기가 있었으며, 달리기, 던지기, 레슬링, 무용, 사냥 등과 같은 활동을 즐긴 흔적은 박물관의 유물에서 찾아볼 수 있다.

사람들은 신체활동이 정상적인 성장과 건강에 좋은 영향을 미친다고 생각하여 이미 3천 년 전부터 인기를 끌었다. 신체활동에 대한 이러한 태도는 엘리트 선수들을 신격화하는 건강사상을 낳았다. 고대 그리스에서는 기원전 776년에 올림픽게임을 시작했고, 당시의 문명과 관련이 깊었다.

귀족과 상류계층에게 관심을 끌었던 게임, 토너먼트, 무용, 사냥 등은 그 이후로도 천년 동안 사람들에게 인기 있는 신체활동으로 계속 유지되었다. 그러나 이들을 제외한 피지배계층에게는 대부분의 신체활동이 지배자의 부당한 요구를 만족시키기는 어렵고 힘든 육체노동을 의미했다. 생활조건이 뚜렷이 개선되었지만 육체노동은 대부분의 사람들에게 여전히 절대적으로 필요한 생활수단이었다. 수많은 전쟁을 치르기 위해 군인과 포로들의 체력수준과 운동능력 테스트는 계속되었다.

아름다움과 지식을 추구하던 르네상스시대가 도래하면서 서구세계가 변화되기 시작하였다. 귀족과 상류층에서는 여전히 신체활동이 인기가 있었다. 상류층은 대규모 토너먼트 경기를 규칙적으로 즐기고, 무용은 귀족들에게 여전히 인기가 있었다. 농부들도 열심히 일하면서 틈틈이 레슬링, 승마, 궁술대회, 댄스 등을 즐겼다. 이즈음 루소가 어린이들의 교육 개혁안을 제안하였다. 루소의 이러한 제안은 신체활동이 교육의 일부가 되어야 한다고 주장하는 사람들에게 큰 영향을 미쳐, 마침내 스포츠에 대한 관심이 널리 퍼지기 시작하였다.

인류는 진화를 통해 육체노동에서 자신을 해방시키려고 끊임없이 노력해 왔다. 인간의 이러한 노력은 산업혁명과 과학기술의 발달로 큰 성과를 거두었다. 그러나 최근에 육체노동의 양이 지나치게 감소하였다는 비판이 일기 시작하였고, 그에 따른 문제가 발생하기 시작하였다(그림 1.1). 신체적으로 활동적인 생활방식과 비활동적인 생활방식을 비교할 때 인간은 활동적으로 살아가는 것이 더 행복한 것 같다. 이것이 인류의 진화역사에서 나타난 가장 놀라운 아이러니이다.

인류 진화역사의 아이러니

산업사회의 급속한 발달은 육체노동의 감소를 가져왔다. 신체적으로 활동적인 생활방식과 비활동적인 생활방식을 비교할 때, 인간은 활동적으로 살아가는 것이 더 행복한 것 같다. 이것이 인류의 진화역사에서 나타난 가장 놀라운 아이러니이다.

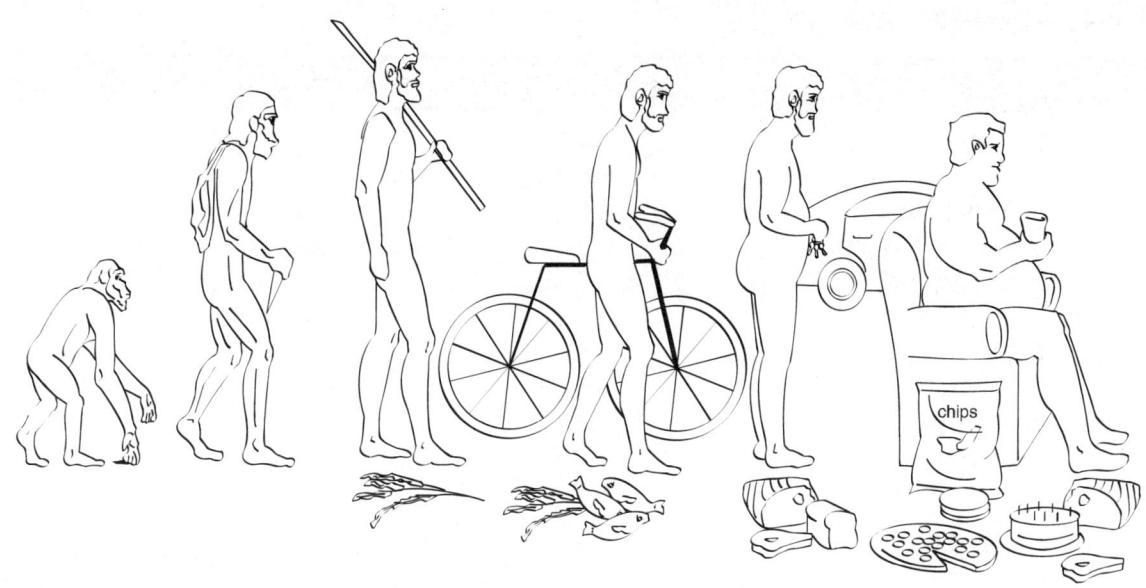

그림 1.1 적자생존이 인류를 바람직하지 못한 비활동적 인간으로 인도하고 있지는 않은가?

만성질환 실태

최근 만성질환이 일반 대중들의 건강에 가장 심각한 부담이 되고 있으며, 특히 이 책에서 중요하게 논의되고 있는 신체활동의 부족으로 인한 심혈관질환과 암이 가장 큰 부담이 되고 있다. 최근 만성질환 환자들이 세계적으로 급속히 증가하고 있으며, 5,600만 명의 사망인구 가운데 약 60%가 만성질환으로 사망하고 있다(세계보건기구, 2002). 이러한 수치는 만성질환과 관련된 사망의 거의 반이 심혈관질환에 기인한다는 의미이다. 비만과 당뇨병 환자들도 걱정스러울 정도로 계속해서 증가하고 있다. 비만과 당뇨는 혈관 질병(vascular disease)을 유발하는 위험요인으로 최근 들어 사춘기 이전에 이미 나타나고 있다. 2020년에는 만성질환으로 사망하는 인구가 전체 사망인구의 거의 3/4을 차지할 것으로 예측하고 있다(세계보건기구, 1998). 개발도상국가에서 발생하는 당뇨병환자는 1995년 현재 8,400만 명이며, 2025년이 되면 22,500만 명이 될 것으로 추정하고 있다(Aboderin et al., 2001). 선진국에서는 이미 과체중과 비만이 만연해 있고, 발병률이 계속 증가하여 10억 이상의 성인들이 영향을 받고 있다. 이러한 추세는 공중보건 정책에 커다란 충격을 주고 있다.

미국의 경우 사망의 주요 원인인 만성질환 문제가 심각한 수준에 이르고 있다. 미국질병예방통제본부의 자료에 의하면 미국에서는 매년 240만 명이 사망하고 있으며(Mokdad et al., 2004), 그 가운데 약 140만 명이 심장병, 암, 뇌혈관질환으로 사망하고 있다. 이들 세 가지 질환으로 사망하는 인구가 전체 사망인구의 약 60%에 달할 뿐만 아니라 인구 100,000명당 발병률이 가장 높은 질환으로 보고되고 있다. 그런데 이들 질환은 신체활동이나 식이요법과 밀접한 관련이 있는 것으로 밝혀지고 있다. 〈표 1.1〉에 사망의 10대 요인을 제시하였다. 신체활동과 식이가 10대 질환 중 최소한 네 가지 질환에 중요하게 영향을 미치고 있다. 이들 네 가지 질환은 심장질환, 암, 뇌혈관질환과 당뇨로서, 2000년에는 이들 네 가지 질환이 사망 원인의 60% 이상인 150만 명 이상에 달했다.

심혈관질환으로 인한 사망 인구는 개발도상국가에서 급속히 증가하고 있다(그림 1.2). 주요 사망 원인이 선진

표 1.1 미국의 질병발생률(2,000년 기준)

질병의 원인	사망자(명)	사망률(%)	10만명당 비율(%)
심장병	710,760	29.57	258.2
암	553,091	23.01	200.9
뇌혈관 질환	167,661	6.98	60.9
만성 하부 호흡기질환	122,009	5.08	44.3
비고의성 상해	97,900	4.07	35.6
당뇨병	69,301	2.88	25.2
유행성 감기와 폐렴	65,313	2.72	23.7
치매증	49,558	2.06	18.0
신장염, 신장 증후군, 신장증	37,251	1.55	13.5
패혈증	31,224	1.30	11.3
그 밖의 질병	499,283	20.77	181.4
합계	2,403,351	100	873.1

국과 비슷한 개발도상국가의 추정 사망 인구는 매우 충격적이다. 개발도상국가에서 심혈관질환으로 사망한 인구가 1990년에는 900만이지만, 2020년이 되면 1,900만이 될 것으로 추정하고 있다. 이러한 수치는 이미 만연된 비만과 당뇨병을 합치면 개발도상국가에서도 만성질환이 크게 확산되고 있다는 의미이다.

만성질환 실태

- 최근 5,600만 명이 매년 사망하고 있다.
- 그 가운데 만성질환으로 사망하는 인구가 60%를 차지하고 있다.
- 그 가운데 절반이 심혈관질환으로 사망하고 있다.
- 만성질환으로 인한 사망의 다른 원인은 암, 당뇨, 비만과 관련이 있다.

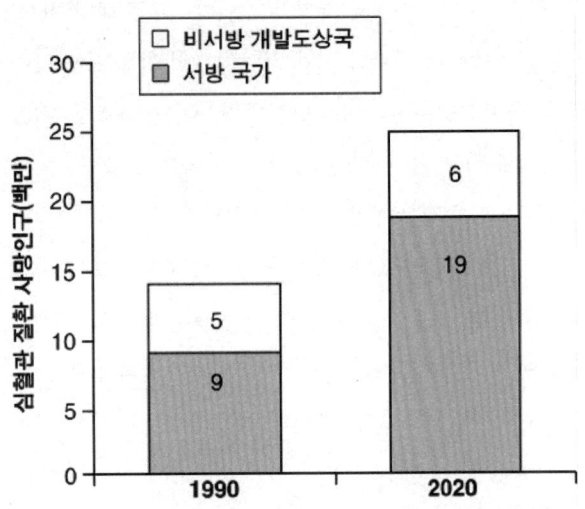

그림 1.2 선진국과 개발도상국가의 추정 사망률

건강과 건강 결정요인

사회적 문제에 잘 대처하기 위해서는 우선 사안이 무엇인지 그리고 그 사안에 영향을 미치는 요인들이 무엇인지 정확하게 파악해야 한다. 따라서 본 절에서는 우선 건강과 사망을 정의하고, 그것에 영향에 미치는 요인을 살펴본 다음, 신체활동과 비신체활동이 건강에 미치는 영향을 고찰할 것이다. 이 과정에서 활동 기대수명, 건강 여명, 그리고 건강을 정의하고, 유전적 요소, 행동적 특성, 사회경제적 신분, 의료의 혜택과 질 등이 건강과 사망에 미치는 영향을 설명할 것이다.

건강과 질병

질병의 치료 능력이 향상되고 평균 수명이 크게 연장되었음에도 불구하고 아직 건강을 정확하게 정의하지 못하고 있다. 세계보건기구는 건강을 "질병이나 장애가 없을 뿐만 아니라 신체적, 정신적, 사회적으로 완전 상태"라고 정의하고 있다(세계보건기구, 1948). "건강은 '적극적'과 '소극적'의 연속선상에 있는 인간의 신체적, 사회적, 심리적 상태이다. 적극적인 건강(positive health)은 단지 질병이 없는 상태가 아닌 인생을 즐기고 도전을 극복할 수 있는 능력이며, 소극적 건강(negative health)은 질병이 있거나 조기 사망을 의미한다(Bouchard and Shephard, 1994).

건강은 복잡하고 다차원적이며 단순히 질병이 없는 상태가 아니므로 전통적인 질병과 사망에 관한 통계로는 건강을 정확하게 진단하기 어렵다. 따라서 건강은 발병시점(common health endpoint), 위험요인, 사망, 일시적·만성적 장애, 신체적·정신적 기능, 무단결근, 총체적 생산성, 건강체력의 상태, 객관적·주관적 행복지수, 의료서비스, 약물중독 등과 같은 개인기록에 근거해 포괄적으로 접근해야 한다.

어떤 개인의 건강상태가 질 높은 삶을 보장하지 않는다면 질 높은 삶의 가치가 반영되도록 조정해야 한다. 여기서 중요한 개념은 활동 기대수명(active life expectancy)과 건강 여명(disability-free expectancy)이다. 활동 기대수명이란 어떤 사람이 활동에 제한을 받지 않고 적극적으로 살아갈 수 있는 나이를 말하며, 건강 여명은 주어진 시점에서 신체적 또는 정신적 기능 손상에 의한 장애 없이 살아갈 수 있는 남은 햇수를 말한다. 이들 두 개념 모두 연령, 성, 교육수준, 사회경제적 환경, 인종, 현재의 건강상태, 그 밖의 특징들을 기준으로 예측할 수 있다.

질병 또는 병적 상태(이환: morbidity)란 사망에 이르지는 않았지만 신체적 또는 심리적으로 건강한 상태에서 벗어난 것을 말한다. 병적 상태는 다음과 같은 세 가지로 측정할 수 있다.

- 단위인구 당 연간 환자의 수
- 특정 상태의 단위인구 당 연간 발생률
- 특정 상태의 평균 지속기간

반면 웰니스는 개인의 능동적 건강상태를 나타내는 전체론적 개념이며, 신체적, 사회적, 심리적 행복까지를 포함한다.

유전적, 행동적, 환경적 건강 결정요인

만성질환의 병인은 매우 복잡하다. 또한 만성질환은 질병마다 병의 원인이 다르고 개인차가 상당히 큰 특징이 있다. 유전적 차이, 행동, 물리적·사회적 환경 등 모든 것들이 만성질환에 다르게 영향을 미치고 있다는 증거들이 제시되고 있다.

심장질환, 뇌졸중, 암, 제2형 당뇨병, 비만 등과 같은 만성질환은 가족력과 관련이 있는 것으로 밝혀지고 있다. 이는 유전적 요인이 만성질환에 영향을 미치고 있다는 것을 의미한다. 분자유전학 연구에 의하며 특정 유전인자와 돌연변이가 이들 만성질환의 발생에 기여하고 있다는 것이다. 그러나 잘못된 식습관에 따른 결핍된 영양섭취 요인이 만성질환의 병인에 기여하고 있다는 주장도 심심찮게 제기되고 있다. 만성질환은 대개 예방이 가능하다. 흡연, 과음, 늘 앉아있는 습관, 약물남용, 위험한 성관계 등과 관련된 행동들은 사망 위험을 높일 수 있는 행동들이다. 이들 행동이 질병에 어떻게 구체적으로 영향을 미치는지 수치로 입증하는 것은 쉽지 않지만, 전체 사망인구의 1/3이 이들 행동과 관련이 있을 것으로 추정하고 있다.

중요한 만성질환은 주로 유전적 요인과 행동적 특성으로 설명을 하지만 사회적·신체적 환경의 관점에서 설명하기도 한다. 예를 들어 사회경제적 수준이 낮은 사람들일수록 또는 교육수준이 낮은 사람들일수록 경제적으로 불리한 조건에서 살고, 만성질환으로 조기에 사망할 가능성이 높다는 것이다. 또한, 건강관리 체계의 한계, 의료사고, 그리고 그 밖에 개인이 통제할 수 없는 상황들로 인해 사회경제적 수준이 낮은 사람들이 조기 사망할 가능성이 높다는 것이다.

흔히 발생하는 만성질환이나 조기사망 원인을 뚜렷한 증거를 가지고 분류하기 위해서는 보다 많은 연구가 이루어져야 하겠지만 유전적 요인과 행동적 특징들이 전체 만성질환의 약 80%를 설명해 주고 있다.

행동적·환경적 요인들로 인한 미국의 사망 인구를 〈표 1.2〉에 제시하였다(2,000년 현재). 〈표 1.2〉를 보면 흡연, 영양 부족, 신체활동 부족이 조기사망의 중요한 원인임을 쉽게 알 수 있다(흡연으로 인한 사망은 18%, 영양 부족과 신체활동 부족으로 인한 사망은 5~17%). 〈표 1.2〉에 나타난 수치는 발병률 자료, 상대적 위험, 인구에 기인한 위험 등을 참고한 자료이므로 부정확하다고 할 수 있다. 보다 정확한 수치를 계산하기 위해서는 그와 같은 자료들을 참고하여 추정치를 계산해야 하겠지만, 분명한 것은 흡연, 영양, 신체활동이 건강에 결정적인 영향을 미치고 있다는 것이다.

INTERHEART 연구 결과를 보면 그와 같은 사실을 잘 알 수 있다. 이 연구에는 52개국 30,000명의 남녀가 참여하였으며(Yusuf et al., 2004), 참여한 사람들의 반이 심근경색을 경험하였다. 연구에 참여한 사람들은 인종이나 지역에 관계없이 똑같은 심장병 관련 위험요인을 갖고 있었으며, 가장 중요한 위험요인은 역시 흡연, 영양 부족, 신체활동 부족인 것으로 나타났다.

좋지 않은 식이습관이 여러 가지 만성질환을 일으키는 데 핵심역할을 하고 있다. 동물성 고지방질, 고당분, 고에너지 식품 등이 수많은 건강 문제를 일으키는 원인이 되고 있다. 그러나 이 가운데 식품은 단지 여러 가지 위험요인 중 하나에 불과하다. 신체활동이 점차 건강의 중요한 결정요인이 되고 있다. 앉아서 생활하는 습관, 좋지 않은 식이습관, 흡연, 생활 스트레스 등이 만성질환이나 노화를 일으키고, 신체적 기능을 저하시키는 원인으로 작용하고 있다. 식습관이나 신체활동 수준과 건강과의 관계를 명확하게 규명하기 위해서는 더 많은 연구가 필요하겠지만, 현재까지의 과학적 증거만으로도 건전한 식습관이나 신체활동으로 만성질환자의 숫자를 크게 줄일 수 있다는 주장을 하기에 충분하다. 공중보건

표 1.2 미국의 행동적·환경적 사망 요인(2000년 현재)

행동 또는 외부작인	사망자(명)	%
흡연	435,000	18
영양 부족과 신체활동 부족	112,000-400,000	5~17
알코올 중독	85,000	4
세균	75,000	3
약물 남용	55,000	2
교통사고	43,000	2
화재	29,000	1
위험한 성관계	20,000	1
불법 약물사용	17,000	1
합계	1,159,000	44

적 접근이 빠르게 증가하는 만성질환에 대처하는 데 가장 효과적인 방법일 수 있다.

공중보건적 접근은 흡연율을 감소시키거나, 식생활을 개선하거나, 신체활동을 늘리는 것과 같은 건강문제 뿐만 아니라 일 년에 85,000명이 알코올 중독으로 사망하고, 43,000명이 사고로 사망하며, 29,000명이 화재로 사망하는 것과 같은 사망원인에도 관심을 가질 수 있기 때문이다(2000년 현재, 미국). 세계적인 공중보건적 접근은 이와 같은 사망원인과 〈표 1.2〉에 제시한 그 밖의 사망원인 행동들을 포함해야 한다.

사망에 이르게 하는 위험요인들이 확산되고 있는 근본 이유가 무엇인지 먼저 밝힌 다음 그 원인을 제거하거나 줄이려는 노력을 하면 위험요인에 의한 부정적 효과를 크게 감소시킬 수 있다.

노화와 건강

인구의 고령화 현상은 신체활동과 건강 패러다임의 중요성을 크게 부각시키고 있다. 지난 100년 동안 인간의 평균수명이 엄청나게 길어졌으며, 일부 선진국에서는 여성의 평균 수명이 80세이고, 남성은 75세이다. 평균수명에 관한 한 개발도상국가에서도 비슷한 현상이 나타나고 있다.

미국사람들의 경우 최근 심장병과 뇌졸중의 감소로 평균수명이 크게 늘어났지만, 고혈압과 당뇨병과 같은 만성질환이 노인들 사이에서 크게 늘고 있다. 노화란 스트레스, 손상, 질병에 대한 유기체의 저항능력이 점진적으로 쇠퇴하는 것을 말한다. 노화가 진행되면 퇴행성 장애(degenerative disorder) 또는 질병 발생 빈도가 높아지게 된다. 미국의 경우 65세 이상의 노인이 2000년 현재 3,500만 명이지만 2030년에는 7,000만 명이 될 것으로 예측하고 있다. 이것은 2030년이 되면 미국 인구의 1/5이 65세 이상이 된다는 의미이다. 노인인구는 85세 이상에서 급격히 증가하고 있다. 2020년이 되면 85세 이상의 노인이 약 1,000만 명이 될 것으로 추정하고 있다(그림 1.3).

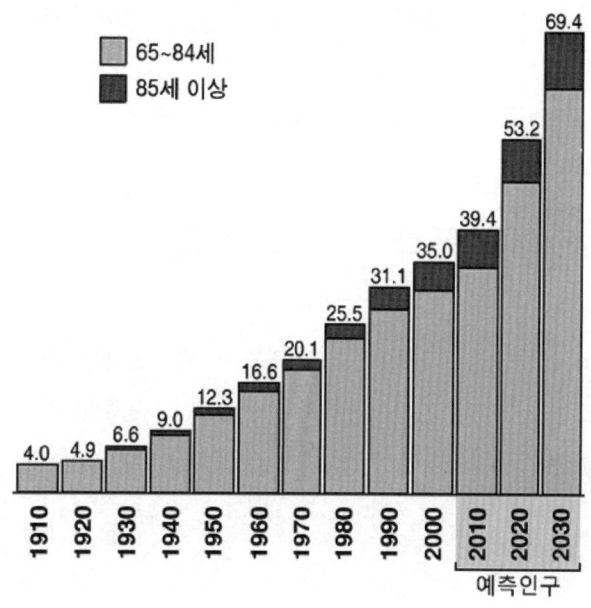

그림 1.3 65~84세와 85세 이상 미국 노인인구의 변화추이

미국건강통계센터에 따르면 65세 이상 인구의 20%가 일상적인 생활을 하는 데 어려움을 겪을 정도의 신체적 또는 정신적 장애를 경험하고 있으며, 85세 이상의 노인의 45% 이상이 기본 생활을 하는 데 한두 가지 도움을 필요로 한다고 한다. 노인인구의 급격한 증가와 그들이 생활에서 느끼는 불편함이 보건의료 체계에 엄청난 변화를 예고하고 있으며, 규칙적인 신체활동이 노인들의 자활에 필수 요소가 되고 있다. 만성질환의 급격한 증가는 인간의 수명 연장과 더불어 보건의료 비용의 엄청난 증가를 예고하고 있다.

노화는 매우 복잡한 과정이며, 이제 막 그것을 이해하기 위한 노력이 시작되고 있다. 내인성 세포작용(endogenous cellular process), 환경적 상해(environmental insult), 영양, 육체적 노동과 같은 환경적 요인, 유전물질(genome)과의 상호작용 등과 같은 요인들이 노화의 직간접적 원인이 되고 있다. 여기서 환경 요인들이란 영양 및 신체활동의 욕구와 관련되며, 환경 요인 간 상호작용은 각 개인의 유전체(genome)와 관련이 있다. 나이가 들면서 보고, 느끼고, 행동하는 것이 달라지는 이유를 한 가지 요인으로 설명하기는 어려울 것이다. 그러나 분명한 것은 규칙적인 신체활동이 신체적 자활능력을 향상시키고 행복한 삶의 추구에 도움이 되는 것이 사실이다.

신체활동과 체력의 정의

이 절에서는 신체활동과 체력을 정의할 것이다. 신체활동과 체력은 여러 학문분야와 실생활에 적용되고 있을 뿐만 아니라 수많은 요인들이 관련된 복합적인 개념이다.

신체활동의 정의

신체활동은 안정시의 에너지 소비를 크게 능가하는 골격근에 의한 신체적 움직임을 말한다. 신체활동을 이렇게 넓게 정의한다면 여가시간 신체활동, 운동, 스포츠, 이동, 노동, 허드렛일까지도 신체활동으로 간주할 수 있다. 사람들이 하루에 소비하는 에너지 소모량은 신체활동으로 소비하는 에너지, 소위 말하는 "활동 에너지 소모량(energy expenditure of activity)"으로 쉽게 측정할 수 있다. 보통 앉아서 일하는 사람의 "활동 에너지 소모량"은 자신이 하루 사용하는 전체 에너지 소모량의 25% 정도이고, 지구력 훈련을 하는 선수나 장시간 힘든 노동을 하는 사람의 "활동 에너지 소모량"은 그가 하루 사용하는 전체 에너지 소모량의 약 50% 정도이다.

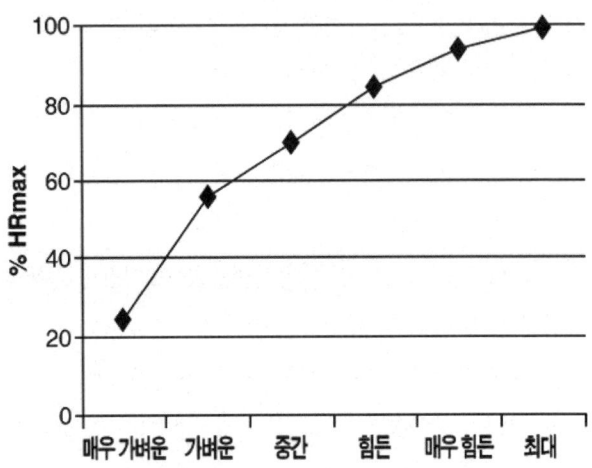

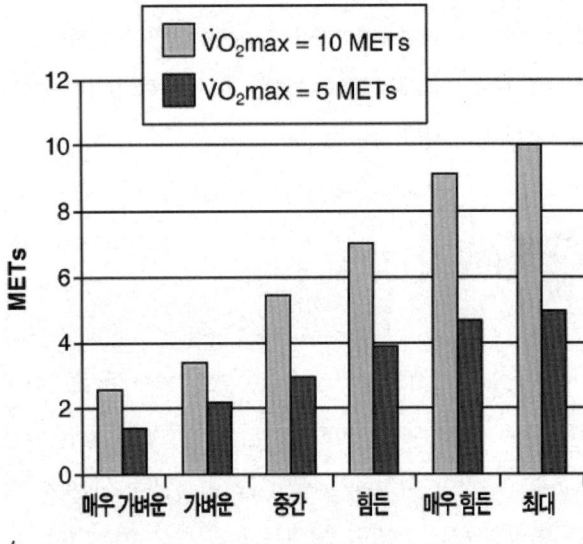

그림 1.4 운동강도는 체력수준에 따라 다르며 % HRmax(a)와 METs(b)로 표현할 수 있다.

> **하루 전체 에너지 소모에 영향을 미치는 요소들**
> - 안정 시 신진대사율은 하루 에너지 소모의 65% 정도이다.
> - 심근, 간, 대뇌, 신장, 췌장 등과 같은 기관은 높은 신진대사율 때문에 안정시 전체 에너지의 70%를 소모한다.
> - 흡수작용, 소화, 수송, 저장 등과 같이 음식과 반응하면서 소비하는 에너지는 하루 전체 에너지 소모의 10% 정도이다.
> - 앉아서 일하는 사람은 하루 에너지 소모의 25%를 신체활동과 움직임으로 소비한다.

여가시간 신체활동

대부분의 선진국에서는 노동, 여행, 가사, 개인위생 등을 마치면 하루에 3~4시간의 자유시간 또는 자유재량시간을 갖는다. 그러나 노동시간, 가사분담, 자기만족, 하루 여행시간, 부양가족의 수와 연령 등과 같은 개인적 사정에 따라 개인차는 있다.

- **여가시간 신체활동**은 하루에 사용하는 전체 에너지 소비를 늘리기 위해 개인이 임의로 사용할 수 있는 활동시간이다. 여가 시간의 신체활동은 개인의 욕구와 흥미에 따라 선택하게 된다. 참가동기가 건강 또는 체력을 향상시키는 데 있다면 그러한 목표를 성취하는 데 적합한 활동패턴을 선택할 것이다. 그러나 움직임의 아름다움을 감상하는 미적 동기유발, 신체적 도전과 같은 고행에 도전하는 동기유발, 빠른 움직임과 신체적 위험을 느끼기 위한 동기유발, 기회와 완성을 경험하기 위한 동기유발, 사회적 관계를 형성하기 위한 동기유발, 재미를 느끼기 위한 동기유발, 정신적 각성을 경험하기 위한 동기유발, 신체적 이완을 경험하기 위한 동기유발, 심지어 내인성 마약에 탐닉하고 싶은 동기유발 등과 같은 다양한 동기유발이 있을 수 있다(Bouchard & Shephard, 1994).
- **운동**은 체력, 운동수행능력 또는 건강을 향상시키는 것과 같은 구체적인 목표를 성취하기 위해 장시간 반복적으로 수행하는 여가시간 신체활동의 한 형태이다. 의사나 운동전문가가 운동처방을 하면 신체활동 종목, 강도, 빈도, 지속시간 등으로 처방을 한다. 예를 들어 〈그림 1.4〉는 '매우 가벼운' 운동에서부터 '최대' 운동까지 6단계의 심폐지구력 운동강도를 나타내고 있다. 〈그림 1.4a〉는 최대심박수에 대한 비율(a percentage of the maximal attainable heart rate)인 운동강도와 최대심박수의 관계를 보여주고 있다. 〈그림 1.4b〉는 6단계 운동강도와 대사당량(METs: metabolic equivalents)으로 표현한 활동량과의 관계를 보여주고 있다. 한 사람은 최대산소섭취량이 10METs(안정 시 에너지 소비의 10배)이고, 다른 사람은 노인으로서 최대산소섭취량이 5METs(안정 시 에너지 소비의 5배)이다. 1MET는 완전 휴식상태의 칼로리 소비량을 말한다. METs는 운동에 의한 칼로리 소비량을 간단하게 나타내므로 체중감량 운동을 하는 사람들이 자주 사용하는 단위이다.
- **스포츠**는 경쟁을 포함하는 신체활동을 말한다. 일반적으로 스포츠는 국제기구가 규정하는 규칙에 따라 이루어지는 경쟁적 활동이다. 그러나 UNESCO의 "Sport for All" 운동에서처럼 스포츠가 운동과 레크리에이션을 포함하기도 한다(McIntosh, 1980).

노동

노동 또한 활동의 중요한 구성요소이다. 과거에는 노동과 관련하여 걷거나 자전거로 이동하며 소비하는 에너지, 집에서 가사 일을 하며 소비하는 에너지가 하루 대사량의 상당 부분을 차지하였다.

- 과거에는 일주일에 30~40시간의 과도한 노동이 수년 동안 강요되었고, 또 당연시 되었다. 아직도 일부 개발도상국에서는 일주일에 30~40시간의 노동을 강요하고 있다. 서구사회에서도 상당한 에너지 소모를 요구하는 직업분야가 아직 남아 있다. 그러나 오늘날과 같은 산업사회에서 노동의 과도한 요구는 종종 여가시간 신체활동의 감소를 가져올 수 있다. 노동활동을 정의하는 기준은 운동에 적용하는 기준과 다르다(표 1.3). 예를 들어 힘든 노동은 5~7kcal/min의 에너지 소비로 정의하고 있다. 이것은 산업현장에서는 한 가지 활동을 오랫동안 지속하고, 높은 온도, 불편한 자세, 몸의 일부로 무게를 견디는 것과 같은 불리한 환경에 놓여 있으며, 작업의 속도가 자신보다는 기계, 감독, 노동조합과 같은 요인에 의해 결정되기 때문이다(Shephard, 1994).
- 가사와 다른 허드렛일 또한 고려할 필요가 있다. 선진국에서는 자동화가 가사일과 관련된 에너지 소비를 점차 감소시켜 왔다. 가사일이나 허드렛일을 의도적으로 힘들게 하려는 사람들도 있지만 대부분의 가사 일은 노동 현장과 비교하면 가벼운 활동이라고 할 수 있다. 가볍지 않은 가사 일이 있다면 어린이를 돌보거나 연로한 친척을 보살피거나 정원을 가꾸는 것과 같은 일일 것이다. 이러한 가사노동은 가끔 매우 힘들게 느껴질 때도 있다.

체력의 정의

체력의 구성요소와 정의에 관해서는 아직도 합의를 이루지 못하고 있다. 세계보건기구는 체력을 "근육 활동을 만족스럽게 수행할 수 있는 능력"으로 정의하고 있다(세계보건기구, 1968). 체력은 한 개인이 특정한 신체적, 사회적, 심리적 조건에서 주어진 신체적 과제를 만족스럽게 수행할 수 있는 능력을 말한다. 체력은 각자의 행동패턴, 습관적 활동 수준, 유전과 같은 변인들에 의해 결정된다. 체력은 일반적으로 운동수행이나 건강과 같은 두 가지 목표에 초점을 두고 정의된다.

- *운동수행체력*은 최적의 작업 또는 운동수행에 필요한 체력요소들을 말한다(Bouchard & Shephard, 1994). 운동수행체력은 개인의 운동수행 능력 관점에서 정의된다. 운동수행체력은 운동기능, 심폐능력, 근력, 스피드, 순발력이나 지구력, 신체크기, 신체구성, 동기유발, 영양상태 등에 의해 크게 좌우된다. 운동수행체력에 관해서는 본서에서 상세하게 다루지 않을 것이다.
- *건강체력*은 운동수행체력과는 달리 신체활동 습관에 의해 유리하거나 불리하게 영향을 받는, 건강과 관련된 체력 요소를 말한다. 건강체력은 활기차게 생활을 할 수 있는 능력과 만성질환이나 조기사망의 위험에서 벗어날 수 있는 능력으로 정의되기도 한다(Pate, 1988). 건강체력의 구성요인들은 아래 건

표 1.3 노동의 강도 (분당 에너지 소비)

강도	분당 에너지 소비
앉아 있는	< 2.0
가벼운	2.0 - 3.5
적당한	3.5 - 5.0
과도한	5.0 - 7.5
매우 과도한	> 7.5

강체력 요소와 특성란에 제시하였다. 이와 같은 생물학적 특성들은 건강 위험요인과 질병률 및 사망률로 평가되는 건강의 결과를 말한다. 건강체력의 구성요인은 크게 형태요인, 근육요인, 운동요인, 심폐요인, 대사요인의 다섯 가지 범주로 구분할 수 있다. 건강체력의 구성요인과 그 특성들에 관해서는 이 책의 여러 장에서 다루게 될 것이다.

비신체활동과 신체활동

이 책은 주로 비신체활동의 유해한 영향과 신체적으로 활발한 생활방식의 혜택이나 좋은 점을 강조하고 있다. 이와 관련된 중요한 문제는 아래에서 간단히 정의하였다.

체력관련 개념

- 체력은 근육 작업을 만족스럽게 수행할 수 있는 능력이다.
- 운동수행체력은 효율적인 스포츠수행에 필요한 체력 구성요인을 말한다.
- 건강체력은 신체적으로 활발한 생활방식과 그로 인해 얻게 되는 건강과 관련된 체력 구성요인들을 말한다.

건강체력의 구성요인과 특성

- 형태요인
  - 키에 대한 신체질량
  - 신체구성
  - 피하지방분포
  - 복부내장지방
  - 골밀도
  - 유연성
- 심폐요인
  - 최대하 운동능력
  - 최대 유산소 능력
  - 심장기능
  - 호흡기능
  - 혈압
- 근육요인
  - 순발력
  - 근력
  - 지구력
- 운동요인
  - 민첩성
  - 평형성
  - 협응력
  - 운동속도
- 대사요인
  - 포도당 내성
  - 인슐린 감수성
  - 지질 및 지질단백 대사
  - 기질산화의 특성

비신체활동의 위험요인

인류는 생활에 필요한 육체노동과 신체활동량을 줄이기 위해 수천 년 동안 노력해 왔다. 근육노동 시간을 줄이려는 인류의 노력은 매우 성공적이었으며, 그로 인해 식량, 다양한 날씨조건에서 살아갈 수 있는 주택, 안전하고 빠른 이동, 개인과 집단의 안전, 다양하고 충분한 여가시간을 얻기 위해 소비하는 에너지를 크게 감소시킬 수 있었다. 문제는 신체활동의 극단적 감소와 앉아서 생활하는 방식이 오히려 20세기 인류의 중요한 이슈, 즉, 다양한 건강문제를 야기하고 있다는 것이다. 이와 같은 건강문제를 40년 전에는 '운동부족증(hypokinetic disease)'이라고 하였다(Krauss & Raab, 1961).

많은 요인들로 인해 근육운동의 양은 감소되고, 앉아서 생활하는 시간은 증가하였다. 그 가운데 특히 자동차 이동이 근육운동의 양을 감소시키는 데 가장 크게 기여하였다. 각종 노동 절약형 효율적 기계와 시스템도 근육운동을 줄이는 데 기여하였다. 컴퓨터와 그 밖의 많은 전자 제품들도 근육노동의 필요성을 크게 감소시켰다. 텔레비전, 비디오게임, 노동절약 가사도구 또한 신체적으로 활동하지 않고 살아갈 수 있는 시간을 증가시켰다. 엘리베이터, 에스컬레이터, 그 밖의 편리한 승강 장치들이 상황을 더욱 심각하게 만들었다. 도시계획은 보다 편리하게 자동차 이용을 할 수 있게 하였으며, 그로 인해 신체적으로 활발하게 움직이면서 살아가려는 사람들도 별도의 노력을 하지 않으면 안 되게 되었다.

선진국의 경우 신체적으로 활발하게 움직이면서 살아가고 싶은 사람들은 자신의 여가시간을 활용하여 신체활동을 해야 한다. 그러나 일부 선진국에서는 많은 사람들이 걷거나 자전거를 타고 이동하면서 건강에 필요한 신체활동 시간을 확보하고 있다. 〈표 1.4〉는 12개 유럽과 북미 국가들의 이동방식이다. 이들 국가 가운데 오스트리아, 덴마크, 네덜란드, 스웨덴과 같은 국가에서는 40% 또는 그 이상의 성인들이 걷거나 자전거로 이동하고 있다. 그에 반해 미국과 캐나다에서는 성인인구의 10% 정도가 걷거나 자전거로 이동하고 있다. 이는 미국과 캐나다 성인들의 이동수단이 걷거나 자전거 타기 등으로 크게 바뀌어야 한다는 것을 의미한다.

표 1.4 유럽과 북미의 이동방식

국 가	이동방식 비율(%)				
	자전거	걷기	대중교통	자동차	기타
네덜란드	30	18	5	45	2
덴마크	20	21	14	42	3
서독	12	22	16	49	1
스위스	10	29	20	38	3
스웨덴	10	39	11	36	4
오스트리아	9	31	13	39	8
동독	8	29	14	48	1
영국	8	12	14	62	4
프랑스	5	30	12	47	6
이탈리아	5	28	16	42	9
캐나다	1	10	14	74	1
미국	1	9	3	84	3

규칙적인 신체활동의 효과

신체활동과 건강과의 관계는 보기보다 훨씬 복잡하다. 〈그림 1.5〉에서 신체활동과 건강과의 관계를 설명하고 있다. 이 그림은 신체활동과 건강혜택의 관계를 직선적으로 표현하고 있다. 신체활동 수준이 낮으면 건강에 해가 되고, 신체활동 수준이 높으면 건강에 도움이 된다는 주장이다. 그러나 현실은 이보다 훨씬 더 복잡하다. 〈그림 1.6〉의 경로를 보면 대부분의 사람들에게 있어서 규칙적인 신체활동은 건강체력을 향상시킨다. 즉, 규칙적인 신체활동은 심폐지구력 증가, 골격근과 같은 조직의 인슐린 활동의 활성화, HDL-콜레스테롤의 증가, 혈압 감소, 비만 감소 등의 효과를 가져와 결국 건강을 향상시킨다는 주장이다.

그러나 일련의 연구에 의하면 활발한 신체활동이 체력 향상에는 도움이 되지 않지만 건강에는 직접적인 도움이 되는 것으로 밝혀지고 있다. 즉, 신체활동은 두 가지 면에서 건강 증진에 기여한다. 한 가지는 신체활동이 체력과 무관하게 건강에 직접적으로 도움이 되는 것이고, 다른 하나는 신체활동이 체력을 향상시키고, 향상된 체력으로 인해 건강이 향상된다는 것이다(그림 1.7).

신체활동—체력—건강과의 실질적 관계는 〈그림 1.7〉의 경로보다 훨씬 더 복잡하다. 체력이 좋기 때문에 건강한 것이 아니라 건강하기 때문에 체력이 좋을 수도 있기 때문이다. 이처럼 신체활동—체력—건강의 관계는 반드시 인과적 관계로만 해석할 수는 없다. 규칙적인 신체활동이 체력의 향상을 가져오기도 하지만, 체력이 좋기 때문에 신체활동에 적극적으로 참가할 수 있기 때문이다(그림 1.8). 사람들은 체력이 향상되면 더욱 활동적이 되고, 활동적인 사람은 체력 향상을 위해 더욱 노력하게 되어 결국은 체력 수준이 가장 높은 활동적인 사람이 될 수 있다. 규칙적인 신체활동과 건강과의 관계를 이해하기 위해서는 이러한 복잡한 관계가 반드시 고려되어야 한다.

신체활동 수준, 건강체력 그리고 건강의 관계는 앞의 모형에서 제시된 것보다 훨씬 더 복잡하다. 〈그림 1.9〉는 이들 세 차원의 복잡한 관계를 설명하고 있다. 이 모형

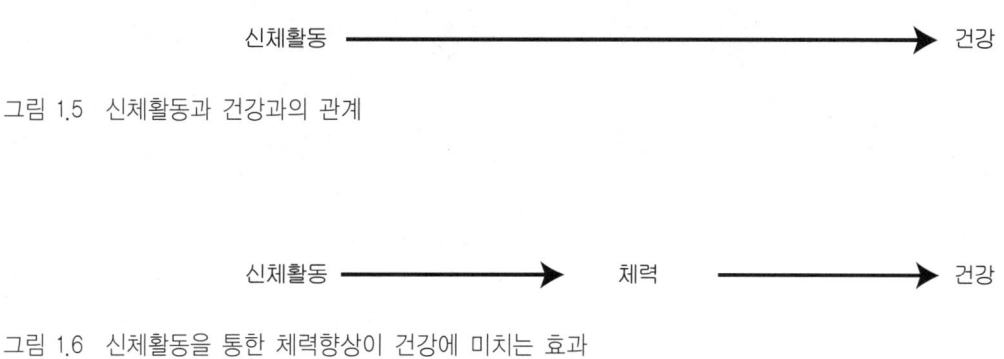

그림 1.5 신체활동과 건강과의 관계

그림 1.6 신체활동을 통한 체력향상이 건강에 미치는 효과

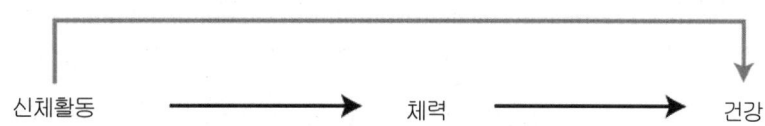

그림 1.7 신체활동은 직접적으로 체력을 향상시키지만 건강을 향상시키기도 함

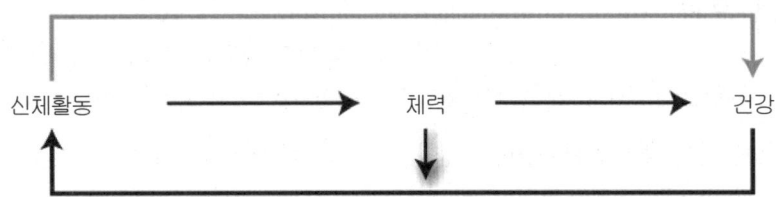

그림 1.8 신체활동과 체력은 건강과 긍정적인 관계를 가지고 있을 뿐만 아니라, 건강한 사람은 신체적으로 더 활발함

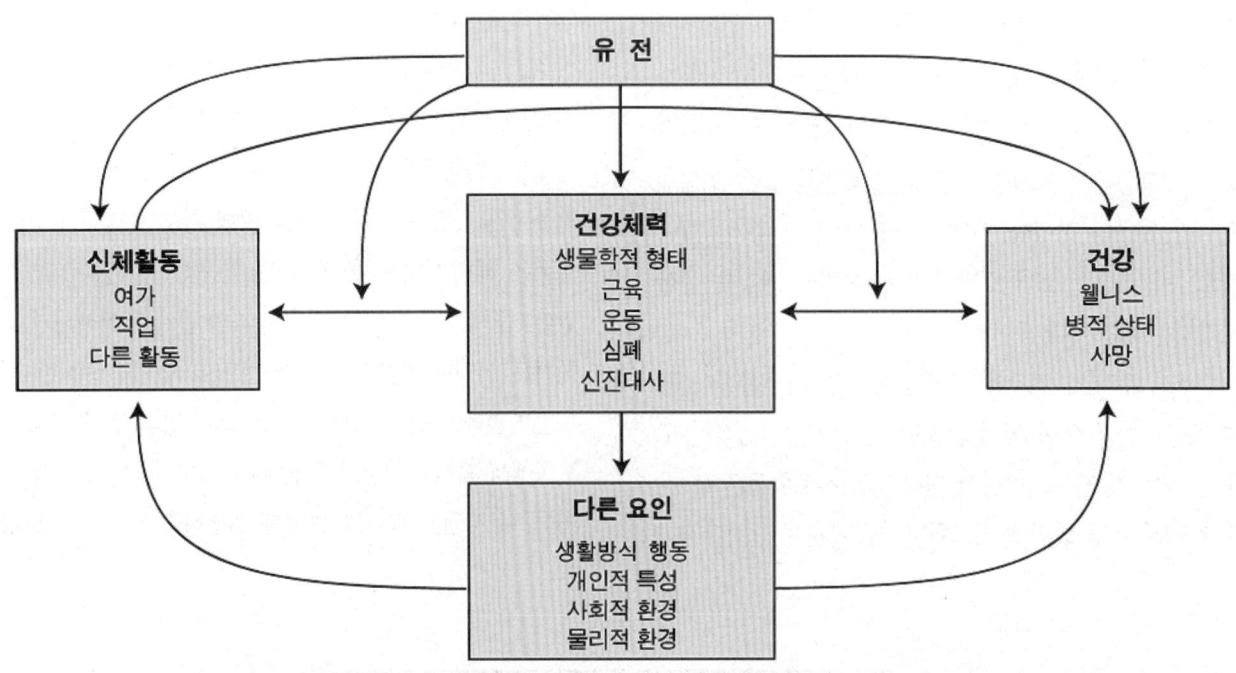

그림 1.9 신체활동, 건강체력, 건강상태의 관계 모형

에 따르면 습관적 신체활동은 체력에 영향을 미치고, 체력은 다시 습관적 신체활동의 수준을 변화시킨다. 이 모형은 사람들은 체력이 향상되면 더욱 활발해지며, 체력은 건강을 향상시키기도 하지만 건강의 영향을 받기도 하는 관계를 보여주고 있다. 즉, 체력은 건강에 영향을 미치고, 건강상태는 또한 습관적 신체활동 수준과 체력 수준에 영향을 미친다. 개인 건강상태에 영향을 미치는 다른 요인들도 있다. 체력이 신체활동에 의해서만 전적으로 영향을 받지 않듯이, 생활방식의 차이에 의한 행동, 물리적 및 사회적 환경, 개인적 속성, 유전적 특성 등이 신체활동이나 건강에 영향을 미치며 이들 간의 상호 관계를 결정한다.

신체활동과 건강체력이 건강과 어떤 관련성이 있는지에 대해서는 다음 장에서 상세히 논의할 것이다. 같은 맥락에서 22장에서는 인간의 변이의 규모와 원인을 파악하게 될 것이다. 우선 이 책의 앞부분에서는 인간의 변이의 원인이 매우 많다는 것을 알아 둘 필요가 있다. 예를 들어, 건강체력의 핵심 요소인 심폐지구력은 수많은 작동체(effector)의 영향을 받고 결정된다(그림 1.10). 주로 앉아서 생활하는 사람들의 심폐지구력의 경우를

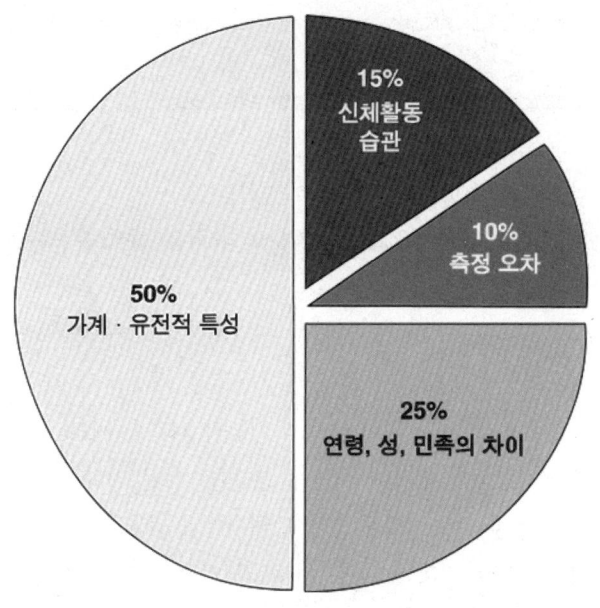

그림 1.10 앉아서 생활하는 사람들의 심폐지구력에 미치는 인구 특성의 영향

예를 들면, 측정오류 10%를 제외하고 연령, 성, 인종의 차이가 성인 심폐지구력 차이의 25%를 결정하며, 약 15%의 개인차는 습관적 신체활동에 의해 결정되고, 나머지 50%의 개인차는 가족과 유전적 특성에 의해 결정된다. 이는 심폐지구력의 개인차는 반이 유전적 특성에 의해 결정된다는 의미이다. 건강체력의 핵심요소인 심폐지구력의 개인차를 간단히 분석해 보아도 신체활동-체력-건강 패러다임이 얼마나 복잡한 구조인지 쉽게 알 수 있다.

규칙적인 신체활동이 건강과 질 높은 삶에 도움이 된다는 것은 의심할 여지가 없다. 따라서 이 책의 상당 부분을 신체적으로 활발한 생활방식의 긍정적 효과와 건강의 위험요인을 설명하는 데 할애하였다.

요약

미국의 경우 매년 사망인구의 반이 생활방식, 사회적 환경, 환경적 특성과 관련된 만성질환으로 사망하고 있다. 일상생활에서 신체활동이 감소하면서 육체적 질병이 크게 늘어나고 있다. 이 장에서 신체활동과 건강과의 관계를 유연한 구조로 설명하였다. 건강, 웰니스, 질병 발생률, 사망률 등과 같은 핵심개념들을 정의하였다. 이어서 만성질병이 인류에게 주는 부담에 대해서 기술하고 그것의 생물학적, 행동적 그리고 환경적 결정요인과 노화의 영향을 강조하였다. 신체활동과 체력을 이 책의 나머지 장과 일관되게 설명하기 위하여 신체활동-체력-건강의 복잡한 관계를 검토하였다. 또한 신체활동의 위험요인을 간단히 논의하였다. 그리고 신체활동, 체력, 건강을 연결하는 실제적 모형을 도입하여 이 책을 편성하기 위한 개념체제를 구성하였다.

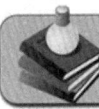
연구문제

1. 인체가 신체활동에 적합하게 조직되었다는 관점을 지지하는 세 가지 증거를 제시하라.
2. 척박한 환경에서 인류의 생존을 가능하게 한 다섯 가지 특징을 다른 영장류와 비교 설명하라.
3. 세계적으로 가장 중요한 사망원인은 무엇인가?
4. 미국의 85세 이상 노인의 독자적인 삶을 가장 크게 위협하는 것은 무엇인가?
5. 하루에 사용하는 전체 에너지 소모량은 모든 움직임과 활동에 소비한 에너지로 계산할 수 있다. 앉아서 생활하는 사람과 신체적으로 활발한 사람이 사용하는 에너지 소모량의 차이를 기술하라.
6. 운동강도의 유형과 노동강도의 유형을 다르게 분류하는 방법을 비교 설명하라.
7. 사망률을 정의하고 그것과 건강체력과의 관계를 설명하라.
8. 서유럽 국가와 북미 국가의 자동차 사용을 비교하라.
9. 신체활동이 건강에 어떻게 영향을 미치는지와 신체활동이 체력에 어떻게 영향을 미치는지 비교 설명하라.
10. 체중당 최대산소섭취량으로 평가했을 때, 좌업생활자의 심폐지구력 차이의 중요한 원인을 설명하라.

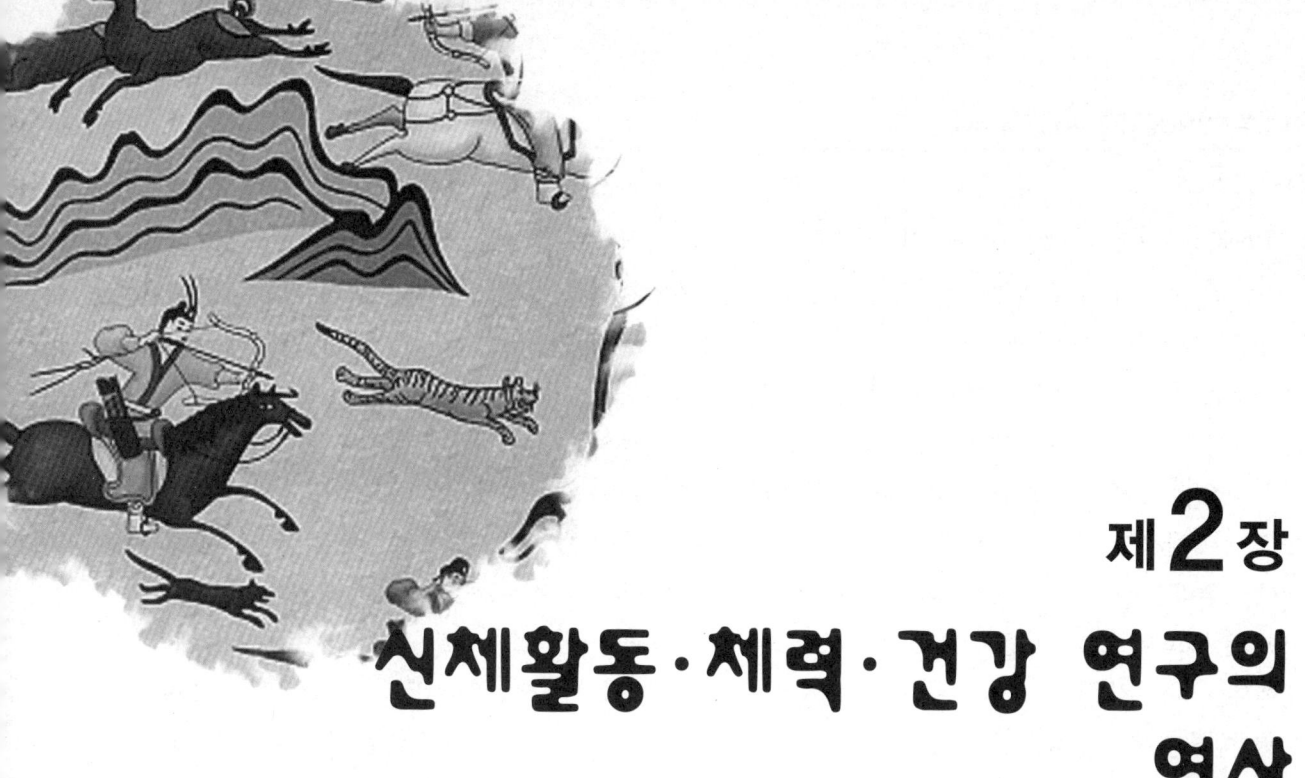

제2장
신체활동·체력·건강 연구의 역사

개요

신체활동과 건강에 대한 신념

운동과 건강의 과학적 이해
- 운동생리학
- 역학
- 임상과학
- 행동과학
- 분자생물학과 유전학

신체활동 지침의 발전
- 기반 연구

- 최초의 대중홍보
- 일반인을 위한 운동처방
- 중강도 운동의 중요성
- 신체활동과 심혈관질환의 예방
- 공중보건 메시지
- 신체활동과 건강에 대한 미국공중위생국의 입장
- 신체활동과 체중조절

요약

연구문제

어떤 학문분야의 지식체계는 이전의 연구결과에 새로운 정보가 조금씩 추가되며 장기간에 걸쳐 천천히 발전한다. 신체활동과 건강에 관한 지식은 지난 20년 동안 수행된 연구 결과물이다. 그러나 신체활동과 건강에 관한 지식은 지난 20년 이전의 연구들이 있었기 때문에 얻을 수 있었다. 즉 오늘날의 운동과학자들이 밝힌 신체활동과 건강에 관한 지식은 그 이전의 연구 개척자들이 과학적 원리를 적용하여 신체활동과 건강에 관한 지식을 밝히는 노력이 있었기 때문에 가능했다.

이 장에서는 우선, 신체활동이 건강에 미치는 영향을 역사적 맥락에서 살펴볼 것이다. 좀 더 구체적으로 신체활동과 그것이 인간의 건강에 미치는 영향에 관한 연구동향을 개관할 것이다. 특히 운동과학이 여러 소학문 분야별로 독특한 연구방법을 개발하여 신체활동과 건강에 관해 어떤 연구들을 수행하였는지를 집중적으로 살펴볼 것이다. 그 다음에는 신체활동이 건강에 미치는 영향에 관심을 갖게 한 중대한 사건들을 살펴볼 것이다. 최근 수많은 기관과 전문위원회들이 건강의 유지 및 증진에 필요한 신체활동의 종류와 양에 관한 지침들을 내놓고 있다. 우리는 신체활동과 건강에 관한 그러한 지식들을 적극적으로 활용할 필요가 있다. 마지막으로 건강증진에 필요한 신체활동 지침들이 어떻게 발전하였는지를 살펴볼 것이다.

신체활동과 건강에 대한 신념

고대문명을 연구하는 과학자나 의사들은 신체활동이 몸과 마음의 건강을 증진하는 역할을 한다고 믿고 있었다. 중국과 인도에서는 건강, 예방과 같은 개념들을 이미 BC 3000년에 사용하였다. 고대 중국문인들은 장수하는 방법으로 조화와 예방을 강조하였다. BC 1000년과 800년 사이 인도 의학문헌 Ayur Veda(고대 힌두 교도의 의학 및 장수 비결)에서는 류머티즘을 치료하는 방법으로 마사지와 운동을 권장하고 있다. 또한, 중국과 인도에서는 수천 년 동안 건강에 도움이 되고, 운동의 중요성을 강조하는 도교, 요가와 같은 철학이 발달하였다.

서구에서는 그리스가 신체활동이 건강, 삶의 질, 수명 등에 미치는 효과를 연구하거나, 신체활동과 건강에 관한 지식을 축적하는 데 주도적 역할을 하였다. 그리스 의사들은 이미 5세기에 "신선한 공기를 호흡하라," "좋은 음식을 섭취하라," "적절한 음료를 마셔라," "운동을 하라," "적당한 수면을 취하라" 는 등의 "건강 법칙"을 장려하였다. Herodicus(BC 5세기)는 치료운동을 처방한 최초의 그리스 체조교사(일종의 개업의)였다. 예방의학의 선구자인 Hippocrates(BC 5세기)는 정신병을 포함한 다양한 질병을 치료하는 데 운동이 효과적이라고 주장하면서 활발한 저술활동을 하였다. Hippocrates는 Herodicus가 과도하게 운동 처방 하는 것을 비판하면서 걷기와 같은 적당한 강도로 운동 할 것을 권장하였다. 의사개업을 하거나 의학부에서 학생들을 가르치는 Herophilus, Eristratus, Asclepiades, Celsus

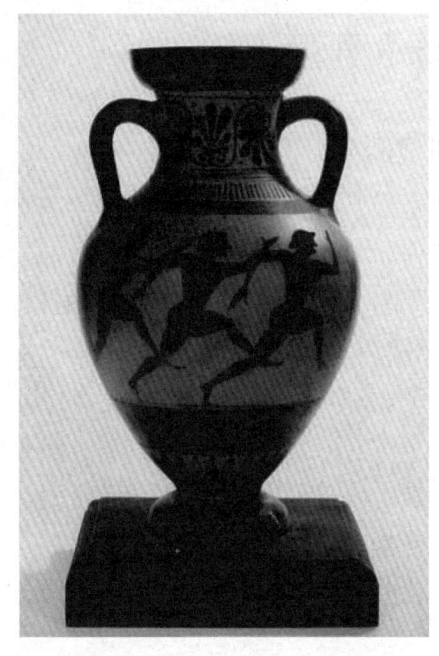

그림 2.1 고대 그리스 사람들이 운동에 부여한 가치는 생활 도자기에 선수들이 운동하는 모습을 묘사한 데서 알 수 있다.

와 같은 그리스 의사들(BC 4~2세기)은 건강을 유지하거나 질병을 치료하기 위해 중강도 운동이나 활발한 신체활동을 할 것을 권장하였다(그림 2.1).

> "식사만으로 건강을 유지할 수 없다; 건강을 위해서는 운동도 해야 한다. 음식과 운동은 서로 반대되는 성질을 가지고 있지만 건강을 위해서는 함께 작용한다."
> Hippocrates, *Regimen*

약 AD 131년에 출생한 Claudius Galenus(Galen)는 로마에서 일한 명석한 그리스 의사였으며, 약 1000년 동안 유럽 의학계를 지배하였다. 그는 해부학과 역학에 관한 활발한 저술활동과 강의를 하였으며, 인간의 신체를 처음으로 상세히 묘사하였고, 몸이 움직일 수 있는 이유는 근육의 수축 때문이라는 것을 발견하였다. 그는 모든 질병을 운동으로 치료할 수 있다는 신념을 가지고 치료의 목적에 따라 운동을 분류하였다. 그는 자신의 유명한 저술 『건강법』이라는 책에서 선수, 건강한 성인, 어린이, 환자, 심지어 갓난아이까지 모든 사람에게 운동이 필요하다는 확신을 갖고 있었다.

> "운동은 배설과 신체의 좋은 컨디션 유지를 목적으로 한다. 신체가 격렬한 운동을 하게 되면 상호마찰로 기관이 튼튼해지고, 신체의 내부 온도가 상승하며, 호흡이 촉진되는 세 가지 현상이 일어난다. 이러한 세 가지 현상은 다른 모든 개인적 운동효과에 수반되어 일어난다."
> Galen, *On Hygiene*

고대 그리스 의사들이 유럽 의학에 크게 영향을 미쳤으나 중세에 들어오면서 그 영향이 점차 쇠퇴하였다. 그러나 르네상스 시대에 그리스 의사들의 원고가 발견되면서 유럽 의학이 다시 활기를 찾기 시작하였다. 이탈리아의 Vergerius와 Vittorino da Feltre는 15세기에 처음으로 어린이들에게 규칙적인 운동이 필요하다고 주장하였다. da Feltre는 모든 어린이들이 자기 수준에 맞는 체조와 다른 스포츠에 참가할 수 있는 학교를 설립하였다. Cristobal Mendez 의사는 1953년 스페인에서 운동에 관한 최초의 책을 출판하였다. 그는 "특수한 경우를 제외하고 거의 모든 사람들이 가장 쉽게 건강을 유지하거나 회복할 수 있는 방법은 운동을 하는 것이다"라는 사실에 주목하고 노인과 환자들에게도 운동처방을 하였다. 르네상스 당시 유럽의 가장 영향력 있는 의사였던 Mercurialis는 1569년 6권으로 엮은 『체조 기술』이라는 책을 출판하였다. Mercurialis는 운동을 예방과 치료로 분류하고, 앞

신체활동과 건강에 대한 초창기의 생각

- 중국과 인도의 과학자와 의사들은 5000년 전에 신체활동과 건강이 서로 관련성이 있다는 것을 알고 있었다.
- Herodicus, Hippocrates를 포함한 고대 그리스 의사들은 이미 BC 5세기에 다양한 질병을 예방하고 치료하기 위해 운동처방을 하였다.
- 이탈리아 의사들은 1500년대에 어린이들의 건강한 성장과 발달을 위해서 그리고 성인과 환자들의 치료를 위해 운동처방을 하였다.
- Ramazzini는 1700년대에 건강에 부정적인 영향을 주는 직업을 확인하였다. 그는 배달원과 같이 달리는 직업을 가진 사람은 구두수선공, 재봉사와 같이 앉아서 일하는 사람들에게 발생하는 건강문제를 피할 수 있다는 것을 알고 있었다.

아서 생활하는 사람들에게 운동을 시작하라고 권장하였다. 그가 아프거나 허약한 사람들에게 운동을 권장한 것이 후에 재활의학의 시초가 되었다.

운동이 질병을 예방하거나 치료하는 데 도움이 된다는 사실을 과학적으로 증명하기 시작한 것은 최근이지만 그러한 가능성은 훨씬 이전에 연구되기 시작하였다. 이탈리아 의사인 Bernardo Ramazzini는 1713년 처음으로 직업병에 대한 연구를 발표하였다. 그는 배달원과 같이 달리는 직업을 가진 사람은 구두수선공, 재봉사와 같이 앉아서 일하는 사람들에게 발생하는 건강문제를 피할 수 있다는 사실을 발견하고, 그들이 휴일에 운동할 것을 권장하였다. W. A. Guy는 1980년대에 활동적 직업과 비활동적 직업의 발병율과 사망률을 비교한 결과, 움직임이 필요한 직업에 종사하는 사람들이 훨씬 더 건강하다는 것을 발견하였다. 그래서 그는 앉아서 일하는 직업에 종사하는 사람들은 여가시간에 자신의 건강을 위해 신체활동을 해야 한다고 주장하였다(Paffenbarger et al., 2001).

운동과 건강의 과학적 이해

오랫동안 수많은 학자들이 건강을 위한 신체활동의 중요성을 인정해 왔지만, 운동이 인간의 신체에 미치는 영향을 체계적이고 과학적으로 연구하기 시작한 것은 20세기 초반이다. "운동과학"의 발전은 어떤 운동을 하느냐에 따라 기능적으로 다르게 반응하는 신체에 관심이 있는 생리학자들의 연구적 관심으로 시작되었다. 운동생리학이 신체활동과 건강과의 관계를 규명하는 데 가장 크게 기여하였지만, 그 밖의 다른 분야들도 두 변인의 관계를 밝히는데 적지 않은 역할을 하였다. 그래서 본 절에서는 운동이 인간의 건강이나 행복에 미치는 영향을 밝히는 데 기여해 온 학문분야들을 간단히 소개할 것이다.

운동생리학

운동생리학은 운동수행 시 신체기능의 변화와 규칙적인 운동에 따른 생리학적 변화를 연구하는 학문분야이다. 최초의 운동생리학자는 펜실베이니아대학의 R. Tait McKenzie 교수이다. 그는 규칙적인 신체활동이 인체에 미치는 효과를 처음으로 연구하였는데, 선수들의 건강을 규칙적으로 점검하는 시스템을 이용하여 신체활동이 건강에 미치는 효과를 연구하였다. 케임브리지대학의 A. V. Hill 교수는 1909년에 근수축의 생리에 관한 연구와 근기능과 체온 변화와의 관계를 처음으로 연구하였다. 덴마크 출신의 August Krogh와 Marie Jorgensen은 허파에서의 이산화탄소 수송, 신진대사, 인슐린 역할을 연구하였다. Krogh는 또한 운동강도를 연구하는 데 필요한 자전거 에르고미터를 창안하였다.

첫 번째 운동실험실인 '하버드 피로실험실(Harvard Fatigue Laboratory)'은 1927년에 설립되었다. 하버드 피로실험실은 영양, 혈액화학(blood chemistry), 고도에 따른 인체 스트레스 등과 같은 주제들을 연구하였으며, 운동생리학 연구로 가장 명성이 높은 실험실이었다. 이 실험실에서 신체의 산소 소비능력을 처음으로 측정하였다. 연구책임자인 D. B. Dill은 운동이 체온조절에 미치는 영향과 환경이 운동에 미치는 영향을 연구하였다. 하버드 피로실험실에서 훈련받은 많은 연구자들은 미국의 여러 대학에서 운동생리학 프로그램을 처음으로 시행하였다.

McKenzie, Hill, Krogh, Dill, 그 밖의 운동생리학 창시자들은 운동생리학의 기본 원리와 절차를 확립하는 데 크게 기여하였으나, 대부분의 초기연구는 운동이 건강에 미치는 효과보다는 주로 인간의 운동수행에 초점을 맞추었다. 그러나 20세기 중후반에 들어오면서 운동이 건강관련 요인에 미치는 효과에 연구의 초점을 맞추기 시작하였다. Haskell은 운동이 혈장 트리글리세리드(plasma triglycerides), 고밀도 지단백(high-density lipoproteins), 기타 다른 혈중 지질(blood lipids)에 긍정적인 효과를 미친다는 사실을 확인하였다(Hskell, 1984). 그 밖의 다른 연구자에 의해 운동이 정상인과 고혈압환자의 혈압을 저하시키는 잠재 효과가 있다는 사실이 확인되었다.

역학

역학은 사람의 발병률을 연구하고 질병의 구체적인 발생 원인을 발견하는 학문분야이다. 예를 들어, 1897년 인도 의료서비스 분야에 근무하는 한 영국공무원이 모기가 말라리아를 새에게 전한다는 사실을 처음으로 증명하였다. 역학자들은 1898년과 1910년 사이에 질병의 전염체계를 발견하고 근절 및 치료 절차를 개발하기 시작하였다. 대규모 전염병 근절절차에 대한 최초의 평가는 파나마 운하를 건설하면서 이루어졌다. 흡연이 폐암과 관상동맥질환(coronary heart disease)의 원인이라는 사실도 최근 역학자들에 의해서 밝혀졌다. 현대와 같은 신체활동 역학도 Jeremy N. Morris와 그의 동료들이 활동적인 직업(active occupation)이 건강에 미치는 효과를 연구하면서 시작되었다(Paffenbarger et al., 2001). Morris와 그의 동료들은 런던버스연구(London Bus Study)를 통해서 매일 2층 버스의 계단을 수없이 오르내리고 교대를 할 때 걸어서 이동하는 안내원들이 앉아서 운전만 하는 버스운전사보다 관상동맥질환에 걸릴 가능성이 훨씬 낮다는 사실을 발견하였다(Morris et al., 1953). Morris는 또한 영국 노동자들의 시체해부 연구를 이끌면서 신체적으로 활동적인 직업에 종사하면 건강한 삶에 도움이 된다는 새로운 증거를 제시하였다(Morris and Crawford, 1958). 신체활동과 건강과의 관계는 20세기에도 연구가 계속되면서 더욱 확실해졌다.

이 분야의 연구발전에 특별히 기여한 사람은 신체활동과 심장혈관질환과의 관계를 밝히기 위해 장기간의 역학적 연구를 수행한 Ralph Paffenbarger 박사이다. 그는 샌프란시스코 부두에서 힘든 육체노동을 하는 항만노동자에서부터 하버드대학을 졸업하고 대부분의 시간을 앞아서 활동하지만 여가시간에는 격렬한 신체운동을 하는 사람에 이르기까지 다양한 사람들을 피험자로 선정하여 연구를 수행하였다. 신체활동역학(physical activity epidemiology)이 하나의 학문분야로 발전하는 데 중추적인 역할을 한 사람은 N. Blair이다. Blair는 쿠퍼연구소에서 일하면서 체력과 만성질환과의 관계를 조사하는 일련의 연구를 수행하였다. Blair는 연구 동료들과 일련의 연구를 통해 적절한 수준의 체력을 유지하면 심장혈관질환의 위험을 줄이고, 수명을 늘릴 수 있다는 사실을 증명하였다. Paffenbarger, Morris, Blair 등과 같은 학자들의 연구는 신체활동이 건강에 미치는 효과를 대중들에게 알리는 데 중요한 역할을 하였다. 또한 앞으로 상세히 논의하겠지만 신체활동역학은 건강에 필요한 신체활동의 형태와 양을 결정하는 데 중요한 역할을 하고 있다.

임상과학

임상연구는 질병이나 임상적 상태로 진단 받은 환자를 대상으로 실험적 처치를 한 다음 그 효과를 관찰하는 연구이다. 예를 들어 새로운 약을 개발하여 시판하려면 그 약의 효과와 위약효과(placebo effect: 비슷한 환자에게 가짜 약을 투여하여 효과를 확인하는 것)를 비교하는 임상실험을 하여야 한다. 운동으로 환자들을 치료하기 시작한 것은 심장병학자 Paul Dudley White가 관상동맥질환 환자에게 운동 재활프로그램을 적용한 1950년대부터이다. 같은 시기에 다른 의사나 과학자들도 심장마비 환자들에게 당시에 흔히 적용하던 침대요양이 환자들에게 매우 해롭다는 사실을 발견하였다. Heller stein은 심장병 환자의 회복을 도와주기 위해 운동요법이나 다 학문적 접근을 시도하는 등 심장재활분야(field of cardiac rehabilitation)가 하나의 학문분야로 발전하는 데 중요한 역할을 하였다.

1970년대 중반에 들어와서 운동이 심장병 환자를 치료하는 데 도움이 된다는 사실이 임상연구를 통해 지지를 받기 시작하였다. 미국심장협회(AHA)는 믿을 만한 자료를 근거로 신체훈련 프로그램으로 처치 받은 심근이상 환자들의 사망률이 신체훈련을 받지 않은 환자들의 약 1/3 수준이라는 사실을 보고하였다(AHA 1975, p. 22). 이와 같은 임상연구들이 계속되면서 신체활동이 건강을 증진하고, 제2형 당뇨병, 암, 폐질환 등과 같은 만성질환을 치료하는 데에도 효과가 있다는 것이 밝혀지면서 환자들을 대상으로 하는 임상 운동연구가 더욱 활발해졌다.

행동과학

신체활동은 인간이 정상적으로 생활하며 살아가는데 중추적인 역할을 한다. 따라서 심리학자와 그 밖의 행동과학자들은 오랫동안 인간의 신체활동 연구에 관심을 기울여 왔다. 하지만 행동과학자들이 처음 신체활동을 연구할 때에는 주로 운동기능 학습이나 운동수행능력 향상에 관심을 가지고, 신체활동이 건강에 미치는 효과에 대한 연구에는 거의 관심을 보이지 않았다. 그러나 최근에는 행동과학자들의 관심이 신체활동과 건강과의 관계를 연구하는 방향으로 크게 바뀌고 있으며, 건강심리학자들(health psychologists)까지 신체활동이 개인 및 집단의 건강에 미치는 직접적인 효과 연구에 관심을 보이고 있다.

심리학자들은 신체활동 참가에 영향을 미치는 요인들을 연구해 왔으며, 그 결과 수많은 개인적, 사회적, 환경적 요인들이 결합되어 규칙적인 신체활동에 영향을 미치고 있다는 것이 밝혀지고 있다. 뿐만 아니라 행동과학자들은 신체활동 시간을 증가시키기 위한 중재연구(study of intervention)를 수행해 왔다. 행동과학자들은 이와 같은 연구를 개인뿐만 아니라 소집단이나 지역으로 대상을 확대하면서 수행하고 있다. Marcus는 동료 연구진들과 함께 사람들이 운동프로그램에 어떻게 반응하는지를 이해하기 위해 '신체활동을 하기 위한 변화단계'라는 개념을 도입한 연구를 수행하였다(Marcus et al., 1992: Marcus & Simkin, 1993). King은 개인 전략뿐만 아니라 환경적, 조직적, 정책적 전략을 함께 사용함으로써 신체활동을 촉진하는 공동체접근(comm unity approach)을 개발하였다(King, 1991, 1994).

분자생물학과 유전학

본질적으로 인간의 특성 중 적어도 일부는 각자가 타고한 유전적 배경에 의해 결정된다. 우리가 누구이며, 어떻게 될지는 부모로부터 물려받은 유전형질 DNA에 의해 결정된다. 이러한 원칙은 19세기 체코 중부의 모라비아에서 태어난 Gregor Mendel 수도사가 유전과학을 연구하기 시작하면서 과학적 시초가 되었다. Matson과 Crick는 1953년에 유전학과 분자생물학의 길잡이 역할을 한 DNA의 記述(description of DNA)을 출판하였으며, 그 이후 분자생물학은 수많은 학문분야를 탄생시켰다. 운동 생화학도 과학기술의 급속한 발전으로 인간의 특성을 유전학적으로 연구하는 것이 가능하게 되면서 그 영향을 많이 받아 생겨난 분야이다.

Claude Bouchard는 운동에 대한 반응과 적응을 연구하는 데 유전학을 가장 먼저 적용한 사람이다. 그는 1980년대에 동료들과 함께 일란성 쌍둥이와 이란성 쌍둥이를 관찰하면서 운동특성의 유전성을 연구하기 시작하였다. Bouchard는 이 연구를 통해서 일란성 쌍둥이가 이란성 쌍둥이보다 운동훈련 프로그램에 더 비슷하게 반응한다는 사실을 알았다. 그는 31쌍의 일란성 쌍둥이와 22쌍의 이란성 쌍둥이들을 대상으로 최대하 운동 시 일란성 쌍둥이와 이란성 쌍둥이들 간에 에너지 소모율에 차이가 있는지를 살펴보았다. 연구결과 두 집단 간에 뚜렷한 차이가 있다는 사실을 발견하였다. 뿐만 아니라 저 강도 운동(low power output)시 호흡교환율(respiratory exchange ratio)에도 유전적 영향이 뚜렷하게 나타나고 있었다. 또 다른 연구자들에 의해서 유전이 안정 시 신진대사율과 탄수화물과 지질 산화 간의 상대적 비율에 영향을 미친다는 사실이 밝혀졌다(Bouchard, 1991). 이와 같은 연구는 계속되었으며, 그 결과 인간이 운동에 생리학적으로 적응하는 능력은 상당부분 유전의 영향을 받는다는 사실을 발견할 수 있었다. 운동에 참가하는 사람들의 최대산소섭취량은 서로 다르며, 같은 가족보다는 서로 다른 가족들 간에 더 큰 차이가 있다는 것도 유전학적 연구를 통해서 밝혀졌다(Bouchard, 1999). 앞으로 분자생물학이 운동과학의 미래에 분명히 중요한 역할을 할 것이다. 많은 운동과학자들은 운동특성에 따른 개인차를 설명하기 위한 유전의 역할에 대한 설명이 앞으로 수십 년간 연구의 주요 주제가 될 것이라고 믿는다. 우리는 이미 적당한 신체활동이 고혈압을 예방하거나 지연시킬 수 있다는 증거를 가지고 있다. 분자생물학과 유전학의 다음 연구단계는 특정 유전자형을 가진 사람이 신체활동을 하지 않으면 다른 유전자형을 가진 사람보다 고혈압에 걸릴 확률이 높은지를 연구하는 것이다.

운동과 건강에 대한 과학적 연구

- 운동과학에 대한 현대적 분야는 20세기 초에 발전하기 시작하였다.
- 운동이 인간의 신체에 미치는 영향은 생리학자들이 가장 먼저 체계적으로 연구하기 시작하였다.
- 신체활동과 건강의 관계를 이해하는 데 기여한 다른 학문은 역학, 임상과학, 행동과학, 분자생물학, 유전학이다.

신체활동 지침의 발전

신체활동과 건강에 관한 과학적 지식은 사람들이 그것을 이해하고 생활에 실제로 적용하지 않으면 아무 의미가 없다. 지난 30년 동안 신체활동과 건강에 관한 정보를 일반대중들에게 제공하는 노력은 느리지만 꾸준히 계속되었다. 신체활동과 건강에 관한 유익한 정보는 "신체활동 지침"이라는 공중보건 메시지를 통해서 대중들에게 전해졌다.

기반 연구

건강을 연구하는 과학자와 그것을 실천하는 사람 모두 이미 오래전부터 규칙적인 신체활동이 건강을 유지하는 데 필수적이라는 사실을 알고 있었다. 따라서 건강전문가와 건강 관련 기구들은 오랫동안 어떤 신체활동을 어느 정도 실시해야 건강과 체력 향상에 도움이 되는지 대중에게 알리려고 노력해왔다. 하지만 앞에서도 언급하였듯이 신체활동이 건강에 미치는 효과가 과학적으로 증명되기 시작한 것은 매우 최근의 일이다. 건강에 관한 지식이 급속도로 발전하면서 일반 대중에게 추천하는 신체활동에 관한 정보도 최근의 연구결과로 점차 바뀌고 있다.

1957년 핀란드 연구자 Marti Karvonen은 운동과학의 고전으로 불리는 기반연구를 발표하였다. Karvonen은 의대생 몇 명을 대상으로 트레드밀 위에서 심폐지구력 테스트를 하였다. 그는 이 연구를 통해서 심박수 범위(최대 심박수에서 안정시 심박수를 뺌)의 최소 60% 정도의 강도로 운동해야 심폐지구력을 향상시킬 수 있다는 사실을 발견하였다. Karvonen이 그 당시 수행한 연구가 피

표 2.1 Cooper가 제안한 점수체계

활동 내용	점수
1마일을 8분 이내에 달린다.	5
3마일을 43 이내에 걷는다.	6
5마일을 20분 이내에 자전거로 이동한다.	5
600야드를 15분 이내에 수영한다.	5

험자의 수나 연구 디자인에 있어서 어느 정도 한계는 있지만, 그의 연구는 그 후 30여 년 진행된 운동에 관한 연구의 기반이 되었다. Karvonen은 그의 연구에서 훈련의 빈도, 지속 시간, 강도의 개념을 도입하였다. 그가 몇 명의 피험자를 대상으로 수행한 빈약한 연구가 50년이 지난 지금 이 시점에도 건강습관에 엄청난 영향을 미치고 있다.

> "심폐지구력을 향상시키기 위해서는 예비심박수[1]의 60% 이상의 강도로 운동을 해야 한다. 운동 심박수의 감소는 최대산소섭취량의 증가를 의미한다(Karvonen et al., 1957, p. 314)."

최초 대중홍보

1960년대에 미국의 육상코치와 외과의사가 일반 대중들이 읽고 쉽게 따라할 수 있는 신체활동 지침서를 출간하였다. Oregon 대학의 Bill Bowerman 육상코치는 1963년 뉴질랜드의 동료코치를 방문했을 때, 중년 성인들이 건강이나 체력 향상을 위해 달리기를 하는 것을 보고 크게 감동 받았다. 그는 미국에 돌아와 체력혁명의 시초가 된 『조깅』이라는 책을 썼다. Bowerman은 운동의 거리와 빈도를 점진적으로 늘리면서 하는 달리기 운동을

---
[1] 예비심박수란 최대심박수와 안정 시 심박수간의 차이를 말한다. (예, 예비심박수의 60% = (최대심박수-안정심박수)×0.6+ 안정심박수)

강조하였다. 그는 거의 모든 사람이 걷기와 달리기 운동을 통해 건강해질 수 있으며, 조깅은 누구나 쉽게 할 수 있는 운동이라고 주장하며 적극적으로 추천하였다.

Bowerman이 조깅 책을 써서 대중화한지 불과 1년 뒤인 1968년에 당시 공군 군의관이었던 Kenneth Cooper 박사는 주당 운동량을 결정하는 간단한 점수체계를 포함하는 『에어로빅스』라는 책을 출판하였다. 그의 에어로빅스 점수체계에 의하면 성인은 일주일에 최소한 30점 이상의 운동을 해야 한다고 주장하였다. Cooper 박사는 앉아서 생활하는 성인은 자신의 현재 체력수준(첫 2~3주 동안은 10점 정도 되는 가장 낮은 체력수준)에서 운동을 시작하되 자기가 좋아하는 운동을 혼자 하기보다는 다른 사람과 같이 하도록 권장하고 있다. Cooper 박사가 각 운동에 부여한 점수는 〈표 2.1〉에 제시되어 있다. Bowerman 코치와 Cooper 박사는 과학적 연구의 지지를 적극적으로 받은 것은 아니지만, 자신들의 오랜 경험을 근거로 일반 대중들이 건강을 위해 어느 정도의 운동을 해야 하는지를 널리 홍보한 유능한 건강 전도사였다.

일반인을 위한 운동처방

건강체력 운동의 대중화와 1960년 후반과 1970년대 러닝 붐으로 운동과학자들은 다양한 형태, 강도, 지속시간, 빈도의 지구력 운동이 심폐지구력에 미치는 영향에 대해 체계적으로 연구하기 시작하였다. 이러한 과학적 연구의 선구적 역할을 한 사람이 Michael Pollock박사이다. Pollock박사와 동료 연구자들은 실험상황에서 운동

의 효과를 연구하여 정밀하고, 세부적이며, 개별화된 방법으로 운동하는 데 필요한 정확하고 상세한 정보를 얻을 수 있었다. 이들의 연구로 개별화된 운동처방이 일반인들의 건강과 체력을 향상시키는 데 가장 효과적이라는 사실이 밝혀졌다. 미국스포츠의학회(ACSM)에서도 1975년에 발간한 운동지침서와 1978년에 발표한 성명서에서 운동은 개인차를 고려해야 한다는 운동의 개별화를 공식적으로 승인하였다. ACSM 성명서에 발표된 중요한 운동 내용은 〈표 2.2〉에 요약되어 있다.

표 2.2 건강한 성인의 체력향상을 위한 운동의 속성과 양(ACSM 성명서, 1978)

운동의 속성	운동의 양
빈도	주당 3~5일
강도	최대산소섭취량의 50~85% (최대 심장박동수의 60~90%)
지속시간	15~60분

운동과학자들이 지구력 운동이 성인의 심폐지구력에 미치는 영향을 연구하는 동안 심장병전문의와 임상운동생리학자들은 운동이 심혈관질환자에게 어떤 영향을 미치는지를 연구하였다. 이들의 연구를 통해 지금은 누구나 잘 알고 있는 중요한 연구결과, 즉 운동이 심혈관질환자의 기능을 회복하는 데 중요한 역할을 한다는 사실이 밝혀졌다. 또한 이들의 연구가 만들어낸 임상지침은 운동을 의학적으로 연구하는 오늘날의 "운동처방"을 탄생시켰다. 운동처방 기술은 건강한 성인과 심장질환자를 대상으로 한 연구에서 얻은 결과를 중심으로 개발되었다. 미국심장학회(American Heart Association)는 1975년 심혈관질환자들을 위한 운동처방 지침을 발행하였다. 이 지침서가 발행되면서 의료행위에 운동이 도입되기 시작하였으며, 그로 인해 운동이 신체적으로 건강한 사람뿐만 아니라 심혈관질환자를 치료하는 데에도 도움이 된다는 사실이 일반 대중들에게도 알려지기 시작하였다. 미국심장학회는 1975년 심장질환자나 심장질환 위험이 있는 사람들을 위한 신체활동 지침을 최초로 발표하였다(표 2.3).

표 2.3 미국심장학회의 최초 지침

운동의 속성	운동의 양
빈도	주당 3~4회
강도	최대 심장박동수의 70~85%
지속시간	20~60분

중강도 운동의 중요성

미국스포츠의학회가 발행한 "운동 검사 및 처방 지침"은 1975년 처음 발행한 이래 5년마다 개정되었다. 이 지침서의 초판 제목은 "단계별 운동검사 지침"이었으나 다음 판에서는 "단계별"이라는 단어가 생략되었다. 각 지침서에는 주로 앉아서 생활하는 사람들에게 필요한 운동 유형과 운동처방 내용을 담고 있으며, 당시의 지식을 충실히 반영한 운동처방을 하려고 노력한 흔적을 엿볼 수 있다. 〈표 2.4〉의 운동처방 지침서의 주요 내용을 살펴보면 1975년에 발행한 첫 지침서와 2000년에 나온 6번째 지침서 간에 별 차이가 없다는 사실을 발견할 수 있다. 두 운동처방 지침에 담긴 내용의 주요 요인들이 거의 바뀌지 않았다는 사실이다. 단지 운동강도의 최소범위만 최대산소섭취량이 60%에서 40%로 낮아졌을 뿐이다. 초기에 발행한 운동처방 지침서에는 매우 활동적인 운동을 해야 효과가 있다고 주장하며 당시의 일반 대중들에게 홍보하고 있을 뿐이다.

1980년대에 들어오면서 운동에 관한 새로운 지식이 형성되고 그것이 미국스포츠의학회의 운동처방 지침을 통해 확산되면서 중강도의 신체활동을 하는 것이 중요하다는 것을 인식하게 되었다. 빠른 걷기와 같은 중강도의 신체활동이 건강과 체력향상에 크게 도움이 된다는 사실을 발견하게 된 것이다. 운동강도에 관해서 중요한 연구실적을 남긴 분야는 1980년대에 발달한 '신체활동 역학' 분야이다. 신체활동 역학을 연구하는 학자들은 중강도의 규칙적인 운동이 건강을 증진하는 데 가장 효과적이라는 주장을 하였다. 이들 학자들은 신체활동을 규칙적으로 하는 사람은 앉아서 생활하는 사람들보다 심혈관질환에 걸리거나 그로 인해 사망할 가능성이 훨씬 낮으며, 활동적인 사람들은 건강에 필요한 신체활동의 대부분을 걷기나 다른 중강도의 신체활동을 통해서 채우고 있다는 사실을 발견하였다. 예를 들어 "제3차 미국 건강·영양 조사 연구(Crespo et al., 1996)"에 따르면 대부분의 미국 성인들이 선호하는 신체활동은 걷기, 정원 가꾸기, 사이클 등과 같은 생활 가운데 할 수 있는 운동이며, 그것을 중강도로 하고 있었다(표 2.5).

앞에서도 언급하였지만, 일반 대중의 신체활동을 권장하는 운동처방은 주로 실험실에서의 운동실험에 기초하고 있다. 운동과학자들은 6METs나 최대 운동 능력(functional capacity)의 60% 또는 그 이상의 격렬한 운동을 해야 건강에 도움이 된다는 주장을 하고 있다. 이들은 중강도의 신체활동은 건강에 실질적인 도움이 되지 않는다고 해석하고 있다. 그러나 1980년대와 1990년대 초 신체활동 역학자들은 그동안 운동과학자들이 수행한 운동실험연구에 대한 재실험의 필요성을 제기하였다. 중강도 운동과 격렬한 운동을 서로 비교하는 철저한 실험을 통해서 중강도의 운동이 격렬한 운동과 같은 정도는 아니지만 체력의 향상과 건강에 도움이 된다는 사실이 밝혀졌다. 또한, 중강도의 신체활동은 혈압과 고밀도 지단백 콜레스테롤에 격렬한 운동만큼, 또는 그 이상의 운동효과가 있다는 사실을 발견하였다. 예를 들어 Duncan 등의 연구에서 격렬한 운동프로그램에 참가한 여성과 중

표 2.4 ACSM의 운동처방 지침

속성	1975	1995
빈도	주당 3회	주당 3~5회
강도	최대산소섭취량의 60~90%	최대산소섭취량의 40~85%
지속시간	20~30분	20~30분

표 2.5 미국 성인들이 하고 싶은 신체활동

활동	선호 순위	
	남자	여자
걷기	2	1
정원 가꾸기	1	2
유연체조	3	3
사이클	4	4
조깅/러닝	5	8
역도(체력관리)	6	9
수영	6	6
댄스	8	5
에어로빅/에어로빅댄스		6
농구	10	
테니스		10
골프	9	

강도의 운동프로그램에 참가한 여성 모두 지단백 개선의 효과가 있었다(그림 2.2). 최대산소섭취량은 격렬한 운동프로그램에 참가한 여성이 더 큰 영향을 받았으나, 고밀도 지단백의 증가는 두 집단 모두 비슷한 영향을 받고 있었다.

신체활동과 심혈관질환의 예방

미국심장학회는 규모 있는 학회이며, 대부분의 회원들이 의사이거나 심혈관질환과 관련된 의료서비스를 제공하는 사람들이다. 미국심장학회의 공식적인 입장은 의료행위, 건강정책, 공중보건투자 등에 중요한 영향을 미친다. 미국심장학회는 1990년대 이전까지만 해도 각종 건강관련 사업을 선도하며 신체활동의 중요성을 지지해 왔으나, 비신체활동이 심혈관질환의 위험요인이라는 것을 공식적으로 인정하지는 않았다. 그러나 1992년 "운동에 대한 성명서: 모든 미국인들을 위한 신체활동의 혜택과 권고"를 발행하면서 신체활동에 대한 입장이 크게 바뀌었다(Fletcher et al., 1992). 미국심장학회는 성명서를 통해 앉아서 생활하는 방식이 동맥경화성 심혈관질환의 조기발전을 초래하는 중요한 위험 요인임을 밝히고, 그것은 미국뿐만 아니라 다른 개발도상국가에서도 가장 중요한 사망 원인임을 선언하였다. 심장학회가 발표한 성명서는 심장병의 예방과 치료를 위해 신체활동의 역할에 관한 새로운 사실들이 밝혀질 때마다 그것을 반영하였으며, 지난 십여 년 동안 여러 차례 개정되었다.

> "규칙적인 유산소 신체활동은 운동능력을 향상시키고, 심혈관질환의 1차 예방과 2차 예방에 중요한 역할을 한다.··· 미국심장학회의 성명에 따르면 비신체활동은 관상동맥질환을 불러오는 위험요인을 초래할 수 있다 (Fletcher et al. 1992)."

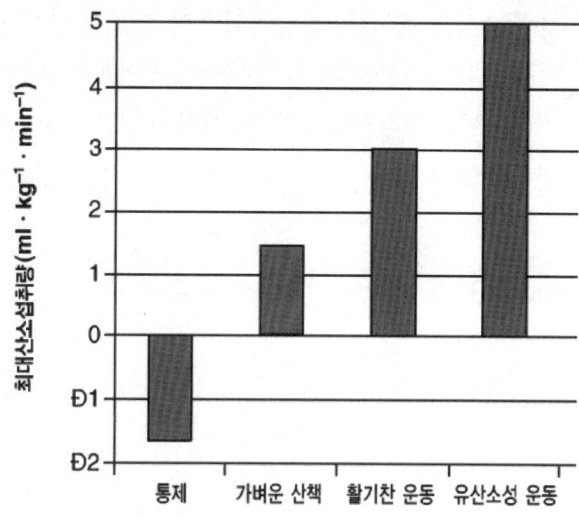

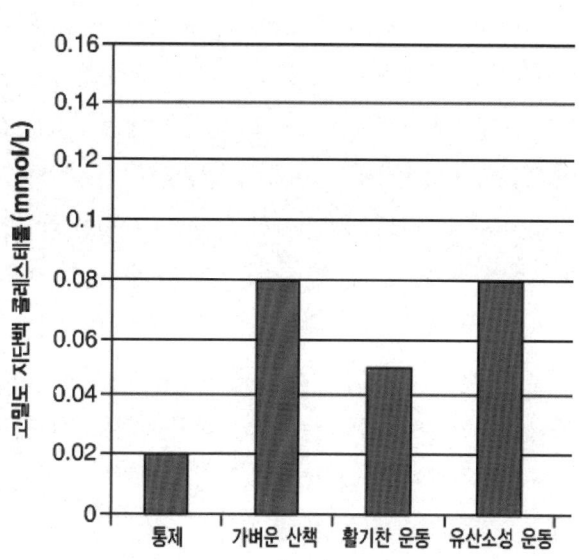

그림 2.2 강도별 걷기운동이 24주간의 운동훈련 후 최대산소섭취량(a)과 고밀도 지단백(b) 콜레스테롤에 미치는 영향

미국심장학회의 입장을 밝힌 성명서는 미국 국민들에게 신체활동에 관한 여러 가지 사항을 권고하고 있다. 미국심장학회의 성명서는 걷기, 자전거 타기, 수영, 테니스, 농구 등을 자기 운동능력의 50% 또는 그 이상의 강도로 규칙적으로 하면 건강하게 살아가는 데 도움이 된다고 주장하고 있다. 또한 낮은 강도의 운동도 매일 장기적으로 하면 건강에 도움이 되고, 심혈관질환의 위험도

크게 감소시킬 수 있다고 주장하고 있다. 그러나 이 성명서에는 심혈관질환의 위험을 줄이기 위해 어떤 신체활동을, 얼마 동안 지속해야 하는지에 대한 구체적인 정보는 제공하지 않고 있다.

공중보건 메시지

미국심장학회가 심혈관질환의 위험요인이 비신체활동에 기인한다는 사실을 인정함으로써 공중보건 분야에 종사하는 사람들에게 중대한 영향을 끼쳤다. 이러한 영향으로 미국공중보건 리더들이 일반 대중의 신체활동 시간을 늘리기 위한 대규모 프로젝트를 구상하게 되었다. 미국공중보건 리더들이 국민건강을 위해 신체활동 시간을 늘리는 대규모 프로젝트가 필요하다는 데에는 인식을 같이 하였으나, 일반 국민들이 쉽게 활용할 수 있는 프로그램을 어떻게 개발할 것인지에 대해서는 뚜렷한 대안을 제시하지 못하였다. 많은 공중보건관련 기관들이 "미국 국민들이 신체적으로 더욱 활동적일 필요가 있다"는 주장을 하면서도 그들의 건강을 증진하기 위해 어떤 운동을 얼마동안 실시해야 하는지에 대해서는 분명한 해답을 제시하지 못하였다. 이러한 상황에서 전통적인 운동지침서를 수많은 사람들에게 두루 적용하는 것이 적절한지에 대한 비판이 제기되었다. 그 결과 신체활동에 대한 새로운 "공중보건 메시지"를 개발하게 되었다.

미국 질병예방통제본부(Center for Disease Control & Prevention)는 1993년 미국스포츠의학회와 제휴하여 어떤 신체활동을 얼마나 오랫동안 지속해야 건강을 유지하는 데 도움이 되는지를 미국 국민들에게 효과적으로 알릴 수 있는 "신체활동 성명서" 초안을 작성하였다. 또한 전문가들로 패널을 구성하여 일반 대중의 건강을 증진시키기 위해 어떤 신체활동을 얼마나 지속해야 하는지를 명확하게 알리는 성명서를 개발하도록 하였다. 패널은 운동과학자, 역학자, 의사, 건강심리학자들로 구성하였다. 패널은 주어진 과제를 수행하면서 몇 가지 기준을 적용하였다. 첫째, 신체활동 추천은 과학학술지의 광범위한 지지를 받아야 한다. 둘째, 일반 대중에게 분명하게 전달되도록 성명서는 간단명료하게 작성해야 한다. 셋째, 대부분의 사람들이 쉽게 선택하여 할 수 있어야 하며 건강생활에 도움이 되는 신체활동을 선택해야 한다. 다음은 패널이 공포한 신체활동 권고 내용이다.

> "모든 미국 성인은 일주일 동안 거의 매일 적당한 강도의 신체활동을 30분 또는 그 이상 실시해야 한다(Pate et al., 1995, p. 402)."

이 성명서의 일부 내용이 생소하고 전에 발표한 신체활동 지침과 일치하지 않아 엄청난 논란을 불러일으켰다. 미국질병예방통제본부와 미국스포츠의학회가 제휴하여 신체활동과 공중보건에 관한 성명을 발표하기 전에는 신체활동은 오랫동안 격렬하게 해야 효과가 있다는 것이 일반적인 상식이었기 때문이다. 한 번에 8~10분 정도의 신체활동을 중강도로 실시하여 주당 필요한 운동량을 축적하는 것을 인정하는 새로운 성명은 미국 국민들이 신체적으로 활발한 생활방식(physical active lifestyle)으로 변화되는 중요한 계기가 되었다. 이 성명서에는 미국 인구의 상당 부분을 차지하는 사람들이 주로 앉아서 일하고 있으므로 이들의 생활습관을 규칙적인 신체활동 패턴으로 변화시키겠다는 의도가 깔려 있다. 즉, 이 성명서는 앉아서 생활하는 사람들이 쉽게 선택하여 할 수 있는 신체활동을 강조하고 있다.

신체활동과 건강에 대한 미국공중위생국의 입장

미국질병예방통제본부와 스포츠의학회가 공동으로 작성하여 발표한 성명서의 일부 내용이 논쟁을 불러오기는 하였지만 몇몇 권위 있는 기구들이 곧 핵심내용을 인정하기 시작하였다. 국립 보건원(National Institute of Health)은 신체활동이 건강에 미치는 효과에 대한 합의를 도출하기 위해 조정회의를 소집해 질병예방통제본부와 스포츠의학회의 입장을 지지하고, 일반 대중들은 적당한 강도의 신체활동을 매일 30분 이상 실시하면 건강 증진에 크게 도움이 된다는 사실을 인정하였다. UN의 공중보건 분과라고 할 수 있는 세계보건기구(World Health Organization) 역시 적당한 강도의 신체활동을 하루 30분 이상 실시하면 건강증진에 크게 도움이 된다는 사실을 지지하는 성명을 발표하였다(WHO-FIMS 신체활동 건강 위원회, 1995).

위의 권위 있는 기구들이 질병예방통제본부와 스포츠의학회의 입장을 지지하는 가운데 미국후생부가 "신체활동과 건강: 공중위생국 보고서"를 발표하면서 그 입장은 확고한 지지를 받게 되었다. 이처럼 정부기관이 신체활동이 건강에 미치는 효과에 지지를 보냄으로써 신체활동이 건강에 미치는 효과는 일반 대중의 강력한 지지를 얻게 되었다.

> "대부분의 사람들은 일주일에 거의 매일 30분 이상 활동적인 걷기를 하거나 나뭇잎을 긁어모으거나, 15분 이상 달리기를 하거나, 45분 이상 배구를 하는 적당한 강도의 신체활동을 하면 건강한 삶에 도움이 될 수 있다. 대부분의 사람들은 활동량을 매일 조금씩만 늘려도 건강을 증진하고, 삶의 질을 크게 향상시킬 수 있다(미국후생부, 1996, p. 4)."

미연방정부 의무감 보고의 핵심 결론

- 모든 연령의 사람들은 규칙적인 신체활동의 혜택을 입을 수 있다.
- 적절한 운동(거의 매일 30분 동안 빨리 걷기를 하는 정도)은 건강에 크게 도움이 된다.
- 신체활동량을 늘리면 그만큼 건강에 도움이 된다.
- 신체활동을 하면 조기 사망, 심장질환, 고혈압, 결장암, 당뇨를 예방하는 데 도움이 된다.
- 미국 성인의 60% 이상이 운동을 규칙적으로 하지 않고 있으며, 25%는 신체활동을 거의 하지 않는다.
- 미국 청소년(12~21세)의 거의 반은 활발한 운동을 규칙적으로 하지 않으며, 청소년기가 되면 신체활동량이 크게 감소한다.

신체활동과 체중조절

질병예방통제본부와 스포츠의학회의 지침, 미국후생국의 보고서가 주장하는 하루 30분 이상 신체활동을 해야 건강하게 살아갈 수 있다는 "운동 기본 권고"는 전 세계적으로 폭넓은 지지를 얻고 있다. 그럼에도 불구하고 일부 학자들은 매일 30분 이상의 신체활동이 건강을 유지하는 데 충분한지에 대한 의문을 제기하고 있다. 특히, Institute of Medicine(IOM)의 한 패널은 과도한 체중 증가와 비만을 예방하기 위해서는 매일 60분 이상의 신체활동이 필요하다고 주장하고 있다. 이 패널이 내린 결론은 미국 공중위생국의 보고서나 질병예방통제본부와 스포츠의학학회에 훨씬 못 미치는 과학적 증거에 바탕을 두고 있어 적극적인 지지를 받지 못하고 있다. Institute of Medicine(IOM) 패널은 체중과 신체활동 간의 관계만을 고려한 반면, 다른 패널이나 다른 학회 또는 건강관련 단체들은 신체활동이 건강에 미치는 영향에 대해 보다 포괄적인 견해를 가지고 있었다.

미국 식이요법 가이드라인 자문위원회(US Dietary Guidelines Advisory Committee)는 2004년 신체활동과 건강에 관련된 쟁점을 재검토하여 매일 30분 동안 신체활동을 하면 관상동맥질환, 제2형 당뇨병, 골다공증과 같은 만성질환에 걸릴 위험을 크게 줄일 수 있다는 결론을 내렸다(농무부, 2004). 또한 과도한 체중 증가를 예방하기 위해서는 매일 30분 이상의 신체활동을 해야 하며, 비만인 사람은 체중을 감소시키거나 감소된 체중을 유지하기 위해 일반인보다 격렬한 운동을 해야 한다고 주장하였다.

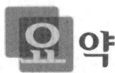

과학자, 의사 그리고 철학자들이 수천 년 동안 연구한 결과, 오늘날의 운동과학이 탄생하였다. 이들의 초기 노력이 운동생리학, 전염병학, 임상과학, 행동과학, 분자생물학, 유전학 등과 같은 수많은 학문분야를 탄생시켰으며, 이들 분야의 과학자들이 신체활동과 건강과의 관계를 밝히는 데 기여하였다. 이들의 노력으로 신체활동과 체력 측정, 연령과 운동능력에 따른 운동검사와 처방, 활동적인 생활방식의 선택과 유지를 위한 프로그램의 개발, 가족, 지역사회, 환경이 신체활동에 미치는 영향 등에 대한 이해의 폭을 크게 넓힐 수 있었다. 운동과학자와 관련분야의 연구자들이 연구 자체로 끝나지 않고 자신의 연구결과를 일반 대중에게 쉬운 메시지로 설명하기 시작하였으며, 그 결과 일반 대중의 건강 증진과 삶의 질 향상에 도움이 되는 수많은 "신체활동 지침"을 발표하였다. 선구적인 과학자들과 건강관련 연구소나 단체들이 신체활동 지침을 개발하여 공표하고, 운동과학의 발전에 보조를 맞춰 관련 내용을 정기적으로 개정하여 발표하는 적극적인 노력으로 대중들의 건강에 대한 관심이 크게

미국 식이요법 가이드라인 자문위원회의 신체활동 권고(2005)

- 성인은 매일 적당한 강도로 적어도 30분의 신체활동을 하면 장·단기적으로 건강한 삶을 유지하는 데 도움이 된다.
- 건강에 해로운 체중 증가를 막기 위해서는 매일 적당한 강도로 적어도 60분의 신체활동을 해야 한다.
- 체중이 다시 늘어나는 것을 피하고 싶은 성인은 매일 적당한 강도로 적어도 60~90분의 신체활동을 해야 한다.

신체활동 지침의 발전

- 심폐지구력을 향상시키기 위한 심장박동 수준에 관한 Karvonen의 연구로 신체활동 지침이 개발되기 시작하였다.
- 미국스포츠의학회는 1978년에 체력을 증진하고 유지하는 데 필요한 운동방법에 관한 입장을 처음 표명하였다.
- 미국심장학회는 1992년 앉아서 활동하는 생활방식이 심혈관질환의 주요 원인이라고 주장하였다.
- 미국질병예방통제본부와 스포츠의학회는 1995년 공중보건에 관한 성명서를 처음으로 발표하였다. 그 성명서에 의하면 모든 미국 성인은 일주일에 거의 매일 30분 또는 그 이상의 신체활동을 해야 건강하게 살아갈 수 있다.
- 미국공중위생국이 1996년 발표한 신체활동과 건강에 관한 보고서에 의하면 신체활동을 적당한 강도로 규칙적으로 하면 모든 연령의 사람들이 건강하게 살아가는 데 도움이 되고, 신체활동량을 늘리면 건강에 더 큰 도움이 된다.

높아진 것이다. "활동적인 생활이 건강을 증진하고 질병과 장애를 예방한다"는 고대 중국과 그리스 학자들의 가설이 1세기 동안 수많은 현대 과학자들이 수행한 연구를 통해서 입증되고 있다. 신체활동과 운동을 연구하는 학문분야는 계속 성장하고 세분화될 것이며, 새로운 기술의 도입으로 신체활동이 인체에 미치는 영향에 대한 이해가 더욱 확대될 것이다.

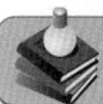

연구문제

1. 신체활동과 건강의 관계에 대한 고대 그리스 의사의 견해를 논의하라.
2. 그리스의 의사 Galen은 신체활동과 건강과의 관계에 대한 어떤 측면을 밝히는 데 기여하였는가?
3. 18~19세기 앉아서 일하는 노동자에 대한 관찰연구의 중요한 결과는 무엇인가?
4. 운동과학 발전에 크게 기여한 5개의 학문 분야는 어떤 분야인가?
5. 20세기 운동과학에 가장 크게 기여한 3명의 과학자는 누구인가?
6. ACSM이 1978년에 공표한 건강의 증진 및 유지를 위한 성명서의 주요 내용은 무엇인가? ACSM의 최근의 입장은 어떻게 변하였는가?
7. 미국심장학회가 1992년에 공표한 "운동에 대한 성명서"가 신체활동과 건강과의 관계를 밝히는데 획기적인 사건이 된 이유는 무엇인가?
8. 질병예방통제본부와 스포츠의학회가 1995년에 공표한 "신체활동과 건강에 대한 권고"가 논란을 불러일으킨 이유는 무엇인가?
9. 미국공중위생국의 보고서 "신체활동과 건강"의 네 가지 핵심결론은 무엇인가?
10. 미국 식이요법 가이드라인 자문위원회(US Dietary Guidelines Advisory Committee)는 신체활동과 체중감소 및 감소된 체중 유지에 관해 어떤 권고를 하였는가?

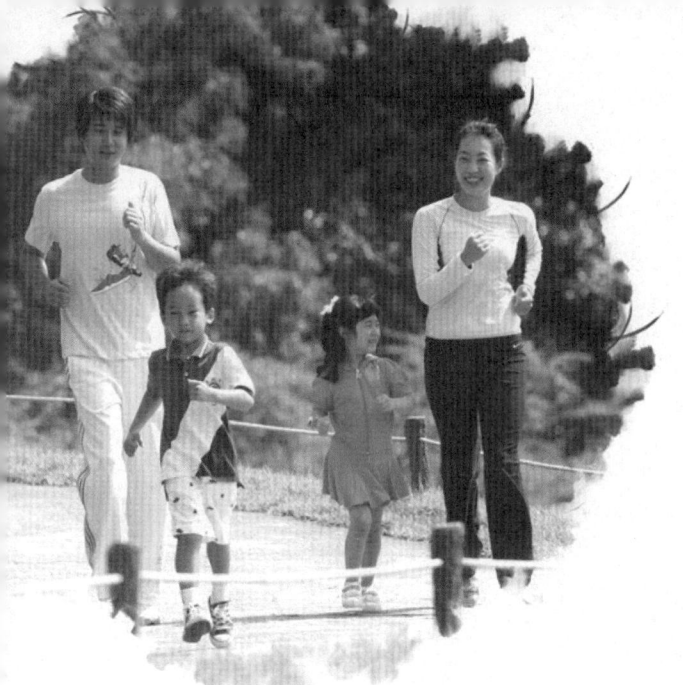

제3장
신체활동·체력과 연령, 성, 민족

개요

신체활동
- 신체활동과 연령
- 신체활동과 성
- 신체활동과 민족
- 신체활동의 최근 경향

체력
- 체력과 연령
- 체력과 성
- 체력과 민족

요약

연구문제

3장의 목적은 연령, 성, 민족에 따른 신체활동과 체력의 차이를 이해하는 데 있다. 관련 자료는 몇몇 국가에서 가장 전형적인 샘플을 대상으로 연구하여 얻은 것이다. 이 분야에서 얻은 자료와 연구의 한계를 설명하고, 새로운 연구 분야를 소개하였다. 이 장을 공부하게 되면 성, 연령, 민족에 따른 신체활동과 체력의 차이를 이해할 수 있을 것이다. 3부에서 좀 더 상세히 설명하겠지만, 집단의 특성에 따라 신체활동과 체력수준이 다르며 그로 인한 사망률이 달라질 수 있다.

체력수준과 신체능력은 개인에 따라 차이가 있는 것이 분명하다. 어떤 사람은 계단을 오르는 것조차도 힘들어 하는가 하면, 또 어떤 사람은 철인3종 경기를 거뜬히 할 수 있을 정도로 체력이 좋다. 사람에 따라 체력이 이렇게 큰 차이가 나는 것은 생물학적 요인과 사회적 행동이 각각 다르기 때문이다. 신체활동 능력과 체력은 개인에 따라 다르지만, 성, 연령, 민족에 따라서도 큰 차이가 있다. 질병, 상해, 위험요인의 분포와 그것의 결정요인을 연구하는 역학연구에 의하면 신체활동과 체력 수준이 만성질병과도 밀접한 관계가 있는 것으로 밝혀지고 있다.

성과 연령은 분명한 개념이지만, 인종과 민족을 정의하는 것은 쉽지 않다. 일반적으로 인종과 민족은 서로 구분하지 않고 사용하지만 이들 두 개념들 간에는 분명한 차이가 있다. 인종은 사람들을 생물학적 특성에 따라 분류하지만 민족은 생물학적 관련성보다는 문화적 차이를 의미한다. 인종과 민족은 학술연구에서도 흔히 구분 없이 하나의 단일 개념으로 사용하고 있다. 본서에서는 인종과 민족을 나타내는 개념으로 민족이라는 용어를 사용할 것이다.

본 장에 인용되는 연구들은 횡단연구와 종단연구이다. 횡단연구는 어떤 시점에서 모집단을 표집해서 얻은 자료를 서로 비교하는데 국민의 사망률을 조사할 때 자주 사용된다. 이 연구의 단점은 개인의 특성이나 행동의 차이를 추론하기 어렵다는 점이다. 반면, 종단연구는 어떤 피험자를 측정한 다음 일정 기간이 지난 후 나타난 변화를 다시 측정한다. 일반적으로 종단연구는 수행하는 것이 쉽지 않을 뿐만 아니라 많은 시간을 필요로 한다. 그럼에도 불구하고 연구자들이 종단연구를 자주 선택하는 것은 시간이 경과하면서 나타나는 변화와 개인차를 측정할 수 있기 때문이다.

신체활동

1장에서 정의하였지만 신체활동은 행동이다. 따라서 신체활동은 행동과 마찬가지로 성, 연령, 민족에 따라 다르게 나타난다. 본 절에서는 여러 국가의 전형적인 모집단에서 얻은 최근 자료로 신체활동 수준과 역학과의 관계를 설명할 것이다.

신체활동과 연령

여기에서 연령과 신체활동 및 체력과의 일반적 관계를 설명할 것이다. 아동과 노인의 신체활동과 체력에 관한 상세한 내용은 3부 17장과 18장에서 설명할 것이다. 횡단연구방법을 사용한 국제연구를 통해서 연령과 신체활동 및 체력이 서로 상관이 있다는 것이 밝혀졌다. 일반적으로 신체활동 수준은 아동기에 가장 높고 청소년기를 지나 성인기에 들어가면서 점차 감소한다. 〈그림 3.1〉은 캐나다와 미국에서 연령과 신체활동과의 관계를 연구한 결과이다. 성인 후기의 여가신체활동 수준이 성인 초기에 비해 전반적으로 낮으며, 덜 격렬한 신체활동에 참가하고 있는 것으로 나타났다. 나라마다 측정하는 방법이나 측정치가 달라 비교하는 데 어려움은 있지만, 비슷한 경향을 보이고 있는 것 같다. 연령에 따른 신체활동 수준의 차이는 Baltimore 종단연구를 통해서도 확인할 수 있었다. 이 연구에서 연령이 증가함에 따라 신체활동 수준

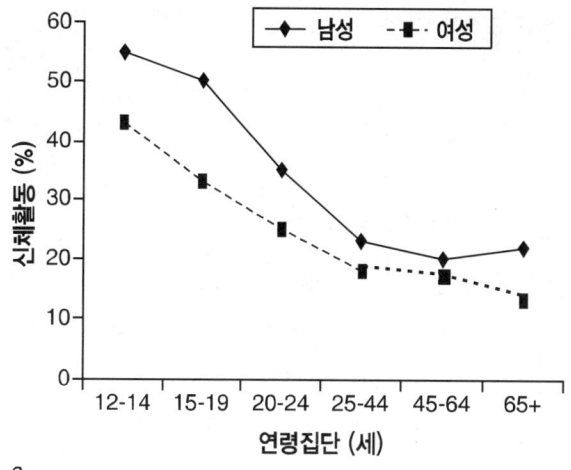

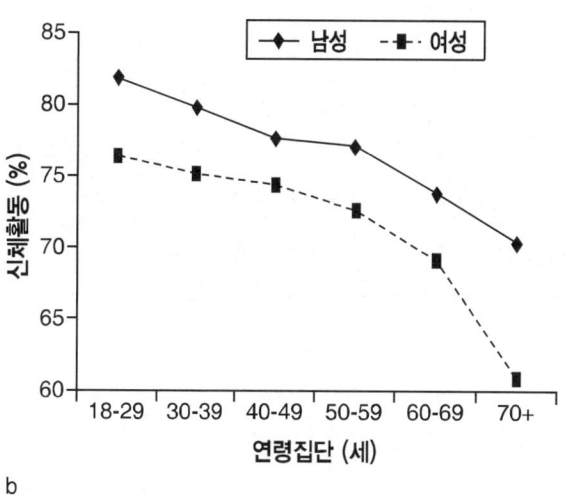

그림 3.1 캐나다(a)와 미국(b)에서 연령과 성에 따른 신체활동 수준의 차이

이 고강도에서 중강도나 저강도로 낮아지는 것을 관찰할 수 있었다(Talbot et al., 2000).

연령이 증가하면서 신체활동 수준이 낮아지는 것은 사회·심리적 영향 때문일 수도 있다. 그러나 신체활동이 감소하는 가장 중요한 이유는 생리작용의 변화 때문이다. 연령의 증가에 따른 신체활동 수준의 감소 현상은 동물원의 영장류, 무척추동물, 설치류, 개에게서도 나타나고 있다. 예를 들어 〈그림 3.2〉에 나타났듯이 동물원의

원숭이는 나이가 들면서 걷거나 점프하는 횟수가 크게 감소하였다(Janicke et al., 1986). 연령 증가에 따른 생리작용의 변화에 따라 신체활동 수준이 감소한다는 것은 연령이 증가하면 운동능력도 감소하고 동기와 관련된 신경생물학적 변화가 일어나기 때문이다.

> 신체활동 수준은 연령이 증가하면서 점진적으로 감소한다. 연령이 증가하면서 신체활동 수준이 감소하는 것은 사회·심리적 요인보다는 생리적인 측면이 더 크게 작용한다는 것이 동물실험을 통해서 입증되었다.

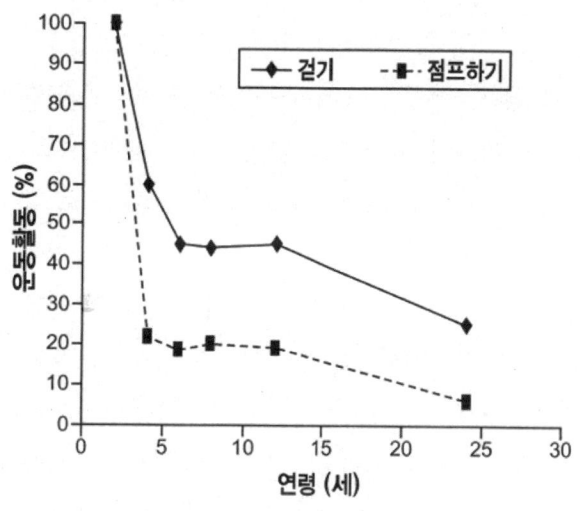

그림 3.2 동물원 원숭이의 연령과 신체활동과의 관계

> 신체활동 수준은 유소년기에서 성인기로 잘 연계되지 않는 것 같다. 유소년기의 신체활동 수준을 보고 성인기의 신체활동 수준을 예측할 수 있는 요인들이 계속적인 연구를 통해서 밝혀져야 한다.

신체활동과 성

성에 따른 신체활동 수준의 차이는 유년기부터 시작되어 평생 지속된다. 보통 남성이 여성보다 신체적으로 활발하며, 격렬한 신체활동에 참가하는 경향이 강하다. 28개국의 학령기 학생들을 대상으로 성과 신체활동 수준의 관계를 연구한 결과, 연구에 참여한 모든 국가에서 성에 따라 신체활동 수준에 차이가 있는 것으로 나타났다(세계보건기구, 2000). 연구에 참여한 국가의 남학생들은 여학생보다 일주일에 적어도 두 번, 2시간 이상 규칙적으로 신체활동에 참가하고 있었다. 또한 청소년기로 발전하면서 신체활동 수준은 낮아지며, 그러한 현상은 남학생보다 여학생에게서 더 현저하게 나타나고 있었다.

〈그림 3.1〉에서 알 수 있듯이 신체활동 수준은 연령뿐만 아니라 성에 따라서도 큰 차이가 있다. 연령대별로 남성이 여성보다 신체활동 수준이 훨씬 높은 것으로 나타났다. 이처럼 성에 따른 신체활동 수준의 차이는 Baltimore 종단연구에서 확인되었다. 이 연구에서 남성들은 고강도 신체활동을 좋아하는 반면, 여성들은 저강도 신체활동을 더 선호하는 것으로 나타났다(Talbot et al., 2000). 성에 따른 신체활동 수준의 차이는 다양한 설명이 가능하다. 예를 들어, 스포츠 사회화 개념으로 남녀 간의 신체활동 수준이나 강도의 차이를 설명할 수 있다. 또한 동료와의 경쟁심, 육아, 신체활동 참가 기회 등과 같은 다른 사회적 요인 때문에 남녀 간에 신체활동 수준에 있어서 차이가 있을 수 있다.

> 일생동안 남성은 여성보다 신체적으로 더 활발하며, 여성보다 격렬한 신체활동에 참가하는 경향이 있다.

신체활동과 민족

민족이 인간의 신체활동 수준의 차이를 설명하는 중요한 구분의 준거가 될 수 있다. 예를 들어, 문화적 습관이나 종교적 신념이 신체활동 수준에 영향을 미치며, 여가 스포츠에 대한 접근 가능성이 신체활동 수준에 영향을 미치고, 한 민족의 사회경제적 수준이 신체활동에 영향을 미칠 수 있기 때문이다. 대부분의 국가들은 아직 민족에 따른 신체활동 수준 차이를 규명하는데 관심을 보이지 않고 있다. 민족과 신체활동 수준에 관한 연구가 제한적으로 이루어지는 이유는 민족의 영향과 문화적 차이에 의한 영향을 뚜렷이 구별하는 것이 쉽지 않을 뿐만 아니라 문화적 특징을 충실히 반영하는 타당한 설문지를 개발하는 것 또한 쉽지 않기 때문이다. 〈그림 3.3〉은 미국 시민을 민족 기준으로 분류하고, 각 민족 집단의 신체적 비활동성 비율을 나타낸 자료이다(Ham et al., 2004). 흑인과 스페인계 미국인들이 다른 민족에 비해 비활동적이며, 각 민족별로 남성보다 여성이 더 비활동적이다. 민족에 따른 신체활동 수준의 차이는 청소년기부터 나타난다. 2001년 미국 청소년 위험행동 감독기구(YRBSS: Youth Risk Behavior Surveillance System)의 자료에 의하면 흑인과 스페인계 고등학생들이 백인 고등학생들보다 중강도의 신체활동, 격렬한 신체활동, 총 신체활동이 부족한 것으로 나타났다(Grun baum et al., 2002).

민족에 따른 신체활동 수준 차이는 다른 나라에서도 보고되고 있다. 예를 들어 〈그림 3.4〉는 영국의 주요 민족 집단의 신체활동 수준에 관한 연구이다(Teers, 2001). 민족에 따른 신체활동 수준 차이가 현격하지는 않지만, 영국에 살고 있는 인도, 파키스탄, 방글라데시 사람들이 다른 민족들보다 비활동적이다. 민족에 따른 신체활동 수준 차이를 비교할 때에는 국가마다 측정방법이 다르고 전반적인 신체활동 수준이 다르며 문화적 맥락과 문화적 동화 수준이 다르므로 신중을 기해야 한다.

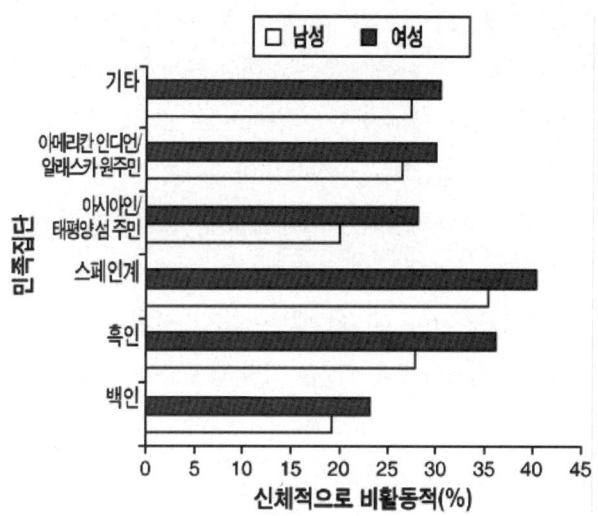

그림 3.3 미국 각 민족 집단의 신체적 비활동. "신체적으로 비활동적"은 지난 한달 동안 어떤 여가 신체활동에도 참가하지 않았다는 것을 의미함

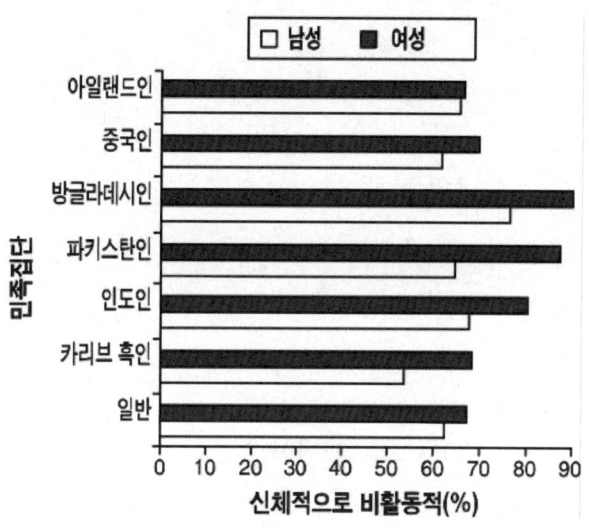

그림 3.4 영국 민족 집단의 신체적 비활동. "신체적으로 비활동적"은 지난 4주 동안 중강도의 운동이나 스포츠에 전혀 참가하지 않은 것을 의미함

신체활동의 최근 경향

19세기 말까지 신체활동은 일상생활의 일부분이었다. 대부분의 사람들은 생활문제를 해결하기 위해 상당한 수준의 신체활동을 해야만 했기 때문이다. 그러나 산업혁명으로 인해 사람들은 생활이나 생존을 위해 신체적으로 활발한 활동을 하지 않아도 되게 되었다. 반면에 과학기술의 발전은 여가시간의 증가를 가져왔으며, 그로 인해 여가 시간에 신체적으로 활발한 활동을 할 수 있게 되었다. 〈그림 3.5〉는 신체적으로 비활동적이 되어가는 4개국의 최근 경향을 나타내고 있다. 각 국가가 사용한 설문지나 표집방법이 약간씩 다르기는 하지만 여가시간을 비활동적으로 사용하는 시간이 감소하는 경향을 나타내고 있다. 다시 말하면, 사람들이 신체적으로 보다 활동적이 되어가고 있다. 사람들은 신체적으로 더 활동적이 되어가고 있음에도 불구하고 비만 환자는 계속 늘어나고 있다. 이것은 과학기술의 발달로 여가시간에 이루어지는 신체활동 시간은 증가하였으나 일상생활에 필요한 신체활동 시간은 크게 감소함으로써 전체적인 신체활동 시간이 감소하였기 때문이다. 이 문제에 관해서는 11장에서 좀 더 상세히 논의할 것이다.

신체활동 수준의 증가를 설명할 수 있는 또 다른 중요한 요인은 신체활동이 건강에 도움이 된다는 인식의 확산이다. 사람들은 어떤 활동이 사회적으로 바람직하면 그 활동에 참가하고 싶은 욕구를 갖게 된다. 최근 신체활동이 건강에 유익하다는 사회적 인식이 확산되고 있어, 그로 인해 신체활동 시간이 증가하고 있을지 모른다. 과거에는 달리기, 사이클, 수영 등과 같은 전통적인 활동 또는 스포츠만을 신체활동으로 간주하였으나, 최근에는 걷기, 정원 가꾸기 등과 같은 신체활동들도 여가시간에 하는 신체활동으로 생각하고 있다. 미국과 캐나다에서 가장 자주 보고되는 여가시간 신체활동은 걷기와 정원 가꾸기이다. 그러한 보고 자료들이 신체활동에 대한 우리의 인식을 변화시켰을지 모른다. 걷기나 정원 가꾸기와 같은 신체활동 시간까지 포함시켜 신체활동 시간으로 보고함으로써 전체 신체활동 시간이 늘어났다고 하지만 추산한 시간이 전체 신체활동 시간을 증가시키는데 어느 정도 영향을 미쳤는지는 밝혀지지 않고 있다.

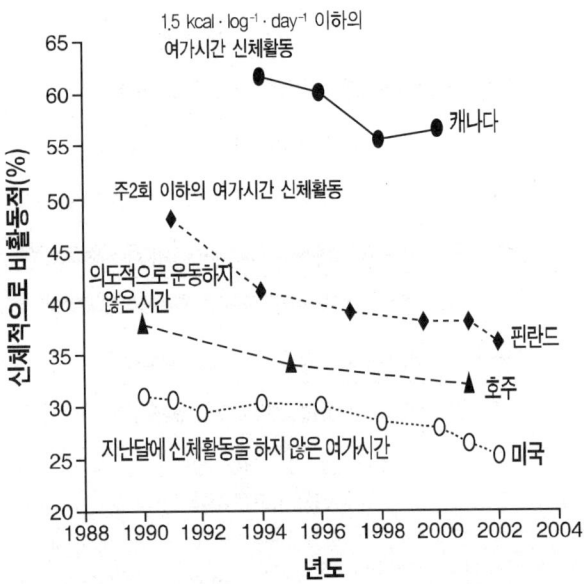

그림 3.5 국가별 성인들의 신체 비활동 최근 경향

> 1960년대까지만 해도 여가 시간에 하는 신체활동이 그리 많지 않았다.

체력

체력은 수많은 요소와 관련되어 있으며, 대체로 운동 수행이나 건강과 관련된 개념이다. 체력은 수많은 측면과 관련이 있어 모든 체력요소의 차이를 연령, 성, 민족과 관련하여 설명할 수는 없다. 따라서 이 장에서는 체력의 두 가지 핵심 요소인 심폐체력과 근골격 체력에 초점을 맞추어 설명할 것이다.

체력 측정은 일반적인 질문지를 사용하여 신체활동 수준을 측정하는 것보다는 비싸고 시간도 많이 걸린다. 예를 들어 미국 청소년 위험행동 감독기구(YRBSS)는 "지난달에 직장에서 일하는 것 외에 달리기, 유연성 운동, 골프, 정원 가꾸기, 걷기 등과 같은 신체활동을 한 적이 있는가?"라는 간단한 질문을 하여 여가시간 신체활동 수준에 관한 자료를 수집하였다(Ham et al., 2004). 그러나 전국을 모집단으로 설정하고 표집하여 체력을 측정하는 연구를 수행하는 경우는 거의 없다. 응답자를 직접 접촉하는 것이 쉽지 않을 뿐만 아니라 피험자를 측정하는 데 엄청난 시간이 걸리기 때문이다. 1981년 캐나다에서 실시한 체력조사에서 가정을 직접 방문하여 최대하 운동 스텝 테스트(submaximal exercise step test), 악력 측정(hand-grip dynamometry), 앉아서 윗몸 앞으로 굽히기(sit-and-reach flexibility) 등과 같은 다양한 체력 테스트를 한 적이 있다(Fitness Canada, 1983). 이 절에서는 주로 모집단을 대상으로 연구한 자료로 연령, 성, 민족에 따른 체력의 차이를 설명할 것이다. 하지만 필요한 경우 실험실 연구에서 얻은 자료를 보충할 것이다.

체력과 연령

성인들은 일반적으로 연령이 증가하면 기관이나 기관계의 생리적 기능이 떨어지며, 그로 인해 체력이 감소하게 된다. 심폐 체력과 근골격 체력도 남녀 모두 연령이 증가하면 감소한다. 〈그림 3.6〉에서 연령이 증가함에 따라 최대산소섭취량(VO_2max)이 감소하는 것을 알 수 있다. 나이가 많은 사람은 젊은 사람에 비해 분명히 심폐체력 수준이 낮다. 세 연구가 사용한 체력 측정 방법이 각각 다르므로 체력의 절대 수준을 서로 비교할 수는 없지만, 연령 관련 경향성은 세 연구 모두에서 비슷한 양상을 나타내고 있다. 또한 체력의 절대 수준에 있어서는 남녀 간에 차이가 있으나 연령의 증가에 따른 체력감소 경향은 남성과 여성이 비슷하다는 것을 〈그림 3.6〉에서 알 수 있다. Baltimore 종단연구는 트레드밀을 사용하여 최대산소섭취량을 직접 측정하였지만 전국을 대상으로 표집하지 않고(Talbot et al., 2000), 캐나다와 영국에서의 연구는 모집단을 대표하는 표집으로 연구를 하였지만 최대하 운동검사로 최대산소섭취량을 예측하였다(Fitness Canada, 1983; Sports Council and Health Education Authority, 1992). 연령을 구성요소에 포함시켜 최대산소섭취량을 예측한 캐나다 연구는 한계가 있지만, 전반적으로 연령이 증가하면 심폐지구력이 감소하는 경향을 보인다. 성인의 경우 연령이 증가함에 따라 최대산소섭취량이 1년에 평균 1% 정도 감소하고 있다.

이러한 결과는 노인들에게 매우 중요한 의미를 갖는다. 일반적으로 계단 오르기와 같은 과제를 수행하는 데에는 연령과 관계없이 일정한 양의 에너지가 필요하다. 따라서 노인들은 같은 과제를 수행하는데 젊은 사람들보다 많은 유산소 능력을 필요로 한다. 즉 같은 운동과제를 수행하는데 더 많은 신체적 노력을 해야 한다. 〈그림 3.6〉에 제시한 연령과 최대산소섭취량과의 관계를 밝힌 연구는 횡단연구방법을 사용하고 있다. 그러나 연령의 증가에 따른 유산소 능력의 감소를 종단적으로 연구한 경우도 있다. 1960년대 후반과 1970년대 초반 장거리 선수생활을 한 사람들을 대상으로 일련의 연구를 수행하였다(그림 3.7). 22년 후 장거리 선수의 최대산소섭취량을 최근의 신체활동 수준과 비교하였다(Trappe et al., 1996). 과거 장거리 선수들 중 현재 주로 앉아서 생활하고 운동을 거의 하지 않는 사람, 체력 운동을 하는 사람, 고도의 훈련을 유지하는 사람의 세 집단으로 분류하였다. 22년 동안 계속해서 격렬한 신체활동을 하는 사람도 연령이 증가함에 따라 최대산소섭취량이 감소하였다. 그러나 신체활동을 거의하지 않는 사람들은 격렬한 신체활동을 하는 사람들에 비해 최대산소섭취량이 급격히 감소하였다. 이러한 사실은 연령이 증가하면 심폐체력이 감소하므로 그것을 지연시키기 위해 일정 수준의 신체활동을 유지해야 한다는 의미이다.

> 연령이 증가하면 생리적 기능이 약화되듯이 심폐체력 수준도 감소한다. 일련의 종단연구에 의하면 신체적으로 활발함을 유지하면 체력의 감소를 지연시킬 수 있다고 한다.

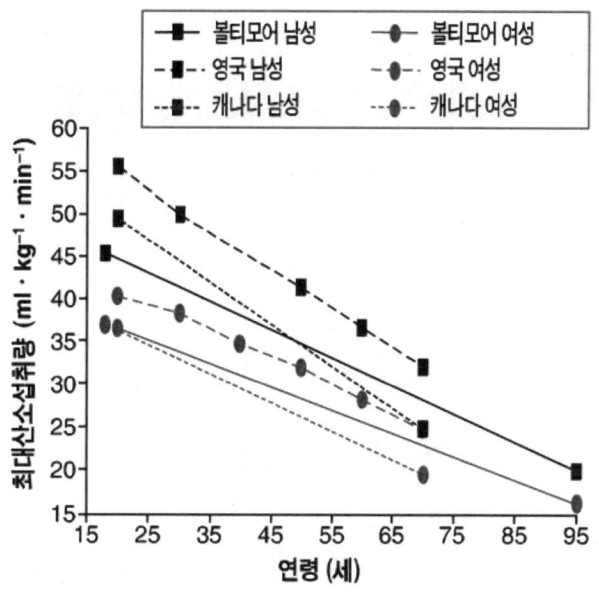

그림 3.6 연령증가에 따른 최대산소섭취량의 감소경향에 관한 종단연구

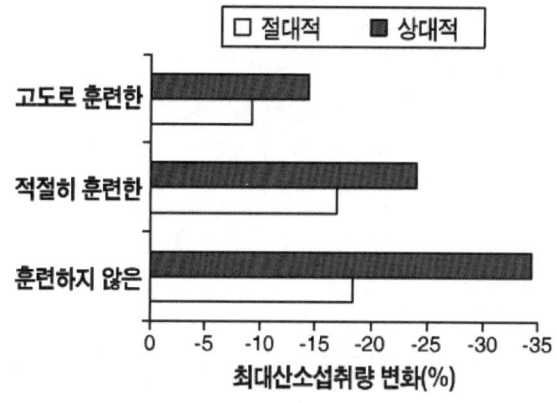

그림 3.7 장거리 선수의 최대산소섭취량 비교. 22년 후의 변화로 Untrained(UT)는 앉아서 생활하며 신체활동을 거의 하지 않는 사람이고, Physical fitness(FT)는 체력운동을 하는 사람이며, Highly trained(HT)는 고도의 훈련을 유지하고 있는 사람이다.

성인의 경우 연령이 증가하면 그에 따라 근골격 체력이 감소한다. 〈그림 3.8〉에서와 같이 연령이 증가하면 근력(악력, 3.8a)과 동체유연성(앉아서 윗몸 앞으로 굽히기, 3.8b)이 감소한다(Fitness Canada, 1983).

근력은 일반적으로 성장기에 급격히 증가하며, 20~29세에 최고 수준에 도달한다. 그 이후부터는 평생 동안 점차 감소한다. 〈그림 3.9〉는 27년 동안 Honolulu 심장 프로그램에 참가한 일본계 미국인 남성의 악력 감소 경향을 보여주고 있다(Rantanen et al., 1998). 연구결과는 매년 평균 변화량을 나타내고 있다. 모든 연령집단에서 근력감소 현상을 발견할 수 있지만, 특히 노인들이 젊은 사람들에 비해 근력 감소가 크게 나타나고 있다는 것을 알 수 있다. 이것은 연령이 증가함에 따라 근력감소가 가속화된다는 의미이다.

유연성은 근골격 체력의 중요한 요소이다. 유연성은 관절의 구체적인 부위와 관련이 있다. 즉, 고관절의 유연성이 높다고 해서 슬관절, 견관절의 유연성이 높다고는 할 수는 없다. 유연성을 강화하면 관절의 가동범위를 높게 유지할 수 있을 뿐만 아니라 허리 등에 일어나는 통증을 예방할 수 있다. 동체의 유연성은 앉아서 윗몸 앞으로 굽히기로 측정할 수 있다(그림 3.8b). 앉아서 윗몸 앞으로 굽히기 능력은 청소년기의 경우 연령에 따라 감소하는 경우도 있다. 청소년기에 유연성이 잠시 감소하는 것은 급격한 성장으로 사지의 길이가 동체에 비례하여 변화하지 않기 때문이다. 즉 유연성의 일시적 감소는 관절의 가동 범위가 감소하였다기보다는 측정 방법에 따른 일시적 감소현상이라고 할 수 있다. 그러한 일시적 현상은 성인이 되면서 증가하며, 그 이후부터는 계속 감소한다.

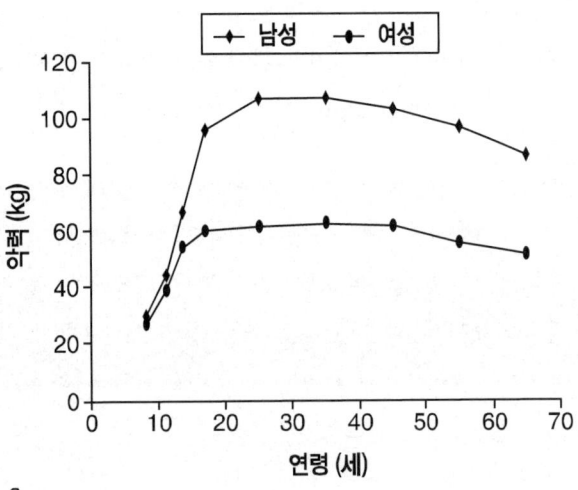

a

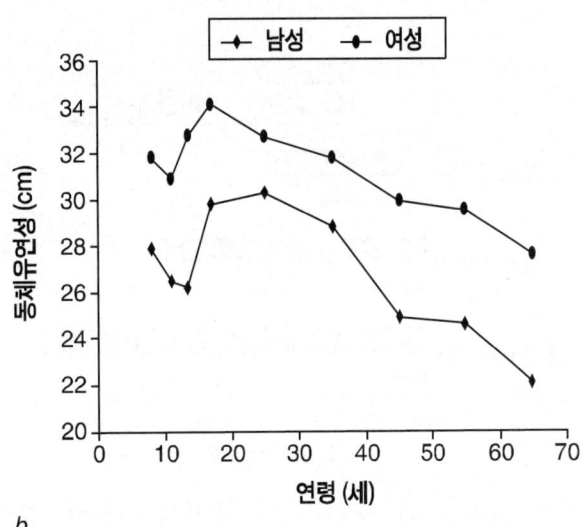

b

그림 3.8 연령과 성에 따른 체력의 차이. 7세에서 69세까지 캐나다인의 악력(3.8a)과 동체유연성(3.8b)

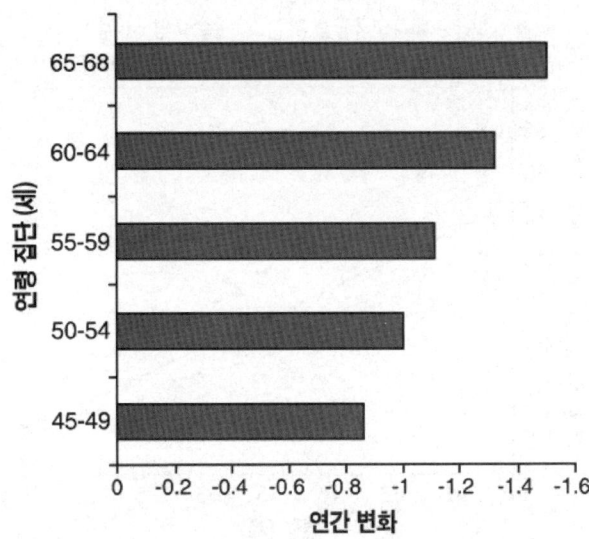

그림 3.9 일본계 미국인 남성을 대상으로 27년 동안 수행한 연구에서 나타난 최대 악력의 매년 평균 변화

체력과 성

남성과 여성은 체력 수준이 다르며, 차이의 정도는 체력 요인에 따라 다르다. 연령이 같은 경우 보통 남성이 여성보다 심폐지구력이 강하다. 〈그림 3.6〉에서 남성이 전 연령에 걸쳐 여성보다 최대산소섭취량이 높게 나타나고 있다. 일반적으로 성에 따른 심폐지구력의 차이는 근육 또는 제지방체중(lean body mass), 혈액의 헤모글로빈 수준(blood hemoglobin level), 신체활동 참가 수준의 차이로 나타난다.

일정 연령에 도달하면 일반적으로 남성이 여성보다 강하다(그림 3.8a). 이처럼 남성이 여성보다 대체로 강한 것은 주로 남성과 여성간의 절대 근육 량의 차이 때문이다. 근육의 크기로 근력을 계산하면 남성과 여성 간에 거의 차이가 없다. 남성이 여성보다 힘은 세지만 윗몸 앞으로 굽히기 테스트에서 알 수 있듯이 유연성은 훨씬 떨어진다(그림 3.8b). 여성이 남성보다 유연한 것은 고관절 구조의 형태적 차이 때문이다.

> 일생동안 남성은 일반적으로 여성보다 힘이 세고, 여성은 남성보다 유연하다.

체력과 민족

지금까지 민족에 따른 체력의 차이를 모집단 규모로 연구한 경우는 거의 없는 것 같다. 하지만, 민족에 따른 체력수준의 차이를 설명하는 대규모 실험연구는 어느 정도 이루어지고 있다. 미국과 캐나다에서 6개월 동안 운동을 전혀 하지 않은 17~65세의 사람들을 대상으로 수행한 가족전통연구(heritage family study)에 의하면 남녀 모두 흑인보다는 백인에게 운동효과가 더 크게 나타났다. 남녀 모두 백인이 흑인보다 최대산소섭취량 또한 훨씬 높았다.

민족에 따른 심폐지구력의 차이를 규명하는 동세대 연구에서 백인이 흑인에 비해 심폐지구력이 높은 것으로 나타났다. 그러한 결과는 성인 초기를 대상으로 관상동맥질환 실험을 하여 얻은 수치이다. 실험에 참가한 18~30세의 백인과 흑인 성인들 '낮은 체력', '보통 체력', '높은 체력'으로 분류하여 트레드밀에서 최대운동검사를 하였다. 흑인 남녀 모두 백인보다 낮은 체력, 보통 체력, 높은 체력 운동에 적극적으로 참가하지 않은 것으로 나타났다(그림 3.11).

> 백인이 흑인에 비해 심폐지구력이 강하다는 증거는 주로 북미에서 수행한 연구를 통해서 밝혀지고 있지만, 아직 대규모 연구를 통해서 확실히 입증되지는 않고 있다.

아직 대규모 연구를 통해서 민족에 따른 심폐지구력의 차이를 규명하지 못하고 있지만, 심폐지구력에 관한 한

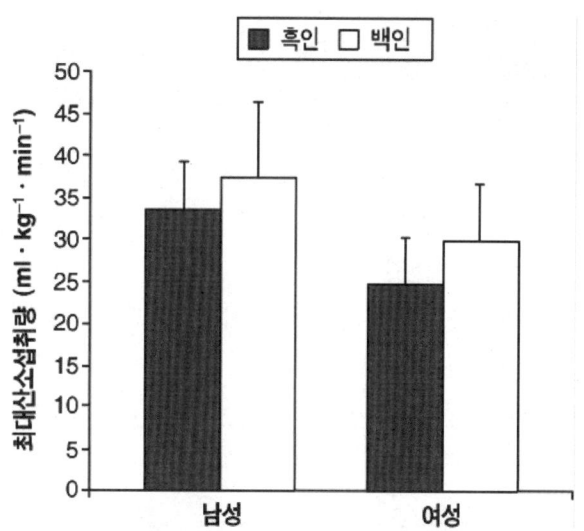

그림 3.10 운동에 따른 흑인과 백인의 최대산소섭취량 차이. 오차간격은 1 표준편차임

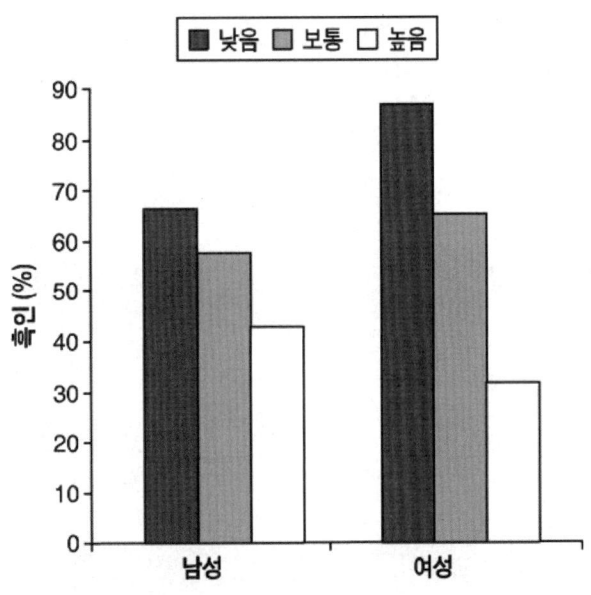

그림 3.11 흑인 남녀의 심폐지구력 분포

백인과 흑인 간에 차이가 있는 것은 분명한 것 같다. 흑인이 백인보다 심폐지구력이 약한 것은 성인 초기에 흑인이 백인보다 신체적으로 덜 활동적이기 때문이다. 민족에 따른 심폐지구력의 차이가 행동의 차이인지 아니면 생물학적 차이에 기인하는지는 아직 밝혀지지 않고 있다. 뿐만 아니라 흑인이나 백인과 다른 민족과의 심폐지구력 차이도 거의 밝혀지지 않고 있다. 민족에 따른 골격근의 차이 또한 아직 밝혀지지 않고 있다. 골격근은 노인의 건강과 독립생활에 직결되므로 매우 중요한 미래 연구 분야이다.

 ## 요약

이 장에서는 역학을 연령, 성, 민족의 관점에서 신체활동 및 체력과 관련하여 설명하였다. 흑인과 백인 간에는 민족에 따른 신체활동과 체력에 있어서 차이가 있지만 다른 민족과의 차이는 아직 밝혀지고 있다. 앞으로 민족 간 체력의 차이를 규명하는 연구가 계속되어야 할 것이다. 또한 민족에 따른 체력의 차이가 건강에 미치는 영향에 관해서도 보다 철저한 연구가 이루어져야 한다. 관찰 가능한 차이 이면에 존재하는 메커니즘은 아직 밝혀지지 않고 있다. 연령, 성, 민족에 따른 신체활동과 체력의 차이에 영향을 미치는 생물학적, 사회적, 심리적 역할에 관한 연구도 이루어져야 한다.

연구문제

1. 종단연구 설계와 횡단연구 설계의 차이를 설명하라.
2. 여러 민족에서 발견할 수 있는 연령과 성에 따른 신체활동의 차이를 설명하라.
3. 연령에 따른 신체활동과 신체활동의 안정성(stability of physical activity with age)간의 차이를 설명하라.
4. 연령이 증가하면 신체활동량이 왜 감소하는지에 대한 생물학적 증거가 있는가?
5. 연령 증가에 따른 심폐지구력의 저하를 설명하라. 훈련 받은 사람과 좌업 노동자들은 어떤 차이가 있는가?
6. 신체활동과 전염병학에 관해서 아직 밝혀지지 않은 분야는 있는가? 미래 연구 분야를 제시하라.

제 2 부 신체활동의 효과

2부에서는 신체활동의 효과에 대해 살펴본다. 규칙적으로 신체활동을 하면 신체의 모든 기관이 골격근 수축에 동원된다. 심혈관계와 호흡계가 근육 내 에너지 생성에 필요한 산소와 기질(당원과 지방)을 증가시키고 신체활동으로 생성된 대사산물을 제거하기 위해 즉각적으로 반응한다. 에너지생성의 증가에 따라 지방조직에서 유리지방산이 방출되고 간에서는 포도당 생성이 늘어난다. 신경계는 각종 호르몬 및 효소와 함께 활성화되어 관련 기능을 조절한다. 근 수축으로 생성된 힘이 뼈, 인대, 건을 긴장시킨다. 따라서 운동을 규칙적으로 하면 신체의 각 기관이 그에 적응하는 가운데 신체능력이 향상된다.

4장에서는 일회성 운동을 하는 동안 일어나는 중요한 신체적 변화를 살펴본다. 2부의 나머지 장에서는 규칙적인 신체활동이나 운동으로 인한 신체 계통과 기관에서 일어나는 중요한 변화를 설명하고 있다. 논의의 초점은 주로 운동으로 인한 건강한 성인의 신체적 변화에 맞추고 있다. 일회성 운동과 규칙적인 운동의 생물학적 효과를 논의하는 것은 규칙적인 신체활동이 건강에 미치는 효과를 밝히는 것이 무엇보다 중요하기 때문이다. 2부 역시 이 책의 다른 부분처럼 운동이 인체에 미치는 효과에 관한 실험연구나 임상연구에 기초하고 있다.

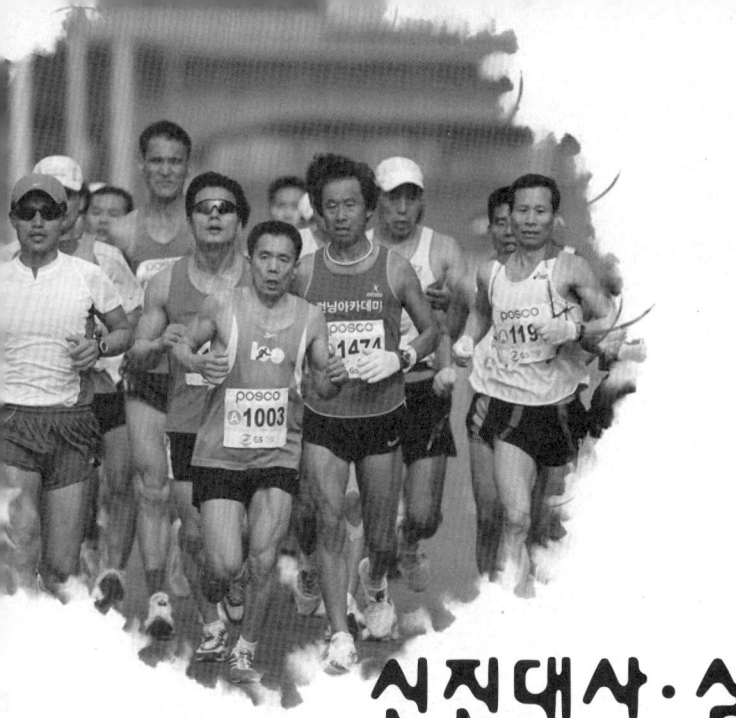

제4장
신진대사·심혈관계·호흡계와 신체활동

개요

신체활동과 에너지의 관계
- 무산소 에너지원
- 유산소 에너지 생성

산소섭취와 심혈관 및 호흡계의 운동반응
- 휴식에서 운동으로 전환
- 점증부하운동에 대한 반응

훈련·연령·성별과 최대산소섭취량
- 훈련
- 성별과 연령

훈련적용과 신체활동 중재

요약

연구문제

신체활동과 운동에 대한 신진대사, 심혈관계, 호흡계의 반응을 알아야 신체활동의 역학을 쉽게 이해할 수 있다. 신진대사, 심혈관계, 호흡계에 대해서 알아야 신체활동과 관련된 칼로리 소모량뿐만 아니라 신체활동의 상대적 또는 절대적인 활동 강도를 평가할 수 있다. 이 장에서는 신체활동과 운동에 필요한 대사량과 심혈관계, 호흡계의 반응을 논의한 다음 지구력훈련에 대해 논의할 것이다.

신체활동과 에너지의 관계

운동을 하기 위해서는 에너지가 필요하다. 아데노신 3인산(ATP: Adenosine Triphosphate)은 골격근이 힘을 생성하는 데 필요한 에너지원이다. 힘을 계속 생성하기 위해서는 ATP가 근육에 신속하게 공급되어야 한다. 큰 힘을 발휘하게 되면 그에 따른 더 많은 ATP가 더욱 신속하게 공급되어야 한다. 근육은 운동선수가 짧은 시간에 빨리 달리는 단거리, 오랫동안 느린 속도로 천천히 뛰는 마라톤, 농부가 하루 종일 농장에서 일할 때 각기 다른 ATP 공급체계를 필요로 한다. 근력을 발휘하는 데 필요한 에너지는 ATP가 ADP와 무기인산으로 전환되면서 생성된다. 운동에 필요한 ATP는 크게 두 가지 반응에 의해 재생성된다. 무산소반응은 산소를 사용하지 않고 ATP를 빠르게 재생성하고, 유산소반응은 산소를 사용하여 느리지만 장시간 ATP를 재생성한다. 두 반응 모두 근육운동으로 ATP가 분해되고, 그로 인한 ADP의 증가는 ATP의 재생성에 필요한 효소를 활성화시킨다.

무산소 에너지원

ATP는 단일효소 반응과 복합효소 경로에 의해 신속하게 재생성된다. 이렇게 생성되는 에너지로 격렬한 운동을 하거나 휴식기에서 운동기로 전환하는데 필요한 힘을 얻게 된다. 단일효소반응에서 가장 중요한 것은 크레아틴키나아제가 촉매작용을 하여 크레아틴 인산(PC)과 ADP가 ATP를 생성하는 것이다. 근육의 크레아틴 인산은 저장량이 적어 전력을 다하는 격렬한 운동 시에는 약 5초 밖에 공급되지 않는다. 복합효소 경로는 해당작용이라고 하며, 포도당의 신진대사율이 높으며 산소 없이 ATP를 생성한다. ATP를 생성하는 과정에서 근육과 혈액에 젖산이 생성되고 근육과 혈액에 수소이온이 축적된다. 해당작용은 고비율의 ATP를 공급하며, 약 2분 이내 지속하는 격렬한 운동을 하는 데 필요한 ATP를 생성한다. 반면 포도당이 유산소적 신진대사를 하면 ATP를 훨씬 더 오래 생성하며 포도당 1개 분자당 무산소적 신진대사보다 18배의 ATP를 생성한다.

유산소 에너지 생성

탄수화물(근 글리코겐과 혈당)과 지방(지방조직과 근육 내로부터)의 산화대사는 건강관련 운동을 할 때 필요한 ATP를 공급한다. 또한 몇 분 이상 지속되는 격렬한 운동 시에도 ATP의 대부분이 산화대사로 공급된다(그림

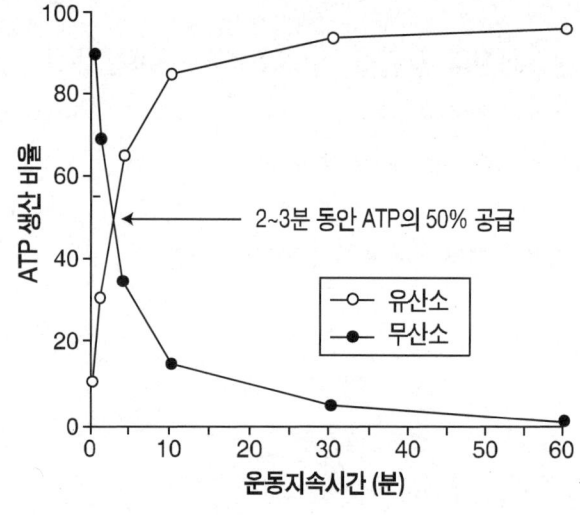

그림 4.1 운동기간에 따른 유산소 및 무산소 에너지 사용률

4.1). 탄수화물의 완전한 산화는 세포내의 미토콘드리아에서 일어나는데, 미토콘드리아는 지구력훈련으로 증가된다. 미토콘드리아의 수가 많을수록 근육의 지방 사용 능력이 증가된다. 지방대사는 단지 유산소대사 방법만으로 가능하기 때문이다.

지방과 탄수화물이 유산소 대사를 하면 산소가 소비되고 이산화탄소를 생성하게 된다. 생성된 이산화탄소의 양(부피)($\dot{V}CO_2$)과 세포가 소비하는 산소량($\dot{V}O_2$)의 비를 호흡률(RQ)이라고 한다. 우리는 $\dot{V}O_2$와 $\dot{V}CO_2$를 입에서 측정하므로 그것을 호흡교환율(R)이라고 한다. 안정적인 운동을 하면서 지방 연료만 사용하는 경우 R=0.70이고, 산소 1리터당 19.6kJ(4.7kcal)의 에너지가 생성된다. 그에 반해 탄수화물만을 연료로 사용하면 호흡교환율 R=1.0이고, 산소 1리터당 20.9kJ(5.0kcal)의 에너지가 생성된다. 대부분의 운동에서는 ATP를 생성하기 위해 탄수화물과 지방 모두 사용하지만 운동강도가 높아지면 호흡교환율이 증가하면서 탄수화물을 주 연료로 사용하게 된다(그림 4.2a). 반면에 중강도로 운동을 할 때 운동시간이 길어지면 호흡교환율이 감소하면서 지방 에너지의 사용이 증가한다(그림 4.2b). 호흡교환율은 고강도 운동시 발생하는 젖산이 혈장 중탄산염에 의해 완충되고 이산화탄소가 생성되면 1.0을 초과할 수 있다. 호흡교환율의 증가는 최대산소섭취량에 도달했음을 나타내는 지표로 사용된다. 산소는 탄수화물과 지방 대사에서 ATP를 생성하기 위해 미토콘드리아에 전달되어 소비된다. 미토콘드리아에서 산소를 소비하는 데 있어서 심혈관계와 호흡계의 역할에 대해서는 다음 절에서 논의할 것이다.

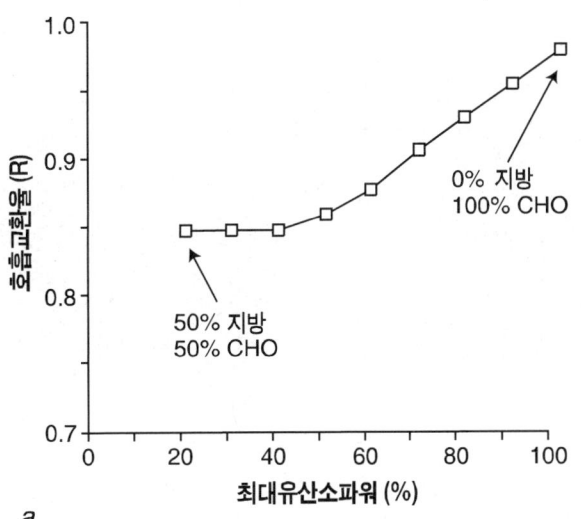

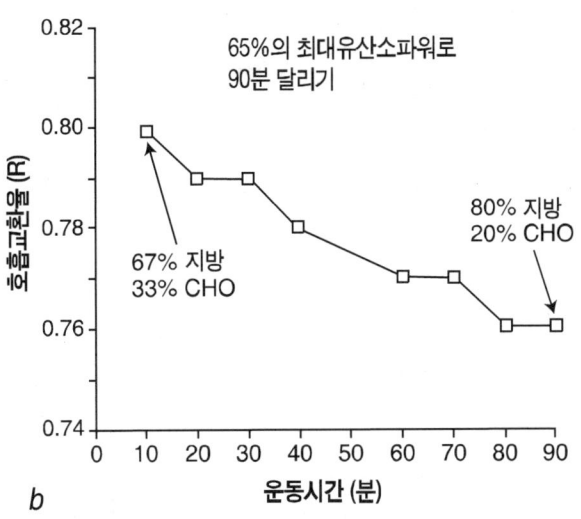

그림 4.2 운동의 강도와 지속시간이 탄수화물 및 지방의 사용 패턴에 미치는 영향

운동 시 에너지 생성 메커니즘

ATP는 근육이 힘을 발생할 때 사용하는 에너지원이다. ATP는 운동을 계속할 수 있도록 신속하게 재생성되어야 한다. 근육은 무산소적으로 ATP를 신속하게 생성할 수 있지만 격렬한 운동을 하면 5초에서 2분 이상 ATP 생성을 지속할 수 없다. 2~3분 동안 지속되는 운동에 필요한 ATP는 근육의 미토콘드리아에 있는 탄수화물과 지방이 함께 동원되는 유산소대사로부터 얻는다. 운동강도가 증가하면 탄수화물이 중요한 연료가 되고, 중강도의 운동을 오래 지속하면 지방에서 대부분의 에너지를 공급한다.

산소섭취와 심혈관 및 호흡계의 운동반응

신체활동이나 운동에 사용되는 대부분의 에너지는 산소를 소비하여 얻는 에너지이다. 유산소 에너지는 산소를 사용하지 않는 무산소 에너지와는 차이가 있다. 따라서 휴식상태에서 운동으로 전환하거나 운동을 하다가 휴식상태로 전환할 때 산소섭취량이 어떻게 변화되는지를 알면 운동강도 및 지속시간과 칼로리 소비와의 관계를 쉽게 파악할 수 있다. 근육에 정확한 양의 산소를 전달하기 위해서는 심혈관계와 호흡계가 그에 적합한 반응을 해야 하며, 반응의 크기는 각자의 최대산소섭취량에 의해 결정된다. 이 절의 전반부에서는 최대하 운동 시 산소섭취량, 심박수, 환기반응에 대해서 간단히 설명할 것이다. 이 절의 후반부에서는 (점증적) 운동부하검사에 대한 반응을 보다 상세히 설명할 것이다. 그러한 맥락에서 신체훈련의 효과를 설명할 것이다.

휴식에서 운동으로 전환

분당 200m의 속도로 운동하도록 트레드밀의 프로그램을 짜놓고, 그 위에 올라가서 분당 200m로 움직이지 않으면 떨어지도록 하였다. 운동에 사용되는 ATP는 달리기 시작하면 즉시 증가한다. 그러나 〈그림 4.3〉에서 보듯이 산소섭취량은 그 과제를 수행하는 데 필요한 ATP를 생성할 수 있을 정도로 단번에 증가하지 않았다. 산소섭취량은 정상상태(正常狀態, steady state)에 도달할 때까지 첫 2~3분 동안 점진적으로 증가하였다. 정상상태의 산소섭취량은 그 과제를 수행하는 데 필요한 산소의 양으로 계산할 수 있다. 즉, 어떤 과제를 수행하는 데 필요한 ATP의 산화적 생성 능력이 곧 정상값(steady-state value)이다. 사실 정상상태의 산소섭취량은 어떤 활동의 에너지값을 계산하는 데 사용되고 있다. 만약 정상상태의 산소섭취량이 분당 2.0리터이고, 산소 1리터당 5.0kcal를 사용한다면 분당 생성되는 칼로리는 10kcal이다. 만약 5분 동안 운동을 지속하면 50kcal의 에너지를 소비하게 된다. 각기 다른 신체활동을 하는 동안 소비하는 산소의 양을 측정하면 그 활동의 에너지 소비를 나타내는 테이블을 만들 수 있다.

정상상태의 산소섭취 반응과 운동 출발 순간 간에 선을 그어보면 운동을 시작해서 몇 분 동안은 산소섭취량이 ATP 요구량을 충족시키지 못하고 있다는 것을 분명히 알 수 있다. 이는 산소 공급이 부족하고, 그로 인해 PC와 해당작용과 같은 다른 에너지원이 운동에 필요한 ATP를 공급하고 있다는 것을 의미한다. 산소부족의 크기는 운동강도가 증가하면 그에 비례하여 증가한다. 5분 동안 운동을 하고 트레드밀에서 내려오면 산소섭취량이 곧바로 휴식 수준으로 되돌아오지 않는다. 몇 분 동안에 걸쳐 천천히 휴식 수준으로 되돌아온다. 이러한 현상을 산소부채 또는 회복기 산소, 최근에는 운동후초과산소소비량(excess postexercise oxygen consumption: EPOC)이라고 한다. 회복 초기 2~3분 동안은 근육 내에

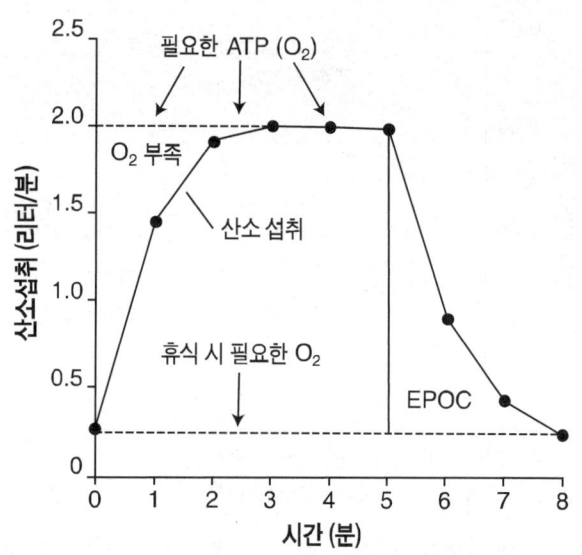

그림 4.3 최대하 운동 시 산소섭취 반응

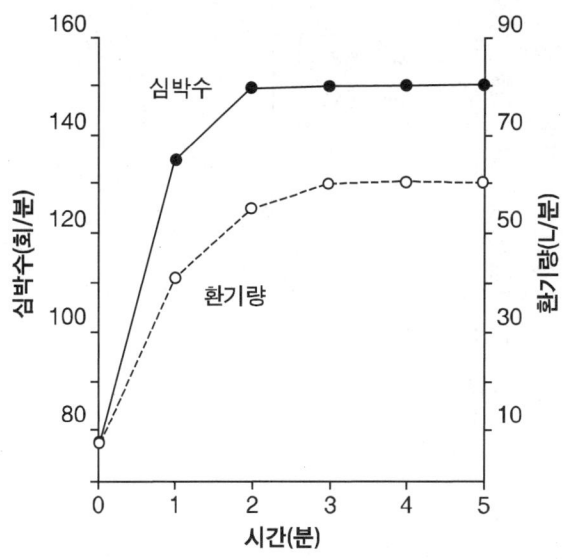

그림 4.4 최대하 운동에 대한 심박수와 폐환기 반응

PC와 산소가 신속히 재충전되면서 산소소비량이 급속히 감소한다. 그 시기가 지나면 산소섭취량이 더욱 천천히 휴식기로 돌아온다. 이 시기의 초과산소섭취는 젖산의 포도당 재합성 그리고 안정상태로 회복되지 못한 증가된 상태의 심박수, 환기량, 호르몬 수준과 관계가 있다 (Gaesser and Brokks, 1984).

최대하 운동을 시작할 때 처음 2~3분 동안은 산소섭취량이 천천히 증가하는 이유는 무엇인가? 〈그림 4.4〉에서 심박수와 환기는 산소섭취량과 비슷하게 증가하는 것을 알 수 있다. 이러한 현상이 운동을 시작할 때 근육으로 산소공급이 신속하게 이루어지지 않고 지체되는 이유를 일부나마 설명해 주고 있다. 그러나 근육 자체 또한 이처럼 산소공급이 제때 이루어지지 않는 데 일조하고 있다. 산소 소비에 관련된 미토콘드리아 효소시스템이 근육운동에 필요한 ATP 생성을 충족(증가)시키는 데는 약간의 시간이 필요하기 때문이다.

점증부하운동에 대한 반응

운동부하검사(GTX)는 운동강도를 체계적으로 증가시키고, 그에 따른 신진대사, 심혈관계, 호흡계의 반응을 평가하기 위해 사용된다. 검사는 보통 낮은 강도에서 시작하여 일정한 강도로 증가시킨다. 예를 들면 트레드밀에서 벨트의 속도를 2~3분마다 2~3%씩 일정하게 증가시킨다. 자전거 에르고미터에서 운동을 하는 경우 50W나 100W에서 시작해 일정 간격으로 25W 또는 50W씩 증가시켜 나간다. 운동선수의 경우 시작할 때 고강도로 시작하고 각 단계간의 증가 강도가 일반인들보다 크다. 운동부하검사를 하는 동안 심전도, 심박수, 산소섭취량, 혈액 내 젖산 농도, 혈압 등과 같은 다양한 변인들에 관한 자료를 수집한다. 보통 각 단계의 마지막 30초 동안 정상상태의 반응(steady state response)을 측정하여 도표화한다. 이 절에서는 운동부하검사에 대한 신진대사 반응을 살펴보고, 심혈관계와 호흡계의 반응을 논의할 것이다.

휴식에서 운동으로 전환

휴식기에서 최대하 운동 상태로 전환할 때 ATP가 근육 수축성 요소로 빠르게 전달되어 운동강도를 유지한다. 유산소시스템이 즉각 가동되지 않으므로 무산소 ATP 에너지원(PC와 해당작용)이 필요한 ATP를 공급하게 되며, 이때 산소부족이 생겼다고 한다. 최대하 운동 시 2~3분이 경과되면 ATP를 생성하는 데 필요한 충분한 산소를 공급받게 되면서 정상상태(steady state)에 접어들게 된다. 운동을 시작할 때 산소섭취량이 부족한 것은 심혈관계와 호흡계의 반응 지연과 미토콘드리아가 ATP를 생성하는데 걸리는 시간과 관련이 있다. 운동을 중단해도 최대산소소비량이 즉시 휴식기 수준으로 감소하지 않는다. 처음 몇 분 동안은 급격히 감소하다가 천천히 기초선 수준으로 감소한다. 운동 회복기에 산소섭취량이 증가하는 것을 운동후초과산소소비(EPOC)라고 한다.

산소섭취량과 혈중 젖산

〈그림 4.5a〉는 분당 80m 속도에서 매 3분마다 경사가 3%씩 증가하는 트레드밀 운동부하검사에서 비 운동선수가 최고 수준(volitional exhaustion, 즉 최대의 노력을 지각하고 테스트를 종결하는 것)에 도달할 때까지의 산소섭취 반응을 보여주고 있다. 〈그림 4.5〉는 각 운동단계의 마지막 30초 동안 측정한 $\dot{V}O_2$값(종축)과 트레드밀 경사(횡축)와의 관계를 보여주고 있다. 산소섭취량은 경사각을 3% 더 증가시켜도 산소섭취량이 증가되지 않는 경사각 15%의 마지막 단계를 제외하고는 경사각의 증가되면 그에 비례하여 증가하였다. 즉, 경사각 15%에서 3%를 더 증가시켜 경사각이 18%가 되어도 산소섭취량이 증가되지 않는 마지막 단계를 제외하고는 경사각이 증가되면 그에 비례해서 $\dot{V}O_2$가 증가하였다. 운동강도가 증가해도 산소섭취량이 증가하지 않는 정체 (plateau) 시점을 과거 오랫동안 최대산소섭취량 도달 기준으로 간주하여왔다. 그러나 운동부하검사를 받은 사람들의 50%만이 정체를 경험하였으므로 많은 연구자들이 최대한의 산소 섭취로 최대의 운동을 하고 있다는 다른 지표를 찾으려고 노력하였다. 이들 지표에는 "고 혈중 젖산(≥8mM)," "호흡교환율(≥1.10)," "연령-추정 최대심박수(Age-Predicted Maximal Heart Rate)"등이 있다. "연령-추정 최대심박수"는 가변성이 커 자주 사용하지 않는다 (Powers & Howley, 2004). 최대산소섭취량은 심폐체력을 측정하는데 주로 사용되며, 최대한의 유산소 발현능력을 나타낸다. 〈그림 4.5〉는 운동부하검사 시의 산소섭취 반응이 지구력 훈련에 의해 어떻게 변화하는가를 보여준다. 최대하 운동을 할 때에는 산소섭취량이 모든 단계에서 동일하였으나, 최대산소섭취량은 증가하였다.

사람에 따라 최대산소섭취량은 크게 다르다. 심장질환자의 경우 최대산소섭취량이 $20ml\cdot kg^{-1}\cdot min^{-1}$ 정도로 낮은 반면 지구력 운동선수는 $80\ ml\cdot kg^{-1}\cdot min^{-1}$나 된다. 사람에 따라 최대산소섭취량이 다른 것은 일부는 훈련의 양이나 질과 관련이 있으며, 일부는 유전과 관계 된다. 가족력 연구에서는 주로 앉아서 생활하는 여성들을 대상으로 최대산소섭취량에 관한 연구를 한 결과, 유전적 영향이 최대산소섭취량의 50% 이상을 설명하고 있는 것으로 나타났다. 하지만 비 유전적 요인들이 함께 작용하여 나타난 과장된 값이라는 주장도 만만찮다 (Bouchard et al., 1998).

〈그림 4.5b〉를 보면 혈중 젖산 농도가 훈련 전의 경우 경사각이 9%, 훈련 후의 경우 12%에 도달할 때까지 휴식

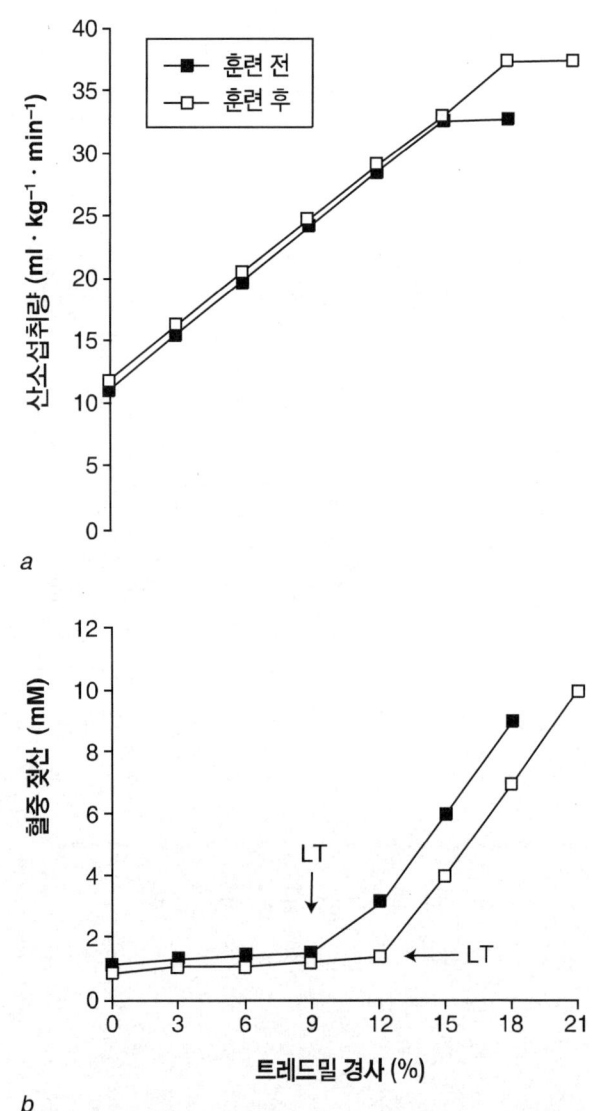

그림 4.5 운동부하검사에 대한 (a) 산소섭취량과 (b) 젖산 반응

운동부하검사에서 산소섭취와 혈중 젖산 반응

산소섭취($\dot{V}O_2$)는 운동부하검사 시 산소섭취가 더 이상 증가하지 않는 마지막 단계까지 운동강도가 증가함에 따라 단계적 또는 점진적으로 증가한다. 운동부하검사에서 최고의 값에 도달하는 것을 최대산소섭취량($\dot{V}O_2max$)이라고 한다. 혈중 젖산의 농도는 운동부하검사 초기에는 휴식기의 수준에 머문다. 그러다가 최대산소섭취량의 50~80% 때 혈중 젖산 농도가 갑자기 증가하는 것을 젖산역치(LT)라고 한다. 젖산역치는 지구력 운동의 수행능력을 예측하는 척도로 사용되고 있다.

기의 수준에 머물다가 그 시점을 지나면서 체계적으로 증가하고 있음을 알 수 있다. 이러한 변화는 보통 최대산소섭취량의 50%와 80% 사이에서 일어난다. 혈중젖산농도가 증가하는 작업률(work rate) 또는 산소소비를 젖산역치(LT)라고 한다. 혈중 젖산 농도가 증가하는 이유는 제거율보다 발생률이 크기 때문이다. 젖산 발생률은 운동강도의 증가로 인한 속근섬유(fast-twitch fibers)의 동원 및 해당과정의 가속화 현상과 관계가 있다. 해당과정의 가속화는 핵심효소를 자극하는 ADP 증가와 같은 세포 내 요소들과 에피네프린농도의 증가와 같은 세포 외 요소들에 의해 촉진된다. 지구력훈련을 규칙적으로 하면 미토콘드리아의 수를 증가시켜 젖산 생성률을 감소시키거나 근육과 다른 조직의 젖산 분해 능력을 향상시켜 젖산역치를 지연시킬 수 있다(Brooks, 1985). 젖산역치는 지구력 운동능력을 예측하는 척도로 자주 사용되고 있다.

최대산소섭취량은 "분당 리터(L/min)와 같은 절대값(absolute term), 체중관련 상대값($ml \cdot kg^{-1} \cdot min^{-1}$), 휴식기 신진대사율의 배수(METs, 1MET= $3.5ml \cdot kg^{-1} \cdot min^{-1}$)로 나타낼 수 있다. 앞의 예(그림 4.5)에서 실험참가자의 훈련 전 최대산소서취량은 $31.5ml \cdot kg^{-1} \cdot min^{-1}$, 즉 9MET였다. MET는 복잡한 $ml \cdot kg^{-1} \cdot min^{-1}$을 간단하게 표현할 수 있으며, 심장기능회복훈련, 건강프로그램, 역학 등의 분야에서 운동의 강도(중정도의 운동은 3~6 METs)나 양(MET-시간)을 표현하기 위해 광범위하게 사용되고 있다(American college of sports Medicine, 2000). 다음은 최대산소섭취량과 관련이 있는 심혈관 및 호흡계 반응이다.

심박수, 1회 박출량, 심박출량, 산소추출량

산소섭취량은 심박출량(L/min.)과 동맥혈에서 추출된 산소량(ml O_2/L blood)을 곱한 값이다. 산소추출량은 동맥혈의 산소 함유량(CaO_2)과 우심방에서 측정되는 혼합 정맥혈(mixed venous blood)의 산소 함유량($C\bar{v}O_2$)의 차이, 즉 동맥혈의 산소 함유량에서 혼합 정맥혈 산소 함유량을 뺀 값이다. 심박출량은 분당 심박수(HR, 회/분)와 1회 박출량(SV, Liters)을 곱한 값이다.

$$\dot{V}O_2(L/min) = HR \times SV \times (CaO_2 - C\bar{v}O_2)$$

이러한 변인들이 운동부하검사에서 어떻게 반응하는지 그리고 지구력 운동의 효과를 어떻게 나타내는지에 대해서 다음 절에서 설명할 것이다.

〈그림 4.6〉은 운동부하검사(GXT)를 하는 동안 심박수, 1회 박출량, 심박출량, 산소추출량의 변화를 보여주고 있다. 심박출량과 심박수는 직선적으로 증가하지만 1회 박출량은 직선적으로 증가하지 않는다. 운동부하검사 초기에는 1회 박출량이 증가하지만 최대산소섭취량의 40%에 도달하면 항정상태가 된다. 따라서 심박출량이 최대산소섭취량의 40% 이상 증가되는 현상은 심박수의 증가 때문에 일어난다. 심박수로 운동강도를 추적할 수 있다는 것은 곧 심박수가 운동강도의 지표가 될 수 있다

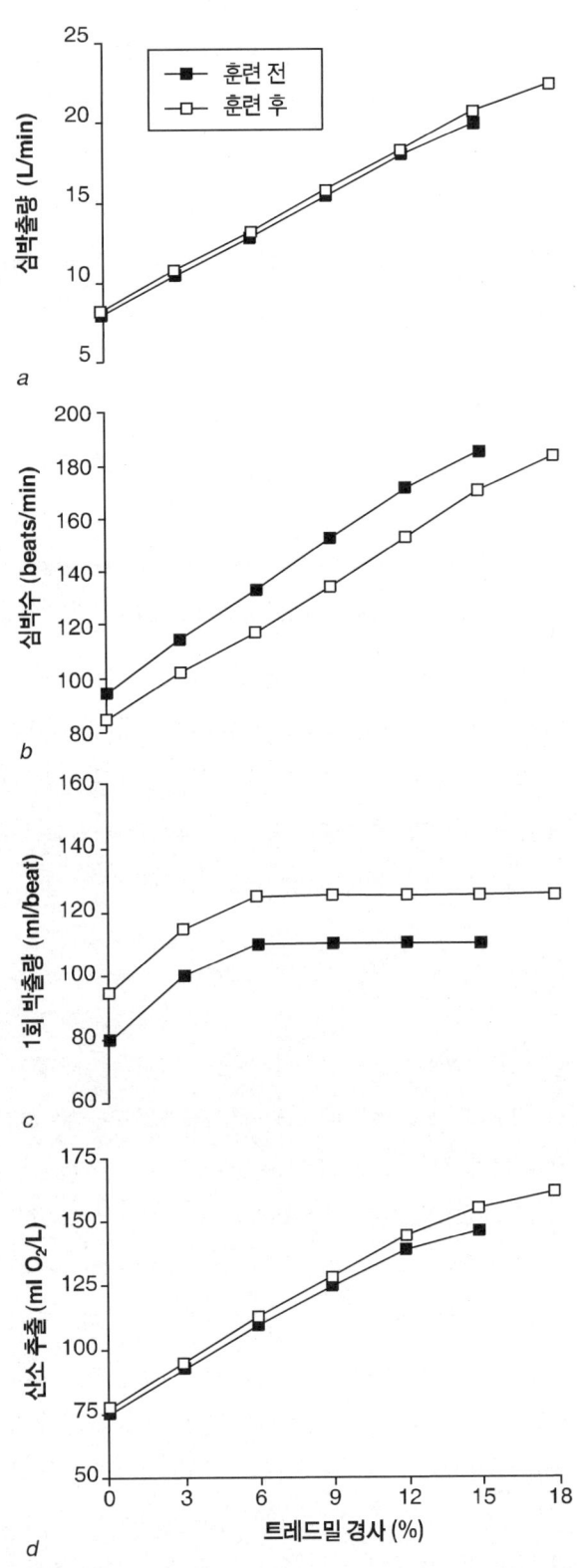

그림 4.6 운동부하검사 시 (a) 심박출량, (b) 심박수, (c) 1회 박출량, (d) 산소 추출 반응

는 의미이다. 심박수의 증가는 동방결절에 대한 부교감 신경활동의 저하와 교감신경 활동의 증가에 기인한다(Rowell, 1993). 참고로 동방결절은 심장의 수축을 자극하고 심박을 조절하는 기능을 한다.

1회 박출량은 심장의 수축기 전 혈액량(확장기 말기량, EDV)과 수축후 혈액량(수축기 말기량, ESV)의 차이라고 할 수 있다. 운동을 하면 정맥환류가 증가하고, 그에 따라 확장기말 용적이 증가한다. 이는 심실의 팽창과 수축력을 증가시킨다. 정맥환류의 증가는 근육펌프, 호흡펌프, 복부펌프와 관련이 있다. 근육펌프란 근육내 큰 정맥에 작용하는 골격근의 반복된 수축과 이완을 말하며, 호흡펌프란 환기의 증가에 의한 흉강내 압력의 저하가 정맥환류에 펌프작용을 하게 되는 것을 뜻한다. 복부펌프란 복부 압력의 증가에 의해 복강내 큰 정맥이 압박을 받게 되는 펌프작용을 뜻한다((Rowell et al. 1996). 심실의 수축력 증가는 그에 대한 교감신경계의 활동이 증가하기 때문에 일어난다. 수축기 말기량(ESV)은 운동강도가 증가하면 감소하고, EDV와 ESV의 변화에 의해 운동중 박출량이 증가한다. 구출율(SV를 EDV로 나눈 값)을 구하면 심실의 기능을 알 수 있다. 구출율은 휴식 시 약 0.65(65%)이고, 심장 수축성 증가로 인해 최대 운동기(peak exercise)에는 0.85까지 증가시킬 수 있다(Rowell et al., 1996).

〈그림 4.6 a-c〉를 보면 최대하 운동 시 지구력 훈련 전후 간에 심박출량에 있어서는 큰 차이가 없으나 심박출량에 도달하는 방법에 있어서는 차이가 있다는 것을 알 수 있다. 즉, 심박수는 감소하지만 1회 박출량은 증가하고 있다. 1회 박출량이 증가하는 것은 확장기 말기량(EDV)이 증가하기 때문이다. 지구력훈련으로 최대심박수에 변화가 없거나 약간 감소하지만 증가된 1회 박출량을 더하면 최대심박출량은 증가하며, 더불어 최대산소섭취량도 증가한다(Rowell, 1993).

분당 체순환(systematic circulation)으로 유입되는

표 4.1 세 집단의 최대산소섭취량 차이에 대한 생리학적 기초

참가자	최대산소섭취량 (ml·min^{-1})	=	심박수 (beats·min^{-1})	×	1회 박출량 (ml·beat^{-1})	×	(산소 차이) (ml·L^{-1})
선수	6,250	=	190	×	205	×	160
활동적인 일반인	3,500	=	195	×	112	×	160
협착증 환자	1,400	=	190	×	43	×	170

산소량은 심박출량과 동맥혈 산소함유량(CaO_2)의 곱이다. 동맥혈 산소함유량은 주로 헤모글로빈의 농도와 동맥혈 내 산소 분압(PO_2)에 의해 결정된다. 산소섭취량의 성별 차이는 헤모글로빈 농도의 차이(남자; 150g/L 대 여자; 130 g/L)에 부분적으로 기인한다. 고도 지역에서 산소분압이 낮아지면 그로 인해 헤모글로빈의 산소 포화도가 감소하고, 그 결과 근육으로 향하는 산소가 감소하고, 결국 최대산소섭취량($\dot{V}O_2$max)이 해수면과 비교하여 감소하게 된다. 〈그림 4.6d〉는 가벼운 운동으로 시작해서 최대운동을 할 때까지 산소추출량($CaO_2 - C\bar{v}O_2$)의 변화를 보여주고 있다.

운동강도가 증가하면 근육은 ATP의 산화적 생성을 위해 더 많은 산소를 필요로 하며, 그로 인해 동맥혈 산소함유량(CaO_2)과 정맥혈 산소함유량($C\bar{v}O_2$)의 차이가 커지게 된다. 휴식기와 최대운동 시 필요한 산소공급을 위한 심박출량과 산소추출의 상대적 기여도는 다음과 같이 계산할 수 있다.

$\dot{V}O_2$(L/min) = 심박출량 × ($CaO_2 - C\bar{v}O_2$)

휴식기 : $\dot{V}O_2$ (L/min) = 5 L/min x (200ml O_2/L 혈액 − 150ml O_2/L 혈액)

$\dot{V}O_2$ (L/min) = 250 ml/min, 즉 0.25 L/min

최대운동 : $\dot{V}O_2$(L/min) = 20 L/min x (200ml O_2/L 혈액 − 50ml O_2/L 혈액)

$\dot{V}O_2$(L/min) = 3,000 ml/min, 즉 3.00 L/min

휴식에서 최대운동으로 운동강도를 높일 때 산소소비가 12배 증가하는 것은 심박출량이 4배 증가하고, 산소추출량이 3배 증가하기 때문이다. 최대산소섭취량에 관련된 세 변인의 중요성을 〈표 4.1〉에 제시하였다. 세 집단은 운동선수, 활동적인 일반인, 승모판막 협착증 환자들이다. 〈표 4.1〉을 보면 집단들 간에 최대산소섭취량이 큰 차이가 있다는 것을 쉽게 알 수 있다. 선수들의 최대산소섭취량은 활동적인 일반인의 거의 두 배이고, 활동적인 일반인의 최대산소섭취량은 협착증환자의 거의 2.5배이다. 이렇게 큰 차이를 어떻게 설명할 수 있을까? 세 집단의 최대 심박수는 산소추출 능력과 마찬가지로 거의 비슷하다. 세 집단 간에 최대산소섭취량에 있어서 큰 차이가 나는 것은 심박출량(cardiac output)의 차이 때문이다. 여기서 심박출량의 차이는 최대 1회박출량(maximal stroke volume)의 차이 때문에 발생한다(Rowell, 1993). 심폐체력을 측정하는 척도로 최대산소섭취량을 사용하는 것은 최대산소섭취량과 심박출량과의 이런 관계 때문이다.

운동강도가 증가하면 근육으로 운반되는 산소량이 증가하는 이유를 심박출량만으로 설명할 수는 없다. 또 한 가지 이유는 심박출량의 재분배이다. 휴식기에는 전체 심박출량(~5L/min.)의 약 20%(~1L/min)를 근육으로 운반하지만, 최대운동 시에서는 전체 심박출량(~25L/min.)의 약 80%(~20L/min)를 근육으로 운반함으로써 약 20배

증가된 양을 운반한다(Rowell, 1993). 또한 운동을 하는 동안 근육으로 흐르는 혈류량은 증가하는 반면 간, 신장, 위장으로 흐르는 혈류량은 감소한다. 이와 같은 혈류의 재분배는 격렬한 운동을 할 때 보다 많은 혈액이 활동근육으로 흐르도록 할 뿐만 아니라 혈압을 유지하는 데에도 매우 중요하다.

혈압

운동을 시작하면 활동근육 내 이산화탄소 분압(PCO_2) 증가, 칼륨이온(K^+), 수소이온(H^+), 산화질소, 아데노신의 증가와 같은 활동근육 내 국소요인들이 근육에 분포된 소동맥을 이완시키고, 그로 인해 저항이 감소하면서 이들 근육으로 흐르는 혈류가 증가하게 된다. 이와 같은 혈류의 자동조절 능력으로 인해 근육의 신진대사에 필요한 혈류의 "수요와 공급"이 원활히 이루어지게 된다. 그러나 근육으로 흐르는 혈류의 증가는 혈압의 급강하를 막기 위해 교감신경계의 소동맥 수축을 통해 신체의 다른 조직으로 흐르는 혈류를 감소시킴으로써 균형을 유지해야 한다. 혈류의 재분배 또한 이와 같은 혈류의 자동조절 능력으로 설명할 수 있다. 평균혈압(MABP: Mean arterial blood pressure)은 혈액의 추진력(driving force)이며, 확장기 혈압과 맥압(pulse pressure)의 1/3의 합이다. 여기서 맥압은 수축기 혈압(SBP: systolic blood pressure)인 최고혈압과 확장기 혈압(DBP: diastolic blood pressure)인 최저혈압의 차이이다.

평균혈압 = 확장기혈압 + 1/3(수축기혈압 − 확장기혈압)

평균혈압이 감소하면 그로 인해 뇌로 가는 혈류가 즉각 감소하게 된다. 따라서 평균혈압은 혈압의 변화를 인식하여 혈액의 흐름을 조절하는 통제시스템의 보호를 받고 있다. 평균혈압은 심박출량과 혈류에 대한 전신(whole body)의 저항, 즉 총 말초저항(TPR: total peripheral resistance)에 의해 결정된다.

평균혈압 = 심박출량 × 총 말초저항

예를 들어, 휴식기에 혈압이 감소되면 경동맥과 대동맥궁의 압수용기(혈관 벽 등에 있으며 압력 변화를 감지하는 지각 신경 종말)가 혈압이 떨어지는 것을 감지하고 뇌간의 연수에 있는 심혈관 조절중추에 신호를 보내게 된다. 그러면 조절중추는 혈압을 회복하기 위해 심장(심박출량을 증가시키기 위해)과 소동맥(저항을 증가시키기 위해)으로 향하는 교감신경의 활동수준을 증가시키라는 명령을 내린다(Rowell, 1993). 운동을 하면 혈압에 어떤 변화가 일어나는가?

〈그림 4.7〉은 운동부하검사(GXT)에서 수축기와 확장기의 혈압반응을 보여주고 있다. 운동부하검사를 하는 동안 수축기 혈압은 증가하는 반면, 확장기 혈압은 변화가 없거나 약간 감소하고 있다. 평균혈압(MABP)은 휴식기에 90mmHg에서 최대운동시 107mmHg까지 서서히 증가하고 있다. 이처럼 최대운동시 심박출량은 크게 증가하지만 평균혈압(MABP)은 크게 증가하지 않는 것은 총 말초저항이 크게 감소하기 때문이다. 그와 동시에 다른 조직과 기관의 소동맥들이 교감신경의 활동으로 수축하면서 평균혈압 유지에 필요한 총 말초저항을 유지한다. 이러한 현상은 앞에서 설명한 혈압의 감소로 심박출량과 소동맥 수축이 증가한다는 휴식기 혈압통제와 서로 모순된 것처럼 보인다.

그러나 뇌간의 연수에 있는 심혈관 조절중추는 운동시 다양한 조직과 기관으로부터 정보를 얻는다. 압수용기들이 혈압에 관한 정보를 제공하는 것은 분명한 사실이다. 하지만 앞에서 언급한 심혈관 반응은 고위 뇌중추에서 받은 원심성 정보(중앙 통제)와 활동근의 수용기에서 받은 구심성 정보(말초 피드백)가 결합되어 나타난다.

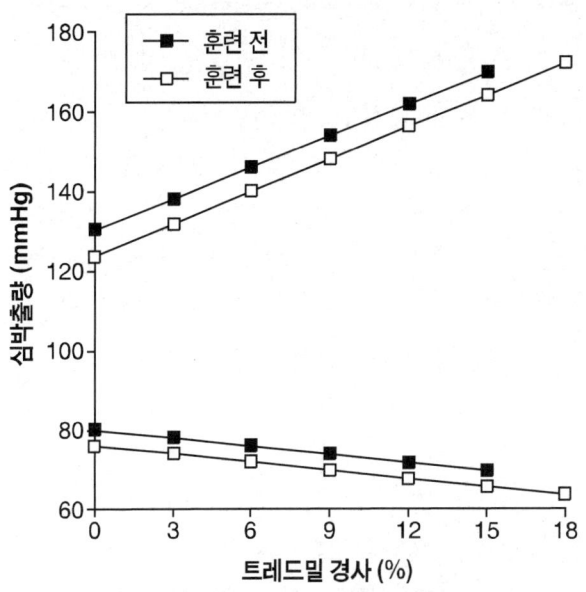

그림 4.7 운동부하검사 시 수축기 혈압과 확장기 혈압의 변화

원심성 활동은 운동단위동원에 비례하며 자극통행이 근육으로 이동할 때 연수를 지나간다. 구심성 정보는 기계적 수용기(기계적 자극에 반응하는 감각 기관)와 화학 수용기(화학적 자극에 반응하는 감각 기관)로부터 받으며 심혈관 반응을 미세하게 조정한다(Rowell, 1993). 다른 운동반응과 마찬가지로 지구력 훈련을 하면 훈련 전과 비교하여 혈압반응이 감소한다.

운동 시 호흡반응

호흡계는 동맥혈 가스의 분압(PO_2와 PCO_2)을 유지시키고, 수소 이온(H^+)을 조절한다. 조직에서 되돌아오는 정맥혈은 우심방을 지나 폐로 들어간다. 폐 시스템은 저저항 시스템이다(low-resistance system). 우심실은 좌심실만큼 큰 힘을 사용하지 않고 같은 양의 혈액을 박출할 수 있다. 혈액이 모세관을 통해 흐를 때 폐포와의 가스교환이 일어난다. 이산화탄소가 혈액에서 허파로 신속하게 확산되고, 약 0.1초 내에 폐포의 가스와 평형을 이루게 된다. 산소가 평형을 유지하는 데에는 그보다 시간

이 약간 더 걸린다. 분명한 것은 운동강도가 증가하면 그에 따라 보다 많은 산소를 동맥혈에서 추출해야 하므로 폐포에 보다 많은 산소를 공급하기 위해 폐환기가 증가되어야 한다. 〈그림 4.8〉은 운동부하검사 시의 환기반응을 보여준다. 환기는 저강도 운동에서 중강도 운동에 도달할 때까지는 거의 직선으로 증가하다가 그 이후에 급격히 증가하고 있다. 이처럼 환기 패턴이 급격히 변화하는 것을 환기역치(VT)라고 한다. 환기역치는 젖산역치의 비침투성 추정치로 사용되고 있다. 젖산역치와 환기역치의 관계는 혈장 중탄산염(HCO_3^-)에 의한 H^+의 중화로 설명할 수 있다. 중화과정에서 CO_2가 생성되며, 이것이 환기 수준을 높이는 것이다.

호흡조절중추 또한 뇌간의 연수에 위치하며 중추(중추신경계 내)와 말초(경동맥과 대동맥궁)의 화학수용기로부터 정보를 받는다. 저강도 운동이나 중강도 운동을 할 때 동맥혈의 PO_2, PCO_2, H^+가 변화되지 않는다면, 무엇 때문에 환기율이 직선적으로 증가하는가? 고위 뇌중추의 신경정보와 활동근육의 수용기에서 받은 말초 피드백이 환기반응을 결정하는 것 같다. 즉, 동원되는 운동단위에 비례해서 제공되는 고위 뇌중추의 신경 정보(중앙

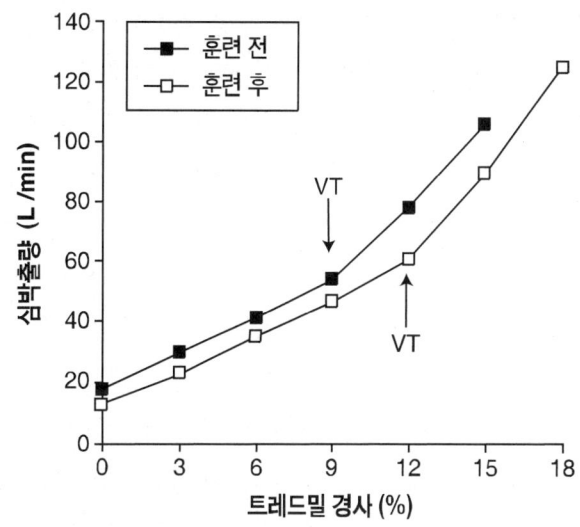

그림 4.8 운동부하검사 시의 폐환기 변화

운동부하검사 시의 심혈관 적응

운동부하검사에서 심박수와 심박출량은 운동강도가 증가하면 그에 따라 직선적으로 증가한다. 1회박출량은 최대산소섭취량($\dot{V}O_2max$)의 40%가 될 때까지 증가하다가 그 수준을 유지한다. 따라서 그 이후에 심박출량이 증가하는 것은 심박수 때문이다. 산소추출량은 운동강도와 함께 증가한다. 심박출량과 산소추출량을 곱한 값이 산소섭취량이 된다. 최대산소섭취량의 개인차는 주로 최대 1회박출량과 관련이 있는 최대 심박출량 때문에 생긴다. 최대산소섭취량은 최대 심박출량과의 관련성 때문에 심폐 능력의 척도로 자주 사용되고 있다. 수축기 혈압은 운동강도와 함께 증가하지만 확장기 혈압은 그대로이거나 감소한다. 평균혈압(MABP)은 운동강도가 증가함에 따라 서서히 증가한다. 최대운동 시 활동근육 내의 소동맥들이 확장되고 간과 신장의 소동맥들이 수축함으로써 심박출량의 재분배에 의해 근육에 많은 혈액이 공급된다. 심박출량은 4~5배 증가하는데 반해 평균혈압은 소폭만 증가하는 것은 활동근육 내 소동맥의 확장에 의해 총말초저항(TPR)이 크게 감소하기 때문이다.

운동부하검사 시의 호흡기 적응

저강도 운동이나 중강도 운동을 하는 동안의 폐환기는 운동강도가 증가하면 그에 따라 직선적으로 증가하며, 그 후에는 매우 빠른 비율로 증가한다. 이처럼 폐환기량이 일정하게 증가하다가 급격히 증가하는 지점을 환기역치(VT)라고 하며 젖산역치(LT)의 비침습성 척도로 사용된다. 환기역치와 젖산역치는 혈장 중탄산염(HCO_3^-)에 의한 H^+의 완충작용과 관계가 있으며, 그로 인해 환기를 증가시키는 직접적 원인이 되는 CO_2가 생성된다. 환기량이 증가하는 것은 1회 호흡량과 호흡수가 증가하기 때문이며, 환기율이 매우 높은 운동에서는 호흡수가 더 중요하다. 일반인과 대부분의 지구력 운동선수들의 폐환기는 동맥 PO_2와 동맥 산소 함유량을 유지하기에 충분하다. 하지만, 최대산소섭취량이 매우 높은 일부 지구력 운동선수들은 고강도 운동을 할 때 헤모글로빈의 불포화를 경험한다. 이러한 현상이 나타나는 것은 적혈구가 폐모세혈관을 통과하는 이동 속도가 빨라 폐포 PO_2와 평형을 이루기에 시간이 부족하기 때문이다.

통제)와 활동근육의 수용기에서 호흡조절중추로 전달되는 말초 피드백이 환기반응을 결정하는 것으로 보인다. 환기의 갑작스러운 변화는 환경역치를 나타내며, 젖산의 생성과 관계가 있다. 또한 환기의 갑작스런 변화는 호흡성 대상(respiratory compensation)에 의해 H^+를 완충할 필요가 있음을 나타낸다. 여기서 호흡성 대상이란 호기(呼氣)에 의한 CO_2의 배출을 말한다. 규칙적으로 지구력 운동을 하면 같은 최대 하 운동에 대한 환기반응이 감소한다.

폐환기량은 1분 동안 폐에서 교환되는 공기의 양을 말한다. 폐환기량은 1회 호흡량(TV)과 호흡 빈도(호흡수/분)를 곱한 값이다. 1회 호흡량과 호흡빈도의 증가에 의해 폐환기량이 증가한다. 그러나 환기율이 매우 높아지면 1회 호흡량(TV)은 일정 수준에서 멈추고, 이때 환기량의 증가는 전적으로 호흡빈도의 증가 때문이다(Dempsey et al., 1996).

폐환기는 혈액의 가스를 얼마나 효율적으로 유지하는가? 활동적인 일반인이 최대심박출량으로 운동을 해도 폐 모세혈관계(capillary bed)의 횡단면적이 크기 때문에 혈류의 흐름이 완화되고, 그에 따라 적혈구의 PO_2는 폐포의 PO_2와 평형을 이루게 된다. 동맥혈의 PO_2는 좁은 범위 내에서 유지된다. 하지만 최대심박출량이 매우 큰 엘리트선수 중 약 40~50%는 고강도의 운동 시 헤모글로빈의 불포화(desaturation)를 경험하고 있다(표 4.1). 이처럼 심박출량이 매우 크면 적혈구가 폐모세혈관을 통해 빠르게 이동하기 때문에 폐포 PO_2와 평형을 이룰 수 없다. 그 결과 헤모글로빈이 산소로 충분히 포화되기 전에 폐 모세혈관을 지나게 된다. 이러한 이유 때문에 최대심박출량이 매우 큰 지구력 운동선수들이 고강도 운동을 할때 동맥혈의 산소함유량이 줄어들고, 근육으로 공급되는 산소가 감소하게 된다(Dempsey et al., 1996).

훈련·연령·성별과 최대산소섭취량

최대산소섭취량 및 그와 관련된 심혈관 반응은 훈련, 연령, 성별에 영향을 받는다. 이 절에서는 그러한 변인들에 관해서 밝혀진 중요한 연구결과들을 요약하여 제시할 것이다.

훈련

주로 앉아서 생활하던 사람이 훈련으로 증가되는 평균 최대산소섭취량은 약 15%이지만, 개인에 따라서 상당한 차이가 있는 것으로 밝혀지고 있다. 유전가계연구(heritage family study)에 의하면 지구력 훈련으로 최대산소섭취량이 15% 증가하는 사람이 있는가 하면, 산소섭취량에 전혀 변화가 없거나 100% 증가하는 사람도 있다. 이처럼 지구력 훈련으로 나타나는 산소섭취량의 증가 효과가 다양한 것은 유전과 연관이 있다는 의미이다. 최대산소섭취량의 45%가 유전과 관련이 있다고 주장하는 학자도 있다(Bouchard et al., 1999). 유전과 운동에 관한 내용은 22장에서 좀 더 자세히 설명하게 될 것이다. 주로 앉아서 생활하던 사람이 훈련으로 최대산소섭취량이 증가되는 것은 최대 심박출량과 최대 산소추출량이 거의 같은 수준으로 증가하기 때문이다. 훈련으로 최대 심박수는 크게 변동되지 않으나 최대 1회 박출량이 증가하기 때문에 최대 심박출량은 증가한다(Rowell, 1993).

성별과 연령

성인 여성은 성인 남성에 비해 최대산소섭취량이 평균 15% 적은데, 그것은 부분적이긴 하지만 최대 심박출량이 적기 때문이다. 최대 심박출량이 적다는 것은 최대 1회박출량이 적기 때문이며, 그것은 이차적으로 심장의 크기가 작기 때문이다. 최대 산소추출량이 남성에 비해 여성이 적은 것은 헤모글로빈 농도가 낮기 때문이다. 뿐만 아니라 동일한 절대 산소섭취량(L/min)으로 다른 강도의 최대 하 운동을 하면 남녀 간에 운동적응 반응에 있어서 상당한 차이가 있다. 여성이 남성과 동일한 양의 산소를 소비하며 최대 하 운동을 해도 여성은 남성에 비해 1회 박출량이 적기 때문에 심박수가 높을 수밖에 없다. 그래서 여성의 심박출량 반응이 남성의 심박출량 반응보다 약간 높게 나타난다. 심박출량 반응을 약간 높여야 여성의 낮은 헤모글로빈으로 인한 낮은 산소추출량을 보상할

훈련·연령·성별이 최대산소섭취에 미치는 영향

주로 앉아서 생활하던 사람이 훈련으로 증가되는 평균 최대산소섭취량은 약 15%이지만, 상당한 개인차가 있다. 최대산소섭취량의 증가에 개인차가 존재하는 이유의 약 47%를 유전적 요인에서 찾고 있다. 최대산소섭취량의 증가는 최대 심박출량과 최대 산소추출량이 모두 증가하기 때문이다. 보통 여성은 남성에 비해 최대산소섭취량이 낮다. 똑같은 절대 강도($\dot{V}O_2$ in L/min)로 최대하 운동을 할 때 여성이 남성보다 1회박출량이 낮으며, 이를 보상하기 위해 심박수는 더 높다. 심박출 반응이 남성에 비해 여성이 높은 것은 낮은 산소추출량을 보상하기 위해서이다.

수 있기 때문이다(Astrand et al., 1964).

최대 산소 섭취량은 주로 앉아서 생활하는 건강한 남성과 여성의 경우 매년 약 1%의 비율로 감소한다. 이러한 감소는 나이뿐만 아니라 비활동적인 생활과 체중의 증가 때문에 나타나는 효과이다. 훈련된 남성은 일 년에 약 0.5% 감소하는 데 반해 훈련된 여성은 일 년에 1% 감소한다. 최대 심박출량의 감소는 주로 나이 증가에 따른 최대 심박수의 감소에 원인이 있으며, 최대산소추출량도 연령의 증가에 따라 감소한다. 연령이 증가하면서 최대 산소추출량이 감소하는 것은 노화 효과보다도 비활동 때문이다. 즉, 연령이 증가하면서 생활이 비활동적으로 바뀌고, 그 영향이 근육 미토콘드리아와 모세혈관 밀도에 영향을 미쳐 나타나는 효과라는 것이다. 지구력 훈련의 효과는 연령에 상관없이 노인과 성인 모두에게 비슷하게 나타나고 있다(Hpllpszy and Khort, 1995). 신체활동과 노화에 관한 자세한 내용은 18장에서 설명할 것이다.

운동생리적 자료를 활용한 운동처방

운동의 강도는 절대적(L/min) 또는 상대적(ml·kg^{-1}·min^{-1}) 기초 하에 에너지 소비를 반영하는 방법으로 처방할 수 있다. 그러나 어떤 기초를 사용하든지 최대산소섭취량은 개인차가 있으며, 동일한 산소섭취량의 운동에서도 개인의 지각뿐만 아니라 실질적인 심폐 반응은 현저한 차이가 있다. 그래서 운동강도를 최대심박수의 퍼센트, 최대산소섭취량의 퍼센트, 여유심박수의 퍼센트와 같은 개념으로 설정하면 최대산소섭취량의 개인차에 따른 생리학적 그리고 지각적 반응의 개인차를 크게 줄일 수 있다.

훈련적용과 신체활동 중재

운동중재 시에는 보통 강도, 지속시간(1회 운동 소요시간), 빈도(주당 횟수), 운동유형(걷기, 자전거, 수영) 등을 고려한다. 운동강도는 특정 속도의 걷기나 MET 수준, 특정 작업률의 자전거 타기나 산소섭취량의 절대치($\dot{V}O_2$ in Liter/min.)로 처방한다. 운동강도는 또한 개인의 최대산소섭취량이나 최대심박수와 관련하여(%$\dot{V}O_2$max 또는 %HRmax) 처방하기도 한다. 그렇게 운동처방을 하면 최대산소섭취량이 크게 다른 사람들간의 상대적 노력이 거의 비슷하게 된다. 그래서 수년 동안 운동강도를 결정하는데 사용되어 왔다. 운동의 상대적 강도는 최대 심박수와 안정 시 심박수와의 차이를 나타내는 여유심박수(HRR: heart rate reserve)나 최대산소섭취량과 안정시 산소섭취량의 차이를 나타내는 여유 산소섭취량($\dot{V}O_2$R: oxygen uptake reserve)의 비율로 표현할 수 있다. 여유심박수는 상대적 운동강도를 표현하는 수단으로 광범위하게 사용되어왔다. 여유 산소섭취량의 비율(%$\dot{V}O_2$R)은 운동의 상대적 강도를 표현하는 새로운 개념으로 여유심박수의 비율(%HHR)과 동일하게 사용된다(미국스포츠의학회, 2000).

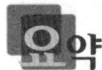 요약

ATP는 근육이 장력이나 힘을 발생시킬 때 사용되며, 무산소성 반응(크레아틴인산과 해당작용)으로 신속하게 보충되고, 유산소 반응(미토콘드리아에서 탄수화물과 지방의 대사)으로 느리게 보충된다. 탄수화물은 격렬한 운동을 할 때 더 중요하고, 지방은 장기간 중강도 운동을 할 때 대부분의 에너지를 공급한다. 휴식에서 최대하 운동으로 전환하면 유산소성 시스템이 곧바로 가동되는 것이 아니라 무산소성 ATP 시스템(크레아틴인산과 해당작용)이 운동에 필요한 ATP를 일부 공급한다. 그러나 2~3분이 지나면 ATP가 요구하는 산소를 충족시키게 되어 정상상태를 유지하게 된다. 운동을 중단하면 산소섭취량이 급격히 감소하다가 천천히 휴식기 수준으로 되돌아간다. 회복기에 증가된 산소섭취량을 초과산소섭취량(EPOC)이라고 한다.

운동부하검사(GXT)에서 산소소비량($\dot{V}O_2$)은 운동강도가 증가하면 그에 따라 증가한다. 운동부하검사에서 개인이 도달한 가장 높은 산소소비 수준을 최대산소섭취량이라고 한다. 운동부하검사(GXT) 초기 단계에서는 혈액의 젖산농도가 휴식기와 비슷하지만 최대산소섭취량의 50~80%에 도달하면 급격히 증가한다. 이것을 젖산 역치(LT)라고 한다. 심박수와 심박출량은 운동강도가 증가하면 그에 따라 증가하지만, 1회 박출량은 최대산소섭취량의 약 40% 수준까지만 증가하고, 더 이상 증가하지 않는다. 따라서 그 이후의 심박출량의 증가는 심박수의 증가만으로 이루어진다. 산소추출량 또한 운동강도가 증가하면 그에 따라 증가한다. 최대산소섭취량(L/min)의 개인차는 최대 심박출량의 차이 때문에 발생하므로 최대산소섭취량으로 심폐능력을 측정할 수 있다. 수축기 혈압은 운동강도가 증가함에 따라 증가하는 반면, 확장기 혈압은 같거나 감소한다. 운동근에 있는 소동맥의 확장(국소적 요인에 의한 것임)과 간과 신장의 소동맥 수축(교감신경 활동에 의한 것임)으로 인해 심박출량의 재분배가 일어나며 그로 인해 최대운동 시 많은 양의 혈액이 근육으로 이동한다.

심박출량은 4~5배 증가하는 데 비해 동맥혈압은 조금밖에 증가하지 않는 것은 운동근의 소동맥 팽창과 관련된 총 말초저항이 크게 감소하기 때문이다. 저강도 운동과 중강도 운동 시에 폐환기는 운동강도가 증가하면 그에 따라 직선적으로 증가하지만, 그 이후에는 급격히 증가한다. 그 지점을 환기역치(VT)라고 하며 젖산역치(LT)를 비침습적으로 평가하는 데 사용되고 있다. 환기량은 1회 호흡량과 호흡수가 증가하므로 그에 따라 증가한다. 최대운동에 거의 도달한 강도 높은 훈련을 하는 동안 헤모글로빈의 불포화를 경험한 지구력 운동선수를 제외하고는 폐환기로 동맥산소분압(PO_2)과 동맥 산소함유량을 유지할 수 있다. 헤모글로빈의 불포화 현상이 일어나는 이유는 적혈구가 폐모세혈관을 통해 너무 빠르게 이동하면서 폐포 PO_2와 평형을 이루는 데 필요한 충분한 시간을 주지 못하기 때문이다.

주로 앉아서 생활하던 사람이 지구력 훈련을 하면 최대 심박출량과 산소추출량이 증가되어 최대산소섭취량이 평균 15% 증가한다. 여성들은 평균적으로 남성보다 최대산소섭취량이 낮다. 게다가 동일한 절대 산소섭취량(상대적 강도는 다름)으로 운동을 하면 남녀 간에 운동적응반응에 있어서 상당한 차이가 있다. 여성이 남성과 동일한 양의 산소를 소비하며 최대 하 운동을 해도 여성은 남성에 비해 1회 박출량이 적기 때문에 심박수가 높을 수밖에 없다. 운동강도는 에너지 소비의 절대적(L/min) 또는 상대적($ml \cdot kg^{-1} \cdot min^{-1}$) 기초를 반영하는 다양한 방법으로 처방할 수 있다. 운동강도를 최대심박수의 퍼센트, 최대산소섭취량의 퍼센트, 여유심박수의 퍼센트와 같은 개념으로 설정하면 최대산소섭취량의 개인차에 따른 생리학적 반응과 지각 반응의 차이를 크게 줄일 수 있다.

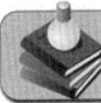

연구문제

1. 〈그림 4.1〉을 사용하여 30분의 탈진(all-out) 운동 시 유산소성 에너지의 비율을 구하라. 탈진 운동대신 최대하 운동을 하였을 때 값을 구하라.
2. 휴식기에서 최대하 운동으로 전환할 때 왜 산소섭취량이 운동수요에 적합하게 즉각적으로 증가하지 않는가?
3. $\dot{V}O_2\text{max}$와 심혈관 기능 간에는 어떤 관계가 있어 최대산소섭취량으로 심폐능력을 측정할 수 있는가?
4. 어떤 심혈관 요인이 최대산소섭취량의 개인차 대부분을 설명하는가?
5. 환기역치(VT)가 무엇이며, 젖산 역치(LT)와는 어떤 관련성이 있는가?
6. 왜 여성이 남성보다 평균적으로 최대산소섭취량이 낮은가?
7. 최대산소섭취량은 개인차가 크지만, 운동강도를 상대적으로 잘 설정하면 누구나 같은 수준에서 운동할 수 있다. 운동강도를 어떻게 설정해야 가능한가?

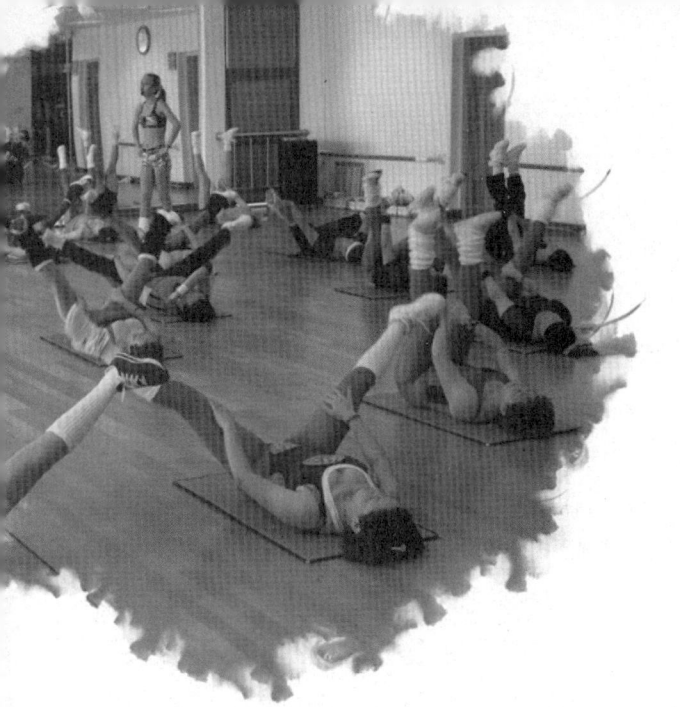

제5장
신체활동·운동과 급성 반응

개요

지질과 지단백
- 사전 운동의 식사 후 효과
- 운동의 강도와 지속시간의 영향

인슐린과 포도당의 역학관계

혈압

혈액 변화

면역기능
- 면역체계의 세포
- 사이토카인

에너지의 균형
- 지방연소
- 식욕 조절

운동의 급성 효과 증진

요약

연구문제

신체활동이나 운동을 규칙적으로 반복하면 생리적 변화와 신진대사의 변화를 자극하여 건강을 증진하는데 도움이 된다는 것이 여러 연구를 통해 입증되고 있다. 신체활동이나 운동에 따른 건강효과를 보다 철저히 이해하기 위해서는 몇 주 또는 몇 달에 걸쳐 얻는 훈련 효과, 즉 장기적 효과와 1회의 운동에 따른 단기간의 급성 효과를 구분할 필요가 있다. 건강운동의 장기적인 효과는 다른 장에서 다루고 있으므로 이 장에서는 건강에 관련된 급성반응과 그러한 운동이 건강에 미치는 효과에 관해서 설명하고 있다. 신체활동이나 운동에 대한 급성반응이 건강에 얼마나 도움이 되느냐 하는 것은 운동의 형태, 빈도, 규칙성, 운동 후 급성반응의 지속기간 등에 의해서 결정된다. 현재 나와 있는 운동지침에 따르면, 급성반응도 효과를 얻기 위해서는 거의 매일 운동을 해야 한다(Pate et al., 1995).

건강관련 급성반응(acute health-related responses)에 관한 연구는 일상적 신체활동에 관한 연구와는 달리 연구전략이나 통계적 검증 등의 어려움 때문에 주로 계획된 운동을 구조화된 조건에서 실시하는 실험적 모형을 사용한다. 따라서 이 장에서는 신체활동보다는 운동이라는 개념을 자주 사용하고 있다. 단기간의 실험적 연구를 통해서 운동이 건강에 미치는 영향을 검증하는 건강관련 급성반응 연구에서는 운동이 건강에 미치는 인과관계를 밝히기 위하여 훈련을 중단하는 기간을 실험조건에 반드시 포함시킨다. 운동을 구조화된 조건(운동기간)에서 하지 않는 경우에도, 체계적으로 계획된 운동에서만큼 뚜렷하지는 않지만 그와 질적으로 유사한 급성 반응을 보인다.

지질과 지단백

지단백은 혈장에서 트리글리세리드와 콜레스테롤을 운반하는 입자이다. 지단백은 소수성 지질 핵과 입자가 물 플라즈마와 결합할 때 그것을 돕는 외부 표면층으로 구성되어 있다. 지단백은 밀도(구성 성분을 반영함/지단백의 종류와 특징 참조)에 따라 4개의 그룹으로 나눌 수 있다. 지단백대사의 표지(marker)들과 심장 질환과는 분명히 관련이 있다. 콜레스테롤(주로 저밀도 지단백[LDL] 콜레스테롤)과 트리글리세리드의 혈장 농도는 관상동맥질환 발생과 관련이 있고, 고밀도 지단백(HDL) 콜레스테롤 농도와 심장 질환 발생 사이에는 분명한 반비례 관계가 있다. 운동에 의한 지단백 지질의 농도 변화는 심혈관의 위험 정도를 반영한다.

지단백의 종류와 특징

지단백은 4종류로 분류할 수 있다.

1. 킬로미크론(chylomicrons): 킬로미크론은 주로 음식물을 통해서 얻는 트리글리세리드로 구성되며, 90%의 트리글리세리드와 5%의 콜레스테롤의 합성이다.
2. 초저밀도 지단백(VLDLs): 초저밀도 지단백은 주로 간에 의한 내인성 트리글리세리드로 구성되며, 지단백의 65%는 트리글리세리드, 5%는 콜레스테롤이다.
3. 저밀도 지단백(LDLs): 저밀도 지단백은 콜레스테롤과 콜레스테릴 에스테르가 주요 지질이며, 45%의 콜레스테롤과 10%의 트리글리세리드의 합성이다.
4. 고밀도 지단백(HDLs): 고밀도 지단백은 콜레스테롤 에스테르와 인지질이 주요 지질이며, 지단백의 HDL의 18%는 콜레스테롤, 2%는 트리글리세리드이다.

사전운동의 식사 후 효과

트리글리세리드, 총 콜레스테롤, HDL 콜레스테롤의 혈장농도의 변화는 상당한 에너지를 소비하는 운동직후에 나타난다. 예를 들어, 1994년 하와이 철인 삼종 경기에 출전한 선수들에게서 경기 직후에 트리글리세리드가 거의 40% 정도 감소했고, 총 콜레스테롤과 LDL 콜레스테롤은 10% 정도 감소하였다. 마라톤 경기에 출전한 선수들은 HDL 콜레스테롤이 약 10% 증가하였다. 반면, 단기간의 중강도 운동을 실시한 직후에 지단백의 변화를 측정한 결과, 뚜렷한 지단백의 변화를 발견하지 못하였다. 그러나 이러한 측정치만으로는 지단백 대사에 대한 운동 효과의 크기를 알 수는 없다. 즉, 단기간의 중강도 운동직후에 지단백이 변화되지 않았다고 해서 운동이 지단백의 대사에 영향을 미치지 않는다고 단정하기는 어렵기 때문이다. 단기간의 중강도 운동으로 지단백의 변화를 기대할 수 있을지에 대해서는 아직도 연구의 여지를 남겨두고 있다.

약간의 신체활동을 하는 것만으로도 신체의 저장 에너지가 소비되며, 장기적으로 신진대사를 촉진한다는 주장이 제기되고 있다. 혈액을 운동 직후에 채취하지 않고 몇 시간 지난다음 채혈해서 검사해 본 결과 지단백 신진대사의 효과를 분명히 확인할 수 있었기 때문이다. 운동을 종료하고 24시간이 경과한 다음 지단백의 변화를 측정한 결과, 트리글리세리드는 감소하고 HDL 콜레스테롤은 증가하였다. 어떤 연구에서는 운동에 따른 지단백 대사의 변화가 48시간 동안 계속되었다. 이러한 변화에 영향을 미치는 중요한 요인은 운동에 소비한 에너지의 양이었다. 운동강도는 크게 영향을 미치지 않았다. 그러나 통계적으로 유의한 변화를 나타내기 위해서는 약 4.2MJ(1000Kcal 또는 10마일 이상 걷기)의 에너지는 소비해야 한다는 주장이다.

이처럼 운동에 의한 지단백의 변화를 연구하면서 트리글리세리드와 HDL 콜레스테롤이 서로 기능적으로 작용한다는 것이 밝혀지고 있다. 지단백 리파아제 효소(LPL)에 의해 트리글리세리드가 풍부한 지단백(킬로미크론(chylomicron)과 초저밀도 지단백(VLDLs)이 가수분해하면 콜레스테롤과 다른 표면물질이 '트리글리세리드가 풍부한 입자'에서 고밀도지단백으로 이동하게 된다. 따라서 '트리글리세리드가 풍부한 지단백'을 신속하게 제거하면 고밀도지단백의 콜레스테롤이 증가한다. 운동을 하면 근육의 지단백 리파아제(LPL)의 활동이 증가되어 트리글리세리드의 제거율이 촉진된다. 일회성 운동(acute exercise)은 지단백 리파아제(LPL)의 유전자 발현과 그에 따른 활동을 유도하는 것으로 보고되고 있다. 하지만 일회성 운동을 매일 해도 지단백 라파아제(LPL)의 활동에서 누적 효과는 발견되지 않고 있다. 이는 일회성 운동은 그 효과가 20시간 내에 사라진다는 의미이다.

운동을 하면 지단백 대사에 변화가 일어나는 것은 '트리글리세리드가 풍부한 지단백' 제거율이 높아지기 때문이다. 그러한 현상은 이들 입자가 많은 식후에 뚜렷이 나타나고 있다. 식사 전에 운동을 하면 식사에 대한 트리글리세리드 반응이 크게 감소한다는 주장이 수많은 자료로 입증되고 있다. 이러한 현상을 임상적으로 설명하면, 과도한 식후 트리글리세리드 반응은 관상동맥 질환의 발생과 동맥경화를 일으키는 지단백 표현형(phenotype)과 관계가 있다는 의미이다. 즉, 운동을 하면 식후 트리글세리드 반응을 저하시켜 관생동맥 질환이나 동맥경화성 질병을 예방하는데 도움이 된다. 사람들은 삶의 대부분을 식후 상태에서 살아가고 있으므로 운동이 식사 후의 신진대사에 미치는 영향을 정확하게 규명하는 것은 매우 중요하다.

〈그림 5.1〉은 활동적인 중년여성(그림 5.1a)과 지구력 운동을 하고 있는 중년 여성(그림 5.1b)을 대상으로 표준 고지방 음식을 섭취 후 6시간 동안 혈청 트리글리세리드 농도에 대한 사전 운동(최대산소섭취량(VO_2max)의 60%로 90분 운동)의 효과를 보여주고 있다(Tsetsonis et al., 1997). 시간의 경과(횡축)에 따른 트리글세리드 농도(종축)의 변화를 측정한 결과, 최근 3일 동안 운동을 하지 않았을 때보다 식사 전에 VO_2max의 60%로 90분 동안 운동을

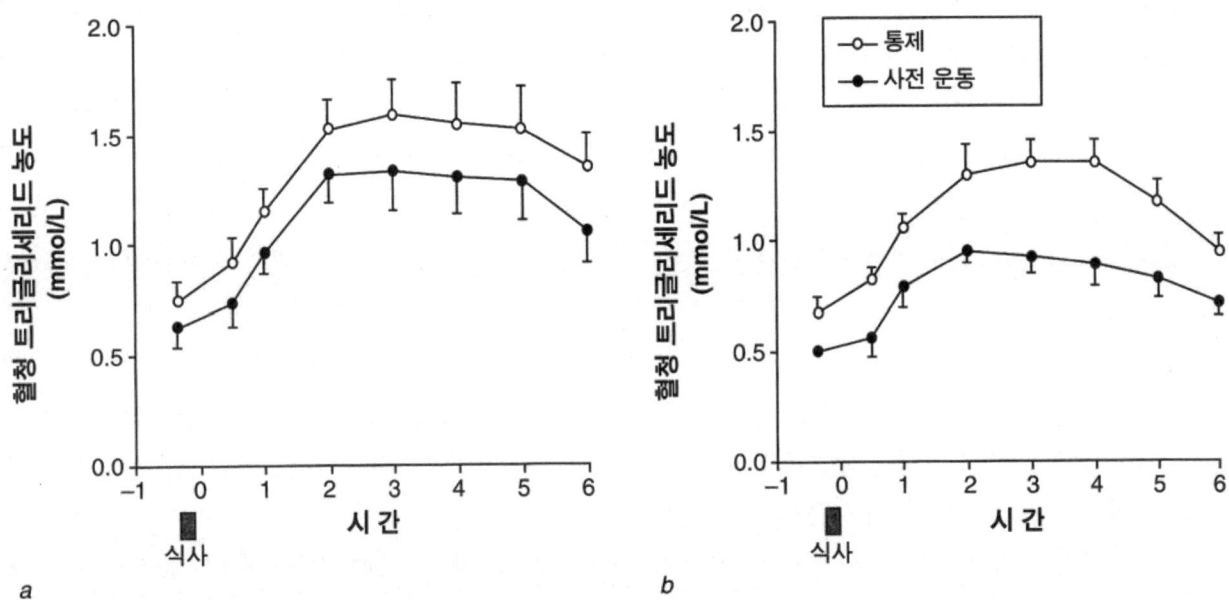

그림 5.1 식사 전 운동이 지구력 운동을 한 13명의 여성(a)과 지구력 운동을 하지 않은 9명의 여성(b)의 금식 및 식후 혈청 트리글리세리드 농도에 미치는 효과. 12시간 단식을 한 다음 고지방 아침식사를 함. 통제집단은 3일 동안 운동을 하지 않음. 식사 전 운동은 고지방 아침식사를 한 전날 오후에 $\dot{V}O_2max$ 60%의 강도로 1.5시간 걷기를 함. 값은 평균과 표준오차임.

한 경우 '지구력 운동 중년여성 집단'은 30% 그리고 '활동적인 중년여성 집단'은 16%까지 식사 후 반응이 감소하였다. 운동이 식사 후 반응을 감소시켰다는 것은 운동으로 인해 관상동맥 질환에 관련된 트리글리세리드가 낮게 나타났다는 의미이다. 이는 일회성 운동도 식후 혈중 지질을 크게 감소시킨다는 의미이다. 다만, '운동중지 효과연구'를 해 보면 전문 운동선수들에게도 그러한 효과가 일시적으로 나타난다는 것이다. 지구력 훈련을 받은 운동선수들에게 마지막 운동 15시간, 60시간, 6.5일 후 세 번에 걸쳐 테스트 식사를 하게 한 다음 식후 트리글리세리드 반응을 측정한 결과, 60시간이 경과한 직후의 트리글리세리드 반응이 15시간 경과 직후와 비교하여 35% 높았다. 하지만 약 일주일 후에 측정한 트리글리세리드 반응에서는 60시간과 비교하여 별 차이가 없었다. 이는 트리글리세리드의 감소 효과에 따른 심혈관 질환 위험의 감소 효과를 유지하기 위해서는 규칙적인 운동이 필요하다는 것을 의미한다.

운동의 강도와 지속시간의 영향

식사 전 운동이 식후 글리세리드에 미치는 효과가 분명해지면서 운동의 강도(그림 5.2)와 패턴(그림 5.3)에 관한 연구가 이루어지기 시작하였다. 연구자들은 반복측정 연구설계(Tsetsonis and Hardman, 1996)로 식사 전 운동강도가 식사 후 반응에 미치는 효과를 에너지 소비는 통제하고 조사하였다. 연구에 참가한 피험자들은 고지방이 함유된 식사를 똑같이 세 번 하였다. 통제상황에서는 3일 동안 계획된 운동을 하지 않았다. 실험 I은 $\dot{V}O_2max$ 60%의 강도로 90분 동안 트레드밀에서 걷기 운동을 하고, 15시간이 지난 다음 고지방 식사를 하였다. 실험 II는 운동강도는 실험 I의 반인 $\dot{V}O_2max$ 30%로, 운동지속시간은 실험 II의 두 배인 180분 동안 운동하고 역시 15시간이 지난 다음 고지방 식사를 하였다. 이 연구를 통해서 밝히고자 했던 것은 "운동강도가 운동지속기간을 대신할 수 있는가?" 하는 것이었다. 〈그림

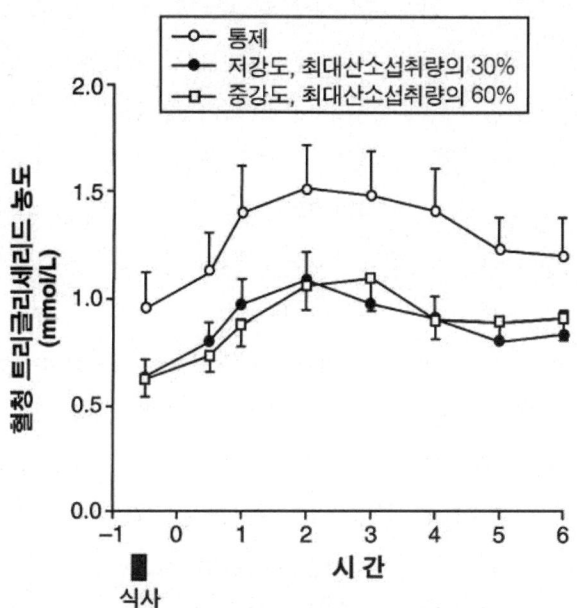 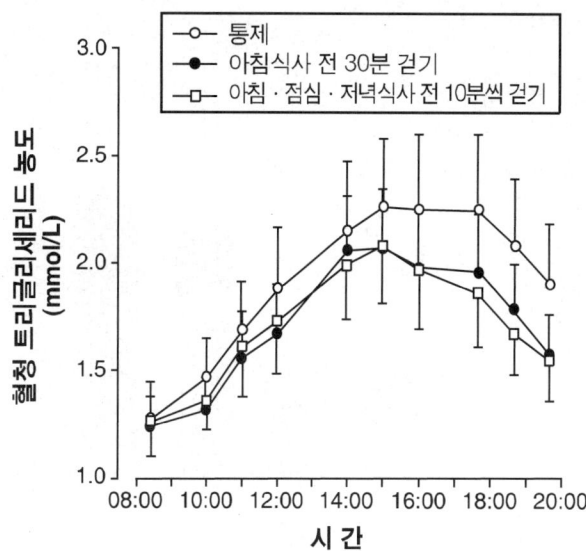

그림 5.2 식사 전 운동의 강도가 공복상태와 식후의 혈청 트리글리세리드 농도에 미치는 효과. 12시간동안 단식을 한 다음 고지방 아침식사를 함. 통제상황은 3일 동안 운동을 삼감. 저 강도 운동은 고지방 아침식사를 한 전날 오후에 $\dot{V}O_2$max 30% 의 강도로 3시간 동안 트레드밀 위에서 걷기운동을 함. 중강도 운동은 고지방 아침식사를 한 전날 오후에 $\dot{V}O_2$max 60% 의 강도로 1.5시간 동안 트레드밀 위에서 걷기운동을 함. 값은 9명의 성인에 대한 평균과 표준오차임.

그림 5.3 식사 전 빠른 걷기패턴이 식사 후 트리글리세리드 혈장 농도에 미치는 영향. 통제 시에는 휴식을 취함. 실험상황 I은 아침식사 전 30분 동안 걷기운동을 함. 실험상황 II는 아침, 점심, 저녁식사 전에 각기 10분씩 걷기운동을 함. 값은 10명의 중년에 대한 평균과 표준오차임.

5.2)에서 분명히 알 수 있듯이 강도나 지속시간에 관계없이 식사 전 운동이 식사 후 혈중 지질을 같은 크기 (32%)로 감소시켰다. 이는 운동강도가 지속시간을 대신할 수 있다는 의미이다.

연구자들은 걷기운동의 패턴이 다르면 그에 따른 혈장 트리글리세리드 농도가 다른지를 비교 연구하였다(그림 5.3). 세 가지 연구조건에서 중년들은 평소와 같은 식사를 하루에 똑같이 세 번 하였다. 통제상황에서는 평상시와 같이 일하였으며, 실험상황 I은 아침식사 전에 1회의 30분 걷기운동을 하고 실험집단(상황) II는 아침식사 전, 점심식사 전, 그리고 저녁식사 전에 각기 10분씩 걷기운동을 하였다. 연구 결과, 두 실험상황 모두 통제상황과 비교하였을 때 혈장 트리글리세리드 농도가 12% 감소하였다. 운동패턴이 다른 두 실험상황 간에는 뚜렷한 차이를 발견할 수 없었다 (Murphy et al., 2000). 식사 전 운동으로 인해 식사 후에 글리세리드가 급격히 감소하는 것은 운동의 강도나 패턴에 의한다기보다는 에너지 소비량에 의해 결정된다는 의미이다. 글리세리드 제거(clearance)와 HDL 콜레스테롤 농도 간의 기능적 관계를 고려할 때 규칙적인 운동을 반복적으로 하면 HDL 콜레스테롤 농도를 변화시켜 건강을 증진할 수 있다는 주장이 가능하다.

인슐린과 포도당의 역학관계

인슐린 저항은 제2형 당뇨병의 주된 병리현상이다. 골격근은 우리 인체의 가장 큰 인슐린 민감 조직이다. 따라서 운동으로 발생하는 기질결핍(substrate deficit)이 몸 전체의 인슐린-포도당 역학에 영향을 미친다는 사실은 그리 놀라운 일이 아니다.

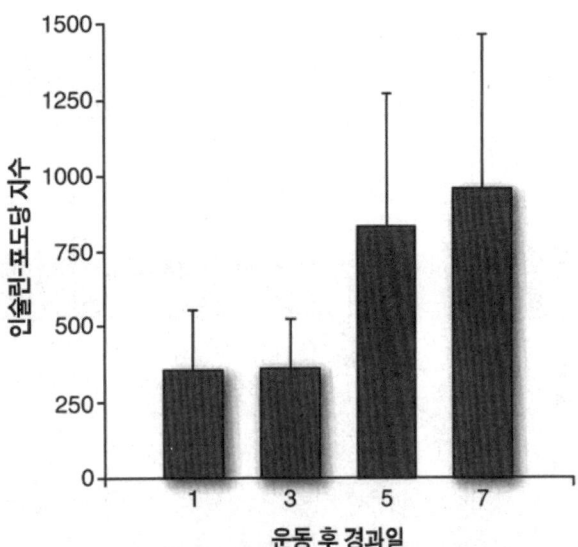

그림 5.4 1주일 동안 계획된 운동을 하지 않은 중년에게 나타난 포도당-인슐린 역학의 변화. 값은 9명의 중년에 대한 평균과 표준오차임. 인슐린-포도당 지수(인슐린 민감도로 대리 측정)는 75g 내당능력 테스트 시 시간대별로 기초선 위의포도당 농도와 인슐린 농도 아래 범위를 곱하여 얻은 값이다.

지구력 훈련을 한 사람은 인슐린 반응이 현저히 감소해도 탄수화물 부하(carbohydrate challenge)에 정상적이거나 향상된 내당능력(耐糖能力, glucose tolerance)을 발휘하게 된다는 것은 1970년대부터 잘 알려진 사실이다. 최근 일련의 훈련중단 연구를 통해서 지구력 훈련으로 향상된 인슐린 작용이 신체활동을 중단하면 곧바로 반전된다는 사실을 확인하였다. 이것은 운동으로 인한 인슐린 작용의 효과가 장기적이기보다는 단기적임을 시사하고 있다. 예를 들어, King 등(1995)은 지구력 훈련을 하고 있는 사람에게 7일 동안 훈련을 중단시키고 내당능력과 인슐린 작용의 효과를 조사하였다. 이 연구에 참여한 사람들은 중강도의 운동을 규칙적으로 하는 중년이었으며, 간단한 구강 내당능력 테스트로 얻은 자료로 그들의 실생활 표준 항상성 메커니즘을 확인하였다. 연구 참가자들은 검사 5일 전까지 매일 최대산소섭취의 약 70%로 45분 동안 운동을 실시하였다. 운동이 끝나자마자 테스트 하였을 때에는 비에스테르지방산의 혈장 농도 증가가 근육의 당흡수를 방해하여 내당능력이 저하되었으나 24시간 후에는 내당능력이 현저히 증가하였다. 이렇게 향상된 내당능력이 3일 동안 지속되었으나, 5일 동안 지속되지는 않다. 이것은 운동으로 향상된 내당능력을 유지하기 위해서는 최소한 3일에 한번 운동을 해야 한다는 의미이다(그림 5.4).

훈련 중지 효과에 관한 연구에서 알 수 있듯이 단 한 번의 운동으로도 말초 인슐린 민감성을 향상시킬 수 있다. 예를 들어, Young 등(1989)은 훈련받지 않은 활동적인 남성들을 대상으로 다음과 같은 세 가지 조건에서 내당능력 테스트를 하였다. (1) 통제상황, (2) 최대산소섭취량의 40%로 40분 운동한 아침, (3) 같은 기간 최대산소섭취량의 80%로 운동한 아침. 통제조건은 단순히 하루 운동을 하지 않는 것이며, 테스트가 끝날 때까지 표준 식사를 제공하였다. 한 번의 운동으로 혈장 인슐린 반응이 통제 조건보다 40% 낮은 것으로 나타났다(그림 5.5). 흥미로운 것은 운동을 한 번 했을 때의 인슐린 반응 효과와 규칙적으로 격렬한 지구력 훈련을 해 온 사람의 효과가 거의 같은 수준이라는 것이다. 이러한 현상은 일회성 운동의 효과를 잘 설명해 주고 있다. 인슐린 민감성을 알아보기 위한 "황금 기준(gold standard) hyperinsulinemic, euglycemic clamp 기법"을 사용한 연구를 통해서 일회성 운동이 포도당 농도와 인슐린 농도에 미치는 효과에 대한 근거가 밝혀지고 있다(Wojtakzewski et al., 2003). 유산소 운동 후 2일 동안 지속되는 혈장 인슐린 농도에 대한 전신 포도당 처리비율이 인슐린 작용의 향상으로 증가하기 때문이다. 다만, 두 가지 예외가 있다. 첫째, 운동 직후에는 포도당을 처리하기 위한 인슐린 작용이 약화된다. 둘째, 신장성 근수축 운동이 지배적으로 많은 운동을 하면 근육의 손상으로 인해 감소된 인슐린 작용이 오래 지속된다.

구강 내당능력 테스트를 하는 동안 주입한 포도당의 70~90%를 골격근이 처리한다. 그러므로 운동 후 포도

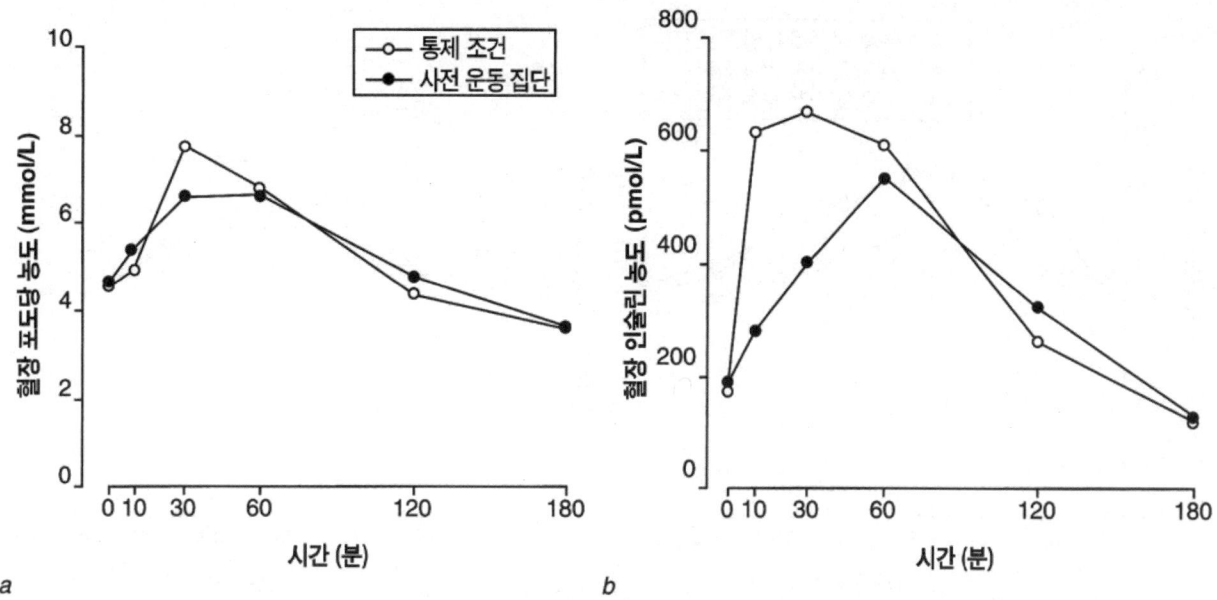

그림 5.5 내당능력 테스트에서 일회성 운동이 (a)포도당과 (b)인슐린의 혈장 반응에 미치는 영향. 값은 훈련받지 않은 7명의 남성에 대한 평균임. 통제상황은 어떤 운동을 한 다음 적어도 40시간 경과한 경우. 사전 운동은 전날 오후에 최대산소섭취량의 40%로 자전거 에르고미터에서 40분 운동한 경우.

당 처리율이 증가되는 것은 비산화 포도당 대사(주로 글리코겐 합성)에 대한 인슐린의 자극이 증가하기 때문이다. 이 과정에 근 형질막(muscle plasma membrane)을 통한 포도당의 운반과 글리코겐 합성효소의 활동과 같은 두 가지 통제 과정이 수반된다. 포도당 운반이 증가하는 것은 골격근 내의 인슐린 민감성 포도당 수송체인 GLUT4의 동원이 증가하기 때문이다. 포도당 운반의 증가는 포도당의 가용성(可用性)을 증가시켜 글리코겐 합성을 촉진한다. 글리코겐 합성에 필요한 추가적인 자극은 글리코겐 합성의 활성화 능력이 증가하면 발생한다. 이 두 변화로 근육의 적응 잠재력을 설명할 수 있다. 이러한 두 가지 변화는 근육을 운동 전의 상태로 회복시켜 줄 뿐만 아니라 다음 운동을 할 때 근육이 기능을 잘 할 수 있도록 글리코겐의 초과보상을 촉진한다. 한쪽 다리 운동 모델(one-leg exercise model)을 사용한 선행 연구에 따르면 이러한 변화는 운동을 한 근육에서 나타나는 국소 반응이라 한다.

운동의 강도, 지속시간 그리고 패턴이 인슐린-포도당 역학에 미치는 급성 효과에 대한 체계적인 연구가 거의 이루어지지 않고 있다. 몇몇 증거들에 의하면 인슐린 민감성의 향상은 운동의 강도와 아무런 상관이 없는 것으로 밝혀지고 있다. 예를 들어 여성 제2형 당뇨병 환자를 대상으로 저강도 운동($\dot{V}O_2$max의 50%)와 고강도 운동($\dot{V}O_2$max의 75%)의 효과를 반복측정 연구설계를 사용하여 비교하였다(Braun et al., 1995). 두 운동조건의 에너지 소비가 동일하도록 운동지속시간을 조정하였다. 혼합식이에 대한 피험자들의 혈장 포도당(5.6a) 및 인슐린(5.6b) 반응으로 인슐린과 포도당과의 역학관계를 테스트하였다. 인슐린-포도당 역학의 변화를 테스트할 때 포도당과 인슐린과의 생리학적인 관계가 정상을 유지하도록 하였다. 식사 후 혈장 포도당의 변화는 세 가지 실험 조건 간에 차이가 없었으나 혈장 인슐린 반응은 통제 조건과 비교하였을 때 저강도 운동과 고강도 운동 후에 훨씬 낮았다. 즉, 혈장의 단위 인슐린당 포도당의 처치비

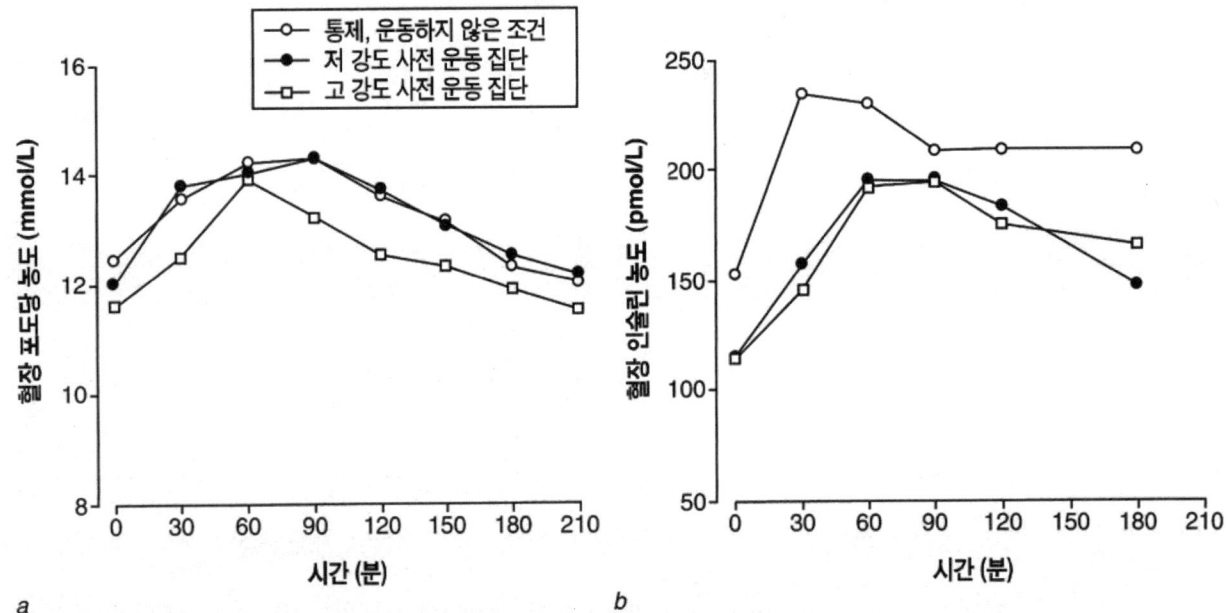

그림 5.6 사전 운동의 강도의 차이에 따른 제2형 여성 당뇨병환자의 혈장 포도당 반응(a)과 인슐린 반응(b). 통제상황은 사전 운동을 하지 않은 상황이며, 저강도 운동은 측정 전 이틀 동안 하루에 최대산소섭취량의 50%로 트레드밀 위에서 걷기운동을 한 것이고, 고강도 운동은 측정 전 이틀 동안 하루에 최대산소섭취량의 75%로 트레드밀 위에서 걷기운동을 한 것임. 저강도 운동과 고강도 운동의 에너지 소비를 동일하게 하기 위하여 걷기의 지속시간을 조정하였음. 값은 여성 환자 8명의 평균임.

율이 통제조건과 비교하였을 때 저강도 운동이나 고강도 운동 후에 거의 비슷한 정도로 향상되었다.

인슐린-포도당의 역학관계에 운동의 강도, 지속시간, 패턴이 얼마나 상대적으로 중요한 결정변수가 되는지를 아직 밝히지 못하고 있다. 이는 이 분야에 대한 연구가 더 이루어져야 한다는 것을 의미한다. 운동과 인슐린-포도당의 역학관계를 제대로 연구하기 위해서는 운동으로 인한 인슐린 작용의 변화 이면에 작용하고 있는 세포 메커니즘의 본질과 시간경로를 밝히는 보완연구(complementary study)가 이루어져야 한다.

요약하면, 인슐린에 의한 포도당 처치와 근육에서의 글리코겐 합성에 대한 조절 작용은 원래 사전 운동(prior exercise) 때문에 변화되는 것이 아니라 인슐린이 활성화되어 일어나는 변화일 가능성이 높다. 인슐린의 변화는 실제로 운동에 관여한 근육에만 나타나는 효과이며, 그 효과를 극대화하기 위해서는 인체의 큰 근육이 동원되는 운동을 하는 것이 바람직하다. 신장성 근수축 운동보다는 단축성 근수축 운동을 하는 것이 바람직하다. 제한된 증거이긴 하지만 에너지 소비가 큰 운동을 하는 것이 더 효과적이다.

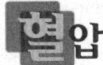

수축기 혈압은 격렬한 운동을 할 때 상승하고 운동을 멈추면 정상으로 돌아온다. 그러나 가끔 울혈(鬱血, pooling of blood)에 의해 일시적으로 혈압이 낮아지는 경우가 있다. 이러한 일시적인 저혈압은 어지럼증을 일으키며, 특히 가만히 서 있으면 더욱 확연히 나타난다. 움직여주면 근육의 펌프 작용으로 혈액이 정맥을 통해 심장으로 돌아가는 것을 촉진하여 어지럼증을 피하는데 도움이 된다. 압수용체(Baroreceptor) 반사가 일시적인

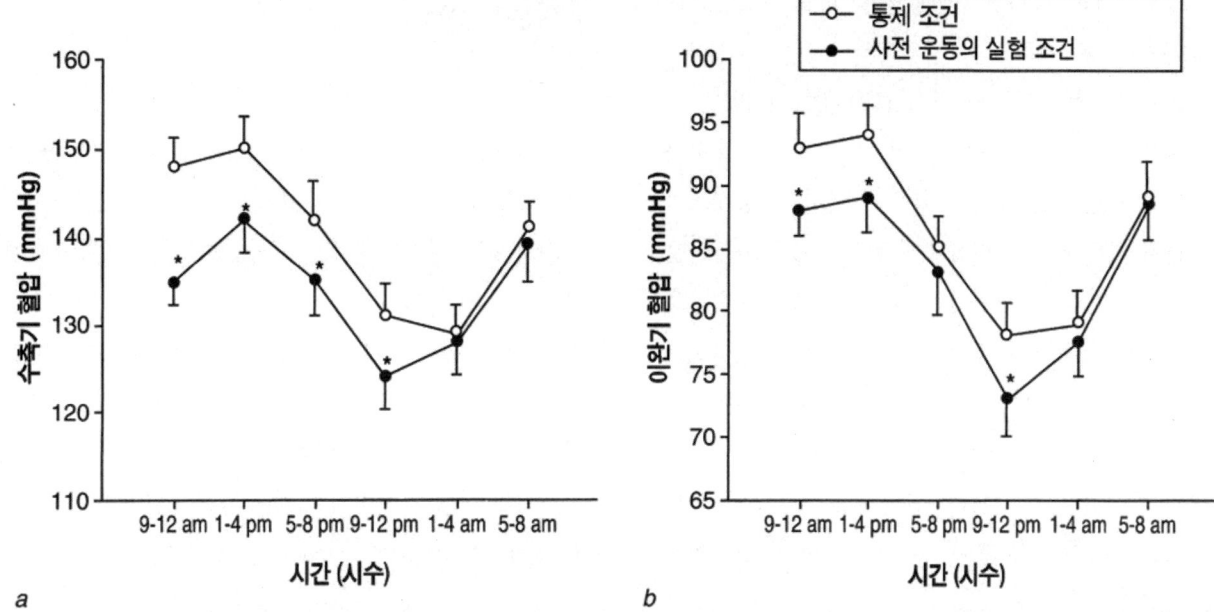

그림 5.7 사전운동이 (a)수축기 (b) 이완기 혈압에 미치는 영향. 사전 운동은 측정을 시작하기 직전에 최대산소섭취량의 70%로 트레드밀 위에서 걷기운동을 함. 통제 시에는 운동을 실시하지 않음.
* 두 집단 간의 차이가 통계적으로 유의함(p<.05). 값은 앉아서 생활하는 11명의 경도~중등도 고혈압환자에 대한 평균과 표준오차임.

저혈압 현상에 반대로 작용하여 10분 내에 항상성을 회복시킨다. 그러나 최근 운동 후 장시간동안 혈압의 변화를 측정한 연구에서 운동이 끝난 다음 몇 시간 동안 안정기 혈압이 감소하였다. 이러한 효과가 규칙적으로 운동하는 사람들의 혈압에 대한 주 결정요인이 될 수 있다.

운동 후 저혈압 증상은 혈압이 정상인 사람보다는 고혈압인 사람들에게서 일관되게 나타나고 있다(MacDonald, 2002). 고혈압 환자로 임상진단을 받지 않은 사람의 경우 운동을 하면 그 직후에 혈압이 약 8/9mmHg(수축기 혈압/확장기 혈압) 감소한다. 고혈압 환자의 경우 10~14 / 7~9mmHg(수축기 혈압/확장기 혈압)의 범위에서 크게 감소하였다.

실험실 연구에 의하면 일회성 운동 후 혈압 감소현상은 적어도 3시간 동안 지속하였다. 최근에는 24시간 활동혈압 측정기로 장시간의 혈압 변화를 관찰한다. 예를 들어, 한 연구에서 한 번은 운동($\dot{V}O_2$max의 약 70%로 트레드밀 걷기 45분) 직후부터, 다른 한 번은 운동을 하지 않고 24시간 동안 혈압의 변화를 측정하였다(Taylor-Tolbert et al., 2000). 연구에 참여한 피험자는 주로 앉아서 생활하는 약 60세의 가벼운 남성 고혈압 환자(140~179/90~109mmHg) 11명이었다. 〈그림 5.7〉에서 보는 바와 같이 수축기혈압은 운동 후 처음 16시간 동안은 6~13mmHg 정도 감소하고, 24시간 동안 평균 7.4mmHg 감소하였다. 확장기 혈압은 운동 후 첫 16시간 중 12시간 동안 약 5mmHg 감소하고, 24시간 동안 평균 3.6mmHg 감소하였다. 이는 격렬한 일회성 운동만으로도 수축기 혈압 및 확장기 혈압의 평균이 오랫동안 일관되게 감소할 수 있다는 의미가 된다. 방금 언급한 연구는 걷기운동으로 연구를 하였지만, 달리기나 자전거 에르고미터에서 다리 운동을 한 다음 저혈압의 변화를 몇 시간동안 지속되는 것을 보고한 연구도 있다. 연구에 참여한 피험자들이 운동을 한 다음 일상생활에서 할 수 있는 가벼운 신체활동을 하는 동안에도 혈압의 변화가 계속되었다. 이와 같은 연구결과는 수많은 높은 정상(high normal) 혈압자들에게 운동이 필요한 이유를 설명해 주고 있다.

 운동의 어떤 특징이 운동 후에 나타나는 저혈압의 크기를 결정하는가? 전부는 아니지만 직접 비교한 대부분의 연구에서 운동 후에 나타나는 저혈압은 운동강도와 큰 상관이 없는 것으로 나타나고 있다. 이들 연구 가운데 극히 일부만 24시간 동안 혈압의 변화를 탐지하였으며, 운동강도별로 에너지소비를 동일하게 통제한 실험 연구는 한 편도 없었다. 운동 지속시간이나 운동에 관여된 근육의 양이 혈압에 어떤 영향을 미치는지에 대해서도 아직 밝혀지지 않고 있다. 그러나 중강도 운동을 10분 동안 실시하면 운동 후 혈압이 감소한다는 것이 밝혀지고 있다.

 운동 후 저혈압의 원인이 무엇인지 충분한 설명이 이루어지지 않고 있지만, 어느 한 가지 요인에 의해 저혈압이 발생하는 것은 아닌 것 같다. 혈관저항(vascular resistance)의 운동 후 지수는 운동 전의 값보다 감소하지만, 잠재적 메커니즘에 관한 연구는 그에 반대되는 결과를 내놓고 있다. 따라서 이들 연구에 근거해서는 뚜렷한 결론을 내리지 못하고 있다. 운동 후의 저혈압은 인종에 따라 다른 경향성을 나타내고 있다(미국 흑인 여성의 경우 고혈압 환자가 더 많고, 복합질환율도 더 높지만 운동 후 저혈압은 거의 발견할 수 없다). 혈압에 영향을 미치는 시스템에 관계된 임계점(critical loci)에서 나타나는 다형성(polymorphism)의 유전적 차이로 혈압반응의 다양성을 일부나마 설명할 수 있다. 이와 같은 주제로 연구를 계속하면 임상학자들이 고혈압 환자나 높은 정상혈압에 해당하는 사람들을 위한 보다 세심한 운동처방을 할 수 있게 될 것이다. 양-반응 관계(dose-response relationship), 즉 어떤 운동을 어느 정도로 할 때 어떤 반응이 일어나는지에 관한 연구 또한 함께 이루어져야 한다.

혈액 변화

 혈관 내 혈전(血栓, clot)이 형성되면 심근경색 및 뇌졸중과 같은 급성 심혈관 합병증의 원인이 된다. 이와 같은 심혈관 질병은 혈소판 기능, 혈액응고, 섬유소분해와 같은 과정들이 균형을 상실할 때 발생할 가능성이 높다. 따라서 이러한 과정들에 변화를 유도하는 일회성 운동(acute exercise)은 임상적으로 매우 중요한 의미를 갖는다. 혈소판 기능, 혈액응고의 지표, 섬유소분해의 잠재력이 심혈관 질병에 미치는 영향에 관한 연구 증거들이 제시되고 있다(Womack et al., 2003).

> **혈액 응고(Blood coagulation)**는 섬유소가닥들이 혈액 구성요소들을 묶어 섬유소 혈전을 형성하여 그물을 만드는 과정이다. 그러한 혈전은 두 가지 경로로 형성되며, 각 경로마다 한 활성화 요소가 다른 요소를 활성화시키는 단계적 반응을 한다. 섬유소 분해의 핵심 단계는 비활성 플라스미노젠(plasminogen)을 섬유소의 소화로 혈전을 용해하는 효소, 활성플라스민(plasmin)으로 전환하는 것이다.

 혈소판은 혈관 손상에 즉각적으로 반응하는데 중요한 역할을 한다. 혈소판 플러그(platelet plug)는 이들 세포조각들이 활성화하고 강화되어 손상부위에 점착할 때 형성된다. 그 결과 혈액은 섬유소 가닥이 그물망을 만드는 복잡한 과정을 통해 응고된다. 그물망은 혈액의 구성요소들을 결합하여 혈전을 형성한다. 이 과정은 두 가지 경로로 형성되며, 각 경로마다 한 활성화 요소가 다른 요소를 활성화시키는 연쇄적 반응을 한다. 격렬한 운동을 하면 혈소판의 활성화나 응집을 자극하지만, 이러한 현상은 신체활동을 규칙적으로 하는 사람보다는 주로 앉아서 생활하는 사람들에게 더 잘 나타난다. 혈소판 활성화는 에피네프린이나 노르에피네프린의 주입으로 증가한다. 따라서, 규칙적인 신체활동의 여부에 따라 효과가 달리 나타나는 것은 신체활동을 규칙적으로 하는 사람보다 앉아서 생활하는 사람이 운동에 대한 카테콜라민 반응이 더 크게 나타나기 때문이라는 것을 알 수 있다. 최대산소섭취량의 50~55% 정도의 중강도의 운동을 하면 혈소판 점착이나 응집이 억제되는 효과가 적어도 앉아서 생활하는 사람에게는 나타난다.

혈액응고의 가능성을 보여주는 대부분의 표시는 일회성 운동을 하면 증가한다. 예를 들어, 활성화 부분 트롬보플라스틴 시간(aPTT: activated partial thromboplastin time)은 운동을 하면 단축된다. 이 효과는 운동의 종류에 따라 다르게 나타나며, 남녀 모두에게서 나타나고 있다. 심혈관 질환을 일으키는 것으로 알려진 그 밖의 몇 가지 혈액응고 표시도 운동을 하면 증가하는 것으로 알려지고 있다. 그 중의 한 가지 표시인 제8인자(응고연속단계의 마지막 공통로의 한 요소)는 격렬한 운동을 하고 나면 몇 시간 동안 활성상태를 유지할 수 있다. 운동으로 인한 응고연속단계의 이러한 요소들의 증가는 운동강도와 밀접한 관계가 있다. 트롬빈(thrombin) 형성을 표시하는 한 가지 요인이 철인 3종 경기, 고강도의 달리기, 자전거 타기를 한 후에 증가하였다고 보고하고 있다.

궁극적으로 섬유소 응괴(주변 구조물을 달라붙게 만드는 효능이 있음)로 전환되는 기질(효소와 특이적으로 결합하여 화학반응을 진행시키는 분자)인 피브리노겐(fibrinogen)이 혈액응고 연속단계의 마지막 단계에서 중요한 역할을 한다. 피브리노겐은 또한 혈소판응집을 강화하여 혈액응고를 촉진하고 혈액의 점성을 결정한다. 비교집단연구에서 피브리노겐과 신체활동 간의 반비례 관계가 존재한다는 것이 밝혀지고 있음에도 불구하고 일회성 운동이 단백질 섬유소원인 피브리노겐에 미치는 영향에 대해 단호한 결정을 내리지 못하고 있다. 그것은 혈액표본의 시기(피브리노겐은 급성병기단백질이므로 혈액표본의 시기가 매우 중요함), 유전적 다형현상과 같은 방법론상의 문제가 있기 때문이다.

섬유소분해(fibrinolysis)는 응괴를 제거한다. 이 체계의 두 가지 구성 요소, 즉 플라스미노겐이 플라스민으로 전환할 때 촉매역할을 하는 효소와 혈중 주 억제제(plasminogen activator inhibitor-1)는 측정할 수 있다. 그러한 측정치들을 보면 알 수 있듯이 섬유소분해는 운동을 하면 급격히 증가하며, 반응의 크기는 운동강도의 영향을 받는다. 운동강도만큼 영향이 크지는 않지만 운동지속시간 또한 반응의 크기에 영향을 미친다. 운동의 영향을 나타내는 수치 또는 값들은 대개 24시간 내에 운동을 하기 전의 상태로 회귀한다. 혈소판 기능의 효과에서처럼 운동에 의한 섬유소분해 작용은 훈련받은 사람보다 앉아서 생활하는 사람들에게서 쉽게 변화를 이끌어낼 수 있다.

이와 같이 혈액응고 능력이 증가하면 그에 저항하는 섬유소용해 시스템의 활동이 강화된다. 그러나 대부분의 연구들이 트롬빈 형성(thrombogenesis)의 한 측면을 조사하였기 때문에 한 번의 운동으로 나타나는 전반적인 효과를 평가하는 것이 쉽지 않다. 그러나 트롬빈 형성(thrombogenesis) 자체는 중강도(최대산소섭취량의 50%)나 고강도(최대산소섭취량의 70%) 운동의 순수효과를 측정하기 위해 주로 앉아서 생활하는 사람들을 대상으로 조사하였다(Cadroy et al., 2002). 혈소판 혈전 형성과 피브린 침전은 동맥혈이 콜라겐(아테롬성 동맥경화판에 있는 분자이며, 생체 내 혈전을 형성하는 원인이 됨)과 상호작용을 할 때 결정된다. 혈류 조건은 적당히 협착된 작은 동맥(small arteries)의 조건과 흡사하다. 중정도의 운동으로는 동맥혈전 형성에 영향을 미치지 않는다. 그에 반해 혈소판 혈전형성은 30분 동안 고강도의 운동을 한 다음에 20%까지 증가하였다. 이러한 결과는 중강도의 운동은 괜찮지만 고강도 운동의 순수 효과(net effect)가 앉아서 생활하는 사람들의 동맥 혈전형성 위험을 증가시킬 수 있음을 시사하고 있다. 이러한 주장은 과도한 운동을 하면 그러한 운동에 익숙하지 않은 사람들의 심근경색을 일으킬 가능성이 높다는 역학연구 결과와 일치하고 있다.

면역기능

1980년 중반 이후 운동이 면역기능에 미치는 효과와 관련 신호분자(signaling molecule)를 체계적으로 연구해 왔다. 처음에는 고강도 운동처방을 받은 운동선수들일수록 호흡기 감염에 걸리기 쉽다는 보고서가 자극이 되어 고강도 운동의 면역효과에 대한 연구를 하기 시작하였다.

면역체계의 세포

우리 몸의 면역체계는 침입 유기체를 인식하고 적극적으로 공격함으로써 감염에 대처한다.

오랫동안 격렬한 운동을 하면 면역체계의 각 성분들에 변화가 일어나게 된다(Klarlund Pedersen and Hoffman-Goetz, 2000). 면역체계는 기능에 따라 선천성 면역체계와 후천성(적응성) 면역체계로 구분할 수 있다. 선천성 면역체계는 외부 유기체의 전반적인 특징을 인식하는 반면, 후천성 면역체계는 수천 개의 유기체 중 특정 유기체를 감지하여 다음 과정에서 그것을 재인식한다. 후천성 면역체계는 구체적이며 기억에 의존한다.

대식세포(macrophage), 호(好)중성 백혈구(neutrophils), 자연 살상 세포(natural killer)와 같은 면역체계의 세포군은 일회성 운동에 반응을 한다. 대식세포는 식(食)세포(phagocytic)와 세포독성(cytotoxic)의 능력을 갖고 있다. 호(好)중성 백혈구와 식(食)세포는 비특이성 박테리아를 죽일 때 중요한 역할을 한다. 자연 살상 세포(natural killer)는 바이러스에 감염된 비특이성 세포를 찾아서 없앤다. 대식세포의 항바이러스 기능, 호(好)중성 백혈구 기능, 그리고 자연 살상세포(NK) 활동은 고강도 운동, 특히 오랫동안 지속되는 고강도 운동을 하게 되면 몇 시간 동안 손상을 입게 된다. 격렬한 운동을 하고 나면 호(好)중성 백혈구의 대부분의 기능이 크게 감소하며 무반응 상태에 빠지게 된다. 적절한 강도와 지속적으로 운동해서 나타나는 효과는 일관성이 그리 높지 않지만, 일반적으로 식균작용과 같은 호(好)중성 백혈구의 일부 기능은 향상된다.

자연 살상 세포는 혈액에 세포가 동원되는 것을 돕는 운동에 매우 민감하다. 60분 미만의 짧은 시간에 고강도 운동을 하면 이들 세포의 농도가 운동 전과 비교하여 일반적으로 150~300%까지 높아진다. 그러나 이러한 증가는 일시적이고, 많은 세포가 순환에서 빠르게 벗어나므로 장시간 격렬한 운동을 하면 세포 농도는 운동 후 몇 시간동안 운동 전 수치보다 25~40%까지 감소한다(그림 5.8)(Malm et al., 2004). 운동 후 2~4시간 경에 세포의 농도가 최대로 감소한다. 아직 증거가 부족하지만 체력수준이나 성별이 운동으로 인한 자연 살상 세포의 변화에 영향을 미치지 않는 것으로 나타났다.

요약하면, 장기간의 격렬한 활동을 하면 면역기능에 일시적이지만 임상적으로 중요한 변화가 일어난다. 면역기능이 변화되는 "기회의 창"(측정변수에 따라 3~72시간 지속) 기간에 기회감염이 발생할 수 있다. 또한 그와는 반대로 적당한 운동을 자주 규칙적으로 하면 면역기능이 강화될 수도 있다. 일회성 운동의 긍정적 변화에 의해 누적 효과가 생길 수는 있으나 반복 운동의 효과에 대해서는 거의 밝혀지지 않고 있다.

사이토카인

감염이나 조직 손상에 대한 국소 반응으로서 염증의 발생부위에서 방출되는 사이토카인(세포 간 신호전달 분자)을 생산한다. 이들 사이토카인은 면역체계의 세포 군 유입을 촉진하며, 그래서 항원이 제거되고 조직이 치유된다. 국소 염증반응은 급성기 반응(acute phase response)이라는 체계적인 반응을 수반하며, 이 과정은 소위 말하는 염증 유발 사이토카인, 특히 종양괴사인자$-\alpha$, 인터류킨-1β, 인터류킨-6 등에 의해 이루어진다.

운동은 항염증성 사이토카인 특히, 인터류킨-6 (IL-6: interleukin-6)를 다량 방출케 한다(Febbraio and Klarlund Pedersen, 2002). 예를 들어, 마라톤을 한 다음 IL-6의 혈장 농도가 50배나 증가하였다. 1995부터 1997년까지 3년 동안 코펜하겐 마라톤에 관한 데이터를 분석한 결과, 운동강도와 IL-6의 증가 사이에 상관관계가 있는 것으로 나타났다.

운동에 따른 IL-6 반응은 곧 국소 근육손상을 회복하기 위한 면역반응을 의미한다고 생각해 왔다. 그러나 최근 이 사이토카인이 근수축 자체에 대한 반응으로 골격근에서 생산된다는 것이 밝혀지고 있다.

쥐의 외다리 운동모델로 생체검사를 하는 연구에서 운동을 한 골격근에서는 IL-6 유전자발현이 증가하였지만 운동을 하지 않은 근육에서는 IL-6 유전자발현이 증가하지 않았다. 운동을 하는 동안 IL-6의 방출이 증가하는 시간의 척도를 보면, 이 사이토카인이 저 근육 글리코겐을 알리는 신진대사 조절기임을 암시하고 있다. 이 연구에 따르면 운동강도뿐만 아니라 운동에 동원된 근육의 양과 근수축의 유형(신장성 또는 수축성)까지 반응의 수준에 영향을 미치고 있음을 시사하고 있다.

운동으로 사이토카인을 변화시키는 것이 건강에 얼마나 도움이 되는지에 대해서는 아직 분명하게 밝혀지지 않고 있다. IL-6이 생산되어 근육에서 방출되면 인슐린

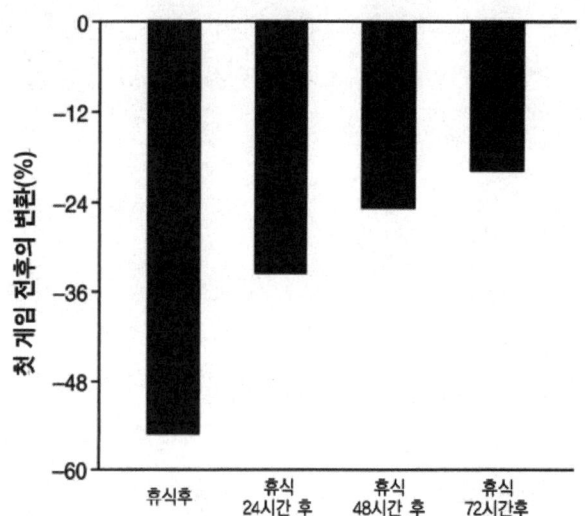

그림 5.8 20시간의 간격을 두고 두 번의 축구게임을 하기 전과 후의 자연 살상 세포(natural killer) 수의 감소. 데이터는 자연살상세포를 4개의 소집단으로 나누고 각각에 대한 평균을 구한 수치임. 축구게임 전후 차이는 통계적으로 유의함(p<.01). 수치는 16~19살 스웨덴 엘리트 축구선수 10명의 평균임.

에 민감한 조직의 포도당 항상성을 조절하여 인슐린에 대한 민감성을 향상시키는 것으로 추론하고 있다. 이 분야의 최근 연구주제로서 운동으로 인한 면역기능의 변화와 질병의 발생 및 진행과의 관계, 운동과 면역기능 지수 변화와의 기계적 연관성, 운동과 다른 일시적 면역 억제모델(예: 외상, 패혈성 쇼크) 간의 사이토카인 반응 차이 등에 관한 연구가 이루어지고 있다.

에너지의 균형

개인의 전반적인 신체활동 수준은 에너지균형에 중요한 영향을 미치며, 시간이 경과되면 체중조절에까지 영향을 미친다. 활동하는 동안 에너지가 소비될 뿐만 아니라 운동이 끝난 다음 몇 시간 동안 나타나는 급성 효과 (acute effect)는 이러한 측면에서 매우 중요하다. 본 절에서는 지방연소와 식욕에 관한 연구결과를 설명한다. 식욕관련 호르몬인 렙틴(leptin)과 그렐린(ghrelin)에

관한 연구는 최근 연구적 관심을 끌고 있는 분야이긴 하지만 아직 충분한 연구가 이루어지지 않고 있어 본 절에서는 생략하였다.

지방연소

탄수화물과 단백질의 저장은 섭취에 맞게 연소를 조정함으로써 조절된다. 에너지균형이 매일 변동하는 것은 지방균형이 변동하기 때문이며, 에너지균형은 지방균형에 의해서 결정된다. 신체활동을 규칙적으로 반복하면 지방 균형을 음성적(지방이 축적되지 않고 감소한다는 의미)이나 중립적으로 유지하는 데 도움이 된다.

지방연소(fat oxidation)는 운동을 하지 않은 상태(통제)와 비교하였을 때 운동 직후 몇 시간 동안 높은 상태를 유지한다. 이와 같은 지방연소의 변화는 격렬한 운동뿐만 아니라 중등도의 양이나 강도의 운동에서도 마찬가지로 나타난다. 예를 들어, 〈그림 5.9〉는 단지 30분의 빨리 걷기운동이 하루 동안의 호흡교환율에 미치는 영향을 보여주고 있다(이 비는 전신의 기질산화를 반영하고 있으며, 걷기운동 집단의 호흡교환비가 통제집단보다 낮은 것을 알 수 있다(이 값이 낮은 것은 지방 산화가 더 많다는 것을 의미한다.). 이 연구의 진행과정은 앞 장 지질과 지단백 부분에서 설명하였다(Murphy et al,. 2000). 관찰하는 하루 동안 피험자들은 아침, 점심, 이른 저녁식사를 하였다. 통제 시에는 최소한의 활동을 하였다. 걷기운동은 한 번은 빨리 걷기 운동을 30분 동안 실시하고 다른 한 번은 한번에 10분씩 세 번의 빨리 걷기운동을 실시하였다. 걷기패턴이 호흡교환율에 영향을 미치지 않기 때문에 두 운동조건을 하나의 운동조건으로 간주하고 자료를 처리하였다. 피험자들을 11시간 동안 관찰한 결과, 걷기운동을 한 집단이 통제집단보다 5g의 지방을 더 산화시키면서 지방축적량을 4~5% 감소시켰다.

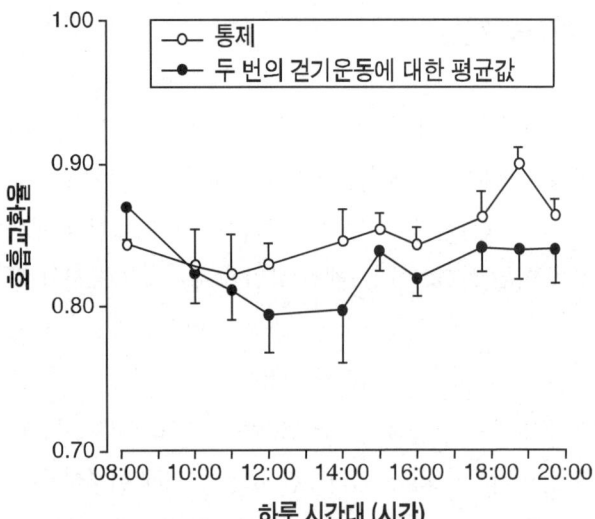

그림 5.9 30분 빨리 걷기 운동이 하루 동안의 호흡교환율에 미치는 영향. 값은 중년 10명의 평균과 표준오차임. 상세한 진행과정은 (그림 5.3)을 참고하라. 두 번의 빨리 걷기운동을 한 경우 통제상황보다 평균 호흡교환율 값이 훨씬 낮았다(30분간 걷기운동을 한 경우와 10분씩 세 번 걷기운동을 한 경우를 하나의 조건으로 수치를 계산하였다.)

운동은 휴식 시 기질이용 패턴을 지방연소 패턴으로 변화시킨다. 운동으로 인한 지방연소 효과는 운동이 끝난 후 24시간 지속되었다. 그러한 효과는 운동과 관련하여 에너지소비가 증가되고 균형을 유지하기 위해 음식 섭취량이 늘어나는 경우에도 뚜렷이 나타났다. 또한 비록 단기연구에 의한 주장이지만 운동이나 신체활동은 앉아서 생활하는 사람들이 동일한 에너지(iso-enegergetic)의 고지방 식사로 전환할 때 발생하는 정적 지방균형(positive fat balance)을 억제한다.

식욕 조절

운동은 에너지 섭취에 어떤 영향을 미치는가? 각기 다른 기질의 에너지대사에 대한 기여도는 사전 운동에 의해 변화될 수 있는가? 두 번째 질문에 대한 명확한 답은 아직 구하지 못하고 있다. 하지만 첫 번째 질문에 대한 연구결과들은 매우 일관된 주장을 하고 있다. 즉, 보

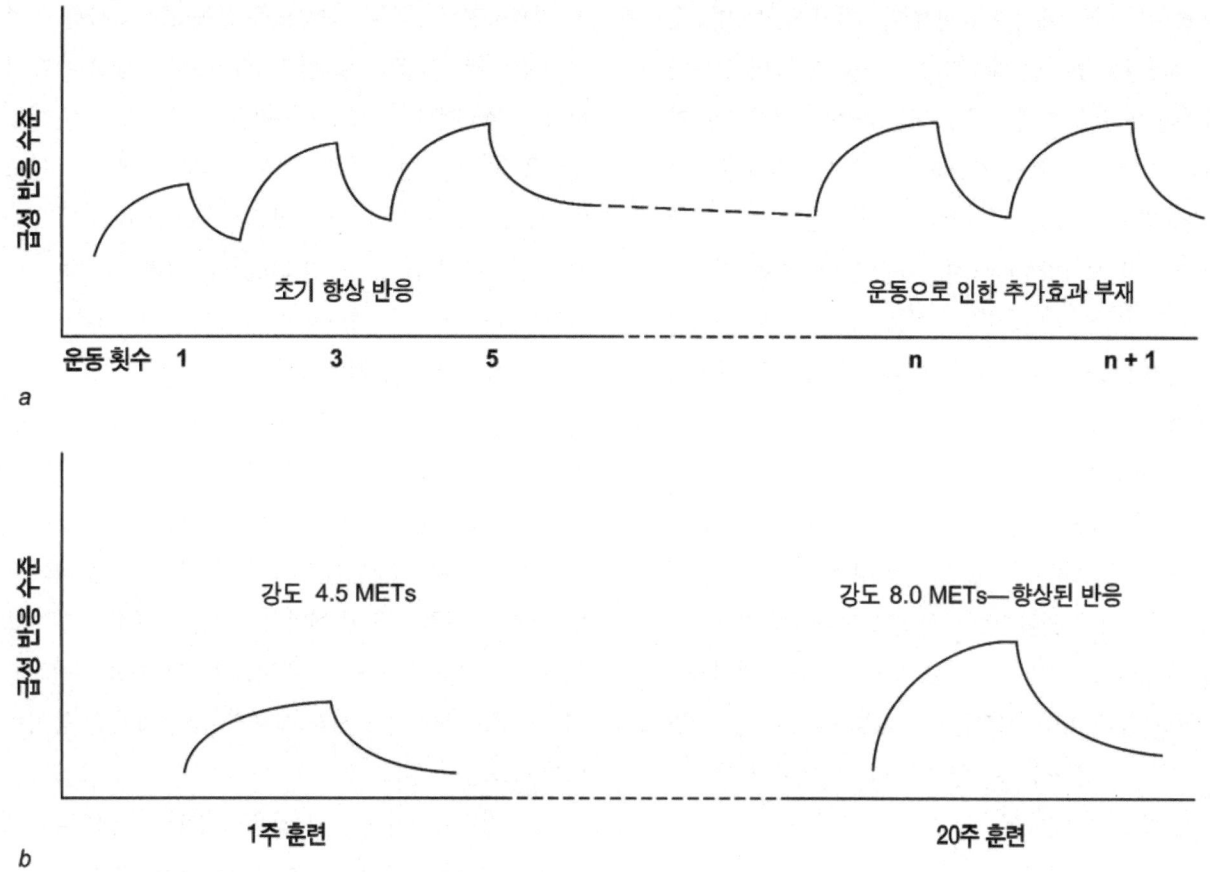

그림 5.10 훈련을 하면 한 번의 운동으로 나타나는 급성 효과도 증가하는 것을 도식으로 보여주고 있음. 일회성 운동반응의 증가, 운동을 반복하면 운동의 급성효과가 향상된다(a). 일회성 운동반응이 훈련에 의해 증가하는 것은 운동을 더 높은 강도에서 할 수 있게 되고, 그 결과 에너지소비가 더 커지기 때문이다(b).

통 운동을 하면 에너지 소비가 증가하지만 그러한 에너지 소비의 증가는 운동에 필요한 추가 에너지 소비의 일부만 보충하므로 결국 에너지 결핍을 초래한다.

방법론적으로는 이 주제를 단기연구로 수행할 수 있다. 그래서 몇 편 되지 않지만 단기연구 결과를 이 절에서 논의하려고 한다. 운동효과가 뚜렷이 나타나지 않은 연구결과는 사람들이 잘 활용하려 하지 않기 때문이다. 예를 들어, Stubbs 등(2002)은 40분 동안의 자전거 에르고미터 운동을 두 번 실시한 여성에게 나타난 운동효과를 각각 7일 동안씩 관찰하였다. 에너지 섭취가 운동을 하기 전보다 높았지만, 에너지 섭취의 증분(增分, increment)은 운동에 필요한 추가적인 에너지의 1/3 수준에 그침으로써 결국 에너지 결핍을 초래하였다. 이러한 결과는 피험자들이 배고픔을 약간밖에 느끼지 않았다는 증상과도 일치하였다.

에너지 섭취의 반대개입 효과, 즉 앉아서 생활하며 신체활동을 거의 하지 않을 때의 에너지 섭취효과를 연구하였다. 피험자들은 전신 에너지소비량을 7일 동안 간접적으로 측정하는 실험조건에서 에너지소비를 평균 12.8MJ/day(3,050kcal)에서 9.7MJ/day(2,310kcal)로 감소하였다(Stubbs et al., 2004). 이 수치는 주로 앉아서 생활하는 건강한 성인이 소비하는 최고와 최저의 에너지 소비량이다. 다양한 자전거 에르고미터 운동을 실시하면서 에너지 소비의 차이를 관찰하였다. 신체활동량을 줄이는 만큼 에너지 섭취가 감소하지 않았으며, 그 결과 신체활동량이 클 때보다 에너지를 더 많이 저장하였다. 이 연구를 통해서 운동량을 줄여도 정적 에너지 균형이 더 큰 것은 지방 저장량이 더 늘어나기 때문이라는 것을 밝힐 수 있었다. 정적 에너지 균형은 음식 섭취량이 에너지 요구량보다 많아 체중이 증가하는 현상이다. 이에 반해 부적 에너지 균형은 에너지 소비량이 식이 에너지 량을 초과하는 경우이다. 이 경우 인체는 지방을 소모함으로써 체중이 감소한다.

이 분야에 관한 연구는 매우 제한적으로 이루어지고 있어 참고할 만한 문헌이 많지도 않다. 게다가 방법론적인 연구가 주로 자전거 에르고미터에서 이루어지고 있어 연구지원자에 의한 방해변인이 불가피하게 작용하고 있다. 또한, 대부분의 연구에서 마른 사람들을 피험자로 선정하고 있다. 마른 사람들은 과체중이나 비만인 사람들과 다르게 행동하므로 연구결과를 일반화시키는 데 한계가 있을 수 있다.

운동의 급성 효과 증진

Haskell(1994)은 이제는 고전이 된 한 논문에서 "마지막 운동의 효과"라는 새로운 용어를 만들어냈다. 그는 혈압의 저하나 혈장 지단백의 증가와 같은 운동효과는 훈련에 의한 진정한 효과라기보다는 신체활동 직후에 일어나는 급성 변화 또는 일시적 변화(acute change)라고 주장하였다. 그의 주장대로라면 수주 또는 수개월동안 운동의 빈도, 지속시간, 강도를 증가시키면서 운동을 반복적으로 해도 아무런 상승 효과가 없다는 의미가 아닌가?

우선, 만약 어떤 구체적인 운동효과가 24시간 이상 지속된다면 그 효과는 매일 운동을 하기 때문에 나타난 효과일지 모른다. 대개 가끔 운동을 하는 사람들도 시간이 경과하면서 매일 규칙적으로 운동하는 습관을 들이기 때문이다. 그것을 〈그림 5.10a〉에서 그림으로 제시하였다. 한 예로, 고중성지방혈증이 있는 남자가 매일 운동을 하였을 때 공복 혈장 트리글리세리드 농도(fasting plasma triglyceride concentration)가 5일간에 걸쳐서 점진적으로 감소하였다. 그러나 혈장 트리글리세리드 농도가 생리학적 한계 범위에 도달하면서 급성 효과의 크기가 감소하였다.

Haskell이 주장하였듯이 운동의 급성 효과를 높이는 가장 좋은 방법은 운동의 강도와 지속시간을 늘리면서 운동을 자주 하는 것이다. 그것을 〈그림 5.10b〉에서 그림으로 제시하였다. 앞에서도 설명하였듯이 운동을 한 번 할 때 소비하는 전체 에너지가 건강의 중요한 결정요인이 되고 있다. 운동을 규칙적으로 반복하면 전반적인 에너지 소비량을 증가시켜 운동의 급성 효과를 높이는 데에도 도움이 된다.

식후 지질혈증의 감소와 같은 건강관련 급성 효과가 운동으로 인해 증가된 자료가 〈그림 5.1〉에 제시되어 있다. 트레드밀에서 90분 동안 걷기 운동을 한 결과 지질혈증이 감소되는 효과가 나타났으며, 효과의 크기는 단련된 사람이 비 단련자의 두 배에 달하였다. 게다가 이들 두 집단간 지질 반응의 차이는 사전운동에 의해 더 커진 것으로 나타났다. 〈그림 5.1〉을 보면 같은 상대강도(최대산소섭취량의 60%)로 걷기운동을 해도 지구력 운동을 하던 여성은 최대산소소비량이 크기 때문에 지구력 운동을 하지 않던 여성보다 50%의 에너지를 더 소비하였다.

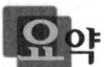

각 운동으로 나타나는 급성 효과의 크기는 다양하며, 건강에 크게 기여할 가능성이 높다. 운동이 특히 신진대

사와 심혈관 기능에 미치는 급성 효과는 관상동맥질환, 제2형 당뇨병, 비만 등과 같은 질병과 관련이 있다. 운동의 급성 효과가 어느 정도이고 얼마나 지속되는지, 그리고 급성 효과가 운동의 강도나 지속시간과는 어떻게 상호작용하는지에 대해서는 아직 더 밝혀져야 하지만 적당한 운동을 규칙적이고 반복적으로 하면 앉아서 생활하는 사람들의 건강을 증진하는 데 도움이 된다는 주장을 하기에는 충분한 증거가 제시되고 있다.

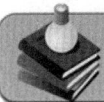

연구문제

1. 왜 최근 운동 효과로서 혈장 트리글리세리드를 조사할 때에 공복상태가 아닌 식후에 측정하는가? 운동으로 인한 에너지 소비가 식후 트리글리세리드의 감소 크기를 결정한다는 증거를 제시하라.

2. 포도당 내성(glucose tolerance)은 무슨 의미인가? 왜 식사 전 운동이 포도당 내성을 향상시키는지 설명하라.

3. 운동 후 저혈압증(postexercise hypotension)은 무슨 의미인가? 운동 후 어느 시점에 운동 후 저혈압증이 나타나는가?

4. 운동이 항상성 요인에 미치는 급성 효과가 왜 복잡하게 설명되는가? 어떤 상황에서 운동을 하면 혈액응고가 전반적으로 증가하는가?

5. 면역기능에서 자연 살상 세포(natural killer)의 역할에 대해 설명하라. 운동이 이들 자연 살상세포군에 미치는 주 효과는 무엇인가?

6. 운동이 에너지균형에 영향을 미치는 것은 어떠한 과정에 의해 이루어지는가?

7. 장기적인 훈련과 개별 운동이 어떻게 상승(相乘)적으로 작용하여 건강에 최대의 효과를 나타내는가?

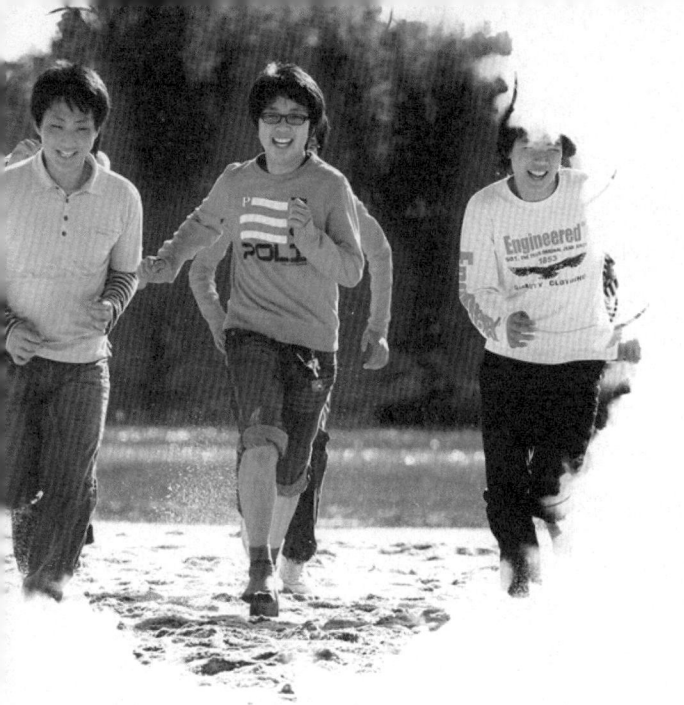

제6장
신체활동과 호르몬 반응

개 요

호르몬의 정의
- 호르몬 활동
- 신체활동과 호르몬의 기능
- 조절 메커니즘과 신체활동

호르몬 조절의 중요성
- 저농도 호르몬의 조절
- 호르몬의 주기적 방출 조절

규칙적인 신체활동과 호르몬 적응

- 에피네프린과 노르에피네프린
- 글루카곤
- 규칙적인 신체활동과 장기적인 식품섭취에 대한 호르몬 적응
- 교차-적응

요약

연구문제

내분비계는 인체의 생리적 기능과 심리적 기능을 조절한다. 호르몬은 자율신경계의 도움으로 생리적 기능이나 심리적 기능을 조절한다. 이에 반해 호르몬 통제와 신경성 통제는 인체의 구조적 그리고 기능적 제약을 받는다. 혈장 내 대부분의 호르몬 농도는 **일회성 운동 시** 증가하지만 일부 호르몬은 변하지 않거나 감소하기도 한다. 그러한 반응은 주로 앉아서 생활하는 습관을 활발하게 신체활동 하는 습관으로 바꿀 때 더욱 크게 변화한다. 그 결과 우리 인체가 더욱 효율적으로 기능할 수 있게 된다. 신체활동이 건강에 미치는 영향에 관한 대부분의 연구들은 규칙적인 운동에 대한 호르몬 적응을 기술하고 있을 뿐이다. 또한 건강에 어떤 영향을 미치는지에 대해서는 상세히 설명하지 않고 있다는 점이 문제이다. 따라서 이 장에서는 이 분야의 연구를 촉진하는 데 도움이 되는 정보를 주로 제공할 것이다. 지금까지 보고된 이 분야의 연구들은 대개 호르몬 적응이 건강에 미칠 수 있는 잠재적인 긍정적 효과만을 설명해 왔기 때문이다.

호르몬의 정의

전에는 무엇이 호르몬이고 호르몬이 아닌지를 간단하게 정의하였다. 호르몬은 내분비선에서 분비되어 간질액(interstitial fluid)을 통해 혈액과 모든 조직에 전달되는 내생의 생화학물질로 생각해 왔다. 호르몬은 특정 분자를 받아들이는 수용체를 갖고 있는 일부 조직에만 영향을 미치는 것으로 생각해 왔다. 호르몬은 펩티드(수용성 호르몬이며, 아미노산의 펩티드결합에 의해 구성됨), 아민 (지용성이며, 타이로신에서 얻는 구조) 또는 스테로이드(지용성이며, 콜레스테롤과 비슷한 기본적인 생화학적 구조)로 분류되었다. 그러나 이제는 호르몬을 정의하는 것이 훨씬 더 복잡해 졌다. 지방 조직이 렙틴(포만감을 조절함)을 분비한다는 사실을 보면 '관이 없는 선'이라는 내분비선의 개념은 더 이상 고려할 필요가 없게 되었다. 지방은 또한 아디포넥틴(adiponectin, 뇌에서 발견되며 지질과 탄수화물의 대사를 부분적으로 조절함), 종양 괴사 인자, 인터류킨-6(interleukin-6) 그리고 레지스틴(resistin)을 분비한다. 식욕 증진 호르몬인 그렐린(Ghrelin)은 주로 위장에서 분비되어 산의 분비 및 위 운동을 자극하지만, 뇌로 이동하여 식욕과 성장 호르몬의 분비를 자극하기도 한다. 대식 세포와 같은 개별 세포들은 전신을 돌아다니며 면역 반응과 같은 생리적 기능에 영향을 미치는 사이토카인(cytokine)을 분비한다. 다른 조직으로 이동하여 기능에 영향을 미치는 호르몬의 특성은, 하나의 세포에서 만들어져 분비세포 자신(자가 분비 기능)이나 인접 세포(주변 분비 기능)에 영향을 미치는 생화학 물질을 호르몬이라 생각했던 고전적 개념에서 볼 때 더욱 복잡해진다.

호르몬의 복잡성을 잘 설명할 수 있는 한 가지 예는 고전적 내분비 기능을 가진 인슐린 유사 성장 인자-1이다(IGF-1)에서 찾아볼 수 있다. 인슐린 유사 성장인자-1은 성장 호르몬에 반응하여 간에서 분비되며, 특수 결합단백질과 결합하여 이동한다. 그래서 근육이나 다른 조직에 있는 IGF-1 수용체에 부착하여 성장을 자극한다. 그러나 IGF-1은 근육 세포에서도 생성되어 같은 세포와 인접 세포에 영향을 미친다. IGF-1의 주변 분비 기능(paracrine function)은 주변의 위성세포를 자극하여 세포 주기를 시작하고, 새로운 근원세포(myoblasts)와 후에 근육섬유(myofibers)를 증식시킨다. 자가분비(autocrine)의 관점에서 보면, IGF-1은 이 세포의 구조를 구성하는 근육 단백질의 전사(transcription)를 자극한다. 자가분비 기능과 호르몬 기능이 완전히 분리되어 있다는 증거는 운동을 하고 나면 IGF-1의 순환에는 아무런 변화가 없고 근육 내의 IGF-1이 크게 증가하거나 감소하는 것으로 알 수 있다. 이처럼 호르몬에 대한 이해와 정의가 끊임없이 변화하고 있다.

호르몬 활동

호르몬의 순환 농도가 그 호르몬의 "기능적 활동(functional activity)"을 정확하게 반영한다는 견해도 바뀌어야 한다. 호르몬의 농도는 오히려 분비의 최종적인 결과 또는 호르몬이 신체에 어느 정도로 배부되는지를 나타내는 분포용적을 반영한다. 어떤 학자들은 운동을 했을 때 호르몬이 증가하는 것은 단지 다량의 액체가 세포외영역을 벗어나면서 혈액의 양이 감소하기 때문이라고 주장하고 있다. 그러나 혈액 내 수분 소실에 의한 혈액 농축으로는 운동을 하는 동안 증가하는 혈장농도를 다 설명할 수 없다. 혈액농도는 운동으로 호르몬이 증가하는 이유의 10% 정도 밖에 설명하지 못한다.

호르몬은 이러한 세포의 외적 특성에 영향을 받을 뿐만 아니라 세포내 경로가 어떤 상태냐에 따라 수용체에 붙어 있는 호르몬의 활동량이 달라진다. 생화학적 신호 경로인 세포내 사건은 호르몬이 수용체에 얼마나 강하게 부착되거나 효과적으로 부착되는지에 영향을 미친다. 게다가 호르몬은 일회성 운동에 다양하게 반응한다. 카테콜아민을 증가시키거나 인슐린을 감소시키거나 황체형성 호르몬이 전혀 변화하지 않게 하는 등의 내분비 반응을 일으킨다. 마지막으로, 운동에 따른 호르몬의 반응은 시간과 관련하여서도 많은 차이를 보인다. 예를 들어, 혈장 인슐린 농도는 가벼운 운동을 시작하자마자 바로 감소하지만, 인슐린이 만들어지는 기관과 같은 기관에서 생성, 분비되어 같은 기관(간)에서 분해되는 글루카곤은 가벼운 운동이나 중강도의 운동을 30분 정도 지속해야 증가하기 시작한다.

호르몬과 관련된 또 다른 복잡한 이슈는 고전적인 내분비 시스템과 신경계 간에 밀접한 관계가 있다는 주장이다. 호르몬이 신경활동에 변화를 주고 신경이 호르몬 분비를 바꾸어 놓을 수 있기 때문에 신경내분비 시스템의 관점에서 생각하는 것이 더 적합하다. 운동이 많은 호르몬을 자극한다는 것과 호르몬은 개별적으로 기능하는 것이 아니라 집합적으로 기능하는 것이 분명해 지고 있다. 호르몬이 매우 복잡하게 기능하고 있는 것은 사실이지만 분명한 것은 규칙적인 신체활동이 호르몬의 상태를 변화시킨다는 것이다. 본 장에서는 그동안 호르몬에 관해서 밝혀진 중요한 정보들을 소개하였다. 대부분의 정보는 인간을 대상으로 얻은 결과이지만, 일부는 동물을 대상으로 한 것들도 있다.

신체활동과 호르몬의 기능

한 번의 지구력 운동과 저항운동으로도 영향을 받는 생리적 기능이 있다. 이러한 생리적 기능들 중 많은 것들이 부분적으로 호르몬에 의해 조절된다. 호르몬의 조절을 받는 생리적 기능으로는 다음과 같은 것들이 있다.

- 근육 수축에 의한 연료의 동원
- 연료의 흡수
- 혈류의 조절과 분배
- 전해질의 안정
- 수소이온 상태의 조절
- 혈류의 변화와 관계된 체온조절
- 심폐 기능

신체활동으로 인한 성장률의 변화 또한 내분비와 관련이 있다. 예를 들면 성장호르몬, 인슐린, IGFs, 테스토스테론, 에스트로겐 그리고 그 밖의 다른 호르몬들이 저항운동으로 인한 성장률의 변화에 영향을 미치고 있다. 뿐만 아니라 지구력 운동에 대한 반응에서 갑상선 호르몬은 근육섬유 단백질 표현형 전환(muscle fiber protein phenotype transformation)에 매우 중요하다.

각 호르몬은 전형적으로 특정한 주 자극에 반응하며, 2차적인 자극에도 반응한다. 이와 같은 호르몬 반응은 인슐린과 포도당과의 밀접한 관계를 보면 잘 알 수 있다. 동맥혈의 포도당이 농도가 증가하면서 췌장에 스며들면 베타세포가 인슐린 분비를 증가시킨다. 반대로 포도당 농도가 감소하면 인슐린 분비가 감소한다. 그러나 일회성 운동에서는 다른 요인들이 대신한다. 일반적으로 운동을 하면 췌장의 베타 세포의 알파 아드레날린 자극이 증가한다. 그것은 다시 단기간의 초 최대운동을 하는 동안 포도당 농도가 불변하거나 증가할 때에도 인슐린의 분비를 감소시킨다. 뿐만 아니라 운동을 하는 동안 포도당을 주입하거나 섭취해도 인슐린이 증가하지 않는다. 이처럼 운동을 하는 동안 증가하는 인슐린을 억제하는 것은 쉽지 않다. 이는 포도당과 인슐린과의 관계가 교감신경계에 의해 바뀔 수 있기 때문이다. 이러한 방해활동으로 인해 운동을 하는 동안 혈장 인슐린이 감소한다. 그로 인해 '간 포도당 생산의 증가', '지방 분해율의 증가', '포도당 신생합성(gluconeogenesis) 비율의 증가'와 같은 연료 동원의 긍정적 효과가 나타나게 된다. 보다 많은 포도당이 근육세포로 이동해야 할 때 인슐린이 감소한다는 것은 이해하기 어렵다. 하지만 그것은 근육수축 자체가 수축근육의 포도당 흡수를 증가시킨다는 사실로 쉽게 설명할 수 있다. 운동을 하는 동안에는 포도당 흡수에 필요한 인슐린이 크게 감소한다. 따라서 운동을 하지 않을 때 호르몬과 자극과의 관계로 운동할 때 호르몬과 자극과의 관계를 설명할 수 없다.

운동에 대한 내분비 반응의 또 다른 측면은 체력뿐만 아니라 신체조성(body composition)도 운동에 대한 호르몬 반응에 영향을 미친다는 것이다. Hansen(1973)의 연구에 의하면 야윈 사람은 운동을 하는 동안과 그 이후에 성장호르몬이 증가한 반면 뚱뚱한 사람에게는 그 효과가 나타나지 않았다. 그는 연구를 진전시켜 최대 하 운동에 대한 에피네프린, 노르에피네프린, 글루카곤 반응이 비만 여성의 경우 덜 민감하다는 사실을 밝혔다.

조절 메커니즘과 신체활동

신체활동에 대한 내분비 반응은 심혈관계와 호흡계 같이 피드백, 피드포워드, 중앙명령 메커니즘에 의해 조절된다는 의미 있는 증거들이 제시되고 있다. 그것에 대한 증거는 쥐가 운동을 하면 혈당량이 감소하기 전에 간에서의 혈당 생산이 증가하고 혈당 생산을 증가시키는 데 필요한 호르몬이 증가된다는 사실에서도 찾을 수 있다. 구체적으로, 운동을 시작하고 처음 몇 분 동안은 혈장 인슐린이 감소한다. 그러한 현상 때문에 간 포도당 생산이 억제되지 않고 원활히 이루어진다. 이처럼 내분비 시스템은 포도당이 감소하는 것과 같은 신진대사 신호가 발생하기 전에 반응한다. 활동근육이 제공하는 피드백 정보가 내분비 반응에 매우 중요하다는 의미이다. 근섬유가 제공하는 구심성 신경 피드백 또한 근수축에 대한 성장호르몬, 부신피질자극호르몬(ACTH), 베타 엔드로핀(BeP)의 반응을 조절하는 데 도움이 된다는 것이다. 더군다나 두 다리를 사용한 일회성 운동은 같은 산소를 소비하며 한 다리로 운동할 때 알도스테론(부신 피질 호르몬의 일종) 반응의 반에 지나지 않았다. 따라서 근 수축으로 제공되는 피드백이 일부 호르몬의 내분비 반응을 적어도 일부는 조절한다는 사실을 알 수 있다.

> 규칙적인 신체활동에 대한 호르몬 적응이 건강 증진에 어떻게 기여하는가에 대해서는 우리가 정확히 알지 못하는 부분이 있다.

몇몇 호르몬의 신체활동에 대한 반응은 소위 말하는 '중앙명령'에 의해 부분적으로 통제를 받는다. 증거는

'신경근육 차단'을 사용한 연구에서 쉽게 발견할 수 있다. '신경근육 차단'이 근육을 약화시키고 그 결과 같은 양의 작업을 하는데 더 많은 노력(중심 자극)이 필요하다는 것이다. 이러한 조건에서는 카테콜아민과 뇌하수체 전엽 호르몬(GH, BeP 및 ACTH)의 분비가 같은 양의 작업을 하는 통제조건보다 더 크다. 이처럼 일부 호르몬은 과제의 실질적인 수행보다는 과제에 대한 지각된 노력에 반응한다. 글루카곤 반응(운동 후반부에 포도당이 감소하기 시작할 때 글루카곤이 증가하는 현상)을 보면 전통적인 피드백 메커니즘도 중요하다는 것을 알 수 있다.

그래서 규칙적인 신체활동과 내분비와의 관계를 평가할 때 다양한 조절 메커니즘을 고려해야 한다. 운동피질이 신체활동에 대한 내분비 반응을 부분적으로 조절하므로 신체활동과 내분비와의 관계는 뇌에서부터 시작된다고 생각할 수 있다. 그런데 불행하게도 뇌에서 일어나는 신체활동과 내분비와의 관계에 대해 아무것도 밝혀진 것이 없다. 신체활동에 대한 내분비 적응이 뇌에서 시작될 것이라는 다소 막연한 추론과 내분비 시스템이 규칙적인 신체활동에 어떻게 반응하는지를 밝힌 일부 연구결과를 바탕으로 내분비계가 신체활동에 어떻게 반응하느냐 하는 것이 건강과 관련이 있다는 주장을 하고 있다.

호르몬 조절의 중요성

인체는 모든 호르몬의 순환 농도가 매우 좁은 범위에서 유지되는 복잡하고 과다한 메커니즘을 갖고 있다. 예를 들어, 훈련받지 않은 일반인이 초 최대 트레드밀 운동을 하는 동안이나 운동을 한 다음 베타 엔드로핀의 순환농도는 겨우 3fmol/ml에서 12fmol/ml로 증가하고 ACTH는 30fmol/ml에서 40fmol/ml로 증가한다. 호르몬의 변화 범위가 이렇게 좁아도 강력한 기능을 한다는 증거로는 갑상선 호르몬 농도가 약간만 증가되어도 신진대사율이 크게 증가하는 것이 있다. 이는 모든 호르몬의 분비와 이화작용간의 엄격한 균형을 유지할 필요가 있다는 의미이다. 즉, 호르몬의 순환농도가 생리적인 범위에서 유지되도록 하는 것이 매우 중요하다.

저농도 호르몬의 조절

다른 호르몬을 예를 들어 설명할 수 있겠지만, 여기서는 인간의 건강과 관련성이 높고 대사 증후군에 관여하는 인슐린을 예를 들어 설명할 것이다. 이 책의 12장에서 당뇨병과 신체활동과의 관계를 설명하고 있으므로 여기서는 인슐린(췌장의 β 세포에서 합성·분비되는 호르몬의 일종)과 글루카곤(췌장에서 분비되는 호르몬의 일종)을 당뇨병과 무관한 사람들과 관련시켜 설명할 것이다.

인슐린이 건강에 관련된 규칙적인 신체활동에 적응한다는 것은 인슐린의 혈장 농도가 감소한다는 의미이다. 그것은 곧 인슐린의 감도가 증가한다는 의미가 되기도 한다. 인슐린 감수성은 지방, 근육, 간 등과 같이 인슐린에 민감한 세포로 전달되는 포도당의 양을 결정하는 인슐린의 양을 나타내는 용어이다. 즉, 지방, 근육, 간 등으로 전달되는 포도당의 양을 결정하는 인슐린의 양을 인슐린 감수성이라고 한다. 일회성 운동과 규칙적인 운동 모두 포도당 흡수를 위한 인슐린 감수성을 높이는데 도움이 된다는 것은 이미 잘 알고 있는 사실이다. 역학 연구에 의하면 기초 인슐린혈증(basal insulinemia)이 증가하면 각종 질병에 걸릴 위험이 커진다. 상대적 인슐린혈증은 인슐린의 양과 그것이 미치는 효과와의 관계를 나타내는 개념이다. 예를 들어, 인슐린이 30pM에서 90pM으로 증가할 때 어떤 사람은 포도당 흡수양이 분당 2mg/kg에서 5mg/kg으로 증가하지만, 다른 사람은 인슐린을 30pM에서 120pM까지 증가시켜야 같은 양의 포도당을 흡수할 수 있다. 후자는 상대적 고인슐린증을 갖고 있는 사람이다. 상대적 인슐린혈증이 약간만 증가하거나 감소해도 지방 동원과 같은 생리적 현상에 큰 영향을 미칠 수 있다. 인슐린혈증이 10~20pM 감소하는 것만으로도 지방 대사를 크게 탈 억제(disinhibit)하며 지방 산화를 증가시킬 수 있다(Bonadonna et al., 1990).

운동을 하면 혈장 내 인슐린 농도가 낮아진다는 사실이 규칙적인 운동을 하거나(종단연구 설계) 신체활동 수준이 다른 집단을 비교한(횡단연구) 수많은 연구를 통해서 이미 입증되었다. 기초 인슐린 농도가 낮아지는 것은 인슐린 제거 때문이 아니라 인슐린 분비가 감소하기 때문이다. 규칙적인 운동으로 인슐린 농도가 낮아지고 더불어 인슐린 감수성이 높아지면 포도당 조절을 더욱 잘 할 수 있게 된다.

지금까지는 규칙적인 신체활동이 기초 인슐린혈증에 미치는 영향에 관한 연구가 집중되었지만, 고혈당증(비기초적 조건)에 대한 인슐린 반응 연구에서도 운동을 하면 인슐린 분비가 감소한다는 사실이 밝혀지고 있다(Farrell, 1992). 이처럼 인슐린 반응이 감소하는 현상은 포도당 자극이 낮거나, 중간 정도이거나, 높은 경우 모두에서 발견할 수 있다. 일회성 운동이나 장기적 운동으로 인한 기초 인슐린혈증의 감소와 포도당 자극에 의한 인슐린 분비는 전신(사람, 쥐, 개), 췌장(개, 쥐), 췌장의 랑게르한스섬(쥐), 그리고 췌장 베타 세포에서 뚜렷이 나타나고 있는 현상이다(Farrell, 1992). 포도당에 반응하는 인슐린 분비가 감소하는 적응 현상이 하위 연구수준에서 뚜렷이 나타나고 있는 것이다. 그러나 그것을 세포와 하위 세포 수준에서도 설명이 가능하다고 일반화시킬 수는 없다. 소마토스타틴(somatostatin)의 억제효과에 대한 민감성을 높일 뿐만 아니라 췌장의 혈류 전체나 그것의 방향을 바꿀 수 있다는 사실 등도 고려해야 한다. 소마토스타틴은 인슐린과 그 밖의 다른 호르몬을 억제하는 효과가 있는, 췌장과 뇌에서 분비되는 작은 펩티드 호르몬이다. 그러므로 혈액이나 췌장에서 소마토스타틴의 농도가 증가하면 인슐린 분비가 감소하게 된다. 〈그림 6.1〉은 일회성 운동과 규칙적인 운동에 대한 인슐린 적응 반응을 그간에 이루어진 여러 연구결과들을 종합하여 설명하고 있다.

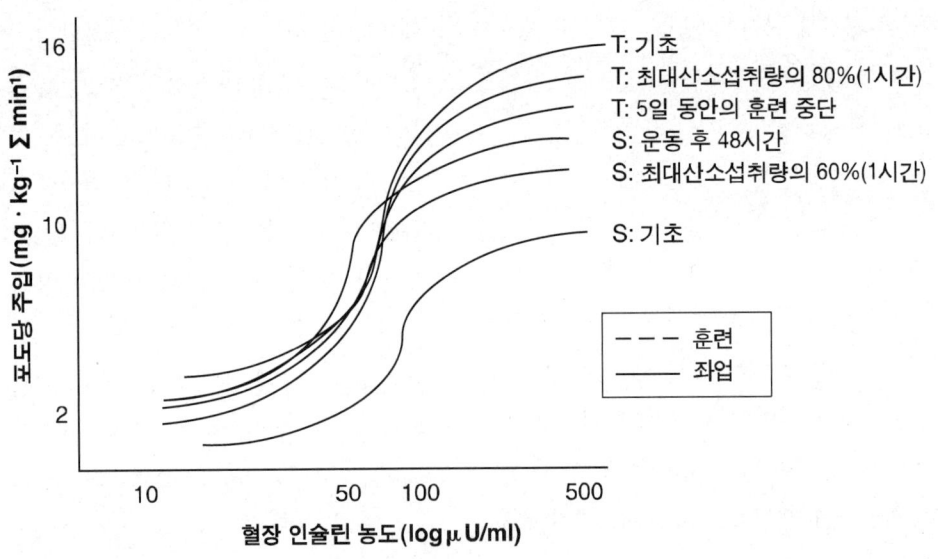

그림 6.1 일회성 운동과 규칙적인 운동에 긍정적으로 적응하는 인슐린

> ## 그림 6.1에 대한 질문
>
> - 사실 1. 훈련을 받은 사람은 기초 상태에서 인슐린 민감성과 반응성이 증가하였다.
>   질문 1: 어느 두 곡선(선)이 그것을 증명하고 있는가?
>
> - 사실 2. 주로 앉아서 생활하는 사람이 실시한 한 번의 중강도 운동으로 인슐린 민감성과 반응성이 증가하였다.
>   질문 2: 어느 두 곡선(선)이 그것을 증명하고 있는가?
>
> - 사실 3. 질문 2에서 인슐린의 민감성과 반응능력이 증가된 현상이 적어도 48시간 지속된다.
>   질문 3: 어느 두 곡선(선)이 그것을 증명하고 있는가?
>
> - 사실 4. 훈련된 사람이 한번 실시하는 운동으로 인슐린 민감성과 반응능력이 변화되지 않았다.
>   질문 4: 어느 두 곡선(선)이 그것을 증명하고 있는가?
>
> - 사실 5. 5일 동안의 운동을 전혀 하지 않고 침대에 누워있어도 인슐린 민감성에는 변화가 없었다. 하지만, 인슐린 반응능력은 감소하였다.
>   질문 5: 어느 두 곡선(선)이 그것을 증명하고 있는가?
>
> *이들 질문에 대한 답은 다음 페이지에서 찾을 수 있다.

규칙적인 신체활동이 내분비의 분비와 그것이 표적 조직에 어떤 시간적 순서(temporal sequence)에 따라 적응하는지 아직 밝혀지지 않고 있다. 운동을 시작하면 곧바로 인슐린 민감성이 증가하는 것은 사실이다. 그러나 같은 운동을 해도 포도당 자극 인슐린 분비에는 변화가 없다(Mikines et al., 1987). 뚜렷한 해부학적 특성을 나타내는 근육이나 췌장과 같은 기관은 인슐린을 크게 사용하지 않고 포도당 흡수를 정확하게 통제하는 방식으로 규칙적인 신체활동에 적응한다. 그러나 개별 조직들은 그와 다른 시간 패턴으로 적응한다. 우리는 기관들 간에 어떤 순응이 일어나는지 아직은 알지 못하고 있다. 포도당 자체가 조정 적응을 조절하는 것 같지는 않다. 왜냐하면, 간의 포도당 생성율과 마찬가지로 안정시 포도당 농도가 훈련을 받은 사람이나 받지 않은 사람에게 똑같이 나타나고 있기 때문이다.

이렇듯 인슐린 혈증의 변화에 대한 뚜렷한 민감성이 인슐린의 다른 기능에서는 뚜렷하지 않다. 인슐린은 일회성 저항 운동을 한 후 단백질 합성율을 증가시킬 수 있도록 일종의 허용 역할을 하기도 한다. 그러나 운동 후 단백질 합성 비율이 증가하기 전에 인슐린혈증은 기초 농도의 20% 이하로 감소되어야 한다. 이는 규칙적인 신체활동에 적응하면 기초 호르몬 수준이 증가 또는 감소하여 이들 호르몬의 특정 작용에만 영향을 미친다는 의미이다.

운동을 하면 인슐린에 의해 당 조절(glucoregulation)에 변화가 일어난다는 우리의 일반적 이해와는 달리 규칙적인 운동이 인슐린의 민감성을 변화시키고, 그것이 단백질 합성, 단백질 분해, 지방 분해, 혈관 확장과 같은 기능에 미치는 영향에 대해서는 아직 분명히 밝혀지지 않고 있다. 더군다나 규칙적인 운동이 인슐린이 아닌 호르몬의 혈장농도에 어떤 영향을 미치고 있는지에 대해서는 더더욱 분명하게 밝혀지지 않고 있다.

기초 혈장 에피네프린(epinephrine) 농도는 훈련받은 사람에게서 약간 높게 나타날 수 있다. 하지만 일관된 연구결과의 지지를 받지 못하고 있다. 훈련된 선수들이 휴식 중이거나 격렬한 운동을 하는 동안 혈중 에피네프린 농도가 증가하였다면 그것은 에피네프린 정화치(epinephrine clearance)가 감소하였기 때문이 아니라 에피네프린 분비가 증가하였기 때문이라고 주장할 만한 충분한 자료가 있어야 한다. 그런데 ACTH, BeP, 노르에피네프린, 글루카곤 등의 혈액 농도는 활동적인 사람과 비활동적인 사람들 간에 안정 농도에 있어서 뚜렷한 차이가 없다는 것을 알 수 있다.

호르몬의 주기적 방출 조절

대부분은 아니지만 많은 호르몬이 샘에서 리드미컬하게 분비된다. 호르몬이 리드미컬하게 분비되는 진동은 수분에서 수개월 지속될 수 있다. 호르몬이 그렇게 리드미컬하게 분비된다는 것은 대부분의 호르몬 혈장농도가 예측 가능하게 증가 또는 감소한다는 의미이며, 그것은 곧 호르몬이 그렇게 규칙적으로 분비되어야 유기체가 생존하고 기능할 수 있다는 의미가 된다(Borer, 2003). 호르몬의 박동성 분비는 특성상 매우 복잡하지만, 여기서는 박동성 빈도(박동간의 시간)와 진폭(박동 시 분비되는 호르몬의 최대량)만을 논의할 것이다. 박동의 간격은 몇 분(예를 들어 인슐린과 같이 하루 주기)에서부터 몇 시간(예를 들어 성장 호르몬, 코티솔, 황체 형성 호르몬과 같은 하루이하의 주기) 심지어 며칠(예를 들어 난포자극호르몬, 에스트로겐과 같은 생식 호르몬인 하루 이상의 주기)까지 매우 다양하다.

> 많은(또는 대부분의) 호르몬은 내분비선에서 일정한 주기를 갖고 박동적으로 분비되고 있으며, 운동을 규칙적으로 하면 그러한 박동 패턴에 대한 적응력이 높아져 기능이 강화 된다.

이유가 완전히 밝혀진 것은 아니지만 호르몬이 맥박이 뛰는 것처럼 박동적으로 분비되기 때문에 표적 조직의 활동을 증대시킬 수 있다. 따라서 운동을 규칙적으로 하면 호르몬의 박동성 분비를 증가시킬 수 있다는 예측이 가능하다. 젊은 여성들의 성장호르몬의 경우는 운동을 하면 박동성 분비가 증가하지만, 인슐린과 멜라토닌의 경우에는 그 반대 현상을 보이고 있다.

운동을 하는 동안 일어나는 호르몬의 변화 효과를 정확하게 해석하기 위해서는 호르몬 박동의 패턴을 알아야 한다. 혈액을 한 번 정도 채취해서 호르몬 박동의 패턴을 파악하는 것은 쉽지 않다. 왜냐하면 운동과 관련된 반응은 운동을 하기 전의 기초선(baseline)에서 일어나는 변화에 의해 패턴이 위장되거나 강조될 수 있기 때문이다. 이와 관련된 한 예가 있다. 몇 년 전에 한 연구팀에 의해 코티졸(부신 피질에서 생성되는 스테로이드 호르몬의 일종)이 정상적으로 증가할 때 운동을 하면 순환 코티솔 농도에 변화가 없지만 코티솔 수준이 최저 수준일 때 같은 운동을 하면 순환 코티솔이 크게 증가한다는 것을 발견하였다. 이처럼 호르몬에 관한 자료를 해석할 때 운동을 하기 전의 농도와 패턴 때문에 나타날 수 있는 효과를 무시하는 경향이 있다. 그 결과 신체활동과 호르몬과의 관계에 대한 연구가 이 분야의 연구자와 연구결과를 활용하는 사람들을 매우 혼란스럽게 하고 있다.

> ## 그림 6.1의 질문에 대한 답
>
> - 답 1. T:기초와 S:기초를 비교하라.
> - 답 2. S:기초와 S:최대산소섭취량의 60%(1시간)와 비교하라.
> - 답 3. S:기초와 S:48시간 이후와 비교하라.
> - 답 4. T:기초와 T:최대산소섭취량의 80%(1시간)를 비교하라.
> - 답 5. T:기초와 T:5일 동안의 훈련 중단과 비교하라.

인슐린

인슐린은 췌장에서 심장이 박동하는 방식으로 분비되므로 인슐린을 이용하여 규칙적인 신체활동이 호르몬 분비 패턴을 어떻게 변화시키는지 설명할 것이다. 생식 호르몬과 성장 호르몬도 심장이 박동하는 방식으로 분비되므로 여기에서 논의할 것이다.

신체적으로 훈련된 사람은 맥박 진폭(pulse amplitude)이 감소한다는 보고가 있으며, 그러한 주장은 다음과 같이 타당하다. 호르몬을 박동 방식으로 공급하면 그 호르몬의 효과가 증대된다. 하지만 근육과 같이 인슐린에 민감한 조직은 인슐린에 더욱 민감하게 되기 때문에 효과를 증대하는 대신 그러한 조직에 박동 방식으로 인슐린을 공급할 필요성이 줄게 된다. 즉, 적은 인슐린으로 같은 효과를 낼 수 있게 된다. 그래서 단련된 사람은 박동 진폭이 감소하게 된다.

> 스트레스가 없을 때에는 혈장 내 호르몬의 농도가 매우 낮으므로 그 농도를 약간만 증가시키거나 감소시켜도 건강에 상당한 영향을 미치게 된다. 규칙적인 운동은 그러한 효과를 가져 올 가능성이 매우 높다.

한 번 혈액을 채취해서 분석한 경우뿐만 아니라 90분 동안 매 분마다 분석한 경우에도 오랫동안 훈련받은 사람들의 맥박 진폭이 그렇지 않은 사람들보다 낮게 나타났다. 그러나 맥박빈도에 있어서는 아무런 변화가 없었다(그림 6.2). 이것은 매우 재미있는 관찰로서 호르몬은 박동 방식으로 전달될 때 더욱 효과적이라는 주장을 뒷받침 해주고 있다. 〈그림 6.2〉의 자료를 해석하면, 훈련된 사람은 인슐린 민감성이 증가하여 일반인들이 일정한 양의 포도당을 흡수하는데 필요한 정도의 인슐린을 필요로 하지 않는다는 것을 알 수 있다. 훈련을 하면 조직이 인슐린에 더욱 민감하게 반응하므로 적은 인슐린으로 같은 효과를 발휘할 수 있다고 입증은 되지 않았지만 논리적인 주장이 가능하다. 즉 인슐린이 적게 분비되거나 전달되어도 같은 효과를 발휘할 수 있다는 주장을 할 수 있다.

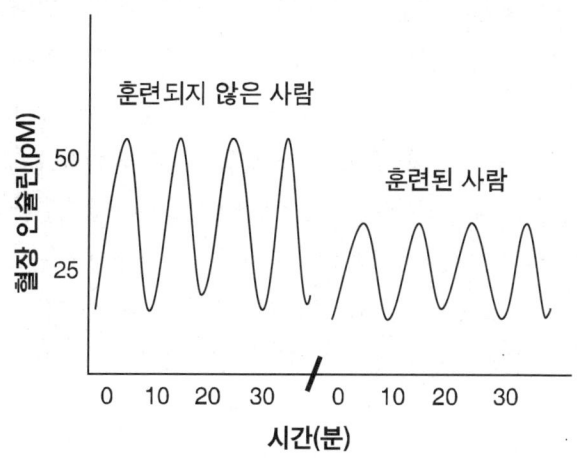

그림 6.2 규칙적인 신체활동이 인슐린 박동에 미치는 효과

진화의 관점에서 보면 훈련받은 사람들의 패턴이 매우 바람직한 패턴일지 모른다. 그러한 패턴이 오랫동안 점진적으로 증가하였을 것이기 때문이다. 규칙적으로 운동을 하는 사람들의 인슐린 박동과 민감성은 제2형 당뇨병 환자들과 확연히 달랐다. 제2형 당뇨병 환자와 포

도당 불 내성을 가진 그의 직계가족들에게는 인슐린의 박동성 분비가 나타나지 않거나 불규칙하였으며, 박동 진폭이 매우 낮고 박동 빈도도 폭넓게 붕괴되어 있었다.

빈약하기는 하지만, 호르몬 박동과 규칙적인 운동에 관한 정보에 따르면 박동 진폭(특히, 인슐린, 성장호르몬, 황체 형성 호르몬)은 규칙적인 운동에 적응하여 긍정적으로 변화한다. 반면, 박동 빈도는 규칙적인 운동에 잘 반응하지 않는 것으로 보고되고 있다. 그러한 재미있는 현상이 일부 질병에서 똑같이 나타나고 있다. 즉 박동 진폭은 변화하지만 박동 빈도가 정상인 질병들이 발견되고 있다.

성장호르몬과 IGF

하루 이하 주기로 분비되는 또 다른 호르몬은 성장 호르몬이다. 뇌하수체 전엽(anterior pituitary)에서 분비되는 성장호르몬은 신체적 성장에 중요한 역할을 한다. 성장호르몬의 수많은 아형(isoform) 가운데 22kd 아형이 운동의 관점에서 가장 많은 연구가 이루어지고 있다. 격렬한 운동을 할 때 운동강도가 높아지면 그에 따라 증가한다. 성장호르몬은 결합단백질과 결합하여 순환한다. 그러나 이들 결합단백질이 운동반응에서 어떤 역할을 하는지에 대해서는 아직 밝혀지지 않고 있다. 사춘기 이후에 운동을 통해 성장 호르몬을 분비하면 골격근의 질량을 유지하는 데 크게 도움이 된다.

성장 호르몬의 조절이 얼마나 복잡한지는 그와 관련된 두 가지 강한 생리적 자극이 잠자는 것(운동이 일어나지 않는 상태)과 운동하는 것이라는 것을 알면 더욱 분명해 진다. 혈장 농도는 잠을 자기 시작한지 2~3시간이 지난 다음에 높게 나타나지만 그 보다 더 높은 혈장 농도는 격렬한 일회성 유산소 운동과 저항운동을 한 다음에 나타난다. 운동 등과 같은 자극이 없을 때 뇌하수체에서 분비되는 성장 호르몬은 시상하부의 자극 펩티드인 유리 호르몬의 자극효과와 성장 억제 호르몬인 소마토스타틴 간의 균형이 어떻게 유지되느냐에 달려 있다. 일회성 운동을 할 때에는 어떤 자극으로 성장호르몬이 증가하는지에 대해서는 아직 밝혀지지 않고 있다. 그러나 콜린성 자극, 산화질소, 수소 이온, 근육 구심성 활성화(뇌하수체 전엽을 직접적으로 자극), 그리고 근육 진동이 성장호르몬을 증가시키는 것으로 추정하고 있다(Gosselink et al., 2004). 콜린성, 도파민성, 세라토닌성 차단이 있으면 성장호르몬이 운동에 반응하는 것을 방해한다. 운동으로 인한 성장호르몬의 증가는 카테콜아민(베타 또는 알파 아드레날린성)이나 오피오이드(적어도 날록손의 저항을 받는 것들) 또는 혈장 그렐린 때문에 일어나는 것 같지는 않다. 혈장 그렐린은 성장 호르몬의 증가가 현저할 때에도 운동을 하는 동안에는 변화하지 않는다. 그렐린이 성장 호르몬에 아무런 영향을 미치지 않는다는 사실은 그렐린을 주입하면 성장 호르몬, ACTH 그리고 프로락틴이 증가한다는 연구결과와 상반된다.

폐경 전 여성의 경우 훈련 자극이 젖산 역치 이상으로 강하면 규칙적인 운동이 성장 호르몬 박동 진폭을 증가시키지만 박동 빈도는 증가시키지 않는다. 성장 호르몬 박동 진폭의 증가는 일회성 운동을 한 다음 24시간 이상 분비되는 호르몬의 전체 양처럼 젊은 여성에게서 발견할 수 있다. 그러나 젊은 남성이나 나이 든 남성에게는 발견할 수 없었다. 특히 중년 남성에 관한 자료를 거의 찾아볼 수 없었다. 격렬한 저항성 운동을 한 다음 몇 시간 동안 성장 호르몬 박동 진폭과 성장 호르몬 농도가 젊은 남성(22세)에게서 크게 감소하였다. 결국, 성장 호르몬 농도는 운동을 하지 않는 조건보다는 운동을 하는 조건에서 더 높게 나타난다고 할 수 있다. 일회성 운동이 성장호르몬의 박동성 분비를 변화시키는지, 그리고 어떻게 변화시키는지에 대한 좀 더 많은 연구가 이루어져야 한다. 비만환자와 노인은 성장 호르몬 농도가 감소한다. 그러므로 운동을 통해 성장 호르몬의 진폭(amplitude)을 증가시키면 노인들에게 필요한 근육 량을 유지하는 데 도움이 될 것으로 추정된다.

성장호르몬은 간에서 IGF의 생산과 방출을 자극한다. IGF-1과 기계성장인자(MGF)는 저항 운동을 한 다음에 혈장과 골격근에서 증가하는 반면, 외인성 성장 호르몬과 저항 운동을 결합하면 기계성장인자를 위한 메신저 RNA(mRNA)가 더욱 증가한다. 간에서 파생되는 IGF-1은 성장 호르몬의 자극을 받지만, IGF-1의 조직 농도가 수축에 반응하여 증가하는 것은 순환 성장 호르몬과 혈장 IGF-1과 무관하다. 저항운동으로 근육 량이 많아지면 증가된 유전자 발현에 의해 근육내 MGF가 증가하고, 성장호르몬 자극에 의해 IGF-1이 증가한다. IGF-1 유전자는 규칙적인 근 수축 운동에 반응하면서 다르게 이어 맞추기(splicing)를 한다. 이어 맞추기는 RNA로부터 인트론들이 제거되어 단백질의 아미노산 서열을 암호화하거나 엑손(exon)들만을 모으는 과정을 말한다. 이어 맞추기에 관한 연구는 인간보다는 설치류에 적용하는 것이 더 적합하다고 주장하는 학자들이 있다. 몇몇 연구자들은 운동이나 훈련을 통해 인간 근육 IGF-1이 증가한다는 뚜렷한 증거를 찾을 수 없다고 보고하고 있다. 중강도나 고강도의 일회성 저항운동을 하면 '혈청 IGF-1'은 증가하는 반면 IGF 결합 단백질-3의 농도는 감소하고 IGF 결합 단백질-1은 변화하지 않는다.

저항운동에 적합한 동화반응을 하기 위해서는 많은 호르몬이 불필요할 정도의 과정을 거쳐 동원된다. 예를 들어 당뇨가 심하지 않은 쥐의 단백질 합성율이 저항운동을 한 다음에 증가하고, 운동직후(24시간까지 감소된 인슐린혈증(insulinemia)은 운동으로 근육에 증가된 IGF-1 농도에 의해 보충된다. 그러나 이러한 현상이 당뇨가 없는 쥐에게는 운동 후 이틀이 지날 때까지 나타나지 않는다. 이처럼 근육내의 IGFs와 동화작용을 하는 동안 인슐린 이용 가능성 간에 관계가 있을 것으로 추정하고 있다.

여성의 생식

생식 호르몬도 일시적으로 분비되며, 만성적 에너지 결손을 일으킬 정도의 과도한 운동을 반복하면 그것도 생식 호르몬의 박동성 분비를 억제하게 된다. 그러나 또한 분명한 것은 정상적인 여성이라면 중강도나 고강도의 운동을 생식 기능에 영향을 받지 않고 장기간(1년 이상) 실시할 수 있다는 것이다. 어떤 운동은 생식 호르몬에 도움이 되지만, 에너지 결손을 가져올 정도로 매우 강한 운동은 자녀를 낳는데 도움이 되지 않는다(Loucks, 2001). 사실, 자주 고강도의 운동을 하는 여성 운동선수들 가운데 6% 이하의 선수들만이 일시적인 생식 기능의 상실(월경 중단)을 경험하고 있을 뿐이다. 생식 기능이 저하되는 원인이 완전히 밝혀지지는 않고 있다. 운동 자체가 생식 기능을 저하시킨다기보다는 운동에 따른 에너지 소비의 증가와 영양 부족이 복합적인 원인이 되는 에너지 결손 때문에 생식 기능이 저하된다는 주장이 설득력을 얻고 있다.

과도한 에너지 소비를 요구하는 운동은 여성의 LH 박동 진폭을 감소시킨다. 그렇게 생식 기능을 저하시키는 일은 LH 분비를 결정하는 시상하부의 어떤 구역에서 일어나는 것으로 추정하고 있다. LH는 복잡한 조절 하에 있지만, 중요한 조절요인은 시상하부의 활꼴 핵에서 분비되는 성선자극호르몬 방출호르몬(GnRH)인 것으로 알려지고 있다. GnRH와 LH 분비 간에 일대일의 관계가 성립하며, 두 호르몬 모두 과도한 운동으로 생기는 에너지 결손 때문에 활동을 억압받는 특성을 갖고 있다. LH의 박동성이 감소되면 황체기의 단축, 난포기(follicular phase)의 연장, 황체낭종에 의한 불충분한 프로게스테론의 분비와 같은 황체기(luteal phase) 결함이 발생하게 된다.

또 다른 뇌하수체 전엽 호르몬인 FSH도 운동이 초래하는 에너지 결손 때문에 순환농도의 감소와 같은 부정적인 영향을 받고 있다. FSH는 난포의 수용기들에 붙어 그들을 자극한다. 그러면 난포는 과도한 운동을 하는 여성들에게 수치가 낮은 것으로 알려진 에스트로겐을 생성하고 분비한다. 과도한 운동으로 인한 시상하부 뇌하수체 성선 축의 붕괴는 어떤 수준의 축에서도 일어날 수 있다. 그러나 GnRH에 대한 성선자극 수용기의 민감성은 운동을 해도 변하지 않는다. 여성의 생식기능이 저하되는 것은 부신피질자극호르몬 방출인자, ACTH, 코티솔, 안드로겐, 또는 BeP의 과량 분비 때문이라고 주장하는 학자도 있다(Borer, 2003). 동시에 그러한 여성들은 GH와 안드로스텐디온(androstenedione)의 농도가 더 높다. 에너지가 부족하면 활동을 억압받는 렙틴도 여성 운동선수의 생식기능 저하에 관여한다는 주장이 있다.

너무 이른 시기에 과도한 운동을 반복적으로 하면 성적 성숙에 부정적인 영향을 받을 수 있다. 어린 여성이 격렬한 운동을 과도하게 하면 초경이 약 1년 정도 지연될 수 있다. 초경이 지연되면 LH 박동 빈도가 감소하거나, FSH/LH 분비율이 증가하거나, 사춘기를 경과하는 데 필요한 에스트라디올 분비가 부족 되는 현상이 나타나게 된다(Borer, 2003).

여성의 생식 기능이 저하되면 그것이 건강에 어떤 영향을 미치는지에 대해서는 아직 밝혀지지 않고 있다. 운동을 규칙적으로 하면 장기간에 걸쳐 순환 에스트라디올을 낮추는 효과가 있다. 에스트라디올의 감소는 심장병과 유방암을 예방하는 효과가 있을 수 있다고 주장하고 있다. 반대로 생식기능이 정상 사이클을 이탈하면 골손실과 골다공증을 유발할 수 있다는 주장을 하기도 한다. 중요한 것은 과도하지 않은 운동을 규칙적으로 하면 생리불순이 생기지 않을 뿐만 아니라 운동에 따른 다른 부정적인 결과도 피할 수 있다는 사실이다.

남성의 생식

일회성 운동만으로도 남성의 유리 테스토스테론(free testosterone)과 총 테스토스테론(total testosterone) 그리고 안드로스테네디온(androstenedione) 이 증가한다. 남성의 생식 호르몬은 여성에서와 같이 에너지 결손에 부정적으로 반응한다고 생각하는 것이 합리적인 가설이다. 이러한 가설을 지지한다면 남성이 고강도의 운동을 장기적으로 수행하면 테스토스테론과 정자생성이 감소한다고 봐야 한다. 중강도의 운동을 오래 지속하면 남성이나 여성의 생식 기능이 향상되는지에 대한 연구 결과도 아직 발견되지 않고 있다.

규칙적인 신체활동과 호르몬 적응

IGFs와 인슐린 가용성과의 관계를 보면 호르몬 활동의 과잉(redundancy)이라는 중요한 개념을 쉽게 이해할 수 있다. 이 개념은 연료 동원 분야에서 특히 중요하다. 운동을 규칙적으로 하면 호르몬 가용 능력이 바뀌고, 그로 인해 운동 중 연료 활용 패턴이 바뀌게 된다.

운동을 하는 동안 연료의 이용이나 동원을 조절하는 호르몬은 에피네프린(epinephrine), 글루카곤, 인슐린이며, 다소 기능은 떨어지지만 성장호르몬, 노르에피네프린, ACTH, 코티솔 등이 관여하고 있다. 에피네프린, 코티솔 그리고 글루카곤은 인슐린 효과의 균형을 유지하고 포도당 가용성을 촉진하기 때문에 길항호르몬(counterregulatory hormones)이라고 한다. 규칙적인 신체활동과 호르몬 적응과의 관계를 이해하는 데 무엇보다 중요한 호르몬은 카테콜아민이므로 이 절에서는 카테콜아민(에피네프린과 노르에피네프린)에 논의를 집중할 것이다. 카테콜아민은 운동대사를 변화시켜 규칙적인 신체활동에 적응하도록 하는 기능을 한다. 부신에서 분비되는 카테콜아민과 교감신경에 기인하는 카테콜아민을 구분하는 것이 쉽지 않다. 때문에 대부분의 책들이 교감신경부신계통(sympathoadrenal system)을 참고로 카테콜아민을 설명한다.

에피네프린과 노르에피네프린

운동과 관련하여 가장 많이 연구된 카테콜아민은 에피네프린, 노르에피네프린, 도파민이다. 에피네프린은 부신 수질에서 만들어지고 분비되며, 노르에피네프린 또한 부신 수질에서 만들어진다. 그러나 운동으로 인해 노르에피네프린이 증가하는 중요한 원인은 활성화된 교감신경 종말의 다량 생산 때문이다. 중추신경계의 중요한 신경전달물질인 도파민도 말초순환에서 나타나지만 말초순환에서 나타나는 도파민의 원천과 기능에 대해서는 아직 분명하게 밝혀지지 않고 있다. 혈장 에피네프린과 노르에피네프린 농도는 운동강도에 따라 기하급수적으로 증가하며(그림 6.3), 특히 최대유산소 능력관련 운동강도와 밀접한 관계가 있다. 운동으로 인한 에피네프린과 노르에피네프린의 증가는 말초요인(활성근육의 국소요인)과 뇌의 중앙명령이 함께 참여하여 시작된다. 카테콜아민은 우리가 운동을 하는 동안 연료의 동원(에피네프린), 혈류의 분할(노르에피네프린), 심장 수축력의 증가(노르에피네프린), 혈압의 증가(노르에피네프린)와 같은 중요한 생리적 조절 기능을 한다. 심장에 분포하는 교감 신경에서 분비되는 노르에피네프린과 달리, 순환 카테콜아민은 운동할 때의 심박수나 수축기 혈압 또는 호흡 반응에 중요하지 않은 것으로 보인다. 왜냐하면 이들 생리적 반응은 부신을 절제한 사람이 탈진할 때까지 운동을 해도 마찬가지로 나타나기 때문이다. 순환 카테콜아민의 질은 급속히 저하되고, 그것의 농도는 운동 후 신속하게 감소한다.

운동으로 인해 지방조직의 분해가 증가하는 것은 상당부분 카테콜아민 때문이다. 하지만 운동 중 혈류의 차등 증가로 인해 하나의 지방조직층이 다른 지방 조직층보다 지방분해를 더욱 증가시킬 수도 있다. 예를 들어

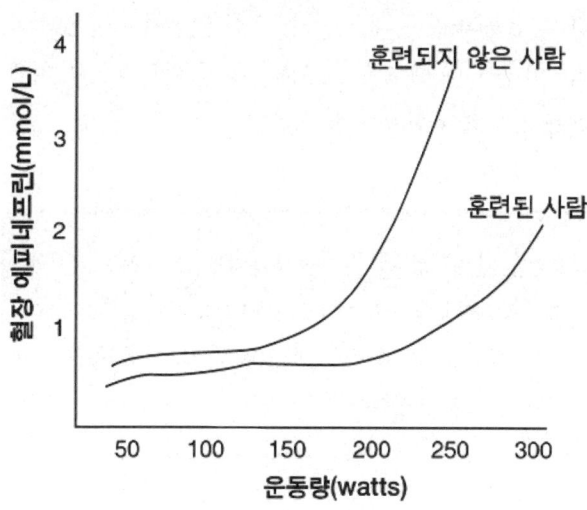

그림 6.3 절대 운동량에 대한 혈장 에피네프린의 반응

교감신경은 운동을 통해 배꼽층(umbilical bed)과 쇄골층(clavicular bed)의 지방을 분해하는 데 중요하지 않다. 에피네프린이 간 글리코겐 분해와 지방조직의 분해를 자극하기는 하지만 어떤 호르몬이 운동이나 훈련에 적응하는 것은 조직에 따라 다를 수 있다. 운동을 규칙적으로 하면 에피네프린의 자극에 의한 호르몬-민감 리파아제 활성화가 근육에서는 감소하지만 지방조직에서는 증가한다. 에피네프린과 부신피질 자극성 호르몬 모두 규칙적인 신체활동에 적응하여 분리지방세포의 분해를 더욱 크게 자극한다. 카테콜아민은 또한 순환 인슐린을 억제하고 지질분해 효과가 있는 성장호르몬, 코티솔, 글루카곤의 분비를 자극함으로써 지방분해를 간접적으로 촉진한다.

운동에 대한 카테콜아민 반응을 보면 많은 호르몬의 운동반응이 〈그림 6.3〉, 〈그림 6.4〉, 〈그림 6.5〉, 〈그림 6.6〉에서 보는 바와 같이 실제로 수행한 운동 양보다는 상대적 노력에 의존한다는 것을 알 수 있다(Kjaer et al., 1986). 호르몬을 분비하는 대부분의 샘은 얼마나 많은 운동을 했는지를 감지하기 보다는 유기체 능력의 어느 정도를 사용하여 주어진 운동과제를 성취하고 있는지를 감지한다. 이 개념은 대부분이 달리기, 자전거

타기, 운동과 같은 대근운동에 관한 연구에서 나온 것이다. 따라서 이 개념을 소근운동에 적용할 수 있는지에 대해서는 아직 확신할 수 없다.

> 운동을 할 때 적당한 연료를 동원하는 것은 매우 중요하며, 호르몬이 그러한 생리적 기능에 중요한 역할을 하고 있다. 운동을 할 때 불필요한 내분비 시스템이 동원되고 있는 것 또한 사실이다.

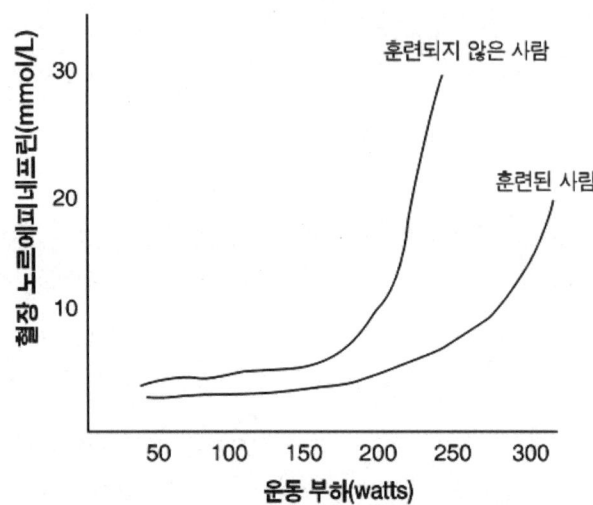

그림 6.5 절대 운동량에 대한 노르에피네프린의 운동반응

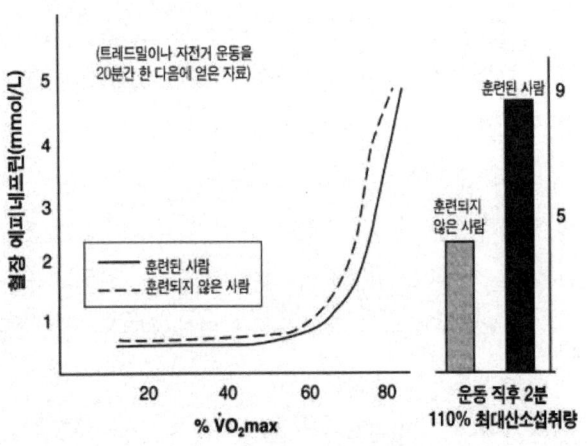

그림 6.4 상대적 운동량으로 표현한 운동 중 혈장 에피네프린의 변화

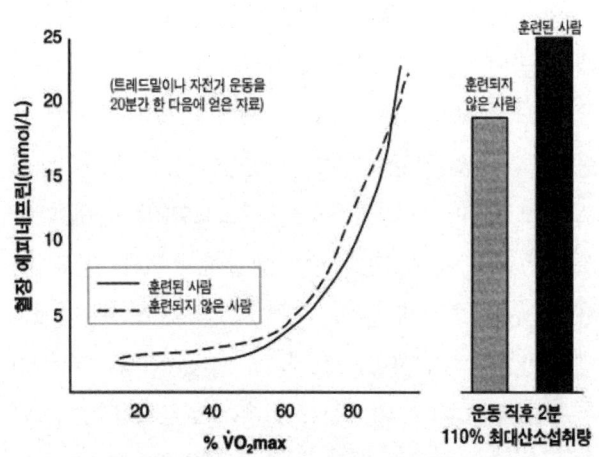

그림 6.6 상대적 운동량으로 표현한 혈장 노르에피네프린의 변화

내분비 시스템의 적응이 운동 중 연료 동원과 이용에 도움이 되는지 그렇지 않은지를 설명하는 것은 그렇게 간단하지 않다. 지방의 동원과 이용은 저강도 운동에 적합하지만 탄수화물의 동원은 고강도 운동에 적합하다. 에피네프린은 지방조직의 분해를 자극하는 중요한 호르몬이지만 근육의 글리코겐을 분해하는 데에는 거의 도움이 되지 않는다(Kjaer & Galbo, 1988). 운동을 할 때 동원되는 연료는 상당부분 이러한 기능들에 의존하고 있다. 지구력 훈련을 한 사람들은 에피네프린이 주입되면 지방분해가 증가된 반응을 하지만, 훈련을 멈추면 곧 적응 반응을 중단한다(불과 며칠 만에 적응력을 상실하게 됨). 이와 같이 지방분해 반응이 증가되는 현상은 실험실에서 인간의 지방세포를 자극할 때뿐만 아니라 전신 수준에서도 관찰되고 있다. 이런 적응의 일부는 1970년대와 1980년대에 밝혀진 아드레날린 수용체의 강화된 민감성과 관련이 있다. 이러한 적응은 훈련된 사람의 최대 하 운동 시 지방산화의 증가율과 일치한다. 따라서 호르몬 자극에 의한 지방분해는 규칙적인 운동을 하면 증가한다는 것이 여러 가지 조건 하에서 입증되고 있다.

잘 훈련된 지구력 운동선수는 격렬한 운동을 할 때 훈련을 받지 않은 사람들보다 많은 에피네프린을 분비할 수 있다. 최대유산소능력과 관련하여 운동을 표현하면 더더욱 그러하다. 이러한 능력이 있으면 혈장 에피네프린이 1nmol/L에서 6nmol/L로 증가할 때 운동 시간의 포도당 생산과 혈장 에피네프린이 선형관계이므로 포도당을 동원하는 것이 유리하다. 베타 아드레날린이 프로프라놀롤에 의해 차단되면 낮은 강도에서는 그렇지 않지만 높은 강도의 운동에서는 운동 능력이 감소한다. 이러한 사실을 볼 때, 힘든 운동 시에는 베타 아드레날린의 자극이 필요하다는 것을 알 수 있다. 격심한 경기를 할 때 포도당 생산능력이 좋으면 확실히 유리하다. 이와 같은 부신수질의 훈련적응은 훈련이 된 선수들이 격렬한 운동을 할 경우 그들의 혈장에 BeP, GH, ACTH와 같은 호르몬이 증가한다. 따라서 일부 뇌하수체 전엽 호르몬에도 그와 같은 적응활동이 일어난다고 예측할 수 있다.

〈그림 6.5〉에서 알 수 있듯이 혈장 노르에피네프린 또한 운동강도가 증가하면 그에 따라 기하급수적으로 증가한다. 〈그림 6.6〉에서는 잘 훈련된 선수들일수록 격렬한 운동을 하는 동안 노르에피네프린의 농도가 높게 나타나고 있음을 보여주고 있다. 이러한 변화가 신진대사의 측면에서 어떤 의미가 있는지에 대해서는 아직 분명히 밝혀지지 않고 있다.

규칙적인 신체활동에 적응하는 호르몬이 신체활동을 중단한 경우 그 효과가 어떻게 사라지는가 하는 소멸비율에 대해서는 정확하게 밝혀지지 않고 있다. 췌장의 운동자극에 의한 적응효과는 며칠 안에 소멸된다. 하지만 부신수질은 신체활동을 중단하고 수 주일이 지난 다음에도 높은 수준의 에피네프린을 분비할 수 있는 능력을 유지하고 있다. 이것은 운동 내분비학에서 밝혀야 할 분야로 남아 있다.

> 신체활동에 대한 긍정적 호르몬 적응은 훈련을 시작하고 얼마 지나지 않아 나타나지만 훈련을 멈추면 곧 소멸한다.

글루카곤

글루카곤의 중요한 기능은 인슐린이 포도당을 낮추는 것을 억제하는 것이다. 글루카곤은 췌장의 랑게르한스섬의 알파 세포에서 만들어지고 분비된다. 신체적으로 활동적인 사람과 그렇지 않은 사람 간에 하루 평균 글루카곤 농도에 있어서는 별 차이가 없다. 그러나 규칙적으로 운동을 하면 글루카곤의 안정 시 농도가 낮아진다는 연구가 있다. 운동 시 혈장의 에피네프린과 글루카곤 농도 간에는 정적 상관이 있지만 베타-아드레날린작용의 차단은 운동에 대한 글루카곤 반응에 영향을 미치지 않는다. 최대하 운동에 대한 글루카곤 반응은 혈장 포도당의 감소에 의해 크게 좌우된다. 하지만 부교감신경의 차단과 알파-아드레날린 차단에 대해서는 아무런 영향을 받지 않는다. 에피네프린의 경우처럼 초 최대(supramaximal) 운동에 대한 글루카곤 반응은 훈련받지 않은 사람보다는 훈련받은 사람에게서 훨씬 높게 나타나고 있다. 그러나 인슐린-유도 저혈당증에 대한 글루카곤 반응은 훈련받지 않은 사람보다는 훈련받은 사람에게서 더 낮게 나타난다.

규칙적인 신체활동과 장기적인 식품섭취에 대한 호르몬 적응

운동 중 연료 사용에 관한 문제는 운동을 한 다음 연료를 보충하는 것이 가장 큰 이슈가 될 수밖에 없다. 체내 지방 용해 물질인 렙틴(leptin)은 유리형태와 결합형태 모두로 순환하는 일종의 146 아미노산 펩티드이다. 초기 연구에서 렙틴 가용성이 에너지 균형과 밀접한 관계가 있다는 것을 명확히 밝혔다. 즉, 부적 에너지 균형(negative energy balance)은 렙틴 농도를 감소시키는 반면 잉여 에너지(energy surplus)는 농도를 증가시킨다. 동시에 비만인 사람들은 렙틴 농도가 높은 반면 운동선수들은 렙틴 농도가 그렇게 높지 않은 것으로 나타났다. 두 변인의 관계를 연구하는 설계에서 에너지 균형을 조작하는 연구설계로 발전하면서 렙틴 농도는 뚜렷한 에너지 결손이 생기지 않으면 운동을 해도 변하지 않는다는 것이 밝혀지게 되었다. 렙틴 농도를 감소시키는 것은 활동 자체가 아니라 운동과 관련된 에너지 결손이라는 것이 밝혀지게 된 것이다.

체중에 대한 렙틴의 효과는 그것이 식이행동, 굶주림, 체온, 그리고 에너지 소비를 조절하는 시상하부 센터에 미치는 효과에 의해서 나타난다. 유전자 조작을 한 쥐나 사람의 렙틴을 당뇨 쥐(당뇨가 있는 변종 쥐로서 렙틴을 합성하지 못함)에게 매일 매일 주입한 결과, 며칠 내에 음식물 섭취가 크게 감소하였으며 한 달 만에 체중이 약 50% 감소하였다. 렙틴을 주입해서 체중이 감소한 것은 배고픔을 느끼는 것과 음식 섭취량이 감소하고 에너지 소비가 증가하였기 때문이다. 불행하게도 비만인 사람에게 렙틴을 주입하였을 때에는 일관된 체중감소로 이어지지 않았다.

렙틴은 부적 에너지균형에 매우 민감하므로 운동 자체의 효과를 운동에 수반되어 나타나는 에너지 균형의 변화나 에너지 가용성과 구별하는 연구가 필요하다. 어쩌면 렙틴은 에너지의 섭취와 소비의 차이를 지각하는 감지기 작용을 하고 있는지 모른다. 렙틴이 신진대사에 어떤 영향을 미치는지 그 메커니즘에 대해서는 크게 알려지지 않고 있으며 매우 복잡하기도 하다.

규칙적인 운동이 기초대사율을 변화시키는지 그리고 이 장과 관련된 내용으로서 규칙적인 신체활동에 기인된 호르몬의 변화로 기초대사율의 변화를 설명할 수 있을지는 결국 음식물의 섭취와 관련하여 살펴보아야 한다. 그러나 불행하게도 활동적인 사람과 비활동적인 사람 간에 기초대사율에 있어서 차이가 있는지에 대한 합의된 주장이 나오지 않고 있다. 기초대사율에 관한 수많은 연구들이 발표되고 있지만 활동적인 사람과 비활동적인 사람들 간에 기초대사율에 있어서 차이가 있는지에 대해서는 지지 또는 반박을 하며 서로 엇갈린 주장을 하고 있다. 갑상선 호르몬이 기초대사율에 영향을 미칠 수 있으므로 신체활동에 따른 호르몬의 변화를 연구할 때에는 갑상선 호르몬이 반드시 고려되어야 한다. 특히 장기적으로 에너지 균형을 바꿔 놓을 수 있는 호르몬 적응을 평가하는 연구에서는 갑상선 호르몬의 영향을 반드시 고려해야 한다. 갑상선(후두 바로 밑에 위치) 호르몬은 뇌하수체에서 분비되는 갑상선자극호르몬(TSH)에 반응하여 갑상선에서 분비된다. TSH 자체는 시상하부에서 만들어지고 분비되는 갑상선자극호르몬방출호르몬(TRH)에 의해 방출된다. 트리요오드사이로닌(T3)은 활동적인 갑상선호르몬이며, 특정한 세포핵의 수용기와 결합된다. T3와 신체활동과의 관계를 이해하는 열쇠는 갑상선호르몬이 유전자 발현(전사 조절: transcriptional regulation)을 바꿈으로써 일반적인 생리적 변화를 유도하지만 특히 근육기능을 변화시키는데 중요한 역할을 한다는 것이다. 무엇보다 중요한 것은 T3이 Na^+-K^+-아데노신트리포스파타제(Na^+-K^+-ATPase) 펌프의 합성과 활동을 증가시킨다는 것이다. 규칙적인 신체활동이 Na^+-K^+-ATPase 펌프를 증가시키는 T3를 증가시키면 기초대사가 증가되어야 한다. 기초대사율(BMR)이 증가한다는 보고도 있었지만, 24시간 에너지 소비에 관한 다른 보고서들은 훈련받은 여성 운동선수와 주로 앉아서 생활하는 여성 간에 아무런 차이가 없다는 주장을 하고 있다.

일회성 지구력운동을 하면 TSH와 비결합 테트라요오

드타이로닌(T4)이 증가하지만, 규칙적인 신체활동을 하면 반전 T3(rT3)와 T4의 평균 농도가 증가한다. 비구속 T3는 규칙적인 신체활동을 해도 변화하지 않는 것 같다. 그러나 무월경 여자선수나 시즌의 피크에 고강도 훈련을 하는 선수들처럼 격렬한 운동을 하면 T3와 T4가 모두 감소한다. 그것은 아마 에너지 결핍이 T3와 T4와 같은 갑상선자극호르몬을 감소시킴으로써 만성적 에너지 결손이 생기기 때문에 나타나는 현상일 것이다. 이러한 변화를 시간경로에 따라 설명하면, 운동을 시작하면 T3와 T4가 처음에는 감소하며, 그로 인해 갑상선자극호르몬(TSH)의 수준이 높아진다. 그런 다음 적당한 운동으로 발전하면 T4와 rT3는 증가하지만 T3에는 아무런 변화가 없다. 몇몇 보고서 의하면 활동적인 사람들의 갑상선자극호르몬(TSH)은 비활동적인 사람들보다 갑상선자극호르몬방출호르몬(TRH)에 대해 덜 민감하게 반응한다고 한다. UCP-3와 같은 연합방지 단백질(uncoupling protein)은 에너지대사를 자극하는 중요한 단백질이며, T3는 UCP-3 mRNA 발현을 자극한다. 갑상선자극호르몬이 규칙적인 신체활동으로 기초대사율이 실제로 얼마 증감되는지를 설명할 수 있는 유일한 호르몬 체계는 아니다. 분명한 것은 24시간 에너지소비를 분할하여 개별적 요소에 대한 내분비 조절을 평가해야 한다는 것이다.

교차-적응

일반적으로 스트레스에 처음 노출되면 반응이 크게 일어나며, 곧 그 반응의 크기가 감소한다. 이처럼 규칙적인 운동은 이어지는 운동에 반응 수위를 낮추며, 그것은 건강에 긍정적인 효과를 가져올지 모른다.

신체활동의 건강효과에 관한 기본적인 가정은 격렬한 운동을 피하고 과도하지 않게 규칙적으로 해야 한다는 것이다. 과도한 훈련은 월경주기나 고환의 기능을 저하시키고, 기초 카테콜아민과 코티솔의 만성적 증가를 초래할 수 있다. 그러나 과도하지 않은 운동을 규칙적으로 하면 신체 적응능력의 향상과 같은 긍정적인 효과를 가져 올 수 있다. 목적론적으로도 잘 훈련된 사람의 내분비계가 주로 앉아서 생활하는 사람의 그것보다 잘 기능하리라는 것은 너무나 당연하다. 규칙적인 중강도 신체활동이 호르몬 적응에 유해한 효과를 가져온다는 연구결과가 아직은 발표되지 않고 있다. 진화의 관점에서 보면 그러한 주장이 타당할 수밖에 없다. 왜냐하면 현재의 인간게놈은 고도의 신체활동이 요구되던 시기에 개발되었기 때문이다.

혈장의 호르몬은 최대 유산소 능력에 따라 증가하기 때문에 훈련된 사람은 주어진 운동과제를 적은 호르몬 반응으로 수행할 수 있다. 즉 훈련된 사람은 적은 호르몬으로 신진대사적, 심혈관적, 심리적 요구에 반응할 수 있다. 이처럼 규칙적인 신체활동을 증가시키면 일상적 과제나 도전적 과제를 완성할 수 있는 능력이 향상되어 긴장반응이 감소하게 된다. 이러한 주장은 동물실험을 통해서 입증이 되고 있다. 하지만 인간을 대상으로 한 연구는 아직 이루어지지 않고 있다.

보통 한 가지 스트레스에 적응하면 다른 스트레스에 대해서도 감소된 반응을 하므로 이 개념은 아마 여러 호르몬 적응에 적용할 수 있을 것이다. 하나의 예로서 정신적 과제(mental task)에 대한 카테콜아민 반응을 연구한 결과, 앉아서 생활하는 사람보다는 훈련된 사람에게서 낮게 나타났다. 일반적으로 식사를 스트레스로 생각하지 않지만 식사를 하고 나면 많은 호르몬들이 증가하거나 감소하며, 훈련된 사람은 식사에 대한 인슐린 반응이 크게 감소한다. 현대인들의 잦은 식사를 고려하면 이와 같은 인슐린 반응의 감소는 건강에 상당한 도움이 될 것이다. 그러나 운동선수들이 일반인보다 탄수화물을 더 많이 섭취하는 것은 사실이지만 그들이 하루 섭취하는 칼로리를 생각하면 훈련된 사람과 앉아서 생활하는 사람들 간에 인슐린 농도에 있어서 아무런 차이가 없다는 것도 주목해야 한다.

시상하부-뇌하수체-부신축(HPA축)은 누구나 알고 있는 스트레스가 발생하는 동안이나 그 이후에 활성화된다. 부신 피질(코티솔, 알도스테론, 안드로겐)과 부신수질(에피네프린, 노르에피네프린)은 스트레스로 인해 항상성이 깨어질 때 활성화 된다. 코티솔 반응은 청소율(clearance)의 감소보다는 분비의 증가로 혈장 농도가 증가하는 현상이다. 코티솔은 운동강도가 증가하면 그에 따라 청소율(clearance)이 증가한다. 에피네프린은 운동강도가 높을 때에는 운동강도의 증가에 따라 청소율이 감소하지만 운동강도가 매우 낮을 때에는 청소율이 증가하거나 변화하지 않는다. 이러한 특징은 유기체가 얼마나 동요하고 있는지 그리고 그 동요를 조절하기 위해 내분비선이 호르몬 분비량을 얼마나 증가시켜야 하는지를 평가하려고 할 때 중요하다.

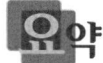

요약

내분비 시스템은 신체 기능의 주 조절자이다. 따라서 우리 신체가 규칙적인 신체활동에 적응하여 건강하게 되는 것은 호르몬의 변화가 그 원인이라는 주장을 할 수 있다. 이러한 주장이 논리적으로는 건전한 주장이 될지 모르지만 놀랍게도 내분비 적응과 이것이 건강에 미치는 효과에 관한 연구는 거의 없는 실정이다. 이 장에서는 대사증후군과 최근의 비만 확산, 제2형 어린이 당뇨병, 인슐린 저항을 공통 표현형(common phenotype)으로 가지고 있는 그 밖의 만성질병에 중요한 역할을 하는 인슐린의 규칙적인 신체활동 적응에 관해서 논의하였다. 규칙적인 신체 활동은 기초 인슐린 분비와 포도당-자극 인슐린 분비를 감소시킨다. 이러한 상대적 저인슐린증(relative hypoinsulinemia)이 공중보건의 관점에서 가장 중요한 내분비 적응일지 모른다.

연구문제

1. 고전적 호르몬 활동을 할 뿐만 아니라 자가분비(autocrine)와 주변분비(paracrine) 활동도 하는 호르몬의 예를 들어라.
2. 호르몬이 신체활동에 반응하는 것을 조절하는 피드백, 피드포워드, 중앙명령의 예를 한 가지씩 들어라.
3. 건강에 도움이 되는 규칙적인 신체활동에 기인하는 인슐린 활동이나 분비의 세 가지 변화를 나열하라.
4. 규칙적인 신체활동으로 바뀌는 박동 프로필이 있는 호르몬을 한 가지 제시하고, 그러한 변화가 건강에 미치는 영향을 설명하라.
5. 스트레스 상황에서 규칙적인 신체활동에 적응하며 연료를 잘 동원할 수 있는 세 가지 호르몬 적응을 설명하라.
6. 규칙적인 운동에 대한 호르몬 적응은 특정 스트레스에 국한되는가?

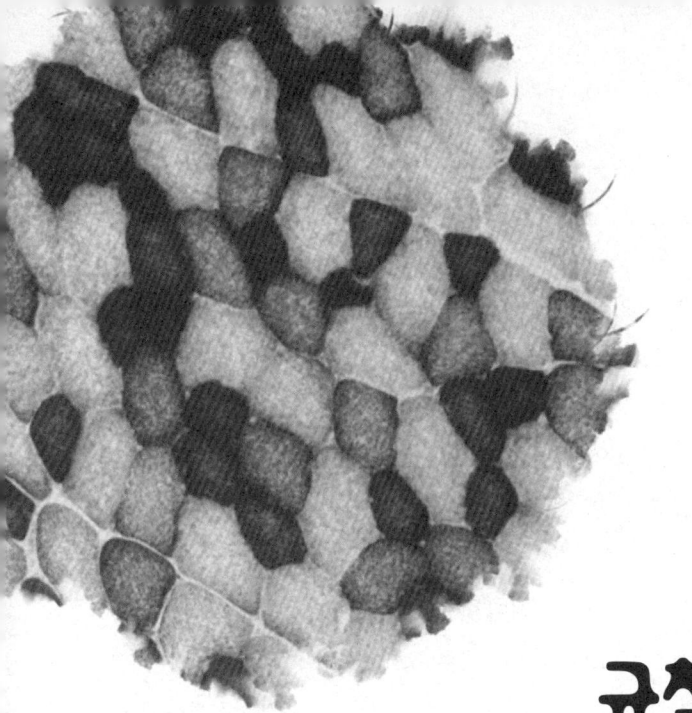

제7장
규칙적인 신체활동에 대한 골격근의 적응

개요

골격근과 인간생활

근세포의 구성, 구조 및 기능
- 흥분 및 수축 과정
- 에너지의 생산과 활용 과정
- ATP 재생

근섬유의 유형과 아형
- 섬유의 유형
- 섬유의 크기

근육 적응과 기능적 결과
- 장기간 지구력 훈련 적응
- Na^+-K^+-ATPase

- 고저항성 훈련 적응
- 고강도 간헐 훈련 적응
- 훈련 적응의 기능적 결과
- 고저항성 운동 프로그램의 혜택
- 건강 혜택

근육의 노화와 훈련의 역할
- 노화와 근육의 변화
- 근육 변화의 원인과 노화

요약

연구문제

골격근의 기본적인 특성은 적응력이다. 골격근은 인간의 조직 중 가장 유연한 조직의 하나로서 체계적으로 노력한다면 상당한 재형성이 가능하다(Booth et al. 2002). 재형성은 수축활동의 수행유형에 따라 달라진다. 골격근은 활동이 부족하거나 사용하지 않으면 그 결과 기계적 능력이 급격히 저하될 수 있다. 골격의 사용 부족으로 근육의 양과 기능이 감퇴되면 노인들의 건강에 심각한 문제를 일으킬 수 있다.

인간의 진화 역사와 생존에서 골격근의 주된 역할은 인간의 환경적응(acclimatization)도 규칙적인 일상활동의 결과라는 것이다. 그러한 규칙적인 신체활동이 근 기능을 최적의 상태로 증진하고 과제수행 능력을 촉진할 뿐만 아니라 직간접적인 건강의 혜택을 가져왔다. 연구에 따르면 운동을 꾸준히 하면 유병률과 전체 사망률을 감소시킬 수 있다.

본 장에서는 근육의 기본적인 구조와 성분, 전문적인 일을 가능케 하는 요소, 규칙적인 신체활동이 근육의 구조와 성분에 미치는 효과, 그리고 근육 적응의 기능적 결과에 대해서 살펴볼 것이다. 마지막으로 건강과 웰빙의 증진을 위한 근 적응의 역할을 살펴볼 것이다.

골격근과 인간생활

골격근은 600개 이상의 개별 근육으로 이루어진 인체 최대의 조직체이다. 인간의 생존을 위한 골격근의 역할 중 가장 결정적인 역할의 예는 생리학자 월터 캐논 박사가 처음으로 개념화한 응급방위반응 또는 '투쟁-또는-도피' 반응(flight-or fight response)이다. 이 용어는 인식된 위험에 대한 예측 전략, 즉 투쟁할 것인지 위협적인 상황에서 벗어나기 위해 도피할 것인지를 설명하는 개념이다. 오늘날에는 기술과 사회가 발달하여 이러한 반응이 자주 일어나지 않지만 진화론자들은 인간의 근육 수, 근육 양 그리고 근육 성분은 이동과 운반이 생존을 위한 노동이었고 적대적으로 마주하곤 했던 이전 세대의 선택적, 적응적 결과라고 주장하고 있다.

우리들 개개인은 중요한 기능이 수축으로 힘을 발휘하는 많은 조직을 유전적으로 물려받았다. 근육은 매우 섬세한 일부터 상당한 힘과 속도를 필요로 하는 일까지 다양한 과제를 수행하는 데 반드시 필요하다. 근육조직은 인간이 효과적이고 효율적으로 기능할 수 있도록 단순한 근육에서부터 매우 정교한 근육에 이르기까지 다양하게 발전해 왔다. 근육은 과제의 요구에 적합하게 반응하기 위해 협력 작용을 하는 근육들을 부분집합으로 가지고 있다. 자세, 보행, 시력, 저작, 호흡 및 그 밖의 다양한 기능을 하기 위해서는 근육 군이 필요하기 때문이다.

또 다른 수준의 조직 때문에 특정 근육이 구체적인 기계적 기능을 매우 효과적으로 수행할 수 있다. 근육이 기계적 기능을 효과적으로 할 수 있는 것은 근육을 구성하는 근섬유의 설계와 구성 때문이다. 각 근섬유는 단백질과 기질의 종류와 양에 따라 다른 특성이 있다. 운동활동을 숙련되게 하는 것은 독립생활뿐만 아니라 물리적 환경과 상호작용을 하는 데에도 매우 중요하다.

근육은 우리의 건강과 복지에 직접 또는 간접적으로 공헌하는 기능들도 수행한다. 예를 들어, 근육이 수축되면서 발산하는 열인 떨림 열생성(shivering thermogenesis)은 체온 손실이 증가하는 한랭한 환경에서 체온을 유지하는데 도움이 된다. 휴식 시에도 근육이 발산하는 열은 체온의 항상성(homeostasis)을 유지하는 데 중요한 역할을 한다. 근육은 추락과 충돌 시에 골절과 내장 파열을 초래할 수 있는 충격을 완화시키는 완충 기능을 한다. 체중과 지방과다는 상당부분 근 수축 운동으로 인한 열량의 소비를 증가시키면 조절할 수 있다. 운동을 규칙적으로 하면 뼈의 건강을 촉진하고 고혈압과 지질 이상을 감소시킬 수 있다는 연구 결과가 점차 늘어나고 있다. 질병 예방과 관리를 위한 근육 역할을 가장 잘 나타내는 질병은 제2형 당뇨병일 것이다. 혈당 조절과 인슐린 저항이 비정상인 사람에게 발병하는 제2형 당뇨병은 운동을 규칙적으로 하면 상당 부분 관리할 수 있다. 왜냐하면 혈당 처리는 주로 골격근 운동으로 조절되기 때문이다. 단련된 근육은 근 수축으로 인한 대사 부산물의 과다 축적을 예방함으로써 만성 심장병과 만성 폐쇄성 폐질환을 관리하는 데 도움이 되기도 한다. 이러한 대사 부산물의 과도한 축적은 심혈관 기능과 환기 기능에 부정적인 영향을 미칠 수 있으며, 결과적으로 그러한 질병에 관련된 과도 긴장을 불러일으키게 된다.

마지막으로, 아직 확인되지 않은 흥미로운 가설이긴 하지만 근육운동으로 방출되는 아미노산은 그것이 형성되면 우울증과 같은 바람직하지 않은 정서를 가져올 수 있는 신경전달물질의 전구체 역할을 한다고 한다.

> 우리는 인간 종(種)의 한 특징으로 거대한 근육 조직체를 유산으로 물려받는다. 근육은 우리가 서로 간에 그리고 환경과 상호작용할 수 있도록 각기 다른 특성으로 분화되어 있다. 근육이 최적의 기능을 발휘하기 위해서는 규칙적으로 수축해야 한다. 규칙적인 근육 활동은 질병을 예방하고 관리하는 데 상당한 효과가 있다.

근세포의 구성, 구조 및 기능

단일 근육의 기계적 특성(mechanical property)은 대개 그것을 구성하는 근섬유의 산물이라고 할 수 있다. 근섬유는 독립적으로 기능하는 것이 아니라 집단을 형성하여 단일 운동신경의 지배를 받는다. 단일 신경의 지배를 받는 각각의 근섬유 하위집단을 운동단위라고 한다. 근육 운동에 동원되는 운동단위의 수는 그것이 어떤 기능을 하느냐와 밀접한 관련이 있다. 이동운동처럼 큰 힘을 발휘해야 하는 근육은 많은 운동단위가 필요하며 각 운동단위 동원되는 근섬유도 많아야 한다. 그에 반해 안구 운동처럼 매우 정밀한 작업에 쓰이는 근육은 운동단위가 많을 필요가 없으며 각 운동단위에 동원되는 근섬유의 수도 많지 않다. 신경계는 자극 빈도와 동원되는 운동단위 그리고 그것의 타이밍을 조절함으로써 운동 반응을 조정할 수 있다.

흥분 및 수축 과정

근세포 또는 근섬유는 신경의 지시를 기계적 일로 전환시키는 힘의 발원지이다. 근세포는 다양한 특수 구조를 가지고 그러한 구체적인 일을 수행한다(그림 7.1). 근세포가 작업을 시작하기 위해서는 운동 신경에서 신경근 접합부로 방출되는 신경전달물질 아세틸콜린이 활동전위로 전환되어야 한다. 그렇게 되면 활동전위는 근섬유의 표면으로 전도되고, 궁극적으로는 이 표면의 함입에 의해 근섬유 내부로 전도되게 된다(그림 7.2).

근섬유는 T-세관을 통해 일정한 간격으로 섬유 내부로 침투하는 막성 네트워크(근섬유막)로 덮여 있다. T-세관은 개별 근원섬유를 에워싸면서 근섬유로 확장되는 네트워크를 형성한다. 일단 T-세관을 통해 근섬유 내부로 들어간 활동전위가 강축을 초래하기에 충분할 정도로 유리칼슘이온(또는 $[Ca^{++}]_f$)을 증가시키려면(약 100배로), 활동전위는 근소포체 (SR; sarcoplasmic reticulum)에서 저장된 Ca^{++}의 방출을 조절할 수 있어야 한다 (Berchtold et al. 2000). 근소포체는 근섬유 내에 세로로 뻗은 관 체계로서, T-세관 선들을 연결하면서 근원섬유의 세로 표면을 따라 놓여있다. 근소포체에서 방출되는 칼슘은 Ca^{++}방출채널(CRC) 또는 리아노딘수용체(RyR; ryanodine receptor)라고 불리는 단백질에 의해 제어된다. 현재까지는 T-세관의 활동전위는 디히드로피리딘수용체(DHPR; dihydropyridine receptor)에 의

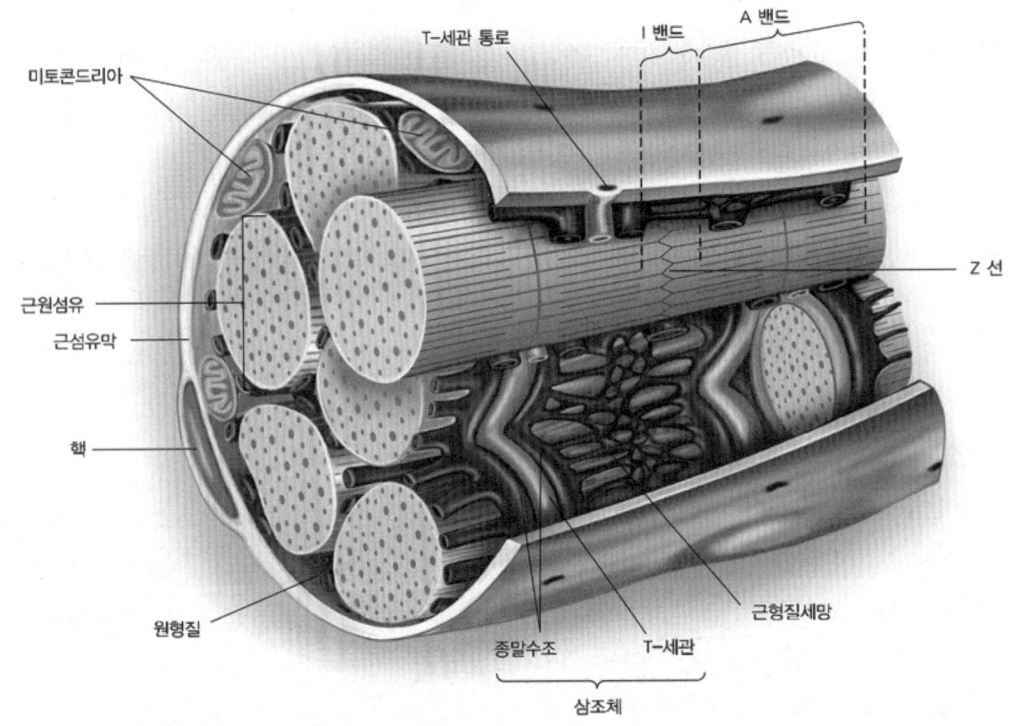

그림 7.1 포유류의 근섬유. 위 그림은 개별 근원섬유로 이루어진 근섬유의 구성성분을 보여준다. 근소포체 (SR)는 각각의 근원섬유를 둘러싼 물 재킷으로 묘사되었다. 근소포체는 종말수조(terminal cisternae)와 세로세망(longitudinal reticulum)이라는 두 영역으로 구성된다. 근원섬유들을 횡단하는 종말수조는 T-세관(T-tubule)의 양쪽에 놓여있다. 삼조체는 2개의 종말수조와 1개의 T-세관으로 구성된다. 근소포체의 세로세망은 근원섬유와 나란히 달리면서 종말수조로 삽입된다. 대부분의 칼슘방출채널은 종말수조에 위치하는 반면, 근소포체로 Ca++흡수를 담당하는 효소인 Ca++-ATPase는 주로 세로세망에 위치한다.

해 감지된다고 한다. 결과적으로 DHPR의 변화는 기계적 결합과 화학적 결합에 의해 칼슘방출채널의 개방을 초래하는 것으로 보인다. 칼슘방출채널이 개방되면 근형질 (근원섬유 사이의 젤라틴 물질)에서 $[Ca^{2+}]_f$ 농도가 신속히 증가한다. 근소포체가 개별 수축 근원섬유를 감싸면서 T-세관(T-tubule)과 칼슘방출채널을 서로 매우 가깝게 만들기 때문에, 활동전위에 대한 반응으로 근섬유에서 칼슘방출채널들이 거의 동시에 개방되고, $[Ca^{2+}]_f$ 농도는 신속히 증가하며, 결과적으로 수축 기구가 빠르게 활성화된다. 활동전위로 시작하여 $[Ca^{2+}]_f$ 농도 증가로 절정에 이르는 일련의 사건들을 포함하는 신호전달 과정의 첫 번째 범주를 가리켜 흔히 흥분-수축(E-C)결합(excitation-contraction coupling)이라고 한다.

수축을 중재하는 신호발생과정의 두 번째 범주는 조절 단백질인 트로포닌의 하부단위에 의해 $[Ca^{2+}]_f$ 농도의 상승을 감지하는 것과 2차 조절 단백질인 트로포미오신(tropomyosin)의 운동을 포함한다. 이 범주는 가는 필라멘트(thin filament)에 의해 액틴(actin)과 미오신(myosin) 사이의 억제를 제거하여 이 두 단백질이 해리성 또는 약한 결합 상태에서 강한 결합, 힘 발생 상태로 옮겨가도록 한다. 힘 발생 상태에 있는 액틴과 미오신의 수가 외부의 부하를 극복하기에 충분해지면 이동이 일어나면서 개별 미오신 분자들이 연이은 액틴 부위를 순환하고 결국 근섬유가 수축된다. 미오신 분자는 독특한 구조로 인해 액틴과 상호작용하고 화학 에너지를 일로 바꿀 수 있다. 각각의 미오신 분자는 2개의 중쇄 (HC; heavy chain)와 4개의 경쇄 (LC; light chain)를 포함하는데 HC와 LC는 모두 근섬유의 힘과 속도를 조절한다(Schiaffino and Reggiani, 1996).

운동신경의 충동이 종료되고 $[Ca^{++}]_f$농도가 감소되면서 근섬유는 이완되기 시작한다. 칼슘방출채널에서 Ca^{++}방출이 억제되고 Ca^{++}가 그 저장소인 근소포체로 재흡수 됨에 따라 $[Ca^{++}]_f$농도가 감소한다. $[Ca^{++}]_f$농도가 감소하면 Ca^{++}가 트로포닌 하부단위에서 방출되면서 가는 필라멘트가 그 억제 위치를 재개하고, 그리하여 액틴과 미오신이 분리되거나 힘을 발휘할 수 없는 약한 결합상태가 된다. 광범한 근소포체 네트워크와 근소포체로 Ca^{++}흡수를 담당하는 단백질인 Ca^{++}-ATPase의 밀도를 고려할 때, 활성화 동안 $[Ca^{++}]_f$의 빠른 증가와 마찬가지로 이완 역시 빠르게 일어난다.

에너지의 생산과 활용 과정

근세포의 수축과 이완 과정은 에너지의 영향을 받는

다. 유리 에너지는 아데노신3인산 (ATP)의 가수 분해로 공급되며, 주로 지방과 탄수화물 같은 음식을 연소하면서 얻는다. 근육을 움직이는 데 사용되는 ATP의 대부분은 세 가지 기능을 하는 데 사용된다. 즉, 나트륨이온 (Na^+)과 칼륨이온 (K^+)을 근섬유막과 T-세관을 통해 운송하고, Ca^{++}을 근소포체로 격리시키며, 액토미오신 (actomyosin)을 순환시킨다(Clausen 2003). 세포막의 탈분극과 재분극으로 이루어지는 활동전위는 Na^+채널이 열리면서 Na^+를 농도가 최고인 세포 밖으로부터 세포 내부로 흐르도록 할 때 일어나는 탈분극으로 시작된다. 재분극은 K^+채널이 열리면서 K^+가 세포 내부로부터 그 농도 경사를 따라 세포 밖으로 흐를 때 일어난다. 활동전위가 $[Ca^{++}]_f$를 세포의 완전 힘 전위를 실현하는 데 필요한 농도까지 높이는데 필요한 높은 빈도수, 즉 초당 40~50회 충동으로 발생하려면 Na^+와 K^+의 막전위가 신속히 재설정되어야 한다. 이는 Na^+-K^+-ATPase라고

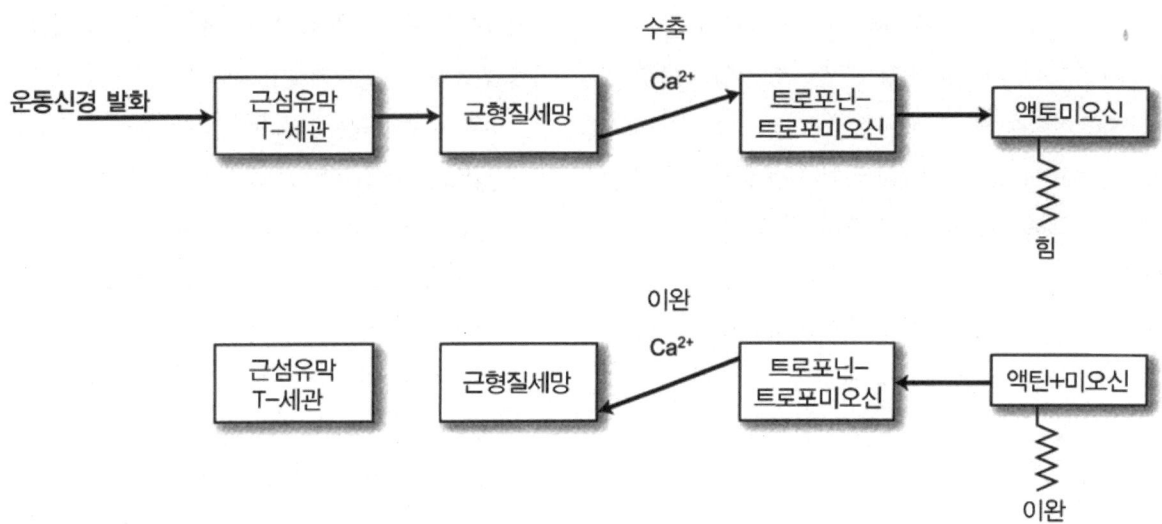

그림 7.2 근육의 흥분 및 수축 과정. 위쪽 패널은 근섬유의 근섬유막에 대한 운동신경 충동으로 시작되는 근 수축에 관련된 일련의 사건들을 보여주고 있다. 활동전위가 T-세관을 통해 섬유 안으로 전도되면 근소포체의 칼슘방출채널로 전달된다. 활성화되면 채널이 열리고 그 결과 $[Ca^{++}]_f$농도가 증가한다. $[Ca^{++}]_f$농도가 증가하면 Ca^{++}가 트로포닌(troponin) 하부단위와 결합하고, 궁극적으로는 트로포미오신(tropomyosin)이 이동하고 액틴(actin)과 미오신(myosin) 사이의 억제가 제거되며 수축이 일어난다. 이완은 운동신경 충동이 멈추고 Ca^{++}가 Ca^{++}-ATPase에 의해 근소포체로 도로 흡수되며 그리하여 $[Ca^{++}]_f$농도가 낮아지고 액틴(actin)과 미오신(myosin) 사이의 억제가 재설정되면 일어난다.

불리는 특수 단백질을 통해 이루어진다. 이 단백질은 ATP의 가수 분해로부터 유리 에너지를 발생시키고 이 유리 에너지를 사용하여 단백질 내 배좌(配座, 분자 속에 있는 모든 원자의 여러 가지 공간 배치)의 변화를 유도하며, 그 과정에서 Na^+을 세포 밖으로 그리고 K+는 세포 내로 전달한다. Na^+-K^+-ATPase는 촉매 속도를 바꿈으로써 Na^+와 K^+의 전달 속도를 조절할 수 있는 α 및 β 하위단위로 구성된 막 단백질이다(Marshall, 1998).

근소포체로 Ca^{++}의 이동은 Ca^{++}-ATPase라고 불리는 특수 단백질에 의해서도 중재된다. Ca^{++}-ATPase는 ATP의 가수 분해에 의해 방출된 에너지가 단백질의 형태 변화를 초래함으로써 $[Ca^{++}]_f$를 근소포체로 도로 흡수하면 또 다른 수축 회로를 대비하여 Ca^{++}가 근소포체에 저장된다는 점에서 Na^+-K^+-ATPase와 유사하다. $[Ca^{++}]_f$회로의 조절은 Ca^{++}의 방출과 흡수의 영향을 받는다.

Ca^{++}-ATPase와 Na^+-K^+-ATPase외에, 액토미오신 ATPase라고 불리는 세 번째 ATPase가 있다. 액토미오신 ATPase는 활동 근육 세포에서 에너지의 대부분을 사용한다. 이 ATPase는 미오신 HC 구성요소의 일부를 형성한다. 액토미오신 ATPase가 활성화되면 액토미오신이 다음 회로를 시작하기 위해 해리되기 전에 일련의 힘 발생 단계를 통해 순환하는데 필요한 에너지를 제공한다. 세포 내에서 다른 기능들을 수행하는 다른 ATPase들도 있다. 그러나 이들 나머지 ATPase의 ATP 요구는 중요하긴 해도 두드러지지는 않는다.

ATP 재생

ATPase의 요구를 만족시키려면 ATP가 많이 재생되어야 한다. ATP는 여러 가지 대사경로와 구획을 형성하는 효소들의 정교한 네트워크에 의해 생성된다(Hochachka 1994). ATP 생성경로 특정 조건 또는 상황에서 세포의 에너지 요구를 충족시키도록 특성화되어 있다(그림 7.3). 예를 들어, ATP의 요구가 크지 않고 산소와 그 밖의 기질이 부족하지 않으면 구연산 회로와 전자전달쇄를 형성하는 효소들의 집합인 미토콘드리아는 지방이나 탄수화물을 사용하여 ATP를 만들며, 그 과정에서 물과 이산화탄소가 부산물로 생성된다. 미토콘드리아의 호흡에 의해 발생하는 에너지를 산화적 인산화(oxidative phosphorylation)라고 한다. 그러나 근육에서 큰 힘을 발휘하기 위해 에너지의 요구가 커지면 ATP는 또 다른 대사경로인 해당과정(glycolysis)을 통해서 신속하게 생성된다. 이 대사경로에서 ATP가 재생될 때에는 주로 CHO를 사용한다. 이 대사경로는 산소를 사용하지 않고 ATP를 생성하므로 고지와 같이 산소가 부족한 환경에서 운동을 할 때 단기적 에너지원이 될 수도 있다. 세포의 에너지 요구를 해당과정으로 충족시키면서 부산물로서 젖산이 쌓이게 된다. 그런데 산도가 강한 젖산이 축적되어 처리되지 않으면 인체에 바람직하지 못한 결과가 초래된다.

지방이나 탄수화물과 같은 기질은 세포의 에너지 요구에 반응하기 위한 대사경로에 반드시 필요한 연료이다. 이와 같은 기질은 트리글리세라이드(triglyceride) 또는 글리코겐(glycogen)으로 세포에 저장되거나 순환 시스템에 의해 지방산과 글루코스의 형태로 세포로 전달된다. 혈중 지방산은 지방 조직에서 방출되는 반면 혈당은 간에서 방출된다.

작업 근육 세포의 안팎에서 일어나는 기질과 대사물질의 전달은 작업 근육의 세포내 통합을 보호하기 위해 신중히 조절된다. 기질의 경우, 유효성이 부족하면 동원된 대사경로에 따라 ATP 생산을 둔화시킬 수 있다. 이는 특히 간과 근육에 제한적으로 저장되는 탄수화물의 경우에 해당된다. 예를 들어 간에서 이 기질이 고갈되면 저혈당증과 중추 신경계 기능장애가 올 수 있다. 글리코겐 예비량이 작업 근육에서 완전히 고갈되는 것은 흔히 있는 일

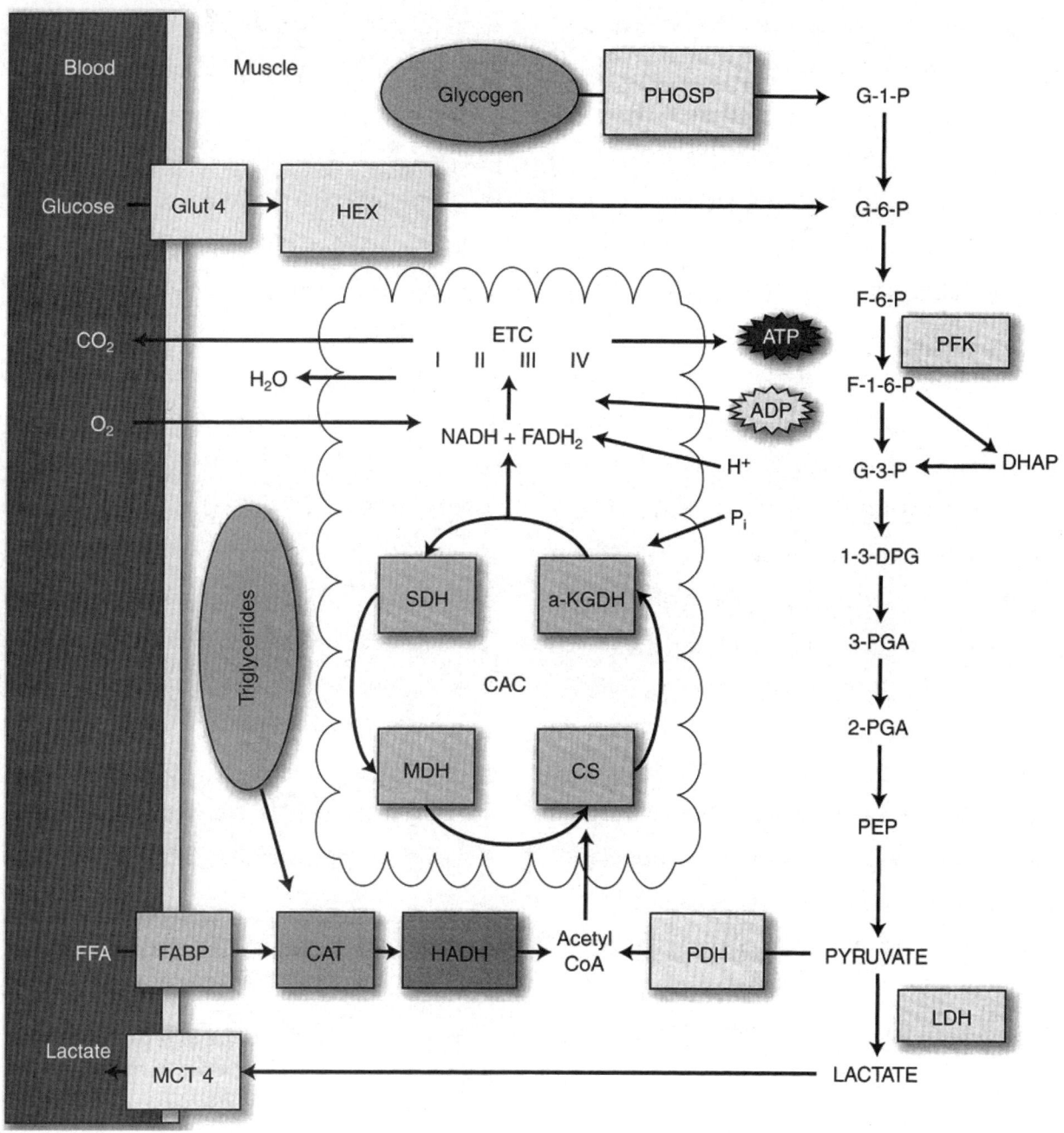

그림 7.3 대사경로의 전위를 평가하는데 사용되어온 대표적 또는 속도제한 효소를 갖는 여러 가지 대사경로. 글리코겐분해(glycogenolysis), 포스포릴라아제(phosphorylase; PHOSP); 당분해(glycolysis), 포스포프룩토키나아제(phophofructokinase; PFK); 피루브산산화(pyruvate oxidation), 피루브산탈수소효소(pyruvate dehydrogenase; PDH); 글루코스인산화(glucose phosphorylation), 헥소키나아제(hexokinase; HEX); 산화능, 시트르산합성효소(citrate synthase; CS), 말산탈수소효소(malate dehydrogenase; MDH); 석신산탈수소효소(succiante dehydrogenase; SDH), 전자전달쇄(election transport chain; ETC) 지방산산화, β-하이드록실-CoA 탈수소효소(β-hydroxacyl-CoA dehydrogenase; β-HADH); 피루브산환원(pyruvate reduction), 젖산탈수소효소(lacate dehydrogenase; LDH). 그림에는 글루코스수송체(glucose transporter; GLUT4), 지방산수송체(fatty acid transporter; FABP) 및 젖산수송체(모노카르복실레이트수송체 [monocarboxylate transporter; MCT]4)도 나타나 있다. 카르니틴아세틸전이효소(carnitine acetyl transferase; CAT)는 미토콘드리아 막을 통해 지방산 전달에 관여하는 효소이다.

이다. 근육 글리코겐의 고갈은 가끔 피로 등으로 인해 원하는 힘을 발휘할 수 없을 때 그와 같은 일이 일어난다.

근세포가 근수축 지원에 필요한 많은 기능을 수행하기 위해서는 세포로 출입하는 것을 정확히 조절할 수 있어야만 한다. 다양한 성분들이 자유롭게 확산하는 것을 가로막는 기능은 주변의 막이 하게 된다. 막의 인지질 성분 때문에 분자 형태로는 대부분이 통과할 수 없다. 다양한 성분의 막 통과 이동은 채널, 수송체 및 펌프를 형성하는 인지질 이중층에 끼어 단백질로 촉진이 된다. 이러한 기능 때문에 수많은 분자들이 각기 독특한 조절을 기능을 할 수 있게 된다. 글루코스와 지방산이 바로 그러한 경우인데, 이 두 성분은 막관통 전달을 촉진하는 특수 설계 수송단백질을 갖고 있다(MacLean et al. 2000; Turcotte 2000). 이 수송단백질은 지방산 결합 단백질 (FABP; fatty acid binding protein)과 글루코스 수송체 (GLUT; glucose transporter) 와 같은 지방산 수송 단백질 군으로 이루어져 있다. 우리는 Na^+와 K^+및 그 밖의 양이온과 음이온이 확산되기 위한 특수 채널이 존재한다는 것도 알고 있다. 특수 단백질은 당분해의 주요 대사부산물, 즉 젖산과 수소이온 (H^+)의 전달을 위해 존재하기도 한다. 원형질 막을 통한 젖산과 H^+의 이동은 MCT에 의해 촉진된다(Juel and Halestrap 1999).

근섬유가 수축하고 작업을 수행하기 위해서는 ATP의 생성과 사용 과정이 서로 균형을 이루어야 한다. 더군다나 ATP가 휴식기에는 소수의 수축에 충분할 정도의 매우 낮은 농도를 유지하고 있기 때문에 정확하게 균형을 조절해야 한다. 근육이 가장 힘든 작업을 하는 경우에도 ATP 농도가 잘 보호되어 25% 이상 감소하지 않는 다는 것이 여러 연구를 통해서 반복적으로 입증되고 있다(그림 7.4). ATP의 수요가 증가하면 ATP를 사용하는 효소인 ATPase의 촉매 활동과 ATP를 생성하는 대사경로의 유속률 사이 긴밀한 통합으로 ATP가 보호된다(Connett et al. 1990). 현재의 이론에 따르면, 각각의 ATPase가 양이온 전달과 액토미오신(actomyosin) 순환을 수반하는 작업을 수행하는 촉매 속도가 ATP의 가수 분해 속도를 높인다. 크레아틴인산의 저장 수준은 ATP를 단기적으로 보호하는데, 크레아틴 포스포키나아제(creatine phosphokinase) 효소의 준 균형 특성이 PCr의 가수 분해를 ATP 감소에 매우 민감하게 만들기 때문이다. ATP의 생성은 역시 준 균형 효소인 아데닐레이트 키나아제 (adenylate kinase) 반응에 의해서도 보충될 수 있다. 그러나 ATP가 그 최초의 몇 번의 수축 이상으로 보호되려면 당분해와 산화적 인산화가 신속히 활성화되어야 한다. ATP 가수 분해의 부산물, 즉 아데노신 2인산 (ADP; adenosine diphospate)과 무기인산 (Pi)은 특히 산화적 인산화의 동원과 각각 포스포릴라아제(phosphorelase)와 포스포프룩토키나아제(phophofructokinase)와 같은 글리코겐분해 및 당분해의 속도 제한 효소를 동원할 때 중요한 자극으로 기능한다. 대사경로가 ATP 요구를 충족시키기 위해 ATP의 적절한 산물에 응답할 수 없으면, 하나 이상의 ATPase의 활동이 약화되어 결국 ATP 이용을 감소시키는 결과를 초래한다. ATPase의 약화는 ATP 농도가 감소되는 결과로 나타나면 이는 ADP와 Pi의 과도한 축적 때문에서 초래되는 것으로 추정하고 있다

근세포가 수축하려면 근섬유 내부로 신경 신호가 전달되어 궁극적으로 수축 단백질인 액틴과 미오신이 힘 발생으로 결합해야 한다. 흥분과 수축에 의한 각 과정의 실행 가능성은 세 효소, 즉 $Na^+-K^+-ATPase, Ca^{++}-ATPase$, 액토미오신 그리고 ATPase의 활성화에 달려있다. 이 세 효소가 활성화되면 ATP 이용이 신속히 증가한다. ATP 이용의 산물은 대사경로, 산화적 인산화 및 해당과정의 유속을 증가시키는데, 이는 ATP 생성을 증가시키며 ATP 항상성을 방어한다. 심한 운동을 하는 경우처럼 대사경로가 충분한 ATP를 생성하지 못하면 대사 부산물이 점차 축적되고 ATPase는 억제된다. 결과적으로, ATP의 지나친 감소는 피로에 의해 방지된다.

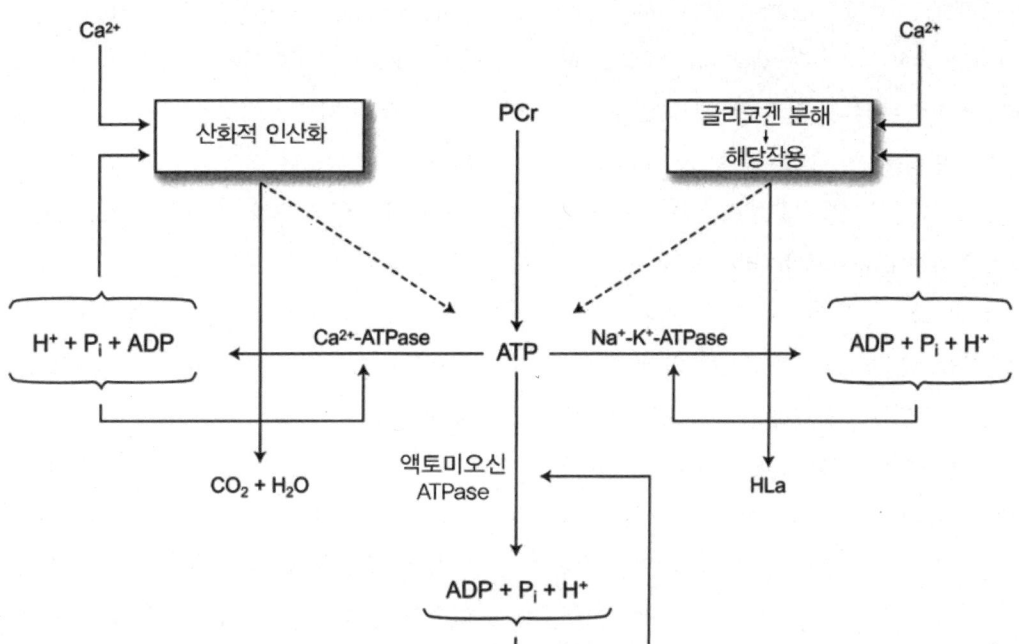

그림 7.4 이 도식은 그 농도가 계속 보호되어야 하는 종속변수로서 아데노신3인산의 기능을 보여주고 있다. 여러 ATPase에 의한 ATP의 가수 분해는 대사 부산물의 생성을 초래한다. 인산화능은 대사경로(해당과정, 산화적 인산화)에 의해 감지되며, 경로 유속의 증가를 자극하고 결과적으로 ATP 생성을 증가시킨다. ATP 가수 분해의 부산물이 과도하게 농축되면 ATPase가 억제되고, 결과적으로는 ATP 이용이 감소된다. ATPase 활동의 감소가 피로를 초래하는 것으로 추정하고 있다. 산화적 인산화의 최종 산물은 이산화탄소 (CO_2)와 물 (H_2O)이지만 해당과정의 최종 산물은 젖산(HLa) 이다.

(Allen et al. 2002; Sahlin et al. 1998). 또한, 대사 부산물로 축적되는 H+와 활성산소(Reactive Oxygen Species: ROS)는 그 밖의 부산물을 억제시킬 수 있는 잠재적 억제제이다. 생화학자들은 근육에 농축되는 고에너지 화합물을 인산화능(phosphorylation potential)이라고 칭하고 있다. 그 밖의 대사경로 조절에서 부산물의 중요성을 고려할 때 인산 에너지 시스템은 ATP의 수요와 공급을 결합하는 중요한 통합기능을 하는 것으로 추정하고 있다.

ATP 이용과 생성간의 불균형은 근육의 기계적 반응을 제한한다(Fitts 1994). 비록 원하는 기계적 반응을 하지 못하는 피로가 단기적으로는 바람직하지 않을 수 있지만 장기적으로는 근세포의 ATP 고갈과 관련된 심각한 결과를 예방하는 보호 역할을 한다. ATP 농도를 보호해야 할 필요성을 알게 되면 훈련의 바람직한 결과에 대해서도 알게 된다. 여기서 질문의 핵심은 근세포가 작업을 수행하는 동안 주로 ATP와 PCr의 농도에 의해 결정되는 세포의 인산화능을 어떻게 보호할 것이냐 하는 것이다.

근섬유의 유형과 아형

빠르고 폭발적이거나 큰 힘을 발휘하는 운동에서부터 장시간 또는 며칠 동안 지속하는 운동에 이르기까지 우리가 수행할 수 있는 다양한 운동 기술은 근세포의 구조와 성분이 다르기 때문에 가능하다. 그러한 기계적 기능을 전문적으로 수행할 수 있는 다양한 근섬유와 그 그 아형(亞型, subtype)의 근섬유가 진화하며 발달하였다.

각 근섬유의 유형과 그 아형은 조화하여 기능하는 일단의 특성을 가지고 특별한 기능을 지원한다. 예를 들어, 신속하고 폭발적이며 큰 힘을 발휘하는데 적합한 근섬유는 먼저 신경의 명령을 $[Ca^{++}]_f$의 증가로 신속히 전환한 다음 Ca^{++}신호를 빠른 속도의 연결다리(cross-bridge) 부착과 분리로 신속히 변환시켜야 한다. 빠른 속도를 내는데 무엇보다 중요한 것은 이완 속도가 빨라야 하며, 결국 $[Ca^{++}]_f$농도를 신속하게 감소시킬 수 있어야 한다. 빠른 속도와 힘을 발휘하는 근섬유는 그 섬유만의 고유한 에너지 요구 시스템을 가지고 있다. 대사경로는 이러한 작업에 필요한 ATP의 요구를 충족시키기 위해 신속한 활성화와 높은 유속율에 적합한 시스템이 되어야 한다.

섬유의 유형

근세포 각 수준에서 일어나는 독특한 과정은 주로 단백질과 단백질 이소폼의 양과 유형 그리고 이러한 단백질의 반응을 지시하는 조절인자에 의해 결정된다(그림 7.5). 단백질은 이소폼(isoform) 또는 효소의 경우에는 동질효소(isozyme)라 불리는 몇 가지 서로 다른 분자 형태로 존재할 수 있다. 동질형태들은 대개 성분에서 극히 미미한 차이만 있을 뿐이다. 그러나 이 성분상의 차이로 인해 특정 세포내 환경에서 기계적 사건 또는 기능에 관하여 가지각색의 전문화가 이루어진다. 단백질과 단백질 동질형태의 독특한 특성을 이용하려면 조절자극에 차이를 줄 필요가 있다. 조절자극은 특성상 국부적이며 수축 세포 내에서의 사건에 의해 구체적으로 발생하거나 외부 자극이 세포에 지시하는 메시지에 이어 발생한다. 이러한 외부 자극의 대부분은 혈중 호르몬과 신경전달물질의 농도의 변화에 때문에 발생한다. 이 혈중 호르몬은 대개 세포의 표막에 끼워져 있는 전문 수용체에 작용하여 연쇄적 반응을 촉발시키고 궁극적으로는 표적 단백질 기능의 증감을 가져온다. 신호전달(signal transduction) 과정은 운동을 하는 동안 대사경로와 E-C 과정을 활성화시키는 데 매우 중요하다.

근섬유를 서로 다른 유형과 그 아형(Subtypes)으로 뚜렷하게 분류하는 것은 그것의 잠재적 기능 등을 고려할 때 쉽지 않을 뿐만 아니라 논란의 여지마저 있다. 과연, 현재 사용하고 분류 틀은 많은 혼란을 불러일으키고 있다. 그나마 가장 인기 있는 분류 체계는 수축 단백질인 미오신에 기초한 분류 틀이며, 구체적으로는 ATPase를 포함한 미오신의 HC 구성요소를 기초로 한다(Reggiani et al. 2000). 각 미오신 분자는 2개의 HC와 4개의 LC를 포함한다. 미오신 중쇄는 종-고유(species-specific) 방식과 조직-고유(tissue-specific) 방식으로 표현되는 다수의 독특한 동질형태 (대략 총 9가지)를 포함한다. 인체 골격근의 경우 2가지 주요 동질형태가 알려져 있는

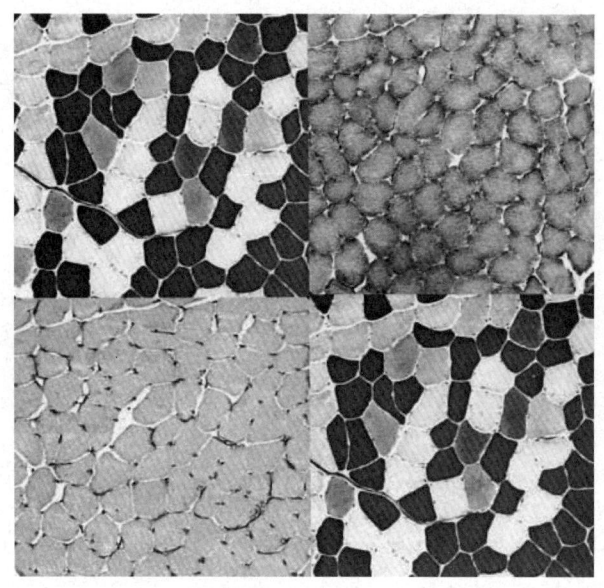

그림 7.5 외측광근에서 채취한 조직 표본에서 얻은 섬유의 횡단면. 좌측 상단은 다른 염색 강도로 드러난 섬유 유형(제I형, 제IIA형, 및 제IIX형)을 보여준다. 제I형은 가장 어두운 색으로 나타난 데 반해 제IIA형과 제IIX형은 각각 가장 밝은 색과 중간 색으로 나타난다. 좌측 하단은 각각의 섬유를 둘러싼 모세혈관에 대한 염색이다. 우측 상단은 석신산탈수소효소 활동에 의해 측정된 산화능을 보여준다. 우측 하단은 좌측 상단과 같으며 모세혈관과 비교할 수 있도록 제공된 것이다.

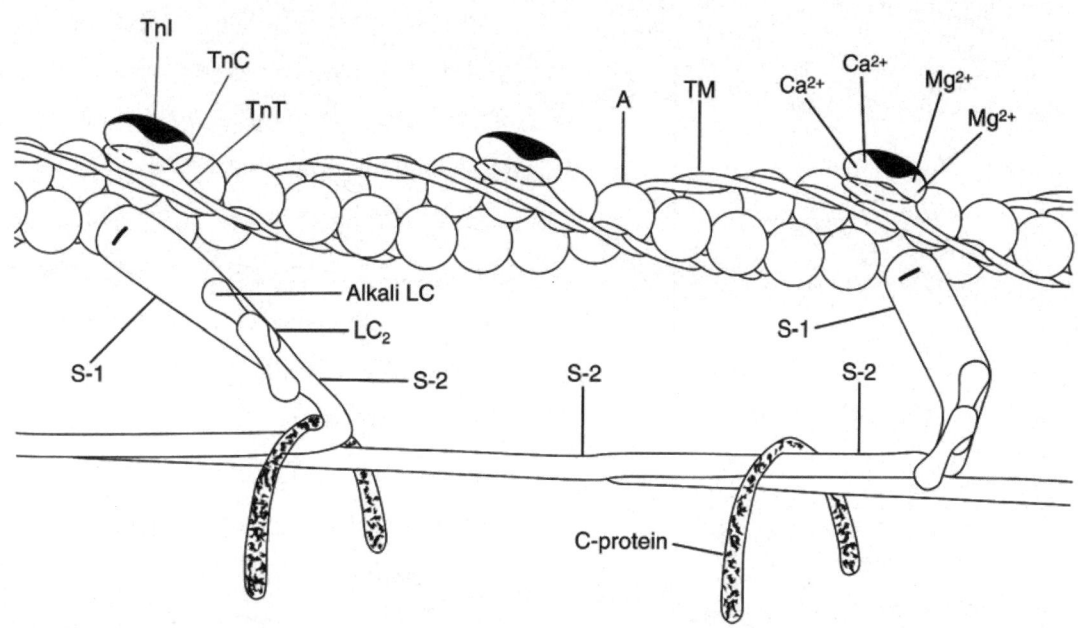

그림 7.6 개별 구형 액틴, 긴 가닥 트로포미오신(TM)과 3가지 트로포닌(troponin) 하부단위 (TnI, TnT, TnC), 및 미오신 (myosin) 분자로 구성된 가는 필라멘트(thin filament). 미오신(myosin)은 S-1과 S-2 부분으로 이루어진 중쇄와 여러 다른 경쇄 (알칼리 또는 필수 LC 및 LC2 또는 인산화 LC)를 포함한다.

데 HCI와 HCII로서 각각 제I형 섬유와 제II형 섬유이다 (표 7.1). 인체에서 HCII 역시 2가지 동질형태, 즉 HCIIa와 HCIIx로 존재한다. 이 섬유를 각기 제IIA형과 제IIX형이라고 한다. 다양한 미오신 HC 동질형태들이 단일 섬유에 존재할 수도 있다. 이 때에는 제IIC형, 제IC형, 및 제IIAX형 같은 추가 아형을 제공한다. 설치류에는 HCIIb라는 제3의 HC 동질형태가 있다. 미오신 분자는 2개의 LC군도 포함하는 데 필수 LC(LC1, LC3)와 조절 LC(LC2)로서 각각은 지근과 속근 동질형태를 갖는다.

미오신 HC를 사용하여 섬유의 유형과 그 아형을 분류

표 7.2 인간 근섬유 유형 및 아형(Subtypes)에서 근소포체의 특징

	섬유 유형		
	I	IIA	IIX
Ca^{++}-ATPase			
단백질	MOD	MOD-HI	HI
동질형태	SERCA 2	SERCA 1	SERCA 1
최대 활동	MOD	MOD-HI	HI
Ca^{++}흡수	MOD	MOD-HI	HI
리아노딘 수용체 (RyR)			
동질형태	RyR I	RyR I	RyR I
Ca^{++}방출 속도	MOD	MOD-HI	HI

특정한 특징은 인간 단일 섬유에서 실제로 측정된 것에 기초한다. 인간에 대해 얻을 수 있는 실험 데이터가 없는 경우의 특징들은 설치류 근육을 기초로 예측하였다. Ca^{++}=칼슘이온; ATPase = 아데노신 3인산 효소; MOD = 중간; HI = 높음; SERCA = 근형질-내형질 세망 칼슘 ATPase. 리아노딘 수용체 (RyR)는 칼슘 방출 채널에 사용되는 또 다른 용어이기도 하다.

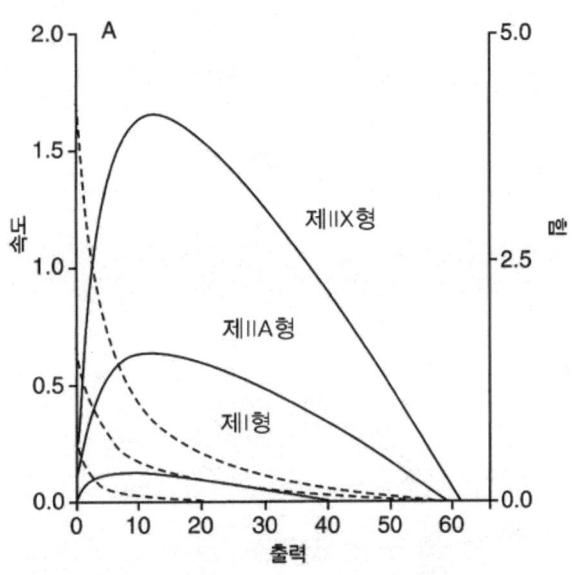

그림 7.7 선택된 섬유 유형의 힘-속도 및 출력 특성. 속도 특정은 점선으로 나타난 반면 출력(힘에 속도를 곱한 산물)은 실선으로 나타나있다. 제I형, 제IIA형 및 제IIX형은 다른 섬유 유형을 나타낸다.

하면 섬유의 기능적 특성을 알 수 있게 된다. 미오신 HC 이소폼은 2차 조정자 역할을 하는 LC 이소폼과 결합하여 속도와 파워의 발생량을 결정한다(그림 7.6). 제I형과 제II형 섬유를 각기 지근(ST; slow-twitch)과 속근(FT; fast-twitch)으로 명명하는 것은 바로 이런 이유 때문이다(그림 7.7).

미오신 HC 이소폼을 사용한 분류는 다른 섬유 유형의 일관성 있는 특성들을 강조한다. 예를 들어, 제IIA형 및 제IIX형 섬유도 고밀도의 칼슘방출채널과 Ca^{++}-ATPase를 갖는 잘 발달된 근소포체를 보여준다. 이는 신속한 수축 및 이완 주기에 필요한 $[Ca^{++}]_f$의 빠른 증감을 가능케 한다(그림 7.8). 그와 달리 HC 동질형태를 보이는 제I형 근육은 신속한 연결다리의 순환을 할 수 없어서 결과적으로 빠른 속도와 많은 큰 힘을 발생시키지 못한다. 그래서 이 섬유에서는 근소포체가 잘 발달하지 않는다. 섬유 유형간의 근소포체의 차이는 조절단백질의 집합체와 이소폼의 유형으로도 연장된다(표 7.2). 골격근에서 Ca^{++}-ATPase는 2개의 근형질-내형질 세망 칼슘 ATPase(SERCA) 동질형태로 존재한다. SERCA 1은 제II형 섬유로, SERCA 2는 제I형 섬유로 표현한다.

다양한 대사경로의 전위는 근섬유의 HC 성분과도 대체로 일치한다(표 7.3). 빠르게 수축하는 섬유는 고에너지인산의 전이속도, 글리코겐분해 및 당분해 속도를 높일 수 있는 효소들의 활동이 높다. 그와 달리 Ca^{++}-ATPase와 액토미오신ATPase처럼 ATP 이용 속도가 비교적 느린 제I형 섬유는 그와 같은 경로가 잘 발달되어 있지 않다. 제I형 섬유의 산화능은 산화적 인산화에 크게 의존

표 7.1 인체에서 조직화학적으로 확인된 섬유 유형의 경쇄와 중쇄 성분

섬유 유형	경쇄	중쇄
IIA	(LC1f)2(LC2f)2	(HCIIa)2
	(LC1f)(LC3f)(LC2f)2	(HCIIa)2
	LC(3f)2(LC2f)2	(HCIIa)2
IIX	(LC1f)2(LC2f)2	(HCIIx)2
	(LC1f)(LC3f)(LC2f)2	(HCIIx)2
	(LC3f)2(LC2f)2	(HCIIx)2
I	(LC1s)2(LC2s)2	(HCI)2

각각의 미오신은 2개의 중쇄(HC)와 4개의 경쇄(LC)를 포함한다. 주어진 미오신에서 LC 2개는 필수이고(LC1, LC3) 나머지 LC 2개는 조절 또는 인산화 경쇄이다(LC2). HC 동질형태에는 HCIIa, HCIIx, 및 HCI가 포함된다. 미오신 LC에는 속근 (f) 및 지근 (s) 동질형태가 있다.

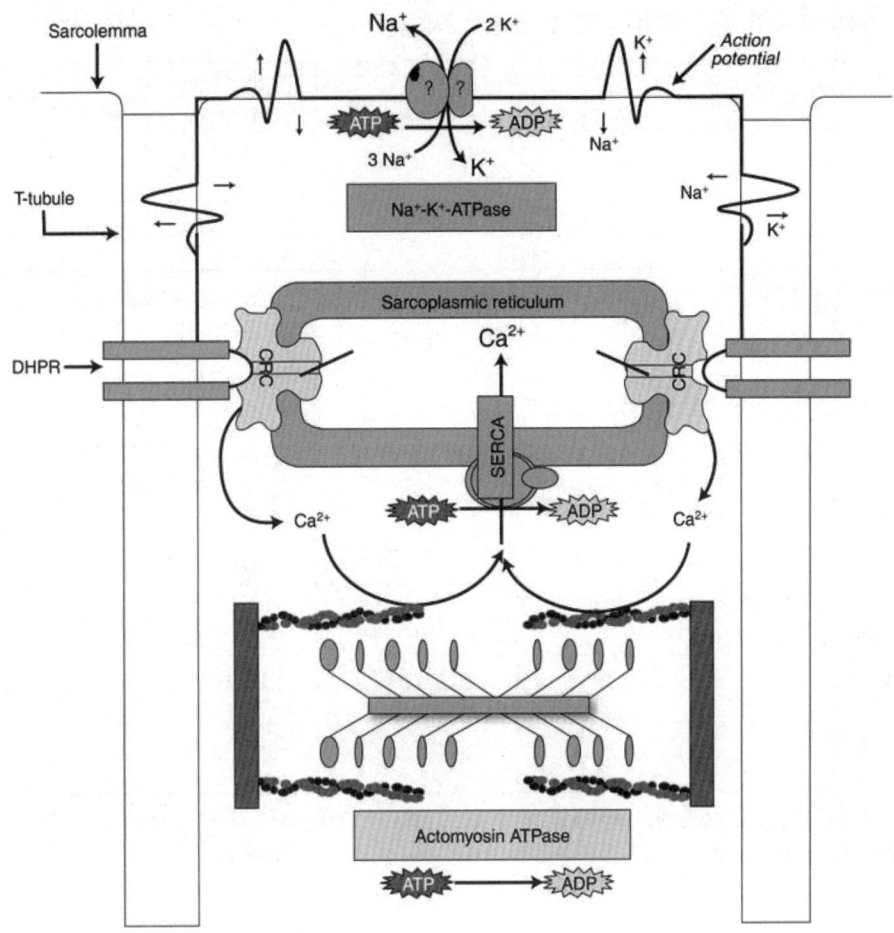

그림 7.8 근소포체의 Na^+-K^+-ATPase, Ca^{++}-방출 채널(CRC), 및 Ca^{++}-ATPase(근형질-내형질 세망 칼슘 ATPase 또는 SERCA) 필수 요소. T-세관에 위치한 디히드로피리딘수용체(dihydropyridine receptor; DHPR)는 T-세관과 칼슘방출채널 사이의 소통에 관여한다.

표 7.3 인간 근섬유 유형 및 아형(Subtypes)에서 대사경로와 구획의 전위

	I	IIA	IIX
고에너지 인산 (CPK)	MOD	MOD-HI	HI
글리코겐분해 (PHOSPH)	MOD	MOD-HI	HI
해당 (PFK)	MOD	MOD-HI	HI
산화 (CS, SDH)	HI	MOD	MOD-LO
β-산화 (HADH)	HI	MOD	MOD-LO

상대적 경로 전위는 속도제한 효소 또는 전형적인 효소의 최대 활동에 기초한다. MOD = 중간; HI = 높음; LO = 낮음; CPK = 크레아틴 포스포키나아제; PHOSPH = 포스포릴라아제; PFK = 포스포프룩토키나아제; CS = 시트르산합성효소; SDH = 석신산탈수효소; HADH = 히드록시아실탈수효소

하면 잘 발달된다. 이는 높은 산화능과 당분해능을 보이는 제IIA형 섬유에도 해당된다.

표 7.4 인간 성인 남성 근육의 섬유 유형 분포, 면적 및 모세혈관 수

	섬유 유형		
	I	IIA	IIX
분포 (%)	50	33	12
면적 ($\mu m2$)	4705	5305	4082
Caps (n)	5.37	5.13	3.65
Caps/area ($\mu m2 \cdot 10\text{-}3$)	1.17	0.99	0.90

섬유 유형 특징은 훈련되지 않은 성인 남성의 외측광근에서 추출한 조직 표본을 기초로 한다; Caps = 각 유형의 단일 근섬유를 둘러싼 모세혈관의 평균 수; Caps/area = 모세혈관에 의해 공급hel는 섬유의 평균 면적

표 7.5 막 수송체와 인간 근섬유 유형과 아형(Subtypes)

	섬유 유형		
	I	IIA	IIX
포도당			
GLUT1	LO	LO	LO
GLUT4	HI	HI	LO
젖산			
MCT1	HI	MOD	LO
MCT4	LO	HI	HI
지방산			
FABP	HI	MOD	LO

설치류 근섬유 유형을 기초로 예측된 인간의 상대적 농도. HI = 높음; MOD = 중간, LO = 낮음; GLUT = 인슐린민감 포도당수송체; MCT = 모노카르복실산수송체; FABP = 지방산결합수송체

특정한 에너지 요구를 충족시키기 위한 대사경로의 전문화는 다른 동질효소에까지 적용된다. 예를 들어, 크레아틴 포스포키나아제(creatine phosphokinase)와 젖산탈수소효소는 둘 다 여러 동질형태를 갖고 있어서 독특한 도전에 반응할 수 있다. 산화능이 높은 근섬유는 모세혈관을 자유롭게 공급받는데 미토콘드리아(mitochondria)의 호흡을 지지하는 필수 산소가 전달될 수 있도록 한다(표 7.4). 다른 섬유 유형에서 독특한 대사경로와 관련된 것으로는 전달 단백질이 있다(표 7.5). GLUT4, MCT1 및 FABP는 산화능이 높은 섬유(제I형과 제II형 모두)에서 가장 높은 반면, 제IIX형에서 가장 낮게 관찰된다. 이와 대조로, MCT4는 제I형에 비해 제IIX형과 제IIA형에서 높다.

정의된 섬유 유형과 일치하지 않는 것이 세포막의 흥분을 보호하는 데 중요한 양이온 펌프인 $Na^+\text{-}K^+\text{-}ATPase$이다(표 7.6). 이 단백질 α와 β의 하위단위의 밀도와 이소폼 성분은 세포의 수축 속도가 아니라 산화능에 비례하는 것으로 보인다. 이는 특이한 일인데 제IIA형과 제IIX형을 포함한 제II형 섬유가 최대 강축을 발생시키기 위해서는 잦은 빈도의 자극이 필요하기 때문이다. 쥐의 경우, 이소폼 $α_1$, $α_2$과 $β_1$는 보통 제I형 섬유에서 높은 반면, $α_2$와 $β_2$는 제IIX형 섬유에서 두드러지게 나타난다. 제IIA형 섬유에는 모든 이소폼들이 혼합되어 있다.

섬유의 크기

근세포의 작업 능력을 결정하는 최종 특성은 섬유의 면적이다. 섬유 면적은 근원섬유의 수를 반영하고 결과

표 7.6 인간 섬유 유형 및 아형(Subtypes)에서 Na+-K+-ATPase의 특징

	섬유 유형		
	I	IIA	IIX
단백질	HI	HI	MOD
동질형태	$\alpha_1\beta_1/\alpha_2\beta_1$	$\alpha_1\beta_1/\alpha_1\beta_2$	$\alpha_2\beta_2$
		$\alpha_2\beta_2/\alpha_2\beta_2$	
최대 활동	HI	HI	MOD

어떤 특징은 인간 단일 섬유에서 실제로 측정된 것을 기초로 한다. 인간에 대한 실험 자료가 없는 경우에는 쥐의 근육을 기초로 예측되었다. 동질형태 분포는 α와 β 하부단위 분포가 지배적임을 나타낸다. Na^+=나트륨이온; K^+=칼륨이온; ATPase = 아데노신 3인산 효소; HI = 높음; MOD = 중간

적으로 힘을 발생시키는 데 사용할 수 있는 액틴과 미오신 분자의 수를 반영한다. 섬유의 유형과 아형이 설치류에서는 면적에서 큰 차이를 보이지만 인간에 대해서는 그렇지 않다. 높은 출력을 내는데 전문적인 제IIX형 섬유는 인간의 경우 면적에 있어서 제I형 및 제IIA형과 비슷하다. 대체로, 제IIX형 섬유는 최소한 외측광근에서 훈련되지 않은 근육의 총 섬유 분포 중 겨우 10~15%만을 나타낼 뿐이다.

규칙적인 운동은 다양한 단백질과 단백질 동질형태 및 그 조절 기전의 표현을 변화시킨다. 다음은 서로 다른 훈련 자극 유형과 적응의 기능적 결과로 일어나는 세포 적응을 검토하되 인간의 근육에 초점을 맞추어 논의할 것이다.

> 근섬유는 다양한 유형과 아형으로 존재한다. 섬유 유형을 식별하는데 흔히 사용되는 특성은 분자의 HC 구성요소에 위치한 미오신 ATPase이다. 섬유 유형이 다르면 포함된 HC 동질형태도 다르다. HC 동질형태는 섬유가 발생시킬 수 있는 속도의 일차적 결정소이다. 그런 이유로 제I형 섬유는 느리게 수축하는 반면 제II형 섬유는 빠르게 수축한다. 섬유의 수축 속도는 다른 특성들과도 관련이 있다. 예를 들어, 제II형 섬유는 잘 발달된 근소포체를 포함하는데 이는 $[Ca^{++}]_f$을 신속히 조절하고 힘의 발생과 이완을 신속히 할 수 있도록 해준다. 제II형 섬유의 경우 고에너지 인산 전달 및 해당능이 높아서 ATP를 대량으로 신속히 생성하게 해준다. 이와 대조로 제I형 또는 느리게 수축하는 섬유는 근소포체의 발달이 불량하고 고에너지 인산 전달 및 해당능이 낮다. 산화능은 제I형 섬유에서는 항상 높고 제IIA형 같은 제II형 섬유에서도 제IIX형에 비해 높을 수 있다.

근육 적응과 기능적 결과

골격근의 두드러진 특징은 수축 활동 패턴이 바뀌면 그것에 곧바로 적응하는 능력이다(Pette 2002). 근 세포의 재형성은 형태학, 초미세 구조, 생화학, 분자 조직을 포함한 모든 수준에서 조직에서 광범위하게 일어나며, 각기 다양한 과정에 영향을 미친다. 세포 단백질, 지질, 및 탄수화물에서 일어나는 구체적인 변화는 수축 활동의 환경과 운동을 수행하는 사람의 특성의 영향을 받는 수축 활동 유형에 의해 결정된다.

규칙적인 운동이 근육에 미치는 효과에 대한 연구의 대부분은 비교적 단기간 동안 수행되었으며 보통 10~12주를 내에서 이루어졌다. 이와 같은 적응 또는 순화(acclimation) 연구의 대부분은 서로 다른 세 가지 훈련 모형을 사용하고 있으며, 각 모형은 세포 내의 서로 다른 과정을 설명하고 있다. 사용된 이 세 가지 모형은 높

표 7.7 서로 다른 유형의 훈련에서 대사경로와 체절의 적응

	PET	HRT	HIIT
고에너지 인산 전달	NC	NC-SI	LI
글리코겐분해	NC	NC-SI	LI
당분해	NC	NC-SI	LI
산화	LI	NC	MI-LI
β-산화	LI	NC	NC
포도당 인산화	LI	NC	MI-LI

PET = 장시간 지구력 훈련; HRT = 고저항성 훈련; HIIT = 고강도 간헐 훈련; NC = 변화 없음; SI = 약간 증가; MI = 중간 정도 증가; LI = 높은 증가

은 저항이나 큰 힘을 발휘하는 단기 고 저항운동, 가끔씩 하는 고강도 운동 그리고 장기간 저강도 운동이다. 발표된 연구들의 대부분은 ATP 합성에 관련된 대사경로와 체절에서 일어나는 변화를 강조하고 있다. 세포가 장기적인 신체활동에 적응하는 과정을 연구하던 연구자들이 단백질과 흥분 및 수축에 관련된 과정에 연구적 관심을 갖게 된 것은 매우 최근의 일이다. 훈련된 사람의 ATP 항상성을 조절하는 기전을 확실히 이해하기 위해서는 이 수준에서 일어나는 적응을 보다 철저히 이해해야 한다.

장기간 지구력 훈련 적응

장기간의 최대하 운동은 산화적 인산화에 도움이 되는 다양한 세포 적응을 촉진한다(Holloszy and Booth 1976; Hood 2001). 이러한 세포 적응이 장기간의 최대하 운동을 할 때 일어나는 유산소성 ATP 재생에 의존한다는 것을 고려하면 그렇게 놀라운 사실은 아니다(표 7.7). 가장 두드러진 변화는 효소 단백질 증가 후에 일어나는 구연산 회로 효소와 호흡 사슬 복합체의 최대 하 활동이 증가한다는 것이다. 이러한 적응은 산화능 또는 산화적 인산화의 최대능을 높인다. 결과적으로 산소 이용이 증가하고 그에 따른 ATP 합성 속도가 매우 빨라지게 된다.

기질의 이용

반복적인 최대하 운동에 대한 적응력이 향상되면 그것이 미토콘드리아가 지방산과 포도당과 같은 산화적

표 7.8 서로 다른 훈련 유형에 대한 막 수송체의 적응

	PET	HRT	HIIT
포도당			
GLUT1	SI	NC	MI-LI
GLUT4	LI	NC-SI	LI
젖산			
MCT1	SI	NC-SI	LI
MCT4	LI	NC-SI	LI
지방산			
FABP	LI	NC	NC-SI

PET = 장시간 지구력 훈련; HRT = 고저항성 훈련; HIIT = 고강도 간헐 훈련; NC = 변화 없음; SI = 약간 증가; MI = 중간 정도 증가; LI = 높은 증가

표 7.9 특정 유형의 훈련에 대한 미오신(myosin) 성분의 적응

	PET	HRT	HIIT
섬유 유형			
제I형	NC	NC	NC
제IIA형	SI	SI	SI
제IIX형	LD	LD	LD
미오신(myosin) HC			
HCI	NC	NC	NC
HCIIa	SI	SI	SI
HCIIx	LD	LD	LD

PET = 장시간 지구력 훈련; HRT = 고저항성 훈련; HIIT = 고강도 간헐 훈련; NC = 변화 없음; SI = 소규모 증가; LD = 대규모 감소

표 7.10 서로 다른 유형의 훈련에 대한 섬유 면적과 모세혈관 면적의 적응

	PET	HRT	HIIT
면적			
제I형	SI	MI	MI
제IIA형	SI	MI	MI
제IIX형	SI	MI	MI
모세혈관, 면적			
제I형	LI	NC	SI-MI
제IIA형	LI	NC	SI-MI

PET = 장시간 지구력 훈련; HRT = 고저항성 훈련; HIIT = 고강도 간헐 훈련; NC = 변화 없음; SI = 약간 증가; MI = 중간 정도 증가

인산화를 위해 사용하는 기질에 까지 영향을 미친다(표 7.8). 이러한 기질들이 근섬유막으로 확산되는 속도가 빨라지는 것은 전달 단백질 FABP와 GLUT의 구체적인 이소폼이 증가하기 때문이다. 유산소 훈련은 FABP와 GLUT4를 증가시켜 혈액 내의 지방산과 포도당이 근세포 내부로 쉽게 전달되도록 한다(Holloszy 2003; Turcotte 2000). 지방산의 경우 전달, 활성화 및 β-산화에 참여하는 효소들의 최대 활동이 증가하면 지방산을 미토콘드리아 호흡을 위한 기질로 쉽게 사용할 수 있다.

세포에서 포도당 대사가 이루어지려면 포도당은 인산화 되어야 한다. 포도당의 인산화는 훈련 직후 최대 활동이 증가하는 헥소키나아제(hexokinase)에 의해 이루어진다. 포도당-6-인산이 형성되면 이 기질은 해당경로(glycolitic pathway)를 시작할 수 있고 그 결과 피루브산이 형성된다. 피루브산 탈수소효소는 피루브산이 구연산 회로에 보다 쉽게 사용될 수 있도록 하는데 중요한 역할을 한다. 지구력 훈련의 또 다른 특징은 트리글리세라이드와 글리코겐이라는 두 근육 기질의 증가인데 이들은 각각 지방산과 포도당 전구체에서 얻는다. 또 다른 근육 효소 적응은 간에 의한 지방의 불완전 산화에 의해 형성된 베타하이드록시뷰틸레이트(β-hydroxybutyrate)와 아세토아세테이트(acetoacetate) 같은 케톤체(ketone bodies)가 미토콘드리아 기질로 사용될 수도 있는 형태로 바뀌도록 한다. 마지막으로, 아미노기전의 효소로 알려진 특정 효소의 적응은 알라닌(alanine)과 글루타민(glutamine) 같은 선택된 아미노산이 구연산 회로로 들

어갈 준비가 된 중개자로 변환되도록 한다.

효소와 수축 단백질

광범위한 유산소 훈련으로 예측할 수 있는 추가 적응은 고에너지 인산 전달과 글리코겐분해-당분해능에 관여하는 효소들의 최대 활동의 하향조절이다. 이러한 대사경로능의 하향조절은 산화능에서 일어나는 상향조절과 결합하여 제I형 섬유에서 관찰되는 것과 유사한 산화적 인산화로 강력히 균형이 잡히는 대사 조직을 생성하게 된다. 그러나 인간에 대해서건 동물에 대해서건 고에너지 인산 전달과 글리코겐분해-당분해 경로 능의 상당한 하향조절을 끌어낼 수 있는 훈련을 찾아낸 연구는 아직 없었다. 그러나 그러한 훈련 적응이 가능할 것으로 추정하고 있다. 최대하 연습과 아주 유사한 낮은 산화유형 II 근육에 대한 만성적 저빈도 전기 자극은 여러 주에 걸쳐 하루 12~24시간 동안 지속되면 제I유형 또는 ST 섬유에서 관찰된 것과 유사한 대사 재구성을 유도할 수 있다(Pette 2002). 이 결과는 자발적 운동 훈련 프로그램이 만성적 저빈도 전기 자극에서 관찰되는 것과 유사한 반응을 유도할 수 있음을 시사하고 있다. 그러나 필요한 자발적 훈련의 양은 아마 성취할 수 있는 것 이상이 될지 모른다.

규칙적인 장기적인 최대하 운동에 반응하여 일어나는 흥분 및 수축에 관련된 단백질에서도 다중적 세포 적응을 관찰할 수 있다. 수축 단백질의 수준에서 볼 때, HCIIx에서 HCIIa로 미오신 변형이 일어나는 것을 관찰할 수 있다. 이는 제IIX형 섬유를 희생한 대가로 조직화학적으로 결정된 제IIA형 섬유가 증가하기 때문이다(Baldwin and Haddad 2002)(표 7.9). 그러나 이는 비교적 크지 않은 변형으로서 훈련되지 않은 인간의 근육에 포함된 제IIx형 섬유의 경우 보통 15% 미만이다. 특히 인간에 대해서는 유형과 관계없이 훈련이 미오신 HC를 빠른 동질형태 유형에서 느린 유형, 즉 HCI에서 HCII로, 그리고 결과적으로 제I형 또는 ST 섬유의 비율 분포를 크게 변환시킬 수 있는지 아직 알치된 의견을 내놓지 못하고 있다. 쥐의 경우 지구력 훈련은 미오신 LC의 변화와 특히 LC1s와 LC2s의 증가와 관련하여 일어나는 LC1f, LC2f, 및 LC3f가 감소하고 있다. 쥐에서 일어나는 이러한 변화는 근본적으로 풍부한 제II형 또는 속근 섬유를 포함하는 근육에 한정되고 있다. 인간이 영향을 받는 섬유 유형은 모집단을 따로 떼어내는 것이 쉽지 않은데 그것은 외측광근 같은 보행 근육이 섬유 유형들의 혼합체를 포함하기 때문이고 측정도 단일 섬유 수준이 아닌 조직 검사로 추출한 혼합 조직 표본으로 하기 때문이다. 저강도 훈련도 섬유의 횡단면으로 측정해서 알 수 있듯이 제I형과 제II형 모집단에서 적지만 근육의 비대를 가져올 수 있다(표 7.10). 횡단면 면적의 증가는 섬유의 세포내 성분을 지배하는 단백질인 근원섬유 함량이 증가하기 때문인 것으로 보인다.

Na^+-K^+-ATPase

섬유 내부에 신경 신호를 전달하기 위해 활동전위를 일으킬 필요성이 있을 때 지속적 반복적인 신체활동을 하면 근섬유막과 T-세관 시스템이 긴장을 하게 된다. 활동전위를 계속 전달하는데 필요한 막 흥분의 보호는 Na^+와 K^+의 막통과 경사 복원 담당 효소인 Na^+-K^+-ATPase에 영향을 받는다. 규칙적인 운동은 Na^+-K^+-ATPase의 α와 β 하위단위를 상향 조절하는 강력한 자극이 될 수 있다(Clausen 2003)(표 7.11). 이 두 하위단위가 증가하면 양이온의 최대 전달 속도를 증가시키는 적응 효소의 최대 촉매 활동이(V_{max}) 증가하게 된다. 아직 충분한 연구가 이루어지지 않고 있지만 현재까지의 증거로는 $α_1$, $α_2$, 및 $β_1$ 동질형태가 단기간의 훈련만으로도 상향조절 될 수 있을 것으로 추정하고 있다. 그러

표 7.11 특정 유형의 훈련에 대한 Na+-K+-ATPase특징의 적응

	훈련 유형		
	PET	HRT	HIIT
최대 활동	LI	NC-SI	LI
함량	LI	NC-SI	LI
동질형태			
α 1	LI	NC-SI	LI
α 2	LI	NC-SI	LI
β 1	LI	NC-SI	LI
β 3	SI	NC	SI

Na^+=나트륨이온; K^+=칼륨이온; ATPase = 아데노신 3인산 효소; PET = 장시간 지구력 훈련; HRT = 고저항성 훈련; HIIT = 고강도 간헐 훈련; NC = 변화 없음; SI = 소규모 증가; LI = 대규모 증가.

표 7.12 특정 훈련 유형에 대한 근소포체의 적응

	훈련 유형		
	PET	HRT	HIIT
Ca++-ATPase활동	MD	NC-SI	MI
Ca++흡수	MD	NC-SI	MI
동질형태			
SERCA 1	MD	NC	MI
SERCA 2	MI	NC	MD
Ca++방출	MD	NC-SI	MI
RyR 함량	MD	NC-SI	MI
동질형태			
RyR1	MD	NC-SI	MI

PET = 장시간 지구력 훈련; HRT = 고저항성훈련; HIIT; 고강도 간헐 훈련; Ca++=칼슘이온; ATPase = 아데노신 3인산 효소; SERCA = 근형질-내형질 세망 칼슘; RyR = 리아노딘수용체; NC = 변화 없음; SI = 소규모 증가; MI = 중간 규모 증가; MD = 중간 규모 감소

나 장기간의 최대하 훈련을 하였을 때 특정 동질형태에서 어떤 변화가 일어나는지에 대해서는 아직 분명히 밝혀지지 않고 있다. 게다가, α와 β 동질형태 조합이 관찰된 V_{max}의 증가를 담당하는지에 대해서도 아직은 확실히 밝혀지지 않고 있다. 이와 같은 훈련에 적응된 이소폼 집단에 따라서 K^+또는 Na^+에 대한 감수성도 영향을 받을 수 있다. 연구 결과에 의하면 훈련이 세포막을 관통하는 Na^+와 K^+의 조절을 개선하고 지속적인 저강도 수축을 하는 동안 막 흥분성을 보호한다는 것이다. 아직 연구가 이루어지지 않고는 있지만 적응은 막의 탈분극과 재분극에 수반되는 주요 채널인 Na^+, K^+ 및 Cl^-의 조절에 참여하는 많은 채널과 수송체에서도 일어날 수 있다.

세포 내 $[Ca^{++}]_f$의 정밀한 조절은 세포에서 의도적인 기계적 반응은 물론 그 밖의 다양한 기능의 전제 조건이 된다(Berchtold et al. 2000). 반복적 활성화에도 불구하고 기계적 성과가 계속 보호되려면 근소포체는 $[Ca^{++}]_f$의 농도를 유지하고, 결과적으로 근원섬유 단백질의 행동을 유지하기 위해 근소포체의 Ca^{++}방출과 Ca^{++}흡수 기능을 보존할 수 있어야 한다(Green 2000)(표 7.12). 이 두 기능의 감소는 칼슘방출채널의 밀도,

Ca^{++}-ATPase효소의 밀도, 특히 SERCA 1 동질형태가 감소하기 때문인 것으로 보인다. Ca^{++}-ATPase의 경우, 단백질 함량이 낮은 것은 Ca^{++}감수성에 변화가 없을 때 일어나는 효소 Vmax의 감소 때문인 것으로 추정하고 있다. 흥미롭게도, 훈련으로 인한 Ca^{++}의 흡수와 방출의 변화는 $[Ca^{++}]_f$의 일시적인 수준을 보호하면서 각 수축에 따른 Ca^{++}순환의 감소와 일치하고 있다. Ca^{++}순환 전위의 감소는 유산소 훈련 프로그램의 운동 강도가 낮기 때문에 유익할 수 있다. Ca^{++}흡수율은 훈련되지 않은 상태에서 효소에 일어나는 구조적 손상을 고려할 때 훈련 직후에 운동을 하는 동안 방어가 더 잘 이루어질 수 있다.

고저항성 훈련 적응

세포 기능의 다른 요소들을 강조하기 위해 설계된 다른 훈련 모형 또한 근육의 구조, 성분, 및 기능을 크게 변화시킬 수 있다. 이 모형은 반복 횟수가 매우 적은 최대 및 최대하 운동에 근 세포가 짧게 적응하는 과정을 설명한다. 근력이나 파워를 기르는 훈련으로 분류되는 이러한 유형의 저항성 운동은 근력을 증강시키는데 적합하며, 제I형과 제II형 섬유의 횡단면적이 크게 증가한다. 고저항성 훈련(HRT)으로 인한 단백질 합성의 증가는 조절 및 수축 단백질에만 국한되어 근원섬유의 수와 크기를 증가시킨다. 인간이 하는 장기간의 최대하 운동에서와 마찬가지로 HRT는 제IIA형 섬유 비율은 증가하고 제IIX형 섬유 비율은 감소시키면서 속근 아형(subtype)에 국한하여 섬유 유형을 변형시킨다. 이러한 변화는 HCIIX를 HCIIA로 변형시킨다. 흔히, 제IC형과 제IIC형 섬유의 증가도 확인될 수 있는데 이는 섬유 내에 미오신 HC 유형이 하나 이상 존재한다는 것을 의미한다.

고저항성 훈련은 세포 내 에너지 대사경로와 세포 구획에 거의 영향을 미치지 않는다. 대부분의 연구들은 고에너지 인산 전달, 글리코겐분해, 당분해 또는 산화적 인산화에 관련된 대표 효소들의 최대 활동에 변화가 없다고 보고한다. 저항성 훈련을 하면 섬유 횡단면적이 증가한다는 사실을 고려하면 고저항성 운동은 근섬유 면적 당 모세혈관의 수를 감소시킬 수 있다는 주장이 가능하지만 현재까지 밝혀진 바로는 적어도 중강도의 저항성 훈련으로 증가되는 모세혈관의 수가 예상되는 섬유 횡단면적 증가의 약 15~20%를 상쇄하는 것으로 추정하고 있다. 저항성 훈련은 다양하게 계획할 수 있으며 그 결과 여러 가지 신경 및 근육을 발달시킬 수 있다. 모든 저항성 훈련 계획이 동일한 훈련 적응 결과를 가져오지는 않는다. 지금까지 고저항성 운동이 막 수송체와 흥분-수축 결합 과정에 미치는 영향을 다룬 보고서는 거의 없었다. 현재 우리가 알고 있는 것은 고저항성 운동이 그러한 특성에 거의 영향을 미치지 않는다는 것이다.

고강도 간헐 훈련 적응

생리적 기능의 극단과 결과적으로 근육의 독특한 재형성 능력을 강조하는 또 다른 훈련 전략은 고강도 간헐 훈련(HIIT)이다. 이 운동은 고저항성 운동 요소들을 포함하되 각 운동의 반복 횟수는 운동 실시 회수에 따라 증감한다. 짧은 수축시간과 적은 반복회수가 주로 ATP와 PCr에 의존하는 HRT과는 달리 HIIT는 여러 세포 ATPase의 에너지 요구를 충족시키기 위해 대량의 ATP를 신속하게 공급하는 고에너지 인산 전달과 글리코겐 분해-당분해 시스템이 관여한다. 고강도 간헐훈련은 비교적 큰 힘을 발휘하고 장기간 지속하는 특성을 고려할 때 발생되는 힘의 수준이 비교적 높고 각각의 일의 특성이 지속적임을 고려할 때, 신호 전달과 힘의 발생을 위한 흥분 및 수축 능력과 이완 또한 도전을 받고 있다. 예비량의 제한과 하나 이상의 과정을 억제할 수 있는 다양한 대사 부산물의 축적을 고려할 때 흥분 및 수축 과정의 실행 가능성을 유지할 필요성은 HIIT에만 나타나는

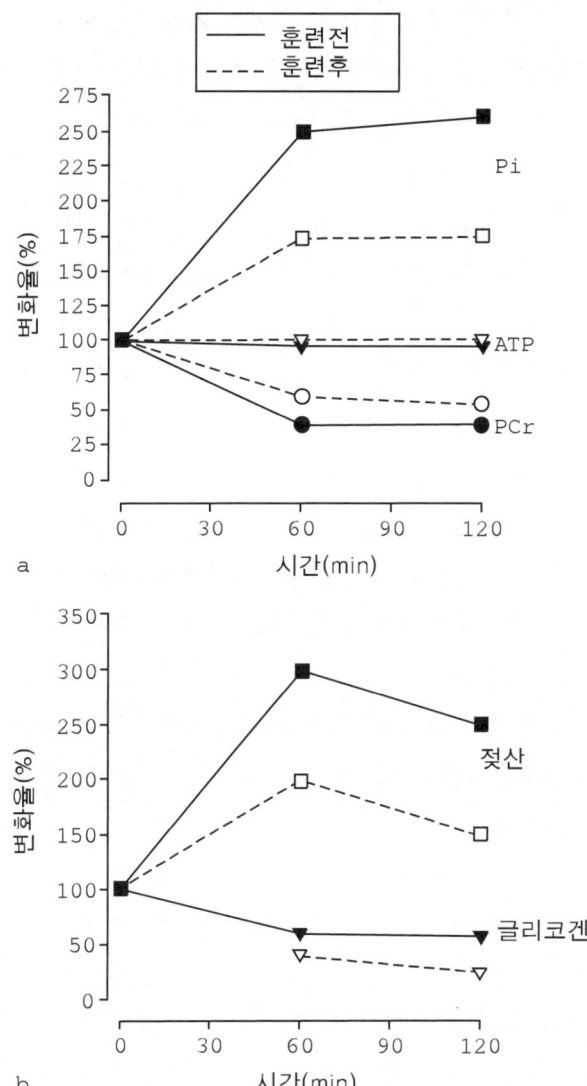

그림 7.9 훈련 전후에 최대하 연습 동안 고에너지 인산염(아데노신3인산 [ATP], 크레아틴 인산 [PCr])의 퍼센트 변화 및 관련 대사산물 무기인산염 Pi(a), 젖산 및 글리코겐(b). 퍼센트 변화는 운동 전과 운동 60분 또는 120분에 수행된 측정을 기초로 한다. 비록 그래프에는 포함되지 않았지만 훈련의 감소는 유리 아데노신2인산염 또는 아데노신1인산염에서도 일어난다.

고유한 현상이다.

HIIT는 에너지 대사 조직의 크게 재구성할 수 있다. 유산소 훈련과 달리 HIIT는 고에너지 인산 전달, 글리코겐분해, 및 당분해의 최대 활동을 증가시킬 수 있다. 이러한 무산소 경로가 증가하면 포도당 인산화에 사용되는 효소인 헥소키나아제(hexokinase)의 최대 활동, 그리고 근섬유막을 거쳐 포도당의 전달을 촉진하는 데 사용되는 단백질인 포도당 수송체 GLUT4가 증가한다. 훈련 계획의 세부 내용에 따라 HIIT는 산화능과 미토콘드리아 호흡에 의한 ATP 생산 속도를 증가시킬 수 있다. 적응은 세포에 내인성 글리코겐 침착을 증가시키는 데 사용되는 효소인 글리코겐 합성효소(glycogen synthase) 수준에서도 일어난다. 고강도 훈련은 글리코겐 침착을 크게 높일 수 있다.

예상대로, 고강도 간헐훈련은 모든 섬유 유형의 횡단면적을 크게 증가시킨다. 앞에서 논의한 훈련 범주와 마찬가지로 섬유 유형의 변환은 주로 제IIX형에서 제IIA형으로의 변환에 제한되어 일어나는 것으로 추정하고 있다. 고강도 간헐훈련은 보통 각 섬유 주변의 모세혈관 수를 증가시키고, 그 결과 섬유 면적 대비 모세혈관의 비율을 증가시키고 확산 전위를 높인다.

고강도 훈련을 하면 효소의 V_{max}를 증가시키는 Na^+-K^+-ATPase 단백질 발현이 증가한다. α와 β 하위단위도 증가하는데, 어떤 동질형태가 영향을 받는지에 대해서는 아직 분명히 밝혀지지 않고 있다. 고강도 간헐훈련에 요구되는 활동전위의 높은 빈도를 고려할 때 V_{max}의 증가가 막의 흥분성을 보호하기 위해 Na^+와 K^+의 운반을 증가시키는 것으로 추정하고 있다. 일부 연구를 통해서 고강도 간헐훈련을 하면 작업 근육에서 혈액으로 흐르는 K^+의 유실이 감소한다는 사실이 입증되고 있다.

근소포체는 Ca^{++}순환 행동에 부과되는 긴장과 일치하는 적응도 보여준다. 칼슘방출채널과 Ca^{++}-ATPase단백질 밀도가 단거리 달리기 훈련에 반응하여 조절능력이 향상된다는 사실이 보고되고 있다. 칼슘방출채널의 증가는 활성화 되는 동안 많은 Ca^{++}가 신속하게 방출되는 것과 관련이 있다. SERCA 1과 SERCA 2를 아우르는 Ca^{++}-ATPase단백질도 증가되는 것으로 보고되고 있다. 그러나 최대 Ca^{++}-ATPase활동과 Ca^{++}흡수의 증가가 관찰되지 않은 것은 의외이다. Ca^{++} 격리 특성의 증가를 발견하지 못한 것은 이 효소가 구조적으로 손상되었거나 효소 활성화를 통제하는 조절 신호가 결핍되었을 가능성이 있다.

HIIT가 발생시키는 대사 부산물의 관리와 관련된 또 다른 적응이 있다. 부산물들 가운데 중요한 것이 젖산이다. 강산인 젖산은 H^+와 젖산염으로 해리된다. 고강도 훈련에서 젖산 수송체 MCT1과 MCT4가 두드러지게 증가하며, 이들이 젖산과 H^+가 세포 밖 (MCT4)과 세포 내 (MCT1)로 전달되는 것으로 촉진하는 것으로 예상하고 있다. 이는 아마 영향을 받는 동질형태가 주어진 섬유 유형에 독특하게 적응하기 때문일 것이다. 훈련 후에는 근육의 완충 능력이 증가하며, 이는 H^+와 세포 산성을 관리하는 데 도움이 될 수 있다.

훈련 적응의 기능적 결과

세포의 인산화 능은 고에너지 인산 화합물인 ATP와 PCr의 보존 농도에 의해 관찰되고 있듯이 훈련 전과 비교하여 훈련 후 장기간 최대하 운동을 하는 동안 더 잘 보호된다(그림 7.9). 사실상 수축 세포의 에너지 상태 또는 인산화능은 증가하였다. 예상대로 대사 부산물 Pi, ADP, 젖산은 그렇게 많이 축적되지 않았다. 지방산의 산화에서 시간 의존적 증가와 CHO 산화의 감소 역시 이와 같은 유형의 독특한 훈련효과이다(Brooks 1998). CHO 산화의 감소는 혈당과 근세포에 저장된 내인성 글리코겐(endogenous glycogen)이용를 감소시킨다. 이와 같은 형태의 훈련은 해당과 젖산 생성의 감소를 동반하고 세포에서 젖산 제거율의 증가와 결합하여 농도 감소를 초래하는 것으로 알려지고 있다.

혈당과 내인성 글리코겐(endogenous glycogen) 모두 탄수화물 이용이 감소하면 그에 따른 기능적 결과가 초래된다. 혈당 이용의 감소는 운동을 하는 동안 혈당 수준을 보호한다. 혈당은 매우 제한적으로 공급되며 중추 신경계의 기능에 필수 연료인 일종의 기질이다. 장기간의 운동으로 근육 글리코겐 보존이 개선되면 밝혀지지 않은 기전에 의해 지구력이 향상된다. CHO는 양이온 조절과 흥분-수축 (E-C) 결합에 관계하는 Na^+-K^+-ATPase와 Ca^{++}-ATPase 효소의 기능에 반드시 필요한 기질이다. 이 두 양이온 펌프 중 하나가 제 기능을 하지 못하면 세포의 충동 전달이 손상되고, 그 결과 힘을 생산해서 유지할 수 없게 된다. 또한, 운동을 하는 동안 CHO의 사용, 특히 혈당 사용이 감소하면 포도당 수준이 저혈당 수준에 도달하는 것을 방어하는 전략이 약화된다. 작업근육에 의해 증가된 지방산 이용이 촉진되어 간의 글리코겐 분해와 포도당생성이 갑자기 증가하면 인슐린, 글루카곤, 카테콜아민 에피네프린과 노르에피네프린을 포함한 복잡한 호르몬 조절이 일어나게 된다. 훈련 후 운동을 하는 동안 CHO 수준이 증가할수록 항상성은 증가하고 호르몬을 지원할 필요성은 감소한다. 그렇게 되면 내분비계에 긴장이 완화된다.

장기간의 지구력 훈련을 하면 E-C 결합 과정에서 적응 활동이 일어나며, 그 과정에서 일어난 적응은 우리 인체에 중요한 기능적 혜택을 제공한다. 장기간 운동을 하는 동안에는 최대활동이 유지되는 ATP 합성 대사경로 효소들과는 Na^+-K^+-ATPase와 Ca^{++}-ATPase의 최대 촉매 활동은 운동을 하는 동안 억제된다. 촉매활동의 억제는 특히 운동 강도가 높을 때 양이온 전달 속도를 감소시킨다. Na^+-K^+-ATPase의 경우, 훈련을 하면 α와 β 하위단위 단백질 함량이 상향 조절되며 과잉보상이 일어나게 되고, 최대 촉매 활동은 운동의 요구에 따라 효소를 보다 정확하고 민감하게 조절하게 된다. 이와 같은 적응활동은 운동을 하는 동안 Na^+와 K^+ 막전위 경사와 막 흥분성보호 기능은 개선하지만 근육에서 K^+ 손실은 최소화한다.

근소포체의 경우, 장기간의 최대하 운동 훈련으로 스트레스를 받으면 Ca^{++}-ATPase활동은 하향조절되고

Ca^{++}흡수는 상향조절된다. 이와 같은 형태의 훈련이 칼슘방출채널 함량과 Ca^{++}-방출 동역학을 감소시키기 때문에 Ca^{++}순환 속도가 감소되며, 얼핏 보기에는 이와 같은 형태의 훈련이 비교적 적은 힘을 발휘하므로 적절한 반응처럼 보인다. 다른 조절 변화가 없는 순환 속도의 감소는 근소포체 Ca^{++}순환과 특히 Ca^{++}흡수의 에너지 비용을 감소시킬 수 있다. 이와 같은 형태의 훈련은 반복 운동에 따른 구조적 손상으로부터 칼슘방출채널과 Ca^{++}-ATPase단백질을 보호한다. 구조적 손상은 활성산소 (ROS: reactive oxygen species)에 의해 발생되는 산화와 니트로실화 과정 때문에 초래되는 것으로 믿고 있다. 비록 훈련으로 주로 운동을 하는 동안 생산되는 산화적 인산화와 푸린 뉴클레오티드(purine nucleotide) 대사로 생기는 ROS를 감소시킬 수 없지만 항산화 효소 적응을 통해서는 ROS를 효과적으로 제거할 수 있다.

유산소 훈련 프로그램으로 운동을 하는 동안 골격근에서 일어나는 적응의 중요한 요소는 활성화되는 근육의 양이다. 원래 소근군과 대근군은 근육의 기계적 역사가 비슷하므로 운동에 대한 적응방식도 비슷해야 한다. 그러나 대근군 활동이 호흡계와 심혈관계를 더 크게 긴장시키면서 혈류와 산소가 근육으로 흐르거나 전달되는 것을 제한한다. 규칙적인 유산소 운동은 보통 최대 유산소 능력(peak aerobic power)이라고도 하는 VO_{2max}를 10%~20% 증가시킨다. 낮거나 중간 정도의 운동 강도에서는 운동 초기에 정상상태(steady state)의 VO_2차이가 관찰되지 않고 있다. 이는 순 기계적 효율성이 달라지지 않았다는 것을 의미한다. 그러나 높은 운동 강도에서는 VO_{2max}가 증가하면 VO_2가 증가하며, 그 결과 산화적 인산화 수준이 높아지고, 결국 ATP 항상성을 위한 당분해의 기여도가 감소하게 된다.

VO_{2max}가 증가하면 운동에 대한 비 정상상태(non-steady-state)의 VO_2 동역학도 증가한다. 사실, 비 정상상태의 VO_2 동역학은 VO_{2max}와 근육 산화능이 증가하기 전 훈련 초기에 일어날 수 있다는 것이 최근 연구를 통해서 입증이 되고 있다. 그와 같은 적응의 결과로 최대하 운동을 하는 동안 관찰된 근육 대사행동은 훈련된 상태의 대사행동과 비슷하며, ATP와 PCr의 농도는 증가하고 Pi, ADP, 젖산과 같은 대사 부산물의 축적은 감소한다. VO_2는 정상상태에서 변화가 일어나지 않고 인산화 상태가 미토콘미토콘드리아 호흡을 동원하는데 중요하므로 적응이 미토콘드리아의 감수성을 증가시키는 것으로 이해되고 있다. 훈련은 또한 아직 밝혀지지 않은 메커니즘에 의해 장기간의 운동에서 나타나듯이 VO_2의 상향이동을 완화 시킨다.

고저항성 운동 프로그램의 혜택

고저항성 훈련 프로그램은 근육의 힘과 파워를 증가시킨다. 힘과 파워의 증가는 일차적으로 훈련으로 미오신 이소폼의 변형이 비교적 적당하여 섬유의 횡단면적이 증가하기 때문이다. 힘과 파워의 증가는 복잡한 과제를 수행하는데 필수적이며, 대부분 일상생활과 삶의 질을 향상시키는 데에도 반드시 필요하다. 고저항성 훈련으로 힘과 파워를 최대한 증가시키면 장기간의 최대하 운동을 수행하는 데에도 도움이 된다. 고저항성 훈련은 작업 근육의 대사행동에 영향을 미쳐 항상성의 개선과 부산물 축적의 감소와 같은 효과를 가져오기도 한다. 이러한 효과를 얻게 되는 것은 근육의 횡단면적이 증가하기 때문이다. 훈련으로 근육의 횡단면적이 증가하면 근육으로 전달되는 주파수가 줄거나 동원되는 운동단위는 감소하지만 근육이 발휘하는 절대 힘은 훈련 전과 동일하게 된다.

고강도 간헐 훈련의 적응은 높은 기계적 출력과 높은 ATP 대사전환 속도를 특징으로 하는 폭발적(burst-type) 과제가 필요로 하는 적응과 거의 비슷한 양상을 띠는 것으로 보고되고 있다. 근섬유의 횡단면 증가는 근섬유막과 T-세관의 Na^+-K^+교환과 근소포체 Ca^{++}순환 능력의 증가와 결합하여 근원섬유 단백질로 전달되는 신호의 속도를 증가시키고 액토미오신 순환과 힘 발생의 수와 비율을 증가시킨다. 이러한 형태의 운동에 적응하는데 필요한 에너지는 고에너지 인산 전달 반응과 글리코겐 분해-당분해 잠재력이 증가하여 제공된다. 세포 글리코겐과 젖산 전달 및 완충 기전의 증가는 이와 같은 운동을 지속시키는 데 필요한 연료를 제공하고 부산물 축적에 대한 내성을 키워준다. 미토콘드리아 전위와 모세혈관 증가를 고려하여 세포의 유산소 기전을 도울 목적으로 고강도 훈련을 계획하기도 한다.

> 골격근은 적절히 자극을 받으면 수축 활동에 반응하여 광범위하게 적응을 한다. 적응은 단백질의 종류와 세포 내에서 일어나는 과정에 따라 다르며, 운동의 유형과 흥분-수축의 요구 그리고 에너지 생산에 관련된 대사경로에 크게 의존한다. 근육의 적응유형을 설명하기 위해 장기간 지구력 훈련 (PET), 고저항성 훈련 (HRT), 그리고 고강도 간헐 훈련 (HIIT)과 같은 세 가지 훈련 프로그램을 예로 들었다. 가장 특징적인 훈련 프로그램은 장기간 지구력 훈련 프로그램(PET)이다. PET는 유산소성 에너지 공급 시스템에 의존하며 산화능과 β-산화능, 근섬유 모세혈관화, 및 포도당, 지방산, 및 젖산 전달에 관여하는 단백질을 증가시킨다. PET는 또한 Na^+-K^+-ATPase의 상향조절과 근소포체 Ca^{++}순환능의 하향조절도 수반한다. PET에 의한 적응은 유산소 능력을 높이고 인산화능을 개선하여 지방 산화에 의존도를 높이는 동시에 대사 부산물의 관리 능력을 향상시킨다.

건강 혜택

훈련 프로그램의 차이에 따른 다른 근육 적응이 일생 동안 사람들의 건강과 행복에 어떻게 다르게 영향을 미칠 것인지에 대해서는 한마디로 단언하기 어렵다. 강조하고 싶은 것은 어떤 사람이 훈련 프로그램에 적응하면 적극적인 생활방식을 되찾아 다양한 생활 과제를 독립적으로 수행할 수 있게 된다는 것이다. 훈련 프로그램에 대한 적응력이 높아지면 생산성이 향상되고 환경과의 상호작용 기회가 늘어남으로써 일을 효율적으로 처리하고 여가를 유리하게 즐길 수 있게 된다. 사실, 훈련 프로그램에 대한 적응력이 향상되면 다양한 일을 피로감을 느끼지 않고 할 수 있게 된다. 훈련 적응의 결과로서 세포에 작용하는 긴장이 감소하면 다양한 생활 과제를 수행하는데 필요한 신경계와 호르몬계를 쉽게 조절할 수 있게 된다. 예를 들어, 작업 근육의 피드백 신호가 감소하면 그에 따른 호르몬, 호흡 및 심혈관계를 덜 활성화하게 된다. 피드백이 감소하는 것은 대사 부산물이 덜 축적되기 때문이다.

어떤 적응은 질병 예방에 직접적으로 도움이 된다. 운동으로 근육 글리코겐 보유량이 고갈되면 식사 후 포도당 처리가 쉽게 이루어진다. 적응 근육에 포도당 수송체 발현과 포도당 인산화능이 증가하면 포도당의 전달과 이용이 촉진되어 인슐린 저항을 낮추고 제II형 당뇨의 위험을 감소시킨다.

근수축 활동은 다양한 간접 효과를 제공하기도 한다. 특히 대근군의 반복 수축은 작업 근육의 요구를 만족시키기 위한 다양한 지원 시스템을 동원하며, 지원 시스템의 동원은 결과적으로 과도한 긴장을 감소시키면서 활동을 개선하게 된다. 또한, 근육 활동은 뼈의 건강과 면역 기능의 개선에 필요한 매개물을 제공하며, 그 결과 수많은 질병을 지연시키거나 예방한다.

문제는 운동을 생활의 일부로 받아들이는 사람들에게 어떤 운동을 추천할 것이냐 하는 것이다. 일반적인 지침으로 최소한의 시간에 최대의 운동 효과를 얻을 수 있는 훈련을 하라고 권장한다. 이러한 권고에 대한 대안이자 어쩌면 보다 유익한 전략은 다양한 신체적 생활과제를 직접 수행함으로써 생활 운동량을 늘리는 것이다. 생활과제를 수행하면서 하는 운동량과 강도가 적당하면 특별히 시간을 내 딱딱한 훈련을 하지 않고도 건강을 증진시킬 수 있다.

근육의 노화와 훈련의 역할

노화는 골격근과 운동수행력의 심한 변화를 수반한다. 노화가 진행되면 근력, 속도, 파워가 현저히 감소하고, 근육량과 근섬유 내의 특성들이 크게 감소한다. 대부분의 사람들은 나이가 들면서 신체활동 양도 크게 감소한다. 노화와 골격근과의 관계를 보면 연령이 증가함에 따라 운동수행력이 감소하는 것은 근육의 변화와 기계론적으로 관계가 있으며, 신체활동이 감소하고 신체를 자주 사용하지 않는 것도 근육의 변화에서 원인을 찾을 수 있다. 따라서 근육의 노화와 훈련의 역할은 노인학의 중요한 연구 관심사가 되어야 한다. 이 분야의 연구를 개관한 인상적인 리뷰 논문이 몇 편 있다(Carmelli et al. 2002; Doherty 2003; Margreth et al. 1999; Vandenvoort 2002). 이들 리뷰 논문들은 이 분야에 대한 연구가 더 적극적으로 이루어져야 한다고 주장하고 있다.

노화와 근육의 변화

노화로 근세포의 횡단면적이 감소하고 제II형 또는 속근 섬유가 크게 손실된다는 것은 널리 알려진 사실이다. 또한 노화가 진행되면 그로 인해 제I형 섬유의 비율이 증가하고 제II형 섬유의 비율은 감소한다. 이처럼 섬유 유형의 비율이 변화한다는 것은 섬유 유형 자체가 변화하는 것이 아니라 뉴런과 제II형 운동단위가 손실된다는 의미이다. 이러한 변화가 근육의 기계적 기능을 조절할 것이라는 점은 의심의 여지가 없지만 그러한 조절작용만으로 노화에 따른 근육의 변화 전부를 설명하기는 어렵다. 노화로 세포 내에 변화가 일어나면서 근육의 특성을 변화시킨다는 주장을 하는 학자들도 있다.

E-C 결합 과정은 동물의 근육 내 변화에서 발견할 수 있다. 다양한 종의 근육에서 노화로 $Na^+-K^+-ATPase$펌프 함량과 근섬유막의 양이온 전달 최대 능력이 감소한다는 사실이 밝혀지고 있다. 인간의 경우 적어도 펌프 함량은 노화로 쇠퇴하지 않는 것으로 확인되고 있다. 그러나 최대 효소 활동과 최대 양이온 전달은 인간이 노화되면서 감소하는 것으로 알려지고 있다. 이러한 결과는 $Na^+-K^+-ATPase$효소 자체나 하나 또는 그 이상의 복합 조절요소의 내적 구조의 변화는 노화로 변경될 수 있다는 점을 시사하고 있다. 이러한 변화로 예상되는 효과는 막의 흥분 손상과 그로 인한 Na^+과 K^+의 항상성 손실과 조기 피로를 초래하는 것이다.

현명하게 계획되고 일관성 있게 실행되는 저항성 훈련은 주로 앉아서 지내는 사회에서 노화와 관련된 힘과 협응력의 극적인 손실을 현저히 늦출 수 있다.

근소포체 Ca^{++}순환도 노화의 영향을 받으며, 그것은 연령이 증가할수록 Ca^{++}흡수와 Ca^{++}방출이 감소하기 때문이다. Ca^{++}흡수와 Ca^{++}방출의 감소는 $Na^+-K^+-ATPase$처럼 $Ca^{++}-ATPase$나 CRC 단백질 함량의 손실을 수반하지 않으므로 내재적인 것으로 추정하고 있다. DHPR의 감소와 칼슘방출채널에 대한 DHPR 비율의 감소가 관찰되고 있으므로 T-세관과 칼슘방출채널 간의 결합이 노화 근육에서는 변화한다는 증거가 제시되고 있다. DHPR이 손실되면 DHPR와 칼슘방출채널 사이의 직접 결합과 인접 칼슘방출채널의 Ca^{++}유도 조절을 감소시킬 수 있다. T-세관과 칼슘방출채널의 결합에서 하나 이상의 조절 단백질이 노화로 인해 변화한다는 의견도 있다.

E-C에 수반되는 단백질의 내재적 변화는 ROS에서 초래되는 산화-니트로실화 반응 때문에 일어난다. 근육 E-C 과정에 관련된 단백질들은 유해산소에 의한 손상에 매우 취약하다. 유해산소에 의한 손상은 급격한 운동으로 양이온 펌프와 칼슘방출채널에 일어나는 구조적 손상에서 그 원인을 찾을 수 있다.

근육의 노화 관련된 변화는 ATP 생산에 수반되는 대사경로에서도 일어난다(Carmelli et al. 2002; Short and Nair 2001). 구연산 회로와 전자전달쇄에서 미토콘드리아 효소의 최대 활동이 감소하는 점을 고려할 때 가장 크게 영향을 받는 과정은 유산소 과정일 것이다. 당 분해 효소의 최대 활동도 노화로 부진하게 된다. 흥미롭게도, 노인들에게서 흔히 관찰할 수 있는 근섬유 횡단면적의 감소와 더불어 섬유 면적 대비 모세혈관의 비율도 감소한다. 이러한 변화는 혈류가 조정 감소하면 미토콘드리아 기능이 감소할 수 있음을 시시하고 있다.

근육 변화의 원인과 노화

노화 때문에 관찰되는 근육의 변화 대부분이 비활동 또는 질병에서 관찰된 변화와 매우 비슷하므로 근육이 변화하는 일차적 원인은 나이에서 찾기보다는 활동 수준의 저하에서 찾아야 한다. 이러한 주장은 상당부분 사실일 수 있다. 유산소 훈련 프로그램으로 운동을 하는 노인들에게서 산화능과 섬유 면적 대비 모세혈관의 비율이 증가하며, 이는 유산소 기능이 개선되었기 때문이다. 노인들은 훈련 후 VO_{2max}도 증가하는데 이는 중추 및 말초 과정의 적응력이 향상되었기 때문이다.

놀랍게도 고저항성 훈련은 섬유의 횡단면적과 훈련된 근육이 발휘할 수 있는 힘과 파워도 증가시킨다. 훈련 프로그램에 관계없이 규칙적인 운동이 단백질과 흥분 및 수축 과정에 미치는 영향에 관해서는 일치된 의견이 제시되지 않고 있다. 이 분야에 대한 연구가 거의 이루어지지 않고 있을 뿐만 아니라 수행된 연구는 대부분 인간 외의 종을 대상으로 하고 있다. 노화로 인한 변화가 산화-니트로실화의 영향을 받는 세포의 내재적 변화에 기인한다면 훈련 적응은 생성과 제거에 관련된 경로에 관한 ROS의 관리가 논의의 중심이 되어야 한다. 적절한 운동 처방은 바람직한 혜택을 얻는데 필수적일 것이다. 왜냐하면 신체활동의 감소는 활성산소(ROS) 농도의 증가와 밀접한 관계가 있기 때문이다.

규칙적인 운동이 노인의 기계적 능력과 유산소 능력을 향상시키는데 도움이 된다는 사실을 부인할 사람은 아무도 없다. 그러한 향상 효과를 가져오기 위해서는 수많은 생활 과제를 스스로 해결해야 할 뿐만 아니라 생활에서 받는 각종 스트레스나 긴장을 완화시키는 노력을 해야 한다. 그러나 어떤 메커니즘이 신체능력을 향상시키는지에 대한 본질적인 질문은 아직 해답을 찾지 못하고 있다. 그러나 고무적인 것은 규칙적인 운동과 적절한 식사가 노인의 건강과 웰빙에도 효과가 있다는 것이다.

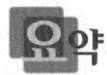

골격근은 다양한 질병을 예방하고 관리하는데 중요한 역할을 한다. 근육은 일차적으로 화학에너지를 신체적 운동으로 바꾸는 전문 기계로 보아야 한다. 기계인 근육은 우리가 다양한 운동과제를 수행하는데 필요한 많은 근육과 다양한 특성의 섬유를 가지고 있다. 그러나 근육이 독특한 능력을 발휘하기 위해서는 반드시 대가를 치러야 한다. 근육은 규칙적으로 자극을 받아 수축을 해야 하며, 그렇지 않으면 최적의 기능을 발휘할 수 있는 능력을 상실하게 된다. 활동을 하지 않거나 움직이지 않는 근육은 다른 조직과 시스템에 영향을 미쳐 그 조직이나 시스템의 기능을 저하시키거나 질병에 취약하게 만든다. 근육은 조직의 모든 수준에서 광범위하게 적응을 한다. 적응의 특성은 상당부분 근수축 활동의 유형과 에너지와 에너지를 공급하는 대사경로를 사용하는 흥분과 수축에 가해지는 자극의 크기와 밀접한 관련이 있다. 본 장에서는 이와 같이 각기 다른 근육 세포의 성분, 구조, 기능적 특성과 이들이 다양한 훈련 자극에 적응하는 과정에 대해서 기술하였다. 또한 각기 다른 적응이 운동과제의 수행에 어떻게 다르게 영향을 미치며 질병을 어떻게 방어하는지에 대해서도 면밀히 살펴보았다. 근육의 중요한 특징은 나이가 들더라도 적응능력이 감퇴하지 않는다는 것이다.

연구문제

1. 근육이 어떻게 조직되어 효과적이고 효율적으로 기능하는지 수준별로 설명하라.
2. 다른 근섬유에 있는 미오신 중쇄 동질효소의 유형을 열거하고, 이들이 섬유의 힘-속도 및 파워 특징을 어떻게 조절하는지 개략적으로 설명하라.
3. 항상성은 무엇을 의미하며, 운동은 어떻게 항상성을 방해할 수 있는가?
4. 유산소 훈련 근육이 건강과 행복에 직접 또는 간접적으로 제공할 수 있는 혜택을 설명하라.
5. 우리 선조들의 생활방식을 고려하면 활발한 신체활동을 하는 것이 우리에게는 자연스러운 행동이다. 그렇다면 현대인과 우리 조상의 근육의 성분은 어떻게 다를까?
6. 신경의 명령을 기계적 사건으로 변환시키는데 관여하는 근섬유의 과정과 단백질을 개략적으로 서술하라.
7. 인산화능은 무슨 의미이며, 무거운 간헐 운동을 할 때 그것이 어떻게 보호되는가?
8. 유산소 훈련에 반응하는 흥분 및 수축 단백질과 그 과정에서 일어나는 적응을 기술하고 이러한 적응이 최대하 운동 시 에너지 공급과 관련하여 어떤 의미를 갖는지 논의하라.
9. 유산소 운동, 고저항 운동, 및 고강도 간헐 운동은 흥분 및 수축 과정과 대사 체계에 다른 정도의 긴장을 부과한다. 이 시스템에 부과되는 긴장의 관점에서 각기 다른 운동 유형을 비교 설명하라.
10. 노화는 근육의 양과 질의 저하를 초래한다. 유산소 훈련으로 나이 관련 효과를 상쇄할 수 있는지 그 가능성을 논의하라.

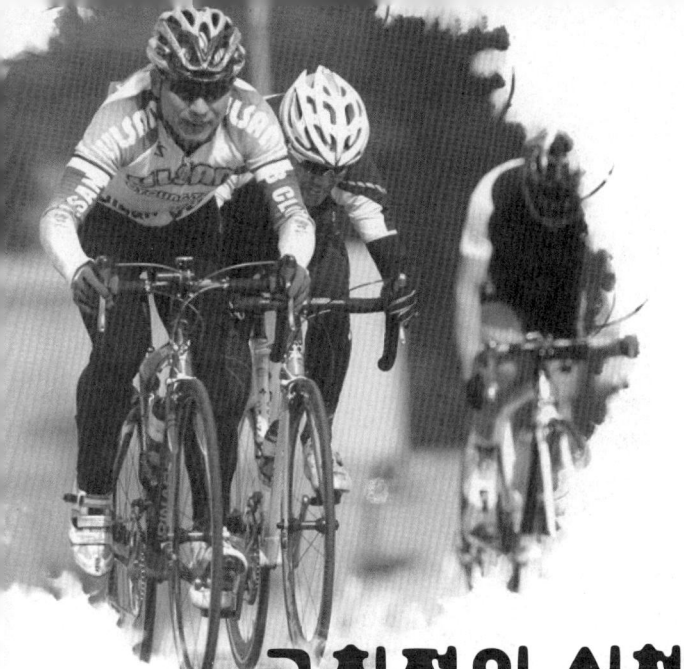

제8장
규칙적인 신체활동에 대한 뇌, 간, 신장 및 다른 기관의 반응

개 요

신체활동의 급성 효과
- 뇌
- 간
- 신장
- 위장관
- 순환과 면역 기능

신체활동의 만성 효과
- 뇌
- 간

- 신장
- 위장관
- 순환과 면역 기능

향후 연구주제

요약

연구문제

규칙적인 신체활동이 심장이나 폐, 근육에 미치는 건강 효과에 대해서는 많은 연구가 이루어졌으나, 뇌나 간, 신장, 위장관, 면역계와 같은 신체의 중요한 계통에 대해서는 별로 관심을 기울이지 않았다. 이 장에서는 이들 기관과 조직에 대한 일회성 운동의 효과를 간단히 언급하고, 만성적 반응에 대하여 자세히 살펴볼 것이다. 그렇게 되면 예방 및 치료의학에 운동을 적용하는 것이 가능해 질 것이다. 이들 조직의 반응이 성별에 따라 다르다는 증거는 거의 없다. 따라서 대부분의 이론이 남자와 여자에게 동등하게 적용되고 있다. 중등도 운동은 이들 조직에 별 영향을 미치지 못하거나 긍정적인 효과를 미치지만 장시간의 힘든 운동이나 과도한 훈련은 반대의 결과를 초래할 수 있다.

신체활동의 급성 효과

단시간의 강한 신체활동 시에는 피부와 내장의 혈류는 혈압을 유지하기 위하여 감소하는데(Wade and Bishop, 1962), 열 환경에서 운동할 때는 특히 그러하다(그림 8.1). 내장의 혈류는 안정시 1.4~1.5L/분에서 0.4L/분으로 감소한다(Rowell, 1971). 강한 운동은 내장의 대사적 중요도에 따라 신체 총 에너지요구량을 10~20배로 증가시킬 수 있으며, 복부 내장은 신체활동에 의해 기계적 힘을 크게 받을 수 있다.

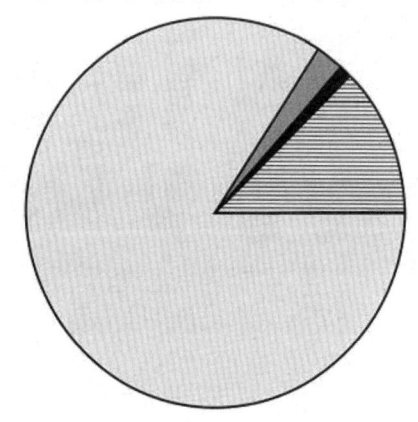

그림 8.1 안정 시 및 최대 운동 시 심박출량의 혈류 분배

뇌

걷기나 조깅과 같은 중등도의 반복적 운동은 진정 효과가 있으며, 따라서 직장 일에 스트레스를 받은 사람에게 가치가 있다. 반대로 격렬한 운동(특히, aerobic class처럼 음악을 크게 틀고 운동하는 경우)은 자극적 효과가 있기 때문에 직업상의 일들이 반복적이고 지루한 사람들에게 효과적일 수 있다. 또한, 격렬한 운동은 엔도르핀을 증가시킬 수 있으며, 이는 정서적으로 좋은

표 8.1 뇌에 대한 운동의 급성 효과

운동 유형	환경	효과	적용
중등도의 리드미컬한 운동 (예, 조깅)	평온하고, 밤늦지 않은 시각	이완, 진정	스트레스가 많은 작업, 수면 장애
격렬한 운동	집단 운동, 큰 음악	각성, 수면 방해	지루한 작업, 밤 시간, 고속도로 운전

변화를 유발한다. 〈표 8.1〉에서 보는 바와 같이, 이른 시간에 하는 운동은 운동의 이완 효과가 수면을 도와줄 수 있지만 밤늦게 운동을 하면 수면장애를 유발할 수 있다.

뇌혈관은 확장될 수 있는 규모가 작기 때문에 뇌혈류의 주 결정인자는 혈압이다. 뇌혈류는 중등도의 운동에 의해 25%까지 증가할 수 있으며, 증가된 혈액은 뇌의 운동관련 부위로 흘러들어간다.

그러나 혈압을 유지하기 힘들 정도의 격렬한 운동을 계속하면 뇌혈류가 감소한다. 뇌가 저산소증이 되면 판단력이 흐려진다. 예를 들면, 마라톤 주자가 스타디움에 들어갈 때 엉뚱한 방향으로 뛰는 경우이다. 뇌에 저산소증이 발생하면 자세를 유지하는 것이 힘들어지며, 그러한 상황에서 운동을 계속하면 의식을 잃게 된다. 더운 환경에서 격렬한 운동을 계속하면 이상고열, 과민성, 환각, 간질양 수축 등을 겪거나 의식 소실 직전에 나타나는 편마비를 맞이할 수 있다.

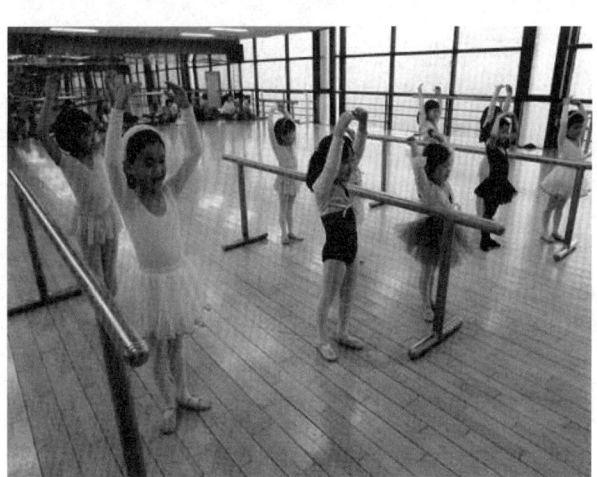

어린 학생이나 성인을 막론하고 누구든 적절한 운동을 규칙적으로 하면 뇌기능을 개선할 수 있다.

뇌는 포도당만을 대사하므로 장시간 격렬한 신체활동을 계속하면 저혈당 상태가 되어 운동수행력이 감소한다. 예를 들어, 축구경기에서 팀워크가 나빠진다든지 소형 보트경기와 같은 개인경기에서 복잡한 의사결정을 하는데 어려움을 겪게 된다. 그 과정에서 혈장 분기쇄 아미노산(branch-chained amino acids)이 감소하고 트립토판(tryptophan) 농도가 증가되어 트립토판의 상대적 운송이 증가하며, 그 결과 뇌의 세로토닌 합성이 증가한다. 이 때 이론상으로는 세로토닌의 증가로 피로감이 증가하지만, 실제로는 엔도르핀이 동시에 생성되면서 상쇄작용을 하여 피로감이 완화된다.

더운 환경에서 발생하는 뇌 순환 감소의 징후

뇌 순환 저하의 징후는 다음과 같다.

1. 판단력과 기술의 소실
2. 팀웍의 악화
3. 자세 불량
4. 체온 상승
5. 과민(過敏)
6. 환각
7. 간질양 수축 (Epilepsy-like contractions)
8. 편마비 등 여러 형태의 마비
9. 점진적 의식 소실(실신)
10. 뇌사
11. 사망

간

격렬한 운동을 하면 간의 혈류는 감소한다. 그렇게 되면 소비톨(sorbitol)과 같은 물질의 제거율이 감소한다. 간정맥의 산소 함유량이 5㎖/L로 낮아지면서 동정맥 산소차는 커진다. 그렇게 되면 격렬한 운동을 하는 동안에도 간의 대사활동이 활발하여 간의 총대사량은 큰 변화가 없거나 증가한다.

간 조직은 결국 내장 혈류의 저하로 젖산대사를 제한하기는 하지만 보통 무산소운동 시 젖산을 제거하는 데 중요한 역할을 한다. 또한 운동은 간세포의 포도당신생활동(gluconeogenic activity)에 선택적으로 영향을 미친다. 즉, 문맥주위보다 정맥주위 세포가 더 많이 상향 조절된다. 국소 부위의 글리코겐 고갈 및 젖산과 아미노산에 의한 당신생에 따라 포도당 생성은 14배까지 증가한다. 마지막으로, 운동에 의해 인슐린양 성장인자 결합 단백질-1 전령 RNA의 발현이 증가하는데, 이는 운동후 최소한 12시간 지속된다. 이는 IGF 수준이 증가를 뜻하며 근비대를 수반한다.

쥐를 장시간 운동시키면 간의 글루타치온(glutathione)이 안정 상태의 20%로 감소한다. 이는 운동을 하면 산화대사가 크게 증가한다는 의미이다. 그러나 그것은 간의 총 설프하이드릴(sulfhydryl) 함유량을 의미하며, 활성산소(reactive species)와 기타 독성 이온을 중화하는 능력을 의미한다.

열환경에서 탈진할 정도로 운동을 하면 운동 후 약 24시간이 경과하면 급성 간부전이 나타날 수 있다. 그러한 질병이 발생하면 황달이 나타나며, 간 기능검사를 해 보면 간 효소인 아스파라진산 아미노전이효소(aspartate aminotransferase), 알라닌 아미노전이효소(alanine aminotransferase), 감마 글루타밀 전이효소(gamma glutamyl transferase), 알칼리성 인산분해효소(alkaline phosphatase)의 증가와 같은 손상 징후를 발견할 수 있다. 이 단계에서 생체조직검사를 하거나 사후표본(postmortem specimens)을 관찰해 보면 간 동양혈관 주위의 부종과 중심소엽의 괴사를 확인할 수 있다.

신장

격렬한 운동을 하면 신장의 혈류가 감소하며, 그러한 현상은 신장의 여러 가지 기능에 부정적인 영향을 미친다. 운동을 하면 항이뇨호르몬이 증가하면서 혈장량을 유지하기 위한 항이뇨 작용이 일어난다. 이 과정에서 알도스테론은 여과된 세뇨관액에서 나트륨 이온을 재흡수하는 것을 도와 땀으로 잃은 나트륨 이온을 보상한다. 격렬한 운동을 하는 동안에는 혈장의 젖산 농도는 크게 증가하지만 젖산의 세포간 운송에 관련된 신장기전은 빠르게 포화된다. 그리고 무산소 운동을 하는 동안 소변을 통한 젖산의 배출은 크게 증가하지 않는다(Poortmans and Vanderstraeten, 1994).

사구체 여과량(신장 사구체의 혈류 내 크레아티닌 제거 능력의 척도)은 격렬한 운동을 하면 30% 이상 감소하며, 때로는 단백뇨 현상이 나타나면서 운동 후 4시간 동안 지속된다(Poortmans and Vanderstraeten, 1994) (그림 8.2). 단백질의 소실은 신장 사구체 원심성 소동맥의 알파아드레날린 매개 수축에 의한 것으로 클로니딘(clonidine)을 투여하면 소실량을 40% 정도 줄일 수 있다. 클로니딘은 $\alpha 2$ 아드레날린 길항제로 작용하며, 뇌간의 혈관수축성 물질 분비를 차단한다. 격렬한 운동은 사구체의 정전기 장벽(electrostatic barrier)을 감소시켜 거대분자를 신장 세뇨관으로 쉽게 통과시킨다. 뿐만 아니라 세뇨관의 단백질 재흡수도 감소시킨다.

격렬한 신체활동과 관련된 프로스타글란딘의 분비는

격렬한 일회성 운동이 간 대사에 미치는 영향

총 세포대사가 변하지 않거나 증가한다.
젖산 제거율이 감소한다.
간 기능 표지자(markers)의 제거율이 감소한다.
저장 글리코겐이 고갈된다.
당신생이 상향 조정된다.
  (정맥주위 간세포 〉 문맥주위 간세포)
인슐린양 성장인자 결합 단백질-1 전령 RNA의 발현 증가열 환경에서 운동을 할 때 신장의 혈관수축을 막아준다. 따라서 이부프로펜과 같은 프로스타글란딘 억제제는 운동유발 신기능(renal function) 저하를 악화시킨다. 과도한 신체활동을 하게 되면 신기능 정지(감뇨증이나 무뇨증, 세뇨관 괴사)와 관련된 혈색소뇨(hemoglobinuria)와 미오글로빈뇨(myoglobinuria)가 나타날 수도 있다. 그러한 상황에서 운동을 계속하면 내독소혈증(endotoxemia)과 전신 감염반응에 의해 신기능 부전이 나타날 수 있다 (Marshall, 1998).

위장관

운동과 식도의 기전에 관한 연구는 학자들마다 서로 다른 주장들을 하고 있다. 트레드밀 달리기 시 하부 식도괄약근에서 압력이 약간 증가한다는 연구 보고가 있는가 하면, 운동강도가 증가할수록 식도의 수축력과 괄약근 압력이 감소한다는 보고도 있다. 운동을 하면서 속쓰림(흉골하 작열감, heartburn)을 호소하는 사람들이 종종 있기는 하지만 고강도 운동 이 식도역류에 영향을 미친다는 실험적 증거는 아직 제시되지 않고 있다(van Nieuwenhoven et al., 1999).

달리기를 하는 동안 메스꺼움을 느끼는 경우가 있긴 하지만 그것은 음료의 과도한 섭취나 위배출의 지연과 관련이 있다. 위배출과 소장운동은 격렬한 운동을 하면 기능이 저하된다(Moses, 1994). 그래서 음료의 섭취는 시간당 600㎖를 넘지 말아야 한다. 장거리 달리기를 하는 동안 설사와 복통이 생기는 것은 장시간의 운동이 음식의 장 경유속도를 빠르게 하기 때문이다(Moses, 1994). 이러한 경향은 장이 방사선에 노출되면(예를 들어 전립선암 치료의 부작용) 더욱 악화된다. 그러나 격렬한 운동을 할 때 설사가 나는 것은 중등도 운동을 규칙적으로 하면 장 통과시간이 빨라지는 것과 동일한 현상인지는 아직 분명하게 밝혀지지 않고 있다.

장시간의 격렬한 운동은 위장관 출혈과 내독소 유출을 일으키며 허혈 상해를 유발할 수 있다. 단백동화제(anabolic steroid)를 다량 복용한 후 운동을 하면 식도 정맥류 출혈을 일으킬 수 있다. 단백동화제가 왜 그러한 현상을 초래하는지에 대해서는 아직 분명히 밝혀지지 않고 있다. 하지만 약간의 위장관 출혈은 장거리 선수들에게 흔히 일어나는 현상이다. 출혈은 운동 종료 24~48시간 후에 최고에 달하며, 연습 때보다 경기를 마친 다

> **격렬한 일회성 운동이 신장 기능에 미치는 영향**
>
> - 항이뇨호르몬 분비의 증가에 기인한 항이뇨
> - 알도스테론 분비 증가에 의한 나트륨이온 재흡수의 증가
> - 젖산 운송기전의 포화(saturation)에 따른 젖산의 배출 제한
> - 사구체 혈류 감소에 따른 사구체 여과의 감소
> - 사구체의 정전기 장벽의 손상과 세뇨관의 단백질 재흡수 감소에 의한 단백뇨

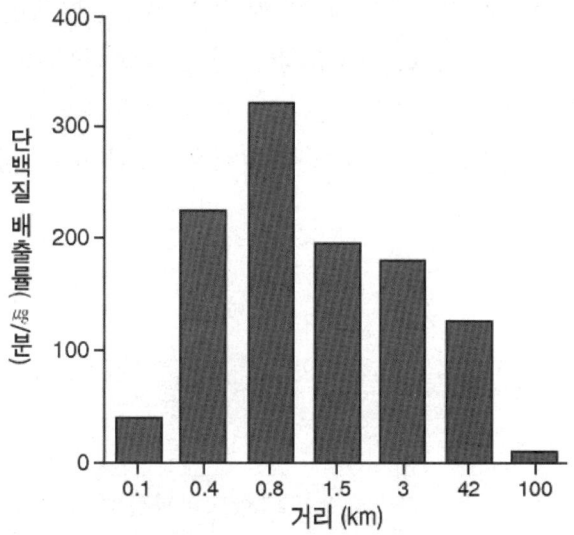

그림 8.2 달리기 거리와 운동 후 단백질 배출과의 관계

음에 더 심하게 일어난다. 그러한 현상은 운동 강도의 차이 때문인 것으로 추정하고 있다. 출혈은 대개 결장에서 발생하지만 위장에서 일어나기도 한다.

출혈은 내장의 기계적 흔들림 때문에 일어난다고 생각한 적이 있으나, 현재는 장벽의 허혈 때문인 것으로 추정하고 있다. 장벽의 허혈은 내장 혈류의 재분배 때문이거나(Wade and Bishop, 1962), 감염 반응 때문에 발생할 수 있다(Marshall, 1998). 선수들이 비스테로이드성 항염제를 과도하게 복용하여 허혈이 발생하는 경우도 있다. 때로는 '운동선수 빈혈'의 원인이 되기도 하지만 일반적으로 출혈량이 그렇게 크지는 않다. 비스테로이드성 항염제의 과다 복용으로 발생하는 출혈은 항히스타민제를 복용하면 예방할 수 있다. 어떤 경우를 막론하고 2~3일 휴식을 취하면 출혈에 따른 부작용이 해소된다(표 8.2).

순환 내독소는 소화관의 그람음성 박테리아의 세포벽에서 나오며, 이 때 문맥 내독소혈증(portal vein endotoxemia)을 유발한다. 간이 제 기능을 하지 못하면 전신 내독소로 빠르게 진행된다. 내독소는 내인성 발열 물질인 종양괴사인자와 인터류킨-1(interleukin-1)의 방출을 자극한다. 그렇게 되면 일련의 면역장애를 일으켜 내독소 쇼크(넓게 퍼진 혈관내 응고)를 유발할 수 있다(Marshall, 1998).

순환과 면역 기능

운동을 하면 그에 따른 즉각적인 반응으로 혈액량이 감소한다. 그것은 발한과 체액의 삼출(운동근육으로) 때문이며, 운동시작 초기 30분 동안에 점진적으로 나타난다. 변화 정도는 외부 온도에 따라 다르지만 가끔 10%까지 감소하기도 한다. 따라서 그러한 현상에 맞추어 혈장 함유량(호르몬이나 사이토카인의 세포 수와 농도 모두)을 변화시키는 것이 매우 중요하다.

운동을 하면 면역계가 어떻게 반응하는지를 평가하는 것은 그렇게 간단하지 않다. 왜냐하면, 대다수의 연구보고가 혈액 구성요인의 수나 기능적 활동의 변화에 근거하고 있기 때문이다. 불행하게도 혈액에는 체내 백혈구의 1~2% 밖에 존재하지 않는다. 중등도의 신체활동은 면역기능을 향상시킬 수 있지만 격렬한 운동은 혈액 내 자연살해세포(NK)의 수와 활동을 일시적으로(보통 2~72시간) 감소시킨다. 뿐만 아니라 타액과 코 점액의 분비형 면역글로불린 A(immunoglobulin A, Ig A)과 IgM을 최대 24시간까지 저하시키며, 때로는 호중구증가증을 유발하지만 그 기능은 억제한다. 그러한 변화는 바이러스와 박테리아의 급성 감염에 대한 민감성이 증가할 때 문을 활짝 열어주는 격이다(Nieman, 2000) (그림 8.3). 격렬한 운동과 감염 간에 인과관계가 존재하는지는 분명하지 않지만 운동경기와 급성 감염 간에 어느 정도 상관이 있는 것은 사실인 것 같다. 운동경기와 관련이 있는 다른 요인들(수면 장애, 정신적 스트레스, 영양 장애, 주요 영양소의 결핍 등)이 면역 저하에 어떤 영향을 미치고 있는지를 밝히는 것이 매우 중요한 과제로 남아 있다.

표 8.2 지구력 선수의 위장관 출혈

현상	위치	가능한 원인
대변내 잠혈, 활동 후 24~48시간에 최고에 달함	식도 정맥류	기계적 외상이나 비스테로이드성 항염제
혈액 소실, 양은 적으며 2~3일 지나면 해소됨	위 점막	비스테로이드성 항염제
항히스타민제에 의해 예방 가능함	장 허혈	출혈 및 내독소의 혈류 누출

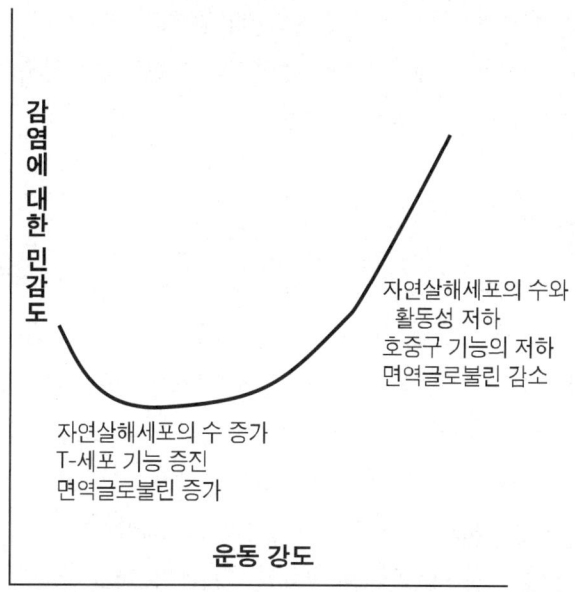

그림 8.3 감염 감수성에 대한 운동 강도의 영향. 위험도는 중등도의 신체활동을 하면 감소하지만 격렬한 운동을 하면 증가한다.

신체활동과 면역 기능

다음은 중등도 신체활동이나 격렬한 신체활동을 하고 난 다음 2~72시간 동안 그것이 면역 기능에 미치는 효과이다.

- 자연살해세포 수의 감소
- 자연살해세포 활동 저하 (각 세포의 활동은 변하지 않음)
- 분비형 IgA 감소
- 분비형 IgM 감소
- 호중구 수의 증가
- 호중구 기능 저하

신체활동의 만성 효과

중등도 운동을 규칙적으로 하면 신체에 긍정적 효과가 나타나지만 운동 강도가 너무 강하면 조직에 심한 저산소증이 반복되면서 신체에 부정적 영향을 미칠 수 있다. 과도한 지구력 운동은 병적 결과를 초래할 수 있다는 증거들이 적잖게 제시되고 있다. 따라서 성급하고 경쟁적이며 관상동맥계의 심장병을 잘 일으키는 A형 기질의 젊은이들은 아무런 준비 없이 격렬한 경기에 참가하는 것을 피하는 것이 좋다.

뇌

움직임을 반복하면 점차 운동 기술 익히게 된다. 반복적인 운동을 통해 움직임이 자동화되면 그것이 관련 동작을 수행하는 데 필요한 에너지를 감소시키면서 소뇌에 저장된다. 즉, 어떤 움직임이 자동화된다는 것은 필요 에너지를 감소시키면서 근육이 활성화되는 순서를 소뇌에 저장한다는 의미가 된다. 또한, 중등도 운동을 규칙적으로 실시하면 성장기 어린이의 학업능력을 향상시키는 데에도 도움이 된다는 사실이 보고되고 있다(표 8.3). 이러한 사실은 체육시간을 결정하는 데 중요한 영향을 미칠 수 있다. 그러나 운동이 대뇌피질의 구조에 직접적으로 영향을 미쳐 학업능력이 향상되는지, 아니면 운동으로 각성수준이 높아지고 그로 인해 주의집중력이 향상되어 학업능력이 향상되는지, 그것이 아니면 교사나 학생의 학습 진도의 변화에 따른 우연한 결과인지는 분명히 밝혀지지 않고 있다(Shephard, 1997a).

선진국을 중심으로 노인인구가 급격히 늘어나면서 알츠하이머병에 대한 사회적 관심이 크게 증가하고 있다. 운동을 규칙적으로 하면 대뇌기능이 약화되는 속도를 어느 정도 늦출 수 있다는 주장을 하는 학자들이 늘어나고 있다. 그러나 운동의 긍정적 효과가 신체활동이 혈압을 증가시켰기 때문인지 또는 신체활동이 neurotrophin (신경세포 성장을 자극하는 단백질)과 섬유모세포 성장인자 수준 및 신경 가소성을 조절하는 신호분자에 미치는 영향 때문인지, 아니면 활동적인 사람이 사회적 및

표 8.3 주당 5시간의 체육수업으로 증가한 초등학생의 학업수행력

학년	실험집단(%)	통제집단(%)
1	78	80
2	81	76
3	80.5	77
4	80	78
5	81	78
6	79	76

값은 실험학급과 통제학급의 평균 백분율이다. 통제학급은 주당 40분의 정규 체육수업을 받고 일상적인 방과 후 활동을 하였으며, 실험학급은 주당 5시간의 체육수업을 받았다. 1학년을 제외한 5개 학년, 즉 2~6학년의 실험학급의 평균이 통제학급의 평균보다 훨씬 높았다.

환경적 자극에 즐겁게 반응하기 때문에 나타나는 영향인지 아직 분명히 밝혀지지 않고 있다. 동물을 대상으로 한 연구결과에 의하면 운동을 규칙적으로 하면 뇌성장 촉진인자(BDNF)가 증가되어 신경세포의 생존이 촉진된다는 것이다. 인간을 대상으로 한 횡단연구에서는 전두엽과 해마에서 이루어지는 실행기능이 체력이 좋은 사람일수록 더 잘 보존되고 있었다(Churchill et al., 2002). 운동의 또 다른 이점은 유해산소의 농도를 감소시킬 수 있다는 것이다.

어떤 중등도 운동은 스트레스를 극복하거나, 기분을 상쾌하게 하거나, 불안을 제거하거나(Landers and Petruzello, 1994), 우울증에서 벗어나게 하는데 도움이 된다(North et al., 1990). 운동을 하는 동안 엔돌핀이 분비되어 이 과정에 참여하기 때문이다. 하지만 운동을 하는 동안 분비되는 엔돌핀이 운동중독을 유발하는 경우도 있다. 그러나 과도한 운동은 불안의 증가나 열정의 상실과 같은 부정적인 효과를 가져 올 수 있으며, 그러한 증상은 과도한 훈련을 판단하는 효과적인 지표가 되고 있다.

격렬한 운동의 대표적인 부정적인 결과는 접촉 스포츠에서 넘어지거나 축구에서 헤딩을 하거나 복싱에 맞고 뇌진탕 부상을 당하는 경우이다. 그와 같은 상해가 누적되면 인지능력의 저하로 이어질 수 있다.

간

중등도 운동을 규칙적으로 하면 간 기능이 강화된다. 지구력 운동을 오래 지속하면 대사활동이 촉진되어 간 조직이 비대해지기 때문이다. 간 대사를 자극하면 자극성 G 단백의 비율을 정상화하고 아데닐 사이클라제의 활동을 증가시킴으로써 연령의 증가에 따른 글루카곤 신호능력과 반응능력의 저하를 개선할 수 있다. 간의 사이토크롬 c 산화효소 활동은 지구력 운동을 통해서도 증가하며, 이 효소의 혈청 수준이 증가하면 IGF 생성이 증가한다. 몇몇 횡단연구에 의하면 저항성 훈련을 통해서도 연령에 따른 IGF의 감소를 억제할 수 있다. 반대로, 최근 노인을 대상으로 한 연구에서 저지방 식이를 결합한 규칙적 운동이 IGF-1 결합 단백의 혈청 농도는 증가시키고, 혈청 IGF-1은 감소시키는 것으로 나타났다. IGF 축에서 일어나는 이와 같은 변화는 전립선암 발생 위험을 감소시키는 데 기여한다고 한다.

8명의 장거리 선수와 비교적 신체활동이 적은 의과대학 학생들을 대상으로 소규모의 횡단연구를 실시하여 아미노피린 대사, 갈락토오스 제거, 인도시아닌 그린 제거율과 같은 대사 기능 지수에 차이가 있는지를 비교 분석하였다. 연구 결과 두 집단 간에 뚜렷한 차이를 발견할 수 없었다. 그에 반해 3개월 동안 최대산소섭취량을 6% 증가시킨 중등도 운동을 실시하였을 때에는 안티피린과 아미노피린 대사가 12~13% 증가하였다. 최대산소섭취량과 간 대사도 증가하였으며, 두 변인의 상관관계는 0.6~0.7의 높은 상관을 보여주었다. 격렬한 운동을 해도 세포대사에는 큰 영향을 미치지 못하였다. 쥐로 실험을 한 결과, 격렬한 운동을 하면 산화질소 생성이 증

가하였으며, 그로 인해 '철 조절 단백질 1'의 활동이 증대되었다. 그리고 산화질소 생성의 증가로 인한 '철 조절 단백질 1' 활동의 증가는 Krebs 회로의 주 효소인 시토졸 아코니타제(cytosol aconitase)의 활동을 하향조정하였다.

규칙적으로 운동을 하면 간의 지방 함유량이 감소한다. 그래서 만성 간 질환과 지방간을 가진 환자들에게 중등도 유산소 운동으로 처방을 하고 있다. 쥐를 대상으로 실험을 한 결과, 규칙적인 운동이 할로탄에 의한 간 독성을 감소시켰으며, 에탄올에 의한 간 기능 저하를 어느 정도 완화시킬 수 있었다. 대규모의 역학연구에서 운동을 하면 담낭 질환의 발병률이 감소한다는 사실을 발견하였다. 하버드대 졸업생을 대상으로 운동과 담낭 질환과의 관계를 16년 동안 연구한 결과, 운동으로 비만이 감소되어 담낭질환이 감소하는 간접효과가 있다는 사실을 발견하였다.

간이 허혈에 의해 반복적으로 저산소가 되면 중심소엽이 괴사에 이르게 된다(Rowell, 1971). 이러한 관점에서, 힘든 군사 훈련은 백혈구 증가증과 여러 가지 간 효소 방출을 야기할 수 있다. 매우 활동적인 사람은 빌리루빈이나 아스파라긴산 아미노전이효소(AST), 알라닌아미노전이효소(ALT), 알칼리성 인산분해효소 등의 혈청 농도가 가끔 비정상적으로 나타나므로 간장애가 있을 수 있다. 이와 같은 실험결과로는 만성 간염이라고 할 수 있지만, 효소 표지(enzyme marker)와 관련시켜 보면 근육 손상이 주원인이 아니라고 단정하기 어렵다. 불행하게도 간 효소 빌리루빈의 축적과 격렬한 운동에 따른 간 효과와의 관련성을 연구한 보고서가 아직 나오지 않고 있다. 안드로겐을 다량 복용하면 간 효소가 증가할 뿐만 아니라 간자반병(혈액으로 가득찬 낭종의 발달과 더불어 간에 영향을 미치는 자색반증의 양성 형태), 결절성 과증식(간조직의 빠르고 비체계적이지만 양성인 결절성 성장), 그리고 드물지만 간암종을 유발할 수도 있다고 보고되고 있다.

신장

훈련 초기에 혈장량이 증가하면 신장의 근위 세뇨관에서 나트륨 이온의 재흡수가 증가한다. 그래서 고산병이 있는 사람이 고지에 도착하여 적응하기 전에 운동을 하면 혈장량이 증가하면서 저산소증을 동반하게 되므로 고산병 증상이 더욱 악화되게 된다. 만성 신장 질환이 있는 사람들에게 중등도의 신체활동조차도 가끔 제한하는 경우가 있다. 그러나 그렇게 제한할 필요는 없다.

신장질환이 있어도 중등도 수준의 운동은 건강에 오히려 도움이 될 수 있기 때문이다. 만성 신부전이 있는 고혈압 쥐에게 규칙적인 운동을 시킨 결과, 단백뇨가 개선되고 신장경화증의 진행이 억제되었다. 이처럼 저항운동은 저단백 식사 때문에 생길 수 있는 근 쇠약을 개선하고 만성 신장질환과 관계가 있는 우울증을 감소시키는 데 도움이 된다.

위장관

프로스타글란딘의 작용으로 음식이 장을 통과하는 속도가 빨라지거나 대장 분절운동이 변화하면 결장벽이 독소에 노출되는 시간이 감소한다. 따라서 직업적이든 여가활동으로서든 규칙적으로 신체활동을 하면 결장벽이 독소에 노출되는 시간을 감소시켜 하행결장이 암에 걸릴 수 있는 위험을 감소시킨다(Shephard and Futcher, 1997). 결장암에 영향을 미칠 수 있는 또 다른 요인들로서는 운동에 의한 위장관 혈류의 감소와 신경면역내분비의 변화 등이 있다.

운동이 위장관에 미치는 기계적 영향에 대해서는 논란이 있지만 위장관의 운동성에 급성효과와 만성효과가 있는 것으로 추정하고 있다. 한 가지 분명한 것은 달리기가 좌식운동과 비슷한 효과가 있는지 아직 밝혀지지 않고 있다는 것이다. 이와 관련된 몇몇 연구가 이루어졌지만 아무런 효과가 없는 것으로 보고되고 있다. 주로 앉아서 근무하는 실험실 연구원을 대상으로 1시간에 9.6 km 달리기거나 4.5km를 걷는 실험을 실시한 결과, 입에서 맹장까지 음식물이 통과하는 시간에 아무런 변화가 없었다. 실험실 기술자와 주당 15시간의 훈련을 하는 축구선수를 대상으로 한 연구에서도 운동에 따른 음식물의 대장 통과시간에 아무런 차이가 없었다. 그러나 운동을 규칙적으로 하면 음식물 통과시간을 크게 줄일 수 있다는 주장을 하는 연구들도 있다. 6주간의 지구력 훈련을 시킨 결과 실험군의 총 카르민(carmine) 통과시간은 35~24시간으로 단축된 반면, 통제군은 느린 45시간을 유지하였다. 건강하고 활동적인 노인에 대해서 2주간 신체활동을 통제한 결과 음식의 대장 통과시간이 거의 2배로 증가하였다. 그에 반해 최대산소섭취량의 50% 수준으로 자전거 타기나 조깅을 하는 건강한 젊은 성인들에게 1주일 동안 운동을 실시하게 한 결과 음식이 대장을 통과하는 시간이 두 배로 빨라졌다. 최대 근력 40%의 저항성 운동을 13주간 실시하게 한 결과 대장 통과시간의 단축으로 총 통과 속도가 두 배나 빨라졌다. 음식통과 시간에 대한 연구에서 무엇보다 중요한 것은 운동을 하는 동안 어떤 음식을 섭취하느냐 하는 것이다. 왜냐하면 피험자들에게 식사를 통제하고 대변의 방사성 표지를 사용하는 신진대사 실험실에서 훈련실험을 하였을 때에는 장 통과시간에 변화가 없었기 때문이다.

이처럼 음식을 통제하는 실험에 사용된 훈련 강도는 주로 중등도이며, 중등도 강도는 신체활동이 암 예방 효과를 연구하는 실험에서 자주 사용되는 운동 강도이다. 신체적으로 활동적인 사람이 그렇지 않은 사람보다 악성종양에 걸릴 위험이 50% 낮은 것은 장 내용물(gut contents)의 국소적 또는 전반적 움직임의 변화 때문이라고 설명하지만(그림 8.4), 운동 강도에 따른 장 운동의 변화와 암 위험의 급성 또는 만성적 반응을 철저히 연구해볼 필요가 있다. 크론병 회복환자가 중등도의 운동을 하였을 때 호중구 활동이 증가하고 아연 결핍이 악화되었다는 연구보고가 있었지만, 운동 강도가 게실증이나 염증성 장 질환에 어떻게 다르게 영향을 미치는지에 대한 보다 철저한 연구가 필요하다.

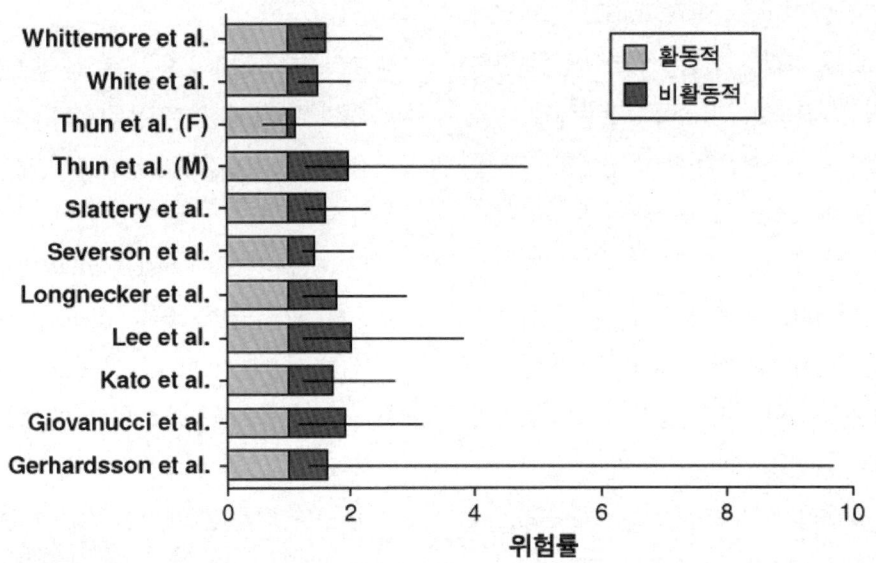

그림 8.4 Shephard와 Futcher(1997)가 요약한 11편의 조사 연구
비활동적인 피험자의 위험률(신뢰 한계 95%)은 검정색 선으로 표시함

일회성의 지구력 운동을 하는 동안 잠혈(occult hemorrhage)이 관찰되곤 하였지만, 노인을 대상으로 대규모 전향적 연구를 3년 동안 실시한 결과, 규칙적인 걷기, 정원 가꾸기, 활발한 신체활동 등을 하는 노인들의 위장관 출혈이 크게 감소하였다.

순환과 면역 기능

일회성 운동을 하는 동안 혈장량이 감소하므로 지구력 훈련을 일정 기간 실시하면 혈장량이 증가한다. 그러한 효과는 누운 자세보다는 선 자세에서 더 크게 나타난다. 지구력 훈련으로 혈장량이 증가하면 혈청 알부민과 나트륨 이온의 농도가 증가하고 소변의 배출량이 감소한다. 혈장량이 증가하면 산소 운반은 그대로 유지되지만 헤모글로빈의 농도는 감소한다(운동선수 빈혈). 음식을 충분히 섭취하지 않거나 운동으로 인한 소화관 출혈이 잦으면 빈혈이 생길 수 있으나 실제로 빈혈이 일어나는 경우는 흔치 않다.

장시간의 지구력 훈련이 면역 반응에 미치는 영향은 크게 주목을 받지 못하였다. 중등도 훈련은 NK 세포의 수와 활동을 증가시키며, 연령에 따른 NK 세포와 T 세포의 변화를 역전시킬 수 있다. 중등도 신체활동을 하면 절대적 수치로 나타내든, 타액 단백질의 무게에 대한 상대적 수치로 나타내든 면역 글로불린 항체의 타액 농도가 증가할 것으로 추정하고 있다. 운동 효과의 중요한 증거로 상기도 감염 관련 증상이 감소하였다. 547명의 건강한 성인을 12개월 동안 관찰한 결과, 하루 4MET-hour 이상의 중강도 운동을 하거나 하루 12MET-hour 이상 격렬한 운동을 하는 사람들이 상기도 감염에 노출될 위험이 20% 감소하는 것으로 나타났다. 피험자들이 코감기 바이러스 예방접종을 받은 두 번째 실험에서는 중등도 운동을 한 사람과 주로 앉아서 생활하는 사람들 간에 질병의 강도와 지속기간에 있어서 아무런 차이가 없었다.

국제대회를 준비할 때와 같이 최강도의 훈련을 할 때, 특히 영양소와 비타민이 부족하면 NK 세포의 활동, 호중구 기능, IgA와 IgM의 농도가 일시적으로 감소한다. 그와 같은 변화가 생길 때 급성 호흡기 질환에 걸리기 쉬우므로 주의해야 한다(Mackinnon, 2000). 이처럼 면역기능이 저하한다는 것은 훈련이 과다하다는 것을 의미한다(Shephard, 1997b). 고도의 훈련을 할 때 비타민 C를 다량 복용하면 유해산소를 중화하여 호중성 기능(neutrophil function)을 유지하는 데 도움이 된다.

향후 연구주제

신체활동에 대한 인체의 반응은 운동 강도에 의해 결정된다. 따라서 운동의 양과 반응과의 관계에 대한 연구가 절실히 필요하다. 또한 신체활동이 어린이와 노인의 대뇌 기능을 향상시킬 수 있는지를 확인하는 연구가 이루어져야 한다. 뿐만 아니라 장기간의 고강도 훈련을 하면 내장과 면역계에 어떤 변화가 일어나는지에 대해서 연구가 이루어져야 한다. 그에 못지않게 중요한 연구과제는 신체활동이 생물학적 연령에 미치는 효과를 평가하는 것이다.

- **양-반응**. 4부에서 언급하였지만 건강을 증진하는 데 필요한 최소한의 신체활동량에 대한 정보가 거의 없으며, 일정 수준 이상의 신체활동을 하면 건강에 도움이 되는 것이 아니라 오히려 해가되는 역치수준에 관한 자료도 거의 없다. 최적의 운동량은 기관이나 조직에 따라 다를 수 있으며, 특히 이 장에서 논의된 각 기관이나 조직에 가장 적절한 운동량이 얼마인지 관련정보가 거의 제시되지 않고 있다.

● **뇌 발달**. 교사와 학부모들은 학교에서 배워야 할 학업량이 나날이 증가하므로 체육이나 스포츠 활동에 많은 시간을 배정해서는 안 된다는 주장을 하고 있다. 따라서 매일 1시간 체육 수업을 하면 학업 능률이 오히려 향상된다고 주장하는 Trois Rivieres의 연구를 재확인하고 확대할 필요가 있다. 이러한 연구를 통해서 학업능력의 향상이 우연적인지 신체활동으로 인한 필연적 결과인지를 탐구해야 한다. 또한, 학업능력을 향상시키는 데 가장 적합한 신체활동의 형태를 규정하고, 성인도 운동을 통해서 지적능력을 향상시킬 수 있는지 밝혀야 한다. 더불어 어릴 때 운동을 하면 성인이 되어 건강운동에 보다 적극적으로 참가하는지에 대한 연구도 Trois Rivieres 연구의 연장선상에서 장기적으로 평가할 필요가 있다.

● **반복된 심한 운동이 간과 신장의 기능에 미치는 누적적 영향**. 과도한 훈련을 반복할 경우 국소 조직의 괴사를 유발할 수 있다면 과도한 운동이 내장에 미치는 누적적 역효과를 탐구해야 한다. 즉 고강도 운동과 중강도 운동이 간 기능과 내장 기능에 미치는 영향을 비교하는 연구가 이루어져야 한다.

● **바이러스 감염에 대한 저항력**. 상기도 감염은 건강한 사람을 질병에 걸리게 하는 가장 중요한 병인이다. 따라서 중등도의 신체활동이 상기도 감염과 같은 바이러스 감염에 대한 저항력을 길러줄 수 있는지에 대한 연구와 과도한 훈련이 반대로 바이러스 감염에 대한 저항력을 약화시킬 수 있는지에 대한 연구가 동시에 이루어져야 한다. 그러한 연구는 바이러스에 대한 노출, 스트레스, 영양 상태, 그리고 호흡막의 물리적 변화(차고 건조하고 오염된 공기를 입으로 들이마실 때 잘 나타남) 등과 같은 상기도 감염 위험요인을 배제하는 연구설계를 세워야 한다.

● **노화의 영향 억제**. 만성 질환의 개선으로 수명이 연장되면서 노인들에게는 정신 기능의 악화 문제가 중요한 연구적 관심거리가 되고 있다. 따라서 사회적 접촉을 증가시키거나 노인공동체에서 활발한 활동을 하는 것과 같은 요인들을 감안하여 신체활동이 연령의 증가에 따른 인지기능의 저하에 효과가 있다는 것을 확실히 입증하는 연구가 이루어져야 한다.

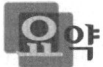

요약

이 장에서는 그간 소홀히 다루었던 뇌, 간, 신장, 위장관, 순환계와 면역계 등이 급성 운동과 만성적 신체활동에 어떻게 반응하는지를 살펴보았다. 신체의 다른 기관과 마찬가지로 중등도의 운동과 중강도의 훈련이 즉각적인 신체활동 능력이나 장기적으로 건강을 증진하는 데 긍정적으로 작용한다는 사실을 확인할 수 있었다. 그러나 장시간의 고강도 훈련은, 특히 그것이 극심한 환경적 조건에서 이루어질 때 건강에 부정적 영향을 미칠 수 있으며, 때로는 치명적인 병적 상태를 유발하기도 한다. 중등도 운동을 규칙적으로 실시하면 알츠하이머병을 감소시키고 암 발생 가능성을 감소시키는 IGF 축의 변형을 가져오는 등 건강에 도움이 되지만 고강도 운동을 반복하면 운동중독, 허혈성 내장 손상, 면역 억제 등과 같은 부정적 결과를 초래할 수도 있다. 그래서 운동처방을 할 때 지켜야 하는 중요한 원칙이 바로 '적당함'이다.

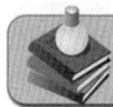
연구문제

1. 신체활동을 과도하게 실시하면 단기적으로 뇌, 간, 신장, 장과 같은 기관에 부정적 결과를 초래할 수 있는가? 만약 그렇다면 그러한 결과를 가져오는 중요한 기전은 무엇이며, 그러한 부정적 결과를 초래하는 환경적 요인은 무엇이고, 주의해야 할 사항은 무엇인가?
2. 규칙적인 운동이 인지, 움직임 패턴, 기분과 같은 뇌에 미칠 수 있는 장기적인 효과를 논하라.
3. 규칙적 운동이 간에 미치는 중요한 효과는 대사 기능을 향상시키는 것이라고 말할 수 있는가? 그렇다면, 향상시켜야할 중요한 기능들로서는 어떤 것들이 있는가?
4. 만성 신장 질환이 있는 사람에게 규칙적 운동을 권장하는 이유가 무엇인가?
5. 최고수준의 경기를 대비하면서 과도한 훈련으로 인한 면역학적 변화를 관찰하는가? 만약 그렇다면 어떤 것들을 살피는가?
6. 학교에서 배워야할 학습량이 나날이 증가하므로 체육교과에 추가 시간을 배정하는 것은 비현실적이고 주장하는 교육학자들이 많이 있다. 이러한 주장을 어떻게 반박할 수 있는가?
7. 많은 운동과학자들은 주로 신체활동이 심폐기능에 미치는 영향에 대해 연구적 관심을 보이고 있다. 신체활동이 내장에 미치는 영향에 대해 더 많은 연구적 관심을 가져야 한다고 생각하지 않는가? 만약 그렇다면 그 이유를 설명하라.

제3부 신체활동·체력과 건강

3부 에서는 이 책의 핵심 부분인 신체활동·체력과 건강과의 관계에 대해서 살펴볼 것이다. 제1부에서는 신체활동·체력과 건강에 관련된 개념들이 어떻게 발전해 왔는지 살펴보았다. 또한, 성, 연령, 민족에 따른 체력이나 건강의 유사성과 차이점을 살펴보았다. 제2부에서는 신체활동이 심장, 폐, 혈관, 골격근, 내분비와 호르몬, 신장, 뇌, 그리고 다른 기관과 조직에 미치는 급성 및 만성 효과에 대해 살펴보았다.

제3부에서는 앉아서 생활함으로써 야기되는 공중보건 문제를 논의할 것이다. 신체활동이 감소하면 건강이 약해지고, 신체적 기능이 떨어지며, 웰빙이 위협받는다는 인식이 확산되면서 20세기 후반 운동과학이 크게 발전하는 계기가 되었다. 이 핵심 영역은 9개장으로 구성하였다. 9장은 앉아서 생활하는 습관과 낮은 체력수준이 불러올 수 있는 조기사망의 위험을 다루고 있다. 10장에서는 신체활동과 체력이 심장, 혈관, 폐 관련 질병에 미치는 영향을 검토하였다. 11장은 비만에 초점을 맞추고 있으며, 12장은 당뇨병을 다루고 있다. 이 두 장은 최근 선진국을 중심으로 비만과 제2당뇨병이 크게 증가하고 있어 특히 중요하다. 13장에서는 신체활동과 체력이 암 발생 위험에 미치는 영향을 증거 중심으로 검토하였다. 14장은 뼈와 관절 질환에 대해 그리고 15장은 근 체력과 근 질환에 대해 보고하고 있다. 16장은 정신건강 문제를 논의하고 있으며, 17장은 유소년의 신체활동과 체력에 관해서 그리고 18장은 신체활동과 노화에 초점을 맞추고 있다. 19장은 규칙적인 신체활동과 골격근 및 심장 질환과의 관계를 다루고 있다. 이어지는 4부와 5부의 새로운 내용을 잘 이해하기 위해서는 3부의 중요한 내용을 충실히 이해할 필요가 있다.

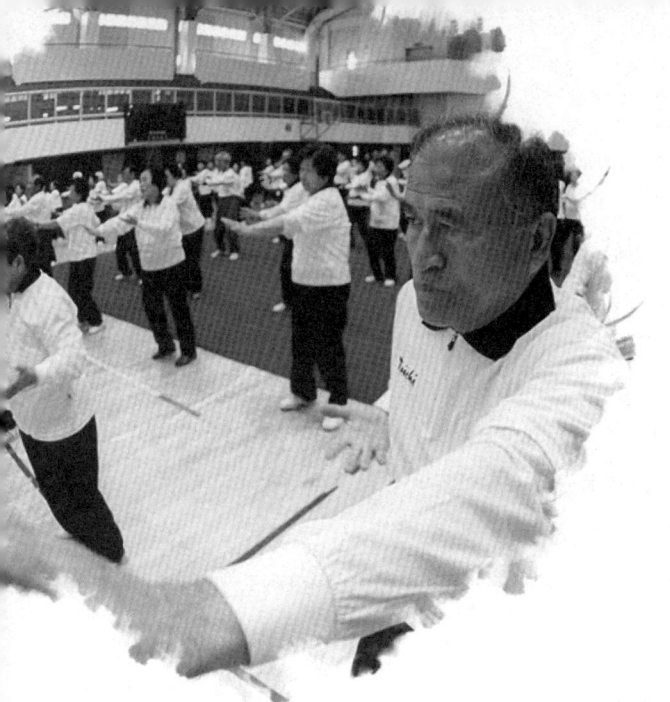

제9장
신체활동·체력과 사망률

개요

신체활동, 체력, 사망률
- 신체활동과 사망률
- 체력과 사망률
- 사망률 예측변인으로서 신체활동과 체력의 비교
- 인구특성에 따른 신체활동 및 체력과 사망률

생물학적 기전

요약

연구문제

이 장에 인용된 연구는 임상실험, 실험실 연구, 병리학적 연구에서 얻은 생물학적 기제에 관한 정보를 제외하면 대부분이 역학 문헌을 참고하였다. 제1장에서 이미 언급하였듯이 인간은 신체적으로 활발한 생활을 하는 것과 관련하여 진화해 왔다. 따라서 일상생활에서 신체활동을 별로 하지 않는 현대인의 삶은 진화의 구조에서 상당히 벗어난 삶이라고 할 수 있다. 즉, 주로 앉아서 생활하면 건강에 해롭다는 논리가 성립하며, 그에 관한 구체적인 자료를 이 장에서 살펴볼 것이다.

앉아서 생활하는 습관과 그에 따른 낮은 심폐지구력이 조기 사망의 중요한 원인이 되고 있으며, 21세기 산업사회를 살아가는 우리의 건강을 위협하는 주요한 요인이 되고 있다. 우리는 이 장에서 신체활동, 체력, 사망률을 인구통계와 건강상태에 따른 소집단별로 살펴볼 것이다. 그리고 활동적이거나 체력이 좋은 사람들이 주로 앉아서 생활하는 사람들에 비해 조기 사망률이 낮은 이유를 생물학적 메커니즘의 관점에서 간단히 살펴볼 것이다. 보다 상세한 메커니즘은 이 책의 다른 부분에서 다루게 될 것이다. 여기서 신체활동(physical activity)과 체력(physical fitness)은 구분하여 사용할 것이다. 신체활동은 행동, 구체적으로 신체의 움직임을 의미하며, 체력은 그러한 행동의 결과이다. 체력이라는 용어가 유산소 능력 또는 심폐체력, 근력과 근지구력, 체성분, 근골격의 유연성, 스피드, 균형과 같은 속성을 포괄하는 넓은 의미로 사용되지만 이 장에서는 심폐체력(유산소 능력)과 근체력(근력과 근지구력)에 초점을 맞추어 논의할 것이다.

이 장의 중요한 목표는 신체활동이나 심폐체력과 사망률 간에 어떤 관계가 있는지 그 증거를 찾는 것이다. 따라서 역학 연구를 통해서 얻은 다양한 자료를 요약하고, 우리가 유산소센터종단연구(ACLS)를 통해서 얻은 자료를 활용할 것이다. 유산소센터종단연구는 1970년 이래 쿠퍼연구소에서 수행해 온 신체활동, 체력, 신체습관, 임상적 요인, 건강 등에 관한 전향적 연구이다.

> 신체활동은 행동, 구체적으로 근골격의 수축에 의한 신체의 움직임을 말한다. 그에 반해 체력은 신체활동에 참가한 결과로 나타나는 일단의 생리학적 특성과 유전적 영향의 결합이다.

신체활동, 체력, 사망률

20세기 후반까지는 신체활동과 사망률에 관한 연구가 본격적으로 시작되지 않았다. 런던의 Jeremy Morris 교수가 운동부족과 조기사망과의 관계를, 특히 관상동맥질환과 관련시켜 체계적인 연구를 한 최초의 학자로 알려져 있다. Morris 교수는 신체활동량이 다른 몇 개의 직업군을 선택하여 연구를 수행하였다. 예를 들면, 2층 버스의 차장과 버스 운전기사를 비교하거나 우편배달원과 우체국의 사무실 직원이나 전화 상담원을 비교 연구하였다. 연구 결과, 주로 앉아서 생활하는 사람들이 활동적인 사람들보다 관상동맥질환으로 인한 사망률이 2배나 높은 것으로 나타났다. 이러한 차이는 간섭 변인을 통제하였을 때에도 여전히 높은 상관을 보였다. Morris 교수가 신체활동 역학에 얼마나 크게 기여하였는지는 그의 90번째 생일을 기념하는 심포지엄에서 발표한 논문에 상세히 나와 있다.

신체활동과 사망률

Morris 교수의 연구에 영향을 받은 연구자들이 신체활동의 역할과 사망률에 관한 연구를 하기 시작하였다. 신체활동과 사망률에 관한 연구에 가장 크게 기여한 핵심 연구자는 Stanford 대학의 Ralph Paffenbarger Jr. 이다. 그는 처음에 샌프란시스코 지역 부두노동자들의 관상동맥질환에 의한 사망률을 직업적 활동과 관련하여 연구하였다. 그가 연구할 당시 부두노동자들은 무거운 물건을 이동하거나 들어 올리는 등 매우 힘든 육체적 노동을 하고 있었고, 사무실 직원이나 감독은 주로 앉아서 근무를 하였다. Morris의 연구에서와 마찬가지로 사무실에서 앉아서 근무하는 직원과 감독들이 배를 하역하며 고된 육체적 노동을 하는 사람들보다 사망률이 훨씬 높았다. Morris 교수와 Paffenbarger 교수는 신체활동을 하지 않으면 건강에 부정적인 영향을 미친다는 사실을 전향적이고 체계적으로 밝혔으며, 운동과학에서 역학적 연구의 필요성을 제기하는 계기가 되었다.

직업적 신체활동이나 여가시간의 신체활동과 사망률과의 관계 연구를 위한 기반을 조성한 학자가 Jeremy Morris이다. 그는 런던의 버스회사 직원들과 우체국 직원들을 대상으로 신체활동과 사망률간의 관계를 연구하였고, 후에 Ralph Paffenbarger Jr. 교수가 샌프란시스코 부두노동자들과 하버드 동창생들을 대상으로 신체활동과 사망률과의 관계를 연구하였다. 이들 연구는 신체활동이 심혈관 질환 및 총 사망과의 관계를 예측하는 중요한 변인이라는 사실을 규명한 첫 번째 대규모 연구이다. Morris와 Paffenbarger는 운동과학에 역학 연구를 도입하는 계기가 되었다.

여가시간 신체활동

20세기를 거치면서 직업적 성격이 크게 바뀌었으며, 그러한 변화의 속도는 세계 제2차 대전 후 산업화와 경제적 팽창과 더불어 더욱 가속화되었다. 힘든 육체적 노동을 하는 사람들이 크게 줄어들고, 하루의 대부분을 앉거나 서서 가벼운 일을 하는 사람들이 크게 증가하였다. 에너지를 크게 소비하지 않고 직업적 활동을 하는 경향이 크게 바뀌지 않을 것으로 전망되므로 신체활동 역학 연구를 여가시간의 신체활동으로 까지 확대하는 것은 당연하다.

Morris 교수는 영국 공무원들을 대상으로 여가시간 신체활동을 조사하였다. 그는 첫 번째 연구에서 건강에 문제가 없는 40~65세 사무직 근로자 17,944명을 연구대상으로 선정하였다. Morris는 연구대상 남성들을 8.5년 동안 추적하여 관상동맥질환으로 사망한 사람들에 관한 자료를 수집하였다. 집단적 신체활동 패턴을 평가하기 위해 모든 남성에게 상세한 신체활동 일기를 주중과 주말로 구분하여 작성하도록 하였다. 이 연구의 주요 가설은 여가시간 신체활동 수준이 높을수록 관상동맥질환에 의한 사망률이 낮을 것으로 설정하였다. 그러나 연구결과는 예상 밖이었다. 전체 신체활동량이 관상동맥 질환에 의한 사망률과 아무런 상관이 없는 것으로 나타났다. 오히려 사망률에 영향을 미친 요인은 운동강도였다. 분당 31.5kJ(7.5kcal)의 에너지를 소모비하는 정도로 활발한 신체활동을 하는 사람은 그렇지 않은 사람들보다 사망률이 훨씬 낮았다. 활발한 운동에 대한 정의는 절대강도에 근거하며, 보통 4~6METs의 범위를 말한다. 그 정도의 절대 운동강도를 Paffenbarger 교수의 연구에서는 보통 적당한 강도 또는 적당한 활발한 운동이라고 한다. 4~6METs 정도의 절대 운동강도를 보통 중강도로 정의하지만, 상대 강도의 관점에서 보면 젊고 체력이 좋은 사람에게는 중강도가 저강도가 되고, 늙고 체력이 약한 노인에게는 고강도의 운동이 될 수 있다. 영국 공무원을 대상으로 한 연구의 주요 결과를 〈그림 9.1〉에 제시하였다.

활발한 운동을 하면 관상동맥 질환자의 조기사망을 예방할 수 있다는 새로운 가설을 증명하기 위해 Morris 교수는 45~64세의 건강한 영국 남성 공무원 9,374명을 대상으로 조사하였다. 첫 번째 조사에서 활발한 운동을 한 피험자들이 그렇지 않은 피험자들보다 관상동맥질환을 앓는 비율이 훨씬 낮았다. 〈그림 9.2〉는 활발한 운동을 할수록 관상동맥질환에 의한 사망률이 감소하는 용량-반응(dose-response)의 변화를 보여주고 있다. 주당 2번 이상 활발한 운동을 한 피험자들은 주당 1번 운동에 참가한 사람들보다 관상동맥질환으로 인한 사망률이 절반 수준이며, 활발한 운동을 전혀 하지 않은 사람들의 1/3 수준이었다.

Paffenbarger 교수와 그의 연구 동료들도 여가시간 신체활동과 사망률에 대한 연구에 많은 공헌을 하였다. 그는 1960년대 초 1916년에서 1950년 사이에 하버드 대학에 입학한 남성들의 생활 특성과 건강에 대한 전향적 연구를 실시하였다. 조사에 참가한 사람들에게 1962년이나 1966년에 자신들의 평소의 건강과 생활방식에 관한 설문조사를 한 다음 현재까지 질병율과 사망률을 추적하고 있다. 이 연구를 통해 많은 논문들이 발표되었으며, 규칙적인 신체활동이 관상동맥 질환이나 다른 병인에 의한 사망을 예방하는데 효과가 있다는 것을 입증하는 상당한 자료를 제공할 수 있게 되었다. 신체활동과 사망률과의 관계를 〈표 9.1〉에 제시하였다. 신체활동 수준을 높이면 사망률이 감소한다는 사실을 발견할 수 있었다. 이 자료에서 나타난 두드러진 특징은 신체활동에 의한 조기사망 효과가 45세부터 90세까지 모든 연령의 남성들에게서 관찰되었다는 것이다. 하버드졸업생 건강 연구는 연령이 증가해도 활발하게 생활하면 건강한 삶을 살 수 있다는 것을 보여준 대규모 전향적 역학 연구 중 하나이다.

신체활동과 수명

Morris와 Paffenbarger가 수행한 역학 연구에 의하면 신체활동과 사망률 간에 분명히 관계가 있는 것으로 나타나고 있다. 이러한 연구결과는 활동적인 사람이 주로 앉아서 생활하는 사람들보다 오래 사는지에 대한 의문을 갖게 한다. 그러나 이러한 가정은 Paffenbarger 교수가 1986년 이 주제에 대한 논문을 발표하기 전까지는 정당한 평가를 받지 못하였다(Paffenbarger et al., 1986). 그는 1962년부터 1978년까지 35~74세의 그 당시 건강한 하버드졸업생 16,936명을 추적하였다. 추적

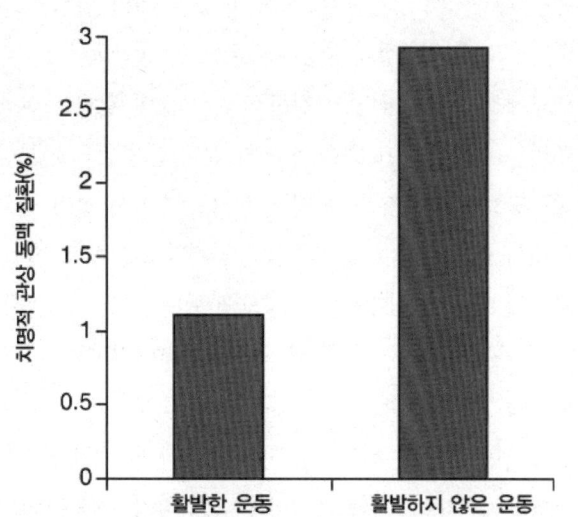

그림 9.1 17,944명의 영국 남성 공무원들 중 분당 31.5kJ의 활발한 운동을 한 사람(24명 사망)과 활발한 운동을 하지 않은 사람(411명 사망)의 치명적 관상동맥질환 사망률

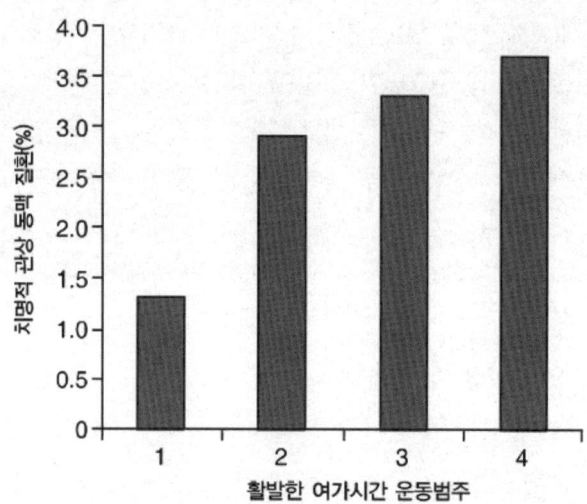

그림 9.2 영국 남성 공무원들 중 분당 31.5kJ의 활발한 운동을 한 사람들의 관상동맥질환 사망률(n=289). 범주1은 주당 2번 이상, 범주2는 주당 1번 이상 2번 이하, 범주3은 4주에 한번 이상 3번 이하, 범주4는 운동을 전혀 실시하지 않음

표 9.1 1977년에서 1992년까지 추적한 17,815명의 하버드대 졸업생의 여가시간 신체활동과 사망 위험과의 관계

신체활동	사망자 수	상대적 사망 위험 (95%신뢰구간)
신체활동 지수(kcal/주)		
<1,000	1,908	1.0
1,000-1,999	1,101	0.81(0.75~0.87)
>1,999	1,299	0.75(0.70~0.81)
걷기(km/주)		
<5	1,284	1.0
5-14	1,698	0.90(0.83~0.96)
>14	1,249	0.87(0.80~0.94)
계단 오르기(층/주)		
<20	2,025	1.0
20-54	1,764	0.89(0.83~0.95)
>54	506	0.86(0.78~0.95)
스포츠 활동		
전혀 안함	1,903	1.0
가볍게(<4.5METs)	628	0.84(0.76~0.92)
활발하게(≥4.5METs)	1,777	0.73(0.69~0.79)

기간에 1,413명이 사망하였다. 이들이 80세까지 생존할 가능성을 신체활동의 다양한 범주와 관련하여 계산을 해 보았다. 그 결과, 여가시간에 주당 2,000kcal 이상 소비하는 신체활동을 한 사람들은 주당 신체활동으로 500kcal 미만을 소비한 사람들보다 평균 2.15년 더 산 것으로 나타났다. 그동안은 신체활동을 규칙적으로 하면 더 오래 살수는 있지만 오래 사는 만큼 운동을 더 해야 한다고 생각하였다. 그러나 Paffenbarger 교수는 하버드졸업생들을 대상으로 한 연구에서 그러한 통념을 깨고, 1시간 운동을 더 하면 2시간을 더 오래 살 수 있다는 사실을 발견하였다.

신체활동의 변화와 사망률

지금까지 살펴본 연구들은 신체활동이라는 한 가지 변인이 사망률에 어떤 영향을 미치는지 전향적 역학 설계로 탐구한 결과들이다. 이러한 연구들이 갖는 쟁점은 피험자들을 추적하는 동안 그들의 건강 습관이 변화되었느냐 하는 것이다. 즉, 추적을 시작하기 전에 담배를 피웠던 사람이 추적을 하는 동안에 금연을 하거나 담배를 피우지 않던 사람이 담배를 피우기 시작하였는지 알 수 없다는 것이다. 그 밖에 다른 어떤 생활습관이 바뀌었는지 알 수 없다. 연구를 시작할 때에는 매우 활동적이었던 사람이 연구가 진행되는 동안 운동을 조기 또는 후기에 중단하면 연구결과를 왜곡시킬 수 있다. 그렇게 데이터가 왜곡되면 신체활동과 사망률 간에 다른 상관관계를 상정하는 결과를 초래할 수 있다.

이처럼 역학 연구에서도 실험연구에서 흔히 일어나는 측정오류와 같은 오분류(misclassification) 현상이 나타날 수 있다. 측정오류는 실험실 데이터의 신뢰성을 떨어뜨림으로써 변인들 간의 관계가 참이라는 주장을 하기 어렵도록 한다. 그것이 소위 말하는 제2형 오류 또는 베타오류이며, 제2형 오류가 발생하면 변인들 간에 의미 있는 관계를 밝힐 수 없게 된다. 따라서 신체활동과 사망률과의 관계는 신체활동습관이 장기적으로 어떻게 변화하는지와 그에 따른 사망률이 어떻게 달라지는지를 평가하는 보다 정확한 접근이 이루어져야 베타오류를 피할 수 있다.

Paffenbarger 교수는 신체활동과 사망률과의 관계를 연구한 선구자였다. 그는 1962년이나 1966년에 신체활동에 관한 설문조사를 하고, 1977년에 다시 설문조사를

하버드졸업생의 건강에 대한 연구에서 주당 2,000kcal 이상을 소비하는 여가시간 신체활동을 한 사람은 주당 500kcal 미만을 운동으로 소비하는 사람들보다 평균 2.15년 더 사는 것으로 나타난다. 하버드졸업생들은 운동을 한 시간 더 할 때마다 두 시간을 더 사는 것으로 나타났다.

실시하여 하버드대학졸업생 10,268명의 신체활동을 조사하였다(Paffenbarger et al., 1993, 그림 9.3). 그런 다음 1977년부터 1985년까지 그들의 사망률을 추적하여 476명이 사망하였다는 사실을 확인하였다. 이 연구를 통해서 1962~1966년과 1977년 사이에 이들의 신체활동의 변화를 계산 할 수 있으며, 그에 따른 사망률과의 관계를 평가할 수 있었다. 이 연구에서 중강도의 활발한 운동은 적어도 4.5METs의 에너지를 소비하면서 하는 운동이며, 중요한 스포츠 활동으로서는 수영, 테니스, 스쿼시, 라켓볼, 핸드볼, 조깅 등을 예로 들 수 있다. 설문조사를 시작한 1977년까지 운동을 거의 하지 않던 사람들이 그 때부터 운동을 시작해서 그 습관을 계속 유지한 사람들(45METs 이상의 강도로 운동을 한 사람)은 그렇지 않은 사람들보다 사망 위험률이 23%나 낮은 것으로 나타났다. 그에 반해 설문조사 조사 당시에는 운동을 하고 있었지만 점차 앉아서 생활하는 습관으로 바뀐 사

> 하버드대학교 졸업생들을 대상으로 한 종단연구는 신체활동 습관의 변화가 사망 위험률에 얼마나 중요하게 영향을 미칠 수 있는지를 잘 나타내주고 있다. 처음에는 운동을 하지 않던 사람이 추적을 하는 동안 중강도의 활발한 운동을 지속한 결과, 추적 기간 내내 운동을 하지 않은 사람들보다 사망 위험률이 23%나 낮았다. 그에 반해 처음에는 활발한 운동을 하였지만 후에 운동을 하지 않은 사람들은 사망 위험률이 15%증가하였다.

람들은 사망 위험률이 15%정도 증가하였다. 통제된 실험에서 얻은 결과만큼 정확하지는 않지만 하버드대학교 졸업생들을 대상으로 한 역학 연구결과는 신체활동 습관의 변화와 사망 위험률 간의 인과관계를 보여주는 중요한 증거가 되고 있다.

요약

지금까지 살펴본 고전적인 연구들은 신체활동과 사망률에 관한 지난 50년간의 연구 성과의 작은 부분에 불과하다. 이 주제에 관련된 연구들을 보다 철저히 검토해보면 여성과 남성, 다양한 인구분포와 인종 집단, 다양한 연령대 등에 대해 매우 일관된 결과를 보여주고 있다(Kohl et al., 1996). 신체활동과 사망률을 연구하는 학자들은 두 변인 간에 깊은 상관이 있고, 연구 결과가 일치되며, 생물학적 메커니즘을 확인할 수 있고, 신체활동량이

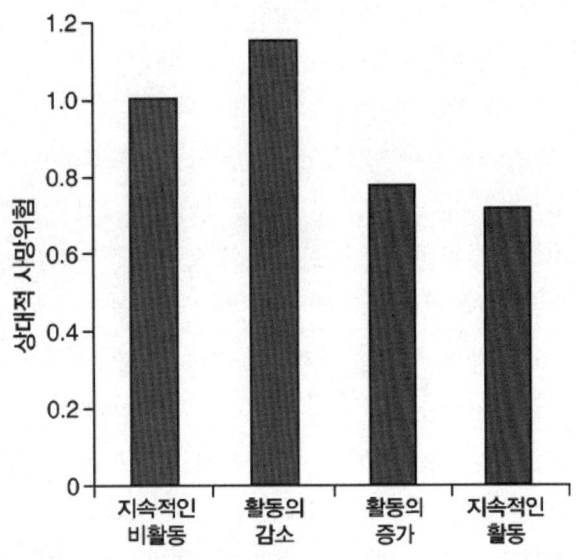

그림 9.3 하버드대학교 졸업생들의 신체활동량의 변화와 사망률. 지속적인 비활동은 운동을 하지 않은 사람들이며, 활동의 감소는 처음에서 운동을 하였지만 1977년에는 운동을 하지 않고 있는 사람들이고, 활동의 증가는 처음에는 운동을 하지 않았지만 1977년에는 운동을 하고 있던 사람들이며, 지속적인 활동은 항상 중강도 운동을 하는 사람들임

> 연구를 시작할 당시의 신체활동 수준과 사망률을 단순히 비교하는 전향적 역학 분석은 신체활동과 사망률 간의 관계를 과소평가할 수 있다. 그것은 왜냐하면 연구 참여자들의 신체활동을 추적하는 동안 그들의 신체활동 습관이 변화하고 그에 따른 자료의 편향을 가져올 수 있기 때문이다.

증가하면 그 효과가 크게 나타난다는 것을 확인할 수 있었다. 이러한 연구결과들을 종합해 볼 때, 신체활동과 사망률 간에는 인과관계가 성립한다는 주장을 할 수 있다.

체력과 사망률

앞에서 살펴본 바와 같이 체력은 스피드, 균형, 협응력 등을 포함하는 다양한 생리학적 반응을 의미하지만, 이 절에서는 심폐체력과 근체력에 제한하여 사용할 것이다. 이 절에서 심폐체력은 최대신체활동능력 또는 유산소능력을 말하며, 그것은 심장, 폐, 혈관계, 골격근의 기능을 통합적으로 평가한다는 의미이다. 여기서 근체력은 골격근의 근력과 근지구력을 말한다.

심폐체력

운동과학에서 가장 확실히 밝혀진 사실은 신체활동, 특히 중강도나 중강도 이상의 활발한 유산소 운동을 하면 최대심폐체력이 향상된다는 것이다. 따라서 심폐체력은 신체활동 습관의 좋은 지표가 될 수 있다. 우리는 3개월 동안 실시한 신체활동을 컴퓨터 운동일지에 자기기입식으로 한 기록과 트레드밀에서의 최대 운동테스트 결과 간에 어떤 관계가 있는지 비교 분석하였다. 자기기입식으로 보고한 신체활동이 트레드밀 테스트에서 나타난 변화의 약 70%를 설명해 주고 있다는 사실을 발견하였다. 이러한 사실은 유전적 요인이 유산소 운동 능력에 미치는 영향이 25~40% 정도라고 추정하는 다른 연구결과와도 일치하고 있다. 저밀도 지단백(LDL) 콜레스테롤 수준이 유전적인 영향뿐만 아니라 포화 지방의 섭취와 같은 식습관에 의해서도 결정되듯이 심폐 체력도 신체활동 습관과 그것만큼 크게 영향을 미치지는 않지만 유전적 영향에 의해 결정된다고 볼 수 있다.

> 심폐체력은 심장, 폐, 혈관, 골격근이 신체활동을 하는 동안 산소를 효율적으로 운반하고 소비하는 능력을 말한다. 심폐체력을 결정하는 중요한 요인은 중등도나 그것보다 약간 활발한 신체활동에 참가하는지의 여부이다. 그러나 여기에 유전적 특징도 어느 정도 영향을 미치고 있는 것으로 추정하고 있다. 심폐체력의 측정은 자신의 신체활동을 자기기입식으로 보고하는 방법보다 객관적이고 재현이 가능하므로 앉아서 생활하거나 불규칙하게 생활하는 사람들의 사망률을 추정하기 위한 비교자료로 유용하게 사용할 수 있다.

심폐체력으로 미래의 사망률을 예측하는 학자들도 생겨나고 있다. 앞에서도 언급하였듯이 우리의 주장은 주로 ACLS(유산소센터 종단연구)에서 얻은 결과들이지만 다른 연구들에서 우리와 비슷한 연구결과를 얻고 있다. ACLS는 1970년 이래 텍사스의 달라스에 있는 쿠퍼 클리닉에서 건강검진을 받은 환자들을 전향적 관찰연구로 수행한 연구이다. 쿠퍼 클리닉은 1년에 8,000~9,000건의 정기 건강검진을 실시하는 예방의학 시설이다. 이 건강검진은 운동을 시작해서 지칠 때까지의 최대 유산소 능력을 측정하는 최대 운동검사를 포함한다. 건강검진을 받는 사람들은 중상위층 남녀들이며, 90% 이상이 백인이고, 80% 이상이 대학을 졸업하고 전문직에 종사하거나 중역으로 일하고 있는 사람들이다. ACLS의 연구결과가 〈그림 9.4〉에 제시되어 있다.

ACLS에서는 나이와 성별에 적합한 체력범주를 결정하기 위해 최대트레드밀 검사시간을 사용하였다. 체력수준이 가장 낮은 20%의 남녀를 '부적합 체력'으로 분류하고, 그 다음 40%는 '적당한 체력'으로 분류하였으며, 체력이 가장 좋은 40%를 '높은 체력'으로 분류하였다. 이러한 임의적 구분은 심폐 체력과 사망률에 관한 초기 연구에서 연구 참가자들의 체력을 5분위로 나눈 것에서

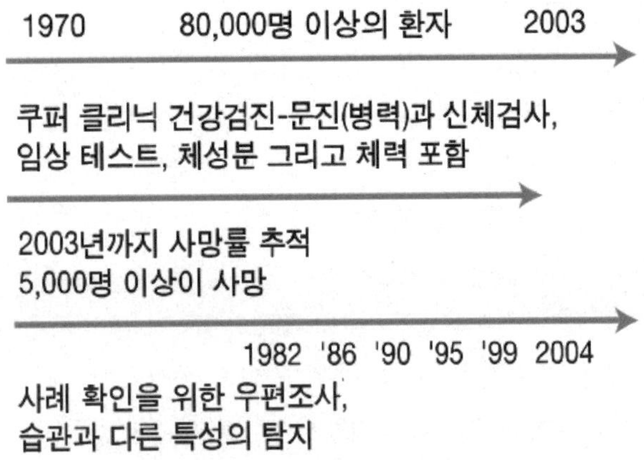

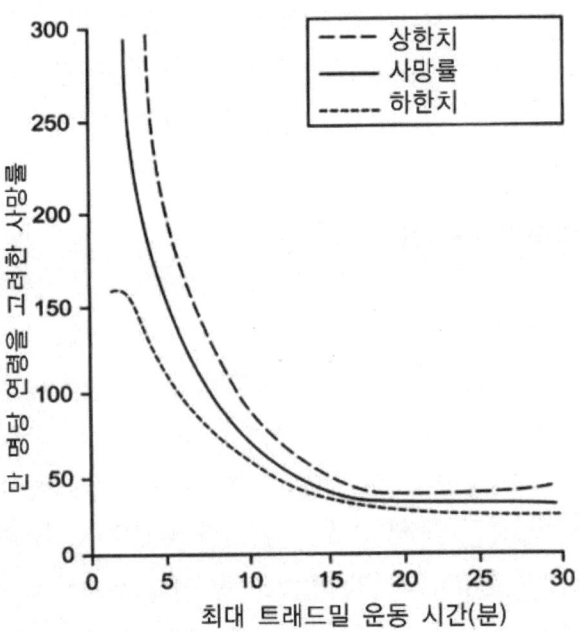

그림 9.4 1970년부터 2003년까지의 유산소센터 종단연구의 개관. 첫 번째 화살표는 80,000명 이상의 환자들이 1970년에 쿠퍼 클리닉이 개원한 이래로 건강검진을 받았다는 것을 나타내고, 중간 화살표는 1996년까지의 사망률 추적을 나타내며, 마지막 화살표는 1982년과 1999년 사이에 연구 참여자들을 대상으로 5번의 우편조사를 실시하였다는 것을 보여주고 있다.

그림 9.5 25,341명의 피험자 중 최대 트레드밀 운동 시간과 나이를 감안한 사망률(여러 원인으로 601명이 사망함). 곡선 회귀기법에 의한 체력수준별 사망률(실선)과 95% 신뢰 구간(점선)

아이디어를 얻은 것이다. 가끔 연속 변인인 지질수준이나 혈압수치를 임상적 목적이나 연구를 목적으로 범주화하는 경우가 있다. 유산소 운동능력을 이렇게 임의적으로 구분한 것도 그와 같은 의도에서 이루어진 것이다.

ACLS에서 최대 심폐체력과 총 사망률과의 관계는 가파른 역상관의 곡선 기울기를 여주고 있다(그림 9.5). 이와 같은 곡선은 저밀도지단백(LDL) 콜레스테롤과 관상동맥질환 사망률 곡선과 매우 유사하다. 두 경우 모두 이처럼 연속적인 데이터로 나타나고 있으므로 인위적으로 범주를 결정하는 것은 문제가 있을 수 있다. 그럼에도 불구하고 가끔 임상적 목적이나 공중보건을 목적으로 기준점(cut point)을 사용하곤 한다. 우리가 ACLS 연구를 통해서 결정한 최대 MET 기준점이 최선이거나 유일한 기준이라고 주장할 수는 없다. 그러나 심폐체력은 신체활동과는 달리 건강을 예측할만한 합의된 운동권고 기준이 아직 제시되지 않고 있다. 합의된 운동권고안이 제시될 때까지는 우리가 정의한 운동권고안을 신중하게 수용할 필요가 있다. 연령에 따른 남녀의 최대 MET 기준점이 〈표 9.2〉에 제시되어 있다.

우리는 심폐체력과 총 사망률에 관한 수많은 연구를 수행하였다. 연령을 고려한 사망률을 추적한 결과, 체력이 중간 정도인 남녀 모두 체력이 낮은 남녀들보다 50% 정도의 낮은 사망 위험률을 보이고 있다는 사실을 발견하였다. 또한, 높은 수준의 체력을 유지하고 있는 사람들은 중간정도의 체력을 유지하는 사람들보다 10~15% 더 낮은 사망 위험률을 보이고 있었다. 심폐체력과 심혈관 질환에 의한 사망률과의 관계가 〈그림 9.6〉에 제시

> 유산소센터 종단연구 자료에 의하면 중간정도 체력수준을 유지하는 남성과 여성모두 체력수준이 낮은 사람들보다 약 50%의 사망 위험률을 보이고 있었다. 체력수준이 높은 사람들은 체력수준이 중간정도인 사람들과 비교하였을 때 또 다른 10~15%의 낮은 사망 위험률을 보이고 있었다.

표 9.2 1970년부터 2002년까지 수행된 유산소센터 종단연구에서 심폐지구력이 낮거나, 중간이거나 높은 사람들의 최대 MET 기준점

체력 그룹		나이 그룹			
		20-39	40-49	50-59	60+
여성	저	≤8.6	≤8.1	≤7.2	≤6.3
	중	8.7-10.8	8.2-9.9	7.3-8.9	6.4-8.1
	고	>10.8	>9.9	>8.9	>8.1
남성	저	≤10.8	≤9.9	≤8.9	≤8.1
	중	10.9-13.3	10.0-12.4	9.0-11.3	8.2-10.3
	고	>13.3	>12.4	>11.3	>10.3

* 표의 수치는 체력이 고갈될 때까지의 트레드밀 검사로 추정한 최대 METs임

되어 있다.

심폐체력과 사망률 간의 관계를 객관적으로 측정한 결과가 충분한 자료에 근거한 신체활동과 사망률과의 관계와 거의 일치하고 있다. 체력과 사망률 간의 관계는 나이, 흡연 그리고 전통적인 위험 예측인자들을 통제하였을 때에도 비슷한 경향을 보여주고 있다. 신체활동이나 체력과 사망률과의 관계는 신체활동보다는 체력과 더 깊은 상관이 있었다(Kohl, 2001; Lee and Skerrett, 2001). 이와 같은 연구결과는 실험실 연구에서 객관적으로 측정하여 얻은 결과와 자신의 신체활동 습관을 자기-보고 방식으로 기록하여 얻은 결과 간에 상당한 일치를 보임으로써 충분한 지지를 받고 있다. 남녀 모두 성인이 되면 신체적으로 비활동적인 사람은 신체적으로 활동적인 사람보다 조기 사망할 위험이 높다는 것이 역학 연구를 통해서 밝혀지고 있다.

근체력

체력과 사망률에 대한 대부분의 연구들은 심폐체력을 사용하고 있으며, 근체력을 예측인자로 사용하는 연구는 매우 제한적으로 이루어지고 있다. 근체력을 예측인자로 사용한 연구도 대부분이 노인들을 대상으로 악력을 사용하고 있다. 이들 연구에 의하면 일반적으로 악력

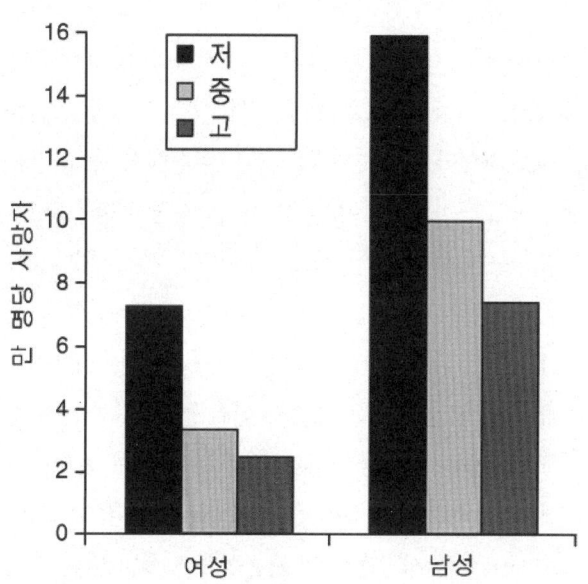

그림 9.6 유산소센터 종단연구에 참여한 7,080명의 여성과 25,341명의 남성 중 심폐체력이 상, 중, 하인 사람들의 10,000 명당 심혈관 질환 사망자(여성은 21명이 심혈관 질환으로 사망했고, 남성은 226명이 심혈관 질환으로 사망함). 비율은 나이와 측정 년도를 감안한 수치임.

과 사망률은 역 상관관계를 나타내고 있다. 즉, 악력이 큰 노인일수록 조기 사망 위험률이 낮았다. 이러한 연구결과가 시사하는 것은 노인의 악력은 허약함이나 건강상태의 종합적 지표가 될 수는 있지만, 근력 자체가 사망의 직접적 원인은 아니라는 사실이다.

최근 ACLS(유산소센터 종단연구)에서는 20~82세의

남녀 9,105명을 대상으로 총 사망률을 예측하는 근력 및 근지구력 지수를 개발하여 타당성 여부를 평가하였다 (FitzGerald et al., 2004). 연구에 참여한 사람들은 표준 임상 측정과 최대트레드밀 운동테스트뿐만 아니라 3가지 항목의 근체력을 측정하였다. 세 가지 항목은 벤치프레스의 1RM 무게, 레그프레스의 1RM 무게, 그리고 1분 동안 최대 윗몸일으키기였다. 각 테스트 항목의 분포를 3등급으로 나누어 성과 구체적으로 관련된 근 체력지수를 계산하였다. 그런 다음 각 등급에 '0'에서 '2'까지 부여한 다음(예를 들어, 가장 낮은 등급은 '0', 중간 등급은 '1', 최고 등급은 '2') 각 연구 참여자가 획득한 점수를 합산하여 '0'에서 '6'까지 근력 지수를 만들었다. 106,046명의 연구 참여자들을 추적하였으며, 그 가운데 194명이 사망하였다. 이들에 대한 상대적 사망 위험률을 계산하였다. 성과 연령을 고려한 상대적 총 사망률 계산한 결과, 근 체력이 낮은 사람의 사망 위험률은 1.0이며, 근체력이 중간 정도인 사람의 사망 위험률은 0.56(95%이 신뢰구간 0.40~0.80)이고, 근체력이 높은 사람의 사망 위험률은 0.65(0.42~0.99)였다. 심폐지구력과 다른 임상적 또는 행동적 위험 예측변수들을 통제해도 근체력과 사망률 간에 서로 상관이 있는 것으로 나타났다. 우리와 일부 학자들이 수행한 제한된 데이터만으로 근체력과 사망률 간의 관련성을 확실히 밝힐 수는 없지만 근체력은 심폐체력과 무관하게 건강에 도움이 될 수 있다. 근체력이 사망률을 감소시키는 보호 작용을 하는 것은 근력 자체 때문인지, 아니면 저항성 운동에 규칙적으로 참가하기 때문에 일어나는 현상인지에 대해서는 아직 밝혀지지 않고 있다.

> 근 체력과 사망률 간의 관계를 밝히는 자료가 충분하지는 않지만, 근체력은 심폐체력과 무관하게 건강에 도움이 되고 있다.

사망률 예측변인으로서 신체활동과 체력의 비교

앞 절에서 살펴보았듯이 신체활동과 심폐체력은 모든 원인의 사망률과 역 상관관계이다. 신체활동과 심폐체력 중 어느 것이 사망률을 더 정확하게 예측하는지 궁금하게 생각하는 사람들이 있을 수 있다. 그러한 궁금증이 어쩌면 입증하기 어려울 뿐만 아니라 비논리적일 수 있다. 왜냐하면 신체활동이 심폐체력을 향상시키는 중요한 결정요인이기 때문이다. 그러나 사망률의 예측변인으로서 신체활동과 체력을 비교하는 것이 때로는 연구나 공중보건의 차원에서 매우 유용하거나 의미가 있을 수 있다. 심폐체력과 신체활동이 사망률에 어떻게 다르게 영향을 미치는지를 연구한 ACLS 데이터를 〈표 9.3〉에 제시하였다. 사망률과의 역 상관관계는 신체활동보다 심폐체력에서 약간 높게 나타나고 있으며, 여성에 대해서는 두 예측변인 간에 뚜렷한 차이가 발견되지 않고 있다. 남성과 여성을 결합하여 분석한 캐나다 피트니스 설문 자료에서는 체력과 신체활동 간에 뚜렷한 차이를 발견할 수 없었다(Arraiz et al., 1992). 신체활동보다는 체력이 사망률을 예측하는 보다 적합한 변인으로 인식되고 있는 것은 체력은 신체활동에 비해 보다 객관적으로 평가할 수 있기 때문이다.

인구특성에 따른 신체활동 및 체력과 사망률

앞에서 언급하였듯이 신체활동과 심폐체력은 사망률과 역 상관관계에 있다. 관찰연구를 통해서 발견된 신체활동 및 심폐체력과 사망률 간의 관계가 우연적 관계일 수도 있다. 사실 여부를 확인하기 위해서는 하위 집단에서도 그와 비슷한 결과가 나타나는지 검토하면 된다. 따라서 이 절에서는 신체활동이나 심폐체력과 사망률 간의 관계가 나이와 성별에 따라 어떻게 다른지 몇몇 연구를 중심으로 살펴볼 것이다.

성

신체활동과 사망률에 관한 대분의 초기 연구들은 주로 남성을 대상으로 관상동맥질환에 미치는 영향에 초점이 맞추어졌다. 즉, 관상동맥질환이 남성뿐만 아니라 여성에게서도 가장 중요한 사망 원인이 되고 있다는 사실이 널리 알려지기 전까지는 주로 남성을 대상으로 연구가 이루어졌다. 신체활동과 사망률과의 관계연구에서 또 다른 논쟁은 신체활동이 남성의 사망률과는 역 상관 관계이지만 여성의 사망률과는 그러한 관계가 아니라는 것이다. 그러한 결과가 관찰되는 것은 여성을 대상으로 한 연구가 제한적으로 이루어지고 있어 체력과 사망률 간의 진정한 관계를 통계적으로 검증할 수 없었기 때문이다. 우리가 수행한 유산소센터 종단연구에서는 남성과 여성 모두 사망률이 체력의 영향을 받는 것으로 나타났다. 최근 여성만을 대상으로 하는 유산소센터 종단연구에서 얻은 결과도 초기에 남성을 대상으로 한 연구에서 얻은 결과와 일치하고 있었다. 따라서 사망률은 남녀 모두 심폐체력의 영향을 받는다는 것은 의심의 여지가 없다.

신체활동과 사망률 간에 성에 따른 차이가 있는 것은 아마 신체활동에 관한 설문지를 남성을 연구하기 위한 목적으로 개발해서 후에 그것을 여성에게 적용했기 때문일 수 있다. 즉, 초기에 남성을 연구하기 위한 목적으

표 9.3 1970년부터 1989년까지 실시된 유산소센터 종단연구에서 발견된 신체활동과 심폐체력 범주에 따른 상대적 사망 위험률

노출	여성	남성
	상대적 위험(95% 신뢰구간)	상대적 위험(95% 신뢰구간)
심폐 체력 범주[a]		
1	1.0^b	1.0^b
2	0.53(0.30-0.95)	0.55(0.44-0.70)
3	0.56(0.31-1.01)	0.61(0.48-0.78)
4	0.22(0.10-0.49)	0.52(0.41-0.66)
5	0.37(0.19-0.72)	0.49(0.37-0.64)
신체활동 범주[c]		
1	1.0^d	1.0^e
2	0.68(0.39-1.17)	0.71(0.58-0.87)
3	0.39(0.09-1.65)	0.83(0.59-1.16)
4	1.14(0.27-4.80)f	0.57(0.30-1.08)
5		0.92(0.29-2.88)

CI=신뢰구간

[a]나이와 성별에 따른 심폐체력; [b]유의도(p for trend)=.001; [c]1=앉아서 생활하는 사람, 2=다소 활동적이거나 주당 1~10마일 정도 걷거나 조깅을 하는 사람, 3=주당 11~20마일 정도 걷거나 조깅을 하는 사람, 4=주당 40마일 정도 걷거나 조깅을 하는 사람, 5=주당 40마일 이상 걷거나 조깅을 하는 사람; [d]유의도(p for trend)=.217; [e]유의도(p for trend)=.011; [f]여성 사망자가 적어서 범주 '4'와 '5'를 결합하였음.

로 개발한 질문지가 여성들에게 흔한 가사나 육아와 같은 신체활동 습관을 적절히 반영하지 못했을 수 있다.

최근 설문지를 보완하여 심폐체력과 신체활동이 여성의 사망률에 미치는 영향을 연구하였을 때에는 주로 앉아서 생활하거나 신체활동을 하지 않는 여성들의 사망 위험률이 남성과 같이 규칙적으로 신체활동을 하는 사람보다 높은 것으로 나타났다(Oguma et al., 2002).

> 심폐체력이나 신체활동과 사망률 간에 비슷한 상관관계가 존재하며, 그러한 관계는 나이, 흡연여부, 전통적인 위험 예측인자들을 통제하였을 때에도 비슷한 상관관계를 보여주고 있다. 그러나 신체활동보다 심폐체력이 사망률을 좀 더 정확하게 예측하고 있으며, 그것은 왜냐하면 신체활동은 연구 참여자가 자신의 신체활동 습관을 자기-기입 방법으로 보고하는데 반해 심폐체력은 실험실에서 객관적으로 측정하므로 측정상의 오류가 생길 가능성이 적기 때문이다.

연령

수많은 연구자들이 다양한 연령 집단에서 나타나는 신체활동이나 심폐체력과 사망률과의 관계를 연구하였다. 연구 결과는 중년이나 중년 이상의 연구 참가자들, 적어도 80세에서 90세까지는 비슷한 역 상관관계를 나타내고 있었다. 60세 이상의 남녀를 대상으로 한 유산소센터 종단연구에서도 모든 연령집단에서 젊은 연구 참여자들에게서 나타나는 것과 같은 가파른 역 상관관계를 나타내고 있었다. 사망자 수가 충분한 남성들을 연령 집단별로 분석하였을 때에도 60~69세, 70~79세, 80세 이상의 연령 집단 모두에서 비슷한 역 상관관계가 존재한다는 것을 확인할 수 있었다.

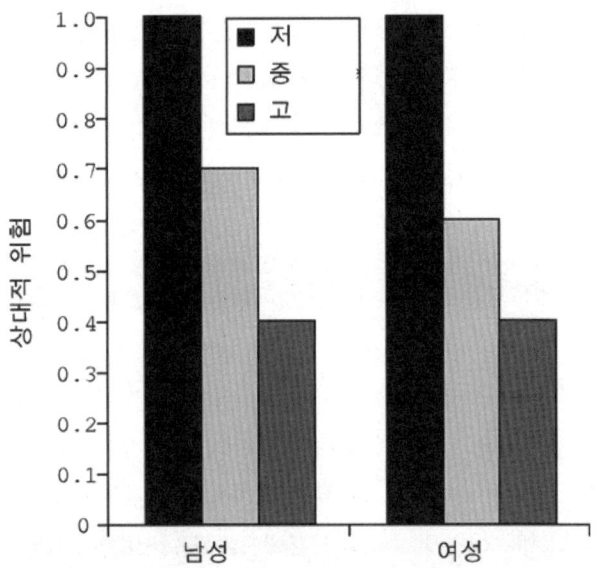

그림 9.7 유산소센터 종단연구에서 60세 이상 749명의 여성과 1,758명의 남성의 심폐체력 수준(저, 중, 고)에 따른 상대적 사망 위험률. 상대적 위험률은 나이, 측정 년도, 체질량 지수, 콜레스테롤, 혈압, 흡연여부, 건강 상태, 부모의 심혈관 질환 가족력에 따라 조정하였다.

> 하버드대학교 졸업생 대상의 건강연구는 신체활동을 하면 노인들의 사망 위험률도 낮출 수 있다는 것을 입증한 최초의 대규모 전향적 역학 연구였다.

인종과 민족

신체활동이나 심폐체력과 사망률과의 관계를 밝히는 연구는 대부분 백인들을 대상으로 이루어졌다. 그러나 최근의 다른 인종이나 민족을 대상으로 비슷한 연구를 실시하여 비슷하거나 일치되는 결과를 얻었다. 최근 심폐체력과 암으로 인한 사망률과의 관계를 연구한 도쿄 가스회사 연구가 좋은 예가 될 수 있다(Sawada et al., 2003). 연구자들은 연령이 19세에서 59세 사이인 9,039명의 남성들을 평균 16년 동안 추적하였으며, 추적을 하는 동안 123명의 남성이 사망하였다. 연구를 시작할 때 연구 참여자들에게 최대하 사이클 에르고미터 테스트를 실시하였다. 심폐체력을 4등급으로 분류하여 체력이 높은 사람일수록 암으로 인한 사망 위험률이 낮은 가파른 역 상관관계를 보여주었다. 흡연 남성이나 비 흡연 남성에서도 비슷한 현상을 발견할 수 있었다. 연구자들은 건강의 다른 측면도 평가하였으며, 그것 또한 다른 연구들과 유사한 현상을 나타내고 있었다.

'Corpus Christi' 심장연구를 수행하는 연구자들이 심근경색 환자들의 신체활동 형태의 변화를 조사하였다. 연구에 참여한 남녀 피험자들은 멕시코계열 미국인과 백인들이었다. 운동을 계속 하지 않는 환자들과 신체활동을 증가시킨 환자들을 7년 동안 추적한 결과 운동량을 늘린 사람이 그렇지 않은 사람보다 사망 위험률이 89% 감소하였다. 연구자들은 신체활동을 늘리면 멕시코계열이나 백인 모두 사망 위험률을 감소시킬 수 있다는 결론을 얻었다. 이는 활발한 신체활동을 하면서 체력을 향상시키면 인종에 관계없이 누구나 그 혜택을 입을 수 있다는 의미이다.

체질량 지수

1980년대 중 후반이래 대부분의 국가에서 비만이 만연하고 있다. 비만이 수많은 만성질환과 건강문제를 야기함에 따라 그것이 중요한 공중보건의 대상이 되어 상당한 관심을 불러일으키고 있다. 신체활동이 비만과 그와 관련된 건강위협 요인을 예방, 치료, 완화시키는데 중요한 역할을 하는 것으로 인식되고 있다. 이 장에서는 어떻게 하면 비만과 그에 따른 건강위협 요인을 크게 완화시킬 수 있는지에 대해서 중점적으로 논의하고 있다. 비만이 임상적 또는 공중보건 문제를 야기하는 중요한 요인이 아니라고 주장할 사람은 거의 없다. 그러나 가끔 신체활동이 신체의 크기와 형태에 관계없이 모든 사람들의 건강에 도움이 된다는 중요한 사실을 간과하고 있다. 우리는 가정, 직장, 여가 시간에 사용하는 노동절약 도구로 인해 하루 평균 에너지 소비량이 계속적으로 감소하는 사회를 살아가고 있다. 따라서 비만인 사람들도

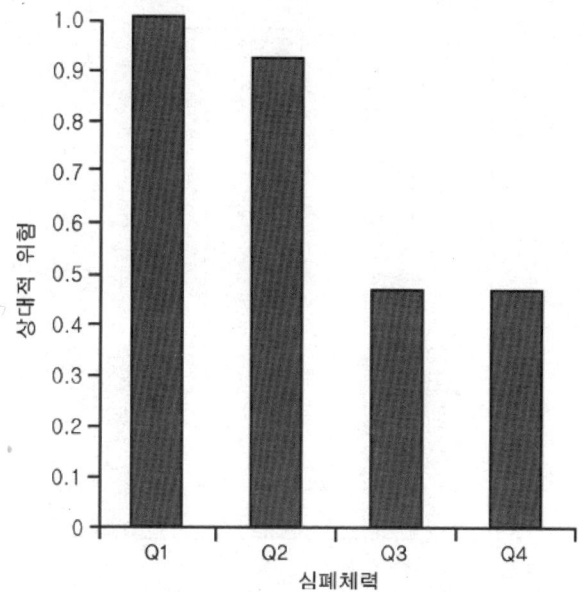

그림 9.8 9,039명의 일본 남성을 대상으로 한 4등급의 심폐체력과 암으로 인한 사망률과의 관계. 상대적 위험도는 나이, 체질량 지수, 수축기 혈압, 음주 정도, 흡연 습관에 따라 조정하였다. 유의도(p for trend)=.005.

신체활동을 해야 건강을 유지할 수 있다.

유산소센터 종단연구에 참여했던 연구자들이 정상 체중, 과체중, 비만인 사람들을 대상으로 심폐체력과 사망률과의 관계를 밝히는 몇몇 보고서를 출간하였다. 이들 보고서 가운데 연구대상자들을 체성분에 따라 3등분 하고 각 체성분 범위 내에서 체력과 사망률간의 관계를 밝힌 보고서가 있다(Lee et al., 1999). 그 보고서를 작성한 연구자들은 30세에서 80세에 이르는 21,925명의 남성을 8년 동안 추적하여 428명이 사망하였다는 사실을

> 활동적이고 체력을 기르는 생활 방식은 각각의 집단(과체중이나 비만집단) 내에서 사망률을 줄일 수 있다. 유산소센터 종단연구에 의하면 체력이 좋은 비만한 남성은 체력이 좋지 않은 마른 남성에 비해 조기 사망률이 50%나 낮다. 이와 같은 연구결과는 유산소센터가 여성을 대상으로 실시한 종단연구와 다른 연구를 통해서 입증이 되고 있다.

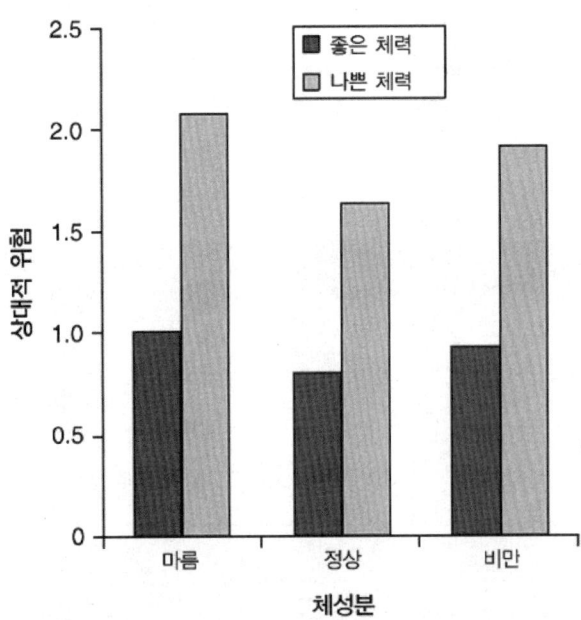

그림 9.9 나이, 측정 년도, 흡연 여부, 음주 정도 그리고 부모의 관상동맥 질환 가족력을 통제한 사망의 상대적 위험률. 마른 남성은 체지방이 16.7% 미만인 사람; 정상 남성은 체지방이 16.7 이상 25% 미만인 사람; 비만 남성은 체지방이 25% 이상인 사람. 체지방 비율별로 체력이 좋은 남성과 좋지 않은 남성을 비교 제시하였다.

발견하였다. 연구자들은 수중체중(hydrostatic weight), 7 부위 피지후(skinfold)의 합, 또는 두 가지 방법 모두를 사용하여 체성분을 조사하고, 체지방률에 기초하여 마른, 정상, 비만의 세 범주로 나누었다(그림 9.9). 각 체성분 집단별로 체력이 약한 남성일수록 조기 사망할 확률이 높았다. 체력이 좋고 비만인 남성의 사망 확률이 체력이 좋지 않은 마른 남성의 1/2 수준이었다. 그러한 결과는 혼동 요인을 통제해도 동일하였으며, 유산소센터 종단연구에서 여성을 대상으로 한 연구에서도 비슷한 결과를 보여주었다.

만성 질환

신체활동과 보통 또는 높은 수준의 심폐체력은 만성 질환이 있는 사람들의 수명을 연장한다. 관상동맥 질환, 고혈압, 당뇨병이 있는 사람들도 활동적으로 생활하고 체력을 향상시키면 수명을 연장시킬 수 있다고 보고되고 있다. 인도에서 중증 심근경색질환자들을 대상으로 한 사례-통제(case-control) 연구가 좋은 예가 될 수 있다(Rastogi et al., 2004). 연구자들은 1999년 뉴델리나 방가로르에서 중증 심근경색으로 입원한 21세부터 74세까지의 환자 350명에 관한 자료를 수집하였다. 각 연구사례별로 중증 심근경색을 앓고 있는 피험자(실험집단)와 심장병과 무관한 외래환자나 입원환자 두 사람(통제집단)과 짝을 이루도록 하였다. 직업이나 여가시간에 신체활동을 얼마나 하는지는 인도 사람들을 대상으로 타당성이 검증된 설문지로 조사하였다. 신체활동이 가장 많은 환자집단(하루에 36분 걷기에 해당)은 주로 앉아서 생활하는 사람들이 심근경색에 걸릴 위험보다 55%나 낮은 것으로 나타났다(95%의 신뢰 구간, 34~69%). 간섭변인을 통제해도 비슷한 운동효과가 나타나고 있었다. 또한, 연구자들은 TV 시청을 하는 등 주로 앉아서 생활하는 사람

표 9.4 제2형 당뇨병이 있는 남성들의 심폐 체력과 사망률과의 관계(유산소센터 종단 연구, 1970~1995)

체력 집단 (트레드밀테스트 최대 METs)	조정한 상대적 위험[a]	95% 신뢰 구간
≤8.82	4.49	2.62-7.64
8.83-10.08	2.77	1.65-4.66
10.09-11.71	1.60	0.93-2.76
>11.71	1.0	참조 그룹

[a] 나이, 측정 년도, 암, 심혈관 질환 병력, 부모의 심혈관 질환 병력, 흡연, 수축기 혈압, 콜레스테롤, 포도당, 체질량 지수에 따라 조정하였음.

> 관상동맥 질환, 고혈압, 당뇨병 등과 같은 질병이 있는 사람들도 신체활동과 심폐체력 수준이 높으면 사망률을 낮출 수 있다. 유산소센터 종단연구에서도 체력수준이 가장 낮은 당뇨환자는 체력수준이 가장 좋은 당뇨환자보다 사망률이 4배 이상 높은 것으로 나타났다.

들일수록 심근경색 발병률이 높다는 사실을 발견하였다.

유산소센터 종단연구에서도 고혈압이나 당뇨병이 있지만 체력이 좋은 사람은 그렇지 않은 사람보다 사망률이 매우 낮다는 사실이 규명되었다(Church et al., 2004). 연구자들은 계속적인 연구를 통해서 제2형 당뇨병을 앓고 있는 대부분의 남성들이 심폐체력을 향상시킴으로써 사망률을 크게 감소시킬 수 있다는 사실을 발견하였다. 연구자들은 당뇨병을 앓고 있는 평균 49세의 남성 2,196명을 최대 26년 동안 추적 조사하였다. 추적조사를 하는 동안 275명이 사망하였다. 각 체력수준에 따른 상대적 사망 위험률을 〈표 9.4〉에 제시하였다. 체력이 가장 낮은 집단은 가장 좋은 집단보다 사망 위험이 4배 이상 높았으며, 체질량지수를 포함한 몇몇 잠재 혼동 변인을 통제해도 결과는 비슷하였다. 사실, 체력에 관한 자료를 체질량지수에 따라 조정하였을 때에는 체력과 사망률 간의 관계에 아무런 변화가 없었으나 반대로 체질량지수를 체력에 따라 조정하였을 때에는 체력과 사망률 간에 유의한 차이가 없는 것으로 나타났다(유의도 = .22). 다른 연구데이터들을 보면 신체활동과 심폐체력이 이차 질병을 예방하는 데 매우 효과적이라는 사실을 부인하기 어렵다.

생물학적 기전

신체활동이나 체력이 인종이나 민족에 관계없이 중년 이상의 남녀 모두의 사망률을 감소시키는데 중요한 영향을 미치고 있다는 사실이 여러 연구사례와 더불어 입증되었다. 그렇다면 신체활동과 체력이 사망률을 어떻게 감소시키는지 그 원인을 생물학적 메커니즘으로 설명할 수 있으며, 적어도 설명할 수 있어야 한다.

초기의 신체활동과 사망률에 관한 연구에서는 신체활동이 혈중지질의 이상이나 혈압의 상승과 같은 전통적인 사망위험 요인에 영향을 미쳐 사망률을 감소시키는 것으로 추정하였다. 사실, 규칙적인 신체활동이 그와 같은 변인에 영향을 미치는 것은 사실이며, 신체활동이나 체력과 사망률 간에 밀접한 상관관계가 있는 것 또한 사실이다. 신체활동이 사망률을 감소시키는 보다 중요한 메커니즘이 있다. 골격근은 인간의 신체에서 신진대사가 가장 활발한 기관이다. 따라서 건강한 골격근은 탄수화물이나 지질대사의 장애를 극복하는데 가장 중요하다는 논리가 성립된다. 결국 골격근은 인슐린이 활동하는 중요한 장소이며, 일회성이든 규칙적이든 운동을 하면 인슐린 저항에 효과가 있다. 이미 언급하였듯이 인슐린은 하류지방(downstream adipose) 간의 혈당 조절(hepatic glycemic control), 지질대사를 조절하는데 중요한 역할을 한다. 최근 혈류로 인한 혈관확장, 염증성 반응, 응고 기제 카테콜라민 조절과 같은 변인이 제2형 당뇨병, 고혈압, 아테롬성 동맥경화증 그리고 부정맥성 심장병을 일으키는 원인이라는 사실이 밝혀지면서 연구적 관심을 끌고 있다. 아직 연구의 초기단계에 불과하지만 신체활동이 이들과의 관계에 어떤 역할을 하고 있는 것으로 추정하고 있다.

이 책의 상당 부분이 일회성 운동이나 규칙적인 운동이 생리학적, 생화학적, 대사적 시스템에 미치는 효과를 설명하고 있다. 사실, 신체활동은 신체의 거의 모든 시스템에 영향을 미치고 있으므로 대부분의 질병을 예방하는데 중요한 역할을 한다. 이 장의 앞부분에서 언급하였지만 신체활동은 일시적인 유행이 아니라 삶의 진화 방식으로 되돌아가는 것이다. 신체적으로 활발한 생활 신체활동과 체력이 조기 사망을 예방하는 몇 가지 기제가 있는 것 같다. 골격근은 기질을 처리하는 거대한 대사난로이다. 활동적이고 건강한 골격근이 많으면 하루지방, 간의 혈당 조절, 지질대사를 조절하는데 매우 효과적이다. 그리고 제2형 당뇨병, 고혈압, 아테롬성 동맥경화증과 부정맥성 심장병 발현을 유발하는 염증반응, 응고기제, 카테콜라민 조절과 같은 기제가 추가적으로 작용할 수 있다. 이 책의 다른 부분을 주의 깊게 읽으면 신체활동이 어떻게 사망률을 감소시키는지 생물학적 기제를 보다 깊이 이해할 수 있게 된다.

신체활동은 우리 신체의 거의 모든 시스템에 영향을 미치는 잠재력을 가지고 있다. 신체적으로 활발한 생활방식은 일시적인 유행이 아니라 건강한 삶을 위해 인류가 진화해온 삶의 방식에로의 회귀이다. 앉아서 생활하는 방식은 인류의 진화사적 측면에서 보면 부자연스러울 뿐만 아니라 해부학적, 생리학적, 생화학적 부적응을 가져와 결국 질병과 조기사망의 원인이 되고 있다.

유기체로 진화해 왔다. 그러나 현대인들은 일상생활에서 신체활동을 거의 하지 않아도 되는 환경에서 살아가고 있다. 역학 연구에 의하면 체력저하가 불가피하게 수반되는 앉아서 일하는 생활방식이 모든 만성 질환의 원인이 되어 사망률을 증가사키고 있다. 비활동적인 생활방식과 그로 인한 체력의 저하가 사망률을 증가시키고 있으며, 신체활동과 사망률과의 관계는 잠재적 혼동변인을 통제해도 비슷하게 나타나고 있다. 앉아서 생활하는 습관과 낮은 심폐 체력이 조기 사망의 중요한 원인이 되고 있으며, 세계 대부분의 국가들이 신체활동과 사망률과의 관계를 가장 중요한 공중보건 문제로 제기하고 있다.

은 우리의 삶을 새롭게 계획하는 방안이며, 신체의 생화학적 생리적 기능을 촉진하는 방안이다. 앉아서 생활하는 방식은 우리의 신체를 부적응 상태에 놓이게 하며 질병과 조기 사망을 부르는 원인이 되고 있다.

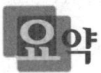

인간은 신체적으로 활동적인 생활 방식으로 살아가는

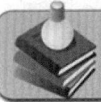

1. 신체활동과 사망률에 대한 역학적 연구의 일반적 요소와 연구 디자인을 설명하라.
2. 신체활동이나 심폐체력과 사망률과의 관계에 대한 3가지 역학적 연구를 나열하라.
3. 혼동(confounding)과 편향(bias)의 의미를 설명하라. 이와 같은 논쟁이 역학 에서 어떻게 다루어지고 있는가?
4. 심폐체력과 사망률과의 관계가 자기보고식 신체활동과 사망률과의 관계보다 왜 더 설득력이 있는가?
5. 사망률을 추적하는 동안 무엇을 중요하게 관찰해야 하는가?
6. 다음 내용의 진위를 설명하라: 신체활동과 심폐체력의 예방적 효과는 정상 체중이거나 과체중인 중년 이하의 건강한 남성에게서만 나타난다.
7. 활동적이고 체력이 좋은 사람들에게서 관찰되는 사망예방 효과의 생물학적 기제를 4가지만 설명하라.

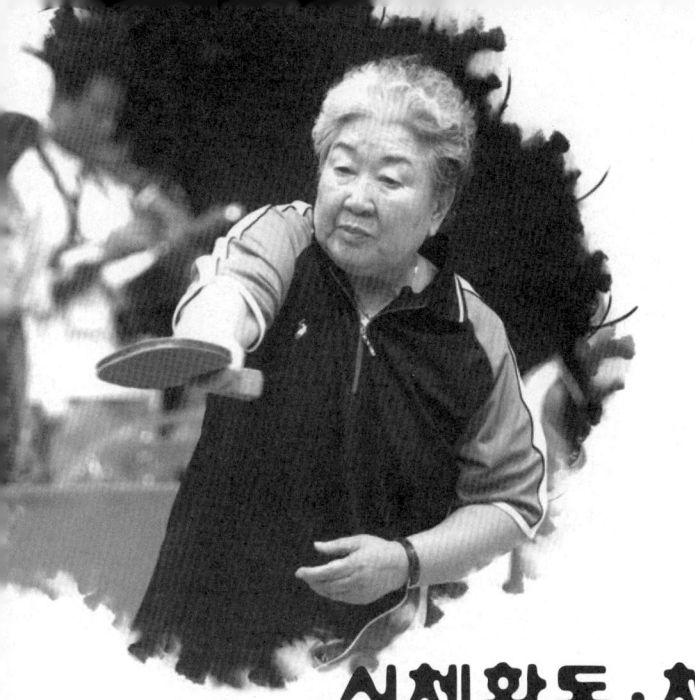

제10장
신체활동·체력과 심장, 혈관, 폐의 질병률

개요

신체활동과 심혈관질환 위험요인인 낮은 심폐체력
- 비신체활동과 저심폐지구력: 심혈관질환의 구체적 위험인자
- 비신체활동·저심폐지구력과 심혈관질환과의 관계

신체활동과 폐질환 위험요인인 낮은 심폐체력

생물학적 기전

심장, 혈관, 폐질환자를 위한 신체활동의 역할
- 심혈관질환
- 만성폐쇄성폐질환과 천식

요약

연구문제

이 장에서는 신체활동과 체력이 심혈관질환과 폐질환을 치료하고 예방하는 데 어떠한 역할을 하는지를 살펴볼 것이다. 관상동맥 심장질환, 뇌졸중, 고혈압, 류머티즘성 열, 선천성 심장 기형, 울혈성 심부전, 말초혈관질환 등과 같은 심혈관질환이 선진국에서는 가장 중요한 사망원인으로 대두되고 있다. 이 장은 신체활동이나 체력과 관련된 4가지 특별한 심혈관질환, 즉 관상동맥 심장질환, 뇌졸중, 고혈압, 말초혈관 질환에 대해서 집중적으로 논의할 것이다. 심혈관질환과 마찬가지로 폐질환 또한 입원, 장애, 사망의 중요한 원인이 되고 있다. 이 장에서는 두 가지 구체적인 폐질환, 즉 만성폐쇄성폐질환과 천식과 신체활동 및 체력과의 관계를 논의할 것이다.

신체활동과 심혈관질환 위험요인인 낮은 심폐체력

이 장의 첫 번째 절에서는 신체활동과 심폐체력이 심장과 혈관계 질병을 예방하는 데 어떤 역할을 하는지 살펴볼 것이다. 신체활동과 체력과의 관계는 신체활동이나 체력과 심혈관질환과의 양-반응(dose-response) 관계로서 논의할 것이다. 또한 인종과 성이 신체활동과 심혈관질환과의 관계에 미치는 영향에 관해서도 설명할 것이다.

비신체활동과 저심폐지구력: 심혈관질환의 구체적 위험인자

우선 신체활동과 체력이 각 주요 심혈관질환에 어떤 역할을 하는지 살펴볼 것이다. 지난 30년 동안의 연구를 통해 심혈관질환에 대한 많은 것들이 밝혀졌다.

관상동맥 심장질환과 뇌졸중

여가활동이 됐던 직업적 활동을 통해서든 신체활동과 그에 따른 심폐지구력의 향상이 관상동맥심장질환 위험을 크게 감소시킨다는 사실은 그동안 수많은 연구를 통해서 이미 입증이 되었다. 이들 연구에 의하면 신체활동이 부족하고 그에 따른 심폐체력이 감소하면 관상동맥 심장질환의 위험을 증가시키는 직접적인 원인이 된다(Kohl, 2001). 즉 신체적으로 비활동적이고 심폐체력이 낮은 사람은 신체적으로 활동적이고 심폐체력이 좋은 사람에 비해 관상동맥 심장질환에 걸릴 위험성이 훨씬 크다는 의미이다. 여기서 중요한 것은 직업적 활동이든 여가스포츠 활동이든 신체활동을 증가시키면 그로 인해 관상동맥 심장질환 위험을 감소시킬 수 있다는 것이다(Kohl, 2001). 메타분석 결과에 의하면 신체적으로 비활동적인 사람은 신체적으로 활동적인 사람보다 관상동맥 심장질환에 걸릴 위험성이 45%나 높은 것으로 보고되고 있다(Katzmarzyk와 Janssen, 2004).

〈그림 10.1〉을 보면 신체활동 수준과 관상동맥 심장질환이 발생할 위험 간에 양-반응(dose-response) 관계가 성립된다는 것을 알 수 있다(Kohl, 2001). 그림에서 보는 바와 같이 지속적인 스포츠 활동이든 일반적 신체활동이든 신체활동으로 주당 사용하는 에너지 소비가 증가할수록 심장마비에 걸릴 위험이 낮아지는 두 변인 간 역상관관계가 성립한다는 것을 알 수 있다(Paffenbarger, Wing와 Hyde, 1978). 이러한 양-반응 관계에서 두 가지 결론을 내릴 수 있다. 첫째, 가장 활동적인 사람이 관상동맥 심장질환에 걸릴 가능성이 가장 낮다는 것이다. 이는 격렬한 신체활동으로 에너지 소비를 증가시키면 관상동맥 심장질환에 걸릴 위험을 크게 줄일 수 있다는 의미이다. 둘째, 주로 앉아서 생활하는 사람들도 적당한 신체활동으로 에너지 소비를 증가시키면 관상동맥 심장질환 위험을 크게 감소시킬 수 있다는 것이다.

신체활동을 하지 않고 그로 인해 심폐체력이 떨어지

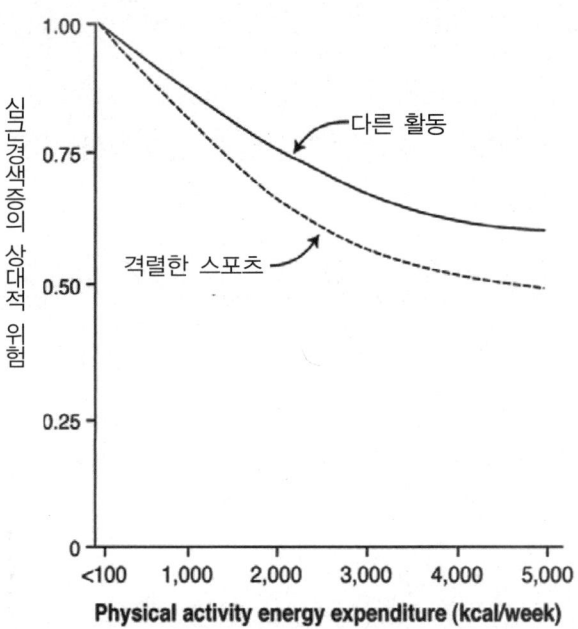

그림 10.1 신체활동에 의한 에너지 소비(Kcal/wn)

면 일시적 허혈성 발작과 뇌졸중의 발생 위험을 증가시키는 직접적인 원인이 된다(Lohl, 2001; Lee et al., 2003). 신체활동과 심폐체력의 예방효과는 허혈성 뇌졸중과 출혈성 뇌졸중에 대해서도 분명히 나타나고 있다. 그래서 신체적으로 활동적이지 못한 사람과 심폐체력이 낮은 사람은 신체적으로 활동적인 사람과 심폐체력이 좋은 사람보다 뇌졸중에 걸릴 위험이 더 크다. 메타분석 결과에 의하면 적당한 운동을 하는 사람은 운동을 거의 하지 않는 사람보다 뇌졸중에 걸릴 위험이 17% 정도 낮고, 신체활동 수준이 높은 사람은 운동을 하지 않는 사람에 비해 뇌졸중에 걸릴 위험이 25% 낮은 것으로 나타났다(Lee et al., 2003). 따라서 신체활동 수준과 뇌졸중 위험 간에는 신체활동과 관상동맥 심장위험 간의 양-반응 관계와 비슷한 곡선 관계를 나타내고 있다(그림 10.1).

고혈압

신체활동의 저하와 그에 따른 심폐체력의 감소와 고혈압과의 관계를 과학적으로 입증한 수많은 문헌들을 철저히 분석해도 두 변인 간에 인과관계가 성립한다는 것이 자명한 사실이다(Katzmarzyk and Janssen, 2004; Pescatello et al., 2004). 그러므로 신체적으로 활동적이지 않고 그로 인해 체력이 약한 사람은 신체적으로 활동적이고 체력이 좋은 사람보다 고혈압에 걸릴 위험이 더 크다. 관련 논문들을 메타분석해 보면 신체적으로 활동적이지 않은 사람은 활동적인 사람에 비해 고혈압에 걸릴 위험이 30% 정도 더 높은 것으로 나타나고 있다(Katzmarzyk and Janssen, 2004).

신체활동이 고혈압에 미치는 영향은 인종과 성에 의해서도 영향을 받는다(Pereira et al., 1999; Pescatello et al., 2004). 인종과 성별이 고혈압에 미치는 효과는 〈그림 10.2〉에 제시되어 있다. 이 연구는 46~65세의 남녀 백인과 흑인 7,000명 이상을 대상으로 6년 동안 아테롬성 동맥경화증 위험을 추적한 결과이다. 여가시간의 신체활동 수준과 고혈압과 가장 밀접한 관계가 있는 사람이 백인 남성이었으며, 흑인 남성, 흑인 여성, 백

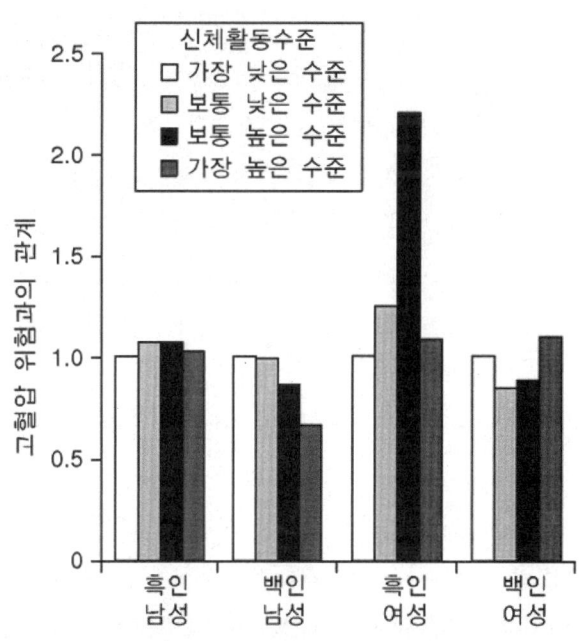

그림 10.2 백인과 흑인 남녀의 신체활동 수준과 고혈압 위험과의 관계

인 여성의 여가 신체활동 수준과 고혈압과는 상관관계가 그렇게 높지 않은 것으로 나타났다. 이는 백인 남성이 신체활동을 하지 않으면 고혈압에 걸릴 위험이 매우 높다는 의미이다. 백인 남성의 신체활동 수준과 고혈압과의 양-반응 관계를 살펴보면 신체적으로 활동적일수록 고혈압에 걸릴 위험이 감소하는 것으로 나타났다. 신체활동이 고혈압에 미치는 영향이 인종과 성의 영향을 받는 이유는 분명히 밝혀지지 않고 있지만 유전적 요인이 작용하기 때문인 것으로 추정하고 있다.

말초혈관질환

신체활동과 체력이 말초혈관 질환에 미치는 영향에 대해서는 완전히 검증되지 않고 있다. 그러나 말초혈관질환으로 인한 사망률의 약 75%가 관상동맥 심장질환이나 뇌졸중이 원인이며, 비 신체활동이나 낮은 체력이 관상동맥질환이나 뇌졸중을 일으키는 중요한 위험인자이므로 결국 신체적으로 비활동적이고 그로 인해 체력이 저하되면 말초혈관질환에 걸릴 위험이 크다는 가정은 합리적인 주장이 아니라고 할 수 없다.

신체활동과 말초혈관 질환과의 관계를 밝힌 몇몇 연구에 의하면 앉아서 생활하는 습관은 자각증상이 없는 말초혈관질환의 중요한 위험인자가 될 수 있는 것으로 보고되고 있다. 즉 앉아서 생활하는 남녀는 신체적으로 활동적인 남녀보다 자각증상이 없는 말초혈관질환에 걸릴 위험성이 60%나 더 높은 것으로 나타났다(Hooi et al., 2001). 그러나 고혈압과 당뇨병과 같은 다른 위험인자를 통제하였을 때에는 좌식생활이 자각증상이 없는 말초혈관질환의 직접적인 원인이 아니라는 주장을 하는 학자들도 있다. 그러나 좌식생활이 자각증상이 없는 말초혈관질환의 직접적인 원인은 아니지만 운동을 하지 않으면 고혈압이나 당뇨병에 걸릴 위험이 큰 것은 사실이다. 이는 운동을 하면 고혈압과 당뇨병을 일으키는 일차 위험인자를 감소시켜 자각증상이 없는 말초혈관질환을 예방하는 데 간접적으로 도움이 된다는 의미이다.

비신체활동·저심폐지구력과 심혈관질환과의 관계

이 절에서는 여러 가지 문제를 제기할 것이다. 신체활동과 심혈관질병률은 인종과 성의 영향을 얼마나 받는가? 유산소와 저항성 운동 모두 심혈관계 위험에 긍정적인 영향을 미치는가? 신체활동 및 체력과 심혈관 질환 간에는 어떤 양-반응 관계가 있는가?

신체활동과 심폐체력과의 관계

신체활동과 심폐체력이 심혈관질환에 미치는 영향을 비교 분석해 보면 신체활동보다 심폐체력이 심혈관질환에 더 크고 강력하게 영향을 미친다는 것을 알 수 있다(Blair et al., 2001). 두 영향 요인을 비교한 예를 〈그림 10.3〉에 제시하였다. 〈그림 10.3〉의 자료는 42~60세의 남자 핀란드인 1,453명을 대상으로 5년간의 추적연구를 통해 심근경색에 걸릴 상대적 위험률을 조사한 것이다(Lakka et al., 1994). 이 연구에서는 체력과 심장마비 위험 간 양-반응은 높은 상관이 있었으나 신체활동과 심장마비 간에는 관련성이 높지 않을 뿐만 아니라 신체활동이 심장마비에 미치는 영향이 분명하지도 않았다.

심폐지구력이 신체활동보다 심혈관질환 질병률과 사망률에 더 크게 영향을 미친다는 것은 중요한 의미를 갖는다. 개인의 체력수준은 상당부분 최근 몇 주 또는 몇 달 동안 신체활동을 얼마나 적극적으로 하였는지에 의해 결정되므로 결국 신체활동과 심폐체력은 밀접한 관련이 있다는 주장을 할 수 있다. 이는 신체활동이 심폐체력에 영향을 미침으로써 심혈관질환의 질병률과 사망률을 감소시킨다는 의미가 된다. 심폐체력이 신체활동

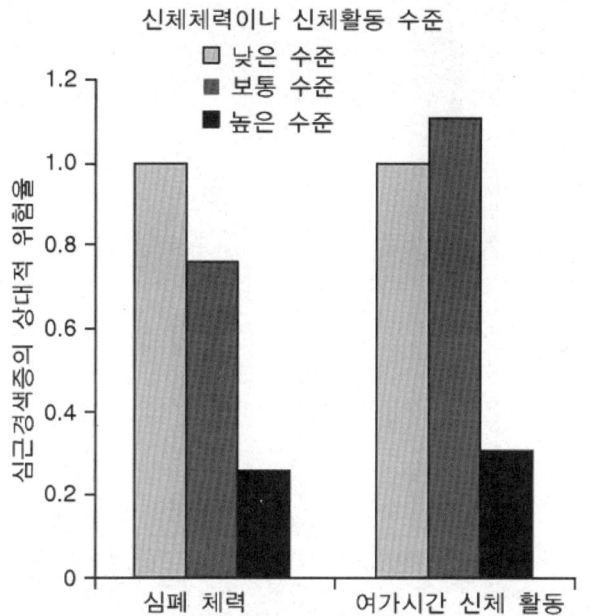
그림 10.3 남자의 심폐지구력, 신체활동 수준, 심근경색 위험 간의 관계

에 의해 결정되고, 체력의 예방효과가 신체활동의 영향을 받는다면 신체활동이 심혈관질환을 예측하는 좋은 지표가 될 수 없는 이유는 무엇인가? 이러한 질문에 대한 답은 체력은 정확하고 객관적으로 측정할 수 있는 (예, $\dot{V}O_2max$) 반면 신체활동은 부정확하고 주관적인 측정방법(예, 자기-보고식 설문지)에 의존한다는 사실로 설명할 수밖에 없다. 신체활동을 부정확하게 측정하면 그만큼 오류율이 높고, 오류율이 높으면 심혈관질환과의 관련성을 정확하게 설명할 수 없게 된다(Blair et al., 2001). 이 개념은 9장에서 전체사망률을 설명할 때 상세히 논의하였다.

> 심혈관질환 질병률은 신체활동보다는 심폐체력으로 예측하는 것이 더 정확하다. 신체활동은 측정상의 오류가 크기 때문에 심혈관질환 질병률을 정확하게 예측하는데 한계가 있을 수밖에 없다.

유산소 운동·저항성 운동과 심혈관질환과의 관계

유산소성 신체활동과 심폐지구력이 심혈관질환 질병률에 미치는 영향을 밝히기 위한 수많은 연구가 이루어졌다. 지금까지는 유산소성 신체활동과 체력이 심혈관질환에 미치는 영향에 관해서 논의하였다. 극소수의 연구지만 근력 관련 신체활동 또는 근력이 심혈관질환에 미치는 영향에 관한 연구도 이루어지고 있다. 이들 연구에 의하면 유산소성 신체활동과 마찬가지로 저항성 운동 역시 심혈관질환을 예방하는데 효과가 있는 것으로 보고되고 있다. 예를 들면 주당 30분 이상 웨이트 트레이닝을 실시하는 40,000명의 미국 남성을 대상으로 건강전문가 추적연구(Health Professional's Follow-up Study)를 수행한 결과, 웨이트트레이닝을 실시하는 사람들은 그것을 실시하지 않는 사람들보다 관상동맥 심장질환에 걸릴 확률이 23% 낮은 것으로 나타났다(Tanasescu et al., 2002). 저항성운동이 고혈압 질병률에 미치는 영향에 관한 연구가 아직 충분히 이루어지지 않고 있지만 저항성 웨이트트레이닝을 6~30주간 실시하였을 때 안정시 수축기 및 이완기 혈압이 3mmHg 정도 감소하였다(Kelly & Kelly, 2000). 이는 근력증강훈련이 심혈관질환의 발병률을 감소시키는데 어느 정도 기여한다는 의미이다.

나이, 성, 인종의 영향과 신체활동 및 체력의 변화

신체활동과 체력이 관상동맥 심장질환, 뇌졸중, 고혈압, 말초혈관 질환에 미치는 효과를 논의할 때 고려되지 않은 변인은 성과 인종이 이들 질병률에 미치는 영향이다. 현재 운동과 심장질환에 관한 연구의 논의에서 제외되고 있는 대상이 여성과 백인이 아닌 인종이다. 관상동맥 심장질환과 뇌졸중에 관한 자료들을 분석해 보면 신체활동과 체력은 성과 인종과 무관하게 서로 밀접한 관계가 있다는 것을 알 수 있다. 그러나 이장의 앞부분에서 논의하였듯이 신체활동이 혈압에 미치는 영향에 관한 한 남성에게만 영향을 미치며 인종에 따라 다르게 영향을 미치고 있다.

발표된 많은 연구들은 신체활동 또는 심폐체력에 관한 단일 기초선 자료를 수집한 후 25년 이상 이들 두 변인이 심혈관질환에 미치는 영향에 관한 자료를 수집하였다(Kohl, 2001). 이것은 1975년에 측정한 신체활동 수준에 관한 자료를 2000년의 자료와 비교하여 그것이 심혈관질환에 미치는 영향을 비교 분석하였다는 의미이다. 다만 사후 추적연구를 하는 동안에 일어날 수 있는 신체활동, 행동, 그리고 다른 위험요인의 변화가 고려되지 않았다. 즉, 25년 간 추적을 하는 동안 신체적으로 활동적인 사람들이 앉아서 생활하는 습관으로 변화하거나 주로 앉아서 생활하던 사람이 신체적으로 활동적인 사람으로 변화되었을 수 있다. 중요한 것은 그러한 신체활동 습관의 변화가 심혈관질병률에 어떤 영향을 미치느냐 하는 것이다.

신체활동과 체력의 변화가 관상동맥 심장질환, 뇌졸중, 고혈압, 말초혈관질환에 미치는 영향을 밝힌 연구가 그렇게 많이 이루어진 것은 아니다. 〈그림 10.4〉의 자료는 그러한 주제로 연구를 한 결과이다. 이 연구는 20~82세의 남자 9,777명의 심폐지구력을 측정한 다음 그 자료를 5년 후의 자료와 비교한 것이다. 이 연구에서는 연구 참여자를 네 집단으로 분류하였다: (1) 기초자료를 수집할 때와 5년 후 모두 체력이 낮은 집단, (2) 기초자료를 수집할 때에는 체력이 낮았지만 5년 후에는 체력이 향상된 집단, (3) 기초자료를 수집할 때에는 체력이 좋았지만 5년 후에는 체력이 저하된 집단, (4) 기초자료를 수집할 때와 5년 후 모두 체력이 좋은 집단. 기초선 자료를 수집할 때의 체력과 그 이후의 체력의 변화가 심혈관질병률에 미치는 효과를 분석하기 위하여 체력을 또 다시 측정한 다음 5년 더 추적을 하였다. 〈그림 10.4〉에

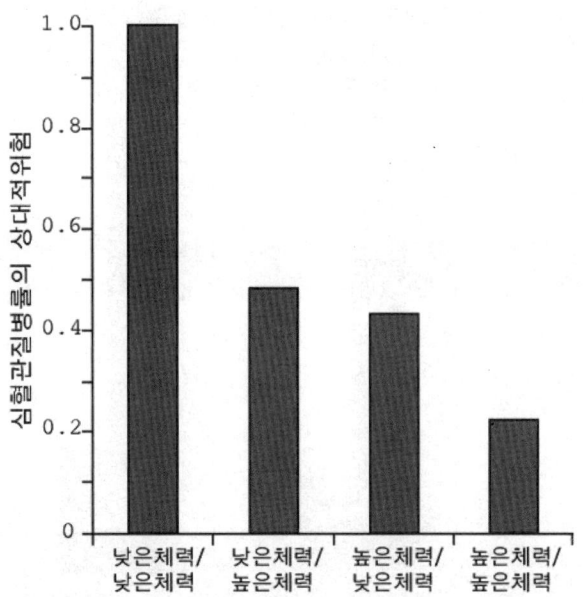

그림 10.4 기초선 자료수집 당시의 체력과 5년 후 체력의 변화가 심혈관질환 사망률에 미치는 영향

서 알 수 있듯이 높은 체력수준을 계속 유지하는 사람이 심혈관질환으로 사망할 위험이 가장 낮고 계속 낮은 체력을 유지하는 사람이 사망할 위험이 가장 높았다(Blair et al., 1995). 더 중요한 것은 기초선 자료를 수집할 때는 체력이 높지 않았으나 그 후에 체력이 증가한 사람은 심혈관질환으로 사망할 위험이 감소한 반면 기초선 자료를 수집할 당시에는 체력이 좋았으나 그 후에 체력이 약화된 사람은 심혈관질환으로 사망할 위험이 증가하였다는 사실이다. 여기에서 중요한 공중보건 메시지를 얻을 수 있다: "체력이 좋은 사람은 신체적으로 활동적인 생활을 유지하고, 체력이 약한 사람은 신체적으로 활동적인 생활로 변화되어야 한다."

신체활동과 폐질환 위험요인인 낮은 심폐체력

이 절에서는 신체활동과 심폐체력이 천식과 만성 폐쇄성 폐질환의 예방에 어떤 영향을 미치는지에 대해서

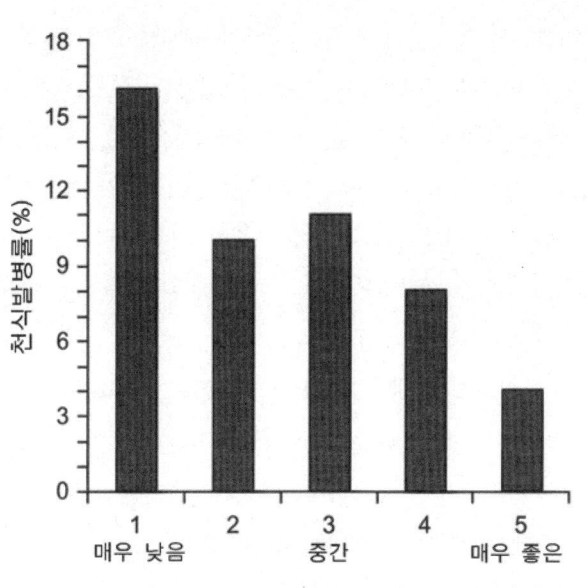

그림 10.5 체력이 청소년의 천식에 미치는 영향

살펴볼 것이다. 신체활동과 심폐체력이 폐질환을 예방하는 데 어떤 역할을 하는지를 연구한 논문은 거의 찾아볼 수 없다. 단 한 편의 논문만이 신체활동과 심폐체력이 천식에 미치는 영향을 연구하고 있을 따름이다. 이 연구에서는 질병증상이 없는 8~11세 어린이 757명을 10년 동안 조사하였으며 그 기간에 7%의 어린이가 천식에 걸렸다. 기초선 자료를 수집할 당시의 심폐체력 수준과 천식 발병간에 분명한 역 상관 양-반응관계를 발견할 수 있었다. 즉, 체력수준이 가장 낮은 피험자들의 16%가 천식에 걸린 반면 체력수준이 가장 높은 피험자들은 4%만이 천식에 걸리는 것으로 나타났다(그림 10.5).

연구가 제한적으로 이루어지고 있지만 신체활동이 만성폐쇄성폐질환을 예방하는데 거의 효과가 없는 것으로 보고되고 있다. 항만노동자 3,686명을 22년간 추적연구를 한 결과, 우리의 예측에서 벗어나지 않게 흡연이 만성폐쇄성폐질환과 심혈관질환으로 인한 사망의 중요한 위험인자로 작용하고 있는 것으로 나타났다. 그에 반해 신체활동은 심혈관질병률과는 관계가 있으나 만성폐쇄성폐질환 사망률과는 크게 관련이 없는 것으로 나타났다(Paffenbarger, Brand et al., 1978).

신체활동과 심폐체력이 폐질환에 어떤 영향을 미치는지, 유산소성 신체활동과 저항성 운동이 폐질환에 다르게 영향을 미치는지, 성과 인종이 신체활동 및 심폐체력과 폐질환과의 관계에 어떤 영향을 미치는지는 아직 밝혀지지 않고 있다. 신체활동, 체력, 폐질환 위험에 대한 더 많은 연구가 이루어져야 한다.

생물학적 기전

이 절에서는 신체활동 및 심폐체력과 다양한 형태의 심혈관질환 및 폐질환과의 인과관계를 생물학적 메커니즘의 측면에서 간단히 살펴볼 것이다.

• **고혈압**. 혈압은 심박출량(심장으로부터 나가는 혈액량)과 총 말초혈관 저항(혈액의 점성, 혈관의 길이, 혈관의 직경)에 의해 결정된다. 운동 후에 심박출량은 감소하지 않는다. 그렇다면 운동에 의해 안정시 혈압이 감소하는 것은 총 말초혈관의 저항이 감소하기 때문이라고 할 수 있다. 여기서 총 말초혈관저항의 변화는 주로 혈관의 직경이 변화하기 때문에 일어난다. 운동을 규칙적으로 하면 수많은 신경적, 국소적 변화가 일어나며 그로 인해 말초혈관의 수축상태가 감소하고 그 과정에서 총 말초혈관저항과 혈압이 감소하게 된다. 이러한 변화는 교감신경의 영향은 크지 않고, 산화질소와 같은 국소의 혈관확장요인이 혈관에 작용하여 일어난다(Pescatello et al., 2004).

• **관상동맥 심장질환, 뇌졸중, 말초혈관질환**. 신체활동이 관상동맥 심장질환, 뇌졸중, 말초혈관 질환위험을 감소시키는 과정은 여러 가지 생물학적 메커니즘으로

설명할 수 있으며, 그 기전이 세 심혈관질환 모두 비슷한 것으로 보고되고 있다. 신체활동은 혈압을 감소시키며 혈중지질을 개선시키고(예, 중성지방의 감소와 고밀도 지단백 콜레스테롤의 증가), 전신 염증인자를 감소시키며(예, C-반응 단백질의 감소), 그 과정을 통해서 심장, 뇌, 말초혈관의 손상과 아테롬성 동맥경화증을 감소시킨다. 또한 신체활동은 내피세포기능을 향상시키고(예, 혈관의 확장과 축소 기능의 향상), 심장과 뇌혈관 질환에 해로운 위험인자를 감소시키는 항혈전효과(혈전 감소)가 있다. 신체활동이 염증 감소, 내피세포 기능, 항혈전 효과보다는 혈압과 혈중지질에 더 큰 역할을 하는 것으로 보고되고 있다.

- **천식**. 신체활동 및 심폐체력과 천식 간의 인과 관계를 설명하는 생물학적 기전은 아직 분명하게 밝혀지지 않고 있다. 하지만 체력이 좋으면 호흡계 증상의 역치를 높이고, 호흡 불편이 발생하는 수준을 증가시킨다는 주장들을 하고 있다. 또한 운동을 하면 환기역치(예, 환기가 급격히 증가하는 운동 강도)가 증가하므로 강도 높은 유산소 운동을 할 때 체력이 좋은 사람이 환기율과 환기량이 더 적다. 그 결과 천식발작을 일으키는 환기자극이 감소하게 된다. 간단히 말하면 어린 시절 활발한 신체활동을 하면 폐에 긍정적인 영향을 미쳐 천식에 걸릴 위험을 감소시킬 수 있다(Rasmussen et al., 2000).

심장, 혈관, 폐질환자를 위한 신체활동의 역할

이 절에서는 심장, 혈관, 폐 질환자의 질병률과 사망률을 감소시키는 신체활동의 역할에 대해 설명할 것이다. 심혈관질환(관상동맥심장질환, 뇌졸중, 말초혈관질환)이나 폐질환(만성폐쇄성폐질환)이 있는 환자들은 신체활동을 시작하기 전에 운동부하 검사를 포함한 의학적인 평가를 받아야 한다. 또한 신체활동 프로그램에 참여하는 동안 감독과 모니터링이 이루어지고 건강관리 전문가들이 팀을 이뤄 신체활동 프로그램을 결정해야 한다. 심혈관질환과 폐질환에 대한 신체활동 프로그램은 각 환자에게 맞는 개별적 처방이 이루어져야 한다. 심혈관질환자와 폐질환자는 임상적(질병의 심각 정도, 다른 질병의 존재), 기능적(신체활동을 제한하는 손상) 상태가 다양하기 때문이다. 심혈관질환자와 폐질환자를 위한 운동처방은 중요하지만 이장을 넘어선 주제이므로 여기에서 상세히 논의하지 않을 것이다.

일반적으로 관상동맥 심장질환, 뇌졸중, 말초혈관 질환, 만성폐쇄성폐질환이 있는 환자들은 수많은 다른 질병이나 질환을 수반한다. 예를 들어 뇌졸중을 앓은 사람은 심장마비도 겪는다. 심혈관질환이나 폐질환을 심각하게 앓고 있는 사람은 기능이 심각하게 저하되어 일상 생활과 같은 간단한 활동(예, 걸어서 계단을 오르거나 의자에서 일어서는 활동)을 하는 것도 어려워한다. 질병이나 질환 또는 기능의 저하는 우울증과 사회적 소외를 초래하기도 한다. 간단히 말하면, 대부분의 심장 또는 폐질환 환자의 삶의 질이 떨어진다. 따라서 질병의 증상에 관심을 갖는 것도 중요하지만 그것보다 더 중요한 것은 심폐체력과 근력을 향상시키고, 기능적 장애를 감소시키며, 심리적 건강을 개선하고, 삶의 질을 향상시키는 심장 및 폐 재활 프로그램을 개발하는 것이다.

> 심혈관질환과 폐질환 환자들은 다른 질병이나 질환 또는 기능 저하뿐만 아니라 사회적인 문제까지 수반한다. 따라서 이들 환자들을 위한 신체활동 프로그램은 각 질병의 증상을 치료할 뿐만 아니라 건강 수준과 그에 따른 삶의 질적 수준을 향상시킬 수 있어야 한다.

표 10.1 심혈관질환과 폐질환 환자들을 위한 신체활동 지침

질병	운동유형	빈도(일/주)	기간과 강도
관상동맥 심장질환	유산소성	3-7	중강도($\dot{V}O_2max$의 40-85%)로 20-40분(지속적 혹은 간헐적)
	근력	2-3	8-10개 종목으로 10-15회로 1세트
고혈압	유산소성	5-7	중강도($\dot{V}O_2max$의 40-60%)로 30분 이상(지속적 혹은 간헐적)
	근력	2-3	8-10개 종목으로 10-15회로 1세트
뇌졸중	유산소성	3-7	중강도($\dot{V}O_2max$의 40-70%)로 20-60분(지속적 혹은 간헐적)
	근력	2-3	8-10개 종목으로 10-15회로 1-3세트
	유연성	2-3	10-30초 동안 스트레칭
	근신경	2-3	협응력과 평형성
만성폐쇄성폐질환[a]	유산소성	2-5	중강도($\dot{V}O_2max$의 ~60%)로 20-30분 이상(지속적 혹은 간헐적)
	근력	2-3	1RM의 50~80% 부하

[a] 만성 폐쇄성 폐질환자는 구체적인 운동지침이 아니라 현재하고 있는 운동의 유형, 빈도, 기간, 강도임

심혈관질환

신체활동 프로그램은 말초혈관질환자, 관상동맥질환자 그리고 뇌졸중 환자의 운동내성, 신체 기능, 심혈관질환 위험요인, 심리상태 그리고 삶의 질을 향상시키는 데 매우 효과적이다(American College of Sport Medicine, 1994; Gordon et al., 2004; Regensteiner, and Hiatt, 2002). 마찬가지로 심혈관질환자가 신체활동을 하지 않고 심폐체력이 낮으면 사망할 위험성이 높다(그림 10.6). 〈그림 10.6〉의 연구는 관상동맥 심장질환에 걸린 772명의 환자의 사망률과 신체활동 유형과의 관계를 5년 이상 추적하였다(Wannamethee et al., 2000). 이 연구에서는 걷기와 정원 돌보기와 같은 저·중강도 운동의 효과가 두드러지게 나타나고 있었다.

심혈관질환자에게 저·중강도 운동이 효과가 있다는 것은 최근 심혈관질환자들에게 저·중강도 운동을 권장하는 운동 재활 프로그램의 주장과도 일치하고 있다. 관상동맥 질환자, 고혈압 환자, 뇌졸중 환자들을 위한 임상적 가이드라인을 〈표 10.1〉에 제시하였다(American College of Sport Medicine, 1994; Gordon et al., 2004; Pollock et al., 2000, 20002, 2004).

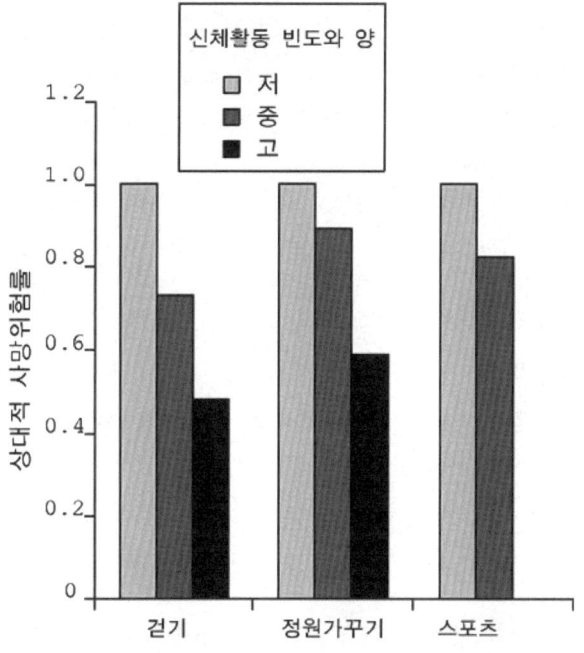

그림 10.6 신체활동이 관상동맥 심장질환자의 사망률에 미치는 영향

만성폐쇄성폐질환과 천식

신체활동을 포함하는 폐 재활프로그램은 만성폐쇄성폐질환자의 운동내성, 신체기능, 심리 상태, 삶의 질은 향상시키고 질병의 증상은 감소시키는 효과가 있다(미국흉부학회, 1999). 신체활동이 만성폐쇄성폐질환의 기도 폐색에 아무런 효과가 없다는 사실에도 불구하고 운동으로 인한 변화는 여전히 일어나고 있다. 이 장에서 이 주제를 지나치게 강조하는 측면이 없지 않지만 어쨌든 심폐체력 수준이 만성폐쇄성폐질환자의 사망률과 부적상관에 있다는 것은 그렇게 놀랄 일은 아니다. 사실, 심폐지구력 수준이 폐의 기능과 흡연을 측정하는 전통적인 지표보다 만성폐쇄성폐질환자의 사망률을 더 정확하게 예측하는 것으로 보고되고 있다(Oga et al., 2003).

최근 발표된 만성폐쇄성폐질환자들을 위한 지침에 의하면 이들을 위한 관리에 신체활동을 포함시킬 것을 권장하고 있다(미국흉부학회, 1999). 폐재활 프로그램을 개발할 때에는 유산소 운동을 중심으로 개발하되 저항성운동을 포함시켜야 한다. 보다 구체적인 설명은 〈표 10.1〉에 제시하였다.

폐질환이 심각한 환자의 경우에서처럼 천식도 환자에 따라 그리고 같은 환자라도 심각한 정도가 크게 다르다. 기류폐쇄가 심각하여 회복이 불가능한 천식 환자들을 위한 질병재활 운동은 만성폐쇄성폐질환자들을 위한 운동 프로그램과 매우 유사하다(Satta, 2000). 사실, 증후가 나타나지 않으면 천식이 있는 사람과 없는 사람 모두 신체활동에 거의 비슷한 생리적 반응을 한다. 천식이 심하지 않은 환자들은 적당한 훈련과 약물을 병행하면 고강도 지구성 운동을 어렵지 않게 감당할 수 있다. 그러나 체력수준과 천식의 심한 정도에 관계없이 운동 직후에 기도가 일시적으로 폐쇄되는 천식발작을 일으킬 가능성이 있다는 것을 유념해야 한다. 물론 약물 치료가 가능하지만 운동으로 인한 천식발작이 반복되면 사회심리적 행동의 변화를 가져와 결국 운동을 거부하거나 운동에 대한 부정적 태도를 갖게 하는 결과를 초래할 수 있다. 그렇게 되면 운동으로 인한 천식발작을 경험하지 않은 천식환자가 신체활동을 거부하고 주로 앉아서 생활하는 결과를 초래하게 된다(Satta, 2000).

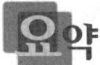

심혈관질환과 폐질환은 매우 유행하는 질병이며, 가장 중요한 장애나 사망의 원인이 되고 있다. 이 장에서 인용한 연구 자료들에 의하면 신체활동을 하지 않거나 체력이 저하되면 그것이 대부분의 심혈관질환과 폐질환을 일으키는 원인되고 있다. 최근 발표된 공중보건 지침에 따르면 성인의 경우 그와 같은 질병을 예방하기 위해서는 거의 매일 중강도의 운동(예, 빨리 걷기)을 30~60분 실시하여야 한다(Pate et al., 1995).

또한, 운동을 규칙적으로 하면 질병 증상, 기능적 움직임, 전반적인 건강과 삶의 질을 향상시키며, 심혈관질환과 폐질환 환자의 사망률을 감소시키는데 도움이 되는 것도 사실이다. 이러한 질병에 걸린 환자들은 질병의 유형, 질병의 심각성, 환자의 요구와 특성이 각기 다르므로 그에 적합한 운동을 권장해야 한다.

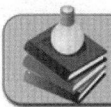

연구문제

1. 허혈성 뇌졸중과 출혈성 뇌졸중의 차이는 무엇인가? 비 신체활동이 허혈성 뇌졸중이나 출혈성 뇌졸중 또는 두 질병 모두를 일으키는 위험인자인가?
2. 활발한 신체활동과 높은 체력이 고혈압을 예방하는 생물학적 메커니즘을 설명하라.
3. 심혈관질환과 폐질환이 심각한 환자가 운동을 하면 어떤 변인들이 개선되어 질병이 호전 되는가? 예를 들어 설명하라.
4. 신체활동과 심폐체력지구력 중 어느 것이 심혈관질환에 더 크게 영향을 미치는가? 그 이유는 무엇인가?
5. 신체활동 수준과 관상동맥 심장질환 위험률 간의 양-반응 관계를 설명하라.
6. 신체활동은 관상동맥 심장질환, 고혈압, 뇌졸중 등을 예방하는 효과가 있다. 인종이나 성에 따라 차이는 있는가? 만약 있다면 무엇 때문에 그러한 차이가 생기는지 설명하라.
7. 최근 공중보건은 심혈관질환이나 폐질환 등과 같은 만성질환을 감소시키기 위해 어떤 신체활동을 권장하고 있는가?
8. 뇌졸중 환자에게 권장되는 유산소 활동의 강도와 시간, 빈도를 설명하라.

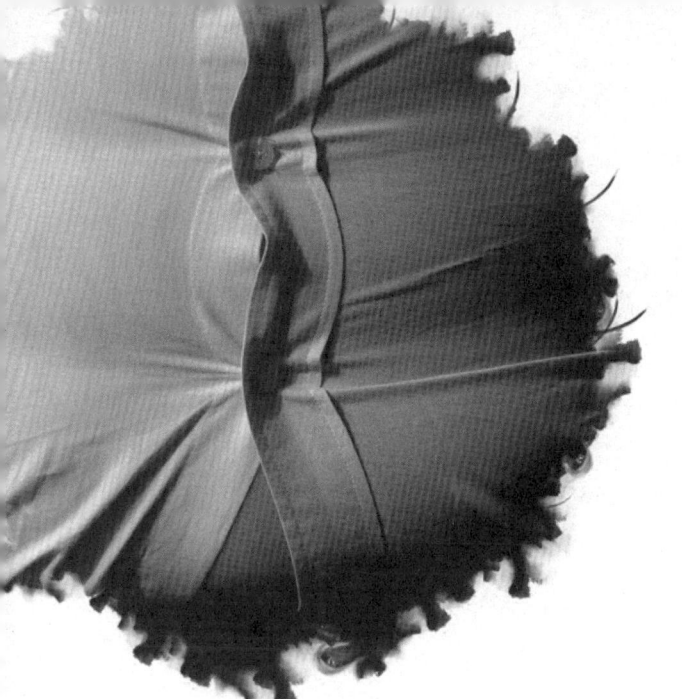

제11장
신체활동·체력과 비만

개요

과체중과 비만의 정의와 문제점
- 과체중과 비만이 건강에 미치는 영향
- 비만의 확산과 장기 추세

저장 지방
- 총지방량
- 복부 피하지방과 내장지방
- 비지방조직의 지방

과체중, 신체활동, 체력의 관계
- 비만에 대한 신체활동의 역할
- 과체중, 신체활동, 체력의 관계
- 신체활동, 에너지 섭취, 체중의 상호작용

과체중 예방과 치료를 위한 신체활동의 역할
- 비만 치료
- 복부비만 치료
- 신체활동을 통한 비만감소

요약

연구문제

비만은 삶의 질을 떨어뜨리고 각종 만성질환과 조기 사망을 불러오는 위험 요인이 다. 비만은 지난 20~30년 동안 개발도상국과 선진국에서 크게 증가하고 있으며, 연령, 성별, 민족, 사회경제적 수준을 불문하고 영향을 미치고 있다. 비만은 에너지 소비량보다 섭취량이 많은 정적 에너지 균형(positive energy balance)을 반영하며, 건강에 좋지 않은 체중 증가를 수반한다.

이 장에서는 비만의 예방과 치료를 위한 신체활동의 역할을 살펴볼 것이다. 첫 번째 절에서는 과체중과 비만에 대한 정의와 평가시스템을 알아보고, 세계적으로 예상되는 과체중과 비만의 유행과 경향을 조사할 것이며, 건강 위험 요인으로 비만의 영향을 논의할 것이다. 두 번째 절에서는 비만관련 건강위험을 진단할 때 특정 지방 저장의 역할에 대해서 논의할 것이다. 지방저장의 역할을 설명한 다음 비만 병인학에서 신체활동의 역할에 대해 논의할 것이다. 세 번째 절에서는 과체중과 신체활동·체력과의 관계를 살펴보고, 네 번째 절에서는 비만의 예방과 치료를 위한 신체활동의 역할을 알아볼 것이다.

과체중과 비만의 정의와 문제점

비만은 과도한 지방의 축적으로 건강에 해가 되는 상태를 말한다. 에너지의 소비량보다 섭취량이 많은 정적 에너지 균형이 계속되면 체중이 증가하여 잠복질환(underlying disease)이 발생한다. 그러나 과체중의 정도, 비만의 체내 분포, 건강에 미치는 영향 등은 비만자에 따라 매우 다르다.

과체중과 비만은 일반적으로 연구를 하거나 임상조사를 할 때 체질량지수(BMI)로 평가한다. 체질량지수 BMI(body mass index)는 몸무게(kg)를 키의 미터 제곱(m^2)으로 나누어 계산한다(kg/m^2). 국제적으로 통용되는 성인의 BMI 분류체계가 〈표 11.1〉에 제시되어 있다(WHO, 1998). 이 분류체계는 BMI, 사망률, 만성질환 간의 관계를 보여주고 있다. BMI 값은 나이나 성과 무관하다. 이 BMI 값은 현재 아시아 민족을 제외한 모든 인종과 민족에게 적용되고 있다. 아시안들에게 BMI $23kg/m^2$ 이상은 과체중이며, $27kg/m^2$ 이상은 비만으로 규정하고 있다(WHO의 전문가 자문, 2004). 아시아인들의 BMI 기준점이 다른 인종이나 민족보다 낮다는 것은 이들의 경우, 같은 BMI에서도 다른 집단보다 체지방과 건강위험이 더 높다는 것을 의미한다(Deurenbeg-Yap and Deurenberg, 2003).

표 11.1 BMI에 따른 성인의 과체중 분류

분류	BMI(kg/m^2)	질병과 사망의 위험	
		허리둘레가 작은 경우 (남 ≤102cm, 여 ≤88cm)	허리둘레가 큰 경우 (남 >102cm, 여 >88cm)
저체중	<18.5	낮음	해당 없음
보통	18.5-24.9	낮음	증가됨
과체중	≥25		
비만 전단계	25-29.9	증가됨	높음
비만 1단계	30-34.9	높음	매우 높음
비만 2단계	35-39.9	해당 없음	매우 높음
비만 3단계	≥40	해당 없음	대단히 높음

BMI뿐만 아니라 허리둘레를 과체중과 비만의 간단한 인체측정 지수로 사용할 수 있다. 그러나 허리둘레가 어느 정도면 건강에 위험한지 합의를 이루지 못하고 있다. 남성에게 적용하는 가장 일반적인 기준점은 ≥94㎝이며, 그 기준점을 넘으면 비만관련 합병증이 발생할 수 있다. 기준점이 ≥102㎝ 이면 비만관련 합병증을 일으킬 가능성이 매우 높다. 여성들의 비만 기준점은 각각 80cm와 88cm이다(WHO, 1998).

허리둘레가 비만관련 질병과 사망률에 대한 추가 설명을 제공하므로 체질량 지수와 허리둘레를 건강 위험 지수로 같이 활용하는 것이 이상적이다. 위험지수로 허리둘레와 체질량 지수를 함께 사용한 사례가 〈그림 11.1〉에 제시되어 있다. 이 그래프는 미국의 여성 간호사 44,702명을 대상으로 실시한 종단 추적연구에서 BMI와 허리둘레를 기준으로 관상동맥심장질환 발병률을 설명하고 있다. BMI 상, 중, 하를 기준으로 허리둘레의 값이 클수록 관상동맥심장질환 발병 위험이 높은 것으로 나타났다.

미국 국립보건원과 같은 기관(미국 국립 심장-폐-혈액 연구소, 1998)은 〈표 11.1〉의 BMI 범주 내에서 남성은 허리둘레 ≥102cm, 여성은 허리둘레 ≥88cm 기준으로 복부비만여부와 질병 위험을 판단할 수 있다고 한다. 예를 들어 비만 I단계 남성의 허리둘레가 102cm(허리둘레<102cm)보다 작으면 복부지방의 양은 낮고, 비만관련 질병의 발생위험은 '높음'에 속하지만, 허리둘레가 102cm이거나 그보다 크면 (102cm≤허리둘레), 복부지방량이 높고 비만관련 질병에 걸릴 위험이 '매우 높다'에 속한다.

> 허리둘레는 그 자체만으로 또는 BMI와 함께 비만관련 건강위험 지표로 사용할 수 있다.

아동의 BMI는 연령에 따라 크게 달라진다. 유아기에는 급격히 증가하고, 취학 전 연령이 되면 감소하였다가, 그 이후 성인이 되기까지 계속 증가한다. 연령의 증가에 따른 BMI 변화를 〈그림 11.2〉에 제시하였다. 이 그림은 연령과 성별에 따른 6개국의 평균BMI 변화를 보여주고 있다. BMI는 연령에 따라 변화하므로 유소년과 청소년의 과체중과 비만은 연령에 따른 BMI역치로 결정해야 한다. 그러나 청소년의 BMI에 따른 과체중과 비만의 분류가 성인들처럼 합의되지 않고 있다. 일부 국가에서 연령에 따른 BMI 곡선을 설정하고 개인의 BMI가 연령과 성에 따른 백분위를 산출할 수 있도록 하고 있다. 역사적으로 85 백분위면 과체중이고, 95 백분위이면 비만으로 간주해 왔다(WHO, 1998). 청소년의 과체중과 비만을 규정하는 국제 BMI 기준은 성인의 BMI 기준점 25kg/m²와 30kg/m²에서 18세 연령의 성장 곡선으로 역 추산하여 계발하였다(Cole et al., 2000). 이러한 방식으로 연령과 성별에 따른 BMI 기준점을 설정할 수 있으며, 그렇게 하면 국제 유소년과 청소년의 과체중과 비만도 정의할 수 있다.

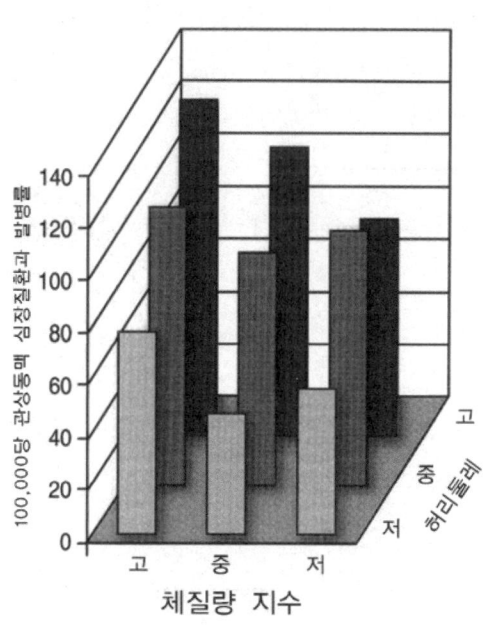

그림 11.1 미국 여성 간호사 44,702명을 대상으로 실시한 종단연구에서 BMI와 허리둘레를 건강위험 지수로 사용한 관상동맥심장질환자 발병률

과체중과 비만이 건강에 미치는 영향

과체중과 비만은 조기 사망과 삶의 질을 크게 떨어뜨리면서 만성질환을 유발하는 중요한 위험요인이다. 삶의 질을 떨어뜨리는 만성 질환으로는 제2형 당뇨병, 관상동맥질환, 고혈압, 뇌졸중, 암, 담낭 질환, 골(骨)관절염 등이 있다(국립심장-폐-혈액 연구소, 1998; WHO, 1998). 〈표 11.2〉는 비만인과 정상인의 평균 이환율과 사망률을 비교 요약한 것이다.

세계적으로 과체중은 당뇨병의 약 58%, 허혈성 심장질환의 21%, 특정 암의 8~42%를 유발하는 직접적인 원인이 되고 있는 것으로 추정하고 있다(WHO, 1998). 뿐만 아니라 선진국의 경우 총 의료비용의 2~7%를 비만 치료에 지출하고 있는 것으로 추산하고 있다(WHO, 1998). 근로 손실 일수, 장애 연금, 삶의 질 저하, 조기 사망 등으로 인한 간접비용을 더하면 비만관련 지출 비용은 그것보다 훨씬 클 것으로 추산하고 있다. 사실, 선진국은 비만이 가장 중요한 사망 원인이 되고 있다.

표 11.2 비만관련 건강위험

건강 상태	비만인의 건강위험 증가도
조기 사망	↑
관상동맥질환	↑↑
뇌졸중	↑
고혈압	↑↑↑↑
제2형 당뇨병	↑↑↑
결장암	↑
폐경기 후 유방암	↑
담낭 질환	↑↑↑
골 관절염	↑↑

↑는 건강위험 증가 약 25~50%, ↑↑는 건강위험 증가 약 200%,
↑↑↑는 건강위험 증가 약 350%, ↑↑↑↑는 건강위험 증가 400% 이상

비만의 확산과 장기 추세

과체중과 비만은 전 세계적인 현상으로 10억 명 이상이 과체중이며, 임상학적으로 비만인 사람도 최소한 3억 명이나 된다(WHO, 1998). 비만은 사실상 모든 연령, 성

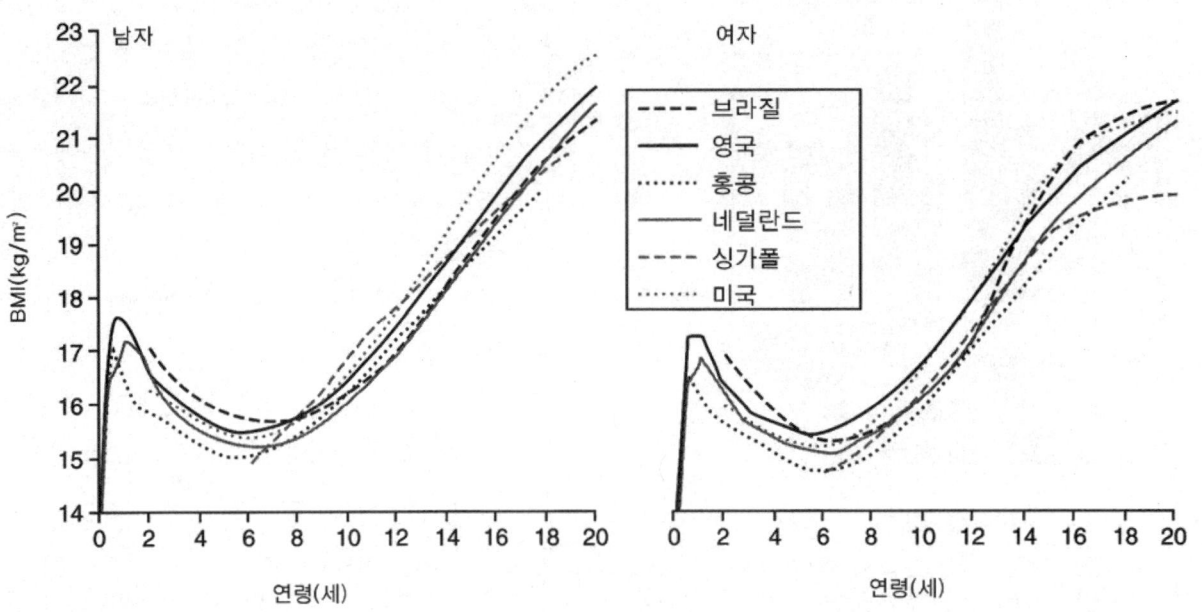

그림 11.2 6개국 0~18세 어린이에 대한 자료

별, 인종, 사회경제 집단에 영향을 미치고 있다. 영양실조를 겪고 있는 사람들이 많은 개발도상국에도 비만 환자가 있을 정도로 비만은 이제 세계적 현상이 되고 있다. 현재 중국, 일본, 아프리카 비만 수준은 5% 미만이지만, 사모아 도심의 경우 75% 이상이 비만 판정을 받고 있다(WHO, 1998). 세계보건기구의 지원으로 1983~1986년 사이에 유럽 48개국을 대상으로 비만실태를 조사한 결과, BMI를 기준으로 35~64세 성인의 50~75%가 과체중이나 비만인 것으로 나타났다(WHO, 1998). 이는 선진국의 중년층 상당수가 체중 과다의 위험에 놓여있다는 의미이다. 이와 같은 비만의 위험이 21세기에는 더욱 심각할 것으로 예상하고 있다.

BMI 분포는 대부분의 아동과 성인층에서 증가하고 있으며, 비만 인구는 지난 20~30년 선진국이나 개발도상국 할 것 없이 엄청나게 빠른 속도로 증가하였다. 〈그림 11.3〉을 보면 1990, 1994, 1998, 2000년에 미국 50개 주, 캐나다 10개 주, 3개 캐나다 통치지역의 성인 비만 발병률을 설명하고 있다. 지난 20~30년 동안에 개발도상국과 선진국 모두에서 비만 인구가 크게 증가하였다. 비만 인구의 갑작스런 증가는 1980년대에 시작되었고, 21세기에 들어와서도 그러한 증가추세가 수그러들지 않고 있다. 물론 조사 범위가 한정되기는 하였지만 이들 나

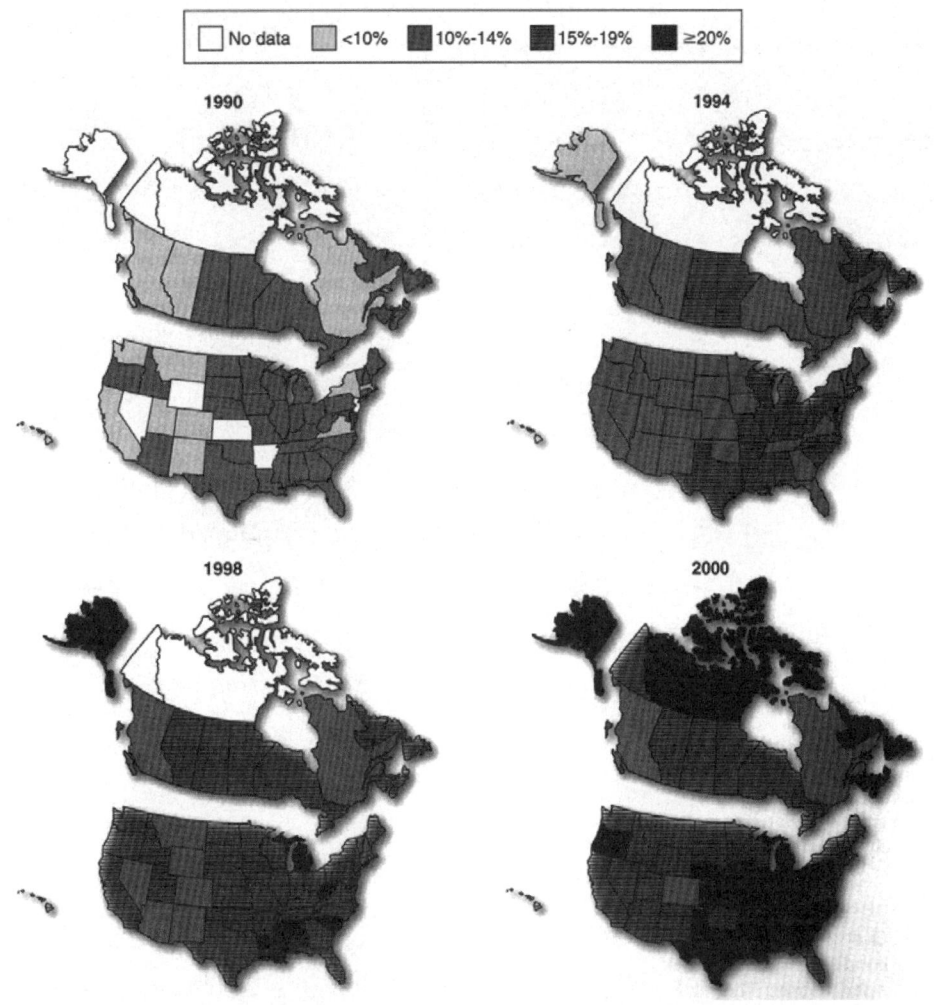

그림 11.3 1990, 1994, 1998, 2000년 미국과 캐나다의 성인 비만환자 출현율

라 사람들의 허리둘레가 더 커졌고, 그런 사람들이 계속 증가하고 있다. 미국의 자료에 따르면 1988~1994년 사이에 허리둘레가 두꺼운 사람들(남자 102cm 이상, 여자 88cm 이상)의 비율이 남성은 29.5%, 여성은 46.7%였다. 그런데 1999~2000년 사이에는 그 비율이 남성은 36.9%, 여성은 55.1%로 증가하였다(Ford et al., 2003). 북미 지역은 비만 인구의 증가로 건강이 악화되어 생산성이 감소되는 경제 손실이 나타나고 있으며, 탑승객의 늘어난 체중 때문에 항공기의 연료비가 증가하였고, 환자들이 너무 크고 무거워져서 응급 구조원이 크고 튼튼한 유압 승강기를 사용해야 하는 상황이 빈번하게 일어나고 있다.

> 과체중과 비만은 선진국이나 개발도상국을 막론하고 이제 매우 흔한 현상이 되었다. 최근 수 십 년간 비만 인구가 크게 증가하였으며, 그 추세가 수그러들 것 같지 않다.

저장 지방

이 절에서는 특정 저장지방의 중요성에 대해 논의할 것이다. 지난 반세기 동안 수많은 연구를 통해서 체내 전체 지방보다 지방의 분포가 비만관련 건강위험을 결정하는 더 중요한 요인이라는 사실이 입증되었다.

총지방량

BMI를 통해 총지방량을 예측할 수 있게 되면서 BMI와 비만 관련 건강위험과의 관계에 대해 많은 것을 밝힐 수 있게 되었다. BMI가 총지방량의 좋은 지표이기는 하지만 BMI와 지방과다의 관계가 개인마다 다르며, 대개 총지방량의 약 25~50%가 BMI로 설명되지 않고 있다 (Janssen et al., 2002). 성별, 인종, 연령, 유전, 체력 등과 같은 요인들이 BMI와 총지방량과의 관계에 영향을 미치는 것으로 보고되고 있다. 체지방을 보다 직접적으로 측정(예를 들어, 피부 두겹법)하면 BMI보다는 총지방량과 비만 관련 건강위험을 보다 정확하게 평가할 수 할 수 있다(Janssen et al., 2002). 허리둘레도 총지방량의 좋은 지표이며, BMI만큼 총지방량과 연관성이 있다 (Janssen et al., 2002).

복부 피하지방과 내장지방

지방의 과다 정도뿐만 아니라 체내의 지방분포도 비만관련 건강위험에 결정적 영향을 미친다. 특히 2가지의 복부 저장지방, 즉 복부 피하지방과 내장지방은 수많은 심혈관 질환의 원인이 되고 있으며, 당뇨병을 일으키는 위험요인이기도 하다(국립 심장-폐-혈액 연구소, 1998; WHO, 1998). 과도한 내장지방의 축적은 비만관련 건강위험을 부르는 주범이라고 할 수 있다.

해부학적으로 내장지방은 내장 복막 내에 포함된 지방세포로 이루어져 있다. 내장 복막은 위장관의 복부 장기를 덮고 있는 막이며, 11번 흉추에서 5번 요추까지 이어진다(그림 11.4). 이 정의에 따르면 신장 주변의 지방 세포는 내장지방에 포함되지 않는다. 그러나 복막은 자기공명영상(MRI)이나 컴퓨터 단층촬영(CT)으로는 확인할 수 없기 때문에 비만 연구에서 내장지방은 복막 내 지방(총 내장지방의 80%)과 복막 외 지방(총 내장지방의 20%)의 총합으로 규정하고 있다.

내장지방과 비만관련 건강위험과의 관계를 설명하는 메커니즘은 아직 완전히 밝혀지지 않고 있다. 내장복막의 지방조직에서 분비된 유리지방산, 글리세롤, 그리고 호르몬은 간정맥을 통해 간으로 직접 흘러들어간다. 일반적으로 유리지방산이 증가하여 간으로 계속 들어가면서 포도당과 지질 신진대사에 혼란을 일으키게 되며, 그

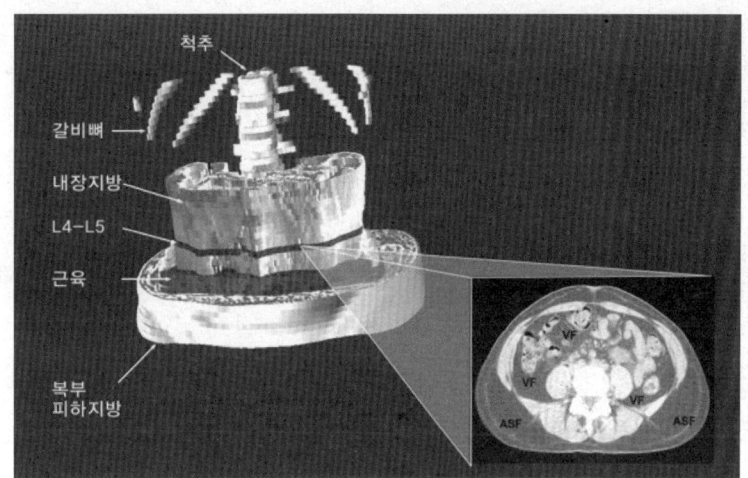

그림 11.4 복강의 조직 분포. 오른쪽 아래의 2차원 영상은 컴퓨터 단층 촬영 영상으로 4번 요추와 5번 요추 사이의 추간판 수준에서 얻은 이미지이다. 복부 피하지방은 피부 바로 밑에 위치한 어두운 회색 조직이다. 내장지방은 골격근 아래에 위치하며 내장기관을 둘러싸고 있는 어두운 회색 조직이다. 이 3차원 영상은 복부의 여러 조직 층을 컴퓨터로 재구성한 것이다.

러한 대사 이상은 복부 비만과 관계가 있다(Björntorp, 1990). 그러한 현상을 가끔 문맥이론(portal theory)이라고 한다. 그러나 지방 조직에서 발생하는 사이토카인이 내장지방과 신진대사 위험을 연결하는 메커니즘일 수 있다는 가설이 강한 지지를 받고 있다. 지방조직은 100가지가 넘는 호르몬과 오토크린-파라크린(autocrine-paracrine) 인자를 분비한다. 이들 중 대다수가 사이토카인이며 그 중 상당부분이 아테롬성 동맥경화증, 고혈압, 인슐린 저항성의 병인에 속한다. 이들은 각기 다른 지방저장소에서 분비되는데, 대부분의 경우 피하지방보다는 내장지방이 더 활발한 생산을 한다(Matsuzawa, 2002). 또한, 간과 다른 내장 기관을 통한 내장지방의 배액은 지방축적 부위에서 분비되는 사이토카인의 효과를 증폭시키는 것으로 추정하고 있다.

피하지방은 피부 바로 아래에 위치한 지방세포 층으로 전신에 분포되어 있다. 복부 피하지방의 위아래 경계선이 명확하게 규정되어 있지는 않지만 복부 지방 세포냐 다리 지방세포냐에 따라 분해되는 것이 다르다는 것은 확고한 사실이다. 복부 피하지방은 팔다리의 피하지방보다 지방분해율이 높고 체순환으로 유리지방산의 유입이 더 잘된다(Arner et al., 1990). 신진대사 측면에서 보면 복부 피하지방이 비만 관련 위험을 높이는 이유는 체순환으로 흘러들어가는 유리지방산이 증가하여 간, 췌장, 골격근과 같은 다른 조직으로 전파되기 때문일 수도 있다.

지방 분포에는 수많은 요인들이 영향을 미친다. 똑같은 총지방량을 갖고 있다고 할 때 남성이 여성에 비해 복부 지방과 내장지방이 많으며, 나이가 많은 성인이 젊은 성인보다 복부 지방과 내장지방이 많다. 백인이 흑인보다 복부 지방과 내장지방이 많으며, 신체적으로 활동이 적고, 운동을 하지 않는 사람이 복부 지방과 내장지방을 더 많이 갖고 있다.

CT나 MRI와 같은 방사선 촬영 기법이 조직의 체성분 양을 가장 정확하게 측정할 수 있는 방법이다. 비록 일상적으로 사용하기에는 어렵고 비용도 많이 들기는 하지만 이러한 영상기법은 체성분 연구에서 널리 활용되고 있으며, 복부 지방을 측정할 때 선택할 수 있는 기법들이다. CT와 MRI 시스템을 사용하면 〈그림 11.4〉와 같은 인체 해부의 단층 영상을 그려낼 수 있다. 영상 분석 프로그램은 단층 영상으로 복부 피하지방과 내장지방의 면적(cm^2)을 계산하는 데 활용되는데, 면적이 클수록 조직이 크다는 것을 나타낸다. 일반적으로 단일 영상 기법을 활용한다. 다시 말해 복부의 정해진 높이에서 사진을 찍는데, 대개 4번 요추와 5번 요추 사이의 추간판(椎間板) 위치에 해당된다. 단일 단층 영상을 통해 측정된 면적을 조직의 크기를 추정하는 지수로 사용한다. 그러나 복수의 단층 영상을 사용할 수도 있다. 연속 사진을 찍거나 영상 사이에 간격을 두면서 촬영하고, 이렇게 촬영한 여러 장의 영상에서 면적을 계산해 전체 복부 피하지방 및 내장지방의 용적이나 질량을 산출한다.

그러나 CT와 MRI는 비싸서 쉽게 접근이 되지 않으므로 임상 환경에서 복부 지방을 측정하기에는 적합하지 않을 수 있다. 그런 경우 허리둘레로 복부 피하지방과 내장지방의 개략적인 지수를 측정하면 편리하다(Janssen et al., 2002). 허리둘레의 변화는 복부 비만과 심혈관 질환에 대한 위험을 나타내기도 한다(Janssen et al., 2002; Ross et al., 2000). 그래서 복부 비만으로 인한 개인의 건강위험 수준을 판별하는 임상 도구로 허리둘레가 자주 사용되고 있다.

> 내장지방의 과도한 축적은 과체중이거나 비만인 경우 특히 문제가 된다. 연구 환경에서는 복잡한 영상 기술을 활용하여 내장지방을 어렵지 않게 측정하고 있으나, 임상 환경에서는 허리둘레를 내장 비만의 지표로 사용한다. 물론 내장지방은 BMI가 증가하면 증가하는 경향이 있지만, 그밖에 연령, 인종, 신체활동성, 성별, 유전자 등과 같은 요인들도 내장지방의 축적에 영향을 미친다.

비 지방조직의 지방

최근 이소성(異所性) 지방(ectopic fat)이라고 하는 비(非)지방조직의 지방과 비만관련 건강과의 관계를 밝히는 연구가 새로운 연구 분야로 출현하고 있으며, 근육과 간의 이소성 저장지방(ectopic fat depots)에 특히 관심을 기울이고 있다.

지질은 골격근 섬유의 내부 또는 외부에 저장될 수 있다. 골격근의 근 섬유 내부에 저장되는 지질을 근세포 내 지질이라고 하며, 근 섬유 외부에 저장되는 지질을 근세포 외 지질이라고 한다. 근세포 내 지질은 주로 미토콘드리아에 인접한 과립(droplets)에 저장되며, 활용 가능한 에너지 쉽게 공급되는 특성이 있다. 근세포 외 지질은 근 섬유나 근다발 사이에서 지방 세포의 형태로 축적되며, 장기 에너지 저장 창고 역할을 한다. 골격근에 많이 축적되어 있는 근세포 외 지방 세포를 관찰해보면 대리석 무늬 모양의 지방(marbled fat)을 확인할 수 있다.

대개 근세포 내 지질 증가가 비만 관련 건강 위험과 더 밀접한 관련이 있지만, 비만은 근세포 내 지질과 근세포 외 지질 증가 모두와 관련이 있다. 그 중에서도 특히 근세포 내 지질은 제2형 당뇨병과 심혈관 질환의 주요 위험 인자인 인슐린 저항성과 관련이 있다. 사실 근세포 내 지질과 인슐린 저항성의 관계는 인체의 총지방량이나 복부 지방량과 상관이 없다.

그러나 근세포 내 지질의 축적이 인슐린 저항성과 아무런 상관이 없는 상황도 있을 수 있다. 그러한 상황이 가장 뚜렷하게 나타나는 경우는 운동을 할 때이다. 운동을 규칙적으로 하면 지질의 산화가 증가하며, 유산소 훈련 선수들의 경우 근세포 내 지질의 수치가 증가한다. 운동선수들은 근세포 내 지질 수준이 높아도 인슐린에 대한 민감성이 높다(Goodpaster et al., 2001). 운동을 규칙적으로 하면 세포 내의 지질이 주기적으로 감소와 증가를 반복하면서 근세포 내 지질과 비만에서 발생하는 인슐린 저항을 방해하기 때문이다. 즉, 유산소 운동 선수들에게서 흔히 발견할 수 있듯이 근세포 내의 높은 지질 수치가 지질활용 신진대사에 부정적인 영향을 미치지 않는다(Goodpaster et al., 2001). 그러므로 근세포 내 지질 축적의 역할만으로 비만 관련 건강 위험을 설명하는 것은 자칫 신체활동 수준의 감소로 인한 건강위험을 초래할 수 있다. 이것은 근세포 내 지질 산화 능력이 지질의 저장보다 더 중요하다는 의미이다. 따라서 비만이지만 신체적으로 활동적인 사람은 근세포 내 지질 양이 같은 주로 앉아서 생활하는 사람보다 건강하다고 할 수 있다.

두 번째로 관심을 끄는 이소성 지방 축적은 간 지방이다. 비만 연구에서 간 지방은 대개 CT로 측정한다(그림 11. 5). CT 상에서 간과 근육의 농도와 희석도는 지질의 함량을 나타낸다. 지질 함량이 높으면 농도가 낮아 간의 색깔이 어둡게 나타난다. 간 지방을 확인하면 복부 비만(특히 내장지방)과 비만관련 질병 간에 어떤 관계가 성립되는지 알 수 있을지 모른다. 내장지방의 경우 유리 지방산이 간문맥(hepatic portal vein)으로 이동해 간에 강력하고 직접적인 효과를 발휘하므로 그것을 보고 신진 대사의 역할을 추정할 수 있다. 간 지방 함량은 신체의 총지방량이나 내장지방량과 상관관계가 있다. 칼로리를 조절하여 신체의 총지방량과 내장지방량을 감소시키면 간 지방 또한 감소한다(Malnick et al., 2003). 간 지방은 혈장 트리글리세리드(plasma triglyceride) 수치나 인슐린 저항성과 같은 신진대사 위험 인자와도 관계가 있다. 또한, 간 지방은 내장지방량과 관계없이 건강에 영향을 미치기도 한다. 이는 간에 지방 함량이 높으면 신체 다른 부위의 지방 함량과 관계없이 그 자체가 건강위험 요인을 불러올 수 있다는 의미이다.

> 골격근과 간에 축적되는 이소성 지방은 비만과 함께 증가한다. 이와 같은 연구를 통해서 비만이 건강에 미치는 영향이 어느 정도 입증되고 있다. 이소성 지방 함량과 건강 위험의 관계, 비만과 신체활동의 역할을 보다 정확하게 밝히기 위해서는 더 많은 연구가 이루어져야 한다.

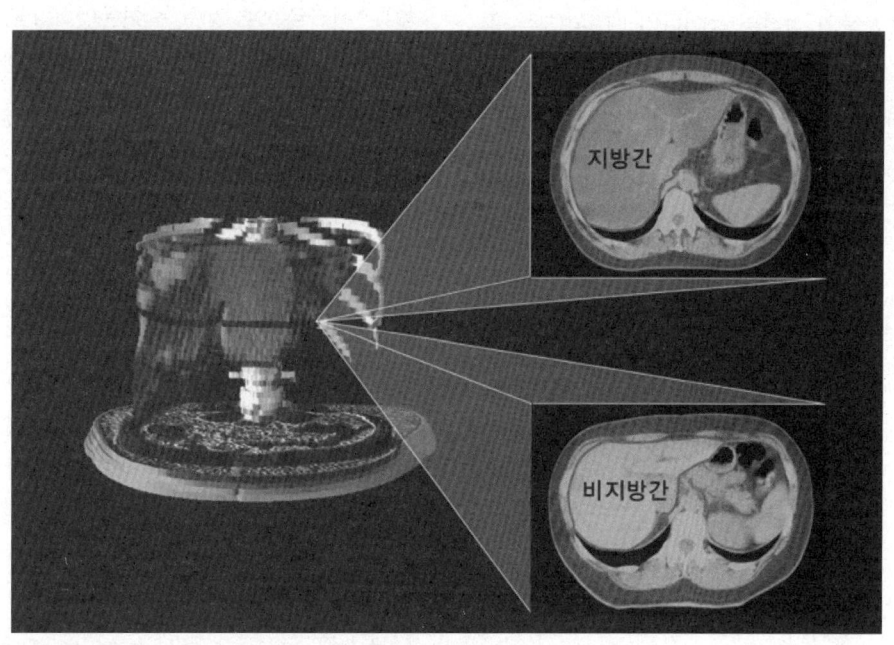

그림 11.5 컴퓨터 단층 촬영을 통한 간 지방 측정. 왼쪽의 3차원 화상은 연속 화상으로 찍어낸 장면이다. 오른쪽 위의 사진은 지방간인 사람의 단층 사진이며, 오른쪽 아래 사진은 지방이 없는 간이다. 지방간은 지방이 없는 간에 비해 색깔이 어두운데, 이는 농도가 낮다는 것을 의미한다. 즉 지질이 더 많이 축적되었다는 의미이다.

과 체중, 신체활동, 체력의 관계

이 절에서는 신체활동이 비만의 진행에 미치는 영향에 대해 살펴보고자 한다. 이 절에서는 다음과 같은 질문에 대한 답을 얻게 될 것이다. 사람들의 신체활동 수준의 변화가 비만의 유행을 설명할 수 있는가? 신체활동을 하지 않는 사람이 신체적으로 활동적인 사람보다 비만의 진행 가능성이 더 높은가? 신체활동을 하면 허기로 인해 에너지 섭취량이 증가하는가?

비만에 대한 신체활동의 역할

비만은 만성적인 에너지 불균형에 따른 결과이다. 다시 말해 섭취하는 에너지양이 소모되는 에너지양보다 많은 에너지 불균형이 비만의 원인이 되고 있다. 이는 신체적으로 활동적이지 못하면 그것이 비만의 원인이 된다는 의미이다. 그러나 비만 인구가 늘어나는 것이 신체활동량은 줄어들고 음식물의 섭취는 늘어나기 때문이라는 확실한 근거가 아직은 제시되지 않고 있다. 이는 대규모 집단을 대상으로 신체활동의 감소와 음식물 섭취의 증가가 비만에 미치는 영향을 아직 객관적으로 입증하지 못하고 있다는 의미이다. 이 분야에 대한 연구가 대집단을 대상으로 하지만 주로 질문지법으로 수집한 데이터를 사용하고 있기 때문이다.

에너지 섭취의 변천에 대해서는 생태학적 자료가 거의 없다. 미국의 조사 결과에 따르면 1965년에서 1995년까지 에너지 섭취 수준은 비교적 안정적이었음에도 불구하고 평균 체중은 약 10% 증가했다(Jeffery and Utter, 2003). 만일 이 데이터가 정확하다면 비만인구가 크게 늘어나게 된 것이 신체활동 부족 때문이라는 의미가 된다. 그러나 그러한 주장을 뒷받침할만한 실증적 데이터가 아직 제시되지 않고 있다. 게다가 1980년대 중반부터 1990년대 중반까지 약 10년 동안 신체활동 지침에 따라 활동하는 미국 성인인구의 비율이 거의 변화가 없었다(Jeffery and Utter, 2003).

여가시간에 하는 격렬한 운동이나 신체활동은 증가하였으나 여가시간 외에 하는 신체활동량은 최근 20~30년간 크게 감소하였다(Jeffery and Utter, 2003; Saris et al., 2003). 직장과 가정에서 기계화가 진행됨에 따라 신체활동은 일상생활에서 멀어져갔다. 1970년대에 비해 21세기 직장을 살펴보면 육체노동 업종은 그 수가 대폭 감소했고 사무직은 크게 증가했다. 걷기와 자전거를 통해 이동하는 사람들은 크게 줄어들었고, 자동차는 점점 더 많이 활용되고 있으며, 가정에서는 활동적이지 않은 오락이 많아졌다. 비디오, DVD 플레이어, 케이블 및 위성 방송, 가정용 컴퓨터와 인터넷 등은 최근 20년 사이에 일반 대중에게 널리 보급되었다. 그리고 무선 리모컨, 자동 청소기, 점화기, 식기 세척기 등의 노동 절감 장치는 점점 많아져 그 수를 셀 수도 없다. 이러한 기술적 변화에 따라 선진국의 성인이 30년 전에 비해 가사노동에 들이는 시간은 약 20% 줄어들었다(Jeffery and Utter, 2003). 이러한 변화는 앉아 있는 습관을 조성하였고, 여가 시간 신체활동 이외의 신체활동으로 인한 에너지 소비는 크게 줄어들었다.

여가 시간 신체활동 이외의 신체활동이 감소하였다는

> 식이와 여가시간 신체활동 수준과 비만 전염과의 관계에 대한 국가별 연구에 따르면, 최근 비만이 급속도록 확산되고 있음에도 불구하고 식생활 습관이나 여가시간에 하는 운동량은 크게 변화하지 않고 있다. 과학기술의 발달로 여가시간 이외의 신체활동이 크게 줄었으며 이것이 비만 확산에 크게 기여한 것으로 보인다. 신체적으로 활발하게 생활하면서 운동량을 늘리면 비만의 확산을 크게 줄일 수 있다.

것은 어떤 의미인가? 여가 시간 신체활동 수준은 변화의 폭이 미미했기 때문에 총 신체활동 에너지 소비는 지난 30년간 감소했을 것이다. 신체활동으로 매일 총 10kcal만 줄여도 시간이 지나면 상당한 양의 에너지 소비가 누적된다. 자신의 체중을 지탱하는 에너지 필요량보다 42J(10kcal)을 더 많이 섭취하는 사람은 1년에 약 0.5kg(1lb)의 체지방이 생기게 된다.

여가 시간 이외의 신체활동 감소가 지니는 잠재적인 중요성을 볼 때, '비만을 줄이기 위해 노동 절감 장치 사용을 억제해야 하는 것이 아닌가?'라는 질문을 할 수 있다. 그러나 그 대답은 거의 확실히 '아니요'이다. 이유는 노동 절감 장치들이 생활을 편리하게 하고, 더 즐겁게 만들어주며, 자유로운 여가 시간도 늘려주기 때문이다. 그러므로 사람들이 칼로리 섭취량을 줄이거나 여가 시간 신체활동 수준을 높이는 노력을 하는 것이 현명하다. 건강에 대한 이러한 정보는 새로운 것이 아니다. 사실 Tufts University에 영양학과를 창설한 Jean Mayer는 1995년에 아래와 같은 관찰 결과를 보고한 바 있다.

비만을 피하고 건강하게 살아가기 위해서는 신체활동량을 늘이거나 약간의 굶주림을 견뎌야 한다. 첫 번째 대안인 활동량을 늘리는 것은 쉽지 않다. 그러나 두 번째 대안은 훨씬 더 어렵다는 것을 우리는 잘 알고 있다. 이런 방법에만 의존하면 과체중 조절은 과거의 실패를 반복할 뿐이다. 생활 가운데 신체활동량을 늘리는 대안이 필요하다(Mayer 1995).

과체중, 신체활동, 체력의 관계

신체활동 및 심폐 지구력과 체중 및 비만과의 관계를 횡단연구를 통해 살펴보면 이들 간에 역상관의 관계가 존재한다는 것을 알 수 있다. 다시 말해 신체적으로 활동적이고 건강한 사람은 그렇지 못한 사람에 비해 비만이 될 가능성이 낮다는 것이다. 신체활동과 체중 증가의 관계에 대한 종단 연구 결과를 통해서도 신체활동 수준과 체중(또는 체지방) 증가 또는 과체중, 비만 간에 역 상관 관계를 확인할 수 있다. 이는 신체적으로 활동적이고 건강한 사람이 그렇지 못한 사람들에 비해 비만으로 발전할 가능성이 낮다는 의미이다. 이 절에서는 비만을 피하고 정상적인 체중을 유지하는 데 필요한 신체활동량에 대해서 구체적으로 논의할 것이다.

신체활동, 에너지 섭취, 체중의 상호작용

신체활동이 증가하면 배고픔으로 음식 섭취량이 늘어나므로 체중과 비만을 조절하는 전략으로 적합하지 않다고 주장하는 사람들이 있다. 그러나 그러한 주장을 뒷받침할만한 어떤 과학적 증거도 제시되지 않고 있다. 오히려 그 반대의 주장이 설득력을 얻고 있다. 성인남녀가 배고픔을 느끼지 않고 자유롭게 음식을 섭취하면서 신체활동 프로그램에 2주간 참가하면 4,187J(1,000 kcal)에 달하는 에너지 부족을 견딜 수 있다(Blundell et al., 2003). 2주 동안 감소되는 체중이 크지는 않지만, 분명한 것은 신체활동 프로그램에 단기간 참여해도 체중이 감소한다는 사실이다.

장기적으로는 신체활동 프로그램을 시작해서 약 2주가 경과하면 음식섭취량이 증가하기 시작한다. 5장에서 지적했듯이 신체활동으로 소비한 에너지는 보통 30%정도 보충된다. 그러므로 신체활동 프로그램에 참가하기 시작하여 2~3주가 되면 대개 체중이 감소하기 시작한다. 그러나 소비한 에너지가 보충되는 정도는 개인차가 있어 사람들마다 크게 다르다. 체중이 계속 감소하는 사람이 있는가 하면 운동을 하기 전의 수준으로 100% 되돌아가는 사람들도 있다(Blundell et al., 2003). 다시 말하면 어떤 사람들은 신체활동 프로그램에 참가하기 시작하여 몇 주가 지나도 부족한 에너지를 보충하기 위해 식사량을 늘리지 않는 사람이 있는가 하면, 어떤 사람들은 운동으로 부족한 에너지를 보충하기 위해 음식 섭취량을 그만큼 늘리는 사람들도 있다. 후자의 경우 체중감소가 목적이라면 음식 섭취량을 줄이는 별도의 노력이 필요하다.

> 신체활동 프로그램에 참가하면 단기적으로 음식 섭취량이 크게 증가하지 않을 수 있다. 그러나 장기적으로는 운동으로 소비한 에너지를 보충하기 위해 음식 섭취량이 증가하게 되며, 개인에 따라 차이가 있지만 보통 소비한 에너지의 약 30% 정도를 보충한다고 한다.

신체활동과 음식 섭취와의 관계를 논의할 때 다른 부분도 깊이 고려해야 한다. 예를 들어, 신체적으로 활동적인 사람이 갑자기 비활동적인 사람으로 바뀌어 버리면 어떻게 될까? 음식 섭취량을 통제하지 않는 가운데 운동을 중단하면 정적 에너지 균형을 일으켜 음식 섭취량의 증가로 생긴 에너지가 지방으로 축적되는 현상이 초래된다(Blundell et al., 2003). 따라서 신체적으로 활동적인 사람이 갑자기 비(非)활동적으로 변하는 경우 음식과 칼로리 섭취량을 줄이는 추가적인 노력을 하지 않으면 체중과 지방이 필연적으로 증가하게 된다.

체중 예방과 치료를 위한 신체활동의 역할

앞 절에서 살펴보았듯이 신체활동이 감소하면 비만이 증가한다는 것은 세계 어느 곳에서나 일어나는 일반적인 현상이라는 것이 분명해 졌다. 이는 신체활동량을 증가시키면 비만이 감소한다는 의미이다. 일반인을 대상으로 장기간의 종단연구를 실시한 결과 신체적으로 활발한 성인이 그렇지 않은 성인에 비해 연령의 증가에 따른 체중의 증가폭이 아주 적다는 사실이 확인되었다(Saris et al., 2003). 전문가들은 신체활동량을 증가시키면 비만을 감소시키는데 도움이 된다는 의견에 대해서는 서로 일치를 보이고 있지만, 연령별로 어느 정도의 운동을 해야 체중 증가를 예방하는데 가장 효과적인지에 대해서는 논쟁이 계속되고 있다.

성인들을 위한 신체활동 지침을 처음 제안할 때에는 질병으로 사망을 예방하기 위한 의도였다. 즉, 일주일에

표 11.3 체중증가 예방 권고지침

전문가 집단(년도)	권고 내용
WHO(1998)[a]	남성과 여성은 신체활동 수준(PAL) 1.75에 도달해야 한다.
미국공중보건국(2001)[b]	성인은 일주일에 거의 매일 최소 30분 중강도의 신체적 운동을 해야 한다. 아동은 60분을 해야 한다.
국제비만특별전문위원회[c]	남성과 여성은 건강에 해로운 체중증가를 예방하기 위해 신체활동 수준(PAL) 1.8에 도달해야 한다. 격렬한 신체활동을 하면 체중을 유지하는데 더 효과적이다.
미국 의학회(2002)[d]	모든 성인은 매일 60~90분간 꾸준히 신체활동을 해야 한다. 이것은 신체활동 수준(PAL) 1.6이상에 해당된다.
스톡 컨퍼런스(2003)[e]	남성과 여성은 매일 약 45~60분간 중강도 신체활동을 하거나 신체활동 수준(PAL) 1.7에 도달해야 한다.

표 11.4 신체활동수준(PAL)

PAL 등급	PAL 수치	체중에 따른 걷기 거리와 시간(시속 3~4 마일)		
		44kg(97 lb)	70kg(154 lb)	120kg(264 lb)
앉아서 생활	1.0~1.39	0	0	0
다소 활동적	1.4~1.59	~ 2.9마일 43~58분	~ 2.2마일 33~44분	~ 1.5마일 22~30분
활동적	1.6~1.89	~ 9.9마일 148~198분	~ 7.3마일 109~146분	~ 5.3마일 79~106분
매우 활동적	1.9~2.5	~22.5 마일 337~450분	~ 16.7마일 250~334분	~ 12.3마일 184~246분

거의 매일 중강도 운동을 30분 정도 하면 건강에 도움이 되고 질병으로 인한 사망률을 감소시키는데 어느 정도 기여한다는 것이 입증되었다. 매일 30분 운동을 하면 체중 증가를 예방하는 데 도움이 되는 것이 사실이다. 그러나 그 정도의 운동으로는 대부분의 사람들에게 체중 증가를 예방하는 효과가 없다는 것이다. 사람에 따라서는 그 정도의 운동으로 연령의 증가에 따른 체중 증가를 예방하는데 부족하다는 것이다. 〈표 11.3〉은 체중이 증가되는 것을 예방하기 위해서는 어느 정도의 신체활동을 해야 하는지 전문가들이 검토한 보고서를 요약한 것이다. 참고한 대부분의 자료는 신체활동 시간과 체중변화를 스스로 기록하는 자가 보고식 종단연구를 통해서 얻은 자료들이다. 다만, 미국 의학회가 내놓은 신체활동지침은 예외적으로 DLW(doubly labelled water) 기법으로 데이터를 횡적 분석해서 총 에너지소비를 계산해 얻은 자료에 근거하고 있다. 개인의 신체활동수준(PAL: physical activity level)은 총 에너지 소비량과 기초대사율을 결합하여 얻을 수 있다(표 11.4). 신체활동수준(PAL)은 일일 기초에너지 소비에 대한 총 에너지 소비량의 비율로 정의하고 있다. 따라서 신체활동수준은 어느 정도 신체의 크기와 연령의 영향을 받는다. 왜냐하면 이러한 변인들이 기초에너지 소비량을 결정하기 때문이다. 누구든 신체활동수준에 따라 〈표 11.4〉의 네 가지 활동 범주 중 한 가지 범주에 속하게 된다.

〈표 11.4〉의 4가지 신체활동수준(PAL) 범주는 인구를 4등분한 비율과 대략 일치한다. 따라서 '앉아서 생활' 범주는 활동성이 가장 낮은 인구 25%이고, '매우 활동적' 범주는 매우 활동적인 상위 25%의 사람들이 '앉아서 생활' 범주는 기초 에너지 소모량, 음식 소화의 효과, 독립생활에 필요한 활동을 하는 정도의 신체활동을 하는 사람들이다. 체중이 평균 70kg인 사람이 일상생활 외에 매일 40분간 시속 3~4마일의 속도로 걸으면 신체활동수준(PAL)이 '다소 활동적' 범주에 속한다. 평균 70kg의 사람이 신체활동수준(PAL) 1.7~1.8(연령에 따른 체중 증가의 예방을 위해 현재 권고되는 수준)에 도달하기 위해서는 일상적인 활동 외에도 매일 2시간씩 시속 3~4 마일의 속도로 걸어야 한다.

보다 활동적인 상위 등급에 도달하는데 필요한 거리와 시간은 체중에 따라 많이 다른데, 비만인 경우보다는 오히려 마른 사람이 더 많이 걸어야 한다. 더 빠르게 걷거나 걷기보다 격렬한 운동을 하면 운동시간을 단축할 수 있다. 예를 들어 평균 체중의 사람이 매일 30분씩 시속 4마일의 속도로 걷고, 25분간 보통 강도로 자전거를 탄 후 40분 동안 테니스를 친다면 신체활동 수준(PAL)이 약 1.75(활동적)로 상승한다.

현재 선진국과 개발도상국 모두 체중증가 예방기준이

신체활동수준(PAL) 1.7~1.8 정도이다(표 11.3). 신체활동수준(PAL) 1.8에 도달하기 위해서는 앉아서 생활하며 소비하는 에너지 외에 매일 5~7마일을 시속 3마일로 걷는 정도의 신체활동을 해야 한다. 가장 비(非)활동적인 사람들의 경우 여기에다 최소 60분의 생활형 신체활동을 더 추가해야 한다.

그러나 제시된 체중증가 예방지침은 대규모 남녀 집단을 대상으로 연구한 결과들을 종합하여 내놓은 것이므로 각자의 상황에 따라 탄력적으로 적용해야 한다. 다시 말해 어떤 사람은 매일 30분만 신체활동을 해도 체중을 유지할 수 있지만, 또 어떤 사람은 에너지의 균형을 유지하고 체중이 증가되는 것을 예방하기 위해 60~120분 이상 신체활동을 해야 한다. 이처럼 체중을 관리하는 데 필요한 신체활동량은 개인에 따라 상당히 다르다. 또한, 이와 같은 체중증가 예방지침은 주로 백인들을 대상으로 연구에서 얻은 결과이므로 다른 인종에게 적용할 때에는 신중하게 적용해야 한다.

> 연령의 증가에 따른 체중증가를 예방하기 위해서는 신체활동수준(PAL)이 평균 1.75에 도달해야 한다. 신체활동수준 1.75는 매일 60~90분 정도의 여가 신체활동을 하는 것과 비슷한 운동량이다.

비만 치료

신체활동만으로도 비만을 치료하는 것이 가능하다는 것이 입증되면서 체중조절을 위한 신체활동의 독립적 역할이 상당한 주목을 받고 있다. 그러나 앞에서 신체활동이라는 한 가지 요인만으로 체중을 감소(1~2kg)시키는 데에는 한계가 있다는 지적이 있었다. 신체활동에 관한 그와 같은 연구들을 자세히 검토해 보면, 초기에 이루어진 대부분의 연구들이 체중을 감소시킬 수 있는 운동프로그램을 개발하

여 적용하지 않았다는 것을 알 수 있다. 같은 초기연구이지만 부적 에너지 균형(negative energy balance)을 일으키는 운동프로그램을 적용한 연구에서는 운동이 현격한 체중 감소를 가져왔다(Rose and Janssen, 2001). 이는 신체활동만으로도 체중을 감소시킬 수 있다는 의미가 된다. 〈그림 11.6〉은 칼로리 소비와 체중 및 체지방과의 관계(a)와 운동시간과 체중 및 체지방과의 관계(b)를 구체적으로 보여주고 있다. 그렇다고 매일 운동을 하면 항상 체중이나 체지방이 감소하는 것은 아니다. 몇 달 간 매일 30~40분 운동을 했음에도 불구하고 체중이 거의 감소하지 않은 경우도 있었기 때문이다(Donnelly et al., 2003). 그러나 대부분의 연구에서 칼로리 섭취를 제한하지 않고 운동만 해도 남녀 모두 체중과 총지방량이 감소하였다.

〈그림 11.6〉에서 보면 매주 200분만 운동을 해도 체중이 감소한다는 것을 알 수 있다. 일주일에 300~400분, 하루 약 50분 신체활동을 하면 0.5kg(1lb)정도의 체중이 감소된다. 이러한 연구 결과는 미국스포츠의학회의 주장과 일치하고 있다. 미국스포츠의학학회는 과체중이거나 비만인 사람이 체중을 감소시키기 위해서는 매주 200~300분간 신체활동을 해야 한다고 주장하고 있다. 매주 그 정도의 운동을 하면 주당 약 8,374J(2,000 kcal)의 칼로리를 소비하게 된다(미국스포츠의학회, 2001).

복부비만 치료

'신체활동량을 증가시키면 복부비만을 크게 감소시킬 수 있는가?' 라는 문제는 매우 중요하다. 운동을 해서 체중이 2~3kg 감소하면 그에 따른 허리둘레가 약 2cm 정도 줄어든다(미국 국립보건원 심장, 혈액, 폐 연구소, 1998). 체중과 마찬가지로 운동을 조금만 해도 그에 따른 허리둘레가 약간 감소한다는 것이다. 운동을 어느 정도하면 허리둘레가 얼마나 감소하는지에 대해서는 분명하게 밝혀지지 않고 있지만, 매일 격렬한 운동을 하면 허

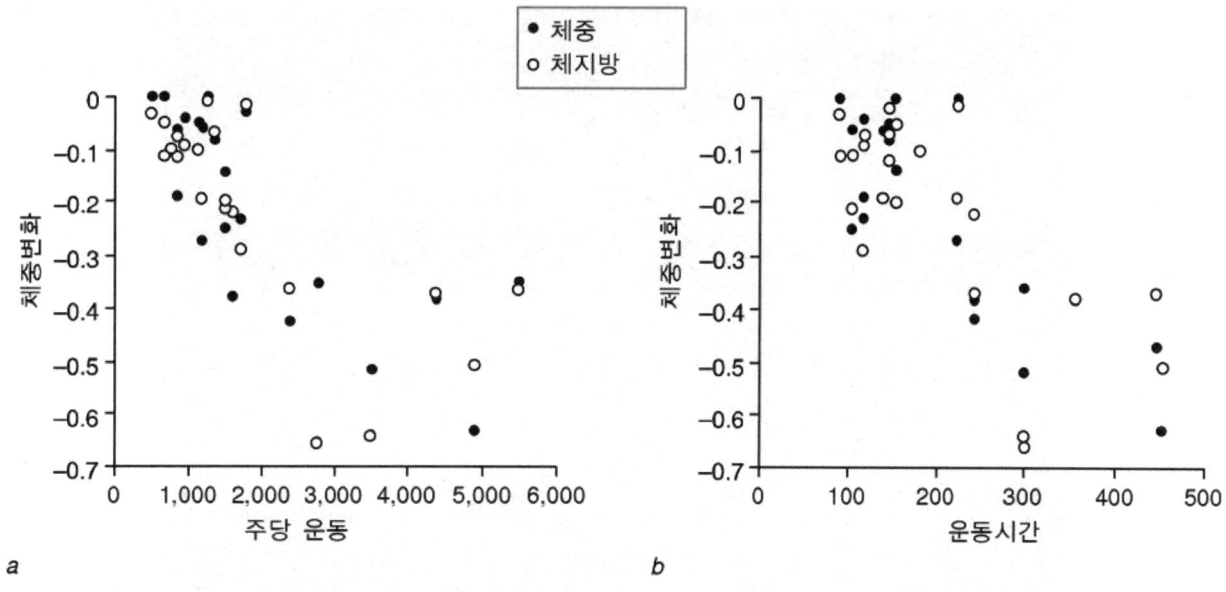

그림 11.6 (a) 주당 운동으로 인한 칼로리 소비와 체중변화, (b) 주당 운동 시간과 체중변화

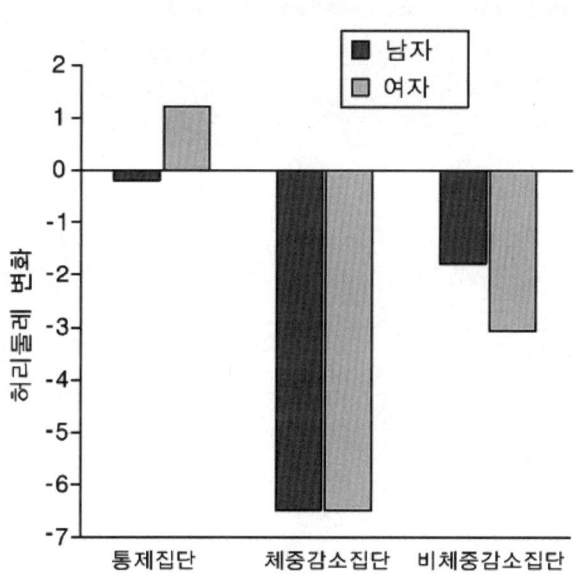

그림 11.7 12~14주 동안의 신체활동 프로그램에 참가한 비만 남녀의 허리둘레 변화. 통제 집단은 운동과 칼로리 섭취량의 변화가 없었다. '운동으로 체중 감소가 된 집단'과 '운동에도 체중 감소가 안된 집단'은 매일 약 60분간 활발한 걷기 운동을 실시하였다. '운동으로 체중 감소가 된 집단'은 칼로리 섭취량의 변화가 없었으며 체중이 7%까지 감소하였다. '운동을 해도 체중 감소가 안된 집단'은 운동으로 소모된 에너지만큼 칼로리를 섭취하였기 때문에 체중의 변화가 없었다.

리둘레를 크게 감소한다는 것은 연구를 통해서 입증이 되고 있다. 매주 300~400분, 매일 약 60분 운동을 하면 허리둘레가 1주일에 약 0.5cm 정도 감소한다. 〈그림 11.7〉에서 보는 바와 같이, 매일 60분간 3~4개월 동안 운동을 하면 남녀 모두 허리둘레가 약 5~6cm 줄어든다.

운동을 하면 체중이 감소하고, 그에 따른 복부 피하지방과 내장지방이 감소하는지를 확인하는 연구를 수행하였다(Ross and Janssen, 2001). 성별, 연령에 관계없이 운동을 하면 복부 피하지방과 내장지방이 현저하게 감소한다는 것을 확인할 수 있었다. 운동을 하면 피하지방과 내장지방이 감소되는 효과를 〈그림 11.8〉에 제시하였다. 그림에서 보는 바와 같이 체중이 10% 감소하면 복부 피하지방과 내장지방이 각각 25%, 35% 감소하고 있다. 또한, 주당 운동 시간이 증가할수록 그에 따른 복부 피하지방과 내장지방이 크게 감소하고 있다는 것을 알 수 있다.

내장지방은 건강에 대한 위험을 예측하는 인자이므로 운동으로 내장지방을 선택적으로 감소시킬 수 있는지에 대해서 많은 사람들이 매우 궁금해 하고 있다. 이 질문에 대한 대답은 감소를 어떻게 표현하느냐에 따라 달라질

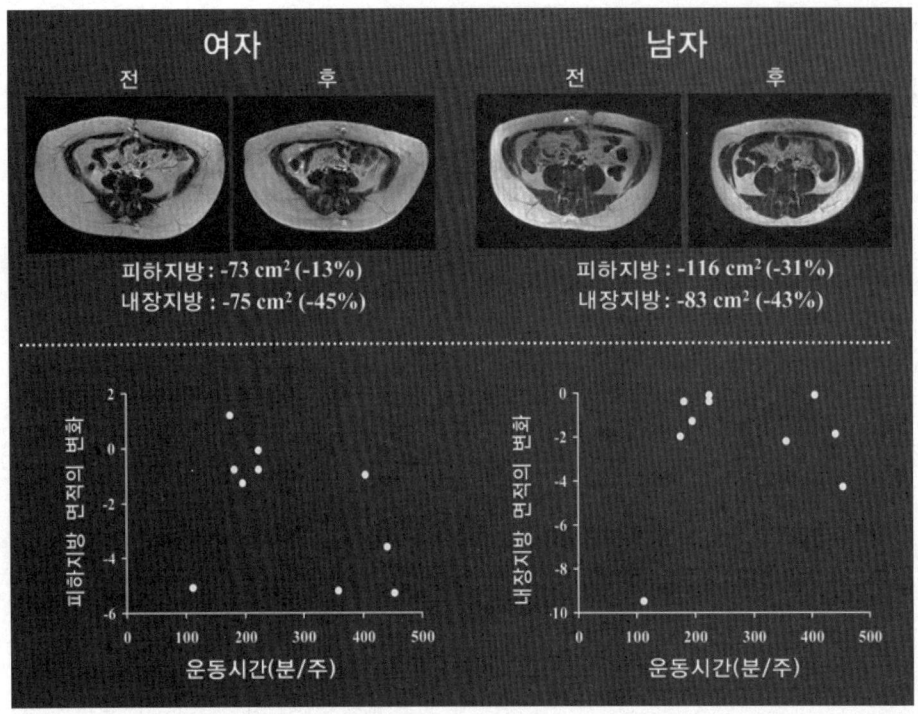

그림 11.8 운동을 통한 복부 피하지방과 내장지방의 감소. 위쪽 그림은 매일 60분씩 중강도의 걷기 운동으로 복부 지방이 크게 감소한 여성(왼쪽)과 남성(오른쪽)이다. 절대적인 감소(cm²)는 피하지방이 내장지방보다 크지만, 상대적인 감소(%)는 내장지방의 감소가 피하지방의 감소보다 크다. 아래쪽 그림은 주당 운동 시간(분)과 그에 따른 복부 피하지방(왼쪽)과 내장지방(오른쪽)의 감소관계를 나타내고 있다. 그래프상의 점은 각 연구의 평균을 나타내고 있다.

수 있다. 감소를 절대 값으로 표현하면 체중 감소에 따른 복부 피하지방의 감소가 크게 나타나고 있다. 왜냐하면 대부분의 성인들은 내장지방보다 복부 피하지방을 더 많이 갖고 있기 때문이다. 그러나 복부 피하지방과 내장지방의 감소정도를 백분율로 나타내면(예를 들어 지방축적의 최초 량과 비교하면) 내장지방이 더 많이 감소한다. 다시 말하면 지방감소의 절대량은 복부 피하지방이 원래 양이 많기 때문에 더 많이 감소하지만, 상대적 감소율을 백분율로 나타내면 내장지방이 더 크게 감소한다고 할 수 있다(그림 11.8).

신체활동을 통한 비만감소

규칙적인 운동으로 체중을 변화시키지 않고 전신의 비만과 복부비만을 줄일 수 있다는 증거가 새롭게 제시되고 있으며, 최소한 2가지 증거가 그러한 주장을 뒷받침하고 있다. 첫째, 18~35kg/m² 사이의 BMI 수준에서 신체적으로 활동적인 성인(심폐지구력이 더 높은)이 가만히 앉아서 생활하는 성인(심폐지구력이 더 낮은)보다 허리둘레가 작고, 복부 피하지방과 내장지방도 적은 것으로 확인되었다(Janssen et al., 2004). 둘째, 3~4개월 동안 지속한 운동 프로그램에 참가한 비만 남녀의 BMI에 변화가 없었음에도 불구하고 허리둘레(그림 11.7)와 복부 피하지방, 그리고 내장지방 모두 현저하게 감소하였다(Ross et al., 2000, 2004). 이러한 연구결과는 매우 중요하다. 왜냐하면 운동을 하면 체중의 변화와 상관없이 허리둘레, 총지방량, 복부지방량을 감소시킬 수 있다는 사실이 입증되었기 때문이다. 그러나 잊지 말아야 할 것은 총지방량과 복부지방량은 체중감소를 동반하지 않는 운동보다 체중감소를 동반하는 운동으로 더 효과적인 감소를 가져올 수 있다는 사실이다(Ross et al. 2000, 2004). 이는 비만 감소를 관찰할 때에는 BMI와 허리둘레 모두를 사용해야 한다는 점을 강조하고 있다.

> 체중 감소를 동반하지 않는 운동도 비만 남녀의 총지방, 복부지방, 내장지방을 크게 감소시킬 수 있다. 그러나 체중 감소를 동반하는 운동만큼 지방감소율이 크지 않다.

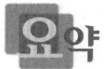

비만은 이미 널리 퍼져있고 전 세계적으로 증가하면서 사람들의 건강을 위협하고 있다. 그래서 이 문제에 대처할 수 있는 혁신적이고 다차원적인 전략이 필요하다. 이 장에서는 신체활동이 비만의 확산을 예방하고 그것을 치료하는 중요한 수단이 될 수 있다는 것을 강조하고 있다. 신체활동 지침에 따르면 건강에 해가 되는 체중증가를 예방하기 위해서는 매일 약 60분 정도의 중강도 운동을 꾸준히 해야 한다. 음식섭취를 통제하는 단기 비만 치료 연구를 통해서 에너지 섭취를 제한하지 않고도 하루 60분씩 중강도 운동을 하면 비만 남녀의 총지방 및 복부 피하지방이 상당히 감소하는 것으로 나타났다.

대부분의 사람들은 일일 신체활동 시간을 늘려야 한다는 것을 알고 있다. 그러나 보다 중요한 것은 어떻게 신체적으로 활발한 생활을 시작해서 그것을 유지하느냐 하는 것이다. 비만을 예방하고 체중을 감소시킬 수 있는 정도로 신체활동을 늘리기 위해서는 다학문적 접근이 필요하다. 신체활동량을 증가시키기 위해서는 의료 종사자들에게 신체활동의 효과에 대한 교육을 실시하거나, 학교에서의 체육 프로그램을 새롭게 구성하거나, 신체활동을 촉진하는 환경을 개발하는 등의 구체적인 전략이 필요하다. 비만의 확산에 대처할 수 있을 정도로 신체활동을 증가시키는 노력 앞에 엄청난 사회적 장벽이 기다리고 있다. 하지만 신체활동량을 증가시켜서 얻을 수 있는 긍정적 효과가 너무 크기 때문에 이 문제는 용기와 인내심을 가지고 단계적으로 접근해야 실효를 거둘 수 있다.

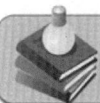

1. BMI와 그것의 산출방법을 설명하라. 그리고 성인 남녀의 과체중, 비만을 규정하는 기준점이 무엇인지 설명하라.
2. 비만에 관련된 5가지 주요 만성질환은 무엇인가?
3. 비만에서 이소성(異所性) 지방 축적의 사례를 2개 기술하고, 비만 관련 질병과의 관계를 설명하라.
4. 지난 30년간 평균 식이 섭취, 평균 여가 시간 신체활동 수준, 평균 총 신체 활동 수준이 얼마나 변했는지 기술하고, 그러한 변화가 비만의 확산에 어떤 영향을 미쳤는지 설명하라.
5. 신체활동수준(PAL)은 무엇이며, 어떻게 계산하고, 건강에 해로운 정도의 체중 증가를 예방하기 위해 권고하고 있는 수치는 얼마인가?
6. 매일 약 60분 중강도 운동을 하면 비만인 사람의 복부 피하지방과 내장지방에는 어떤 변화가 일어나는가?
7. 비만 감소 프로그램의 성공 여부를 확인하기 위해 허리둘레를 측정하는 경우 그것이 왜 중요한지 설명하라.
8. 체중 감소를 동반하는 운동과 동반하지 않은 운동이 허리둘레에 어떻게 다르게 영향을 미치는가?

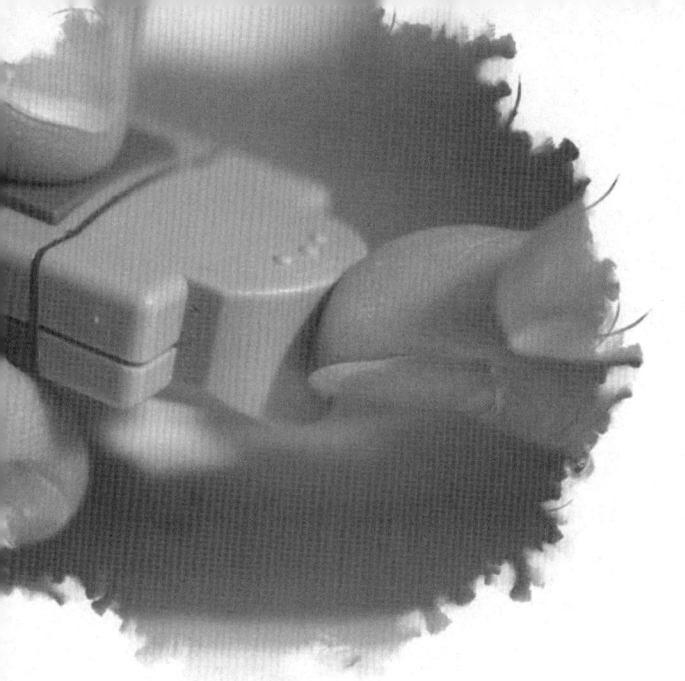

제12장
신체활동·체력과 당뇨병

개요

당뇨병의 개념과 유행

제2형 당뇨병의 역학, 병인학, 합병증
- 제2형 당뇨병의 역학
- 제2형 당뇨병의 기전
- 제2형 당뇨병성 합병증

신체활동이 인슐린과 포도당 대사에 미치는 영향
- 포도당 대사와 제2형 당뇨병
- 골격근의 인슐린 신호
- 골격근의 운동 신호
- 인슐린 저항과 신체활동

제2형 당뇨병 예방을 위한 신체활동 효과의 역학적 증거

제2형 당뇨병 예방 무작위 통제실험연구

제2형 당뇨병 환자와 규칙적인 신체활동

요약

연구문제

당뇨병은 여러 다양한 기능장애를 수반하는 만성 질환으로, 가장 흔하게 나타나는 것이 제2형 당뇨병(인슐린 비의존형)이다. 당뇨병은 이미 수백 년 전에 알려졌지만 당뇨병의 원인을 밝히는 연구가 시작된 것은 불과 몇 십 년밖에 되지 않는다. 운동을 하면 제2형 당뇨병을 치료하는 데 상당한 효과가 있는 것으로 밝혀지고 있다. 중강도의 규칙적인 신체활동을 하면 당뇨병 발병 위험을 예방하거나 지연시키는데 효과가 있다는 것이 증명되었다. 규칙적인 신체활동을 포함한 라이프스타일로 바꾸면 막대한 경제적 부담까지 주고 있는 당뇨병을 줄이는데 효과가 있는 것으로 보고되고 있다. 이 장에서는 주로 제2형 당뇨병에 초점을 맞추어 내분비 질환과 그에 따른 합병증에 대해 논의할 것이다. 그런 다음 이 질병의 발병 이유를 논의하고 마지막으로 제2형 당뇨병의 예방과 치료를 위한 신체활동의 역할을 지지하는 일단의 역학적 근거를 제시할 것이다.

당뇨병의 개념과 유행

당뇨병은 여러 기관과 신체 기능에 광범위하게 영향을 주며 신부전, 심장질환, 신경손상, 뇌졸중, 실명과 같은 합병증을 일으키는 가장 흔한 내분비 질환이다. 인체는 인슐린이 충분하지 않거나 기관이 순환 인슐린 수준(circulating levels of insulin)에 적절히 반응하지 않으면 혈당수준을 조절할 수 없다. 당뇨병의 가장 흔한 징후로는 잦은 배뇨, 과도한 갈증, 피로 등이 있다. 당뇨병은 크게 제1형 인슐린 의존성 당뇨병, 제2형 인슐린비의존성 당뇨병 그리고 임신성 당뇨병 3가지 유형으로 분류한다.

제1형 당뇨병은 인슐린을 분비하는 췌장의 β세포가 면역체계에 의해 '침입자'로 오인되거나 선택적으로 파괴되어 결과적으로 췌장 β세포가 인체에서 소멸되고 혈액의 인슐린 수준이 급격히 감소하거나 아예 분비되지 않는 자가면역성 질환이다. 생명을 유지하기 위해서는 규칙적으로 인슐린 주사를 맞아야 한다. 제1형 당뇨병은 항상 그런 것은 아니지만 유소년이나 청소년기에 시작되므로 '소아당뇨'라고 불리고 있다. 제1형 당뇨병은 남유럽, 중동, 아시아 국가들보다 북유럽 국가의 국민들에게서 자주 발견된다. 미국 인구 1,000 명당 약 3명이 제1형 당뇨병을 앓고 있는 것으로 보고되고 있다.

제1형 당뇨병과 달리 제2형 당뇨병은 대부분의 환자들이 '고인슐린증'이긴 하지만 기본적으로는 인슐린 수준이 정상, 정상 이상(고인슐린증), 또는 정상 이하(저인슐린증)일수도 있는 대사장애이다. 제2형 당뇨병을 앓고 있는 초기 환자의 대부분이 인슐린을 분비는 하지만 그것을 효과적으로 사용하지 못한다. 제2형 당뇨병에는 2가지 중요한 병리학적 작용이 일어난다. 즉, 췌장의 β세포가 혈액의 글로코스 수준에 따라 인슐린을 적절히 생산하는 능력이 점차 저하되는 기능장애를 일으키거나(인슐린 분비장애) 골격근, 지방, 간과 같이 인슐린에 민감한 조직이 인슐린에 둔감해지는 인슐린 저항이 나타나면 제2형 당뇨병이 발생한다. 제2형 당뇨병은 인슐린 저항을 특징으로 하며, 혈당을 낮추는 인슐린 기능이 떨어져 세포가 포도당을 효과적으로 연소하지 못하여 발생한다. 인슐린저항은 췌장의 β세포 기능장애 전에 일어나며 적어도 일부는 기능장애를 일으키는 원인이 되고 있다. 제2형 당뇨병의 발생은 연령이 증가하면서 늘어나지만 젊은 사람들에게서도 적잖이 발생하고 있다.

제2형 당뇨병은 비만인 사람들에게서 자주 발생하며, 일종의 대사질환이다. 주로 앉아서 생활하거나 비만인 사람들일수록 제2형 당뇨병에 걸릴 위험이 높은데, 유전적 요인과 인종의 영향을 받는 것으로 보고되고 있다. 예를 들면 제2형 당뇨병은 토착민, 라틴 아메리카계, 아프리카계 미국인의 후손들에게서 많이 발생하고 있다. 미국과 전 세계적으로 가장 흔한 당뇨병은 제2형 당뇨병이며, 전체 당뇨병의 90%를 차지하고 있다. 이 질환은 서서히 발병하며 수년간에 걸쳐서 생겨나는 질환이다. 일반적인 치료방법은 식이요법과 운동, 메트포르민, 슐포닐루리라와 같은 약물 투여, 인슐린 주사 등을 사용한다. 제1형 당뇨병과 제2형 당뇨병의 중요한 특징은 〈표 12.1〉에 잘 나타나 있다.

당뇨병의 세 번째 유형인 임신성 당뇨병은 보통 임신 2~3개월에 발병하며 출산을 하고 나면 사라진다. 임신성 당뇨병은 식이요법이나 가끔 인슐린 주사로 치료를 한다. 임신 중에 임신성 당뇨병을 앓는 여성들은 후에 제2형 당뇨병에 걸릴 위험성이 매우 높다.

표 12.1 당뇨병의 특징

질환의 종류	제1형 당뇨병 (IDDM)	제2형 당뇨병 (NIDDM)
	자가면역성 질환	대사작용 기능장애
인슐린 수준	저인슐린증	고인슐린증
발병 연령	주로 유아기	주로 40세 이후
유전 요인	약함	강함
기타		비만과 관련 빈도 높음

제2형 당뇨병의 역학, 병인학, 합병증

제2형 당뇨병 발병률이 세계적으로 급격히 증가하고 있음에도 불구하고 제2형 당뇨병이 얼마나 확산되고 있는지, 그 질환을 일으키는 중요한 원인이 무엇인지, 그리고 그것을 치료하지 않을 경우 어떤 결과가 초래되는지 있는지 잘 이해하고 적절히 대응하지 못하고 있는 것 같다.

제2형 당뇨병의 역학

제2형 당뇨병은 세계적으로 가장 흔한 만성질환으로 선진국에서는 엄청난 경제적 부담을 주고 있는 질환이기도 한다. 유병률(prevalence)은 특정 조건을 가지고 있는 사람들을 말하며, 발생률(incidence)은 새로운 사례를 의미한다. 즉, 유병률은 모집단의 인구 중 특정한 대상자만의 인구 비율이며, 발생률은 같은 질병이 새롭게 발견되는 사례 수이다. 당뇨병은 미국과 전 세계적으로 급격히 증가하고 있어 일부 보건기구와 연구자들은 그것을 유행성 질환으로 간주하고 있다.

당뇨병의 유병률은 조사하는 것이 쉽지 않을 뿐만 아니라 조사를 해도 문제의 심각성을 과소평가하는 경우가 허다하다. 최근 국제당뇨연구소와 세계보건기구가 전 세계의 당뇨병 환자들을 조사한 결과 2000년 현재 약 1억 5천만 명이며 2025년이 되면 그 두 배인 약 3억 명이 될 것으로 전망하고 있다. 이러한 증가 추세는 거의 모든 나라에서 일어나겠지만, 특히 아시아의 개발 도상국가를 중심으로 향후 10년 동안 가장 크게 증가할 것으로 예상하고 있다.

최근 미국에서 이루어진 'NHANES III' 가족단위 연구에서 당뇨병이 엄청나게 증가하고 있다는 사실이 밝혀졌다. 몇몇 유명한 리뷰에서도 심도 있게 논의하였지만 (Boyle et al., 2001; Mokdad et al., 2000) 'NHANES III'가 예측한 당뇨병의 급증 추세는 거의 모든 서방 선진국에서 나타나고 있는 현상과 거의 일치하고 있다. 제2형 당뇨병으로 진단을 받는 사람들의 수가 50년 후에는 165% 증가하여 2000년 현재 1억 1천만 명인 환자 수가 2050년이 되면 2억 9천만 명이 될 것으로 예상하고 있다. 가장 크게 증가할 것으로 전망되는 인구 집단은 75세 이상의 노인(336%)과 아프리카계 미국인들(275%)이다. 1991~1992년 사이에는 8개주에서만 당뇨병 유병률이 6%를 초과하였는데, 1997~1998년에는 23개 주로 급격히 증가하였다(그림 12.1). 대부분의 주에서 연령, 성별, 인종, 교육수준과 무관하게 증가하였다. 제2형 당뇨병의 유병률과 사망률은 노인과 소수 민족에게서 가장 높게 나타나고 있으며 그러한 추세가 당분간 계속될 전망이다. 또 다른 경향인 동시에 앞으로 큰 도전은 어린이와 청소년의 비만으로 인한 당뇨병을 어떻게 감소시킬 것이냐 하는 것이다.

제2형 당뇨병이 크게 증가할 것으로 예상하고 있는 배경에는 전 세계 인구 특히 개발도상국의 인구가 크게 증가하고, 대부분의 서방 선진국의 수명이 증가하며, 거기에 환경적 요인이 추가적으로 작용하기 때문이다. 특히 빠르게 변화하는 식생활 습관과 앉아서 생활하는 생활양식이 제2형 당뇨병을 유발하는 가장 큰 위험 요인이 되는 비만을 불러오고 있기 때문이다.

생활양식을 약간만 바꾸어도 제2형 당뇨병의 유병률을 줄이는 동시에 장기적으로 대사이상 발생률을 크게 줄일 수 있다. 반대로 건강에 좋지 않은 포화지방산이 풍부한 음식을 섭취하면서 운동을 하지 않으면 현재 각종 역학연구에서 예측하고 있는 것보다 훨씬 더 심각한 건강 문제에 직면할 수 있다.

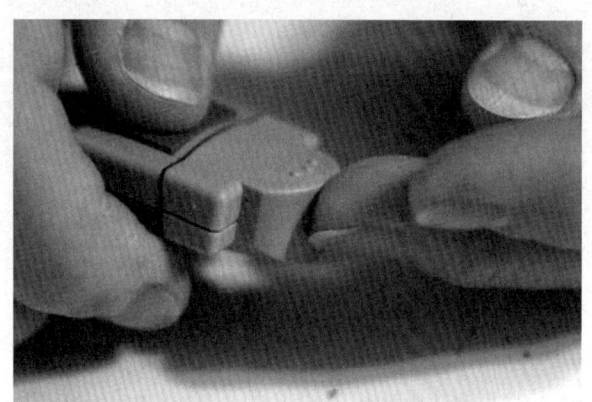

그림 12.1 질병통제센터에서 개발한 역학 자료지도. 수년간의 제2형 당뇨병 발생 경향을 보여주고 있다.

제2형 당뇨병의 기전

제2형 당뇨병은 두 가지 결손 때문에 발생한다. 그 한 가지는 췌장 β-세포의 인슐린 분비 손상이며, 다른 한 가지는 인슐린 저항이다. 제2형 당뇨병 환자는 췌장 β-세포의 기능장애로 인슐린 초기분비, 즉 식사 직후의 인슐린 분비가 뚜렷이 감소한다. 이러한 세포들이 점차 감지능력을 상실하면서 혈당의 농도에 적절히 반응하지 못하게 된다. 그러한 결손을 일으키는 상세한 분자기전과 신호기전에 대해서는 아직 충분히 밝혀지지 않고 있다. 그러나 β-세포의 기능 쇠퇴가 오랜 기간에 걸쳐 이루어진다는 사실은 이미 밝혀졌으며, 제2형 당뇨병으로 진단이 내려지면 β-세포의 기능쇠퇴가 길게는 12년 동안 지속되었다고 판단해야 한다.

그와 같은 대사장애로 나타나는 고혈당 상태는 혈중 포도당 농도 증가에 의한 세포독작용에 의해 더욱 악화된다. 만성 고혈당증은 인슐린 분비에 치명적이며 인슐린 저항을 초래할 수 있다는 사실이 동물 실험연구를 통해서 밝혀지고 있으며, 이러한 포도당독성은 β세포 기능의 완전한 상실을 초래할 수 있다. β세포 기능이 악화되는 것을 막고 그에 따른 당뇨병의 발전을 예방하기 위해서는 혈중 글루코스 조절능력을 개선하는 것이 절대적으로 필요하다.

인슐린 저항이 제2형 당뇨병을 일으키는 데 중요한 역할을 하는 것으로 알려져 있다. 인슐린 저항(insulin resistance)은 인체의 인슐린 민감 기관인 간, 근육, 지방조직이 주어진 인슐린 농도에 정상 이하로 반응하는 것을 말한다. 다시 말하면 식사 시에 인슐린은 적당히 분비되지만 인슐린의 효과(포도당 처리)가 손상된 것이다. 몇몇 중요한 유전적 요인들을 제외하면 인슐린 저항은 복부비만이 심하거나 신체적으로 비활동적인 비만인 사람들에게서 자주 일어나는 특징이 있다. 인슐린 저항의 가장 중요한 원인은 체중 증가이다. 인슐린 저항은 체중이 어떤 한계치 이상 증가하는 것을 예방하기 위한 일종의 피드백 메커니즘이라고 할 수 있다.

〈그림 12.2〉는 제2형 당뇨병으로 발전하는 2단계 모델을 보여주고 있다. 이 모델을 보면 인슐린 저항이 β세포의 쇠퇴를 가져오면서 결국 당뇨병을 일으키게 된다는 것을 알 수 있다. 정상 혈당에서 내당능장애(혈당이 정상치보다는 높지만 당뇨병으로 진단을 내릴 만큼 충분히 높지 않은 상태)로 변환되는 것은 주로 인슐린 저항 때문이다. 내당능장애에서 제2형 당뇨병으로 발전하는 것은 β세포의 기능이 저하되고 그로 인해 인슐린 분비가 감소하기 때문이다. 정상의 포도당 내성(normal glucose tolerance)에서 내당능장애(impaired glucose tolerance)로 발전한 다양한 종족들을 대상으로 연구를 실행한 결과, 인슐린 분비 결손은 인슐린 저항이 원인인 것으로 밝혀졌다.

제2형 당뇨병성 합병증

제2형 당뇨병 환자는 포도당, 지질, 단백질 대사에 나타나는 인슐린 다면발현현상(하나의 유전자가 여러 가지 표현형에 영향을 미치는 현상) 때문에 장기적으로 여러 가지 심각한 합병증을 동반할 수 있다. 어떤 경우에는 의식 저하, 극심한 고혈당, 심각한 탈수증을 일으키며 고혈당 고삼투압성 혼수와 같은 급성 합병증을 동반할 위험이 있다. 보통 체내 혈중 포도당이 증가하는 것을 신장이 초과 포도당을 소변으로 배출함으로써 정상으로 유지해 준다. 그러나 탈수증이 오면 신장은 체액을 유지하고 혈중 포도당 수치는 크게 증가한다.

제2형 당뇨병의 만성 합병증은 가끔 미세혈관 합병증과 대혈관 합병증으로 구분한다.

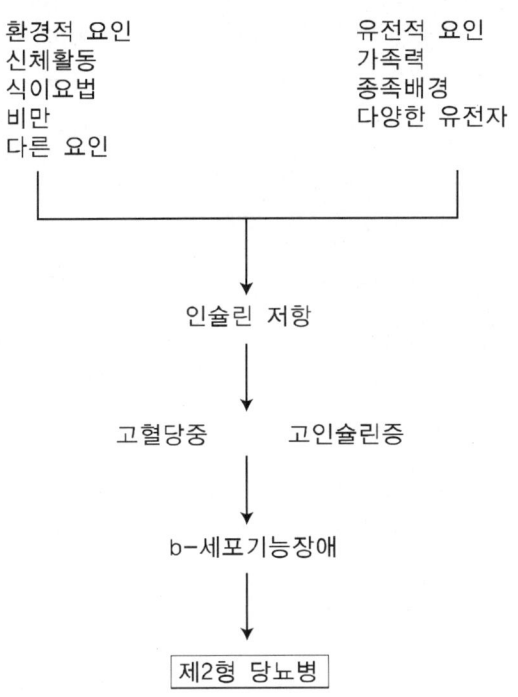

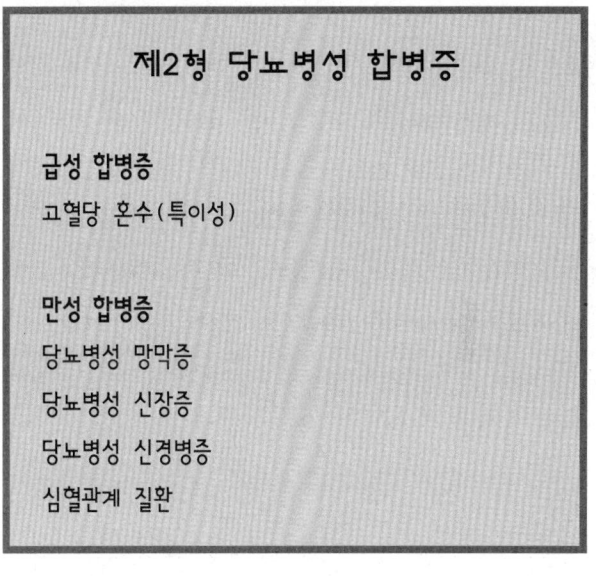

그림 12.2 제2형 당뇨병을 유발하는 환경적, 유전적 요인. 당뇨병을 유발하는 데 관련된 그 밖의 다른 요인들이 있을 수 있다.

· 미세혈관 합병증(Microvascular complications)은 작은 혈관에 영향을 끼쳐 기관을 손상시키는 합병증이다. 가장 흔한 미세혈관 합병증으로는 망막증, 신장질환, 말초신경병증 등이 있다. 당뇨병성 망막증은 망막 혈관이 손상되어 발생하며 미국을 비롯한 대부분 선진국의 실명의 주요 원인이다. 당뇨병성 신장질환은 신장

손상을 초래하며 미국에서 발생하는 신장 질환의 주요 원인이다. 당뇨병성 신장증의 초기 현상은 신사구체가 두꺼워지고 신장의 여과 능력이 감퇴한다. 결과적으로 신장은 정상 이상의 알부민을 소변으로 배출하며 미세 알부민뇨 상태를 초래한다. 그렇게 초래된 미세알부민뇨 상태가 당뇨병성 신장증을 일으키며, 그렇게 되면 신장의 이식이나 투석이 필요할 수 있다. 마지막으로 당뇨병성 망막증은 혈중 포도당 수치의 증가로 신경이 손상되어 발병한다.

· **대혈관 합병증**(Macrovascular complication)은 큰 혈관에 영향을 미쳐 관상동맥질환이나 뇌졸중 같은 심혈관 질환과 말초혈관 질환을 일으키는 합병증이다. 말초혈관 질환은 다리와 발로 공급되는 동맥이 좁아지는 사지 동맥경화증을 일으킨다. 그렇게 되면 혈류가 감소하고, 그로 인해 사지의 신경과 다른 조직에 손상을 가져올 수 있다. 제2형 당뇨병은 심혈관 질환을 일으키는 중요한 요인이며, 통계에 따르면 제2형 당뇨병 환자의 80%정도는 이와 같은 합병증으로 사망한다. 제2형 당뇨병 환자는 심혈관 질환 때문에 그렇지 않은 사람들보다 평균 5~10년 정도 일찍 사망한다. 심혈관 질환을 치료하는데 엄청난 건강관리 비용이 들어가고 있으며 그 중에 상당부분은 제2형 당뇨병 때문에 생겨나는 비용이다. 일부 당뇨병성 합병증은 진단하기 오래전부터 진행되므로 그와 같은 건강관리 비용을 발생시키고 있는 것이다.

신체활동이 인슐린과 포도당 대사에 미치는 영향

앞 절에서 당뇨의 개념, 당뇨와 관련된 질병, 그것의 유병률에 대해서 논의하였다. 이 절에서는 당뇨병을 생리학 및 세포학적 관점에서 살펴보고, 신체활동의 혜택을 골격근의 분자 메커니즘에 초점을 맞출 것이다. 이 주제에 관한 보다 심층적인 정보는 이전의 리뷰연구(Goodyear and Kahn, 1998; Tomas et al., 2002)를 참고하기 바란다.

포도당 대사와 제2형 당뇨병

인체의 포도당 항상성을 유지하기 위해서는 세 가지 대사가 조화를 이루어야 한다. 즉, 췌장 β-세포의 적절한 인슐린 분비, 간의 글루코스 생산 억제 그리고 근육과 같은 인슐린 민감 조직의 자극으로 포도당 흡수의 증가와 같은 대사가 정상적으로 잘 이루어져야 한다. 일회성 운동에 필요한 대사 연료는 골격근에 있는 탄수화물과 지방의 사용을 증가시켜 충족시킨다. 신체활동을 하면 혈액 내의 포도당이 골격근으로 이동하여 흡수된다. 당뇨가 없는 사람들은 운동을 너무 오래하지 않는다면 혈중 포도당 농도가 급격히 감소하지 않는다. 그것은 왜냐하면 간에서 생산되는 포도당의 양이 근육의 포도당 흡수량과 정확히 일치하고 췌장의 β세포에 의한 인슐린 분비가 감소하기 때문이다. 그에 반해 고혈당증이 있는 제2형 당뇨병 환자들은 중강도 정도의 운동만 해도 포도당 농도가 감소한다. 그래서 제2형 당뇨병 환자의 건강에 운동이 중요하다.

골격근은 포도당을 처리하는 인체의 중요한 기관이므로 내당능장애와 제2형 당뇨병과 같은 대사이상(metabolic disorder)에 매우 중요하다. 인슐린 자극에 의한 근육 포도당 대사는 3가지 속도-제어 단계(rate-controlling steps)를 거치게 되며, 당뇨병에 걸리게 되면 각 단계에 결함이 생기게 된다(그림 12.3 참조).

근육에 포도당의 흡수를 촉진하는데 가장 중요한 역할을 하는 것은 운동과 인슐린이다. 운동과 인슐린 자극으로 근육 세포로 전달되는 포도당의 양이 증가하면 아데노신 3인산의 생산에 사용되거나 글리코겐의 형태로 저장된다. 골격근의 포도당 이동은 주로 포도당 운반 장

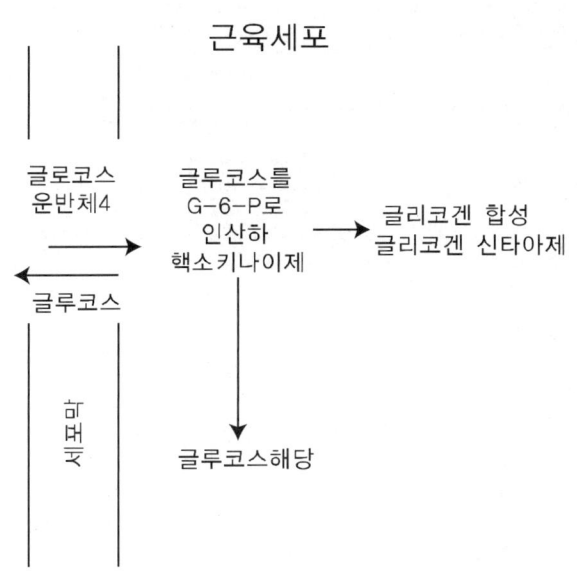

그림 12.3 포도당은 포도당 운반체(GLUT4)에 의해 골격근 섬유로 이동한다. 포도당은 헥소키나아제 효소에 의해 포도당-6-인산(G6p)으로 전환한다. G6P는 근육의 에너지 필요에 따라 글리코겐으로 저장되거나 당 분해의 기질로 사용될 수 있다.

치인 단백질에 의해 이루어진다. 포유류의 글루코스 운반장치는 조직 특유의 표현 패턴을 가지고 있는, 구조적으로 연결된 일단의 단백질(이소폼)로 구성되어 있다. 포유류에는 12가지 다른 포도당 운반 이소폼이 있으며, 그 가운데 골격근에 가장 많이 있는 이소폼이 GLUT4이다. 포도당 운송은 근육내 포도당 사용의 속도-제한 단계이다. GLUT4는 운동을 하거나 인슐린 자극이 있으면 그것에 반응하여 세포 내에서 원형질막과 세관으로 이동한다(전좌). 근육 내 포도당 처리와 신진대사를 통제하는 GLUT4의 양은 인슐린과 운동에 의해 조절된다.

당뇨가 없는 사람들에게 글리코겐 합성은 주로 포도당을 처리하기 위한 비산화 경로의 역할을 한다. 당뇨가 있는 사람들은 글리코겐 형성 속도가 감소하며 당뇨가 없는 사람의 글리코겐 형성속도의 40%에도 미치지 못한다. 근육 글리코겐 합성의 결손은 제2형 당뇨병을 유발하는 인슐린 저항에 중요한 역할을 한다. 또한 GLUT4 전좌(translocation)와 헥소키나아제 인산화가 손상을 입으면 포도당 수송에 결손이 초래되어 제2형 당뇨병을 일으키는 원인이 될 수 있다.

골격근의 인슐린 신호

제2형 당뇨병을 이해하기 위해서는 골격근 내에서 인슐린이 촉발하는 신호메커니즘을 면밀히 관찰할 필요가 있다(그림 12.4). 인슐린 자극에 의한 세포 내 신호 메커니즘은 다양의 세포반응을 만드는 수많은 작동인자 단백질을 포함하고 있다. 인슐린은 막통과 인슐린 수용체의 세포 바깥부분(α-서브유닛)에 결합함으로써 막통과 β-서브유닛을 활성화하고 나아가 인슐린 수용체가 자동 인산화 반응을 일으키도록 한다. 그 다음에는 신호가 인슐린수용체기질(IRS)이라고 하는 밀접하게 관련된 단백질군의 인산화를 통해 변환된다.

인슐린수용체기질(IRS)뿐만 아니라 인슐린 수용체는 단백질 Shc를 인산화하고 활성화해서 궁극적으로는 MAPK(mitogen-activated protein kinase)를 활성화 한다. IRS 분자는 다양한 티로신 인산화 사이트를 포함하는데, 이 부위는 인산화 된 후 부가적인 하류 신호분자들과 결합한다. IRS-1은 골격근에서 신호전달을 조절하는 우세 이소폼인 반면 IRS-2는 β세포 발달에 중요한 역할을 하는 것 같다. 두 이소폼 모두 간에서 이루어지는 글루코스 대사의 인슐린 조절에 중요하다. 일단 IRS-1이 근육에서 활성화되면 신호는 포스파티딜이노시톨-3-키나아제(PI3-K)가 활성화되면서 변환된다. PI3-K는 촉매 서브유닛과 연관된 조절 서브유닛으로 구성되는 헤테로다이머 단백질이다. 인산화된 IRS와 PI3-K의 서브유닛이 상호작용하면서 최종적으로는 효소를 활성화 한다. PI3-K의 촉매 서브유닛은 포스파티딜이노시톨-4, 5-인산을 기질로 사용하여 인산화 된 지질 포스파티딜이노시톨-3,4,5 삼인산염(PIP_3)을 만든다. 막관련 효소인 3-포스포이노시티드-의존 단백질

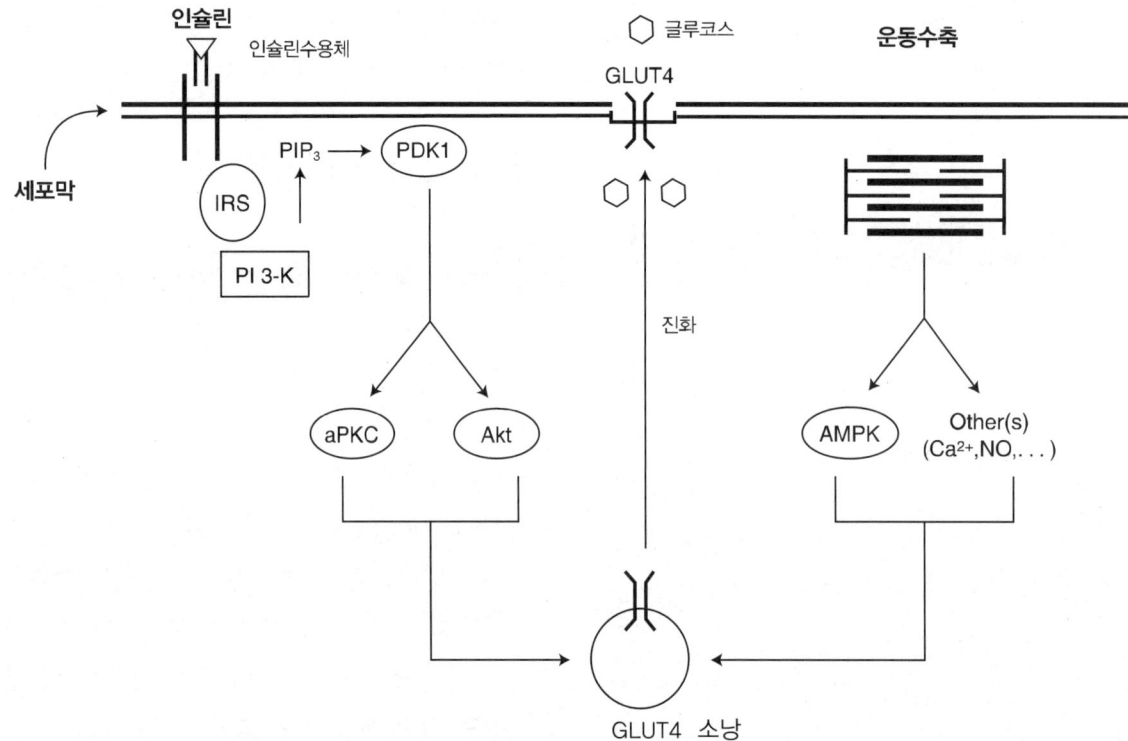

그림 12.4 인슐린은 포도당 운반체4(GLUT4)의 전좌를 통해 골격근의 포도당 수송을 증가시킨다. GLUT4 소낭으로의 신호 전달은 인슐린의 수용체 결합, IRS의 인산화, PI3-K의 활성화, PIP_3 생성, 그리고 PDK1 단백질을 통한 aPKC와 Akt의 활성화 과정을 포함한다. 운동에 의한 포도당 수송의 신호전달 체계에 대해서는 거의 알려지지 않고 있다. AMP-활성 단백질 키나아제(AMPK)가 관여한다는 증거는 있으나, 이 분자의 활성화로는 운동이 GULT4 전좌(자리 옮김)를 어떻게 증가시키는지 설명하기 어렵다.

키나아제 1(PDK1)을 활성화하기 위해서는 PIP_3가 필요하다. PDK1이 활성이 되면 단백질 키나아제 Akt(단백질 키나아제 B로도 알려져 있다.)와 이례적인 단백질 키나아제 C 이소폼 ζ와 λ를 인산화하고 활성화시킨다. Akt와 이례적인 단백질 키나아제 C는 동일한 분자 PDK1에 의해 활성화되는 두 개의 다른 신호를 나타낸다. 인슐린 신호의 다음 단계적 반응을 설명하기 위해서는 아직 더 많은 연구가 이루어져야 한다. 그러나 최근 AS160 단백질이 인슐린 신호를 GLUT4의 전좌로 변환하는데 중요한 역할을 하는 Akt 기질로 밝혀졌다. 인슐린 신호의 단계적 반응의 마지막 단계는 GLUT4가 세포내 소낭에서 원형질막으로 이동하여 세포 안으로 이동하는 포도당을 증가시키는 일이다.

골격근의 운동 신호

앞서 언급했듯이 근육의 포도당 운반활동을 조절하는 가장 중요한 두 가지 요인은 운동과 인슐린이다. 이 두 가지 자극은 골격근 세포내의 GLUT4를 원형질막으로 이동시키는 기능을 한다. 사실 인슐린과 운동은 근육의 포도당 운반, 아미노산 흡수 그리고 글리코겐 합성을 증가시키며 생물학적으로 효과를 발휘하고 있다. 이러한 유사성 때문에 처음에는 인슐린과 운동이 비슷한 신호전달 단계를 가지고 있는 것으로 생각했었다. 그러나 연구결과, 중요한 인슐린 신호전달 분자인 PI3-K의 활동이 운동이나 근육 수축 후에 곧바로 증가하지 않는 것으로 밝혀졌다. PI3-K가 충분히 활성화되지 않는다는 주장은 인슐린과 근수축 운동은 각기 다른 신호전달 체계를 가지고 근육에서 포도당을 흡수하거나 글리코겐을 합성한다는 연구결과와 일치하고 있다. 뿐만 아니라 근수축 자극에 의한 포도당 흡수는 PI3-K 메커니즘과 무관한 것으로 밝혀졌다. 그러나 인슐린과 운동의 신호전달이 PI3-K 이후의 단계에서 수렴되는지 여부는 아직 밝혀지지 않고 있다.

운동으로 인한 포도당 처리는 PI3-K와 관계없는 메커니즘에 의해서 이루어진다. 최근 골격근 포도당 운송에서 5'AMP-활성 단백질 키나아제(AMPK)의 역할에 대한 연구가 활발히 이루어지고 있다. AMPK는 세포 에너지를 모니터하는 연료 게이지 같은 역할을 하는 대사산물-감지 단백질 키나아제의 일종이다. AMPK가 감소된 저장 에너지를 감지하면 ATP 소모 대사경로는 정지시키고 대신 ATP 재생 경로를 작동시킨다. AMPK 활동은 인슐린의 영향을 받지 않고 근수축이나 운동에 반응하여 증가하며, AMPK의 그러한 활동은 골격근의 GLUT4 전좌와 포도당 수송과 밀접한 관련이 있다. 그러나 최근 이루어진 연구에 의하면 AMPK가 인슐린과 무관하게 포도당을 수송하는 메커니즘(예, 저산소증)에서 중요한 역할을 하는 것은 사실이지만 운동에 의한 근육의 포도당 흡수에 AMPK가 반드시 필요한 것은 아니라는 주장이 제기되고 있다. 대신 AMPK와 무관한 추가적인 신호전달 메커니즘이 운동에 반응하여 포도당 흡수를 조절할 수 있다는 것이다. 운동에 반응하는 신호전달 메커니즘을 좀 더 상세히 파악하기 위해서는 더 많은 연구가 이루어져야 한다.

운동이 인슐린과 무관한 신호전달 체계에 의해 포도당 대사를 증가시킨다는 사실을 볼 때, 이 경로를 활성화하면 당뇨병과 당뇨전증이 있는 사람들의 인슐린 저항 골격근의 포도당 수송을 증가시킬 수 있을 것이다. 그렇게 되면 운동자극에 의한 AMPK 활동이 인슐린-저항 골격근에서 방해를 받지 않는다는 점을 고려할 때 제2형 당뇨병과 관련된 대사 장애를 관리하는 것이 용이해질 수 있다. AMPK 신호전달 체계와 골격근에서 일어나는 또 다른 인슐린-무관 메커니즘에서 얻은 교훈은 당뇨병 환자들을 치료하는 약을 개발하는데 있어서 매우 중요한 정보가 될 수 있다.

인슐린 저항과 신체활동

인슐린 저항은 근육, 지방조직, 간과 같은 말초 표적조직(특정 호르몬에 특이적으로 반응하는 조직)이 정상적인 인슐린 순환 농도에 적절히 반응하지 못하는 것을 말한다. 인슐린 저항 보상 기간 후에는 결국 인슐린 농도의 증가에도 불구하고 내당능장애가 생기게 된다. 마지막 단계에서는 췌장의 베타 세포 기능부전에 의해 인슐린 분비가 감소하며, 그렇게 되면 임상적으로 제2형 당뇨병이 시작된다. 인슐린 저항과 베타세포의 기능부전이 동시에 발생하면 공복 고혈당이 되는 것이다. 여기서 우리는 인슐린 저항이 당뇨병으로 발전되어 나타나기까지 약 10년이 걸리고, 당뇨병을 가장 잘 예측할 수 있는 변인이 바로 인슐린 저항이라는 사실을 반드시 기억해야 한다.

한 차례의 운동만으로도 골격근 포도당의 수송과 대사를 증가시키고 글리코겐 대사에도 크게 영향을 미칠 수 있다. 글리코겐 분해율은 운동을 하는 동안 증가하며 운동이 끝나면 글리코겐의 신속한 재합성이 뒤따라 일어난다. 왜 그러한 현상이 일어나는지에 대한 분자 수준의 원인은 아직 밝혀지지 않고 있지만 근육 글리코겐 농도, 호르몬 요인, 자가분비-인접분비 메커니즘 등을 포함한 복합적인 요인이 함께 작용하는 것으로 추정하고 있다. 이러한 대사적 변화는 골격근에서 일어나며 인슐린 저항이 있는 사람들의 포도당 항상성을 향상시킬 수 있다. 뿐만 아니라 이와 같은 대사의 변화 때문에 신체활동을 하면 제2형 당뇨병의 발병을 예방하거나 지연시킬 수 있다.

인슐린의 민감성은 신체활동의 정도와 관련이 있다. 운동을 하면 인슐린 저항성 환자와 제2형 당뇨병 환자의 내당능(glucose tolerance)과 인슐린 작용을 향상시킨다. 이는 췌장, 간, 지방 조직, 골격근을 포함한 여러 조직의 적응에 의한 것이다. 운동을 하면 그 이전의 운동의 영향을 다소 받기는 하지만 포도당에 반응하는 인슐린의 분비가 감소한다. 운동을 장기적, 규칙적으로 하면 일정 부하의 운동에 대한 간 포도당 생산량이 감소하게 되는데, 그것은 지방산을 세포 연료원으로 사용하는 근육의 능력이 향상되기 때문이다. 그러나 간의 최대 포도당 생산 능력은 포도당 신생 능력과 함께 증가한다. 이렇게 간 기능이 향상되면 강도 높은 운동을 오랫동안 지속할 수 있게 된다. 운동은 지방 세포에서 유리 지방산을 저장하고 동원할 수 있는 능력을 향상시킨다. 운동은 골격근에서 GLUT4의 표현(expression)을 증가시키며, 그러한 효과는 포도당대사에서 인슐린 작용의 향상을 가져오게 된다. 이 연구 결과는, 제 2형 당뇨 환자들의 경우 IRS-1의 인슐린 자극 티로신 인산화와 P13-K 활동이 골격근에서 감소하므로, 임상학적으로 매우 중요하다. 이처럼 운동은 제2형 당뇨병 환자들의 인슐린 민감도를 회복시키는 중요한 치료 전략이다. 사실, 최근 역학 연구에 따르면 규칙적인 신체 운동은 제2형 당뇨병의 발병 위험을 감소시킨다.

제2형 당뇨병 예방을 위한 신체활동 효과의 역학적 증거

신체적으로 활발하게 생활하면 제2형 당뇨병을 포함한 다양한 만성 질병을 예방하는 데 도움이 된다는 것은 이미 잘 알려진 사실이다. 특히 운동은 내당능장애가 있는 사람과 당뇨병환자와 같은 고 위험군에게 중요하게 영향을 미칠 수 있는 대사의 변화를 유도한다. 그래서 신체적으로 활발하게 생활하는 사람은 규칙적인 운동의 생리학적 효과 때문에 좋은 인슐린 및 포도당 프로필을 보여주고 있다. 운동 중에서도 일상생활을 활발하게 하면서 운동량을 증가시키는 것이 인종, 연령, 성에 관계없이 제2형 당뇨병의 발병을 예방하거나 지연시키는데 매우 효과적이라는 사실이 역학 연구를 통해서 밝혀지고 있다(표 12.2).

45세 이상 55세 이하의 남성 약 6,000명을 대상으로 여가시간에 하는 신체활동이 건강에 미치는 효과에 관한 코호트 연구를 실시한 결과 신체활동과 제2형 당뇨병의 발병 간에 역상관관계를 나타내고 있었다(Helmrich 등, 1991). 특히, 매주 약 500kcal의 에너지 소비를 증가할 때마다 제2형 당뇨병의 발병 위험률이 6%씩 감소하였다. 흥미로운 것은 운동으로 인한 에너지 소비와 제2형 당뇨병 간의 상관관계는 비만, 고혈압, 가계 등과 같은 다른 요인의 영향을 거의 받지 않는다는 사실이다. 이 연구를 통해서 확인된 또 다른 흥미로운 결론은 신체활동의 효과가 제2형 당뇨병에 걸릴 위험이 가장 높은 사람, 즉 신체질량지수(BMI; Body Mass Index)가 높거나 고혈압이거나 당뇨병 가족력이 있는 사람들에게 가장 강력하게 나타나고 있다는 것이다.

또 다른 역학 연구(Manson 등, 1991)는 여성에게 초점을 맞추어 활발한 신체활동과 제2형 당뇨병 발생률과의 관계를 조사하였다. 연구 참여자는 당뇨병에 걸리지 않은 34~59세의 여성 약 87,000명이었다. 이들에 대한 추적 연구는 8년 동안 계속되었다. 일주일에 최소한 한 번은 활발한 신체활동을 하는 여성은 그렇지 않은 여성보다 제2형 당뇨병에 걸릴 위험이 16%나 낮았다. Helmrich 등(1991)의 연구에서와 마찬가지로 연령, 신체질량지수, 가족력 등이 신체활동의 효과에 아무런 영향을 미치지 않았다.

Manson과 그의 동료들(1992)은 제2형 당뇨병에 걸리지 않은 40~84세의 남성 약 21,000명을 대상으로 전향적 코호트 연구를 실시하였다. 5년 동안 추적 연구를 실시한 결과, 제2형 당뇨병의 발병률과 활발한 신체활동 횟수 간에 역상관관계를 발견하였다. 1주일에 최소한 한 번이라도 격렬한 신체활동을 한 사람은 그렇지 않은 사람보다 당뇨병 발병률이 29%나 낮게 나타났다. 선행 연구와 비슷한 결과를 보여주었지만 특히 이 연구에서는 과체중인 사람들에게서 신체활동의 효과가 더욱 뚜렷이 나타났다. 연령과 신체질량지수를 통제하였을 때에도 비슷한 효과가 있었다.

스웨덴과 중국에서 수행된 비임의 타당성 연구에서 내당능장애가 있는 사람들이 당뇨병에 걸리는 것을 예방하기 위해 신체활동 처치를 하였다. 스웨덴의 타당성 연구에서 초기 제2형 당뇨병을 앓고 있는 47~49세의 피험자 41명과 내당능장애가 있는 181명의 피험자를 선정하였다. 이 연구의 목적은 장기간의 생활방식 변화의 타당성을 검증하는데 있었다. 프로그램은 식이요법을 하거나 신체활동량을 증가시키는 것이었다. 5~6년 동안 추적연구를 하면서 구강 포도당 내성검사를 실시한 결과, 내당능장애가 있는 사람의 50% 이상이 정상을 회복하였고 당뇨병이 있는 사람은 50% 이상에게 차도가 있었다. 예상한대로 포도당 내성의 개선과 체중감소 및 신체활동 간에 상관관계가 있었다.

Pan과 그의 동료(1995)들은 내당능장애가 있는 사람들에게 연구의 초점을 맞추었다. 연구에 참여한 25~74세 피험자들을 신체질량지수를 고려하여 통제집단, 식이요법집단, 운동집단, 식이요법+운동집단에 배정하였다. 6년 동안 추적연구를 하는 동안 통제집단에 배정된

표 12.2 제2형 당뇨병 예방을 위한 운동 효과

연구집단	주요 연구결과	참고문헌
코호트 연구		
45-55세 남성	신체활동과 제2형 당뇨병 발병 위험률의 반비례 관계, 특히 제2형 당뇨병 고 위험군에 있는 사람들에서 반비례관계가 뚜렷하다.	Helmrich et al. (1991)
34-59세 여성	1주일에 적어도 한번 격렬한 운동을 하면 제2형 당뇨병에 걸릴 위험이 16% 감소한다는 사실이 8년 동안의 추적 연구를 통해서 입증되었다.	Manson et al. (1991)
40-84세 남성	1주일에 적어도 한번 격렬한 운동을 하면 제2형 당뇨병에 걸릴 위험이 29% 감소한다는 사실이 5년 동안의 추적 연구를 통해서 입증되었다.	Manson et al. (1992)
타당성 연구		
47-49세 IGT 남성	5년 동안의 추적연구 결과 규칙적으로 신체활동을 하는, 내당능장애가 있는 사람의 50% 이상이 경구 당부하 검사에서 정상을 회복하였다	Eriksson & Lindgard(1991)
25-74세 IGT 남성과 여성	통제집단에 배정된 사람들은 100명 가운데 15.7명이 제2형 당뇨병에 걸린 반면 운동집단에 배정된 사람들은 8.3명만이 제2형 당뇨병에 걸렸다.	Eriksson & Lindgarde(1991) Pan et al.(1995)

100명의 내당능장애가 있는 사람들 가운데 15.7명이 당뇨병으로 발전한 반면, 운동집단에 배정된 사람들은 8명만이 당뇨병에 걸렸다. 앞에 인용한 연구에서와 마찬가지로 신체활동과 제2형 당뇨병과의 관계는 반비례 관계에 있었다.

그동안 수행된 역학 연구를 종합해 보면, 신체활동이 고 위험군의 제2형 당뇨병을 예방하거나 지연시키는데 매우 강력한 수단이라는 것을 알 수 있다. 앞에서도 언급하였지만 신체적으로 활발한 생활을 하는 사람은 운동으로 인한 말초조직의 인슐린 감수성의 향상 등에 의해 주로 앉아서 생활하는 사람보다 훨씬 좋은 혈액 인슐린과 포도당 농도 프로필을 가지고 있다. 뿐만 아니라 인슐린 감수성에 대한 신체활동의 효과는 체중 감소나 신체조성 변화(지방 감소)에 의한 간접적인 결과일 수 있다.

제2형 당뇨병 예방 무작위 통제실험연구

무작위 통제실험(randomized controlled trials)은 특정 처치 또는 개입이 건강지표에 미치는 효과를 평가하기 위해 사용된다. 무작위 통제실험은 공중보건 정책, 약물 처방, 물리적·심리적 치료 등을 평가하는데 매우 적합한 연구방법이다. 처치 프로그램의 효과를 제대로 평가하기 위해서는 무작위 통제실험에 참가하는 피험자가 충분하고 연구기간 또한 충분히 길어야 한다. 무작위 통제실험의 장점은 결과에 영향을 미치는 변인에 대해 처치 집단 간 비교가능하다는 것이다. 따라서 결과의 차이는 특정 처치 프로그램의 결과라는 확신을 가질 수 있다.

노르웨이의 "오슬로 다이어트 및 운동 연구"가 1997년에 식이요법과 운동이 인슐린 저항에 미치는 영향을 1년 동안 연구하였다. 피험자들은 통제집단, 식이요법 집단, 운동집단 그리고 운동+식이요법 집단에 무작위로 배정되었다. 식이요법 집단은 지방섭취를 줄인 식단을 구성하였으며 운동집단은 1주일에 세 번 지구력 운동을 하도록 하였다. 운동집단은 식이요법 집단이나 식이요법+운동집단과 달리 인슐린 저항에 변화가 없었다. 이러한 연구 결과는 아마 운동 프로그램을 잘못 구성하거나 연구기간이 너무 짧거나 각 집단의 피험자들이 처치를 준수하지 않았기 때문일지 모른다.

중국의 "Da Qing 내당능장애와 당뇨병 연구"가 1977년에 보다 설득력 있는 결론을 도출하였다(Pan et al., 1997). 이 연구는 제2형 당뇨병 유발 위험요소인 포도당 내성에 연구의 초점을 맞추었다. 연구에 참여한 577명의 피험자들을 통제 집단, 식이요법 집단, 운동 집단, 운동+식이요법 집단에 배정하였다. 6년 동안 2년 간격으로 피험자들을 추적 평가하면서 제2형 당뇨병 발생 여부를 확인하였다. 6년 후 당뇨병 발생률을 분석한 결과, 통제 집단은 67.7%, 식이요법 집단은 43.8%, 운동 집단은 41.1% 그리고 운동과 식이요법을 병행한 집단은 46.0%의 당뇨병이 발생하였다. 이 연구의 결과를 보면 생활방식의 변화가 고 위험군이 제2형 당뇨병으로 발전할 위험을 줄이는데 크게 기여하였다.

"핀란드 당뇨병 예방 연구"는 내당능장애를 가진 과체중 중년 피험자들에게 초점을 주었다. 이 연구는 통제집단과 실험집단으로 나누어 연구를 진행하였다. 실험집단은 체중과 지방섭취는 감소시키고 식이섬유의 섭취와 신체활동은 증가시키는 중재를 하였다. 이 연구는 3.2년 동안 진행되었다. 중재 집단에는 당뇨병 환자가 11% 발생한 반면 통제 집단에는 23%의 환자가 발생하였다. 다시 말하면 중재집단에 배정된 사람들이 제2형 당뇨병으로 발전할 위험이 58% 감소하였다. 이 연구와 "Da Qing 연구" 모두 생활방식을 변화시키는 것이 고 위험군이 제2형 당뇨병으로 발전할 위험을 감소시키는데 매우 중요하다는 것을 보여주고 있다.

최근에는 한 당뇨병 예방 프로그램이 다이어트, 운동,

체중감소의 효과와 메트포민 치료의 효과를 비교하는 연구를 하였다. 메트포민은 제2형 당뇨병을 치료하는 데 널리 쓰이고 있는 항고혈당 약물이다. 현재 까지는 이약이 단일제재로서는 대사장애를 치료하는데 가장 효과적인 것으로 알려지고 있다. 이 약은 말초 조직의 인슐린 감수성을 증가시켜 대사장애를 치료한다. 이 연구에 참여한 피험자들은 대당능장애가 있으므로 제2형 당뇨병에 걸릴 위험이 매우 높은 고 위험군에 속한 사람들이다. 피험자들은 통제집단인 위약투여 집단, 메트포민 투여 집단, 식이요법+운동 집단에 무작위로 배정되었다. 식이요법+운동 집단은 체중을 7% 감소시키고 매주 적어도 150분 중강도 운동을 하였다. 평균 2.8년 동안 추적 평가를 하였다. 식이요법+운동이 '해당능장애를 가진 사람들'이 제2형 당뇨병으로 발전할 위험을 감소시키는데 가장 효과적인 것으로 나타났다. 운동, 식이요법, 체중감소의 복합처치가 당뇨병 발생 위험을 58% 감소시킨 반면 메트포민 투여는 당뇨병 발생 위험을 31% 감소시켰다.

중요한 무작위 통제실험 연구들을 종합해 보면 제2형 당뇨병을 예방하는 가장 효과적인 방법은 생활방식을 바꾸는 것이라는 결론을 얻을 수 있다. 특히, 적당한 운동을 하거나 적당한 운동과 식이요법을 병행하는 것이 고 위험군에 속한 사람들이 당뇨병으로 발전할 위험을 감소시키는데 가장 효과적이다. 이러한 효과가 체중감소와 관련하여 나타나는지에 대해서는 아직 확실히 밝혀지지 않고 있다.

제2형 당뇨병 환자와 규칙적인 신체활동

규칙적인 운동이 제2형 당뇨병 환자를 치료하는 효과가 있다는 것은 이미 잘 알려진 사실이다. 이미 1919년에 운동이 제2형 당뇨병 환자의 혈중 포도당 농도를 낮추고 포도당 내성을 향상시킨다는 연구결과가 보고되었다. Joslin과 그의 동료들이 1935년 "당뇨병의 치료" 특집호에서 당뇨병을 매일 매일 치료하는 방법으로서 운동을 추천하였다. 앞의 역학연구 결과를 논의하면서도 지적하였지만 중강도의 운동을 규칙적으로 수행하는 것이 제2형 당뇨병을 예방하는데 효과적이라는 것이 이제는 분명해 진 것 같다. 규칙적인 신체활동은 제2형 당뇨병이 있는 비만자들의 포도당 수치를 낮추고 인슐린 감수성을 향상시키는 식이요법과 경구 항고혈당 치료(예, 메트포민, 술포닐 요소)의 효과를 높이는 기능을 한다.

규칙적인 운동이 제2형 당뇨병과 같은 만성 대사질환을 예방할 수 있는 것은 운동 자체의 효과와 신체가 장기간의 운동에 적응한 효과가 중첩해서 나타난 효과 때문이라고 할 수 있다. 다른 장에서 이미 언급하였지만 일회성 운동만으로도 인체의 포도당 소비를 늘리고 골격근의 포도당의 흡수와 대사를 촉진할 수 있다. 그러나 인슐린 자극으로 증가된 포도당 소비률은 5~7일 정도 운동을 하지 않으면 그 효과가 소멸된다. 따라서 인슐린의 활동을 증가시키는 운동의 효과는 일시적이므로 반복적이고 지속적으로 운동을 해야 효과를 기대할 수 있다.

운동은 포도당 내성과 인슐린 저항을 개선할 뿐만 아니라 당뇨병과 관련이 있는 것으로 알려진 심혈관계 질환의 개선, 혈압 감소, 혈청지질의 감소, 체중감소, 복부지방과 내장 지방의 감소(인슐린 저항의 중요한 위험 요인)와 같은 다른 효과를 가져오는 데에도 기여한다. 따라서 규칙적인 신체활동은 제2형 당뇨병 환자의 이환율과 사망률을 감소시키는데 도움이 된다. 인슐린 저항과 인슐린 결핍의 정도, 운동의 빈도와 강도, 식이요법의 고수, 체중 감소 등과 같은 다양한 요인들이 복합적으로 당뇨병 환자의 운동 반응에 영향을 미칠 수 있다. 인슐린 감수성과 포도당 제거율은 노인에서도 심폐체력과 밀접한 관련이 있다. 운동이 제2형 당뇨병 환자의 심장혈관 위험을 감소시키는 효과가 있을 뿐만 아니라 당뇨병 환자들에게서 흔히 나타나는 대혈관 합병증이나 죽상동맥경화 합병증 위험을 감소시키기도 한다. 미국 스포츠의학회와 질병관리센터가 주로 앉아서 생활하는 사람들에게 적절한 방법으로 신체활동 수준을 높일 것을 권장하고 있다(Pate et al. 1995). 신체활동의 종류는 수입이나 인종, 그 외 사회경제적 요인과 관계없이 개인의 생활수요에 적합한 것을 융통성 있게 선택해야 한다. 예를 들어, 하루 30분, 1주일에 약 150분 정도의 중강도 걷기 운동을 하면 대부분의 사람들에게 충분한 운동량이 될 수 있다. 그렇게 신체적으로 활발한 생활방식을 오랫동안 유지하면 제2형 당뇨병 발병 위험을 예방하거나 그것이 악화되는 것을 사전에 예방할 수 있다.

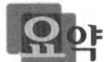

최근 제2형 당뇨병이 크게 유행하고 있으며, 머잖아 거의 전염병 수준에 도달할 것으로 예측되고 있다. 이러한 질병이 증가하는 것은 비만의 증가 및 신체활동의 감소와 직접적으로 관련이 있다. 운동을 규칙적으로 하면 제2형 당뇨병을 예방하거나 그것의 발생을 지연시킬 수 있다는 충분한 역학적 증거들이 제시되고 있다. 운동으로 제2형 당뇨병이 예방되는 것은 운동을 하면 포도당 항상성이 전반적으로 향상되는 메커니즘 때문인 것으로 추정하고 있다. 그 예로 운동을 하면 골격근의 포도당 섭취가 증가하고 췌장의 인슐린 분비가 감소한다. 앞으로의 연구는 이러한 중요한 대사 변화가 분자 수준에서는 어떻게 일어나고 있는지를 밝히는 방향으로 전개되어야 한다. 분자수준에서의 변화가 밝혀진다면 당뇨병 치료제를 개발하는 획기적인 계기가 마련될 수 있기 때문이다.

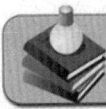

1. 인슐린은 인체의 생리를 정상으로 유지하는데 어떤 중요한 기능을 하는가?
2. 제1형 당뇨병과 제2형 당뇨병의 차이를 설명하라.
3. 제2형 당뇨병이 전 세계적으로 증가하고 있는 중요한 이유는 무엇인가?
4. 제2형 당뇨병이 증가하면 국가의 경제적 부담이 커지는 이유는 무엇인가? 제2형 당뇨병과 관련이 있는 합병증 네 가지를 열거하라.
5. 인슐린과 운동이 골격근에서 가지는 생물학적 효과를 밝혀라.
6. 세포의 신호전달 체계를 이해하는 것이 당뇨병을 치료하는데 왜 중요한지 설명하라.
7. 신체활동에 반응하여 일어나는 대사의 변화로서 제2형 당뇨병의 발생을 예방하는 데 도움이 되는 대사 변화를 설명하라.
8. 인종, 성, 연령 등과 같은 요인이 제2형 당뇨병 예방을 위한 신체활동의 효과에 영향을 미칠 수 있는지 역학적 증거로 설명하라.
9. 역학적 결론을 내리는데 있어서 무작위 통제실험의 역할을 설명하라.
10. 규칙적인 신체활동이 제2형 당뇨병으로 발전할 가능성이 높은 고 위험군에 속한 사람들에게 얼마나 큰 도움이 될 수 있는지 요약하라.

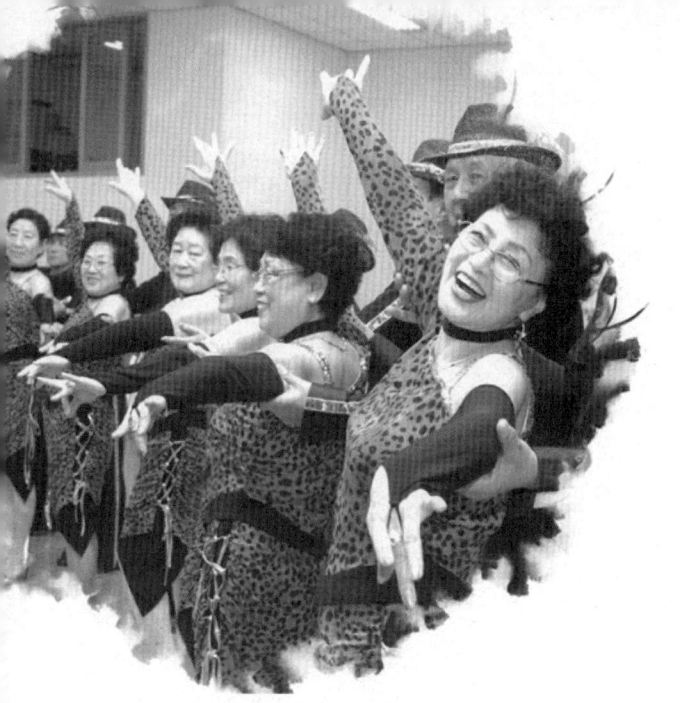

제13장
신체활동·체력과 암

개 요

암의 중요성

신체활동 · 체력과 암

신체활동 · 체력과 암에 대한 연구

신체활동 · 체력과 특정 암과의 관계
- 대장암
- 유방암
- 전립선암
- 폐암
- 다른 암

요약

연구문제

신체활동이 만성적 질환의 발생 위험을 감소시킨다는 것이 학문적으로 입증이 되고 있다. 신체활동이 건강에 미치는 영향을 연구한 역학 연구도 초기에는 주로 운동이 심혈관 질환에 미치는 영향에 관한 연구를 했었다. 1980년대 중반까지만 해도 세계적으로 두 번째로 높은 사망원인이 되고 있는 암과 신체활동과의 관계에 대한 연구를 거의하지 않았다.

그 이후 약 20년 동안 신체활동이나 체력과 암과의 관계를 밝히는 연구가 활발히 이루어졌다. 그 20년 동안 신체활동과 암과의 관계를 밝히는 새로운 지식들이 축적되어 두 암협회가 암 예방을 위한 신체활동 지침을 제안할 수 있게 되었다.

미국암학회(American Cancer Society: ACS)에서는 암 예방을 위한 영양식 안내서를 정기적으로 발행하고 있다. 미국 암 학회가 2002년 안내서를 발행하면서 처음으로 규칙적인 신체활동이 결장암과 유방암의 발생 위험을 감소시킬 수 있다는 주장을 하게 되었다. 같은 해 세계보건기구(WHO)의 국제 암 연구단체(IARC)가 한 핸드북에서 신체활동이 결장암과 유방암뿐만 아니라 다른 암 발생 위험을 감소시킬 수 있을 정도로 중요한 역할을 한다는 것을 인정하였다. 이 장에서는 그동안 암 관련 학회나 기관들이 신체활동과 암과 관련하여 권고한 내용들을 살펴볼 것이다.

암의 중요성

미국에서는 암으로 인한 사망이 가장 중요한 사망원인이 되고 있다. 실제로 암은 미국인 남녀 모두에 대해서 심장병에 이어 두 번째로 높은 사망 원인이다(그림 13.1). 2001년 미국인의 전체 사망 인구가 240만 명이고, 그 가운데 29%가 심장병으로 사망하였고, 약 50만 명에 해당하는 23%가 암으로 사망하였다. 2001년 기준 4명 중 1명이 암으로 사망한 것이다. 미국 남성들에게서 가장 자주 나타나는 암은 폐암, 전립선암, 대장암, 췌장암, 백혈병 순이며, 미국 여성들에게서 가장 자주 발생하는 암은 폐암, 유방암, 대장암, 난소암, 췌장암 순이다. 심장병과 암은 미국뿐만 아니라 세계적으로 중요한 만성질환이다. 2005년 현재 전 세계적으로 5800만 명이 사망한 것으로 추정되는데, 그 가운데 30%는 심혈관질환, 13%는 암으로 사망한 것으로 추정하고 있다(Strong et al, 2005). 참고로 전 세계 사망인구의 30%가 전염병, 산모와 태아의 출생 전후의 상태, 영양부족 때문인 것으로 추정하고 있다.

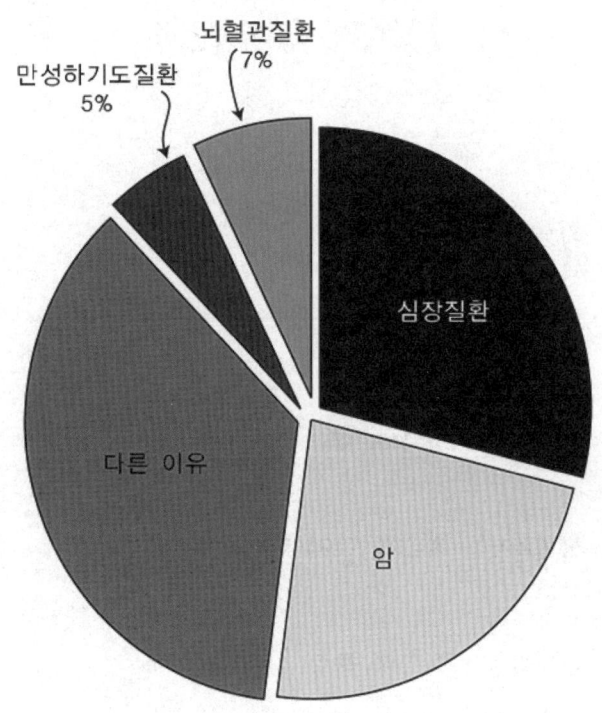

그림 13.1 미국인의 사망 분포(2001)

암으로 많은 사람들이 사망하고 있을 뿐만 아니라 매년 많은 남녀가 새로운 암 진단을 받고 있다. 미국암학회가 2004년 현재 140만 명의 미국인이 새로운 암 진단을 받게 될 것이라고 추정한 바 있다(피부의 일반적인

표 13.1 미국 남녀의 일반적인 암

치명적인 암		새롭게 발생한 암	
남성	여성	남성	여성
폐암(32%)	폐암(25%)	전립선암(33%)	유방암(32%)
전립선암(10%)	유방암(15%)	폐암(13%)	폐암(12%)
결장암 또는 직장암(10%)	결장암 또는 직장암(10%)	결장암 또는 직장암(11%)	결장암 또는 직장암(11%)
췌장암(5%)	난소암(6%)	방광암(6%)	자궁암(6%)
백혈병(5%)	췌장암(6%)	흑색종(4%)	난소암(6%)

기저세포암과 편평상피세포암은 제외)(Jemal et al., 2004). 남성들에게 자주 발견되는 새로운 암은 전립선암, 폐암, 대장암, 방광암, 피부 흑색종 순이다(표 13.1). 여성들의 경우 유방암, 폐암, 대장암, 자궁암, 난소암 순이다. 새롭게 발견되는 암은 이미 밝혀져 우리가 알고 있는 치명적인 암들과 비슷하지만 같지는 않다. 그것은 왜냐하면 어떤 암은 다른 암보다 쉽게 진단할 수 있기 때문이다. 어떤 암은 초기 단계에서 쉽게 발견되어 간단히 치료가 가능하지만 어떤 암은 발견이 어렵고 치료 또한 쉽지 않다. 예를 들면, 전립선암과 유방암은 폐암보다 초기 단계에서 쉽게 발견이 되고, 치료의 성공률로 매우 높다.

미국뿐만 아니라 세계적으로 암은 엄청난 공중보건 부담을 주고 있다. 그래서 암의 치료뿐만 아니라 그 원인을 찾는데 지대한 관심을 쏟아왔다. 암은 유전적 요인과 환경적인 요인이 동시에 작용하여 발생한다. 이 가운데 환경적 요인은 암을 일으키지 않는 방향으로 변화시킬 수 있으므로 공중보건의 관점에서 매우 중요하다. 최근 암을 유발하는 결정요인 위험인자로서 상당한 대중적 관심을 받고 있는 것이 좌식생활 또는 비활동적인 생활습관이다.

암으로 인한 사망의 주요한 원인
미국뿐만 아니라 세계적으로, 암은 심장병 다음으로 사망률이 높다.

신체활동·체력과 암

신체적으로 활발한 생활을 하는 사람들이 주로 좌식생활을 하는 사람들보다 암에 걸릴 확률이 낮다는 주장을 뒷받침할 정확한 기전은 아직 알려지지 않고 있지만 신체적으로 활발한 생활을 하는 사람들이 암에 걸릴 가능성이 낮다는 것을 포괄적으로 설명하는 기전은 제시되고 있다.

신체활동이 암 발생 위험률을 감소시킨다는 설득력 있는 기전
- 생식호르몬 수준의 조절
- 체중과 비만 감소
- 인슐린 유사 성장 인자와 결합단백질의 수준 변화
- 장 통과 시간의 감소
- 면역기능의 증가

우선, 성호르몬의 역할과 관련하여 설명할 수 있다. 성 호르몬은 강력한 분열촉진과 증식 효과를 가지고 있어서 생식 기관의 암을 발생시키는데 중요한 역할을 한다. 신체활동을 하면 그것이 월경기능과 여성의 성호르몬에 영향을 미쳐 유방암의 발병률을 감소시킬 수 있다고 한다. 운동을 하면 여성들의 경우 초경이 늦어지면서 무배란기 주기가 길어지게 된다. 초경이 늦어지면 유방암의 발병률이 낮고, 무배란 주기는 에스트로겐 수준을 낮춘다. 에스트로겐 수준이 높으면 유방암에 걸릴 가능성이 높다. 또한, 신체 활동은 성인 여성의 여성 스테로이드 호르몬의 변화와 관계가 있다. 성인 여성이 폐경기 전-후에 운동을 많이 하면 에스트로겐과 프로게스테론의 수준을 낮출 수 있다. 뿐만 아니라 운동을 하면 성호르몬결합 글로불린 농도가 증가하고, 이러한 글로불린은 순환과정에서 에스트로겐과 결합하여 유리, 활동 호르몬의 농도를 낮추게 된다. 이와 같이 운동으로 에스트로겐의 수준이 감소되면 자궁내막암에 걸릴 위험률이 감소한다. 에스트로겐의 수준이 높을수록 자궁내막암에 걸릴 확률이 높은 것으로 보고되고 있기 때문이다.

운동을 하면 남성 호르몬 안드로겐의 수준을 감소시켜 전립선암이 발생할 위험을 감소시킨다. 유산소 운동을 하면 안드로겐의 수준이 잠시 급격히 증가하지만 기초대사에서는 좌식생활을 하는 사람보다는 고도로 훈련받은 남성의 안드로겐 수준이 더 낮다. 엘리트 마라톤 선수처럼 운동을 많이 하면 안드로겐 수준이 낮아지는 것은 사실인데, 중강도 운동으로도 남성호르몬 테스토스테론의 수치를 낮출 수 있는지에 대해서는 아직 분명하게 밝혀지지 않고 있다.

운동을 하면 암 발생률을 감소시킬 수 있다는 두 번째 설득력 있는 주장은 체중, 비만과 관련하여 설명할 수 있다. 운동을 하면 체중이 감소되고, 지방을 조절할 수 있기 때문에 폐경기 이후에 나타나는 유방암, 자궁내막암, 대장암 등을 예방할 수 있다. 폐경기 후의 비만여성은 마른 여성에 비해 에스트로겐의 수치가 높으며, 그로 인해 앞에서도 언급하였듯이 생식기암이 발생할 위험이 높아진다.

주로 앉아서 생활하는 사람들이 운동을 시작하면 복부 지방을 줄일 수 있다. 복부 비만은 인슐린 저항, 고인슐린혈증, 고중성지방혈증, 고도 인슐린 유사 성장 인자와 연관이 있다. 인슐린과 인슐린 유사 성장 인자는 유방암, 전립선암, 결장암의 원인이 되고 있다. 최근 운동으로 인슐린 유사 성장 인자가 감소하면 세포의 단백질 함량이 증가하고, 그로 인해 전립선 암 세포의 성장이 감소되며 세포자멸이 증가하여 암 발생 위험이 감소한다는 사실이 연구를 통해서 밝혀지고 있다(Leung et al, 2004). 이것이 신체활동과 암과의 관계를 설명하는 세 번째 경로이다.

신체활동과 암의 관계를 설명하는 네 번째 메커니즘은 각종 물질이 내장을 통과하는 시간과 관련이 있다. 운동을 하면 내장의 통과 시간이 변화되어 결장암에 걸릴 위험이 낮아진다는 것이다. 운동을 하면 결장 내의 통과 속도가 빨라지고, 발암 물질과 보조발암 물질에 노출되는 시간이 감소하며, 배설물의 흐름이 촉진되어 결장암의 발병을 줄이는 데 도움이 된다. 그러나 운동을 하면 내장 통과 시간이 빨라진다는 사실이 이 분야에서 이루어지고 있는 모든 연구의 지지를 받고 있는 것은 아니다.

마지막으로, 운동이 선천성 면역체계를 강화하여 암 발병의 위험을 줄일 수 있다는 주장이다. 선천성 면역체계가 암을 발병시키는 원인을 통제할 수 있으므로 운동을 통해 면역체계를 강화시키면 암 발생의 위험을 감소시킬 수 있다는 의미이다. 일반적으로 적당한 운동을 하면 면역체계를 강화할 수 있다. 그러나 마라톤과 같은 장시간의 격렬한 운동을 오히려 일시적이지만 면역체계를 약화시킬 수 있으며, 그 기간이 짧게는 며칠 이지만 길게는 2주 동안 지속된다.

신체활동·체력과 암에 대한 연구

운동을 하는 사람들은 그렇지 않은 사람들보다 암 발병률이 낮다는 것을 몇 가지 메커니즘으로 설명하였지만, 보다 직접적인 증거는 역학 연구를 통해서 확인할 수 있다. 역학은 질병의 분포와 결정 요인을 연구하는 학문분야이다. 질병의 분포와 결정요인을 연구하기 위해 다양한 연구 설계를 사용할 수 있지만, 본 절에서는 이장의 집필 의도와 밀접한 관련이 있는 세 가지 연구 설계에 대해서 설명할 것이다.

> **신체활동의 암 예방 효과**
> 신체활동을 하면 어떤 암을 예방할 수 있는지는 주로 역학 연구를 통해서 그 증거를 찾을 수 있다. 역학 연구 결과들은 생물학적 메커니즘에 의해 입증이 되고 있다.

일반적으로 무작위 임상 실험(randomized clinical trial)을 가장 바람직한 역학 연구 설계라고들 한다. 이 연구 설계에서는 실험 적격자들을 선정해서 무작위로 '처치' 집단에 배정한다. 예를 들어, 신체활동의 효과를 연구한다고 하면 좌식생활을 하는 사람들을 일차적으로 선정한 다음 무작위로 운동을 하지 않는 집단, 적당한 운동을 하는 집단, 격렬한 운동을 하는 집단에 배정한다. 일정 기간이 지난 다음 운동을 한 집단과 하지 않는 집단, 중강도 운동을 한 집단과 고강도 운동을 한 집단 간의 차이를 분석한다.

이 연구 설계가 가장 좋은 연구 설계로 인정받고 있는 피험자가 원하는 실험집단을 선택하는 것이 아니라 연구자가 피험자를 무작위로 배정하기 때문이다. 피험자에게 집단을 선택하게 하면 신체적으로 활발한 생활을 하는 사람들은 이미 건강에 도움이 되는 활동들을 하고 있기 때문에 운동의 효과를 왜곡시킬 수 있다. 즉, 외부 혼동 변인을 줄여 실험의 타당성을 높일 수 있기 때문이다. 예를 들어, 대개 활동적인 사람들은 이미 담배를 많이 피우지 않을 뿐만 아니라 절제된 식사를 하고 있다.

연구자가 피험자들을 무작위로 배정하면 피험자 스스로 집단을 선택했을 때 나타날 수 있는 실험결과의 왜곡 현상을 사전에 예방할 수 있다.

이 연구 설계가 가장 엄격한 연구 설계로 인정을 받고는 있지만, 언제나 쉽게 사용할 수 있는 연구 설계가 아닐 뿐만 아니라 때로는 이 연구 설계를 사용하는 것이 바람직하지 않을 때도 있다. 이 연구 설계를 사용하기 위해서는 비용이 많이 들기 때문이다. 무작위 임상 실험은 비용이 많이 드는 연구 설계이다. 또 다른 문제는 피험자들이 "처지"에 잘 따를 것이냐 하는 것이다. 무작위 임상 실험으로 타당한 결과를 얻기 위해서는 피험자들이 연구자의 처치에 충실히 잘 따라야 한다. 그런데 주로 앉아서 생활하던 사람을 신체활동 집단에 배정하면 중간에 운동을 그만둘 가능성이 매우 높다. 암의 발병 원인을 찾기 위해서는 장기간의 연구가 필요한데, 처치 집단에 배정된 피험자들이 중간에 그만두게 되면 원하는 실험결과를 얻을 수 없게 된다. 그래서 가끔 무작위 임상 실험 연구 설계 대신 다른 연구 설계를 사용하곤 한다.

이처럼 무작위 연구 설계는 비용과 준수의 문제가 따르므로 신체활동과 암 발생에 관한 연구는 주로 비 무작위 연구 설계로 수행하고 있다. 무작위 연구 설계로 장기간 연구를 하는 대신 비 무작위 연구 설계로 단기간의 연구를 통해 암 발생 가능성 자체를 연구하기 보다는 암 발생 위험을 예견하는 연구를 주로 해 왔다(Irwin et al, 2003). 연구 기간에 상관없이 무작위 연구 설계에서 항상 문제가 되고 한계로 지적되는 것이 피험자의 특성이다. 무작위 임상 연구 설계에서는 피험자를 선택하는 기준이 매우 엄격하기 때문이다. 연구에 참여하는 피험자는 건강상태가 양호해야 하고, 실험적 처치를 받아들이겠다는 동의를 해야 하며, 장기간의 실험 처치를 준수하겠다는 약속도 해야 한다. 이렇게 피험자 선택 기준이 까다롭고 엄격하므로 실제로 실험에 참여하는 피험자는 모집단을 대표하지 않을 수 있다. 곧 소개할 다른 연구

설계도 무작위 연구 설계가 아니지만 연구자들이 선호하고 있는 것은 비록 피험자 선정은 모집단을 대표하도록 무작위로 하지 않지만 실험에 필요한 배정은 다른 처치 집단에 무작위로 하기 때문이다.

신체활동과 암 발생과의 관계를 보다 직접적으로 밝혀주는 역학 연구는 '동질집단 이용 연구 설계(cohort research design)'와 '사례-대조집단 연구 설계(case-control research design)'와 같은 두 가지 연구 설계로 수행한다. 동질집단 연구 설계에서 피험자들은 자신이 원하는 집단을 선택한다. 예를 들어, 신체활동과 결장암의 관계를 연구하기 위해 동질집단 연구 설계를 사용하는 경우 피험자들은 자신의 의지에 따라 운동을 하지 않는 집단, 적당한 운동을 하는 집단, 격렬한 운동을 하는 집단을 선택하게 된다. 그런 다음 일정 기간이 경과 한 다음 암이 발생하였는지를 확인한다. 즉, 신체활동 수준이 높은 집단이 결장암에 걸릴 위험이 적은지 다른 집단과 비교하여 사정함으로써 신체활동이 암 발생에 미치는 영향을 검증한다.

이 연구 설계에서는 피험자들이 스스로 신체활동 수준과 같은 '처치' 집단을 선택하므로 간섭 변인(confounding variable) 문제가 제기될 수 있다. 그와 같은 문제는 통계적으로 최소화시킬 수 있다. 즉, 자료를 분석할 때 신체활동과 관련된 다른 건강 습관의 차이를 반영 하고, 암 발생 여부를 독립적으로 예측하여 통계적으로 처리함으로써 이 연구 설계가 갖는 한계를 어느 정도 극복할 수 있다.

사례-대조집단 연구 설계는 결장암과 같이 특정 질병에 걸린 사례를 대상으로 연구할 때 주로 사용한다. 예를 들어 결장암에 걸린 피험자들은 사례 집단이며, 결장암에 걸리지 않은 비교 집단은 대조집단이 된다. 두 집단 모두 과거에 운동을 얼마나 적극적으로 하였는지 일차적으로 평가한다. 그런 다음 사례 집단이 결장암에 걸리기 전에는 운동을 얼마나 열심히 하였는지 평가한다. 두 집단 간의 운동 또는 신체활동 양의 차이를 비교 분석한다. 결장암에 걸린 사례 집단이 대조집단과 비교하여 운동을 적게 하였다면 그것을 보고 신체활동과 암 발병과의 관계를 추론한다.

사례-대조집단 연구 또한 동질집단(cohort) 연구 설계에서처럼 연구자가 신체활동 조건에 피험자를 배정하는 것이 아니라 피험자 스스로 신체활동을 선택하므로 암 유발에 영향을 미치는 다른 변인이 통제되지 않을 수 있다. 그와 같은 문제점은 동질집단 연구 설계에서와 비슷하게 통계적으로 해결할 수 있다. 즉, 신체활동과 관련된 암 유발 위험요인의 차이를 반영하여 자료를 분석하고, 암 발생 여부를 독립적으로 예측함으로써 이 연구 설계의 한계를 어느 정도 극복할 수 있다.

역학 연구를 설명할 때 중요하게 대두되는 몇 가지 개념이 있다. 가장 중요한 개념은 '상대 위험' 또는 RR(Relative Risk)이라는 개념이다. '상대 위험'은 신체활동과 같은 운동 노출과 결장암과 같은 질병과의 관련 정도를 나타내는 개념이다. '상대 위험'은 신체활동 수준의 차이로 생길 수 있는 암 발생 가능성의 차이를 비교 평가한다. 예를 들어 암에 걸릴 가능성의 0.5가 신체활동과 관련된다면 활동적인 사람은 활동적이지 않은 사람보다 암에 걸릴 확률이 0.5배 또는 50% 낮다는 의미이다.

두 번째 중요한 개념은 신뢰구간 또는 CI(Confidence Interval)이다. 우리는 '상대 위험'을 계산할 때 불확실한 구간 또는 신뢰구간을 계산하게 된다. 일반적으로 역학 연구에서는 95% 신뢰구간을 사용한다. 예를 들어, 신체적으로 활발한 생활을 하는 사람이 그렇지 않은 사람보다 암에 걸릴 확률이 0.5 정도 낮으며, 신뢰구간이 95%이고 확률 범위가 0.3~0.8라면 우리는 95%의 확신을 가지고 신체활동을 하는 사람은 그렇지 않은 사람보다 암에 걸릴 위험이 20%~70% 감소한다는 주장을 할 수 있다. 신뢰구간이 낮을수록 '상대 위험'을 보다 정확하게 평가할 수 있다. 뿐만 아니라 신뢰구간 95%가 1.0을 넘지 않으면 연구결과는 $p<.05$ 수준에서 통계적으로

유의하다고 할 수 있다.

마지막으로, 역학 연구를 설명할 때 자주 사용하는 또 다른 개념은 용량 반응 또는 DR(Dose-Response)이다. 신체활동과 암에 대해서는 보통 '역 용량 반응'이 일어나게 되는데, 이것은 운동을 많이 할수록 암에 걸릴 위험성이 낮아진다는 의미이다. 용량 반응 곡선은 직선, 곡선, 비모수 등 다양한 형태를 띠게 되는데, 역학 연구에서는 주로 선형곡선이 사용되고 있다.

세 가지 역학 연구 설계
- 무작위 임상 연구 설계
- 동질집단 연구 설계
- 사례-대조집단 연구 설계

신체활동·체력과 특정 암과의 관계

다음은 신체활동이나 체력과 암 발생 위험성과의 관계를 역학적으로 규명한 연구 결과들에 대해서 논의할 것이다. 여기서 소개할 역학 연구 결과들은 모두 동질집단 연구 설계나 사례-대조집단 연구 설계를 사용하였다. 대부분의 연구결과들이 또한 신체활동과 암과의 관계를 연구한 것들이다. 체력이나 심박동수와 같은 체력 지표와 관련된 연구는 그렇게 많이 이루어지지 않고 있다. 그간 수행된 연구에 의하면 신체활동과 암과의 관계는 암의 종류에 따라 다르므로 각 암과 신체활동이나 체력과의 관계를 별도로 논의할 것이다.

대장암

대장은 결장과 직장으로 구성되며, 직장은 결장이 끝나는 부분과 연결되어 있다. 해부학적으로 가까이 서로 연결되어 있지만 역학적으로는 결장암이나 직장암과 신체활동과의 관련성에 있어서는 상당한 차이가 있는 것으로 보고되고 있다. 따라서 결장암과 직장암을 별도로 설명할 것이다. 결장[직장]암을 함께 연구한 것은 여기에서 논의하지 않을 것이다. 각기 다른 두 종류의 암을 결합하여 설명하면 각 암이 신체활동과 관련하여 갖는 의미가 흐려질 수 있기 때문이다.

결장암

신체활동이나 체력과 결장암 발병 위험간의 관계를 연구한 논문이 약 50여 편에 이르고 있다. 대부분의 연구가 북아메리카, 유럽, 아시아의 여러 국가와 오스트레일리아, 뉴질랜드 등지에서 수행되었으며, 주로 중년이나 노년을 대상으로 이루어졌다. 그 가운데 적지 않은 연구들이 안정시 맥박수나 심박수와 같은 지표를 이용하여 체력을 평가하는 형태로 이루어졌다. 동질집단 연구 설계나 사례-통제 연구 설계를 사용한 일련의 연구를 통해서 신체적으로 활동적인 사람이 그렇지 않은 사람보다 남녀 모두 결장암 발병률이 낮다는 것을 밝힐 수 있었다. 신체활동이 결장암에 미치는 효과에 관한 대부분의 연구는 중년과 노년을 대상으로 이루어 졌으며, 유소년이나 청소년을 대상으로 한 연구는 거의 이루어지지 않았다. 시간이 경과함에 따라 신체활동 양이 변화하고 그에 따른 결장암의 발병 위험이 어떻게 변화하는지에 대한 연구는 전무한 실정이다.

신체활동이 결장암을 예방하는 데 얼마나 큰 효과를 미칠 수 있을까? 각 연구마다 신체활동의 효과가 약간씩 다르게 나타나지만 지금까지 이루어진 연구들을 종합하면 평균적인 효과의 크기를 제시할 수 있다. 가장 활동적인 사람을 가장 비활동적인 사람과 비교하였을 때 '상대 위험' RR이 0.7이었다. 이것은 활동적인 사람들이 결장암에 걸릴 확률은 비활동적인 사람에 비해 30% 감소할 수 있다는 의미이다. 남성에 대한 '상대 위험' 값은 0.7(위험률 30% 감소)이고 여성은 0.6(위험률 40% 감소)이다.

연구자료가 충분하지는 않지만 남성을 대상으로 한 하버드 졸업생 건강 연구(Lee et al., 1991)와 여성을 대상으로 한 간호사 건강 연구(Martinez et al., 1997)에 의하면 하루 30~45분 동안 실시하는 중강도 운동으로도 암 발생 위험을 감소시킬 수 있다고 한다. 그림 13.2a에서 주당 1,000 kcal나 그 이상의 에너지를 소비하는 운동을 하면 결장암 발생 위험을 감소시키는데 도움이 된다는 것을 알 수 있다. 주당 1,000kcal의 에너지를 소비하기 위해서는 거의 매일 30분 정도의 중강도 운동을 해야 한다. 여성의 경우 주당 21MET-hours[1] 이상 또는 하루 45분 정도 중강도 운동을 하면 결장암의 발생 위험을 감소시키는데 도움이 된다(그림13.2b).

신체활동과 결장암 발생 위험과의 관계에 대해서 그동안 많은 연구가 이루어졌지만 주로 저강도, 중강도, 고강도의 세 가지 신체활동 수준의 차이를 비교 설명하는 연구가 주를 이루고 있어 신체활동 양과 결장암 발생률과의 관계가 아직 구체적으로 밝혀지지 않고 있다. 단지 신체활동 수준과 결장암 발생 위험과는 역 '용량 반응' 관계라는 정도만 밝혀지고 있다. 어느 정도로 운동을 해야 결장암을 예방하는데 효과적인지에 대한 충분한 자료가 제시되지 않고 있는 것이다. 즉, 신체활동 양과 결장암 발생률 간의 관계를 가장 잘 나타내는 곡선을 아직 찾지 못하고 있다.

앞에서 동질집단 연구나 사례-통제 연구에서 혼란변인이 작용할 수 있다는 설명을 하였다. 신체활동과 결장암 발생 위험간의 관계를 연구하면서 신체질량지수, 흡

1) 역자 주: 21MET-hours의 에너지를 소비하려면 2MET로 10.5시간 또는 3MET로 7시간을 운동해야 한다. 하루 45분씩 매일 운동한다면 21MET-hours의 에너지를 소비하기 위해서는 21*60MET-minutes÷7일÷45분=4MET, 즉 4MET로 운동하면 된다.

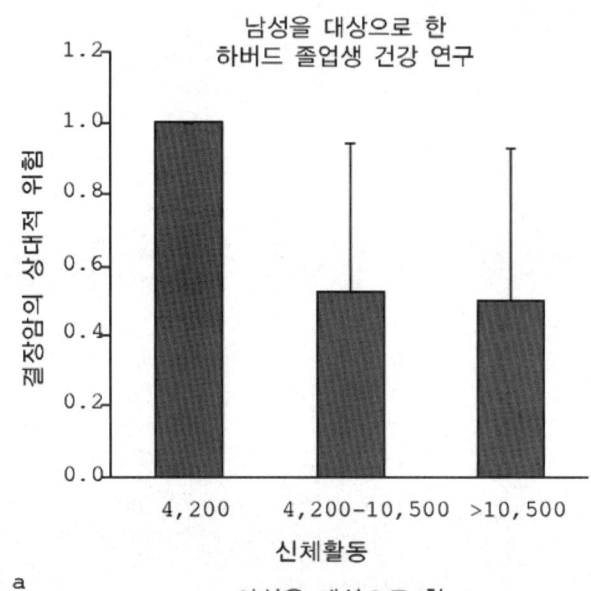

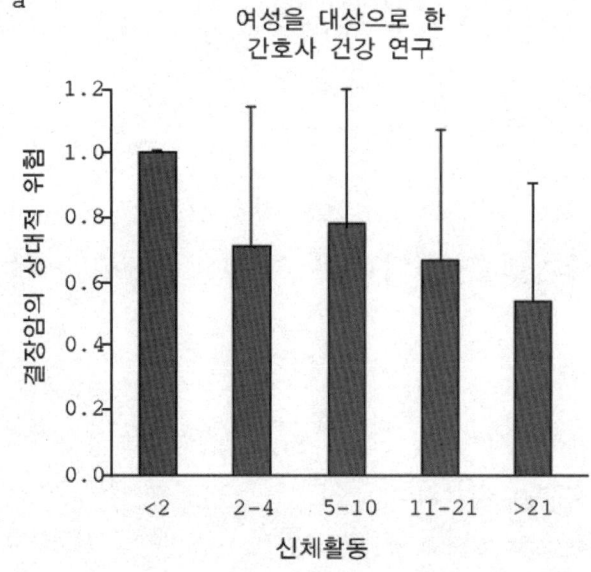

그림 13.2 신체활동과 결장암 위험과의 관계. (a)남성을 대상으로 한 하버드 졸업생 건강 연구, (b) 여성을 대상으로 한 간호사 건강 연구

연, 다이어트 등의 영향을 통제하고 자료를 분석해도 신체활동 양과 결장암 발생 위험 간에 역 '용량 반응' 관계가 성립하였다. 이는 혼란 변인만으로는 신체활동과 결장암 간의 역 '용량 반응' 관계를 설명할 수 없다는 의미가 된다. 즉, 결장암에 관한 한 신체활동을 증가시키면 그에 따른 결장암 발생 위험이 감소한다고 주장할 수 있다.

직장암

신체활동과 직장암 발생 위험에 관해서는 30여 편의 연구가 이루어졌다. 결장암 연구에서와 마찬가지로 직장암에 대한 연구도 북미, 유럽, 아시아, 오스트레일리아 등에서 주로 이루어졌다. 신체적으로 활발한 사람들이 그렇지 않은 사람들보다 직장암에 걸릴 확률이 낮다는 연구가 있지만 신체활동과 직장암 간에는 대체로 큰 상관이 없는 것으로 보고되고 있다. 가장 활동적인 사람을 가장 비활동적인 사람과 비교한 모든 연구의 상대 위험 중앙값은 1.0이다. 이것은 가장 활동적인 사람과 가장 비활동적인 사람들을 비교했을 때 직장암이 발생할 위험이 거의 같다는 의미이다. 이러한 현상은 남녀 모두에게서 똑같이 발견할 수 있다. 신체활동과 직장암 발생 위험에 관한 연구는 주로 백인을 대상으로 연구를 해 왔으며, 소수 민족이나 다른 민족을 대상으로 한 연구는 거의 이루어지지 않았다.

유방암

대장암에 관한 연구에서처럼 유방암에 대한 역학 연구도 체력보다는 신체활동과의 관계를 밝히는 연구가 주를 이루고 있다. 신체활동과 유방암에 대한 거의 60편의 연구가 신체활동과 여성의 유방암 발병률 감소의 관계를 밝히고 있다. 신체활동과 유방암에 관한 연구는 북아메리카, 유럽, 아시아, 오스트레일리아 등의 나라에서 수행되었다. 이들 나라에서 수행한 연구를 종합하면 신체활동과 유방암 발병률 사이에 역 상관관계가 존재한다는 것을 알 수 있다.

개별 연구에서는 활동적인 여성이 비활동적인 여성보다 유방암에 걸린 위험이 절반 이하 감소하는 것으로 나타나고 있지만, 전반적으로 유방암이 결장암보다 신체활동의 영향이 크지 않은 것으로 나타났다. 그간의 연구를 종합하면 가장 활동적인 사람을 가장 비활동적인 사람과 비교하였을 때 '상대 위험' 중앙값이 0.8 정도였다. 이는 신체적으로 활발하게 생활하는 여성은 그렇지 않은 여성에 비해 유방암에 걸릴 위험이 20% 정도 낮다는 의미이다. 폐경 전과 폐경 후의 여성이 유방암에 걸릴 위험은 다를 수 있으므로 두 시기를 분리하여 신체활동과 유방암과의 관계를 연구하였다. 신체활동이 폐경 후 여성에게 더 큰 효과가 있는 것으로 나타났다. 폐경 전 여성의 '상대 위험' 중간값은 0.8(유방암 발생 위험이 20% 감소)이고, 폐경 후 여성의 '상대 위험' 중간값은 0.7(유방암 발생 위험이 30% 감소)이었다.

유방암의 발생 위험을 감소시키기 위해서는 어느 정도의 운동을 해야 하는지에 대한 정보가 그렇게 충분하다고 볼 수는 없다. 결장암과 마찬가지로 중강도나 고강도의 운동을 주당 약 4~7시간 정도하면 운동 효과가 나타나는 것으로 알고 있다. 노르웨이 사람 대상의 연구에서 적어도 주당 4시간 정도의 적당한 운동을 하거나 경쟁 스포츠에 참가하면 유방암의 발생 위험을 감소시킬 수 있는 것으로 나타났다(그림 13.3)(Thune et al, 1997). 또한, 이 연구에서 신체활동이 크게 요구되는 직장에 다니는 여성은 그렇지 않은 여성보다 유방암에 걸릴 위험이 낮다는 사실이 발견되었다. 이 연구에서 나타난 신체활동의 효과가 Women's health Study(Lee, Rexrode, et al., 2001)나 Women's Health Initiative (Mc Tiernan et al., 2003)에서 얻은 신체활동효과보다 높게 나타났다. 노르웨이 사람들을 대상으로 한 신체활동 효과는 40~50%인 반면 미국 여성들을 대상으로 한 신체활동 효과는 20% 수준이었다. Women's Health Initiative가 실시한 연구에는 많은 소수인종과 다른 민족이 참가하였으므로 주목할 만하다.

어떤 시기에 신체활동을 해야 유방암의 위험을 감소시킬 수 있는지에 대해서 분명한 것이 밝혀지지 않고 있다. 대부분의 연구가 단지 신체활동과 유방암 발생 위험

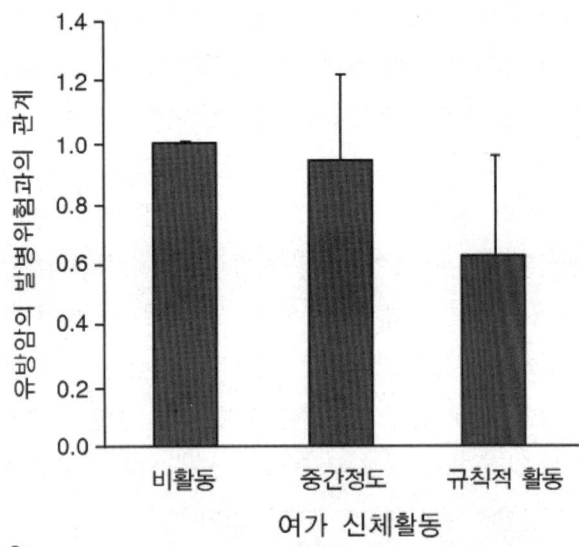

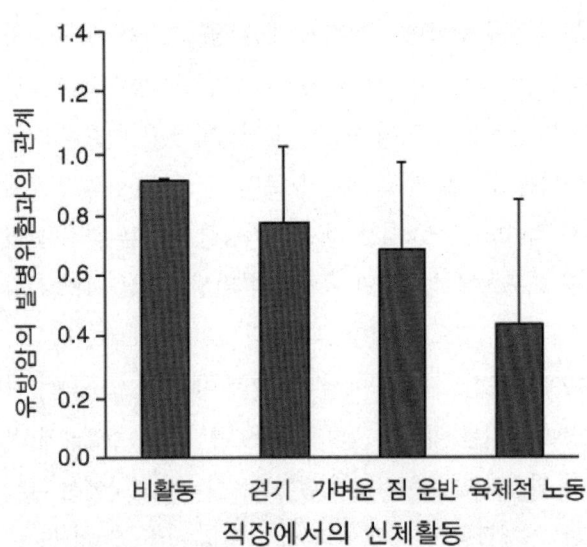

그림 13.3 노르웨이 사람들을 대상으로 한 (a) 여가 신체활동이나 (b) 직장에서의 신체활동과 유방암 발생 위험과의 관계

방암의 발생 위험을 감소시키기 위해서는 평생 동안 운동을 규칙적으로 해야 한다고 주장하는 학자가 있는가 하면 중년기와 노년기에 운동을 해도 유방암을 예방하는데 효과가 있다고 주장하는 학자도 있다.

　유방암에 관한 수많은 연구들이 세 가지 신체활동 수준에 속한 여성들의 '용량 반응' 관계를 조사하였다. 그러나 유방암도 결장암 연구에서처럼 운동을 어느 정도로 해야 암을 예방하는 데 도움이 되는지에 대한 연구가 거의 이루어지지 않고 있다. 운동량을 늘이는 만큼 유방암의 발생할 위험이 감소한다는 정도의 주장만 하고 있다. 그러나 유방암의 위험을 감소시키기 위해 신체활동을 어느 정도로 늘려야 하는지에 대한 정확한 정보는 얻지 못하고 있다.

　무작위 임상실험을 통해서 입증된 것은 아니지만 신체적으로 활동적인 삶을 사는 여성이 그렇지 않은 여성보다 유방암에 걸릴 위험이 높지 않다는 것은 그 밖의 다른 연구방법을 통해서 밝혀지고 있다. 즉, 신체활동과 관련된 다른 위험 인자를 제거해도 유방암의 발생 위험을 감소시키는 것으로 나타났다. 체질량지수(BMI), 알콜 섭취, 구강 피임약 사용과 호르몬 요법, 생식 변인(초경과 폐경의 나이, 폐경상태, 출산경력, 출산 나이, 모유수유), 양성 유방질환, 유방암 가족력 등과 같은 신체활동 외의 다른 '위험 요인'을 조정한 다음 통계적 검증을 해도 신체활동이 유방암을 예방하는데 도움이 된다는 사실이 입증되고 있는 것이다.

전립선암

　논의된 다른 암과 달리 전립선암에 관한 연구는 일관성이 그리 높지 않다. 전립선암에 대해서는 약 40편의 연구가 이루어졌는데, 주로 체력이나 신체활동과 전립선암과의 관계를 연구하였다. 다른 암과 마찬가지로 전립선암에 관한 연구도 주로 북미, 유럽, 일부 아시아국

과의 단순한 관계만을 연구하고 있기 때문이다. 최근 몇몇 연구자들이 청소년기의 신체활동을 포함한 평생 생활체육이 여성의 유방암 발병에 미치는 영향을 연구하고 있다. 청소년기의 신체활동은 월경기능과 여성 스테로이드 성호르몬의 바람직한 형성과도 관련이 있다. 유

가에서 이루어지고 있다.

개별 연구에서는 신체활동 양을 늘리면 전립선암의 발생 위험이 감소한다고 주장하고 있지만 전염병학자들의 주장은 이들의 주장과 다르다. 역학연구 결과에 의하면 신체활동과 전립선암 발생 위험 간에 역 상관관계가 존재하지 않는다. 몇몇 연구에서는 신체활동이 전립선암의 발병률을 오히려 높일 수 있다는 주장이 제기되고 있다. 전립선암에 관한 연구를 종합해서 가장 활동적인 사람은 가장 비활동적인 사람에 비해 '상대 위험' 중앙값은 0.9로 나타났다. 이 수치는 활동적인 남성과 비활동적인 남성 간에 전립선암 발병률에 있어서 거의 차이가 없다는 것을 의미한다.

전립선암에 관한 연구결과들이 왜 일관성이 없는지 아직 분명히 밝혀지지 않고 있다. 나이와 인종을 제외하고는 전립선암을 일으키는 위험요인에 대해서 아직 밝혀진 것이 없다. 따라서 연구 결과에 일관성이 결여된 것은 신체활동이나 전립선암과 관련된 다른 위험 요인을 통제할 수 없었기 때문이라고 할 수는 없다. 이것은 다시 말하면 전립선암 발병은 나이와 밀접한 관련이 있다는 의미가 된다. 성인이 되기 전에 전립선암에 걸리는 것은 신체활동과 별로 상관이 없으며, 노년기의 전립선암은 신체활동의 영향을 어느 정도 받는 것으로 추정하고 있다. 그러나 여러 연령층을 대상으로 신체활동과 전립선암 발병과의 관계를 분석해 보면, 그러한 가설을 강력히 지지하기 어렵다.

전립선암에 관련된 또 다른 중요한 요인은 신체활동 수준이다. 신체활동을 어느 정도로 해야 전립선암을 예방하는데 효과가 있는지 아직 밝혀지지 않고 있다. 앞에서도 논의하였지만, 전립선암의 발병 위험을 감소시키는데 관련된 기전은 남성 스테로이드 호르몬 조절작용이다. 신체활동과 안드로겐과의 관계를 연구해 보면 고강도의 운동을 해야 안드로겐에 변화가 일어나는 것으로 보고되고 있다. 신체활동과 전립선암에 대한 대부분의 역학 연구들은 주로 중강도의 운동을 하는 일반인들을 대상으로 하고 있다. 고강도 운동을 하는 사람들을 대상으로 하는 연구는 거의 이루어지지 않고 있다. 안드로겐에 변화를 일으킬 정도로 강한 운동을 하지 않는 피험자들을 대상으로 연구를 하였기 때문에 신체활동 수준과 전립선암과의 역 '용량 반응' 관계(신체활동 수준이 높을수록 전립선암 암 발병률이 감소함)를 입증할 수 없었다.

마지막으로, 전립선암에 대한 연구결과들이 서로 일치하지 않는 것은 검진과 관련이 있다는 주장이다. 최근 새로운 검사 방법이 개발되면서 아주 초기단계에 전립선암을 검진할 수 있게 되었다. 전립선특이항원(PSA) 검사라고 불리는 이 검진 방법은 전립선암을 조기 발견하기 위해 1990년대 미국에서 널리 확산되었다. 일반적으로 활동적인 사람들이 그렇지 않은 사람들보다 자기 건강에 더 큰 관심이 있으며, 그래서 PSA검사도 더 자주 받게 된다. 그 결과 활동적인 사람들에게서 전립선암이 더 자주 발견되게 되었다. 이는 자칫 신체적으로 활발한 사람이 그렇지 않은 사람들보다 전립선암에 걸릴 위험이 더 높은 것으로 오인될 수 있다. 예를 들면, 두 번에 걸친 Harvard Alumni Health Study(Lee, Sesso, and Paffenbarger, 2001; Lee, Paffenbarger, and Hsieh, 1992)에서 그것을 확인할 수 있었다. 이들은 1988년 전과 후의 전립선암 발병률을 진단하였다. 1988년 이전의 전립선암 발병률조사에서는 주당 4000kcal 이상을 소비하는 70세 이상의 활동적인 노인들이 주당 1,000kcal 이하를 소비하며 주로 앉아서 생활하는 노인과 비교하여 전립선암에 걸릴 위험의 절반 밖에 되지 않았다. 그러나 1988년 이후의 연구에서는 두 집단 간에 전립선암 발병률에 있어서 큰 차이가 없었다. 이처럼 두 집단 간에 전립선암 발병률에 있어서 차이를 발견할 수 없는 것은 활동적인 노인들이 건강에 대한 적극적인 관심으로 PSA 검사를 자주 받기 때문이다. 즉, 신체활동이 전립선암의 발생위험을 감소시키는데 도움이 되지 않는 것이 아니라 활동적인 노인들이 그렇지 않은 노인들에 비해 전립선암 검진을 자주 받기 때문에 발병률이 비슷하게 나타난 것이다.

보건전문가들이 수행한 또 다른 연구로 검진 효과를 설명할 수 있다. 보건전문가들이 수행한 추적연구에서 매우 활동적인 남성들은 좌식생활을 하는 남성들보다 전이성 전립선암에 걸릴 위험이 절반 밖에 되지 않는다는 사실을 확인할 수 있었다(Giovannucci, et al, 1998). 그러나 모든 전립선암을 조사하였을 때에는 신체활동 수준에 따른 두 집단 간 전립선암 발생률에 있어서 차이가 없는 것으로 나타났다. 이렇게 신체활동 수준에 따른 전립선암 발병률에 차이가 나지 않는 것은 활동적인 사람들이 PSA 검진으로 조기 발견한 전립선암 수치가 포함되었기 때문이다.

이러한 모든 요인들로 인해 신체활동이나 체력과 전립선암 발생률에 대한 연구들이 일관성을 보이지 못하고 있다. 적극적인 신체활동이나 체력운동으로 전립선암 발병률을 감소시킬 수 있는지에 대한 뚜렷한 답을 아직 얻지 못하고 있는 것이다.

폐암

최근 몇몇 신체활동 연구를 통해서 신체활동이나 체력과 폐암은 역 상관관계에 있다는 것이 밝혀지고 있다. 주로 북미와 유럽에서 이루어진 약 20편의 연구결과에 의하면 가장 활동적인 사람은 비활동적인 사람에 비해 '상대 위험' 중앙값이 0.8인 것으로 나타났다. 이는 신체적으로 활발한 사람이 좌식생활을 하는 사람에 비해 폐암에 걸릴 위험이 20% 정도 낮다는 의미이다. 비록 여성에 대한 자료가 충분하지는 않지만 남녀 모두 비슷한 양상을 보이고 있다. 소수 인종과 민족에 따른 차이 또한 밝혀지지 않고 있다.

신체활동이 폐암의 발병 위험을 감소시키는데 도움이 된다는 주장이 지지를 받고 있지만 그것이 신체활동보다는 금연 때문이라는 주장도 만만찮게 제기되고 있다. 앞의 전립선암에서 논의하였지만 대개 신체적으로 활동적인 사람들은 그렇지 않은 사람들보다 건강을 중요하게 생각하는 경향이 있으므로 금연할 가능성이 높다. 활동적인 사람들이 폐암에 걸릴 위험이 낮은 것은 운동 때문이라기보다는 건강을 중요하게 생각하여 폐암의 중요한 원인이 되고 있는 담배를 피우지 않기 때문이라는 것이다. 신체활동이 폐암의 발병률을 감소시킨다고 주장하는 학자들은 담배 때문이라는 주장에 대해 이렇게 반박하고 있다: "신체활동과 폐암과의 관계를 분석할 때 흡연 양이나 흡연 기간과 같은 담배의 영향을 통제하고 분석을 하였기 때문에 신체활동의 영향이라는 주장은 상당한 설득력이 있다." 그러나 담배의 영향 때문이라고 주장하는 학자들은 담배에 의한 영향이 완전히 통제되었다고 볼 수 없으므로 그러한 주장은 설득력이 없다는 논지를 펴고 있다. 즉, 타르가 적은 담배, 필터, 흡입 양 등과 같은 다른 흡연관련 간섭요인들이 완전히 통제되지 않았다는 것이다.

신체활동과 폐암 발생률 간의 역 상관관계를 확실히 밝히기 위해서는 담배를 전혀 피우지 않는 사람을 대상으로 연구를 수행해야 한다. 문제는 담배를 전혀 피우지 않는 사람들에게는 폐암이 거의 발생하지 않으므로 피험자를 구하는 것이 쉽지 않다는 것이다. 비 흡연자를 따로 분석하는 연구가 몇 차례 수행되었지만, 흡연자와 비 흡연자 간에 뚜렷한 차이를 발견할 수 없었다. 예를 들어 Harvard Alumni Health Study(Lee, Sesso, and Paffenbarger, 1999)에서 가장 활동적인 사람과 비활동적인 사람의 상대 위험 중앙값이 0.61이었으며, 비 흡연자들만을 따로 분석하였을 때 상대 위험 중앙값은 0.54였다(그림 13.4a). 이것은 활동적인 사람이 그렇지 않은 사람보다 폐암에 걸릴 위험이 39% 낮으며, 담배를 피우지 않는 사람의 경우 그보다 7% 높은 46%라는 의미이다. 담배를 피우는 사람과 피우지 않는 사람 간에 현격한 차이가 발견되지 않았다.

한 연구만이 담배를 전혀 피우지 않는 사람들만을 독립집단으로 분리하여 실험하였다. 캐나다에서 실시된 '사례-대조집단' 연구에서 신체활동과 폐암 발생 위험 간에 역 상관관계를 발견할 수 있었었다(Mao et al., 2003). 가장 활동적인 남성은 비활동적인 남성과 비교하여 폐암 발병 위험이 26% 낮았다. 여성의 경우 28%나 더 낮았다. 연구에 참여한 피험자 중 폐암이 발생한 사례가 남녀 모두 126명에 불과하므로 통계적으로 유의한 지에 대해서는 논란이 있을 수 있지만 매주 34.4 MET-시간 이상의 여가활동을 한 집단이 주당 6.1 MET-시간 이하의 에너지를 소비한 비활동 집단보다 폐암에 걸릴 가능성이 32% 낮은 것으로 나타났다(그림 13.4b). 이러한 수치는 같은 수준으로 운동을 하였을 때 전에 담배를 피웠지만 지금은 담배를 피우지 않는 사람들이 폐암에 걸릴 위험이 34%의 감소한 수치와 현재를 담배를 피우는 사람들이 폐암에 걸릴 위험이 41% 감소한 수치와 거의 비슷하다.

폐암을 조직의 형태와 관련하여 연구하기도 하였다. 흡연이 모든 형태의 폐암을 일으키는 원인이 되고 있지만 선암과 같은 형태보다는 편평상피세포와 소세포암종과 같은 조직에서 더 자주 발생한다. 노르웨이 사람들을 대상으로 한 연구에서 신체활동과 소세포암과 선암과는 역 상관관계가 있었지만, 남성의 편평상피암에는 신체활동이 아무런 영향을 미치지 않고 있었다. 이러한 결과는 흡연이 폐암 발생의 직접적인 원인이 아닐 수 있다는 간접적인 증거가 될 수 있다. 그러나 앞의 캐나다 연구에서 살펴보았듯이 남성의 경우 신체활동과 편평상피암 간에 역 상관관계가 성립하지만, 여성은 신체활동과 소세포암과 역 상관관계를 나타내고 있다는 사실을 주목해야 한다. 따라서 신체활동이나 체력과 폐암의 발생 위험 간에 역 상관관계가 있다는 것이 자료로 입증되고 있지만 아직은 예비연구 정도라고 생각하는 것이 바람직하다.

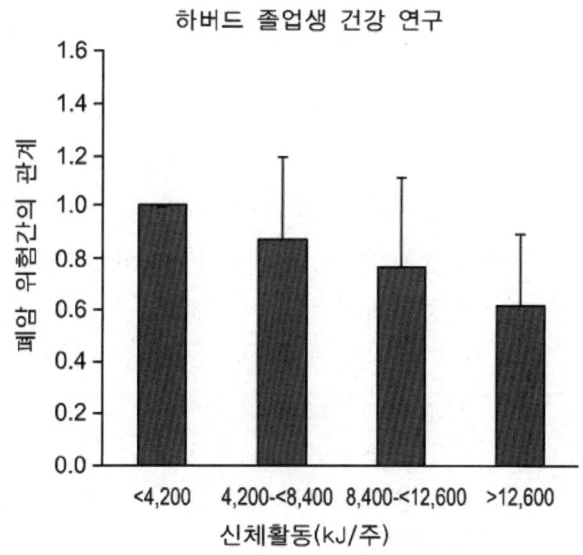

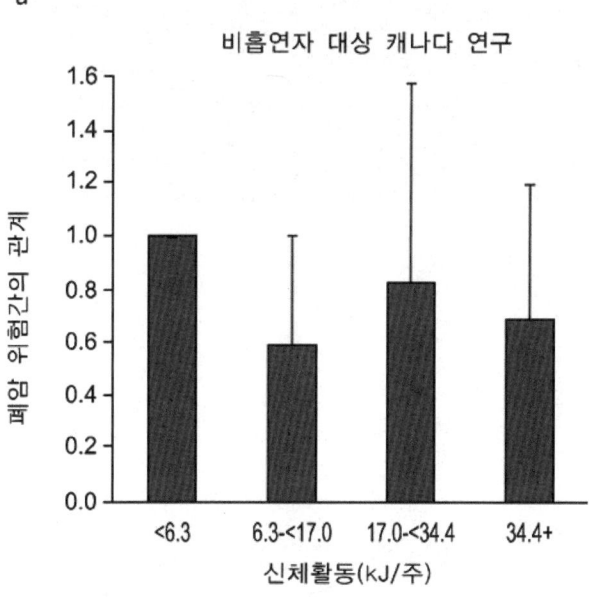

그림 13.4 신체활동과 폐암 위험간의 관계: (a) 하버드 졸업생 건강 연구; (b) 비 흡연자 대상의 캐나다 연구

다른 암

신체활동과 다른 암과의 관계에 대해서도 연구를 하였다. 즉 신체활동과 자궁내막암, 난소암, 고환암, 췌장암, 신장암, 방광암, 조혈기계 암 등과의 관계를 연구하였다. 신체활동과 자궁내막암과 역 상관관계에 있다는 주장이 있다. 하지만 자궁내막암에 관한 많은 연구에서 이 암을 일으키는 중요한 위험 요인인 폐경 후 에스트로겐 처치가 통제되지 않았다. 다른 암에 대해서는 관련 자료가 충분하지 않아 신체활동이 암의 발생률을 감소시키는지 단언하기 어렵다.

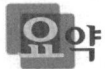

요약

신체활동이나 체력과 암 예방과의 관계를 밝히기 위한 많은 연구들이 이루어졌다(표 13.2). 미국암협회와 국제암연구센터에 의하면 신체활동이나 체력이 결장암과 유방암을 예방하는데 도움이 되는 것은 확실하다(Byers et al., 2002; IARC, 2002). 또한 신체활동이나 체력이 직장암에 영향을 미치지 않는 것은 확실한 것 같다. 신체활동과 전립선암과의 관계는 논란이 있으며, 폐암과 자궁내막암에 대해서는 근거자료가 불충분하여 무어라 단언하기 어렵다. 어쨌든 이 장에서 어떠한 형태의 암이든지 발병 위험을 감소시키기 위해서는 신체활동이 필요하다는 것을 설명하였다. 이 장에 제시된 증거들로 운동의 필요성을 계속 논할 수 있게 되기를 희망한다.

표 13.2 신체활동과 암 발병 위험과의 관계를 나타내는 역학 자료

암 종류	역학적 자료
결장암	역 상관; 용량-반응 관계로 보임
직장암	관련성 없음
유방암	역 상관; 용량-반응 관계로 보임
전립선암	불분명한 자료
폐암	역 상관 가능성
자궁내막암	역 상관 가능성
다른 암	불충분한 자료

복습

- 암은 미국뿐만 아니라 전 세계적으로 사망의 중요한 원인이 되고 있다.
- 생물학적으로는 신체활동을 강도 높게 하면 암 발병률이 감소하는 것으로 나타나고 있다.
- 역학 연구 자료에 의하면 강도 높은 신체활동은 결장암과 유방암의 발생 위험을 감소시키는데 도움이 된다.

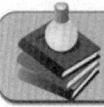

연구문제

1. 미국인들에게 나타나는 중요한 사망원인을 나열하라. 암으로 인한 사망원인은 몇 번째에 해당되는가?
2. 미국 사람들의 가장 흔하게 나타나는 치명적인 암은 무엇인가? 미국 사람들 사이에서 최근 가장 흔하게 발생하는 암은 무엇인가?
3. 신체적으로 활동적인 사람들이 비활동적인 사람보다 암에 걸릴 확률이 낮은 기전을 설명하라.
4. 다음과 같은 역학연구 설계간의 차이를 설명하라: 무작위 임상 실험, 동질집단 연구 설계, 사례-대조집단 연구 설계.
5. 상대 위험과 신뢰 구간의 의미를 설명하라.
6. 간섭변인의 의미를 설명하라. 신체활동과 암에 대한 연구에서 이 개념이 왜 중요한지 설명하라.
7. 좌식생활을 하는 사람들과 비교하여 신체적으로 활동적인 사람들에게 자주 발생하지 않는 암은 어떤 암인가?
8. 어느 정도로 신체활동을 해야 결장암 발병 위험을 감소시킬 수 있는가?
9. 어느 정도로 신체활동을 해야 결장암 발병 위험을 감소시킬 수 있는지를 판단하는 데 필요한 자료들로는 어떤 것들이 있는가?
10. 신체활동과 유방암 발병 위험과의 관계에 대한 역학연구 결과를 논하라.

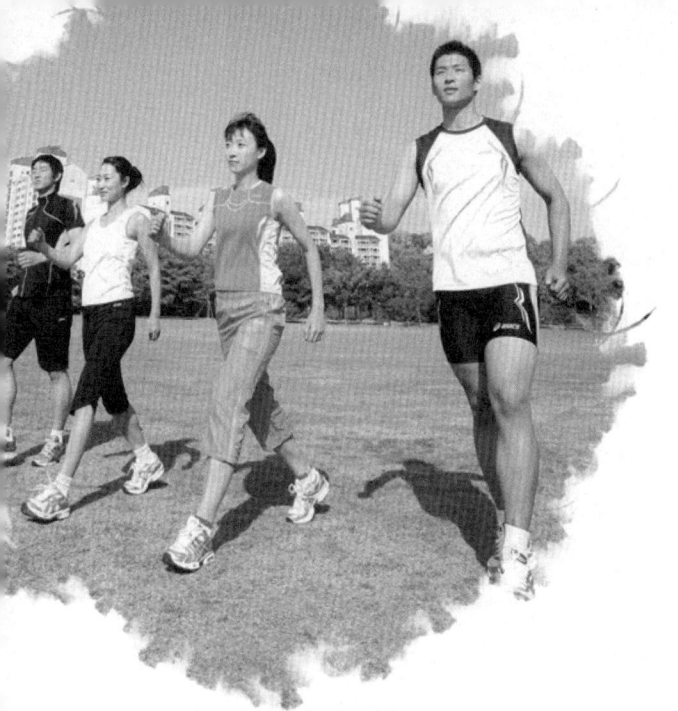

제14장
신체활동·체력과 관절·뼈의 건강

개 요

근골격계 질환
- 예상치 못한 상해
- 골관절염
- 골다공증

신체활동과 부상, 골관절염, 골다공증의 관계
- 신체활동과 상해위험
- 신체활동과 골관절염의 발달
- 골관절염 치료운동

신체활동, 뼈의 성장 및 유지, 기능의 보존
- 신체활동과 뼈의 성장 및 유지
- 신체활동의 예방기능

신체활동이 근골격계에 미치는 효과 연구의 어려움

요약

연구문제

1장에서 배운 바와 같이 인체는 움직임을 위해 설계되었다. 신경계, 근육계, 골격계는 인간의 움직임을 만들어내며, 이렇게 만들어진 힘들은 근골격계 내에서 전달된다. 대부분의 힘은 일상생활에 필요한 에너지이며, 인체에 의해 잘 조절된다. 하지만 예상치 못한 과도한 힘으로 인해 원치 않는 결과를 초래할 수 있다. 이 장에서는 골관절염과 골다공증을 포함한 근골격계 상해와 신체활동 수준과 근골격계 상해와의 관계를 설명할 것이다.

근골격계 질환

외상관련 상해, 관절염, 기타 류머티즘 상해와 같은 급성 또는 만성 근골격계 상해는 일반인들의 건강과 건강관리 시스템에 크게 영향을 미치면서 자주 발생하는 질환이다. 급성상해(acute condition)의 경우, 매년 10만 명의 미국인과 세계적으로 360만 명이 예상치 못한 상해로 사망하고 있다(국립상해예방통제센터, 2002; 세계보건기구, 2004). 만성상해(chronic condition)의 경우 관절염과 류머티즘이 15세 이상의 사람들에게 나타나는 가장 중요한 장애 요인이다(국립상해예방통제센터, 2002). 사실, 〈그림 14.1〉에서 볼 수 있듯이 미국의 10대 장애요인 중 3가지는 관절염과 류머티즘, 등과 척추 문제, 사지허약과 관련이 있다. 이 3가지 질환이 차지하는 비율은 모든 장애의 38.2%이며, 이를 환산하면 미국 인구의 3,600만 명 이상이 약 4억 9천일 동안 활동에 제약을 받고, 약 1억 5천일을 침대에서 생활하는 수치이다(Praemer et al., 1999). 세계적으로 약 5,100만 명이 예기치 못한 골격근계의 상해를 입고 있으며, 약 2,900만 명이 장애로 목숨을 잃고 있다(세계보건기구, 2004).

예상치 못한 상해

미국을 비롯한 전 세계에서 1~34세 사이의 젊은이들에게 가장 중요한 사망원인은 예상치 못한 상해이며, 미국의 모든 연령을 대상으로 하였을 때 5위를 차지하고 있다. 세계적으로 0세에서 29세까지 상해로 사망하는 사람들의 81%가 예상치 못한 상해로 사망하고 있다(국

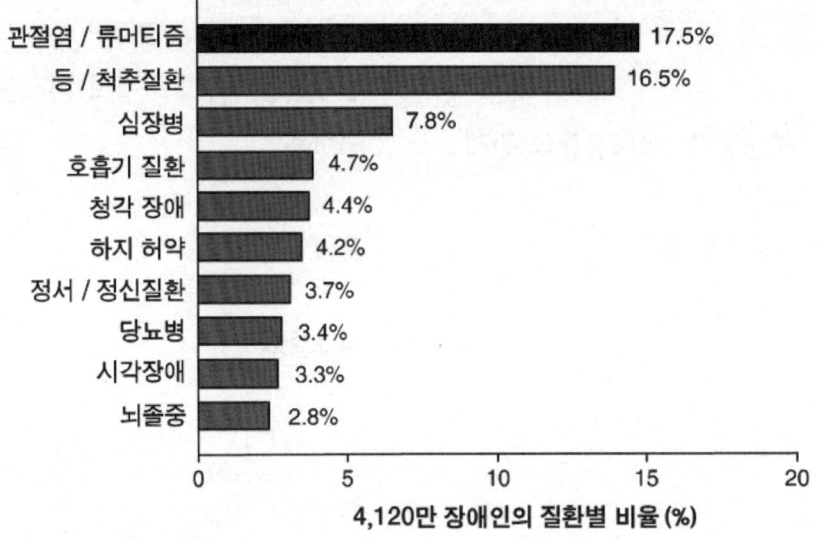

그림 14.1 4,120만 장애인의 질환별 비율

립상해예방통제센터, 2002; 세계보건기구, 2004). 예상치 못한 상해로 인한 문제는 사망뿐만이 아니다. 2001년 현재 미국인 10명 중 1명이 치명적이지는 않지만 치료를 받아야 할 정도로 심각한 상해를 겪고 있다. 저소득층 어린이, 노인, 성인남성, 일부 소수 민족(미국계 인도-알래스카 원주민)이 예상치 못한 상해에 크게 노출되어 있다. 매년 모든 어린이의 20~25%가 의료진단이 필요하거나 상해로 등교를 하지 못하고 있다. 65세 이상의 노인들에게 가장 흔한 상해는 낙상이며, 그로 인해 일년에 160만 명이 병원을 찾고, 그 가운데 35만 명이 입원하고 있다(국립상해예방통제센터, 2002).

신체활동 관련 상해비율은 운동종류에 따라 매년 최소 2%에서 50%까지 이르는 활동도 있다. 걷기운동은 축구나 미식축구와 같은 더 격렬한 운동에 비해 상대적으로 운동상해 비율이 낮은 편이다(Hootman et al, 2001; Powell et al, 1998). 다행히, 걷기운동으로 인한 운동상해는 병원에 입원할 정도로 심각한 수준은 아니라는 것이다(국립상해예방통제센터, 2002). 하지만 상해로 인한 신체적, 정서적, 사회적인 영향을 적지 않게 받고 있다. 상해 관련 치료비가 1,170억에 달하고 있으며, 이는 미국의 전체 의료비용의 10%에 해당한다(Finkelstein et al., 2004). 자동차 사고로 인한 비용은 전 세계적으로 약 5,000억 달러에 이르고 있다(세계보건기구, 2004).

골관절염

골관절염 또는 퇴행성관절염은 2,100만명이 미국인들에게 영향을 미치고 있다. 골관절염은 무릎, 엉덩이, 척추와 같이 무거운 하중을 견디는 관절에 흔히 영향을 미친다. 골관절염은 여성, 백인, 노인, 과체중이거나 비만인 사람, 관절염을 앓은 경험이 있는 사람들에게서 흔히 발견할 수 있다(관절염 재단, 2001; Felson et al., 2000). 관절염은 관절연골과 연골하골에 생기는 질환이다. 관절염은 관절공간의 협착(연골의 퇴행), 연골경화, 골증식체 형성과 같은 특징들이 방사선 상에 나타나는 것을 보고 진단한다. 관절염은 통증, 붓기, 염발음(뼈갈리는 소리), 가동범위의 제한과 같은 신체적인 신호와 징후로 알 수 있다(관절염 재단, 2001).

골관절염으로 인해 생활에 불편을 겪는 경우를 흔히 발견할 수 있다. 많은 사람들이 골관절염으로 인해 걷거나 계단을 오르내리는데 불편을 겪고 있고, 어쩔 수 없이 조기 정년을 맞이하고 있다. 매년 64만 명이 골관절염으로 인해 관절교체 수술을 받고 있다. 무릎 관절 교체가 전체 관절교체 수술의 50%를 차지하고 있으며, 최근 수술환자가 67%나 증가하였다(Praemer et al., 1999). 관절교체 수술은 의료비용이 비싼데다 많은 환자들이 상당 기간 수술 후 조리를 해야 하는 불편을 겪고 있다.

노인인구가 늘어나고, 비만환자가 늘어나면서 골관절염 환자와 그와 관련된 환자들이 향후 20년 동안에 기하급수적으로 늘어날 것으로 전망되고 있다.

골다공증

골다공증은 저골량과 쇠약이 특징인 골격계 질환이다. 약 3천만 명 이상이 골다공증을 앓고 있으며, 폐경기 백인여성에게서 자주 발생하고 있다(관절염 재단, 2001; Kahn et al., 2001). 골다공증은 골절이 임상적으로 밝혀질 때까지 거의 증상을 느끼지 못하는 침묵의 병(silent disease)으로 알려져 있으며, 골절이 자주 일어나는 부위는 엉덩이, 척추, 손목 등이다. 매년 130만 이상이 골다공증 관련 치료를 받고 있으며, 그 가운데 43만여 명이 입원치료를 받고 있고, 340만 명이 그와 관련된 외래 진료를 받고 있으며 이들이 지불하는 의료비용은 138억 달러에 달하고 있다(국립상해예방통제센터, 2002). 백인 여성이 평생 동안 엉덩이, 척추, 손목 관절에 골절이 생길 가능성은 40%이며, 남성, 흡연자, 신체적 장애자, 앉아서 생활하는 사람들도 골절의 위험에서 자유롭지 않다.

연구의 초점

국립건강연구소에서 한 복합연구센터에 연구비를 지원하고 운동의 종류와 신체활동 수준이 노인의 낙상 및 낙상관련 상해 예방에 미치는 영향을 연구하도록 하였다. FICSIT*는 노인들 사이에서 낙상과 낙상 관련 상해의 예방 차원으로 다양한 형태와 수준의 신체 활동의 효과를 조사하기 위해 복합센터 학술 연구에 연구비를 지원했다. FICSIT(쇠약과 상해: 중재기술을 사용한 협동연구)는 저항훈련, 균형훈련, 타이치와 같은 전략을 사용한 다음 그것이 노인의 낙상 및 낙상관련 상해감소 능력에 미치는 영향을 평가하였다(Wolf et al., 2003). Georgia주 Atlanta의 한 지역에 거주하는 70세 이상의 노인 200명을 세 연구집단 즉, 타이치 운동 프로그램, 전산화된 평형성 훈련 집단, 수업집단에 무선으로 배정하였다. 각 집단에 속한 노인들은 15주 동안 1주일에 한 두 번 만났다. 운동역학적, 기능적, 심리학적 결과를 기초선(baseline), 15주, 4개월에 측정하였다. 그런 다음 7-20개월 동안 월별로 노인들의 낙상을 탐지하였다. 이 기간에 노인들이 낙상한 횟수는 총 209회였으며, 타이치 운동집단이 56회, 평형성 운동집단이 76회, 그리고 수업 집단이 77회였다. 시간종속 회귀분석(time-dependent regression anlysis)을 한 결과 타이치 운동집단이 다른 집단과 비교하여 낙상율이 47% 감소하였다. 타이치 운동집단에 대해 다른 운동효과를 측정한 결과 운동 시의 수축기 혈압이 감소하고, 악력이 증가하였으며, 낙상에 대한 두려움이 감소하였다. 이는 타이치와 같은 운동을 하면 노인의 신체적 기능이 강화되고 낙상과 그와 관련된 상해의 위험을 감소시킬 수 있다는 의미이다.

골다공증으로 인한 고관절 골절에 대해서는 노인들이 특별한 관심을 갖고 있다. 고관절 골절 환자의 20%는 1년 내에 사망하고 2/3는 골절 상해를 입기 전의 상태로 회복하지 못하고 있다(관절염 재단, 2001). 최근 낙상으로 인한 노인 사망률을 감소시키기 위한 중재연구를 수행하였다. 낙상과 그에 따른 고관절 골절을 예방하기 위해 타이치(태극권), 걷기 등평형성과 가동성을 높이는 운동을 낙상위험 요인을 감소시키는 환경조성 프로그램에 결합하여 적용한 결과 매우 효과가 있는 것으로 나타났다(Wolf et al., 2003).

뼈의 강도는 골질과 골 구조의 특성에 의해 결정된다(Kahn et al., 2001). 〈그림 14.2〉는 뼈의 크기와 무관한 골질의 특징과 골격의 강도를 결정하는 구조적 특성을 설명하고 있다. 이러한 특징들 가운데 신체활동이나 운동과 관련하여 자주 연구되고 있는 분야는 골밀도에 관한 연구이다. 하지만, 골밀도를 포함한 모든 특징들이 운동의 수준에 따라 그 정도가 약간씩은 다르지만 영향을 받고 있다.

영양, 환경, 유전적 요소 외에도 신체활동이 부족하면 저골밀도와 골다공증을 불러일으킬 수 있다. 뼈는 체중부하 운동이나 근수축 운동을 하지 않으면 다공성 뼈가 쉽게 부러진다(Kahn et al., 2001) 골세포는 체중부하 운동을 하는 동안 그것에 가해지는 기계적 하중응력(mechanical loading stress)으로 인해 일시적 변형을 일으키며, 그러한 자극이 뼈의 형성을 도와준다. 이와 같은 뼈의 형성과정은 최적역학부하이론(mechanostat theory)으로 설명할 수 있다. 최적역학부하이론은 뼈를 형성하기 위해서는 최소한의 압력이 뼈에 부가되어야 한다는 이론이다(Kahn et al., 2001). 뼈가 기계적 스트레스와 압력에 적응하는 과정은 매우 복잡하지만, 다음과 같은 세 가지 요인이 중요하게 작용한다.

1. 자극이 효과를 발휘하기 위해서는 동적인 부하와 정적인 부하를 적절히 반영해야 한다.

2. 운동시간이 길지 않고 부하반복을 자주 하지 않아도 뼈 조직 반응을 자극할 수 있다.
3. 일정 시간이 지나면 골세포가 부하적응을 멈추기 때문에 뼈의 계속적인 성장을 위해서는 부하를 정기적으로 증가시켜야 한다(관절염 재단 2001; Kahn et al., 2001).

신체활동과 부상, 골관절염, 골다공증의 관계

신체활동의 전체 양과 형태는 근골격계의 발달에 중요한 역할을 한다. 이 절에서는 신체활동의 양(빈도, 강도, 지속시간, 운동형태)과 신체활동 관련 부상, 골관절염, 골다공증과의 관계에 대해서 논의할 것이다.

신체활동과 상해위험

대부분의 상해율에 관한 자료는 엘리트선수(고등학교 선수, 대학선수, 올림픽선수, 프로선수)와 군사훈련과 같은 특수집단을 대상으로 얻은 것들이다. 일반인들이 신체적으로 활발한 생활을 하면서 당할 수 있는 부상에 관한 자료는 대체로 많지 않다. 하지만 몇몇 연구를 통해 중요한 사실이 확인되고 있다. 첫째, 앉아서 생활하는 사람이라고 신체활동 관련 부상을 당하지 않는 것은 아니다. 비활동적인 사람들의 16%가 신체활동 관련 부상을 당하였다. 둘째, 활동의 형태가 부상의 위험에 영향을 미친다. 걸어서 활동하는 사람들과 주로 앉아서 생

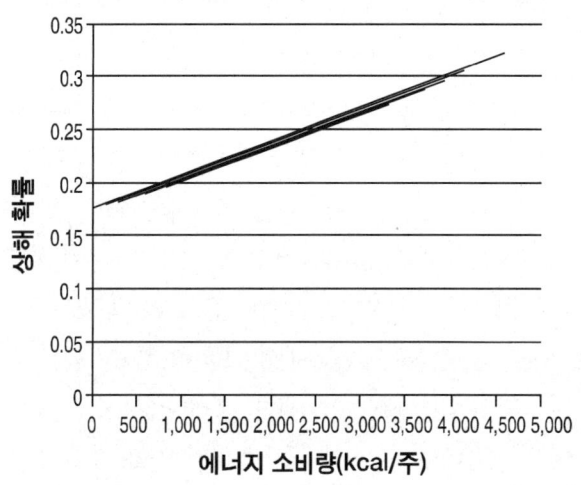

그림 14.3 여가활동 중 에너지소비량과 운동상해 확률과의 관계

활하는 사람들 간에는 부상 빈도에 있어서 별 차이가 없지만, 달리기 운동을 하는 사람과 스포츠에 참가하는 사람들은 걸어서 활동하는 사람과 앉아서 활동하는 사람들보다 상해를 입을 확률이 1.5~2배 정도 높다. 셋째,

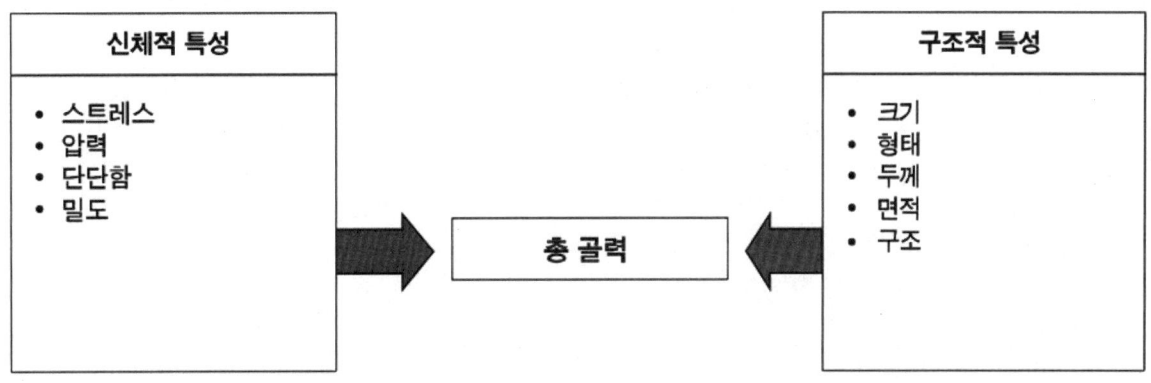

그림 14.2 뼈의 강도를 결정하는 구조적 및 골질의 특성

운동의 빈도, 지속시간, 강도 또한 상해의 위험에 중요한 역할을 한다(그림 14.3)(Hootman et al., 2001; Powell et al., 1998; van Mechelen, 1992).

달리기나 걷기 운동을 하는 사람들을 대상으로 이들이 당하는 부상의 특징들을 연구하였다. 달리기 운동을 하는 사람들은 주당 달리기 횟수를 늘리면 그에 따른 부상빈도가 직선적으로 증가하는 반면, 걷기운동을 하는 사람들에게 그러한 현상이 두드러지게 나타나지 않았다. 신체활동량을 늘리면 부상 위험이 커진다는 사실에도 불구하고, 부상을 완화시킬 수 있는 요인들이 있다(표 14.1). 성인의 경우 주당 20마일 이상 달리거나 걸으면 하지부상의 위험이 두 배로 증가하고, 주당 체중부하 운동을 1시간 늘리면 상해위험이 11%증가한다. 어린 소녀들은 주당 격렬한 운동을 1시간 늘릴 때마다 스트레스 골절이 5% 증가하며, 상해발생 가능성이 가장 높은 활동은 달리기, 체조, 치어리더 등이다(Loud et al., 2005). 훈련의 속도를 늦추면 (≥15분/마일) 부상의 위험이 40%~50% 감소한다. 여성들의 경우 1주일에 2번 이상 웨이트 트레이닝을 하면 부상위험을 44% 감소시킬 수 있다. 그 밖에 정상적인 체중의 유지, 경쟁적 스포츠 참가의 제한, 주 종목 외 다른 종목과 함께 운동하기 등을 통해 부상위험을 크게 감소시킬 수 있다(Hootman et al., 2001; van Mechelen, 1992). 이러한 사실은 군사훈련을 받는 사람들을 대상으로 한 연구에서 입증이 되고 있다. 하지만 상해예방 지침을 적용한 통제 연구를 통해 그러한 사실을 입증할 필요가 있다.

신체활동과 골관절염의 발달

퇴행성관절염은 잠복 기간이 30년 이상 되므로 일생동안 실시하는 수많은 신체활동과 관절염과의 관계를 밝히는 것이 매우 어렵다. 신체활동과 관련하여 중요하게 생각해야 하는 것은 어떻게 관절표면에 실질적인 운동부하를 제공하느냐 하는 것이다. 골관절염은 접촉력의 비율과 크기, 관절의 가동범위와 염력, 신체활동이나 직업으로 일생동안 관절에 가해지는 부하 등이 원인이

표 14.1 달리기운동연구에서 상해위험 제거요인

위험제거요인	위험수준	위험방향
체질량 지수	25이상의 체질량(여성)	↑
달리기 경험	3년 이하의 경험	↑
달리기 목적	경기달리기냐 여가달리기냐	↑ 훈련빈도와 경기참가 횟수
주당거리	주당 20마일 이상	↑
빈도	구체적인 연구근거미약	주당거리와 높은 상관
강도 (페이스)	페이스가 빠를수록(15분이하/마일)	↑ 경기에서 빨리 달릴 때
지속시간	상해와 무관	주당 전체거리와 높은 상관
준비운동, 스트레칭	달리기 전 준비운동	일관성 없는 연구결과
저항운동	규칙적인 저항운동과 중량운동	↓
다른 스포츠참가	크로스트레이닝	일관성이 결여된 자료
심리적 요인	인격적 특성	위험부담 행동, 높은 동기 ↑
훈련지면	언덕 뛰기, 경사, 포장도로	포장도로에서 뛰는 여성 ↑
훈련패턴	하루 중의 시간, 시즌, 인터벌트레이닝	무관
심폐지구력	낮은 체력수준	군인 ↑, 일반인 무관

되어 발병할 가능성이 높다. 갑자기 높은 염력의 부하를 관절에 가하면 한번으로도 관절연골과 연골하골을 크게 손상시킬 수 있다(Vuori, 2001). 서서히 부하를 적용하면 근육이 관절에 가해지는 부하를 보다 효과적으로 흡수하고 분산시킬 수 있으며, 관절연골이 또한 천천히 변형되므로 관절에 가해지는 힘을 관절 전체에 안전하게 분산시킬 수 있다.

관절연골은 관절에 25MPa(1평방미터당 뉴톤) 정도의 힘이 작용하면 골절이 일어난다. 달리기, 점프, 던지기와 같은 활동은 관절에 작용하는 최고 접촉력이 4-9MPa 밖에 되지 않으므로 연골상해를 입을 정도는 아니다(Vuori, 2001). 동물실험에 의하면 신체활동으로 관절에 작용하는 스트레스 정도로는 건강한 관절의 연골이 손상되지 않는다. 따라서 적절한 신체활동은 오히려 관절의 구조와 기능을 강화한다. 그러나 외상이나 상해로 관절이 비정상의 상태인 경우 통상적인 스트레스로도 관절연골을 손상시키거나 골관절염을 유발할 수 있다. 또한 25MPa 이하로 운동을 해도 오래 지속하거나 과도하게 반복하면 관절표면에 손상을 가져오고, 그것이 누적되면 결국 골관절염을 일으킬 수 있다(Vuori, 2001). 외상관련 관절부상 외에도 노화로 근골격계 내에 일어나는 정상적인 생리적 변화로 인해 관절손상과 그에 따른 질병의 진행이 가속화될 수 있다.

관찰자료에 의하면 어떤 신체활동이나 운동은 다른 활동에 비해 체중부하를 감당해야 하는 무릎, 고관절, 발목관절, 척추와 같은 관절에 골관절염을 발생시킬 위험이 높다. 관절에 큰 스트레스를 주는 활동, 특히 관절을 비트는 활동은 관절의 기능을 퇴화시킬 수 있다. 축구, 풋볼, 테니스, 육상종목의 일부는 관절에 큰 염력을 작용시키며, 그것이 반복되면 유리질 연골이 닳아 골관절염을 유발하는데, 그것이 소위 말하는 소모설(wear and tear theory)이다(Buckwalter, 2003; Felson et al., 2000). 생업활동 또한 관절에 스트레스를 줄 수 있다. 직장에서 무릎을 자주 구부리거나, 무거운 짐을 운반하거나, 농사, 창고일, 카페트 까는 일 등과 같이 관절이 비틀리는 직업에 종사하는 사람들은 슬관절염이나 고관절염에 걸릴 위험성이 매우 높다(Felson et al, 2000). 스포츠, 운동 또는 직업적 활동으로 인해 관절에 가해지는 스트레스가 커지면 인체의 중요한 관절들이 상해를 입게 되고, 그렇게 입게 되는 상해가 골관절염을 일으키는 위험요인이 되고 있다.

다양한 활동수준과 골관절염과의 용량-반응관계(dose-response relationship)를 실험적으로 연구한 논문은 아직까지 발표되지 않고 있다. 그러나 관찰·역학연구(observational epidemiological study)에서 얻은 자료로 신체활동 수준과 골관절염과의 관계를 이해하면 쉽게 이해될 수 있다. 전에 운동선수생활을 한 경험이 있는 사람들은 클럽선수 생활을 하거나 선수생활을 하지 않은 사람보다 고관절염이나 슬관절염에 걸릴 위험성이 훨씬 높다고 단언할 수 있다. 평생 동안 운동에 참가한 전체 시간으로 계산하든 참가빈도를 계산하든 운동을 많이 한 사람은 운동을 거의 하지 않은 사람에 비해 슬관절염이나 고관절염에 걸릴 위험이 2~4배나 높다는 것이 입증되었다(Vuori, 2001). 무거운 짐을 운반하는 직업에 종사하면서 과부하 운동을 하면 골관절염에 걸릴 위험이 배가된다. 슬관절염을 피하기 위해서는 직업활동이든 여가활동이든 하루 4시간 이상 관절이 과부하를 받지 않도록 해야 한다.

달리기, 걷기, 자전거타기와 같이 관절에 스트레스가 크게 작용하지 않는 형태의 활동을 적당히 실시하면 골관절염의 발생위험을 크게 줄일 수 있다. 사실, 관절의 건강을 위해서는 일정 수준의 신체활동이 필요하다. 손상, 수술, 척수절개 수술 등으로 인해 관절의 가동범위가 축소되면 근육 위축증, 골밀도 감소, 결합조직의 경화뿐만 아니라 근골격계에 유해한 효과를 초래할 수 있다.

골관절염의 예방에 필요한 신체활동량을 결정할 때

반드시 고려해야 할 몇 가지 중요한 요소들이 있다. 얼마나 자주 그리고 길게 관절에 스트레스를 가하느냐 하는 것뿐만 아니라 각 운동부하의 크기와 비율도 중요하게 고려해야 한다. 신체활동을 할 때 관절에 작용하는 비틀림부하도 고려해야 한다. 비틀림부하는 관절표면의 적은 면적에 엄청난 스트레스를 제공할 수 있기 때문이다(Buckwalter, 2003). 여러 가지 이유로 많은 연구가 이루어지고 있지만, 어느 수준으로 신체활동을 해야 골관절염을 줄일 수 있는지를 명확히 밝히지 못하고 있다. 그러나 동물실험, 임상연구 또는 현지관찰연구 등을 통해서 이들 간의 관계가 비직선적이며, "J" 모양일 것으로 추정하고 있다. 〈그림 14.4〉는 이러한 이론적 관계를 설명하고 있다. 그러나 관절의 어떤 부위에 어느 정도의 강한 신체활동을 해야 골관절염을 예방할 수 있는지에 대한 직접적인 증거가 아직 제시되지 않고 있다.

골관절염 치료운동

앞 절에서 일부 격렬한 스포츠에 참가하면 골관절염에 걸릴 가능성이 매우 높다는 설명을 하였다. 그러나 골관절염 진단을 받아도 신체활동을 하면 상태를 호전시키는 데 도움이 된다. 유산소 운동과 저항운동 모두

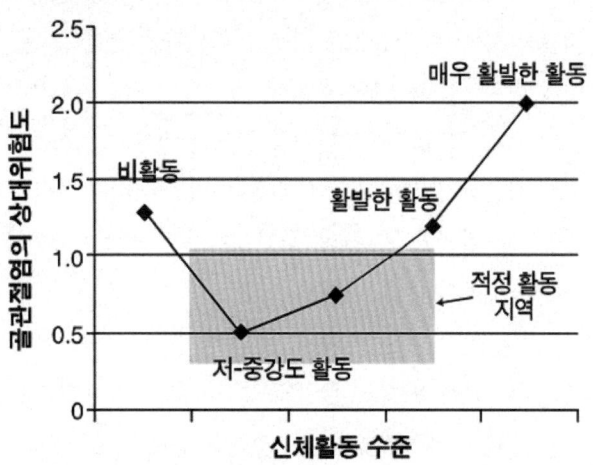

그림 14.4 신체활동 수준과 골관절염과의 이론적 관계

골관절염으로 인한 통증을 완화시키고, 신체적 기능, 정신적 건강, 그리고 전반적인 삶의 질을 향상시키며, 무릎관절염이 악화되는 것을 지연시킬 수 있다(미국관절염협회, 2001; Stuck et al., 1999; Vuori, 2001). 예를 들어 무릎 관절염이 있는 사람은 대퇴사두근이 약해지고 심폐지구력이 저하된다. 대퇴근육조직을 강화하는 운동을 하면 보행동작, 가동범위, 균형감각을 크게 개선할 수 있으며, 결국 관절염으로 인한 통증을 완화하는데 도움이 된다. 또한 근력을 강화해 주면 일상생활로 관절에 작용하는 스트레스를 분산시켜 관절의 건강을 유지하는데 도움이 된다. 관절의 움직임 범위를 넓히는 유연성 운동은 윤활작용과 결합조직의 신장능력을 촉진한다. 적당한 유산소 운동은 체력과 정서적 건강을 향상시키고 체중의 감소 및 유지에 절대적으로 필요하다. 체중의 감소는 관절에 작용하는 부하나 스트레스를 완화하는데 도움이 된다.

어떤 종류의 운동을 어느 정도로 해야 골관절염을 예방할 수 있을까? 이 질문에 대해서는 대부분의 연구들이 비슷한 대답을 내놓고 있다. 이들 연구에 의하면 "표준 관절염 운동"으로서 걷기, 사이클, 수영 등과 같은 정당한 운동을 주 3~4회, 30~60분 동안 실시하는 것이 바람직하다고 한다. 이 분야의 전문가들은 관절염을 앓고 있는 사람들이라면 적어도 하루 30분씩 1주일에 3번은 가벼운 운동을 할 것을 권장하고 있다. 하루 30분 운동을 10분씩 나누어 세 번에 걸쳐 실시할 수도 있다(Vuori, 2001). 그 정도로 운동을 해서 관절에 역효과를 가져온 경우는 아직까지 보고되지 않고 있다. 그러나 관절이 심하게 기형을 이루어지거나 관절이 과도하게 이완되어 관절염이 심각한 사람들은 전문치료사의 자문을 받거나 전문가의 감독 하에 운동을 해야 한다. 몇몇 대퇴사두근 운동은 관절염을 악화시킬 수 있기 때문이다. 특정 관절에 구체적으로 도움이 되는 최소한의 신체활동량과 관절염을 야기하거나 악화시킬 수 있는 최대 신

체활동량은 얼마인지를 밝히는 연구가 더욱 적극적으로 이루어져야 한다.

신체활동, 뼈의 성장 및 유지, 기능의 보존

신체활동은 근골격계에 다양한 방법으로 작용하고, 일생동안 여러 시기에 중대한 영향을 미칠 수 있다. 뼈의 건강을 논의할 때 한 가지 중요한 것은 유소년기와 청소년기에 골량을 최고로 유지하는 것과 성인기에 신체활동을 통해 상실한 근력의 양과 신경계의 기능을 회복하여 일생동안 그 수준을 유지하는 것이다.

신체활동과 뼈의 성장 및 유지

신체활동은 일생의 세 번의 중요한 시기에 걸쳐 골밀도에 영향을 미친다(Kahn et al., 2001; Vuori 2001).

1. 유년기와 청소년기에 체중부하 운동을 하면 골량을 최고 수준으로 유지하는데 도움이 된다. 사춘기에 골량의 증가율이 가장 높으므로 이 시기에 필요한 운동을 하는 것이 매우 중요하다. 대부분의 청소년은 18세 전후에 골량이 최고에 도달한다. 달리기, 뛰기, 비틀기 등과 같은 운동을 한 유소년은 그렇지 않은 유소년보다 성인 초기가 되면 골부피가 최고에 도달할 가능성이 높다. 학생들을 대상으로 특정 뼈에 부하를 제공한 집단과 그렇지 않은 집단을 비교한 결과, 운동부하를 제공한 집단이 그렇지 않은 집단보다 골밀도가 10% 증가하였다.

2. 골밀도 영향의 두 번째 시기인 20-50세 사이에 운동을 하면 골량을 최고로 유지하는데 도움이 된다. 장기 관찰연구에 의하면 이 시기에 운동을 하면 골밀도가 1~3% 증가한다.

3. 세 번째 시기인 노년기에 운동을 하면 1년에 약 1%의 골밀도 감소를 지연시킬 수 있다. 폐경과 그로 인한 뼈의 건강과 관련된 호르몬의 변화 때문에 폐경기의 여성은 골다공증의 위험이 가속화된다. 그러나 운동을 하면 골량 감소를 늦추고 골다공증이 진행되어 호르몬 대체요법을 받고 있는 여성의 골밀도를 높이는 데 도움이 된다.

뼈는 적용되는 압력의 크기에 따라 다양하게 반응한다. 부하가 50 미세응력(50∅) 이하면 뼈에 아무런 영향을 주지 못한다. 부하가 50~200∅ 미세응력이면 생리학적인 영향을 주며, 뼈의 건강을 증진시킨다. 부하가 2,000~4,000 미세응력이면 뼈에 과부하가 작용하여 새로운 뼈의 형성을 자극한다. 부하가 4,000 미세응력 이상이면 미세손상을 초래하며, 그것의 복구에 필요한 무기 골세포(unorganized bone cell)를 생산한다. 치밀골(cortical bone)은 약 25,000∅의 압축하중(compressive load)을 받으면 골절이 일어난다. 다행히, 고강도의 격렬한 운동이나 스포츠에 참가할 때 작용하는 부하는 약 1,500-3,000미세응력에 지나지 않는다(Kahn et al., 2001).

운동을 어느 정도의 빈도, 강도, 지속시간으로 실시해야 뼈의 건강에 도움이 되는지를 분명히 규정하는 증거가 제시되지 못하고 있다. 그러나 동물과 인간을 대상으로 계속적인 연구가 이루어지면서 뼈의 건강에 도움이 되는 운동요소들이 제시되고 있다(Kahn et al., 2001). 뼈 부하운동(bone-loading activity)은 근수축이나 체중부하에 의해 발생하는 힘차고 빠른 기계적 부하와 다양한 각도로 뼈에 작용하는 부하들로 구성하여야 한다.

뼈 운동의 최대의 효과를 얻기 위해서는 구체적인 뼈의 건강을 목표로 운동을 해야 한다. 예를 들어, 경골의 골밀도를 향상시키기 위해서는 발, 발목, 하퇴에 압축력이 작용하고 하퇴 대근이 리드미컬하게 수축하는 운동을 해야 한다. 반복횟수가 너무 잦을 필요는 없다. 오히려 압력, 크기, 비율, 분포 등이 뼈의 성장을 자극하는데 더 중요하다. 또한 뼈는 시간이 경과하면서 평이한 부하(customary load)에 적응하게 되므로 뼈 형성을 계속적으로 자극하기 위해서는 부하의 크기를 주기적으로 증가시킬 필요가 있다. 큰 충력을 주는 점핑운동(3~10인치 높이로 하루에 50~200번의 점프), 고강도의 에어로빅 운동(최대산소섭취량의 55~75%로 걷기, 조깅, 계단 오르기를 하루 50분, 매주 4회 실시), 저항운동(12가지 종목으로 구성한 운동프로그램을 1회 반복 최대중량의 70~80%의 부하로 8~12회 반복, 3set)을 결합한 운동 프로그램을 구성하여 실시한 결과, 골밀도를 증가 또는 유지시키는 데 효과적이었다.

신체활동의 예방기능

노인의 신체활동은 무기력(disability)과 반비례한다는 증거가 제시되고 있다. 사실, 몇몇 종단연구에 의하면 활발한 신체활동을 하는 노인들은 그렇지 않은 노인들보다 무기력의 위험을 50% 감소시켰다(Singh, 2002; Spirduso & Cromin, 2001; Stuck et al., 1999). 신체활동을 통해 노화과정에서 일어나는 무기력과 사고에 의한 기능상실을 예방할 수 있는 다양한 메커니즘이 있다. 운동은 심폐기능, 근력, 유연성, 평형성 등과 같은 생리학적 능력에 직접적인 영향을 미친다. 또한 신체활동은 자신감, 우울증 등과 같은 심리학적 요인에 간접적으로 영향을 미치며, 그러한 심리적 영향이 신체활동 수준에 영향을 미친다. 신체활동 수준과 불능과의 관계는 장애예방 체제의 일반적 맥락에서 다음과 같은 네 가지 구성개념으로 설명할 수 있다.

1. 신체활동은 노화와 관련하여 진행되는 생물학적 과정들을 지연시킬 수 있다.
2. 신체활동은 만성질병 불능질병의 원인이 되는 고혈압, 고혈당, 고콜레스테롤혈증과 같은 위험요인을 완화할 수 있다.
3. 신체활동은 이미 존재하는 질병의 진행과 후유증에 영향을 미칠 수 있다.
4. 신체활동은 우울증, 자신감 저하, 사회적 지원 부족과 같은 능력저하의 원인이 되는 요인에 영향을 미칠 수 있다(Singh, 2002; Spirduso & Cronin, 2001).

이러한 개념들은 근육기능과 능력저하의 시작과의 관계를 살펴보면 쉽게 알 수 있다. 신체활동을 크게 하지 않고 주로 앉아서 생활하는 사람들은 성인기에 매 10년마다 근육량이 10%씩 감소한다. 이처럼 노화로 인해 골격근이 줄고 약해지는 증상을 근육감소증 또는 사르코페니아라고 하며, 노인들에게 나타나는 근육감소증은 능력저하의 직접적 원인이 되고 있다(Singh, 2002). 유산소 운동만으로는 노화로 인한 근육 감소를 예방하는데 충분하지 않다. 근육량이 감소하는 것을 효과적으로 예방하기 위해서는 저항운동으로 근육에 적절한 부하를 가해야 한다. 근력을 점진적으로 증가하는 운동프로그램을 적용한 결과, 근력이 40~150% 증가하였다. 근력의 점진적 증가와 그에 따른 기능강화의 효과는 80~90세의 노인들에게도 비슷하게 나타났다. 이는 점진적 근력강화 훈련이 연령에 관계없이 효과를 얻을 수 있다는 의미이다. 근력 운동은 특히 여성들에게 효과가 있다. 왜냐하면 여성들은 남성들에 비해 근육량이 적은데다 남성에 비해 노화로 인한 능력저하가 10년 정도 일찍 시작되기 때문이다(Spirduso and Cronin, 2001).

운동처방으로 기능저하를 예방하는 연구가 이루어지기는 하였지만 활발히 진행되지는 않았다. 일부 이루어진 연구마저도 규모가 크지 않거나 기간이 매우 짧거나 운동강도가 매우 낮은 처방을 하였다. 그래서 근력의 증가나 그 밖의 다른 효과를 보고하고 있지만 통계적으로 유의한 수준에 미치지 못하고 있다(Spirduso and Cronin, 2001). 이 분야에 대한 추가적인 연구가 절실히 요구되고 있다.

그에 반해 운동이 기능적 장애를 가지고 있는 성인의 능력저하를 예방하는데 간접적으로 도움이 된다는 증거는 충분하다. 신체활동이 감소하면 신체적 기능이 저하되고 그래서 능력이 저하된다. 걷기와 같은 중강도 운동만으로도 격렬한 신체활동을 하는 것만큼의 능력저하 예방효과를 얻을 수 있다. 신체활동 수준과 운동의 간접효과를 확인하는 관찰연구가 이루어졌지만, 노화에 의한 능력저하를 예방하는데 적합한 운동량, 특히 필요한 최저 운동강도에 관한 것이 아직 밝혀지지 않고 있다 (Singh 2002; Spirduso and Cronin 2001; Stuck et al., 1999).

운동이 노화나 질병에 따른 기능적 손실과 능력저하에 미치는 효과에 관한 연구가 아직 부족하지만, 기능손실이나 능력저하를 예방하기 위한 운동처방 지침이 발표되었다. 노화나 질병에 따른 신체적 능력의 저하를 예방하기 위해서는 포괄적이기는 하지만 최소한 다음과 같은 운동처방 지침을 따라야 한다.

- 근육량의 증가와 근력의 발달뿐만 아니라 심폐기능을 촉진하는 걷기 등과 같은 유산소운동을 포함해야 한다.
- 움직임에 대한 자신감을 향상시키고 낙상위험을 감소시키는 정적 평형성 운동과 동적 평형성 운동을 포함해야 한다.
- 모든 주요 대근을 강화하는 저항훈련을 포함해야 한다(Singh, 2002).

신체활동이 근골격계에 미치는 효과 연구의 어려움

신체활동이 근골격계에 미치는 효과에 관한 연구에는 두 가지 어려움이 있다. 첫째, 과거에는 신체활동에 관한 연구가 역학연구의 자기-보고식 설문조사를 통해 이루어졌다. 이와 같은 조사연구는 회상오차 또는 기억오차(recall bias)의 문제가 따를 수밖에 없으며, 특히 연구 참여자의 평생 신체활동 수준을 회상하여 대답하라고 요구할 때 기억오차 문제는 더욱 심각해 질 수밖에 없다. 근골격 운동의 효과는 일생동안 어떤 운동을 어떤 패턴으로 하였는지 정확하게 측정해야 그 효과를 확실히 규명할 수 있다. 게다가 대부분의 설문지들이 심혈관 건강이나 또는 근골격계와 무관한 질병을 묻는데 적합한 도구로 개발되어 신체활동 수준에 관한 질문도 근골격계에 미치는 직접적인 효과를 묻기 보다는 심폐효과로 추정하는 경향이 있다. 예를 들어, 심폐효과의 측면에서는 수영과 달리기는 비슷하지만, 그러한 운동이 근골격계에 미치는 영향은 크게 다르다. 또한 많은 설문조사에서 가벼운 신체활동에 대해서는 묻지 않았다. 가벼운 운동은 뼈나 관절에는 운동이 될 만한 스트레스를 주지만 심호흡계에는 충분한 스트레스가 되지 못한다.

둘째, 표준점수제(Standardized Scoring System)로는 근골격계에 제공되는 신체활동의 양을 정확하게 측정하기 어렵다. 가장 자주 사용하는 평정법은 각 신체활동에 대한 절대 MET값을 구한 다음 그 것을 신체활동의 빈도와 시간 등식에 대입하여 신체활동의 양을 계산하는 방법이다. 그러나 MET에 근거한 값은 주로 신체활동의 심폐효과를 의미한다. 따라서 자기보고식 설문지와 숫자 계산법 모두 근골격계에 작용하는 신체활동의 양을 정확하게 측정하지 못하고 있다.

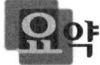

신체활동은 심혈관계, 호흡계, 대사 등과 같은 신체의 다른 시스템에 미치는 영향처럼 근골격계의 건강에도 매우 중요하다. 운동이 근골격계에 미치는 영향은 다른 시스템에 사용되는 것과 다른 분석방법을 필요로 한다. 그 부분에 대한 연구가 이루어져야 어떤 운동을 어느 정도의 강도로 얼마동안 실시해야 어떤 구체적인 근육에 어느 정도의 효과를 얻을 수 있는지를 정확하게 측정할 수 있다. 근골격계의 건강에 도움이 되는 최저 운동역치, 근육, 뼈, 심장, 허파, 두뇌에 도움이 되는 운동량, 상해 또는 퇴행성관절염과 같은 운동의 역효과를 최소화 하는 방법 등을 밝히는 연구가 수행되어야 한다. 건강을 증진하는데 필요한 신체활동 권장량으로는 근골격계의 건강에 역효과를 일으키지는 않는다는 증거가 제시되고 있다. 즉, 건강을 위한 심혈관 운동은 근골격계의 건강에 역효과를 초래하지 않으므로 그것이 신체적으로 활발한 생활방식을 채택하거나 유지하는데 장애가 될 수 없다는 것이다.

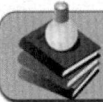

1. 모든 장애 또는 능력저하의 거의 40%를 야기하는 세 가지 중요한 원인은 무엇인가?
2. 1세에서 34세까지의 가장 중요한 사망 원인은 무엇인가?
3. 낙상이나 고관절 골절을 줄이기 위해서는 어떤 운동을 실시해야 하는가?
   a. 심폐체력 운동
   b. 유연성 운동
   c. 평형성과 이동성 운동
   d. 근력과 기능 운동
4. 백인여성들 사이에 평생 골다공증성 골절의 위험이 높은 이유는 무엇인가?
5. 기계적 골부하(mechanical bone loading)의 세 가지 기본 원칙은 무엇인가?
6. 신체활동에 의한 근골격계 상해의 위험요인 중 수정(완화) 가능한 요인 4가지를 나열하라.
7. 신체활동이 어떻게 능력 저하를 지연시킬 수 있는가? 4가지를 쓰시오.

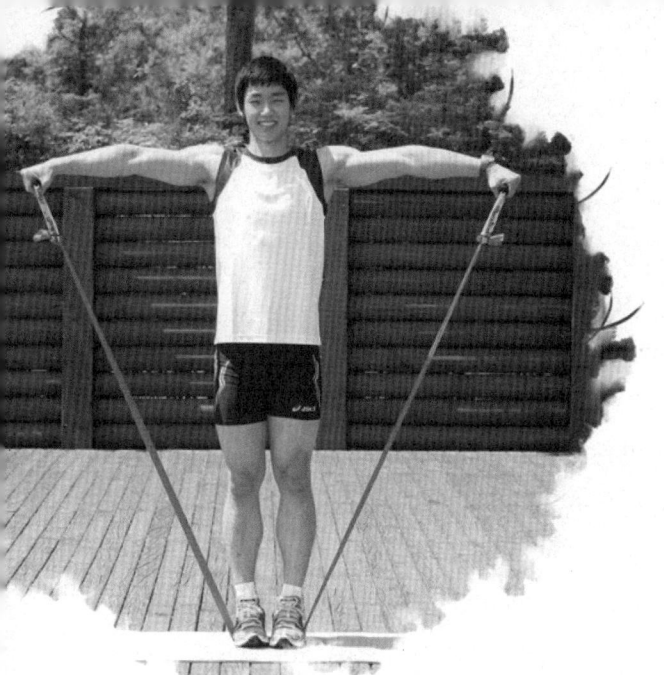

제15장
신체활동, 근 체력 그리고 건강

개 요

저항성 트레이닝의 역사

저항성 트레이닝의 기초
- 저항성 트레이닝의 효과
- 용량-반응 효과
- 근단백질의 전환
- 근비대의 성차
- 골격근의 양과 질

저항성 트레이닝의 생활화
- 아동 및 청소년기의 저항성 트레이닝
- 중년기와 노년기의 저항성 트레이닝

질병과 장애 예방을 위한 저항성 트레이닝
- 비만과 체중조절을 위한 저항성 트레이닝
- 관상동맥질환을 위한 저항성 트레이닝
- 만성심부전과 심장이식 후의 저항성 트레이닝
- 관절염을 위한 저항성 트레이닝
- 골다공증을 위한 저항성 트레이닝

요약

연구문제

이 장에서는 근체력을 근력, 근파워 그리고 근육의 속성에 대해서 살펴볼 것이다. 건강한 개인이나 질병이 있는 집단에서 근체력과 건강과의 관계를 검토하였다. 근 체력이 심폐체력 못지않게 중요하다는 것을 우리는 잘 알고 있다. 근 체력을 향상시키기 위해서는 점증부하 저항훈련방법을 선택해야 하므로 이 장에서는 그것에 관해서 알아보도록 한다.

저항성 트레이닝의 역사

저항성 트레이닝은 외부의 무게를 기술적으로 이용하여 골격근에 점진적인 부하를 가함으로써 근 비대와 근력을 키우는 훈련방법으로 정의할 수 있다. 저항성 운동은 보통 한 번에 최대한 들 수 있는 반복횟수 즉, 1RM(1-repetition maximum)의 몇 퍼센트를 들 것인지로 부하를 결정한다. 저항성 트레이닝의 1회 운동량은 들어 올리는 무게, 반복횟수, 그리고 반복세트로 이루어진다. 일반적 1RM의 80% 이상의 무게로 3~6회 반복하는 3~5세트의 저항성 트레이닝은 근력과 근육량을 증가시키는 데 가장 적합하며, 1RM의 50~70%로 10~20회 반복하는 저항성 트레이닝은 근 지구력과 근파워(외인적 부하를 신속하게 이동할 수 있는 능력)를 향상시키는데 적합하다. 뒷부분에서 더 논의하겠지만 이렇게 단호한 주장을 하기 위해서는 추가적인 연구노력이 수반되어야 한다. 3~20RM의 범위 내에서는 근력이나 근비대, 근지구력에 더 효과적인 RM이 있는지 아직 뚜렷한 증거가 제시되지 않고 있다.

저항성 트레이닝은 1945년 Captain Thomas De Lorme에 고안되었으며, 근력을 기르기 위해서는 높은 부하를 낮은 반복 횟수로 실시하고 근지구력을 향상시키기 위해서는 낮은 부하를 높은 반복횟수로 실시해야 한다는 그의 주장은 현재까지 그대로 적용되고 있다. 저항성 트레이닝에 대한 논문이 처음 발표된 이래 유산소성 운동이 심장병 예방에 효과적이라는 논문이 발표될 때까지는 저항성 트레이닝은 다른 운동과 함께하는 운동 정도로 생각되었다. 그러나 1968년 Kenneth Cooper 박사가 'Aerobics'라는 저서를 출간하면서 거의 10년 동안은 달리기와 같은 운동이 건강과 체력증진에 더 효과적이라는 주장을 지지하는 논문들이 주를 이루었으며, 저항성 트레이닝에 관한 논문은 거의 관심을 끌지 못하였다. 사실, 미국스포츠의학학회(ACSM)가 1978년에 건강한 성인들을 위한 심폐체력 및 근체력 운동지침을 발표할 때 저항성 트레이닝을 위한 운동지침은 포함되지 않았다. 그러나 1980년대 중반에 들어서면서 저항성 트레이닝이 관상동맥질환, 고혈압, 골다공증 등에 임상적 효과가 있다는 사실이 보고되기 시작하였고, 미국스포츠의학회는 결국 1990년에 저항성 트레이닝을 포함한 새로운 운동지침을 발표하였다. 저항성 트레이닝을 포함한 새로운 운동지침이 발표되면서 미국심장학회(AHA)와 미국심폐재활학회(AACPR)가 저항성 트레이닝의 중요성을 인식하기 시작하였다. 이제 저항성 트레이닝은 건강한 개인은 물론 환자들에게 균형 잡힌 운동 프로그램의 중요한 요인으로 인정받고 있다.

> 유산소 운동이 심장병을 예방하는데 매우 효과적이라는 연구들이 연이어 발표되면서 한 때 저항성 운동의 효과를 무색하게 만든 적이 있다. 그러나 이제는 저항성 트레이닝이 운동 프로그램의 중요한 일부분으로 인식되고 있다.

저항성 트레이닝의 기초

근조직은 가단성이 있어 외부자극에 반응하여 쉽게 변화하는 특성이 있다. 그러한 반응을 쉽게 불러일으킬 수 있는 자극이 바로 강한 힘으로 짧게 수축하는 저항성 운동이다. 보통 그러한 자극에 적응하면 근육이 커지는 근비대가 이루어진다. 여기서 근육의 비대란 자주 그리고 계속적으로 자극을 줌으로써 근육의 크기가 커지는 것을 말한다. 이러한 반응을 일으키는데 필요한 힘이 얼마나 커야 하는지 아직 분명히 밝혀지지 않고 있지만 일반적 지침을 개발하는데 필요한 연구 자료는 얼마든지 확보할 수 있다.

우리는 근비대 현상이 일어나기 위해서는 근 단백질의 전환이 순 합성상태로 되어야 하는 것으로 알고 있다. 이 장에서는 골격근단백질 변환의 개념을 소개하고 그러한 시스템이 어떻게 저항성 트레이닝과 음식물 섭취의 영향을 받고 있는지를 살펴볼 것이다. 또한, 골격근량의 증가가 건강에 얼마나 크게 영향을 미치는지를 검토하고, 골격근의 질(quality)의 개념을 소개할 것이다. 뿐만 아니라 단백질 축적 능력에 있어서 남녀 간에 차이가 있는지를 검토할 것이다.

저항성 트레이닝의 효과

저항성 트레이닝은 기본적으로 동화작용이다. 그러므로 규칙적인 저항성 트레이닝은 골격근을 자극하여 새로운 근단백질을 합성하고 기존의 단백질을 유지하도록 한다. 저항성 트레이닝이 근미세 구조를 파괴하고 근세포의 구성물질을 방출함으로써 근육구조를 파괴할 수 있다. 그러나 손상된 근육을 회복하는 과정을 통해서 근육이 강해지며 후속되는 근육 손상에 대한 저항력을 기르게 된다. 저항성 훈련은 충분한 강도(1RM의 60% 이상)와 충분한 양으로 규칙적으로 운동하면 근단백질을 축적하여 근비대의 효과를 가져오게 된다. 그러나 반응을 일으키기에 충분한 수축성 자극이 없는 상태가 오래 지속되면 근위축이 일어나거나 근단백질의 손실이 발생한다. 즉 일회성(고정에 의한 활동 억제나 무중력 상태에 노출) 또는 장기적이고 지속적인(노화와 소모성 질환) 수축성 자극을 제공하지 않으면 근육이 위축되거나 근단백질이 손실된다. 따라서 저항성 트레이닝은 골격근량이 손실되는 사람들에게 매력적인 치료방법이다.

> 저항성 트레이닝은 동화작용을 촉진하여 근육을 증강시키고 근단백질의 유지를 강화하는 기능을 한다. 저항성 트레이닝은 그러한 특성 때문에 골격근량이 감소하는 것을 치료하는 도구적 가치로 인정을 받고 있다.

용량-반응 효과

저항성 트레이닝을 얼마나 강하게 할 것인지, 즉 저항성 트레이닝의 용량(dose)은 누구를 대상으로 어떤 효과를 기대하는지에 따라 다르다. 저항성 트레이닝은 한두 번만 실시해도 근비대와 같은 큰 변화는 아니어도 근단백질의 증가나 신경적응과 같은 변화현상이 일어난다. 그러나 최대의 근력을 증강시킬 수 있는 최적의 운동량이 얼마인지에 대한 연구가 매우 부족한 현실이다. 최적의 운동량을 합의하여 지침으로 제시하였지만 아직 증거가 불충분한 것 또한 사실이다(Feigenbaum and Pollock, 1999). McCartney와 Phillips(2006)는 근력의 향상은 없었지만 근비대 현상은 나타난 연구들을 요약하여 〈그림 15.1〉과 〈그림 15.2〉와 같은 이론적 개념을 제시하였다. 〈그림 15.1〉과 〈그림 15.2〉는 아직 개념수준에 머물고 있으므로 저항운동과 근비대와의 용량-반응 효과에 대한 보다 많은 연구가 이루어져야 한다. 우리는 저항운동이 단순한 근력보다는 근육량을 증가시킬 수 있는 능력의 관점에서 논의되어야 한다고 생각한다. 즉, 저항운동을 가르치는 많은 단체들이 비활동적인 사람, 질환자, 노인들을 대상으로 근력과 근순발력을 향상시키려는 노력을 해 왔다. 이들은 1주일에 2~3회 저항운동을 실시하며, 운동을 할 때마다 한 세트가 8~10가지 운동으로 구성된 세트를 1~2세트 실시하고 각 세트는 8~12회 반복할 것을 추천하고 있다(Feigenbaum and Pollock, 1999).

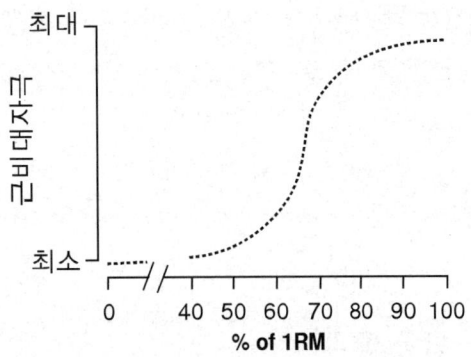

그림 15.1 이론적인 곡선은 근비대를 위한 저항성 트레이닝의 강도와 상대적인 자극과의 관계를 보여주고 있다. 근비대 증가를 위한 자극강도는 1RM의 60~80% 강도에서 급격한 증가 양상을 나타내고 있으며 그 이후의 강도에서는 정체현상을 보이고 있다.

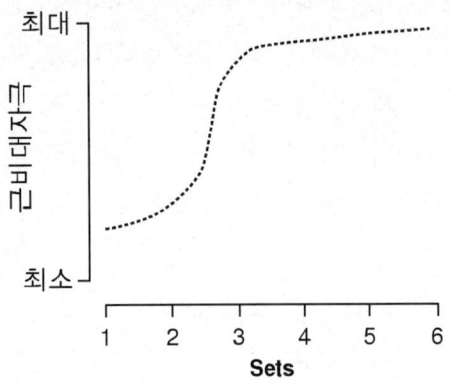

그림 15.2 이론적인 곡선은 근비대를 위한 운동량과 자극과의 관계를 보여주고 있다. 3세트 이상하면 수의적 피로가 초래되어 근력과 근육량을 증가시키기 위한 자극이 큰 효과를 발휘하지 못한다.

근단백질의 전환

〈그림 15.3〉은 근육의 단백질 전환을 설명하고 있다. 단백질 전환 과정은 골격근이나 신체의 모든 조직에서 동시에 그리고 지속적으로 일어나는 단백질의 분해와 합성의 상호작용으로 설명할 수 있다. 〈그림 15.3〉에서 단백질의 분해율(B)이 합성율(S)을 초과하면 순단백질 균형(S-B)은 부적, 즉 단백질의 손실을 일으킨다. 이러한 현상은 대략 음식을 섭취한 다음 4~5시간이 경과한 공복상태일 때 관찰된다. 이때 근육에는 아미노산의 외부 유출량이 유입보다 큰 '아미노산 순손실'이 발생한다. 단백질을 섭취하면 혈액 속에 아미노산이 증가하는 과아미노산혈증(hyperaminoacidemia) 상태가 되어 혈중 아미노산이 골격근의 유리아미노산 풀로 유입되는 것을 촉진하게 된다. 그런 다음 단백질 합성이 자극을 받아 순 정적 단백질 합성을 일으킨다(그림 15.4). 근단백질 합성은 아미노산 자체와 소량으로 존재하는 인슐린에 의해 촉발되는 것으로 추정하고 있다. 〈그림 15.5〉에서 나타난 것

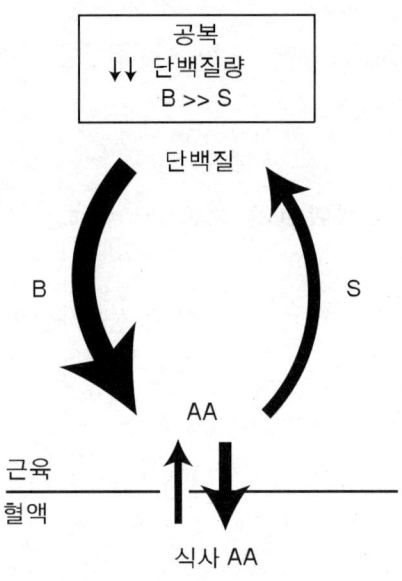

그림 15.3 공복상태에서 근단백질의 전환. 근단백질 분해(B)가 합성(S)을 초과하면 순단백질 균형은 부적이 되며, 그로 인해 근육에 단백질 손실이 발생한다.

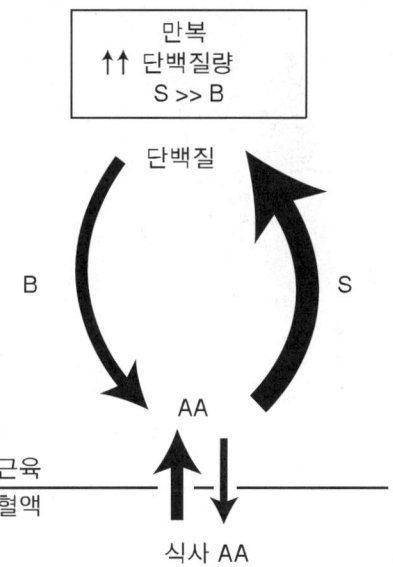

그림 15.4 음식을 섭취하여 만복일 때 근단백질의 전환. 근단백질 합성(S)은 아미노산이 세포로 유입되면서 시작된다. 분해(B)는 약간 멈추었다가 정적이 되며 〈그림 15.3〉의 공복 때의 손실과 같다.

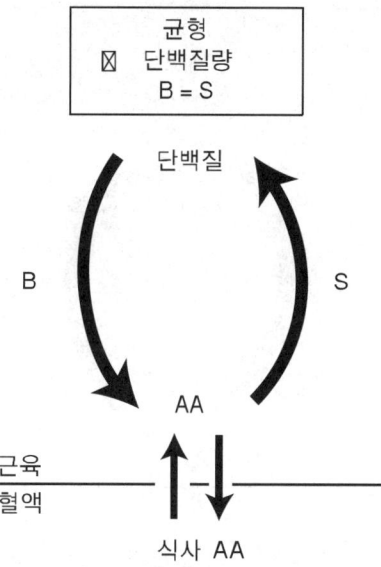

그림 15.5 매일 적당한 에너지와 충분한 단백질을 소비하면 근단백질 균형이 유지되고 근육량은 비교적 변화하지 않는다.

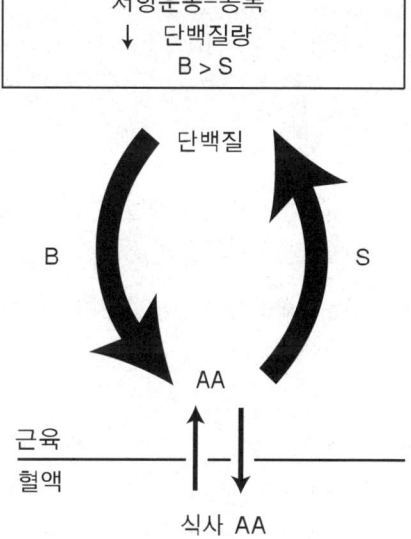

그림 15.6 저항성 운동은 근단백질 합성(S)을 촉진하고 분해(B) 자극을 줄인다. 순단백질 균형은 세포 내의 유리 아미노산 순환이 달라지면서 개선되지만 정적이 되지는 않는다.

처럼 금식일 때의 부적 순균형의 크기는 음식을 먹었을 때의 정적 순균형의 크기와 같다. 따라서 골격근량은 식사에 의해 유지된다. 사실, 이와 같은 일은 저항성 트레이닝을 하지 않고 적당량의 필수 아미노산이 함유된 단백질을 충분히 섭취하는 사람들에게 매일 일어나는 현상이다.

앞에서 설명하였듯이 저항성 트레이닝은 일종의 동화작용이며, 단백질 균형을 단백질 합성과 분해율을 증가시킴으로써 순동화작용으로 전환시키는 기능을 한다. 공복상태에서 저항성 운동을 하면 단백질 합성을 자극하지만 근육을 형성하기 위한 아미노산을 부족하게 한다. 저항성 트레이닝에 의해 순 균형은 덜 부적이 되지만 그렇다고 정적 균형이라고 할 수는 없다(그림 15.6). 저항성 트레이닝 후 단백질을 섭취할 때에만 단백질 합성을 최대한으로 자극하여 순 정적 근단백질 균형이 일어난다(그림 15.7). 〈그림 15.3〉에서 〈그림 15.7〉까지 제시된 개념을 〈그림 15.8〉에서 역동적으로 보여주고 있다. 이 그림의 곡선은 순단백질 균형의 변동은 식사를 하거나 공복일 때 일어나며, 저항성 트레이닝은 공복상태일 때의 단백질 손실을 줄이고 식사할 때의 단백질 증가를 더 크게 한다는 사실을 보여주고 있다. 〈그림 15.8〉의 곡선이 완벽한 곡선은 아니지만 일반적으로 수용되고 있는 곡선이다. 따라서 음식을 너무 자주 섭취하거나 공복상

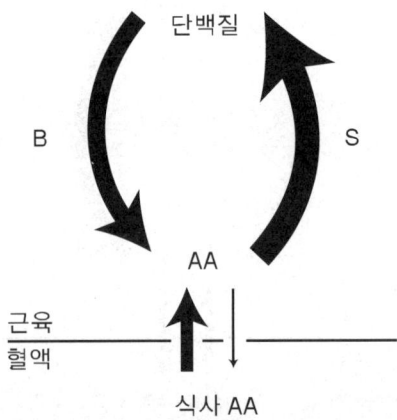

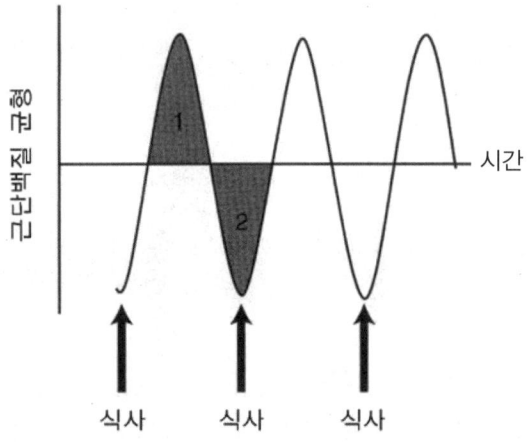

그림 15.7 아미노산이 부족하지 않은 가운데 저항성 운동을 하고 식사나 저항운동을 하면 추가적인 단백질 합성이 일어난다. 식사나 저항운동만 하는 것보다는 순균형이 더 크게 일어나 그 결과 근단백질의 음식 섭취와 저항성 운동에 의해 더 자극받게 된다. 저항운동 후 아미노산이 충분하면 단백질 합성은 부가적으로 자극된다. 즉, 식사나 저항운동 하나만 할 때보다 함께 하는 것이 더 큰 정적 균형에 의해 근단백질이 더 크게 증가한다.

태를 너무 오래 유지하면 근단백질 순균형의 반응과 어쩌면 반응의 상승과 감퇴에까지 영향을 미친다. 운동의 강도와 양 또한 동화작용 반응의 크기와 지속시간에 영향을 미칠 것으로 추정하고 있다.

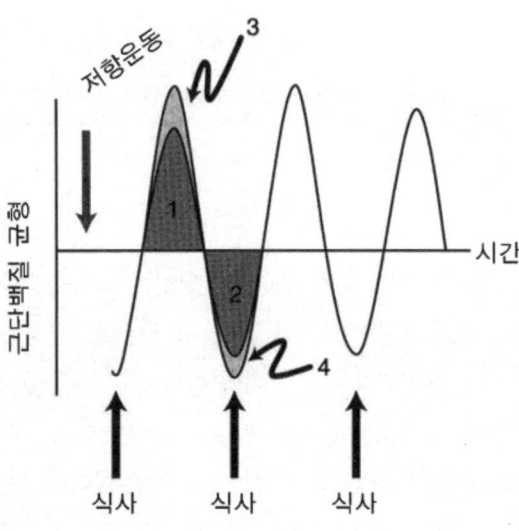

그림 15.8 (a) 골격근 단백질 균형에서 정상적인 섭식상태의 단백질 증가와 공복상태의 단백질 감소(합성 – 분해). 섭식상태의 곡선 내 면적(1)이 공복상태의 손실 면적(2)과 동일하다. 따라서 골격근량은 음식을 섭취함으로써 유지된다. (b) 저항성 트레이닝에 의한 섭식 상태의 골격근 단백질 증가와 공복 상태의 감소. 여기서, 섭식상태에서 단백질 획득은 운동에 의해 단백질 합성 자극이 일어나는 만큼 증가한다(3). 또한, 섭식상태에서의 단백질 손실은 이미 그 상태에서 계속적인 단백질 합성 자극이 있었기 때문에 크게 일어나지 않는다(4).

> 근단백질의 합성(S)과 분해(B)를 포함하는 근단백질 전환의 균형이 근단백질의 손실과 회복을 결정한다. S가 B를 만성적으로 초과하면 근단백질이 증가하여 비대가 발생하고 반대로 B가 S를 초과하면 소모성 또는 위축이 일어난다. 단백질을 섭취하고 저항성 트레이닝을 하면 S가 자극을 받아 근단백질 전환의 균형이 단백질량의 증가 쪽으로 이동한다.

근비대의 성차

일회성 운동이 근육량을 증가시키는 데 크게 기여하게 되는 것은 운동 후 성장호르몬(GH), 인슐린양 성장 인자-1(IGF-1), 테스토스테론 등과 같은 동화작용 호르몬이 증가하기 때문이라고 생각하는 학자들이 많이 있다. 그러나 테스토스테론을 약리적으로 투여하면 근력이나 근육의 양을 증가시키지만 성장호르몬은 그렇지 않다. 따라서 일회성 운동 후 테스토스테론의 증가 여부가 근비대를 결정하는 중요한 요인이다. 그러나 강한 저항성 트레이닝 후 테스토스테론 증가는 크지 않을 뿐만 아니라 단지 30~60분 지속되는 일시적인 현상이다. 황체형성 호르몬(LH)이 크게 증가하지 않을 때 일어나며, 헤마토크릿의 변화와 매우 밀접한 관계에 있다. 이러한 사실은 운동 후 테스토스테론 농도 증가가 단순히 혈장의 이동에 따른 호르몬의 혈액농축 증가 때문이라는 의미이다. 그래서 운동 후 테스토스테론이나 성장 호르몬이 일시적으로 증가하는 것을 보고 근비대 반응을 결정해야 하는지에 대해서는 좀 더 많은 연구가 이루어져야 한다.

대개 여성은 남성보다 테스토스테론 농도가 10배 정도 낮지만 저항성 트레이닝을 계속하면 근력과 근비대가 현격히 증가한다고 보고하고 있다. 사실 절대적이든 상대적이든 역동적인 근력은 남녀 모두 비슷한 방법으로 증가하는 것으로 추정하고 있다. 더군다나 하지의 근력 증강에 기여하는 것으로 알려진 골격근 적응이 저항성 트레이닝 초기에는 남녀 모두 비슷한 양태를 보이는 것으로 보고되고 있다. 저항성 트레이닝에 기반을 둔 근비대 반응은 고령 여성을 제외하면 일시적이든 만성적이든 순환 테스토스테론의 변화와는 아무런 상관이 없다. 고령 여성에게 나타나는 테스토스테론의 변화도 저항성 트레이닝으로 증가한 근력 변화의 20~25% 밖에 설명하지 못한다. 오히려 자가분비(autocrine)나 주변분비(paracrine) 방식으로 활동하는 것으로 알려진 국부 근육인자가 전신의 순환 호르몬보다 운동-유발 근비대를 결정하는 데 더 중요하게 작용한다.

골격근의 양과 질

운동을 수행하는 데에는 골격근량이 어떤 역할을 하는 것이 분명하지만, 그밖에 골격근량을 어느 정도 유지해야 하는 것이 왜 그렇게 중요한가? 골격근은 아데노신 3인산을 변환시키는 것과 같은 활동 범위가 매우 크므로 에너지 소비에 영향을 미쳐 체중을 빼거나 유지하는 데에도 중요한 역할을 한다. 골격근은 그 양 때문에 보온을 위한 중요한 열 조직이며, 기초대사량(BMR)에 중요하게 영향을 미치는 조직이기도 한다. 이러한 사실 때문에 근육의 양을 일정 수준 유지하는 것이 매우 중요하다. 골격근은 그것이 갖고 있는 산화능력 때문에 지질산화 및 지단백과 트리글리세리드의 항상성 유지를 위해 중요한 역할을 하고 있다. 또한 골격근은 그 양 때문에 식후에 포도당을 처리하는 중요한 장소이다. 그래서 골격근의 양을 어느 정도 유지하면 제2형 당뇨병의 위험을 감소시키는 데에도 도움이 된다. 마지막으로 나이가 많아지거나 근육쇠약 상태에서 최대유산소능력이 감소하는 것은 골격근의 양이 감소하기 때문이라는 것이 밝혀지고 있다(그림 15.9).

골격근의 양을 어느 정도 유지하는 것도 중요하지만 그에 못지않게 중요한 것은 골격근의 질을 유지하는 것이다. 골격근의 질이란 용어는 일반적으로 힘을 생성하는 골격근의 능력을 의미한다. 대부분의 경우 골격근이 힘을 생성하는 능력은 골격근의 단면적에 비례한다. 그러나 노화와 다른 신경 및 신진대사의 장애로 인해 근육 단면적당 발휘할 수 있는 힘이 감소하며, 그것을 골격근의 질 감소라고 한다. 뿐만 아니라 비활동적인 골격근 산화능력의 저하, 모세혈관 공급능력의 저하, 지방산과 포도당 운송 능력의 저하 등을 가져와 신진대사의 질을 감

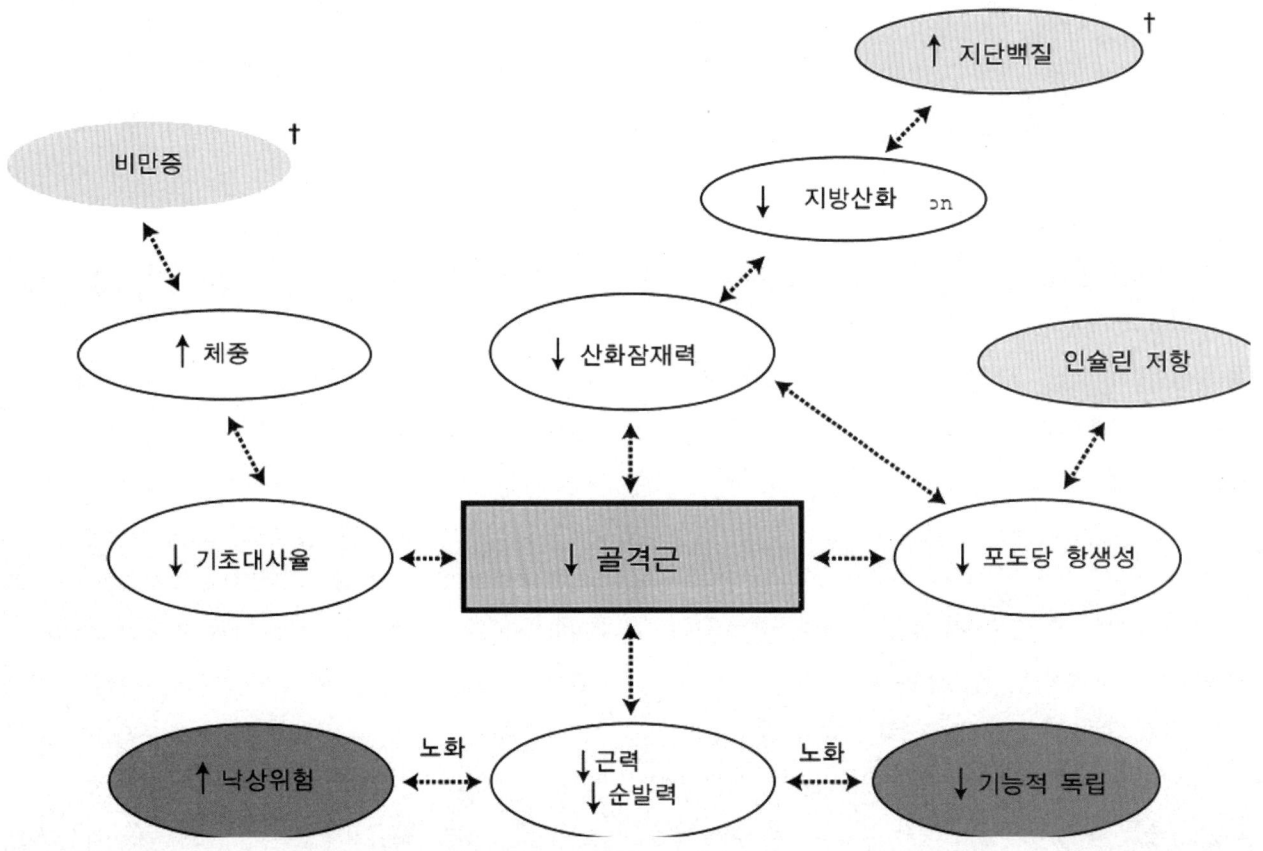

그림 15.9 골격근의 양과 그것의 상대적 신진대사 활동과 심장병, 당뇨병, 신진대사 증후군, 비만 등과 같은 다양한 만성적 질환과의 상호작용. 회색타원형은 골격근량에 부정적인 영향을 미치는 과정이나 골격근량 감소로 나타나는 부정적인 결과를 나타내고 있다.

퇴시킨다. 유산소 운동으로도 미토콘드리아 능력, 모세혈관 분포 수준, 포도당과 지방산의 운송 능력을 증가시킬 수 있지만 대부분 중등도 저항성 트레이닝 프로그램들은 그와 같은 변수들을 증가시키고 있으며, 특히 앉아서 생활하는 사람들에게 더욱 효과적이다.

저항성 트레이닝의 생활화

저항성 트레이닝이 건강에 도움이 된다는 사실에 대해서는 의심의 여지가 없다. 우리가 궁금한 것은 연령에 따라 어떻게 다르게 작용하느냐 하는 것이다. 젊은 사람이나 나이든 사람이나 저항성 트레이닝의 효과가 같은가? 연령에 따라 근력이나 근비대 능력의 손실이 다른가? 연

> 골격근은 운동을 하는 데에 중요할 뿐만 아니라 건강을 유지하는 데에도 결정적인 역할을 하는 조직이다. 골격근은 매우 활동적인 조직으로서 엄청난 양의 지질을 태우고, 섭취한 대부분의 포도당을 저장하며, 기초대사율(BMR)에 중요하게 기여한다. 그래서 크고 신진대사가 활발한 골격근을 일정 양 유지하는 것이 얼마나 중요한지 우리는 쉽게 알 수 있다. 골격근을 일정 양 유지하면 비만, 당뇨, 노화로 인한 낙상 등과 수많은 건강 위험 요소를 크게 감소시킬 수 있다.

령에 따라 저항운동의 강도와 양이 달라야 하는가? 이 절은 이와 같은 질문에 대한 답을 찾는 절이 될 것이다.

아동 및 청소년기의 저항성 트레이닝

저항성 트레이닝 프로그램이 어린이들을 위한 안전하고 효과적인 '컨디셔닝' 방법으로 입증이 되고 있다. 이러한 주장이 주는 시사점은 운동 가이드라인은 엄격히 준수되어야 한다는 것이다. 사실 아동과 청소년들의 근력을 증강시키거나 그들의 컨디셔닝 조절을 위해 설계된 대부분의 프로그램들은 미국스포츠의학회와 미국소아과학회에 의해 지지를 받고 있다. 이러한 입장은 미국 공중위생국 보고서인 '신체활동과 건강'과도 일치하고 있다. 미국 공중위생국 보고서, '신체활동과 건강'은 보다 많은 청소년들이 규칙적인 신체활동으로 근력과 근지구력을 향상시키거나 유지하는 것을 목적으로 하고 있다. 성인들이 저항성 트레이닝으로 얻고 있는 건강의 혜택을 청소년들도 똑같이 얻을 수 있는 것으로 보고되고 있다(유산소성 체력 증진, 골다공증 위험 감소, 골량 증가, 비만 및 고혈압 예방, 고밀도지단백(HDL) 콜레스테롤의 증가, 심리적 건강 지수의 증진 등). 또한 신체적으로 활동적인 아동들이 신체적으로 활동적인 성인이 될 가능성이 높다고 보고하고 있다. 따라서 이미 저항성 트레이닝 프로그램을 즐기고 있는 청소년들에게 그 운동을 권장하는 것이 유리할 뿐만 아니라 유익하기도 하다.

초기 연구에서는 저항성 트레이닝이 아동이나 청소년의 근력을 증강시킬 수 있는지에 대해서 매우 회의적이었다. 하지만, 계속적인 연구를 통해서 저항성 트레이닝이 근력의 증강이나, 운동수행 능력의 향상, 골밀도를 높이거나, 그 밖의 다른 해부학적 특성들을 개선하는데 도움이 된다는 것이 입증되었다. 또한 중요한 것은 저항성 트레이닝을 하면 스포츠와 레크리에이션 활동에서 상해를 예방하는 데에도 크게 도움이 된다는 것이다. 예를 들면, 근력 훈련으로 단련이 된 선수들(13~19세)이 그렇지 않는 선수들보다 훈련 도중 상해를 입을 위험이 낮을 뿐만 아니라 설사 상해를 입어도 훨씬 더 빨리 회복되었다. 또 다른 연구에서 근력 훈련을 받은 청소년 수영선수들이 그렇지 않는 선수들보다 어깨 부상을 덜 입었으며, 고등학교 풋볼 선수들도 무릎부상을 적게 입었으며 부상을 입더라도 심하지 않은 것으로 나타났다.

아동이나 청소년들을 위한 가장 효과적인 트레이닝의 빈도와 강도가 얼마인지를 결정하는 것은 쉽지 않은 과제이다. 왜냐하면 훈련의 빈도나 강도가 과도하면 저항성 트레이닝을 기피하거나, 열정을 잃게 하거나, 때로는 부상을 초래할 수 있기 때문이다. 이 분야의 연구에서 이루어진 몇몇 연구에 의하면 주당 2회 정도의 저항성 트레이닝을 하면 근력이 증가하는 것으로 보고되고 있다. 또한, 저항성 트레이닝을 받은 적이 없는 아동이나 청소년의 상체 근력과 국부 근지구력을 향상시키기 위한 운동초기의 적응단계에서는 높은 반복횟수(세트 당 13~15회)로 처방하는 것이 바람직하다.

> 잘 설계된 저항성 트레이닝 프로그램이 아동 및 청소년의 근력 증강에 도움이 되지 않을 수 없다. 저항성 트레이닝이 아동과 청소년의 골밀도 증가, 골격근의 성장, 스포츠관련 부상 위험 감소 등의 효과를 가져오는 데 기여한다는 수많은 연구결과들이 보고되고 있다.

중년기와 노년기의 저항성 트레이닝

중년기가 되면 노화가 시작되며, 시간이 경과하면 그에 따른 근육의 손실이 생기고, 근육감소증(Sarcopenia)이 발생하게 된다. 근육의 손실은 만성 질병, 나쁜 식습관, 비활동성 등에 의해 가속화되긴 하지만 가장 중요한 이유는 노화 그 자체의 결과라고 볼 수 있다. 근육감소증은 근력과 활력의 손실을 동반하기 때문에 신체적 장애, 쇠약, 독립성 상실, 낙상과 골절 등을 일으키는 주요 원인이 되고 있다. 노년기에 근육이 손실되는 것은 20세에서 80세 사이에 근섬유가 50% 손실되고, 잔존하는 근섬유, 특히 type II 섬유의 면적이 감소하기 때문이다. 수명이 길어지면서 생리학자들은 중년이 언제 시작되는지에 대해서 다시 생각하고 있다. 근육량은 40세가 되면 매년 1~2%씩 점진적으로 손실되기 때문에 근육감소증은 급격히 나타나는 현상이 아니라는 것이다. 따라서 골다공증과 달리 근육감소증은 갑작스러운 호르몬의 변화와는 무관하다. 근육량의 감소는 근단백질 합성과 분해의 불균형 때문에 일어나는 현상이다(그림 15.3). 그러나 연령이 증가하면서 근육량이 어떤 과정 때문에 감소하는지는 그렇게 중요하지 않다. 그것이 근단백질의 합성 때문이든 분해 때문이든 아니면 두 과정의 결합 때문이든 그것은 그렇게 중요하지 않다는 것이다. 오히려 중요한 것은 노인들도 저항성 트레이닝을 하면 젊은 사람들처럼 근육량이 증가한다는 사실이다. 가장 좋은 증거는 근육은 그것의 가소성과 비대능력을 100년 즉, 평생 동안 유지할 수 있다는 것이다.

북미 사람들의 기대수명이 2020년이 되면 1980년 수준보다 3~4년 증가하며, 증가된 수명을 사는 사람들의 40% 이상이 보호시설에서 대부분의 시간을 보낼 것으로 추정하고 있다. 한 연구자료에 의하면 65~74세 사이의 노인 남성 43%와 여성 37%가 집, 직장, 학교에서 활동하거나 스포츠, 여가활동, 여행과 같은 다른 활동을 하기 어려울 정도의 장애나 질병을 갖고 있다고 한다. 노인들에게 나타나는 가장 흔한 장애조건은 관절염(44%의 남성과 56%의 여성)과 그것과 동시에 일어나는 근육 약화이다. 저항성 트레이닝이 총근육량, 근육의 질(단면적당 힘), 근력, 근파워를 증가시킬 수 있는 가장 효과적인 방법이다. 대부분의 노인들은 이미 기능이 저하되어 있기 때문에 저항성 트레이닝을 하면 다른 그 어떤 연령집단보다도 나이와 관련된 근육 손실을 막는데 효과적이다.

연령의 증가에 따른 골격근량의 감소는 근력, 근파워, 기초대사량(BMR)의 감소, 지질산화 능력 감소, 복부비만 및 인슐린 저항성 증가, 낙상위험 등 수많은 결과를 초래한다(그림 15.9). 결국 노년기에 골격근의 양이 감소하고 근력 및 근파워가 감소한다는 것은 근육감소증으로 인한 질병이 늘어나고, 이동의 불편에 따른 의료비용이 증가한다는 것을 의미한다(Tseng et al., 1995).

Tseng과 그의 연구 동료들(1995)의 주장에 의하면 근육감소증은 물건을 드는 능력(진행되면 의자에서 일어서는 것조차 힘들어진다.)과 지구력(결과적으로 일상생활을 어렵게 하고 의료비용을 증가시킨다.)을 감소시킴으로써 노인들의 삶의 질을 저하시키는 일종의 진행성 신경근증후군이다. 저항성 트레이닝이 노인들의 근육량, 근력(수행능력을 일으킬 수 있는 최대의 힘) 근파워를 향상시키는 데 도움이 된다는 수많은 연구들이 있다(Campbell et al., 1999). 또한, 남녀 노인들이 저항성 트레이닝을 하면 근섬유를 크게 비대 시킬 수 있다는 연구들도 있다. 이처럼 저항성 트레이닝은 근육감소증을 예방하는 강력한 대응책이 될 수 있다. 저항성 트레이닝은 노년들의 장애를 감소시킬 수 있는 매우 효과적인 운동이다.

저항성 트레이닝이 근육감소증에 직접적인 영향을 미치는 것은 확실하다. 그렇다면 다른 만성 질환에 대해서는 어떤 작용을 하는가? Fiatarone Singh(2001)은 저항성 트레이닝을 하면 연령의 증가와 관계된 질병군(disease clusters)을 치료할 수 있는 특별한 기회를 제공받는 것이라고 주장하고 있다. 예를 들면 75세의 노인이 비만, 고혈압, 혈관질환, 고지혈증, 공복 시 포도당 내성, 운동 장애 등을 겪는 것을 흔히 볼 수 있다. 우리는 여러 가지 이유로 규칙적인 저항성 트레이닝을 개인이 받는 약물치료의 보조 활동으로 추천하고 있다. 약물치료를 받는 사람들은 하루에 몇 가지 약을 복용할 것이다. 그러나 규칙적인 저항성 트레이닝을 하면 이들이 복용하는 약의 상당부분을 줄일 수 있다. 저항성 트레이닝은 장애를 예방하는 직접적인 효과 외에도 불면증 감소, 식욕 개선, 자세 불안정 개선, 근육의 약점 개선, 우울증 감소 등과 같은 파급효과가 있다는 증거가 제시되고 있다(Fiatarone Singh, 2001)(그림 15.9).

> 노년들의 기능 저하와 건강 문제를 생각할 때 저항성 트레이닝 프로그램은 그 어떤 연령집단보다도 노인들에게 꼭 필요한 운동이다. 복부비만, 혈관질환, 포도당 내성 장애, 관절염과 같은 질병과 근육감소증을 앓고 있는 노인들이 저항성 트레이닝을 하면 그러한 질병들을 직접 치료하는데 도움이 된다. 약물치료는 증상을 치료하지만 저항성 트레이닝은 질병을 직접 치료하는 효과를 가져올 수 있다.

질병과 장애 예방을 위한 저항성 트레이닝

심근경색 재활 환자에게 저항성 트레이닝을 시키면 매우 효과적이라는 것이 수많은 연구에 의해 입증되었다. 또한 저항성 트레이닝이 체중을 조절하거나, 우울증을 치료하거나, 포도당 내성을 증진하거나, 혈중 지질 성분을 개선하는데 매우 효과적이라는 상당한 증거가 제시되고 있다. 저항성 트레이닝이 재활 역할 뿐만 아니라 수많은 질병을 직접 치료하는데 사용되고 있다.

비만과 체중조절을 위한 저항성 트레이닝

유산소 운동이 저항성 트레이닝보다 운동을 하는 동안 소비하는 에너지가 큰 것은 분명하지만, 저항성 트레이닝도 식사를 통제하면서 규칙적으로 실시하면 체중감소에 매우 효과적이라는 것이 입증되고 있다. 그러나 비만이나 노인과 같은 특수집단의 경우 유산소 운동 프로그램이 체중과 신체 구성의 변화에 거의 영향을 미치지 않는 경우도 있다. 그것은 왜냐하면 유산소 체력수준이 낮은 사람은 유산소 운동을 오래 지속해도 에너지를 크게 소비할 수 없기 때문이다. 예를 들면, 최대산소섭취량이 $24ml \cdot kg^{-1} \cdot min^{-1}$ 인 체중 55kg의 노인여성이 30분 동안 최대산소섭취량의 50% 강도로 운동을 하면 약 4,200KJ(100kcal 이하)의 에너지를 소비하게 되며, 운동 후 휴식기의 에너지 소비양도 매우 작은 것으로 보고되고 있다. 또한 체중을 감량하기 위해 에너지를 제한하며 유산소 운동을 하는 비만인은 제지방 체중(lean mass)을 유지하기 위한 동화자극(anabolic stimulus)은 없다. 그러나 저항성 트레이닝의 동화자극은 에너지를 제한하는 동안 골격근의 양을 유지하는데 도움이 된다. 저항성 운동이 유산소 운동보다 체중을 감량하는 데에는 덜 효과적일 수 있다. 하지만 저항 운동을 하는 동안 감량되는 체중은 신진대사에 중요한 기능을 하는 근육이 아니라 지방이다. 골격근은 신진대사를 촉진하는 기능을 하기 때문에 체중을 감량할 때에는 지방은 감소시키고 근육은 유지하는 저항성 트레이닝을 선택하는 것이 유산소 운동을 하는 것보다 유리하다고 할 수 있다.

저항성 트레이닝을 12주간 실시한 성인이 체중을 유지하는데 필요한 에너지가 15% 증가하였다. 이러한 증가는 운동 자체의 에너지가 아니라 기초대사율의 증가 때문이다. 또한 저항성 트레이닝에 참가한 노인들이 생활가운데 소비하는 신체활동 시간이 증가하였다. 이러한 사실은 노인과 비만자들에게 큰 시사점을 주고 있다. 왜냐하면 노인이나 비만자들은 체력수준이 낮기 때문에 지구력 운동을 하는 동안 실제로 소비할 수 있는 에너지가 그렇게 크지 않기 때문이다. 따라서 노인이나 비만자들과 같이 유산소 운동을 하는 동안 에너지 소비가 크지 않은 사람들이 체중을 감량하는 데에는 기초대사율을 증가시키고 생활 가운데 신체활동 양을 늘릴 수 있는 저항성 트레이닝이 도입되어야 한다.

이와 같은 주장은 잦은 과체중으로 어려움을 겪는 제II형 당뇨병 환자에게 그대로 적용할 수 있다. 당뇨병 환자가 에너지 섭취를 제한하면서 저항성 트레이닝을 해야 하는 이유는 저항성 트레이닝은 유산소 운동과 마찬가지로 인슐린과 수축에 민감한 근육 포도당 수송인자인 GLUT4의 양과 인슐린 반응성을 증가시키기 때문이다. 근육은 구강으로 섭취하는 포도당의 80% 이상을 처리하기 때문에 골격근 GLUT4를 촉진하는 체중 감량 전략이 단순히 체중을 감량시키는 전략보다 훨씬 더 유리하다고 할 수 있다. 따라서 저항성 트레이닝을 하면 인슐린 주사의 필요성을 지연시키거나 포도당 항상성을 유지하는데 필요한 인슐린의 양을 감소시킬 수 있기 때문이다.

1997년 세계보건기구(WHO)가 비만을 세계적 질병으로 인식하고 공중보건과 건강보호체계의 구축 차원에서 세계가 함께 도전할 것을 촉구하였다(WHO, 1997). 과체중과 비만인 사람은 그렇지 않은 사람에 비해 당뇨, 고혈압, 심혈관 질환 등과 같은 만성 질병에 걸리거나 그러한 질병으로 사망할 확률이 높은 것이 사실이다. 사실 복부에 지방이 과도하게 축적되면 심혈관 질환과 제II형 당뇨병에 걸릴 가능성이 높다. 복부에 지방이 축적되면 과도한 지방이 내장에 축적되고, 혈중 성분이 열악해 지며, 인슐린 저항이 악화되기 때문이다. 그래서 비만을 예방하거나 치료하기 위한 전략들이 모색되고 있으며, 현재로서 가장 효과적인 전략은 복부지방, 특히 내장지방을 감소시키는 것이다.

비만 치료는 열대사 촉진제, 식욕 억제제, 위장관 리파아제 차단제, 합성 지방 유도체 등을 투입하는 약물치료와 다이어트를 복합적으로 사용한다. 운동으로 비만을 치료하거나 운동과 다이어트 및 약물치료를 병행하는 연구 또한 이루어지고 있다. 비만치료에 운동을 포함시킬 때에는 대부분의 경우 유산소 운동이 포함되고 있다. 비만자들의 체중을 감소시키기 위해 저항성 트레이닝을 도입한 연구들도 적잖게 있다. 이들 연구에 의하면 저열량식 식이요법을 하면서 유산소운동이나 저항성 트레이닝을 한 남녀 피험자 모두 운동종류에 관계없이 비슷한 체중감량 효과를 가져왔다. 유산소 운동이 저항성 트레이닝보다 4~5배나 많은 에너지를 소비함에도 불구하고 체중감량은 비슷하였다는 것은 저항성 트레이닝에 많은 시사점을 주고 있다(Rice et al., 1999). 많은 비만자들이 상대적으로 낮은 유산소 운동능력을 갖고 있다는 것을 감안하면 유산소 운동으로 체중을 감소시키는 것이 최선의 방법이 아닐 수 있다. 따라서 체중을 감소시키거나 제지방 체중을 유지하기 위해서는 저항성 트레이닝 중심으로 운동을 하거나 유산소 운동과 다이어트에 저항성 트레이닝을 포함시키는 것이 바람직하고 효과적이기도 하다.

> 유산소성 운동이 저항성 운동보다 에너지를 소비하는데 효과적임에도 불구하고 저항성 트레이닝이 비만자의 체중을 감소시키는 보다 효과적인 방법으로 인식되고 있다. 게다가 저항성 트레이닝은 칼로리의 섭취를 제한하는 기간에 근육량이 감소되는 것을 제지하는 기능을 한다. 즉, 비만자들이 체중감량 운동을 하는 동안 손실하기 쉬운 그리고 신진대사 기능에 중요한 골격근의 양이 감소되는 것을 막아준다.

관상동맥질환을 위한 저항성 트레이닝

심장질환자들을 위한 재활 기준을 고려하더라도 저항성 트레이닝의 실질적인 효과는 우리가 생각하는 것보다 훨씬 큰 것 같다. 따라서 이 장에서는 저항성 트레이닝의 효과가 입증된 증거에 대해서 알아보고자 한다.

안전

저항성 트레이닝이 관상동맥질환(CAD)을 치료하는데 효과가 있는지에 대한 연구가 1980년대 중반부터 보고되기 시작하였다(McCartney, 1999). 이때까지만 해도 관상동맥질환자들이 등척성 핸드그립 운동을 할 때 바람직하지 않은 증상, 심전도 변화, 좌심실 벽의 비정상적 움직임 등이 관찰되어 저항성 트레이닝이 금기시 되었다.

이러한 등척성 운동이 관상동맥질환자에게 미치는 영향에 관한 초기 연구에도 불구하고 동맥 안에 카테터를 삽입하여 환자들이 저항성 트레이닝을 하는 동안 동맥압이 어떻게 변화하는지 측정한 결과, 임상적으로 허용되는 수준인 것으로 확인되었다(McCartney, 1999). 다른 연구를 통해서도 저항성 트레이닝 운동시 동맥 내압을 측정하고 2차원 심장초음파 검사로 좌심실 기능을 평가한 결과 심부전 증상이 있는 환자조차도 1회 심박출량을 잘 유지하였으며, 심근 수축성도 향상되는 것으로 나타났다. 그 밖에 여러 연구에서도 저항성 트레이닝은 유산소 운동보다 심박수가 낮고 확장기 혈압이 높기 때문에 (이는 관상동맥 관류가 순조로운 상태임을 나타낸다.) 심근허혈 증상이나 징후를 자극하지 않는 것으로 보고되었다. 더군다나 점진적 저항성 트레이닝이 점증부하운동테스트보다 심근 수요-공급의 균형을 유지하는데 더 유리한 것으로 나타났다. 초기연구에서는 등척성 핸드그립 운동이 심근허혈 환자들에게 금지되었으나 그 후 계속적인 연구를 통해서 저항성 트레이닝이 심근허혈 환자들에게 해가 되지 않는 것으로 판명되었다.

효능

지난 20여 년 동안 이 분야에 대한 연구가 확산되면서 일회성 순환 반응과 좌심실 반응뿐만 아니라 저항성 트레이닝이 관상동맥질환자들을 치료하는데 얼마나 효과가 있는지를 연구하는 실험이 급증하였다(McCartney, 1988). 대부분의 연구가 지역사회에서 규칙적으로 운동을 하고 있고 좌심실 기능이 비교적 양호한 환자들을 대상으로 수행되었으며, 대개 유산소 운동을 하는 사람들을 통제집단으로 설정하였다.

저항성 트레이닝은 전형적으로 12주 전후로 실시하며, 주로 상체와 하체 운동을 1~2세트 실시하게 되며 세트당 10~15회 반복하는 것으로 하고 있다. 저항성 트레이닝 강도는 대개 1RM의 30~80%이며, 대부분의 연구에서 1RM의 60%에 해당하는 중등도 운동을 일주일에 3회 실시하도록 하고 있다. 모든 연구에서 1RM의 3%에서 50%까지 근력이 증가하는 것으로 나타났다. 한 연구에서는 훈련 전의 1RM 강도로 최대한 반복함으로써 근지구력까지 향상된 것을 보여주었다. 약 12주 동안 저항성 운동을 실시한 결과 1RM의 무게를 14번까지 들어 올릴 수 있게 되었다. 이것은 평소에 최대한의 힘으로 할 수 있던 일을 12주 정도의 저항성 운동을 함으로써 쉽고 안전하게 할 수 있게 되었다는 의미이다.

저항성 트레이닝을 한 환자의 근력이 증강하였을 뿐만 아니라 표준 브루스 트레드밀 테스트에서 지구력이 12% 증가하였으며, 자전거 에르고미터 테스트에서는 최대 파워가 15% 증가하였다. 자전거 에르고미터 검사에서 나타난 한 가지 주목할 점은 훈련전 최대능력의 50% 이상의 파워(강도)에서 훈련전보다 다리의 운동자각도가 많이 감소하였다. 이는 저항성 트레이닝으로 다리의 근력이 증강되어 지구력 운동과 파워 운동을 쉽게 수행할 수 있게 되었다는 의미이다. 그에 반해 유산소 운동을 추가적으로 수행한 통제집단에서는 파워가 거의 향상되지 않았다. 이는 다리 근육의 증강으로 파워와 지구력이 향상되었다는 의미가 된다.

적지 않은 심근경색 환자들이 신체의 실질적 한계보다는 신체적 활동을 할 수 없을 것이라는 자아 인식 때문에 신체활동에 적극적이지 못하다. 그래서 이들 환자들에게 있어서는 운동에 자신감을 갖게 하는 것이 무엇보다 중요하다. 운동에 대한 긍정적인 생각은 심리적 건강과 삶의 질까지 바꿔놓을 수 있으며, 그에 적합한 운동이 바로 저항성 트레이닝이다.

한 연구에서 약 10주간의 저항성 트레이닝 결과, 다리와 팔의 근력을 필요로 하는 작업을 수행할 때 자기 효능감이 높아진 반면 유산소성 운동을 한 사람들에게는 그러한 변화가 나타나지 않았다. 또 다른 연구에서 38명의 환자에게 평소 운동 외에 1RM의 최대 80%에 해당하는 고강도 저항성 운동을 추가한 결과 힘이 필요한 작업을 수행할 때의 자기 효능감이 증가하였다.

또 다른 흥미 있는 결과는 정서 장애, 우울증, 우울, 피로, 무력감 등과 같은 삶의 질과 관련된 변인들도 크게 개선되었다는 것이다(McCartney, 1998). 이처럼 저항성 트레이닝은 관상동맥질환자들 뿐만 아니라 운동에 대한 효능감을 갖게 하고, 더불어 정서적 치료 효과까지 있는 것으로 보고되고 있다.

저항성 트레이닝이 관상동맥 위험 요인에 미치는 영향에 대한 많은 연구가 이루어졌지만 연구결과가 확실하지 않으므로(McCartney, 1998) 여기에서는 간단히 살펴보도록 하겠다. 간단한 저항성 트레이닝을 해도 저밀도지단백(LDL) 콜레스테롤이 감소하고 고밀도지단백(HDL) 콜레스테롤이 증가한다는 보고가 있지만, 여기에는 많은 혼동 변인이 작용하고 있다. 즉, 통제집단이 부족하다든지, 음식을 통제하지 않았다든지, 체질량 및 체구성의 변화에 대한 설명이 부족하다든지, 정상적인 지질 프로파일에 대한 사전 중재가 없는 것과 같은 혼동 변인이 작용하고 있어서 단호한 주장을 하기 어렵다는 것이다.

혈압에 미치는 영향에 관한 연구도 어떤 연구에서는 저항성 트레이닝으로 혈압이 감소한 반면, 또 다른 연구에서는 아무런 변화가 없는 것으로 보고되고 있다. 최근 정상 혈압인 사람과 고혈압인 사람들을 연구한 320편의 논문을 메타 분석한 결과 저항성 트레이닝을 하면 안정시 확장기 혈압 과 수축기 혈압이 3mmHg 정도 감소하는 것으로 나타났다. 이러한 감소는 이론적으로 관상동맥질환(CAD)이 5~9% 정도 감소한다는 뜻이므로 임상적으로 상당한 의미가 있는 결과이다(Pescatello et al., 2004).

앞에서 언급하였듯이 연령이 증가하면 근육량의 감소 때문에 중년기와 노년기에는 포도당 내성이 손상된다. 그러나 저항성 트레이닝으로 근육량을 증가시키면 그러한 손상을 일부 되돌릴 수 있다. 그것은 왜냐하면 저항성 트레이닝을 하면 체지방이나 유산소성 능력의 변화와 관계없이 포도당 내성이 증가되고 인슐린 민감성이 향상되기 때문이다. 앞으로 그와 같은 연구가 더 많이 이루어질 것으로 전망되고 있다.

만성심부전과 심장이식 후의 저항성 트레이닝

만성심부전(CHF)과 심장이식(HT)을 한 환자는 근위축과 근쇠약(muscular atrophy and weakness)으로 고통을 받고 있으며, 이론적으로는 저항성 트레이닝이 이들 환자에게 도움이 될 수 있는 것으로 보고되고 있다. 만성심부전(CHF)의 경우, 최대 운동 수행능력과 박출율로 측정한 좌심실기능부전간에 다소 상관이 있다는 것이 확인이 되고 있다. 만성심부전 환자들에게서 운동능력이 감소하는 것은 말초 혈류의 감소와 관계없이 말초 근육 내의 이상과 상관이 큰 것으로 보인다. 근육내 이상은 피로저항산화근섬유(fatigue-resistant oxidative muscle fiber, type I)의 선택적 위축, 미토콘드리아의 양이나 농도 감소, 미토콘드리아 산화 효소의 활동이나 농도 감소가 원인이 되고 있다. 근이 위축되거나 약해지면 허벅지 근육 단면적의 경우 15% 또는 그 이상 감소하지만 저항성 트레이닝을 하면 일정부분 회복이 가능하다. 저항성 트레이닝이 만성심부전(CHF)에 긍정적인 영향을 미칠 수 있다는 가설에도 불구하고 환자들을 대상으로 저항성 트레이닝의 효과를 직접 검증한 연구결과가 거의 보고되지 않고 있어 이와 관련된 운동가이드라인이 아직 발표되지 않고 있다.

가장 큰 연구는 캐나다의 운동재활실험(EXERT)에 의해 이루어졌으며(McKelvie et al., 2002), 결과에 대해서는 아직 뚜렷한 결론을 내리지 못하고 있다. 이 연구는 181명 환자들을 대상으로 3개월 동안 감독 하에 실시하고 9개월은 가정에 기반을 두고 유산소성 운동과 저항성 운동을 12개월 동안 실시하였다. 연구 결과 저항성 운동을 실시한 집단에게서 임상적으로 의미 있는 결과를 얻었다.

최초 3개월간 감독을 받으며 운동을 하는 동안에는 운동집단이 통제집단과에 비해 팔다리의 근력과 최대산소섭취량이 크게 증가한 것으로 나타났다. 하지만 가정에 기반한 9개월 간의 운동이 끝난 후에는 두 집단 간에 아무런 차이가 없는 것으로 나타났다. 연구자들은 가정에 기반을 두고 운동을 하는 동안 환자들이 운동에 집중하지 않은 혼동 변인 때문에 두 집단 간에 차이가 나타나지 않은 것으로 추정하고 있다. 한가지 고무적인 발견은 운동을 하는 환자에게 심장 기능을 포함한 어떤 부작용도 초래되지 않았다는 사실이다. 저항성 트레이닝이 만성심부전(CHD)에 미치는 영향에 대한 보다 철저한 연구가 요구되고 있다.

심장이식은 울혈성 심부전 환자에게서 일어나는 많은 증후를 완화시킬 수 있다. 하지만 심장이식은 보통 운동능력이 급격히 감소하며 심장이식을 하기 전 최대산소섭취량의 55%에서 60%까지 감소한다. 심장이식 환자들의 사두근 근력도 그 정도 감소하며, 사두근과 심장이식 환자의 최대산소섭취량 간에는 높은 상관이 있는 것으로 보고되고 있다. 더군다나 울혈성심부전(CHF) 환자에게는 글루코코티코이드의 면역억제로 말초 근(筋) 질환과 골다공증이 자주 나타난다. 해면뼈의 소주골(trabecular bone)은 피질(皮質)골보다 빨리 소실되므로 심장이식 환자들은 요추의 뼈 미네랄이 손실되거나 척추 골절을 입기 쉽다. 저항성 트레이닝은 원래 동화작용적 특성 때문에 골격근이 약화되는 것을 예방하거나 회복하는데 매우 유용하다.

저항성 트레이닝이 심장이식 후 근(筋) 질환에 미치는 영향에 관한 연구가 거의 이루어지지 않고 있다. 그렇지만 한 연구(Braith, 1998)에서 7명의 운동하는 환자와 7명의 통제 환자들에게 6개월 프로그램의 저항성 트레이닝을 실시한 결과, 글로코코티코이드로 인한 근위축이 성공적으로 회복되었다. 단호한 결론을 내리기 위해서는 이 분야에 대한 보다 많은 연구가 이루어져야 한다.

저항성 트레이닝이 골절을 입기 쉬운 사람들의 골밀도(BMD)를 손실을 막아준다는 수많은 연구가 이루어지고 있지만 아직 증거가 확실하지는 않다. Braith(1998)는 저항성 트레이닝이 심장이식 후 발생하는 골밀도(BMD)의 손실에 미치는 영향에 대한 실험을 실시하였다. 외과적 수술 후 불과 2개월 만에 요추 골밀도(BMD)가 통제집단은 12.2%, 저항성 트레이닝 집단은 14.9% 손실되는 것으로 나타났다. 2개월 동안 골밀도 감소 추세를 측정한 다음 실험집단에게는 1주일에 두 번 10~15RM을 한 세트로 하는 저항성 트레이닝을 실시하도록 하고, 통제집단은 일반적인 치료를 받도록 하였다. 6개월 동안 저항성 트레이닝을 실시한 다음 그 효과를 측정한 결과, 저항성 트레이닝을 한 실험집단의 골밀도(BMD)는 심장이식 전의 수준으로 향상된 반면, 통제집단의 골밀도(BMD)는 의미 있는 회복을 보이지 않았다. 이는 저항성 트레이닝이 심장이식 후에 골밀도(BMD) 손실을 억제하는데 도움이 된다는 증거이다. 하지만 보다 확실한 주장을 하기 위해서는 이 분야에 대한 더 많은 연구가 필요하다.

저항성 트레이닝의 금지와 권장

최근 미국심장학회(Pollock et al., 2000)에서는 다음과 같은 증후가 있는 사람들에게 저항성 트레이닝을 금지시키는 지침을 발표하였다: 불안정성 협심증, 조절되지 않은 고혈압(수축기 혈압 160mmHg, 확장기 혈압 100mmHg), 조절되지 않은 부정맥, 최근 진단과 치료를 받지 않은 울혈성 심부전, 심한 협착이나 역류와 같은 심장 판막증, 비대성 심근증. 하지만 좌심실 기능이 좋고 운동 능력이 5METs 이상인 사람들에게는 저항성 트레이닝을 오히려 권장하고 있다.

저항성 트레이닝 방법

환자들은 저항성 트레이닝을 실시하기 전에 전문가의 감독 하에 2~4주 정도 유산소 트레이닝을 실시하는 것이 좋다. 저항성 트레이닝을 시작하기 전에 올바른 들어올리기 동작과 호흡법을 반드시 가르쳐야 한다. 저항성 트레이닝은 최소한 1주일에 2회는 실시해야 하며, 중요한 근육을 골고루 강화하기 위해서는 8~10개의 운동종목으로 구성된 1세트를 10~15회 반복해야 한다. 일단 1RM이 결정되면 상체운동은 1RM의 30~40%로, 하체운동은 1RM의 50~60% 부하로 트레이닝을 시작한다. 노인이나 허약한 사람들은 더 낮은 강도로 트레이닝을 시작하여 천천히 발전시켜야 한다. 환자들에게는 1RM을 너무 엄격하게 측정할 필요가 없다. 환자들이 운동을 종료하였을 때 약간의 피로감을 느낄 수 있는 정도의 중량으로 저항성 트레이닝을 시작하는 것이 좋다. 세트의 마지막 중량을 어렵지 않게 들어 올릴 수 있게 되면 팔은 주당 2~5lb(0.9~2.3kg), 다리는 주당 5~10lb(2.3~4.5kg)씩 부하를 점진적으로 증가시키는 것이 좋다. 노인들의 경우 더 천천히 부하를 증가시킬 수 있다. 성급하게 부하를 증시시킬 필요가 없다는 것이다. 환자 스스로 자신의 피로 수준과 운동지각(perceptions of effort)에 따라 부하를 결정하는 것이 바람직하다.

관절염을 위한 저항성 트레이닝

관절염의 종류는 100가지가 넘지만, 일반적으로 가장 일반적 형태인 골관절염과 염증상태, 류머티즘 3가지로 분류할 수 있다. 관절염은 노인뿐만 아니라 모든 연령에 걸쳐 5천만 미국인들에게 각종 장애를 일으키는 원인이 되고 있다. 관절염의 일반적인 증상은 관절과 연부조직에 통증이 따르고, 관절의 가동 범위가 축소되며, 주로 앉아서 생활하게 되면서 그에 따른 근지구력과 근력이 감소한다. 사실 관절염 환자들은 근지구력과 근력 감소가 중요한 원인이므로 저항성 트레이닝을 실시하면 관절의 기능을 회복하는데 크게 도움이 된다.

1990년대에 관절염 치료를 위한 저항성 트레이닝의 역할에 관한 많은 연구가 이루어졌다(van Baar et al., 1999). 일련의 연구를 통해서 저항성 트레이닝이 근력, 균형감, 조정력을 향상시키고 고통을 감소시키며, 관절염 환자의 건강관련 기능을 회복하고 그에 따른 삶의 질적 향상에 기여한다는 사실이 밝혀지게 되었다. 저항성 트레이닝을 하면 장애와 의존성을 줄이고 관상동맥질환(CAD)의 위협에 대처할 수 있는 능력이 향상된다는 사실을 규명할 수 있게 되었다. 저항성 트레이닝이 우리 몸 각부의 신체적 기능을 향상시키는데 도움이 되는 것은 사실이지만, 면밀히 관찰해 보면 생리적 요인(근력 증가에 따른 관절의 안정성 개선)과 심리적 요인(자아효능감, 지배력, 절제 향상)이 결합되어 나타나는 현상임을 알 수 있다.

저항성 트레이닝이 관절염에 미치는 영향에 관한 수많은 연구가 이루어졌지만 아직 입증된 연구결과에 근거한 운동지침이 발표되지 않고 있다. 따라서 관절염 환자들에게 운동처방을 할 때에는 관절염의 형태에 따른 개인차와 그에 동반하는 조건들을 고려하여 운동 프로그램을 구성해야 한다. 예를 들면, 연부 조직의 염증은 일시적이므로 갑작스레 그것이 재발할 때에는 저항성 트레이닝을 피하는 것이 좋다. 피로를 느끼면 증상이 악화되었다는 신호이며, 그 결과 관절이 경직된 상태에서 과도하게 굴곡이나 신전, 회전을 시키면 허리에 상해를 입을 수 있다. 이러한 여러 가지 이유 때문에 저항성 트레이닝을 처방하는 운동처방사는 각각의 환자 상태를 정확하게 파악한 다음 그에 적합한 운동 프로그램을 개발해야 한다. 저항성 트레이닝과 관절염에 대한 더 많은 연구가 이루어져야 하겠지만 지금까지의 주요 증거만으로도 저항성 트레이닝이 관절염을 치료하는 중요한 도구가 될 수 있다는 주장을 하기에 충분하다.

> 한때 저항성 트레이닝은 관상동맥질환 환자나 심장이식 환자에게 너무 강하고 위험한 운동이라는 생각을 한 적이 있다. 그러나 저항성 트레이닝이 근력과 지구력을 증강시키고, 자기 효능감을 높이며, 우울증 발병률을 낮추는데 도움이 된다는 주장이 인정을 받게 되었다. 저항성 트레이닝은 안전이 확보된다면 관상동맥질환(CAD), 만성심부전(CHF), 심장이식(HF) 환자들에게도 도움이 되는 운동이다.

골다공증을 위한 저항성 트레이닝

국립보건원(The National Institutes of Health Consensus Conference)에서는 골다공증의 정의를 수정하여 다음 내용을 포함하도록 하였다. "뼈의 강도가 약해져 골절의 위험이 증가하는 골격계의 이상. 여기서 뼈의 강도란 골밀도와 골질의 두 가지 특징을 통합한 것임"(Hellekson, 2002). 이 정의에 따르면 골밀도는 골다공증 때문에만 감소되는 것이 아니다. 골다공증 환자의 골밀도를 측정해 보면 건강한 사람의 2.5 표준편차만큼 낮다는 것을 알 수 있다. 65세 이상의 천만 미국인들이 골다공증을 앓고 있으며, 8,100만 명이 골감소증이나 골질량 감소증을 앓고 있는 것으로 추정하고 있다. 미국에서는 매년 골다공증으로 70만 명이 척추 골절, 30만 명이 골반 골절, 25만 명이 손목 골절 상해를 입고 있다. 골절관련 의료비용이 엄청나지만 골다공증은 아직 상당 부분 예방할 수 있을 것으로 보고 있다.

골다공증에 대한 저항성 트레이닝의 이론적 근거는 새로운 뼈 형성에 필요한 임계수준이라고 할 수 있는 "최소필수긴장" 개념에 기초를 두고 있다. 최소필수긴장(minimal essential strain)은 뼈가 골절되는데 필요한 힘의 적어도 10% 수준을 말하며, 새로운 뼈가 성장하기 위한 역치수준(threshold level)이다. 저항성 트레이닝으로 근수축이 일어나 골격에 임계수준 이상의 부하를 반복적으로 주면 골질량이 증가한다. 동물 연구에서 2~3개월 동안 적당한 부하를 주면 골아(骨芽) 세포가 뼈 세포간질에 콜라겐을 축적하고, 3개월 더 부하를 주면 광물화(mineralization) 작용이 일어났다. 이는 골밀도를 증가시키기 위해서는 최소한 6개월 이상 저항성 트레이닝을 실시해야 한다는 의미이다.

저항성 트레이닝과 골밀도에 관한 연구는 연구자마다 결과가 다르므로 확실한 결론을 내리지 못하고 있다. 어떤 연구는 저항성 트레이닝이 골밀도를 증가시키는데 도움이 된다고 주장하는가 하면, 또 다른 연구는 저항성 트레이닝이 골밀도를 변화시키는데 큰 영향을 주지 못한다고 주장하고 있기 때문이다. 저항성 트레이닝이 골밀도에 미치는 영향에 대해 서로 모순된 결과를 도출한 대표적인 두 연구가 있다. 한 가지 연구는 75세 여성 노인을 대상으로 약 1년 동안 저항성 훈련을 시킨 다음 긍정적인 효과를 얻은 연구이다. 이 연구에서 피험자들은 1주일에 2~3회의 저항성 운동을 실시하였으며, 12가지 운동으로 구성된 3세트를 8회 반복하였다. 운동부하는 1RM의 85%에 해당하는 고강도 저항성 운동을 선택하였다. 이 연구에서 골밀도 증가가 3%를 넘지는 않았지만 통제집단과 비교하였을 때 통계적으로 유의한 차이를 보였다. 골밀도의 증가는 체지 골격(appendicular skeleton)보다 소주골(trabecular bone)이 더 많은 체간의 골격(axial skeleton)에서 현저하게 나타났다. 1년 이상 저항성 운동을 하고도 골밀도가 증가하지 않은 연구와 골밀도의 증가를 가져온 연구 간에 한 가지 뚜렷한 차이를 발견할 수 있었다. 저항성 트레이닝의 운동 강도가 중 강도였다는 것이다. 여기서 중요한 것은 골밀도 증가를 위한 저항성 트레이닝에서 가장 중요한 것은 무엇보다 뼈에 부과되는 부하라는 것이다.

요약하면 저항성 트레이닝은 골다공증을 예방하고 치료하는데 효과적이라는 이론적 근거를 가지고 있다. 하지만, 그 자체 보다는 전통적인 치료방법과 병행하면 골다공증을 치료하는데 더욱 효과적일 것으로 추정하고 있다. 지금까지의 연구결과로 보면 저항성 트레이닝 프로그램에서 골밀도를 증가시키기 위해서는 고강도 부하로 약 1년 이상 저항성 훈련을 해야 하는 것으로 요약할 수 있다. 그러나 확실한 주장을 하기 위해서는 더 많은 연구가 이루어져야할 것으로 사료된다.

> 저항성 트레이닝은 관절염과 골다공증을 치료하는 데 효과가 있는 것으로 타났다. 저항성 훈련이 이들 질병을 치료하는데 약물치료만큼 효과적이라는 것은 그렇게 놀랄만한 사실이 아니다.

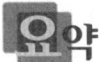

요약

저항성 트레이닝이 운동선수의 수행능력을 향상시키고, 근력과 근질량을 증가시키며, 상해를 감소시키는데 효과적이라는 것은 오랜 연구를 통해서 입증이 되고 있다. 그러나 일반인과 질병과 장애를 가진 사람들에게도 저항성 트레이닝이 효과가 있는지에 대한 연구는 최근에 와서야 적극적인 관심을 보이고 있다. 그간의 연구에 의하면 저항성 트레이닝은 건강을 조성하고 유지하는데 도움이 되는 것이 확실한 것 같다. 즉, 저항성 트레이닝이 근질량과 근육의 질(muscle quality)을 증가시키고, 동적 근력과 지구력을 크게 증가시키며, 운동능력과 기능적 능력을 향상시킨다. 또한 균형감을 증진시키며, 낙상을 감소시키고, 체지방을 감소시킨다. 크기는 작지만 동맥혈압을 감소시키고, 혈중지질과 지단백 프로파일을 개선하며, 혈당을 처리하는 능력을 향상시키고, 골밀도를 증가시킨다. 그리고 자기 효능감과 건강과 관련된 삶의 질을 향상시키는데 도움이 되는 것으로 보고되고 있다. 저항성 트레이닝은 비만인 사람과 연약한 고령자에게 유용하며, 관상동맥질환, 관절염, 골다공증, 제2형 당뇨병 환자들에게도 효과가 있다는 것이 입증되고 있다. 충분한 근거가 제시되지 않고 있지만 저항성 트레이닝이 신경근육 장애, 신장 장애, 만성 폐쇄성 폐질환, 요통을 앓은 환자들에게도 효과가 있는 것으로 알려지고 있다. 여기서 분명한 것은 저항성 트레이닝이 건강을 유지, 증진하기 위한 균형 있는 운동프로그램의 일부분이 되어야 한다는 것이다.

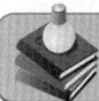 **연구문제**

1. 골격근 섬유의 크기를 증가(비대)시키기 위해 저항성 운동과 음식섭취가 어떻게 상호작용 하는지 설명하라.
2. 노인들이 장기적인 건강을 유지하기 위해 근육량을 어느 정도 유지해야 하는데, 그것이 왜 중요한지 5가지 이유를 기술하라.
3. 과체중이나 비만인 사람들을 치료하는데 저항성 운동이 유산소성 운동보다 왜 효과적인지 그 이유를 설명하라.
4. 질병군(disease cluster)을 정의하고, 그러한 질병군을 치료하기 위한 저항성 트레이닝방법을 예를 들어 설명하라. 왜 그러한 저항성 트레이닝이 약물치료보다 효과적인지 설명하라.
5. 저항성 트레이닝은 유소년과 청소년들에게 금지해야 하는가? 저항성 트레이닝은 유소년과 청소년들에게 어떤 도움이 될 수 있는가?
6. 저항성 트레이닝은 관상동맥질환(CAD), 만성심부전(CHF), 심장이식(HD) 환자들의 근력을 증강시키는 것 외에 또 다른 어떤 혜택을 제공할 수 있는가?
7. 어떤 기준으로 관상동맥질환(CAD), 만성심부전(CHF), 심장이식(HD) 환자들에게 저항성 트레이닝을 권하거나 금지해야 하는가? 이와 같은 환자들에 적합한 운동프로그램은 어떻게 구성해야 하는가?
8. 저항성 트레이닝으로 관절염을 치료할 때 주의해야 할 점은 무엇인가?
9. 저항성 트레이닝은 골다공증의 위험을 효과적으로 감소시킬 수 있는가? 왜 가능하거나 가능하지 않은가?

제16장
운동의 심리적 효과

개요

운동과 정신건강 연구
- 일회성 운동과 규칙적인 운동 연구
- 연구 표본

운동과 불안
- 운동프로그램과 불안
- 규칙적인 운동과 불안
- 임상적 표집

운동과 우울증
- 운동의 우울증 치료 효과 연구
- 우울증 치료를 위한 적정 운동량

운동의 심리적 효과

운동의 심리적 역효과
- 운동 컨디셔닝과 생기부재 증후군
- 운동중독

요약

연구문제

신체활동은 건강을 유지하고 질병을 예방하기 위해 일생동안 우리에게 필요하다. 히포크라테스는 이미 2,000년 전에 "사람은 식사만으로 건강하게 살아갈 수 없다. 반드시 운동을 해야 한다."고 말했다. 운동이 신체적 건강에 도움이 된다는 것은 많은 연구들을 통해서 밝혀지고 있다. 운동이 질병치료에 효과적이라는 실험연구 결과도 수없이 발표되고 있다.

운동이 정상인과 임상환자의 정신건강을 증진할 수 있다는 일관된 주장을 하고 있다. 그럼에도 불구하고 근본적인 원인이 밝혀지지 않고 있어, 정신건강이 운동에 효과적인지에 대해 확신을 갖지 못하고 있다. 운동과 심리적 효과를 인과적인 관계로 보지 않고 단순히 사회화, 주의산만과 같은 일반적인 심리과정 또는 메커니즘(mechanism)과 관련이 있는 정도로 생각하고 있다. 운동의 심리적 효과가 쉽게 입증되지 않고 있어 심리적 효과를 입증하여 일반화하기 위한 생리학자와 심리학자의 공동 연구가 절실히 요구되고 있다.

운동의 심리적 효과에 관한 연구의 어려움에도 불구하고 최근 신체활동이 정서장애인뿐만 아니라 정상인들의 건강에 도움이 된다는 연구논문이 크게 늘어나고 있다. 또한 신체활동이 정신건강에 미치는 영향의 정도는 운동의 형태와 강도의 영향을 받는다는 사실이 밝혀지고 있다. 그러나 운동이 정신건강에 항상 도움이 되는 것이 아니라는 주장도 또한 제기되고 있다. 상황에 따라서는 운동이 정신건강에 오히려 방해가 될 때도 있다는 것이다.

이 장에서는 운동이 정신건강에 도움이 되거나 방해가 되는 것을 밝힌 연구들을 요약하여 제시하였다. 특히 운동이 불안이나 우울증과 같은 정서장애에 미치는 영향을 강조하였다. 또한, 운동의 심리적 효과를 이해하는 데 도움이 되는 메커니즘을 설명하고, 고강도 운동은 오히려 정신 건강에 방해가 될 수 있다는 연구결과를 제시하였다.

> 신체활동은 정신건강을 향상 또는 유지하는 데 도움이 된다는 것이 입증되고 있지만, 건강에 도움이 되는 운동의 형태, 운동의 강도, 운동의 빈도, 운동의 지속시간에 관해서는 아직 확실히 밝혀지지 않고 있다.

운동과 정신건강 연구

운동의 심리적 효과에 관한 연구는 일반적으로 일회성 운동(acute exercise)과 정서나 정신건강과의 관계에 관한 연구와 장기간 지속하는 규칙적인 운동(chronic exercise)이 정서나 정신건강에 미치는 영향에 관한 연구로 구분할 수 있다.

일회성 운동과 규칙적인 운동 연구

일회성 운동이나 규칙적인 운동에 대한 심리적 반응은 보통 불안이나 심리상태와 같은 정신건강의 여러 측면을 측정하는 자기보고 질문지를 통해서 측정한다. 일회성 운동의 효과를 측정하는 연구에서는 심리상태를 측정할 때 심리 질문지를 사용한다. 인간의 심리상태는 일시적이고 순간적이어서 강도가 수시로 바뀔 수 있다. 심리상태의 유연한 특성 때문에 운동이 끝난 다음 한 번 이상 측정하는 것이 바람직하다. 단 한 번의 운동 후 측정은 오차를 불러일으킬 수 있으며, 변화의 지속시간에 관한 정보를 제공하지 못한다. 예를 들어, 고강도 운동 직후에 불안을 측정하면 일시적으로는 증가하지만 10분 정도 후에 측정하면 운동 전과 비교하여 불안이 크게 감소하고 있음을 알 수 있다. 그러나 운동 후에 나타나는 불안수준의 변화를 여러 번 측정해 보면 운동하기 전의 불안수준으로 돌아가는 데 2~4시간이나 걸린다(Raglin, 1997).

이에 반해 규칙적인 운동의 효과에 관한 연구는 심리 상태를 측정하는 대신 심리적 "특성"과 같은 심리의 안정된 상태를 측정한다. 특성은 안정된 감정이며, 사람들이 일반적으로 느끼는 감정이고 일회성 운동이나 심리적 중재(psychological intervention)로 쉽게 바뀌지 않는다. 따라서 몇 주나 몇 달 동안 지속되는 운동 프로그램으로 신체활동이 심리적 특성에 미치는 효과를 측정한다. 규칙적인 운동이 심리적 특성에 미치는 효과에 관한 연구는 주요 우울증(major depression), 불안장애(anxiety disorders) 등에 관해서도 이루어지고 있다.

> 운동은 불안과 우울증을 감소시키고, 자신감을 갖게 하며, 전반적인 웰빙 증진에 도움이 된다.

일회성 운동과 규칙적인 운동의 심리적 효과는 주로 정서 상태나 불안과 같은 감정을 측정하는 기질 및 성격 검사를 사용하여 양적으로 측정한다. 우울증과 같은 정서장애(emotional disorder)를 진단하기 위해 개발된 구체적인 질문지는 좀처럼 사용되지 않고 있다. 최근 특정 운동에서 심리적 반응을 검사하는 특수 질문지가 개발되고 있다. 그러나 대부분의 측정 도구들이 타당성을 인정받지 못하고 있으며, 일반 질문지보다 섬세하지 않을 뿐만 아니라 더 많은 정보를 제공한다는 증거도 없다. 가끔 운동이 정신건강에 미치는 효과나 운동이 혈압과 같은 스트레스 반응에 미치는 영향을 연구하기 위해 심리적 변인과 함께 생물학적 변인을 측정하는 연구가 이루어지고 있다(Petruzzello et al., 1991).

연구 표본

운동이 정신건강에 미치는 영향에 관한 연구를 하는데 있어서 가장 중요한 문제는 운동이 불안이나 우울증과 같은 정서질환자에게 얼마나 도움을 주는지 객관적으로 입증하는 것이다. 운동과 정신건강과의 관계를 규명하는 연구는 주로 심리적으로 건강한 사람을 대상으로 하고 있으며, 심리적으로 장애가 있는 사람들은 연구 대상에서 제외되고 있다는 비판을 끊임없이 받아오고 있다. 불안 수준이 높은 사람들을 대상으로 하는 연구가 어느 정도 수행되기는 하였지만 표준이 될 만한 임상적 결과는 얻지 못하고 있는 수준이다. 심리적으로 장애가 있는 사람들을 대상으로 연구하는 것이 쉽지 않은 것은 임상 실험에 필요한 표본을 구하는 것이 쉽지 않기 때문이다. 대개 임상의학자들은 실제 환자들을 대상으로 입증되지 않은 치료법은 사용하지 않는 경향이 있다. 그러나 최근 몇 년 동안 신체활동이 주요 우울증과 불안증세 환자에게 긍정적 영향을 미친다는 연구 결과가 계속해서 도출되고 있다.

운동이 정신건강에 미치는 효과에 관한 모든 연구가 임상적 조건에서 이루어지는 것은 아니다. 운동이 정상인의 정신건강에 미치는 효과에 관한 연구가 중요한 것은 신체활동이 정서적 건강을 유지하거나 정신질환을 예방하는데 효과적이라는 것이 입증되고 있기 때문이다. 더욱이 최적의 심리적 효과가 파악되면 전문선수의 운동지속 시간을 결정하는 데에도 도움이 될 수 있다. 이것은 어떤 운동 형태가 최적의 심리적 효과를 제공하는지 알면 운동의 지속적인 참여를 유도하는데 도움이 된다는 의미이다.

자주 발견되는 연구결과는 아니지만 운동선수들이 일반인들보다 정서적으로 훨씬 더 안정되어 있다는 사실이 밝혀지고 있다(Morgan, 1997). 이러한 연구결과는 운동이 신체와 정신 건강 모두에 효과적이라는 증거이다. 하지만, 고강도 훈련은 오히려 정신적 건강에 나쁜 영향을 줄 수도 있다. 신체활동이 정신건강에 미치는 역효과에 대해서는 이장의 뒷부분에서 좀 더 구체적으로 설명할 것이다.

운동과 불안

불안은 가장 흔한 정서장애이다. 연구에 의하면 1년에 미국 성인의 17%가 전문 치료를 받아야 하는 불안장애를 겪고 있으며, 그로 인한 경제적 손실 규모가 450억 달러에 달하고 있다. 중요한 불안장애로는 범정서장애(generalized anxiety disorder), 공황장애(panic disorder), 강박장애(obsessive-compulsive disorder), 외상 후 스트레스 장애(posttraumatic stress disorder) 등이 있다(American Psychiatric Association, 1994). 불안장애 인구가 이처럼 증가하고 있음에도 불구하고 운동이 불안에 미치는 긍정적인 효과에 관한 연구는 거의 이루어지지 않고 있다(O'Connor et al., 2000).

운동과 정신건강과의 관계를 연구한 논문들을 메타 분석한 결과, 일회성 운동과 규칙적인 운동 모두 불안에 긍정적인 영향을 미치고 있었다(Petruzzello, 1991). 90년대 초반에 이루어진 메타분석에서 효과의 크기가 일회성 운동은 0.24이고, 규칙적인 운동은 0.34로 어느 정도 효과가 있는 것으로 밝혀졌다. Petruzzello의 연구에 의하면 당시만 해도 운동이 불안장애에 효과가 있다는 것을 입증할 정도로 충분한 연구가 이루어지지 않았다. 또한 운동과 다른 치료방법을 비교하는 연구도 거의 이루어지지 않았다. 그럼에도 불구하고 운동이 불안장애에 미치는 효과가 어느 정도 입증되었다.

일반적으로 실험연구는 통제집단을 포함하지만, 그동안 이루어진 운동의 효과에 관한 연구에서는 운동과 운동 효과를 일으키는 조건과의 관계를 밝히는 데 소홀한 측면이 없지 않았다. 운동에 의한 효과와 기존의 치료 효과를 비교한 연구에서 Bahrke과 Morgan(1978)은 25분 동안의 활발한 걷기 운동이나 Benson 이완 운동이 상태불안을 치료하는데 효과가 있다는 것을 발견하였다.

또한, 이 연구에서 음향효과를 갖춘 방에서 조용히 휴식을 취하는 통제조건도 활발한 걷기 운동이나 이완운동을 한 것과 똑같은 불안 감소 효과가 있다는 사실이 밝혀졌다. 이러한 연구결과는 운동으로 불안이 감소되는 것은 이완운동이나 조용한 휴식과 같은 의식전환의 영향이지 운동으로 인한 신체적 변화 때문이 아니라는 것을 의미한다. 즉 불안의 감소는 운동 때문에 일어나는 것이 아니라 기분전환 때문에 일어나는 효과라고 할 수 있다.

운동프로그램과 불안

Buckworth와 Dishman(2002)은 운동과 정신건강에 관한 연구들을 종합적으로 검토한 결과 1993년 이전까지는 운동으로 인한 불안 감소를 운동강도와 관련하여 설명하지 못하였다. 같은 사람에게 다른 운동강도를 적용한 다음, 각 운동강도의 효과를 비교하는 연구도 이루어지지 않았으며, 다른 운동방식을 서로 비교하는 연구도 거의 이루어지지 않았다. 정신건강에 도움이 되는 운동처방의 과학적 근거를 찾기 위해서는 운동강도와 같은 영향 요인을 실험적으로 규명할 수 있어야 한다.

운동강도에 따른 심리적 효과에 관한 연구에 의하면 고강도의 유산소 운동은 건강한 사람의 불안을 감소시키는데 도움이 되지 않으며, 불안 환자에게는 오히려 공황발작(panic attack)을 일으킬 수도 있다고 한다. 하지만 그러한 주장을 지지할 만한 확실한 연구결과가 제시되지 않고 있다. 최근에 운동강도를 달리하면서 불안 수준을 반복적으로 측정한 결과, 최대산소섭취량 100%의 강도로 운동하면 상태불안(state anxiety)이 크게 감소한다는 사실을 확인할 수 있었다.

그러나 고강도 운동은 저강도 운동과는 달리 운동 직후에 상태불안이 일시적으로 증가한다. 운동으로 인해 일시적으로 증가한 상태불안 수준이 운동 후 10~15분이 지나면 크게 감소한다. 근력운동과 같은 무산소 운동의 경우에는 저강도나 중강도의 운동을 하면 상태불안이 90~120분 후에 감소하거나 거의 감소하지 않는다(Raglin, 1997).

규칙적인 운동과 불안

규칙적인 운동이 불안에 미치는 효과에 관한 연구는 일회성 운동만큼 많이 이루어지지는 않았지만, 그간의 연구들을 검토한 결과 신체활동을 오랫동안 지속하면 특성불안이 어느 정도 감소하는 것으로 나타났다(Petruzzello et al., 1991; Raglin, 1977). 한 연구 내에서 서로 다른 운동방법을 직접 비교한 연구가 충분히 이루어진 것은 아니지만, 유산소 운동과 무산소 운동의 효과의 차이는 없는 것으로 나타났다. 하지만 유산소 운동의 강도를 달리하였을 때에는 연구결과들 간에 일치를 보이지 않았다. 이는 불안수준의 차이가 운동강도에 의한 것인지 아니면 다른 요인에 의한 것인지 명확히 밝혀지지 않고 있다는 의미이다.

> 유산소 운동은 불안을 치료하는데 도움이 된다. 무산소 운동뿐만 아니라 유산소 운동도 우울증을 완화시키는 데 도움이 된다.

임상적 표집

불안장애자를 대상으로 운동의 잠재적 효과를 측정하는 연구가 임상적 조건에서는 거의 이루어지지 않고 있다. 운동과 불안장애에 관한 임상적 연구 중 널리 인용되고 있는 연구는 Pitts와 McClure(1967)의 연구이다. 이들은 불안장애를 가진 사람에게 젖산염(sodium lactate)을 주입하면 공황발작이 촉진된다는 것을 발견하였다.

Pitts와 McClure(1967)는 자신들의 연구에서 격렬한 운동으로 젖산(blood lactate)이 축적되면 공황발작이 촉진될 것이라는 추론을 하였다.

그러나 불안환자가 고강도 운동을 감당할 수 있는 능력을 검사하는 실제 연구에서는 전혀 다른 결과를 얻었다. Martinsen(1989)은 공황장애 환자 35명에게 자전거 에르고미터에서 120% VO_2max 부하를 주고 어떻게 감당하는지를 연구하였다. 공황장애 환자 35명 가운데 한 명만이 운동 중 공황장애를 경험하였다. 공황장애를 경험한 한 명도 운동 프로그램을 성공적으로 마침으로써 고강도 운동이 젖산의 수준은 높이지만 위험한 공황 상태를 불러오지는 않는다는 결론을 얻었다.

Martin(1998)은 운동이 불안장애 환자로 임상적 진단을 받은 사람에게 미치는 영향에 관한 연구에서 8주 동안의 걷기-달리기 운동이나 가벼운 스트레칭 운동이 불안 증상을 크게 완화시킨다는 것을 발견하였다. 연구에 참여한 어떤 환자도 운동 중 공황발작을 일으키지 않았으며, 대부분의 환자들(89%)이 운동프로그램을 성공적으로 수행하였다. 운동의 강도와 공황발작 증세의 완화 간에는 아무런 상관이 없었다. 즉, 비교적 가벼운 운동도 격렬한 운동만큼 공황발작 증세를 개선하는 데 효과가 있었다.

Broocks 등(1998)은 유일하게 걷기-달리기 운동프로그램과 불안 저하 약물치료나 위약(placebo)을 비교하는 연구를 수행하였다. 그는 이 연구에서 환자들을 세 가지 조건에 무선 배정하고 임상적 효과를 측정하였다. 10주 후 운동 프로그램이 위약보다는 불안을 감소시키는데 효과적이지만 약물치료보다는 효과적이지 못하다는 것을 확인할 수 있었다. 운동이 약물치료보다 불안 증세를 완화하는데 더 많은 시간이 걸린다는 것도 확인할 수 있었다. 운동으로 인한 공황발작을 전혀 발견할 수 없었으며, 중도 포기하는 환자도 정상인을 대상으로 하는 연구의 51%보다 훨씬 낮은 31% 수준이었다.

운동과 우울증

우울증은 미국인 세 사람 중 한 사람이 앓고 있는 질환이다. 남자의 약 4%, 여자의 약 8%가 인생의 한 시점에서 우울증을 겪게 된다는 것이다. 우울증에는 주요우울증(major depressive disorder), 기분부전증(dysthymia), 양극증(bipolar disorder) 등이 있다(American Psychiatric Association, 1994). 불행하게도 다른 정서장애 환자들과는 달리 우울증 환자들은 치료를 요청하지 않고 있다. 통계에 따르면 세 명 중 한 명 이하의 환자가 치료를 요청하고 있으나, 치료를 요청한 환자의 90%가 적절한 치료를 받지 못하고 있다(Buckworth and Dishman, 2002).

운동의 우울증 치료 효과 연구

지난 40년 동안 운동의 우울증 치료 효과를 검증하는 1,200여 편의 연구논문이 발표되었으며, 대부분의 연구가 주요우울증에 관한 연구였다. 횡단 역학연구에 의하면 신체적으로 활발한 사람에게 우울증세가 훨씬 적게 나타난다고 한다(Buckworth and Dishman, 2002). 이러한 연구결과는 성인과 청소년 모두에게 해당되며, 남성과 여성에 관해서도 비슷한 효과가 발견되고 있다. 지역사회 중심의 전향적 연구를 통해서도 신체활동이 우울증을 완화시키는데 효과가 있다는 것이 입증되고 있다. 전향적 연구(prospective study)는 과거의 현상을 보는 것이 아니라 수년간 연구를 진행하면서 예상된 원인과 결과를 찾는 비실험 연구이다. 최근 수행된 전향적 연구에 의하면 신체적으로 활발한 중년과 노인들일수록 우울증을 적게 경험하는 것으로 나타났다. 또한, Motle 등(2004)은 신체적으로 활발한 청소년들일수록 우울증 증세가 적게 나타난다는 것을 발견하였다.

우울증 표준화 척도의 정상범위 내에 있는 사람들은 운동 프로그램의 영향을 크게 받지 않았다. Morgan 등(1970)이 우울증 증세가 있는 사람들에게 6주 동안 여러 가지 다른 운동방식으로 운동하게 한 다음 우울증 증세의 감소를 측정하였다. 운동의 효과를 분석한 결과, 집단 간에 아무런 차이가 없었다. 하지만, 모집단의 평균보다 우울증 증세가 높은 사람은 운동으로 인해 우울증 증세가 크게 감소하였다. 경증(mild)이나 중등증(moderate) 우울증 증세를 보이는 사람에게 운동 프로그램을 적용하였을 때에는 전통적인 심리치료 효과와 거의 비슷하거나 약간 더 효과적이었다. 유산소 운동과 무산소 운동의 효과는 비슷하였다(Buckworth & Dishman, 2002).

최근 우울증 치료를 위한 운동의 효과와 약물치료의 효과를 직접 비교하는 연구가 활발히 진행되고 있다. Blumenthal 등(1999)은 중등증 우울증 증세를 보이는 156명의 성인을 16주 '걷기-달리기 집단', '항우울제 집단', '운동과 항우울제 집단'에 무선 배정한 다음 우울증 치료 효과를 비교 연구하였다. 세 조건 모두에서 우울증 감소 효과가 나타났다(그림 16.1). 중등증 우울증 환자

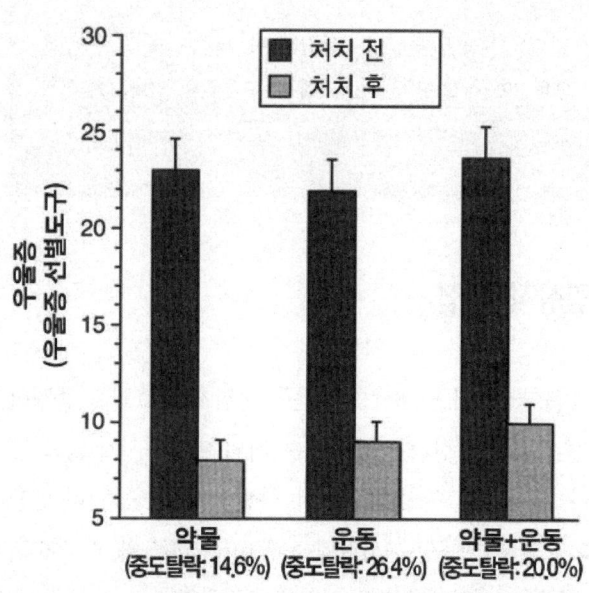

그림 16.1 16주 동안의 운동치료, 약물치료, 운동-약물 병용치료 후 우울증세의 변화

에게서 약물치료의 효과가 가장 급속히 나타나기는 하였지만 세 치료조건 모두에서 우울증 감소 효과를 발견할 수 있었다. 6개월이 지난 다음 같은 환자들을 대상으로 실시한 후속연구에서 운동치료 조건에 배정된 환자의 재발률(relapse rate)이 가장 낮은 것으로 나타났다.

그간의 연구결과들을 종합하면, 운동이 경증 또는 중등증 환자의 우울증 증세를 완화시키는데 중요한 역할을 하고 있다는 것을 알 수 있다. 공황장애 환자는 운동보다 약물치료가 더 효과적인 반면 우울증 환자에게는 운동이 약물치료만큼 효과적이었다. 운동처방을 적절히 잘 하면 중등증 불안이나 우울증 환자의 증세를 완화시키는데 크게 도움이 된다.

우울증 치료를 위한 적정 운동량

우울증의 치료에 필요한 적당한 운동강도, 운동방식, 운동빈도, 운동지속시간이 불안장애환자와 마찬가지로 아직 결정되지 않고 있다(Buckworth & Dishman, 2002). 우울 증세를 겪고 있는 사람은 보통 일반인보다 체력수준이 낮으며, 그로 인해 운동처방을 하는 것이 쉽지 않다. 따라서 심폐지구력 운동으로 체력을 향상시켜 우울증 치료에 필요한 신체활동 프로그램을 적용하면 좋겠다는 생각을 할 수 있다. 그러나 심폐지구력 운동과 정신건강과의 관계는 반드시 정적인 관계는 아니다. 우울증을 감소시키는 데 심폐지구력 운동이 반드시 필요하지 않을 뿐만 아니라 유산소 운동 능력과 우울증 감소 간에 밀접한 관계가 있는 것도 아니다.

우울증 치료에 필요한 최소한의 운동량은 최근 Dunn 등(2005)이 발표한 획기적인 연구에 의해서 밝혀졌다. Dunn 등은 우울 증세를 완화시키는데 필요한 최소한의 운동량을 확인하기 위하여 다양한 운동요법의 효과를 비교하였다. 주요 우울증 진단을 받은 80명의 성인을 12주 동안 위약 조건이나 네 가지 운동조건에 무선 배정한 다음 그 효과를 측정하였다. 네 가지 운동조건은 에너지 소비량(주당 7.0 kcal·kg-1의 낮은 운동량의 조건; 주당 17.5 kcal·kg-1의 중간 운동량의 조건)과 운동빈도(주당 3일: 주당 5일)였다. 연구결과, 우울증세의 감소가 중간 운동량의 조건에서 가장 크게 나타났다. 운동빈도는 우울증세를 완화시키는 데 아무런 영향을 주지 않고 있었다. 결국, 중간 정도 에너지 소비량의 운동을 주당 3~5회 실시하면 주요 우울증을 완화시키는 데 도움이 된다는 결론에 도달하였다.

운동의 심리적 효과

최근 운동과 정신건강과의 관계 연구가 크게 증가하였지만 두 변인간의 뚜렷한 인과관계는 아직 밝혀지지 않고 있다. 기본적인 메커니즘 또한 규명되지 않고 있다. 이 절에서는 운동의 심리적 효과를 생리적 및 인지적 메커니즘으로 설명하려는 최근의 연구들을 개관하였다.

> 최근 생리적 및 인지적 메커니즘으로 정신건강의 증진을 설명하려는 노력을 하고 있지만, 아직 정확한 기초 메커니즘마저 밝혀지지 않고 있다.

최근 뇌과학 연구가 활발해지면서 운동으로 기분이 좋아지거나 우울증과 불안장애 증세를 감소시키는 메커니즘이 밝혀지고 있다. 신경생화학 연구 초기에 운동을 하면 엔도르핀과 같은 내인성 오피오이드(enorgenous opioids)가 생성되어 정신건강에 도움이 된다는 가정을 하였다. 엔도르핀과 엔케팔린(enkephalin)은 뇌, 뇌하수체, 그 밖의 신체조직에서 생산되는 화학물질이다. 엔도르핀은 마치 수용체와 결합하여 통증을 없애는 마취

제 역할을 한다.

운동과 같은 신체적 스트레스는 엔도르핀의 생산을 자극하여 기분이 좋아지게 하거나 주자 쾌감(runner's high)을 느끼게 한다. 그러나 운동 후 엔도르핀 수준과 기분 전환과의 관계가 아직 분명히 밝혀지지 않고 있다. 다만, 운동을 하면 기분이 좋아지는 까닭은 마취성 진통 길항 물질인 낼럭손(naloxone)과 같은 약리학적 차단작용제(pharmacological blocking agent)와 엔도르핀이 복합적으로 작용하여 나타나는 현상인 것으로 추정하고 있을 따름이다.

그래서 다른 호르몬과 생리적 경로로 운동의 정서적 효과를 설명하는 학자들도 있다. 모노아민 가설(monoamine hypothesis)에 의하면 노르에피네프린(norepinephrine), 도파민(dopamine), 세로토닌(serotonin)과 같은 신경전달물질이 우울증과 정신분열증에 중요한 역할을 한다고 한다. 이는 신체활동이 뇌의 모노아민에 작용하여 정서 상태(mood state)를 변화시킨다는 주장이다. 그러나 불행하게도 뇌의 노르에피네프린과 같은 호르몬 수준을 정확하게 측정하는 것이 쉽지 않아 모노아민 가설이 입증되지 않고 있다. 동물연구를 통해서는 운동을 하면 중추 수준과 말초 수준에서 모노아민 호르몬이 증가한다는 사실이 밝혀지고 있다. 동물을 대상으로 하는 또 다른 연구에서도 운동을

표 16.1 운동의 심리적 효과에 대한 생물학적·심리사회적 메커니즘

메커니즘	가설	의미
생물학적		
	열대사 가설	열대사 가설은 운동으로 발생하는 열이 대뇌의 중추신경과 말초신경을 자극하며, 이러한 생리적 변화가 상태불안을 감소시켜 기분을 좋게 한다는 주장이다.
	모노아민 가설	모노아민 가설에서는 노르에피네프린, 도파민, 세로토닌과 같은 신경전달물질이 우울증과 그 밖의 여러 가지 형태의 정신분열증에 중요한 역할을 한다고 주장하고 있다. 억제물이 어떻게 기능하는지 분명히 밝혀지지 않고 있지만, 모노아민 산화 효소 억제물을 사용하여 우울증을 치료해 오고 있다. 신체활동이 신경전달물질에 작용하여 기분을 좋게 한다고 가정할 수 있다. 그러나 대뇌에 존재하는 이들 호르몬의 수준이 정확하게 측정되지 않고 있다.
	엔도르핀 가설	엔도르핀(endorphin)은 대뇌, 뇌하수체, 그 밖의 신체조직에서 발생하는 화학물질이다. 엔도르핀이 통증을 지각하는 마취 수용기와 결합하면 자연 마취 효과를 발휘한다. 운동과 같은 신체적 스트레스가 엔도르핀의 생산을 자극하고, 그로 인해 주자 쾌감(runner's high)과 같은 현상이 발생한다는 것이다. 운동 후에 나타나는 엔도르핀 수준의 변화가 기분을 좋게 한다는 것이다. 그러나 낼럭손(naloxone)과 같은 약리학적 차단제의 사용과 엔도르핀의 발생에 의한 정서적 변화 간에 어떤 상관이 있는지에 대해서는 뚜렷이 밝혀지지 않고 있다. 따라서 대부분의 학자들은 실험적 증거가 부족하다는 이유로 엔도르핀 가설을 지지하지 않고 있다.
사회심리학적		
	기분전환 가설	기분전환 가설은 운동으로 인한 심리적 효과는 생리학적 메커니즘과 관계없이 직장이나 스트레스 환경에서 벗어나 신체활동에 참가한다는 단순한 사실 때문에 기분이 좋아진다는 주장이다. 따라서 잠재적인 스트레스 요인에서 벗어나는 사실만으로도 기분전환이 이루어진다는 것이다.
	극기가설	극기가설은 어떤 과제를 성공적으로 마치거나 성취감을 느끼면 기분이 좋아지고, 운동의 경우에도 일회성 운동이나 규칙적인 운동을 성공적으로 수행하면 자기 효능감이 높아져 기분이 좋아지거나 정신건강에 도움이 된다는 주장이다.

하면 모노아민 뉴런의 수용체 민감도(receptor sensitivity)가 변화한다는 사실이 밝혀지고 있다. 이와 같이 동물을 대상으로 한 연구가 시사적이긴 하지만 인간을 대상으로 결정적 요인이 밝혀질 때까지는 잠정적일 수밖에 없다.

열발생학적 가설에 따르면 격렬한 운동으로 인해 체온이 증가하고, 그로 인해 정서와 관련된 신경학적 변화가 일어날 수 있다고 가정하는 학자들도 있다. 격렬한 운동을 하면 체온이 증가하며, 증가된 체온이 정서와 관련된 신경학적 변화를 자극한다는 것이다. 이러한 가설을 입증하기 위해 노력하고 있지만 운동에 의한 정서적 변화가 체온 상승과 관련된 것인지에 대해서는 아직 뚜렷한 증거를 찾지 못하고 있다.

운동을 하면 사회적 상호작용과 지지, 성취감, 극기, 자기 효능감, 기분전환 등과 같은 지적 또는 행동적 요인이 나타나면서 기분이 좋아진다. 기분전환 가설에 의하면, 직장 또는 스트레스 환경에서 벗어나 운동을 하는 것 자체만으로도 기분이 전환되는 심리적 효과가 나타난다는 것이다. 기분전환을 인지가설로 설명하면, 운동을 성공적으로 수행하거나 장기간 운동을 성공적으로 마친데 따른 극기나 성취감 때문에 기분이 좋아지고 그로 인해 정신건강에 도움이 된다는 것이다. 운동의 심리적 효과를 이렇게 가정하고 있지만 운동의 심리적 효과가 어떻게 나타나는지에 대해서는 아직도 한 마디로 설명하지 못하고 있다. 신체활동의 복잡성과 운동에 대한 다양한 심리적 반응을 고려할 때 어떤 한 가지 이유로 운동의 효과를 설명하기는 어렵다. 운동이 단기 또는 장기적으로 심리적 기능에 다중적인 영향을 미친다고 할 수 있다. (표 16.1)은 운동의 심리적 효과에 대해 지금까지 주장해온 메커니즘들이다. 이러한 메커니즘들이 기분상태에 어떻게 영향을 미치는지 알면, 그에 따른 적절한 운동처방을 할 수 있게 될 것이다.

운동의 심리적 역효과

운동이 정신건강에 긍정적인 영향을 미친다고 주장하는 학자도 있지만, 반대로 운동이 오히려 정신건강에 역효과를 불러올 수 있다고 주장하는 학자도 있다. 고강도의 훈련을 하고도 정서불안과 같은 현상으로 인해 아무런 운동 효과를 얻지 못하는 선수들이 있기 때문이다. 어떤 사람에게는 운동이 강박 현상을 불러오기도 한다. 운동 강박증을 느끼는 사람들은 그 어떤 활동보다도 운동을 먼저하며, 심지어 직장이나 가족보다 운동을 더 중요하게 생각한다.

운동 컨디셔닝과 생기부재 증후군

운동이 인체에 역효과를 나타내는 경우는 최상의 성취를 얻기 위해 고강도로 훈련하는 운동선수들에게서 흔히 발견할 수 있다. 고강도 지구력 훈련이 정서장애를 일으킬 수 있다는 사실이 수영이나 마라톤 선수에게서 발견되고 있다. Raglin과 Wilson(2000)은 운동선수들을 대상으로 훈련의 부하와 정서장애간의 관계를 연구하여 그러한 사실을 발견하였다. 훈련의 양이나 강도가 높아지면 불안, 우울증, 노여움과 같은 부정적 정서가 그에 비례하여 활성화된다는 것이다. 훈련이 극도에 달하면 정서장애도 평균 수준을 넘어 최악의 수준에 도달할 수 있다. 다행히 훈련의 양이나 강도를 줄이면 곧바로 정서상태가 정상으로 회복된다. 대개 훈련의 양이 크게 감소하는 비시즌이 되면 선수들의 정서상태가 시즌 전의 정상적인 수준으로 회복한다.

> 선수들의 훈련이 과도하면 우울증이나 다른 정서장애를 유발하는 생기부재(staleness syndrome)를 경험할 수 있다.

대부분의 선수들은 고강도 훈련의 스트레스를 견딜 수 있지만, 5~20%의 선수들은 정서장애와 같은 부정적인 반응을 보이고, 운동수행력이 급격히 감소하며 상당 기간 동안 지속된다. 선수가 그러한 조건에 빠지는 것을 보통 생기부재 증후군(staleness syndrome)이라고 하며, 그러한 현상은 지구력 선수와 비지구력 선수 모두에게 공통적으로 나타나고 있다. 우울증은 생기부재의 가장 흔한 심리적 증상이며, 적지 않은 선수들이 과도한 훈련으로 인한 우울증에 대한 치료를 호소하고 있다. 그런데 아직 왜 어떤 선수들은 생기부재 증후군을 경험하고, 어떤 선수들은 그러한 정서장애를 경험하지 않는지 분명히 밝혀지지 않고 있다. 다만 과도한 훈련으로 인한 신체적, 정신적 스트레스가 중요한 원인이 되는 것으로 추정하고 있다.

과도한 훈련으로 정서장애나 그로 인한 생기부재 증후는 운동의 심리적 효과를 연구하는 학자들의 관심 영역이 아니었다. 하지만 연구가 계속되면서 과도한 훈련과 정서장애 간에 서로 관련성이 높을 것이라는 가정이 설득력을 얻고 있다. 운동은 대체로 긍정적인 효과를 가져오지만 때로는 심리적 그리고 신체적으로 역효과를 가져오는 경우도 있는 복잡한 현상이다. 운동의 역효과는 대개 운동의 양에 의해 결정되지만 고강도 훈련을 감당할 수 있는 선수의 능력에 의해서도 영향을 받는다.

운동중독

Morgan(1979)은 운동의 또 다른 부정적 영향 또는 역효과인 운동중독에 관한 연구를 수행하였다. 그는 자신의 사례연구를 통해서 8명의 선수들이 운동중독(running addiction)을 경험하고 있다는 것을 발견하고, 이들의 운동중독 경험을 보고하였다. 운동중독을 경험하고 있는 선수들은 운동을 가족, 직장, 기타 사회생활보다 중요하게 생각하고 있었다.

비슷한 연구가 Dishman(1985)에 의해서도 이루어졌다. 그는 자신의 삶에서 운동의 역할을 지나치게 강조하는 것은 불안성향이 강하고 자아개념이 낮기 때문이라

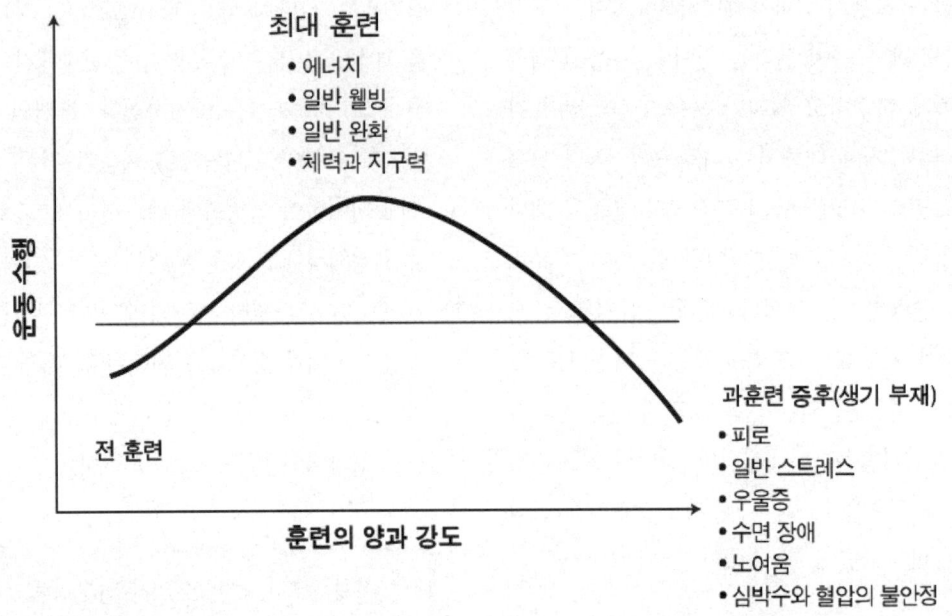

그림 16.2 대부분의 선수들은 과도한 훈련을 감당하지만, 일부 선수들은 과도한 훈련이 계속되면 정서장애와 같은 부정적 증상을 경험하게 된다.

고 주장하고 있다. 최근에는 Phillips(1993)가 근육형 체격(muscularity)을 갈망하면서 괴로워하는 근이형증(muscle dysmorphia) 정신장애에 관한 연구 결과를 발표하였다. 근이형증은 근골의 건장함에 대한 병적인 몰두이며, 필요 이상의 근육비대를 만들기 위해 고강도 근육 운동을 하는 것을 말한다.

> 어떤 사람들은 운동중독에 빠져 심리적, 의학적, 행동적 역효과를 경험한다.

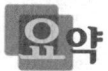

지난 수십 년 동안 운동이 인간의 신체뿐만 아니라 정신에도 큰 도움이 되는 활동이라는 사실이 수많은 연구를 통해서 입증되었다. 정서장애가 없는 사람은 일회성 운동만으로도 심리적 효과를 얻을 수 있다. 간단한 유산소 운동만으로도 5~6시간 동안 기분을 좋게 하거나 상태불안을 감소시킬 수 있다. 현재로선 근력 증강과 같은 무산소 운동은 심리적 효과에 크게 영향을 미치지 않는 것으로 밝혀지고 있다. 하지만 규칙적인 운동은 불안수준이 높거나 중증 우울증세가 있는 사람을 치료하는 데에는 효과적이다. 특히, 운동이 정신약리학적 약물이나 치료만큼 효과적이라는 연구 결과가 점차 늘어나고 있다. 이에 반해 불안수준이 정상이거나 우울증세가 전혀 없는 사람에게는 규칙적인 운동도 큰 효과가 없는 것으로 나타났다.

저강도나 중강도의 운동 프로그램은 심폐지구력 향상에는 도움이 되지 않지만 심리적 장애를 치료하는 데에는 매우 효과적이다. 이러한 결과를 입증하는 연구가 반복적으로 이루어져야 하며, 운동이 그 밖의 다른 심리관련 질병을 치료하는 데에도 유익한지에 대해서도 계속적인 연구가 수행되어야 한다. 또한, 운동이 정신건강에 미치는 효과에 대한 인과관계 메커니즘이 밝혀져야 한다.

마지막으로 운동은 불안과 우울증을 치료하는 데 매우 효과적이라는 사실이 밝혀지고 있지만, 정신건강을 연구하는 학자들은 그것을 완전히 수용하지 않고 있다. 운동의 심리적 효과를 주장하기 위해서는 운동 양, 운동 빈도, 운동 유형과 같은 운동처방에 필요한 정보가 더 필요하므로 이 분야에 대한 보다 적극적인 연구가 이루어져야 한다. 지식기반 사회로의 급속한 발전에 따라 좌업생활자가 크게 늘어나면서 정서불안, 우울증 환자가 계속적으로 증가하고 있으므로 운동처방에 관한 보다 활발한 연구가 이루어져야 한다.

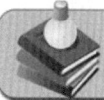

1. 운동과 정신건강과의 관계를 인과관계가 아닌 상관관계로 밖에 설명할 수 없는 이유를 설명하라.
2. 일회성 운동과 규칙적인 운동 후에 불안과 우울증의 변화를 설명하라.
3. 운동의 정서적 효과를 설명할 때 사용하는 선도이론을 나열하라. 그러한 이론의 타당성을 실험적으로 입증하는 것이 쉽지 않은 이유를 설명하라.
4. 휴식과 운동에 의한 스트레스 감소효과 연구에서 발견된 질적 그리고 양적 차이를 설명하라.
5. 운동의 양이나 강도와 정신건강과의 관계를 나타내는 '양-반응'(dose-response) 관계가 무엇을 의미하는지 기술하라.

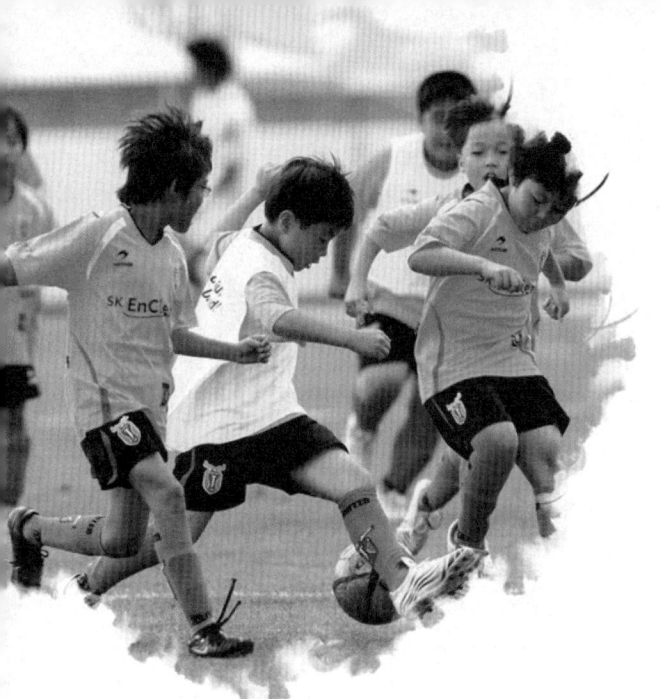

제17장
유소년의 신체활동과 체력

개요

심혈관 건강
- 혈청지질
- 고혈압
- 비만
- 제2형 당뇨병
- 종합

뼈 건강과 골다공증

유소년 신체활동 증진 전략
- 전략 1: 질병 억제 신체활동
- 전략 2: 신체활동의 습관화
- 전략 3: 신체활동의 활성화

요약

연구문제

유소년의 신체활동과 체력을 향상시키거나 유지하면 장·단기적으로 건강에 도움이 된다. 성인의 운동과 건강과의 관계는 이미 밝혀지고 있지만 유소년의 운동과 건강과의 관계는 아직 충분한 과학적 근거를 찾지 못하고 있다. 그러나 비만(obesity), 동맥경화(atherosclerosis), 골다공증(osteoporosis)과 같이 주로 성인에게서 나타나는 질병이 소아기에 시작되므로 유소년기의 신체활동과 체력은 장기적으로 성인의 건강에 영향을 미칠 수 있다.

유소년기에 규칙적인 신체활동을 하거나 체력을 높게 유지하면 성인이 되어 건강을 유지하는데 도움이 될 것이라고 생각하기 쉽다. 왜냐하면 운동이 관상동맥질환, 고혈압, 비만, 제2형 당뇨병 등과 같은 성인병을 예방하는데 도움이 된다는 충분한 근거가 제시되고 있기 때문이다. 이처럼 고위험 집단의 신체활동과 건강과의 관계가 밝혀지면서 신체활동이 일반대중의 건강이나 복지증진에도 도움이 되는지를 밝히는 연구가 활발히 전개되고 있다.

이처럼 유소년이 운동을 하면 성인과 똑같은 건강의 효과를 얻을 수 있을 것으로 추정하고 있지만, 유소년에 관한 한 운동과 질병은 반드시 그런 관계로 성립되는 것 같지 않다. 유소년 대상의 연구에 의하면 유소년이 운동을 한다고 해서 위에 언급한 성인병을 예방하는데 직접적인 도움이 되지 않는다는 증거가 제시되고 있기 때문이다. 유소년들은 주로 운동이나 신체활동과 크게 상관이 없는 사고, 전염병, 혈액종양, 선천성 기형 등으로 사망하고 있다. 유소년의 신체활동 패턴 또한 성인과 크게 다르며 짧은 시간에 집중적으로 한다. 더군다나 유소년은 아직 신체적으로 미성숙 단계에 있으므로 성인처럼 과도한 운동처방을 할 수 없는 한계도 있다.

이러한 사실에도 불구하고 유소년이 현재나 미래에 건강하게 살아가기 위해서는 신체활동량을 늘리고 체력을 향상시켜야 한다는 이론이 지지를 받고 있다. 유소년기에 운동을 해야 하는 이유는 동맥경화증, 고혈압, 비만, 골다공증과 같은 만성질환이 이 시기에 시작되어 평생 동안 진행되기 때문이다. 유소년기에 신체활동량을 늘리면 얻을 수 있는 또 다른 긍정적 효과는 웰빙과 학업에 도움이 된다는 것이다(Armstrong & van Mechelen, 2000). 유소년기에 신체활동이나 운동을 하면 질병의 발생 가능성이 높은 유소년은 물론 건강한 유소년의 건강을 유지하는 데에도 도움이 된다.

유소년기의 신체활동과 건강에 관한 연구가 필요한 이유는 과학기술이 발달된 현대 사회에서 유소년들의 신체활동 시간이 계속해서 감소하고 있기 때문이다. 유소년의 신체활동 시간이 얼마나 감소하고 있는지에 대한 과학적인 지표는 측정상의 어려움 등으로 인해 아직 제시되지 않고 있다. 그러나 유소년의 신체활동 감소 경향은 비만, 지구력 감소, TV 시청 시간 증가, 그 밖의 좌업활동 시간 증가 등의 간접적인 증거를 통해서 확인되고 있다(Tomkinson et al., 2003).

이 장에서는 유소년의 건강에 관련된 신체활동의 과학적 근거에 대해서 논의할 것이다. 유소년기의 신체활동은 심혈관 건강, 골다공증과 같은 뼈의 성장과 밀접한 관계가 있다. 유소년의 신체활동과 심혈관 건강, 뼈 성장과의 관계는 실험 연구나 임상 연구를 통해서 밝혀지고 있다. 유소년이 규칙적인 신체활동을 함으로써 얻게 되는 심혈관 건강이나 뼈의 성장과 같은 효과는 스포츠에 참가하여 얻게 되는 사회적, 심리적, 인지적 효과에 비하면 아주 미미한 수준이다(그림 17.1). 운동의 치료적 효과나 역할에 대해서는 이 장에서 논의하지 않을 것이다. 왜냐하면 유소년의 신체활동 시간을 증가시키면 정서, 심폐, 골격근 관련 질병을 예방하는 데 도움이 된다고는 하지만, 주로 단편적인 연구가 이루어지고 있어 확실한 주장을 할 수 없기 때문이다(Bar-Or and Rowland, 2004).

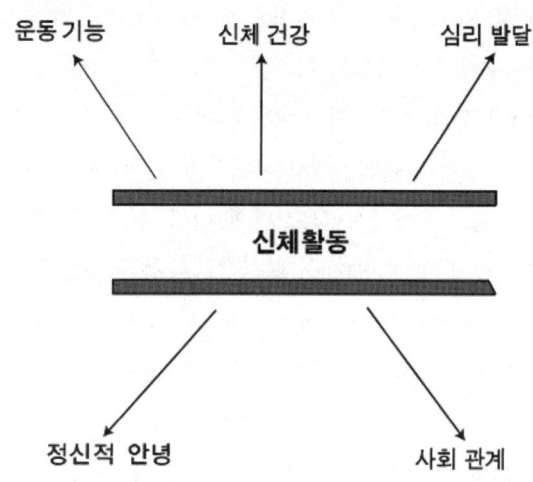

그림 17.1 유소년의 신체활동 효과

중요한 것은 신체활동으로 인한 건강증진과 체력향상을 구분하는 것이다. 신체활동과 체력에는 서로 다른 요인들이 작용하기 때문이다. 신체활동은 행동을 의미하며, 체력은 운동과제를 수행할 수 있는 능력을 의미한다. 신체활동으로부터 얻을 수 있는 건강의 효과와 체력운동으로부터 얻을 수 있는 건강의 효과가 다르다. 따라서 각각에 대한 처치 전략도 달라야 한다. 예를 들어, 신체활동을 증진시키기 위해서는 행동수정(behavioral modification) 전략이 필요하며, 체력을 향상시키기 위해서는 일정 기간 동안의 운동이 필요하다.

성인의 경우 규칙적인 신체활동 수준을 보고 개인의 체력을 예측하거나 체력을 진단하여 신체활동량을 추정할 수 있지만, 유소년의 경우는 그렇지 않은 것 같다. 최대 유산소 능력으로 체력을 규정할 때 유소년의 신체활동 수준과 체력 간에는 아무런 상관이 없는 것으로 나타나고 있다(Morrow & Freedson, 1994). 유소년을 대상으로 정해진 빈도, 지속시간, 강도 등의 기준에 따라 유산소 훈련을 실시한 다음 최대 유산소 능력을 측정한 결과, 겨우 5% 증가하는데 그쳤다. 성장기 유소년의 신체활동과 체력은 건강과 관련하여서는 서로 독립적으로 고려할 필요가 있다.

유소년은 특성상 신체활동을 짧게 집중적으로 하기 때문에 신체활동시간과 신체활동 수준을 정확하게 양적으로 측정하는 것이 쉽지 않다. 게다가 신체활동 습관을 개선하면 웰빙에 얼마나 효과가 있는지에 대한 뚜렷한 근거가 제시되지 않을 뿐만 아니라 신체활동의 역효과 또한 아직 명확히 밝혀지지 않고 있다.

유소년의 신체활동 수준은 성장과 같은 생물학적 현상 때문에 매우 급속히 감소한다(Rowland, 1988). 그래서 정상적인 발달에 따른 변화와 환경적, 심리적, 그 밖의 중재적 영향(mediating influence)으로 인한 변화를 구분하는 것이 쉽지 않다. 그럼에도 불구하고 신체활동과 유소년 건강과의 관계를 밝히고 그간의 연구 성과들을 이 장에서 논의하고자 한다.

심혈관 건강

성인의 심혈관 건강은 아테롬성 동맥경화(atherosclerosis), 고혈압 등의 여부로 파악할 수 있으며, 신체활동의 효과는 운동이 동맥경화나 고혈압 등에 미치는 영향을 측정함으로써 쉽게 파악할 수 있다. 그러나 유소년의 심혈관 건강을 성인의 심혈관 건강을 측정하는 방식으로 측정하려면 적어도 30년 이상 신체활동의 효과를 조사해야 한다. 이와 같은 측정상의 어려움 때문에 운동 또는 신체활동이 유소년의 심혈관 건강에 미치는 영향에 관한 연구가 거의 이루어지지 않고 있으며, 당분간 많은 연구가 이루어지지 않을 것으로 전망되고 있다.

비만은 체지방 축적으로 인한 심폐기능의 저하 때문이 아니라 과도한 체지방 때문에 유산소 운동능력 또는 지구력을 감소시킨다.

성인의 심혈관계 질환을 유소년기에 예방해야 한다는 주장을 하는 이유는 고혈압, 동맥경화증 등에 관련된 병적 징후가 유소년 또는 그 이전에 관찰되고 있기 때문이다. 부검연구(postmortem study)에 의하면, 유소년 초기 인체의 주요 혈관에 지방이 축적되기 시작하고, 청소년 후기가 되면 섬유 손상(fibrous lesion)의 증가 현상이 나타나기 시작한다는 것이다. 가족적 성향이 강한 본태성 고혈압(essential hypertension) 증세도 10대에 나타나고 있다. 비만, 고지혈증, 인슐린 저항과 같은 심혈관 질병 위험요인은 유소년들에게서 자주 발견되고 있으며 성인이 될 때까지 지속되고 있다. 성인들에게 자주 발견되는 심혈관질환은 결국 유소년 시기에 시작되는 것으로 추정할 수 있다.

관상동맥질환과 고혈압의 위험을 줄이기 위해서는 그 증후를 가능한 한 조기에 측정하거나 확인할 필요가 있다. 동맥경화와 고혈압의 위험 증후가 조기에 발견되면 쉽게 예방할 수 있다는 뚜렷한 증거는 없지만, 유소년기에 신체활동량을 늘리면 성인이 되어 심혈관계 질병을 줄일 수 있을 것으로 추정하고 있다. 그러한 추정이 과학적으로 입증되고 있지는 않지만, 유소년기에 신체활동량을 늘리고, 체력을 향상시키면 심혈관질환을 감소시킬 수 있다는 관계를 입증하기 위한 다양한 임상 연구가 절실히 요구되고 있다.

혈청지질

신체활동과 유산소 운동능력이 우수한 성인은 건전한 혈청 지질을 갖게 되며, 고밀도 지단백(high-density lipoprotein: HDL) 콜레스테롤 수치가 높다. 유소년의 신체활동과 체력이 혈청지질에 미치는 잠재적인 효과는 선수와 비선수에 대한 횡단적 연구와 2~3개월의 짧은 기간 유산소훈련의 효과에 따른 연구를 통해서 밝힌 사실이다. 혈청지질이 신체활동과 체력에 미치는 영향에 대해 보다 신뢰성 있는 주장을 하기 위해서는 장기간의 종단연구가 이루어져야 한다.

혈청지질이 유소년의 신체활동 및 체력에 미치는 영향에 관한 초기 횡단연구에서는 매우 활동적이거나 체력이 우수한 유소년이 일반 유소년에 비해 총 콜레스테롤의 수치는 낮고, HDL 콜레스테롤 수치는 높은 것으로 나타났다(Armstrong & Simons-Morton, 1994). 그 후 8~12주 동안의 지구력 운동이 혈청지질 농도에 미치는 영향을 연구하였지만 단정적인 결론을 얻지 못하였다. 지구력 운동이 혈청지질에 미치는 영향을 규명하는 연구가 12회에 걸쳐 이루어졌으며, 그 가운데 일곱 번의 연구에서 신체활동으로 인해 HDL 콜레스테롤 농도가 증가되지 않았고, 네 번의 연구에서는 9~20% 증가하였으며, 한 번의 연구에서는 감소하였다(Tolfrey et al., 2000).

이처럼 연구결과들 간에 일관성이 결여되고 있는 이유는 두 가지로 설명할 수 있다. 한 가지 이유는 훈련기간이 비교적 짧다는 것이다. 열두 번의 연구 가운데 두 번의 연구만 15주 이상의 훈련을 하였다. 유소년을 대상으로 그 정도의 훈련기간을 설정한 것은 성인을 대상으로 12주 훈련효과를 측정하는 것과 비교하면 너무 짧은 기간이라고 할 수 있다. 일관성이 결여된 또 다른 이유는 지질 수준에 영향을 미칠 수 있는 식사, 신체구성 등과 같은 방해 변인을 철저히 통제하지 못하였기 때문이다. 예를 들어, Hager 등(1995)의 연구에 의하면 262명의 유소년들 1마일 운동능력과 HDL 콜레스테롤을 측정한 결과 1마일 운동능력과 HDL 콜레스테롤 수준 간에 유의한 상관이 있었으나 체지방을 포함시켜 계산하였을 때에는 두 변인 간에 유의한 상관이 나타나지 않았다.

혈청지질에 관한 지금까지의 연구는 주로 정상 유소년들을 대상으로 이루어졌다. 하지만 비만 증세가 있는 유소년들을 대상으로 한 연구에서는 신체활동이 체중을 감소시키고 HDL 콜레스테롤을 증가시키는 데 효과가 있었다. 선천성 고지혈증이나 후천성 고지혈증이 있는 정상

체중의 유소년에 대한 신체활동이나 체력운동의 효과는 아직 밝혀지지 않고 있다.

신체활동 수준과 혈청지질 수준과의 관계를 밝히는 장기적인 종단연구가 미국, 핀란드, 네덜란드의 유소년들을 대상으로 수행되었다. 그러나 이들 연구에서는 일치된 결과를 얻지 못하였다. 두 나라의 연구에서는 두 변인 간에 상관이 없었으며, 다른 한 나라의 연구에서는 신체활동과 HDL 콜레스테롤 간에 상관이 있었다.

고혈압

활동적인 성인은 주로 앉아서 생활하는 사람보다 혈압이 낮다. 성인의 경우 일정 기간 운동을 하면 정상인의 경우 수축기 및 이완기 혈압(systolic and diastolic pressure)이 각기 평균 8mmHg와 6mmHg 감소하며, 고혈압 환자의 경우 그의 반 정도 감소한다.

하지만 혈압이 정상인 유소년에게 신체활동량을 늘리거나 지구력 운동을 시켰을 때에는 안정 시 혈압에 크게 영향을 미치지 않았다. 안정 시 혈압은 체력 및 신체활동과 역함수 관계라는 사실이 횡단연구를 통해서 밝혀지고 있지만, 체지방을 포함시켜 계산하면 통계적으로 유의한 상관이 없는 것으로 나타나고 있다(Alpert & Wilmore, 1994). 3~13년 동안 진행된 종단 연구에서도 신체활동과 혈압 간에 아무런 상관이 없는 것으로 나타났다. 이와 같은 연구들을 통해서 유소년의 규칙적인 신체활동과 그가 성인이 되었을 때의 혈압 간에는 아무런 상관이 없다는 사실이 밝혀진 것이다.

> 비만은 심폐기능의 저하보다는 과도한 체지방의 효과 때문에 유산소성 체력 또는 심폐지구력을 감소시킨다.

그에 반해 가벼운 본태성 고혈압이 있는 유소년에게 12~32주 동안의 지구력 훈련을 시킨 결과, 수축기 혈압(systolic)이 4~6mmHg 감소하였다. 중요한 것은 수축기 혈압이 감소하는 효과를 유지하기 위해서는 일정 수준 이상의 신체활동을 계속해야 한다는 것이다. 훈련 프로그램을 중단하였을 때 혈압이 다시 상승하는 것을 발견했기 때문이다. 이들 연구에 도입한 신체활동은 적어도 1주일에 3일 중강도의 운동을 하였으며 매 운동 시 30분 이상 유산소 운동을 하도록 하였다. 신체활동 수준을 그보다 낮추어도 혈압을 감소시키는 효과가 있는지는 아직 명확히 밝혀지지 않고 있다.

비만

횡단연구에 따르면 고도비만 유소년은 혈청지질이 정상이 아닐 뿐만 아니라 혈압도 일반 유소년들보다 높은 수치를 보여주고 있다. 그러나 유소년 비만이 위험한 것은 그것이 성인 비만으로 이어지기 때문이다. 비만아는 축적된 지방을 성인기까지 가져가며, 그 결과 심혈관 질환에 걸릴 가능성이 높다. 유소년 비만이 전 세계적으로 급격히 증가하면서 심혈관 질환으로 인한 성인 사망 인구 또한 크게 늘어나고 있으며, 앞으로도 더욱 더 늘어날 것으로 전망되고 있다.

비만의 원인, 특히 유소년 비만이 크게 늘어나고 있는 원인이 명확히 밝혀지지 않고 있지만, 에너지 소비의 불균형으로 인한 지방의 증가가 주된 원인인 것으로 추정하고 있다. 그러므로 비만을 줄이기 위해서는 신체활동량의 증가로 에너지 소비량을 늘려야 한다는 의미이다. 유소년 비만을 예방하고 관리하기 위해서는 평상시에 신체활동량을 늘리는 것이 무엇보다 중요하다.

문제는 운동이나 신체활동이 체지방에 미치는 효과를 측정하는 것은 쉽지 않다는 것이다. 왜냐하면 비만 자체로 인해 신체활동이 감소하고 그 결과 체력이 감소할 수 있기 때문이다. 예를 들어, 비만 유소년의 신체활동 수준이 마른 유소년보다 아주 낮다고 하자. 그렇다고 해서 비만의 원인을 신체활동의 부족에서만 찾을 수는 없다. 또한 비만 유소년은 체중 때문에 운동을 싫어하고, 그로 인해 비만아가 되었다고 단정할 수도 없다. 왜냐하면 비만 유소년이 마른 유소년에 비해 운동을 싫어하는지에 대한 뚜렷한 이유가 밝혀지지 않고 있기 때문이다.

게다가 신체활동과 에너지 소비는 서로 다른 측정치를 반영하므로 따로 따로 고려해야 한다. 비만아들의 경우 움직임은 적지만 소비하는 에너지는 비만이 아닌 유소년들보다 더 많기 때문이다. 더군다나 이와 같은 자료는 측정치를 체중이나 제지방 체중, 체표면적, 상대 성장지수 등과 같은 신체크기와 관련하여 어떻게 표현하느냐에 따라 그 의미가 크게 달라질 수 있다.

신체활동은 정상 유소년의 체지방에 아무런 영향을 주지 않는 것 같다. 단기간의 지구력 운동은 체지방의 변화에 거의 영향을 미치지 않고 있으며, 규칙적인 신체활동이 신체구성에 미치는 영향에 관한 종단연구에서도 두 변인 간에 아무런 관계가 없다는 것이 규명되었다(Bar-Or & Baranowski, 1994).

그러나 과체중 유소년에게 운동 처방을 하면 효과가 있는 것으로 입증되고 있다. 또한, 식이요법이나 행동수정 프로그램의 일부로 운동처방을 해도 제지방 체중을 유지하거나 체력을 향상시키는데 도움이 된다. 하지만, 규칙적인 신체활동이나 운동으로 비만아의 체지방을 크게 감소시키지는 못한다. 적극적인 신체활동을 하는 동안에는 체지방이 감소하지만, 운동을 중단하였을 때에도 체지방이 계속해서 감소하는지는 아직 밝혀지지 않고 있다.

> 체력수준이 옳지 않은 비만 청소년들을 위한 운동테스트는 일반 청소년들을 위한 테스트 절차와 달라야 한다.

어떤 형태의 신체활동을 하느냐 하는 것도 체지방을 감소시키는데 영향을 미친다. 조직적이지 않고, 평상시에 신체활동을 늘리는 것이 조직적으로 운동처방을 하는 것보다 유소년의 비만을 지속적으로 감소시키는 데 더 효과적일 것이라고 추정하고 있다.

제2형 당뇨병

제2형 당뇨병은 비만처럼 유소년들에게 급격히 증가하는 질병이다(Pinhas-Hamiel et al., 1996). 제2형 당뇨병은 인슐린 저항, 고인슐린증, 포도당 섭식반응 증가 등의 특징을 나타내며, 성인에게 이러한 특징이 나타나면 동맥경화성(atherosclerotic) 질병에 걸릴 위험이 높다. 제2형 당뇨병에 걸린 성인에게는 고혈압, 고중성지방혈증(hypertriglyceridemia), 저수준 HDL 콜레스테롤 등과 같은 관상동맥 위험 요인이 나타나며, 그러한 위험 요인이 나타나면 동맥경화성 질병에 걸렸을 가능성이 매우 높다.

대사증후군(metabolic syndrome)은 제2형 당뇨병이 있는 유소년이나 비만 유소년들에게서 자주 관찰되고 있다. Gutin 등(1997)의 연구에 의하면 7~13세의 비만 유소년들에게서 관상동맥 위험 요인이 나타나고 있다. 마찬가지로 인슐린 저항(insulin resistance)과 유소년의 심혈관 질환 위험 간에는 밀접한 상관이 있는 것으로 나타나고 있다(Steinberger & Rocchini, 1991; Burke 외, 1986). 제2형 당뇨병이 있는 비만 유소년에게 운동을 시키면 인슐린 저항이 바람직한 방향으로 변화된다. 7명의 비만 유소년에게 15주 운동프로그램을 적용한 결과, 공복혈당이 15% 감소하고 식사에 대한 인슐린 반응이 51% 감소하였다(Kahle 외, 1996).

- 체지방율 감소
- 제지방 체중 증가
- 식이 열생성
- 혈압 감소
- 심혈관 체력 증진
- 사회심리적 건강 증진
- 비만의 예방(확인되지 않은 효과)

그림 17.2 비만 유소년에 대한 운동의 잠재효과

종합

심혈관 건강에 관한 정보나 연구들을 자세히 분석해 보면 유소년의 신체활동과 건강에 대한 우리의 인식이 크게 달라질 수밖에 없다. 우리가 생각했던 것과는 달리 신체활동이 혈압이나 혈청지질이 정상인 유소년의 심혈관 위험요인을 감소시키는 데 크게 영향을 미치지 않고 있다. 즉, 혈압, 체지방, 혈청지질이 정상인 유소년의 경우 규칙적인 운동이 심혈관 건강을 향상시키는 데 크게 도움이 되지 않는다.

이러한 연구 또는 관찰결과는 신체활동이나 체력을 증가시킴으로써 유소년의 건강을 증진시켜 온 사람들에게 실망감을 줄 수 있다. 유소년의 건강을 증진하기 위해서는 신체활동을 늘려야 한다는 주장이 설득력을 얻을 수 없기 때문이다. 그러나 신체활동이 혈압, 체지방, 혈청지질 등이 비정상인 유소년의 심혈관 위험요인을 감소시키는 데에는 효과가 있다는 것이 입증되고 있으므로 혈압, 체지방, 혈청지질 등이 정상인 유소년에 대한 연구를 중단할 수는 없다. 운동이 혈압, 체지방, 혈청지질의 수준이 비정상인 사람들의 건강을 증진하는데 효과가 있다는 연구결과가 일관되게 발표되고 있다. 운동을 하면 고혈압 유소년의 혈압이 감소하고, 비만 유소년의 체성분이 개선되며, 고지혈증 비만유소년의 혈청지질이 개선되는 것은 사실이다.

유소년 연구에서 중요한 것은 신체활동이나 운동이 심혈관 질환 위험요인을 감소시킬 수 있느냐의 문제가 아니라 규칙적인 운동이 성인의 심혈관 질환 발생요인을 감소시킬 수 있느냐 하는 것이다. 유소년기의 신체활동과 성인의 심혈관 질환 발생요인 사이의 관계를 밝히는 것이 결코 쉬운 연구는 아니다. 하지만 유소년 시기에 신체활동량을 늘리면 비정상적인 혈압, 체지방, 혈청지질의 수준을 낮출 수 있다는 연구결과에서 유소년 시기의 신체활동 증가로 성인 시기의 심혈관질환 위험요인을 감소시킬 수 있을 것이라는 추론이 가능한 것이다. 신체활동과 혈압, 체지방, 혈청지질 등과의 관계는 신체활동과 다른 위험요인들 간에 중재요인으로 작용하는 비만과 심혈관질환 위험요인과의 관계를 면밀히 관찰하면 정확하게 파악할 수 있다. 주로 앉아서 생활하는 유소년의 안정시 혈압은 활동적인 유소년의 혈압보다 높게 나타난다. 그러나 이들 간의 관계는 체지방이 높은 유소년의 경우에만 해당된다. 마찬가지로 운동을 하면 비정상적 혈청지질이 개선되지만, 체지방이 높은 유소년의 경우에만 해당된다. 이와 같은 연구를 통해서 비만이라는 중재요인이 위험요인으로 작용하여 심혈관질환이 발생한다는 사실이 발견되고 있다.

뼈 건강과 골다공증

규칙적인 신체활동이 유소년의 장기적인 웰빙에 효과적이라는 주장은 유소년의 뼈 건강에도 동일하게 적용된다. 성장기의 유소년에게 신체활동을 강조하는 가장 중요한 이유는 운동이 뼈의 건강에 도움이 되기 때문이다. 골밀도는 10세까지 빠르게 성장하며, 20~30세가 되면 거의 멈추게 된다. 그 이후부터는 골밀도가 감소하며 여성의 경우 폐경기를 지나면서 급격히 감소한다. 골밀도의 감소는 노인 특히 노인여성의 뼈를 가늘어지게 하고, 골다공증을 유발하며, 그로 인해 무기력해 지거나 때로는 골절로 사망을 초래하기도 한다.

유소년기의 골밀도를 보면 성인이 되었을 때 뼈의 건강 상태를 어느 정도 예측할 수 있다. 성인이 되었을 때 골밀도의 50% 이상은 유소년기의 골밀도에 의해 결정되기 때문이다. 따라서 성장기에 뼈의 성장을 극대화시켜 놓으면 성인기 골밀도가 쇠퇴하는 속도를 완화시킬 수 있다(그림 17.3). 유소년기의 골밀도와 성인기의 골밀도와의 관계는 여성에게 특히 중요하다.

인간과 동물을 대상으로 한 연구에서 칼슘섭취와 체중부하 운동(weight-bearing exercise)이 성장기 뼈 건강에 결정적인 역할을 한다는 사실이 규명되었다. 이는 성장기의 유소년 특히 여자 어린이가 균형 있는 식사와 체중부하 운동을 하면 성인이 된 후 골다공증을 크게 감소시킬 수 있다는 의미이다. 그런데, 그러한 주장이 일관된 연구적 지지를 받지 못하고 있다. 그럼에도 불구하고 운동이 유소년의 뼈 성장에 중요한 역할을 한다는 주장이 계속되고 있다. Bailey & Martin(1994)은 선행연구를 개관하여 체조, 하키, 축구, 배구 등과 같은 스포츠는 유소년의 뼈 성장에 도움이 되지만 체중부하 운동이 아닌 수영과 같은 스포츠는 뼈 성장에 크게 도움이 되지 않는다는 주장을 하였다. 선수가 아닌 일반인의 경우에도 규칙적인 신체활동과 골밀도 간에 어느 정도 상관관계가 있다는 주장을 하고 있다.

종단연구가 이루어지면서 체중부하 운동이 골밀도에 장기적으로 영향을 미친다는 주장이 설득력을 얻고 있다. 청소년 초기에 체중부하 운동을 얼마나 했느냐 하는 것이 17세의 골밀도에 영향을 미치고 있다는 사실이 Amsterdam의 성장·건강 연구를 통해서 입증되었다. 운동을 하면 유전적, 신진대사적 요인과 무관하게 뼈의 성장에 도움이 된다는 연구 증거들이 늘어나고 있으며 신체활동과 뼈 성장과의 관계를 지지하는 주장에 설득력이 더해지고 있다. 한 연구에서 유소년에게 기계적인 스트레스를 가한 다음 그 효과를 측정한 결과, 기계적 스트레스를 받은 유소년의 사지 골밀도가 증가한다는 사실을 발견하였다. 또한, 유소년 야구선수가 주로 사용하는 팔의 골밀도가 반대쪽 팔의 골밀도보다 높은 것으로 나타났다.

운동이 골밀도에 미치는 영향에 관한 연구에서는 연구결과들이 서로 일치하지 않았다. 12개월 동안의 중량운동이 뼈의 성장에 영향을 미쳤다는 주장을 하는 연구가 있었지만, 그 정도의 운동으로는 효과를 전혀 발견하지 못한 연구도 있었다. Bailey & Martin(1994)은 이처럼 연구결과가 다른 것은 운동강도에 있어서 차이가 있기 때문이라는 주장을 하고 있다. 운동이 뼈의 건강에 도움이 되기 위해서는 일정 수준 이상의 강도로 장기간 운동을 실시해야 한다는 주장이다.

운동은 스트레스에 반응하는 골모세포(osteoblastic)의 활성을 자극하여 뼈의 성장을 돕는다. 그렇다면 골밀도는 건너뛰기, 계단 오르기, 점프 등과 같은 폭발적인 활동을 하면 높아진다는 의미이다(Kemper, 2000). 수영

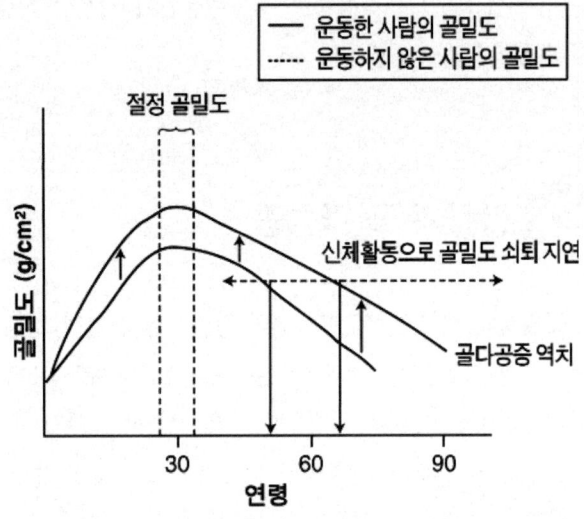

그림 17.3 유소년기에 중량운동을 하면 뼈의 성장곡선을 바꾸고 성인의 골다공증을 지연시키거나 골밀도를 증가시킬 수 있다.

이나 사이클과 같은 심폐지구력 운동은 뼈의 성장에 크게 도움이 되지 않는다는 주장이다. 이러한 연구결과는 유소년들을 위한 운동프로그램을 구성할 때 뼈의 성장을 고려하여 체중부하 운동을 포함시켜야 함을 시사하고 있다.

유소년의 신체활동 증진 전략

유소년기에 신체활동을 증가시키면 이 시기나 성인기의 건강에 도움이 된다는 사실이 실험을 통해서 확실히 입증되지 않고 있다. 그러나 이 책에서 검토한 많은 연구와 관찰 증거에 따르면 간접적이긴 하지만 운동이 유소년의 건강에 어느 정도 도움이 된다는 확신을 할 수 있다. 문제는 유소년의 신체활동을 증가시키는 적절한 방안이 구체적으로 제시되지 않고 있다는 것이다. 신체활동을 증가시키는 방안은 신체활동이 유소년의 건강에 어떻게 영향을 미칠 수 있는지의 관점에서 탐색해야 한다.

신체활동을 증가시키는 한 가지 방안은 운동을 하면 동맥경화와 고혈압의 진행을 지연시킬 수 있다는 사실에 근거한 접근이다. 어떤 운동을 어느 정도의 강도로 얼마 동안 지속해야 건강위험 요인을 감소시킬 수 있는지 운동의 역치양(threshold amount)을 결정하여 처방하는 방안이다. 또 다른 방안은 유소년기에 자주 활발한 신체활동을 하게 함으로써 운동습관을 길러주는 것이다. 유소년 시기에 운동습관을 길러주면 자연스럽게 신체활동을 생활화하게 되고, 그로 인해 건강한 삶을 살아갈 수 있게 되기 때문이다. 이러한 전략은 운동의 역치양을 결정하여 직접적인 처방을 하는 처치-효과 방안과는 달리 운동을 생활화하는 일종의 행동수정 전략이라고 할 수 있다. 이러한 전략의 약점은 유소년 시기에 생활화된 운동습관을 성인기까지 유지해야 하는 어려움이 있다. 신체활동을 증가시키는 또 다른 전략은 환경과 같은 외부 요인을 수정하는 것이다. 이 전략은 생물학적으로 신체활동이 하강 곡선을 그리는데 영향을 미치는 외부 또는 환경적 요인을 바꾸는 방안이다. 신체활동을 증가시키는 세 가지 접근에 대해서 좀 더 상세히 논의하겠지만, 이 세 가지 전략은 서로 배타적이기 보다 상호 보완적인 관계로 발전해야 한다.

전략 1: 질병 억제 신체활동

앞 절에서 유소년들이 신체적으로 활발하게 생활하면 동맥경화증, 비만, 고혈압, 골다공증 등과 같은 질병의 진행을 지연시키거나 성인이 되어 그와 같은 질병이 발생하는 위험요인을 크게 줄일 수 있다는 주장을 하였다 (그림 17.4). 성인기에 운동을 하면 동맥경화증, 고혈압, 골다공증 등과 같은 질병을 감소시킬 수 있다는 사실은 운동을 빨리 시작할수록 건강을 유지하는데 도움이 된다는 의미이다.

유소년들이 어느 정도로 운동을 해야 그에 따른 효과를 얻을 수 있을까? 전략 1은 동맥경화증, 고혈압과 같은 질병을 지연시킬 수 있는 정도로 운동을 해야 한다는 주장이다. 즉, 성인병을 예방하는 데 필요한 운동의 역치가 있으므로 최소한 그 정도의 운동을 유소년기에 해야 한다는 것이다. 어느 정도의 운동을 해야 하는지에 대한 답을 어떻게 구할 것인가? 이 질문에 대한 해답을 얻기 위해서는 운동량과 그에 따른 건강의 효과를 측정하면 된다. 문제는 아직 그러한 연구가 거의 이루어지지 않고 있다. 유소년들에게 필요한 최소한의 운동량이 어느 정도이어야 하는지가 아직 밝혀지지 않고 있다. 유소년에게 필요한 신체활동량이 어느 정도인지를 밝히는 데 방해가 되는 그 밖의 장애물들도 있다.

- 어느 정도의 신체활동을 해야 성인병의 진행을 지연

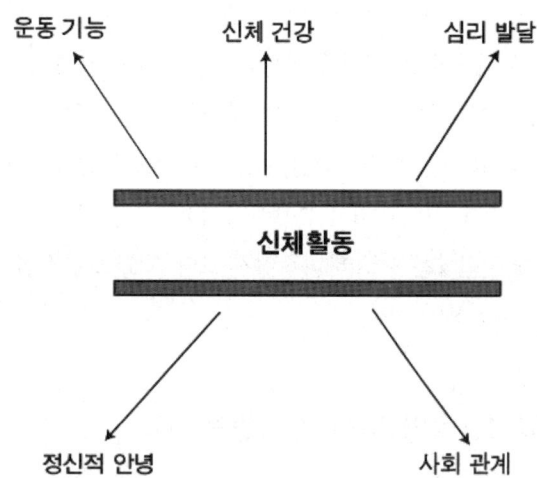

그림 17.4 심장병 발생 위험요인(A)은 조기 신체활동을 통해서 지연시킬 수 있다(B).

시킬 수 있는지 측정할 수 있는 정확한 도구가 아직은 없다. 관상동맥의 활동을 생생하게 조절하면서 볼 수 있는 도구가 아직 개발되지 않고 있어 유소년기에 어느 정도의 운동을 해야 관상동맥 질환을 지연시킬 수 있는지 아직 파악되지 않고 있다. 마찬가지로 질병의 진행과정을 임상적으로 밝히는 것도 수십 년이 걸리므로 쉽지 않다.

- 지연시키려는 성인병의 종류에 따라 선택된 운동과 그 양을 측정하는 도구가 다른 것도 성인병 예방에 필요한 적절한 양의 운동을 쉽게 결정하지 못하는 이유이다. 어떤 성인병에 어떤 운동을 어느 정도로 해야 효과가 있는지를 결정하는 것이 쉽지 않다.
- 소아기에는 신체활동량이 감소하는 경향이 있다. 따라서 모든 연령층에 대해서 동일하게 추천 운동량을 결정하는 것은 바람직하지 않다. 하루 30분 중강도의 신체활동이 5살짜리 어린이에게는 25%의 운동을 증가시키는 양이지만, 10대 청소년에게는 50%의 운동을 증가시키는 양이 될 수 있기 때문이다.
- 따라서 유소년들을 위한 운동지침은 주로 활동적인 유소년을 기준으로 하고 있다. 문제는 추천 운동량

을 측정하는 것이 쉽지 않다는 것이다. 그럼에도 불구하고 추천 운동량의 결정은 공중보건의 관점에서 매우 중요하다. 얻을 수 있는 모든 객관적인 자료에 근거하여 유소년에게 필요한 최소한의 추천 운동량을 제안해야 한다.

- *신체활동량, 강도, 빈도.* 신체활동에 관한 국제협의회(The International Consensus Conference)에서는 모든 청소년들에게 자주 활발한 신체활동을 할 것을 추천하고 있다(Sallis and Patrick, 1994). 또한, 국제협의회에서는 청소년은 하루에 20분 이상 1주일에 3회 이상의 운동을 해야 하며, 운동의 강도는 적당하거나 격렬해야 한다는 결론을 내리고 있다. 영국건강교육기구(Health Education Authority : HEA) 지침에 의하면 모든 어린이들은 하루 한 시간 정도의 적당한 운동을 해야 한다(Cavill et al., 2001). 캐나다에서는 최근 어린이들에게 운동이 부족하다는 점을 감안하여 비활동적인 어린이들에게 매일 적어도 30분 이상의 활발한 신체활동을 요구하고 있다(Health Canada, 2004). 신체활동량은 빨리 걷기, 스케이팅, 사이클 등으로 시작하여 달리기, 축구 등과 같은 격렬한 운동으로 발전시키면 된다. 미국스포츠체육협회(NASPE)는 모든 어린이들이 적어도 하루에 60분 이상 일주일 내내 운동할 것을 추천하고 있다(Corbin & Pagrazi, 2004).
- *"한 번에 일정 양의 운동을 하느냐 vs 같은 운동을 여러 번 반복하여 일정 운동량을 축적하느냐"* 어느 쪽이 더 효과적인지 과학적인 근거가 아직 충분하지 않은 것 같다. 어린이들은 대개 한 번에 필요한 운동량을 다 채우는 것이 아니라 하루에 여러 차례 반복되는 신체활동을 통해서 필요한 운동량을 채운다. 위에서 언급하였듯이 미국스포츠체육협회는 하루에 필요한 운동량을 반복적인 신체활동을 통해 축적할 것을 권장하고 있다. 캐나다의 신체활동 지침은 비

활동적인 어린이나 청소년들의 경우 한번 운동할 때 적어도 5~10분 동안 운동을 해서 하루 필요 운동량을 채울 것을 권장하고 있다.

- *신체활동 수준의 진보.* 전문가들은 주로 앉아서 생활하는 어린이들에게 신체활동 수준을 갑자기 높이는 것은 바람직하지 않다고 주장하고 있다. 주로 앉아서 생활하던 어린이들에게는 하루에 약 30분 정도의 중강도 운동을 하도록 권장하고 있다(Health Education Authority).

- *운동의 유형.* 신체활동을 통해서 얻게 되는 운동의 효과는 운동의 종류에 따라 효과도 다르게 나타난다. 뼈의 건강에는 체중부하 운동이 적합하고, 혈압을 감소시키는 데에는 지구력 운동이 적합하다. 또한, 유소년의 체지방을 감소시키기 위해서는 저강도나 중강도의 운동을 지속적으로 해야 한다. 영국건강교육기구(HEA)는 근력이나 유연성을 증진시키거나 뼈의 건강을 강화 또는 유지하기 위해서는 1주일에 적어도 2회 이상 운동을 해야 한다고 주장하고 있다.

- *비활동 시간 줄이기.* 어린이들이 텔레비전을 보거나 컴퓨터 앞에서 보내는 시간을 줄이면 신체활동 시간을 크게 늘릴 수 있다. 몇몇 연구에 의하면 앉아서 일하는 시간과 비만 및 신체활동 시간 간에는 밀접한 상관이 있다고 한다. 그러나 또 다른 연구들에서는 좌업종사자이기 때문에 신체활동 시간이 적은 것은 아니라고 주장하고 있다. 즉, 주로 앉아서 일하는 사람일지라도 건강을 유지하는데 필요한 충분한 운동을 할 수 있다는 것이다. 좌업 자체가 신체활동 시간을 결정하는 것은 아니라는 것이다. 또한, 어린이들에게 텔레비전을 못 보게 하면 그 시간만큼 신체활동을 더 한다는 보장이 없다. 이는 신체활동과 비신체활동은 별개의 다른 두 행동이기 때문이다. 이처럼 앉아서 생활하는 시간과 운동시간 간의 관계에 관한 연구들이 서로 모순된 주장을 하고 있지만, 무엇보다 앉아서 생활하는 시간은 일단 줄일 필요가 있다. 미국스포츠체육협회의 지침에 따르면 낮에 2시간 이상 비활동적 시간이 지속되는 것은 피하는 것이 좋다고 한다. 캐나다에서는 텔레비전을 보거나 컴퓨터 게임을 하는 것과 같은 비활동 시간을 하루 90분 이내로 제한할 것을 권장하고 있다.

전략 2: 신체활동의 습관화

어린이들은 신체적으로 가장 활발한 시기에 있으므로 대부분의 어린이들은 건강에 필요한 신체활동을 한다고 할 수 있다(Blair et al., 1989). 그러나 적지 않은 어린이들이 건강에 필요한 정도의 운동을 규칙적으로 하지 않고 있다. 이러한 어린이들에게 운동습관을 길러주면 성인이 되어서도 규칙적인 운동으로 각종 퇴행성 질병을 예방할 수 있다.

이러한 접근은 하루에 어느 정도의 운동을 해야 한다는 것이 전제되지 않는다. 하루에 필요한 운동량을 채우는데 관심이 있는 것이 아니라 운동을 통해 건강하게 살아가는데 필요한 습관화 교육을 시키는 데 관심이 있다. 운동습관을 길러주기 위해서는 운동하고 싶은 욕구를 갖게 하는 내적 동기유발 요인이 무엇인지를 밝히는 것이 무엇보다 중요하다. 사람들은 경쟁이 배제되거나, 재미가 없거나, 주위의 동료와 가족의 지지가 없으면 운동을 하지 않으려는 경향이 있다. 운동참여 욕구를 자극하는 데 필요한 사회인지이론(social cognitive theory)이나 범이론적 모형(transtheoretical model)과 같은 심리학적 개념을 도입하여 어린이들의 운동습관을 길러줄 필요가 있다.

이러한 전략이 타당성을 인정받고 설득력을 얻기 위해서는 어린이의 운동패턴을 보고 40대 성인의 운동패턴을 예측할 수 있어야 한다. 유소년 후기의 운동패턴과 성인 초기의 운동패턴을 추적하는 종단연구를 시도하였으

운동참가에 필요한 동기유발 단서	
증진 요인	억제 요인
재미	불편
성공	실패
동료 지원	좌절
가족 참여	경쟁
다양성	지루함
열정적 지도자	상해
자유	통제

그림 17.5 유소년의 신체활동을 증진에 필요한 동기유발 요인

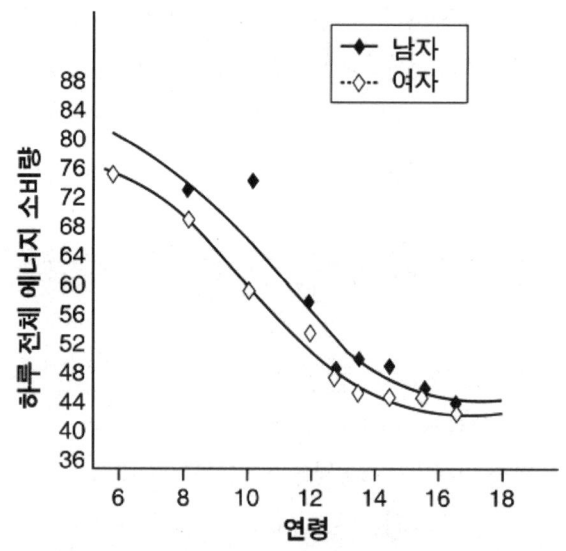

그림 17.6 유소년기의 연령에 따른 신체활동 감소

나 연령대별 운동수준을 정확하게 측정하는 것이 쉽지 않아 실효를 거두지 못하였다.

유소년기의 신체활동과 성인의 신체활동 습관과의 상관관계는 연구기간이 길어질수록 감소하였다. 3~5년간의 단기연구에서는 유소년기의 신체활동과 성인의 신체활동 습관 간에 어느 정도(.30~.60) 상관이 있었으나, 보다 긴 장기적인 연구에서는 두 변인 간의 상관관계가 매우 낮았다(.05~.17). 유소년기에 주로 앉아서 생활하는 습관이 상당히 오랫동안 지속된다는 증거는 제시되고 있다. 그러나 전에 주로 앉아서 생활했기 때문에 규칙적인 운동을 거부할 가능성이 높다고 주장할만한 증거는 아직 제시되지 않고 있다.

전략 3: 신체활동의 활성화

어린이들이 나이를 먹으면 운동시간이 감소한다. 운동시간이 급격히 감소하여 5~15세 사이에는 체형과 관련하여 하루에 소비하는 에너지 소비량이 거의 반으로 감소한다(그림 17.6). 이처럼 청소년기가 되면서 신체활동이 급격히 감소하는 것을 청소년의 게으름(Juvenile sloth)으로 설명하는 사람이 있다. 이처럼 연령이 증가하면 운동량이 감소하는 패턴은 동물에게도 나타나는 일반적인 생물학적 과정으로 에너지 섭취와 기초 대사량의 감소와 관련이 있기도 하다.

연령이 증가함에 따라 신체활동이 감소하는 하향 곡선을 상향 곡선으로 전환할 수 없을까? 역학 자료에 따르면 신체활동 곡선은 여러 가지 환경적 요인의 영향을 받으므로 가소성이 있다. 즉, 유소년들의 신체활동은 스포츠 시설의 접근 가능성, 부모의 역할 모델 등과 같은 수많은 환경적 요인들의 영향을 받는다. 최근 연구결과에 의하면, 연령 증가에 따른 신체활동 감소곡선은 체력, 민족, 흡연 등과 같은 외부 요인의 영향으로 바뀔 수 있다고 한다.

이러한 접근이 유소년의 운동 양을 증가시키는데 관심이 있는 것이 아니라 신체의 생물학적 쇠퇴를 지연시키기 위해 운동을 하게 하는데 목적이 있다. 이 전략의 중요한 목표는 신체활동 감소곡선에 영향을 미치는 외부요인들을 통제하여 상향곡선으로 전환하는 것이다. 연구자들이 해야 할 일은 신체활동이 가장 크게 감소하는 '결정적 연령(critical age)'을 찾는 것이다.

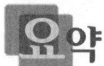

유소년의 현재와 미래의 건강을 위해 신체활동량을 늘려야 한다는 주장은 타당한 것 같다. 그러나 과학적 자료에 근거하여 그러한 주장을 하기에는 상당히 미흡하다. 예를 들어, 신체활동으로 심혈관질환 위험요인을 제거할 수 있다는 확실한 주장을 뒷받침할 만한 종단연구가 이루어지지 않고 있으며, 각 심혈관질환에 적합한 맞춤 운동 프로그램이 아직 개발되지 않고 있다. 또한 어릴 때 활발한 신체활동을 하여 체력이 좋은 어린이는 성인이 되어 관상동맥 질환, 골다공증, 고혈압 등을 적게 겪는다는 확실한 과학적 근거가 아직 제시되지 않고 있다.

이 장에서 개관한 자료와 증거로도 유소년의 건강을 위해 신체활동량을 좀 더 늘려야 한다는 주장을 하기에는 충분한 것 같다. 그렇지만 뚜렷한 과학적 근거도 없이 건강을 위한 신체활동의 중요성만을 주장할 수는 없다. 따라서 적어도 가까운 미래에는 관련이론, 상식, 관찰, 그리고 전문가의 의견에 근거한 정당한 주장을 할 수 있어야 한다.

어쨌든 유소년의 신체활동을 증진시킬 필요가 있다면 우리는 "어떻게 그들에게 신체활동 습관을 길러줄 것인가?"라는 도전적 과제에 직면하게 된다. 유소년의 신체활동 습관을 개선하기 위한 동기유발 요인은 무엇인가? 신체활동 습관을 개선하기 위해 집단기반(population-based) 접근을 할 것인가? 고위험 질병을 중심으로 접근할 것인가? 또는 유소년의 비신체활동 중심으로 접근할 것인가? 심혈관 질환의 예방을 위해 신체활동은 어떻게 증진시키며 스포츠는 어떤 역할을 해야 하는가?

유소년의 신체활동 증진을 위한 수많은 방법이 있을 수 있다. 가정, 학교 체육수업, 병원, 지역사회 레크리에이션 프로그램 등 다양한 접근을 할 수 있다. 한 가지 접근이 다른 접근보다 유리하다는 과학적 증거는 아직 없다. 소아과 의사가 제공하는 운동 처방이 효과적일 것이라는 예측은 하고 있지만 아직 연구를 통해 입증되지 않고 있다.

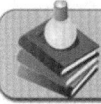

1. 유소년의 신체활동을 증진시키는 전략으로서 학교체육, 지역사회 레크리에이션 프로그램, 가족단위 활동, 의사처방의 장단점을 논의하라.
2. 유소년기에는 생물학적으로 신체활동이 크게 감소한다. 유소년의 신체활동 감소를 가져오는 중요한 외부 요인은 무엇인가?
3. 어떤 신체활동과 체력운동이 유소년의 건강에 어떻게 영향을 미치는지 규명하라.
4. 유소년의 신체활동 습관을 바꾸기 위한 운동처방에서 연령은 어느 정도의 영향을 미치는가?
5. 신체활동과 체력이 유소년의 건강에 미치는 단기적인 효과와 장기적인 효과의 차이를 설명하라.
6. 주로 앉아서 생활하는 고위험군 유소년을 위한 운동처방의 장점을 일반 유소년들을 위한 집단접근(population-wide approach)과 비교하여 설명하라.

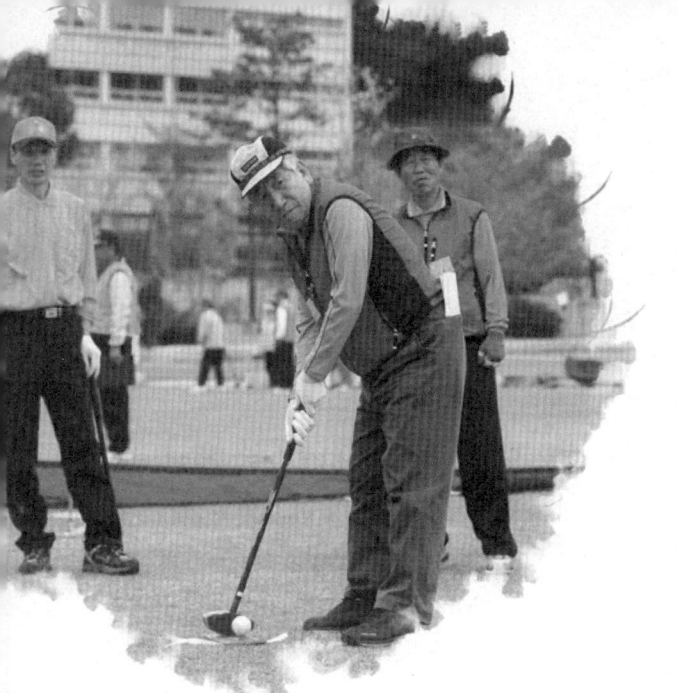

제 18장

신체활동·체력과 노화

개 요

노화
- 노인 인구의 통계
- 의무 노화와 임의 노화
- 노화의 생리적 변화

노화의 연구
- 노화연구의 어려움
- 노화연구의 설계

노인의 신체활동 패턴
- 횡단적 패턴
- 횡단적 경향
- 종단적 경향

노인의 신체활동과 건강
- 좌식생활과 노화
- 신체활동의 건강효과

노인의 신체활동 촉진
- 신체활동 결정요인
- 신체활동 환경
- 신체활동의 촉진

요약

연구문제

그동안은 노년을 질병과 연약함을 피할 수 없는 시기로 간주해 왔다. 그러나 최근 노화에 대한 관점이 노화로 인한 기능의 감소와 노년기에 신체활동 등의 감소로 인한 노화의 진행을 구별하는 방향으로 바뀌고 있다. 연약한 노인들도 운동을 잘 할 수 있고, 운동을 통해 노화를 지연할 수 있다는 연구결과들이 제시되고 있기 때문이다. 신체적으로 연약하든 그렇지 않든 모든 노인들은 신체활동을 통해 건강한 삶을 추구할 수 있으며, 그래서 노인들의 삶에 있어서 신체활동이 더 없이 중요하다. 운동을 통해 노인들의 건강을 기능적으로 강화하는 것은 나날이 증가하는 노인 인구의 공중보건 측면에서도 매우 중요하다.

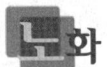

공중 보건(위생, 면역, 개선된 영양) 환경의 개선과 건강관리 능력의 향상으로 사람이 점점 더 오래 살게 됨으로써 노년층의 인구가 나날이 증가하고 있다. 이처럼 노인 인구가 증가한다는 것은 정치, 사회, 의료 그리고 경제적인 측면에서 중요한 의미를 갖는다. 이처럼 노화의 과정이 한 사람의 건강과 기능에 영향을 미치고 그의 삶을 바꾸어 놓을 수 있기 때문에 노화에 대해 철저하고 다양한 방식의 이해가 필요하다. 구체적으로 노화의 가역 변화(reversible alteration)와 불가역 변화를 구분하여 이해할 필요가 있다.

노인 인구의 통계

미국에 사는 65세 이상의 노인 인구는 3천8백만 명 정도에 달하며, 이러한 수치는 미국 전체 인구의 약 14%에 해당된다. 최근 노인 인구의 사망률이 계속 감소하고 있어 노인 인구의 증가추세는 당분간 계속 될 것으로 전망되고 있으며, 2030년이 되면 노인 인구가 전체 인구의 20%에 달하는 71,500,000명이 될 것으로 예상하고 있다(미국 건강복지국, 2004). 노화 연구에서 가장 큰 연구적 관심이 되고 있는 대상은 85세 이상의 "초고령 노인"이다. 1930년 이래 미국의 전체 인구 가운데 초고령 인구가 차지하는 비율이 30년 마다 2배로 증가하고 있으며, 노인 인구 가운데 이 연령층의 노인 인구가 가장 빠른 속도로 증가할 것으로 전망되고 있다. 미국의 85세 이상 노인이 2002년에는 약 4백 6십만 명이었으나 2030년이 되면 약 9백 6십만 명으로 증가할 것으로 예상하고 있다. 이와 같은 인구통계학적 변화는 병원편성 중심에서 건강증진과 질병예방 중심으로의 변화와 맞물려 공중보건 정책에 큰 변화를 예고하고 있다.

이처럼 노인 인구가 증가하면 자연히 만성질환자와 그에 따른 기능저하를 겪는 노인들이 증가하기 마련이다. 사실, 80% 이상의 노인들이 한 가지 이상의 심혈관계 질환, 암, 당뇨, 골다공증, 근육감소증, 관절염 등과 같은 만성적 건강 문제를 가지고 있다. 그리고 노인들의 만성적 건강문제가 세금을 불균형적으로 징수하게 하는 원인이 되고 있다. 예를 들어, 노인 인구는 전체 인구의 14% 정도에 불과하지만 65세 이상의 미국 시민들이 쓰는 건강관리 비용은 전체 비용의 30% 이상을 차지하고 있다(미국 노령화 통계 관련 연방 포럼, 2004). 노화에 따른 질병의 발생율과 기능장애를 늦추거나 완전히 제거할 수 있다면 그로부터 받는 공중보건의 혜택은 엄청날 것이다. 만성적 질병의 발생을 지연시키면서 신체적 기능을 기대수명까지 유지할 수만 있다면 그보다 더 큰 삶의 혜택이 없을 것이다. 이처럼 노화로 인한 발병의 기간을 줄일 수 있다면 노인들의 삶의 질을 크게 향상시키는 동시에 개인이나 사회에 대한 의료부담을 크게 줄이면서 더욱 안전한 자치생활을 보장해 줄 수 있게 된다. 〈표 18.1〉은 운동으로 완화시킬 수 있는 흔한 노인성 만성질환과 그것을 일으키는 위험요인에 관한 내용을 포함하고 있다.

> 질병 발생기간의 단축(compression of morbidity)이란 죽음에 이를 때까지 만성질환과 신체적 나약함을 지연시키는 것을 말한다. 이처럼 질환의 발생을 연기할 수 있게 되면 노인들이 삶의 대부분을 건강하고 질 높은 삶을 살아갈 수 있게 된다.

의무 노화와 임의 노화

노화에 따른 만성 질병발생 기간의 지연을 보다 철저히 이해하기 위해서는 연령과 관련된 신체적 쇠약을 의무 노화(mandatory aging)와 임의 노화(facultative aging)로 구분할 필요가 있다. 의무 노화는 우리가 통제할 수 없이 다가오는 노화이다. 병에 걸리거나 상해를 입지 않은 가운데 생물학적인 세포, 계통, 기관 등이 어쩔 수 없이 쇠퇴의 과정을 겪게 되는 것을 말한다. 일종의 생물학적 현상이라고 할 수 있는 의무 노화가 왜 일어나는지에 대한 논쟁은 오랫동안 있어왔다. 〈표 18.1〉에서 보는 바와 같이 의무 노화는 대개 두 가지 가설이 있다. 의무 노화에 대한 첫 번째 가설은 산소유리기손상(oxygen free-radical damage), 체세포 유전자의 변이 또는 거대분자들 간의 교차연결 등과 같은 무작위의 생물학적 사건들(random environmental event)로 인해 세포가 정상적인 기능을 하지 못해 일어나는 노화이다. 정상적인 기능을 하는 세포는 정보를 DNA에서 RNA로 전달하여 단백질 합성을 돕고, 조직의 항상성을 유지하는데 도움이 되는 세포이다. 이 과정에 오류가 발생하면 세포의 유전적 토대가 바뀌고 필수 단백질의 발현이 제한을 받거나 진행되지 않는다. 일반적으로 개별 세포의 손상은 조직이나 기관이 기능하는데 그렇게 치명적이지는 않다. 하지만 세포의 중요한 보체(significant complement)가 손상을 입으면 조직이나 기관에 치명적 결과를 초래한다. 따라서 노화는 세포의 복구 능력이 저하되어 손상을 입은 세포를 제대로 보상할 수 없기 때문에 일어난다고 할 수 있다. 의무 노화의 두 번째 가설은 세포의 유전장치(genetic machinery)계획에 따라 노화가 일어난다는 주장이다. 신체가 발달하고 성숙하는 과정에서 특정 세포 라인이 소멸된다는 타당한 증거가 제시되고 있지만, 그 과정이 유기체의 노화과정과 일치한다는 근거는 아직 보고되지 않고 있다.

의무 노화와는 달리 임의 노화는 지역사회에서 건강관리의 질을 높이거나 개인 수준에서 생활방식을 바꿈으로써 지연시킬 수 있는 노화이다. 우리 신체의 생리적 기능과 탄력성은 매우 건강한 노인들조차 나이가 들면 감소한다. 본 장은 신체적 쇠약의 어느 정도가 생물학적 노화에 의한 것이고 쇠약의 어느 정도는 신체활동을 하지 않거나 신체 어떤 부위를 사용하지 않기 때문에 일어나는지를 밝히는 데 초점을 맞추고 있다.

요약하면 우리는 그동안 노화를 건강과 기능이 불가

표 18.1 신체활동으로 완화시킬 수 있는 노인의 만성 질병과 그 위험요인

만성 질병	위험요인
심혈관 질환	고혈압, 이상지질혈증, 비만
제2형 당뇨병	인슐린 저항, 당불내성, 이상지질혈증, 비만
암	비만, 장부동(bowel immotility), 성호르몬 프로필
골다공증	낮은 골밀도
지체장애	근육감소증, 골격근 약화, 평형성 저하, 신경근육의 결함, 관절염

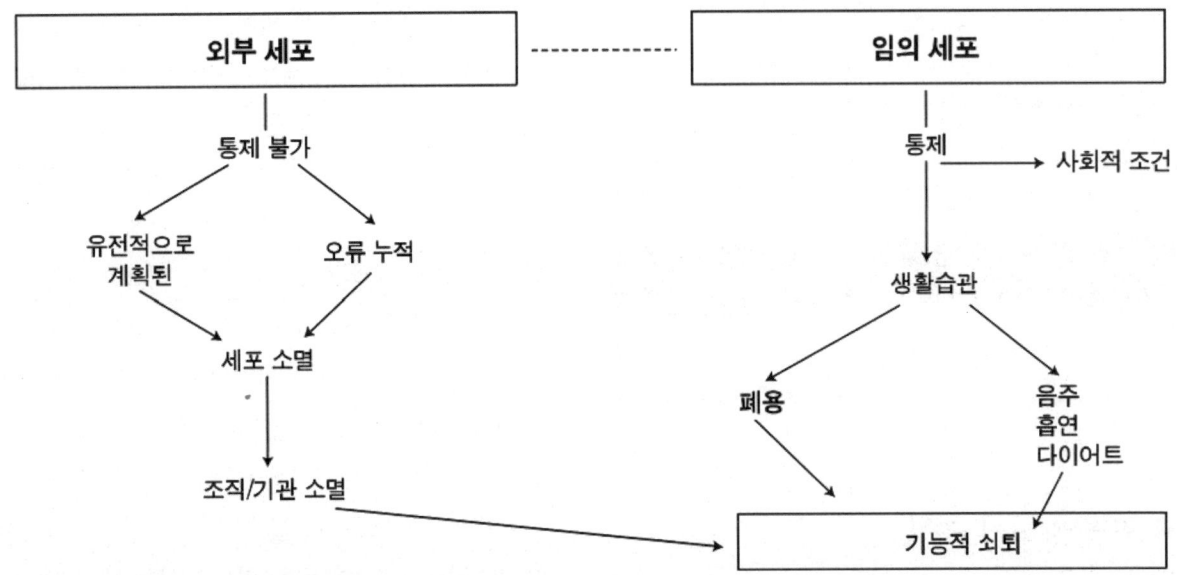

그림 18.1 노화의 가설 모델. 의무노화는 우리가 어떻게 할 수 없는 노화임. 의무 노화는 질병이나 상해가 없는 가운데 생물학적 세포, 시스템, 기관 등이 쇠약해짐으로써 일어나는 노화이다. 임의 노화는 지역이나 개인 수준에서 관련 요인들을 통제하면 지연시킬 수 있는 노화이다.

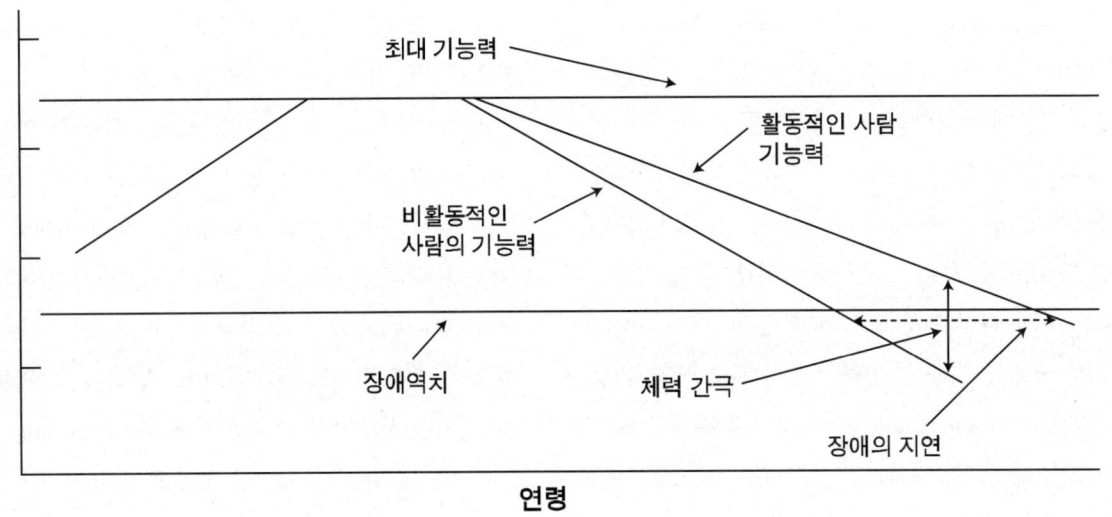

그림 18.2 체력 간극과 장애역치. 노인들이 운동을 통해 기능의 쇠약을 완화시키면 활동적인 노인과 비활동적인 노인들 간의 체력 간격을 좁혀 장애역치를 지연시킬 수 있다.

피하게 쇠퇴하는 과정으로 인식해 왔다. 우리 신체의 생리적 기능이 연령의 증가와 함께 쇠퇴하는 것은 사실이지만 생물학적 연령이 증가하여 신체적 기능이 저하되거나 그것의 탄력성이 감소하는 노화와 신체활동을 하지 않거나 신체를 사용하지 않아서 일어나는 노화는 구별되어야 한다. Bortz(1982)는 세포와 분자에서부터 조직과 기관에 이르기까지 노화로 인한 기능적 손실의 상당 부분이 신체활동을 하지 않기 때문이라는 이론을 제시한 이 분야의 선구자이다. 그는 노화로 인한 생리학적 변화가 오랫동안 불가피한 침상생활을 하거나 좁은 공간에서 활동을 제한 받으며 우주비행을 할 때 우리 몸에 나타나는 생리적 변화와 매우 비슷하다는 사실을 발견하였다. 또한 그는 신체의 불용으로 인한 기능의 약화는 운동을 통해서 되돌리거나 늦출 수 있다고 주장하면서 노화에 대한 그러한 입장으로 성공적인 노화를 대비할 것을 제안하고 있다. 노화로 인한 신체 기능의 쇠약을 운동을 통해 완화시키는 것은 근력, 평형성, 뼈의 견고성 등을 향상시키기 위한 특별한 노력을 하지 않고도 활동적인 노인과 비활동적인 노인 간의 체력 간극(fitness gap)을 좁힐 수 있기 때문에 매우 중요하다(그림 18.2).

> 성공적인 노화란 노년기에 질병에서 자유로운 가운데 신체적으로 좋은 기능적 상태를 유지하면서 생활하는 것을 말한다. Bortz는 노화 자체에서 기인된 신체의 기능적 감소는 대부분 규칙적인 신체활동으로 완화시키거나 반전시킬 수 있다고 주장하고 있다.

노화의 생리적 변화

앞에서도 언급하였듯이 노화가 진행되면 인체의 각종 시스템들이 환경적 스트레스에 반응하는 능력이 떨어지므로 생리적 기능이 저하되게 된다. 노화와 함께 가장 두드러지게 나타나는 임상적 변화는 근육의 양이 크게 줄어든다는 것이다. 종단연구에 의하면 노년기가 되면 근육의 양이 10년마다 약 3~6%씩 감소한다. 근육 양이 감소하고 체지방이 증가하면 활동적이고 독립적인 삶에 필요한 반응시간, 근력, 유연성, 균형을 유지하는 것뿐만 아니라 안정시 대사율과 대사 복원율을 유지하는 데에도 부정적인 영향을 미치게 된다. 노년기에 나타나는 또 다른 중요한 기능적 변화는 심혈관계의 가소성을 잃게 됨으로써 최대 심박수, 1회 박출량, 심박출량, 동정맥 산소차가 감소되는 것이다(미국 스포츠의학회, 1998, Lakatta, 1993). 이처럼 무지방 신체질량의 감소와 함께 심혈관 기능이 저하되면 노인의 신체적 능력을 나타내는 중요한 지표가 되는 최대산소섭취량이 크게 감소한다. 사실, 최대산소섭취량은(VO_2 max)은 25세 이후 10년마다 5~15% 정도씩 감소한다(Dempsey & Seals, 1995; Heath et al., 1981).

노화가 진행되면 위에 언급한 신체적 능력의 감소뿐만 아니라 감각기능 또한 쇠퇴한다. 시각이나 청각의 장애로 사회·물리적 환경(가계 방문, 노인정 출입 등)과의 일상적 상호작용이 불편해지면서 심리적 스트레스가 쌓이게 된다. 집 밖을 안전하게 돌아다니는데 대한 자신감이 떨어지면서 주로 집안에서 생활하게 되고, 결국 신체를 자주 사용하지 않게 됨으로써 신체적 기능이 저하되는 결과를 초래한다.

근조직과 심장혈관계의 가소성 소실이 유전적 영향을 받는 것은 사실이지만 신체를 사용하지 않는 것도 그에 못지않게 중요한 원인이 되고 있다. 예를 들어, 노인들에게 일어나는 기능적 변화의 상당부분이 오랫동안 침상생활을 하거나 좁은 공간에서 우주비행을 하는 사람들의 일시적 신체반응과 매우 비슷하다.

노화, 침상생활, 우주비행의 공통점은 중력을 거의 받지 않는 극미중력(microgravity) 상태에서 생활한다는 것이며, 주로 앉아서 생활하며 신체를 사용하지 않는 것도 일종의 극미중력 상태에서 생활하는 것이나 마찬가지이다. 그러나 침상생활이나 우주비행은 인간의 수명에 비하면 매우 짧은 시간이며, 기능이 감소하는 것도 일시적이며 보통 단기간에 회복이 된다. 중년과 노년기의 대부분을 비활동적인 삶을 사는 사람들의 경우는 침상생활을 하는 사람이나 우주비행사와 상황이 크게 다르다. 중년과 노년기의 비활동적 삶으로 인한 신체적 기능의 저하는 단기간에 회복되지 않는다. 사실, 신체를 적극적으로 사용하지 않으면 신체의 기능이 저하되며 그 정도는 연령에 따라 다르지만 대개 신체를 오랫동안 사용하지 않거나 유연성이 떨어지면 노인들의 경우 큰 신체적 손상을 입을 가능성이 높다. 이것은 노인들의 기능적 결함(예, 인슐린 저항)을 반전시키는 데 필요한 운동량의 결정과 관련하여 매우 중요한 의미를 갖는다.

어쨌든 신체활동이 노화와 관련된 기능적 저하를 지연시키거나 완화시킬 수 있다는 수많은 증거들이 제시되고 있으며, 심지어 건강이 최악의 상태인 노인들조차도 신체활동의 긍정적 효과를 경험할 수 있다. 심지어 90세나 100세가 된 노인들도 어느 정도의 지구력 운동과 근력훈련을 감당할 수 있다는 증거들이 있다(SM 1998; Dipietro, 2001). 지구력훈련은 심혈관 기능을 판단하는 몇 가지 중요한 지표를 유지하거나 향상시키는 데 도움이 된다. 근력훈련은 근육양의 감소와 그에 따른 근력과 대사기능의 감퇴를 예방하는 데 매우 효과적이다. 뿐만 아니라 지구력 훈련과 근력 운동은 뼈 건강, 자세 안정, 유연성을 향상시키는 데 도움이 되며, 경우에 따라서는 노인들의 우울증을 치료하거나 그들의 인지기능을 향상시키는 데에도 도움이 된다(ACSM, 1998). 운동을 통한 그러한 변화는 심장질환, 당뇨, 골다공증, 낙상 등을 지연 또는 감소시키는 결과로 나타나며, 그들의 평균수명과 삶의 질을 제고하는 데에도 도움이 된다. 그래서 신체활동을 증가시켜 건강의 혜택을 얻으려는 노력은 아무리 나이가 많아도 시작할 수 있다.

노화의 연구

노인의 신체활동과 인체의 기능 간의 인과관계를 관찰할 수 있는 능력은 결국 우리가 그와 관련된 요인들을 얼마나 정확하게 측정할 수 있느냐에 달려 있다. 이 절에서는 노인의 신체활동 연구에 내재된 몇 가지 측정상의 어려움과 방법론적 문제를 기술하였다.

노화연구의 어려움

앞에서도 언급을 했지만 운동과 그 밖의 수많은 형태의 신체활동이 노인들의 구체적인 신체적 및 정신적 기능을 강화하는데 도움이 된다. 격렬한 유산소 운동이나 근력강화 훈련이 노인의 생리적 기능을 향상시키는 데 도움이 된다는 것이 실험연구를 통해서 입증되었다 하더라도, 활동적인 삶을 유지하는 것과 같은 낮은 강도의 운동도 노인의 생리적 기능을 강화시키는지는 분명하지 않다. 그것은 아마 노인들이 습관적 활동을 평가하는 것이 쉽지 않기 때문일지 모른다. 대개 노인들의 신체활동은 체계적이지 못하고, 강도가 낮으며, 매우 변화무쌍하다. 뿐만 아니라 노인들에게 습관적으로 하는 신체활동 패턴을 물으면 정확하게 기억해내지 못하므로 그들의 신체활동량을 측정하는 것이 더욱 쉽지 않다. 노인들의 신체활동을 정확하게 정의해서 측정하는 것이 쉽지 않기 때문에 그들이 건강한 삶을 유지하는 데 필요한 정도의 신체활동의 양을 타당하게 결정해 주는 것도 자연히 쉽지 않다.

나이가 매우 많은 노인들이 흔히 하는 신체활동 행동은 걷기, 집안일, 계단 오르기 등과 같은 이동운동을 평가하는데 사용되는 행동들과 거의 같으므로 가끔 행동(behavior)과 운동수행(performance)을 혼동하는 경우가 있다. 예를 들어, "얼마나 자주 0.5마일을 걸으세요?"라는 질문은 "0.5 마일을 걸을 수 있으세요?"라는 질문과 혼동을 일으킬 수 있다. 이러한 활동들은 일상생활과 관련이 있으므로 일상생활 활동(ADLs), 일상생활을 위한 도구적 활동(IADLs), 일상생활보다 진보한 활동(AADLs)과 같은 단위로 구분하여 측정해야 한다.

젊은 사람들의 체력(최대산소소비량)을 측정하는 표준체력 테스트는 운동수행력을 측정하는 데에는 적합할

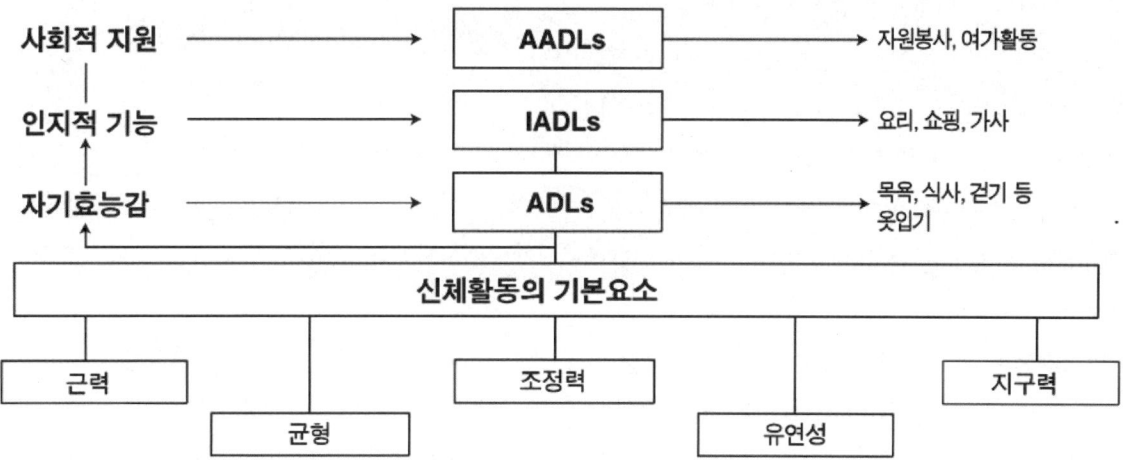

그림 18.3 신체활동과 신체기능과의 관계

지 모르지만 노인들의 신체활동 양을 측정하는 데에는 적합하지 않다. 그래서 최근 노인들의 신체적 기능을 객관적으로 측정할 수 있는 신체활동기반 측정방법이 개발되었다. 객관적인 신체활동기반 측정방법과 자기기입식 기능적 활동능력(예, ADLs, IADLs, 이동성) 및 자기기입식 생활행동(노인의 생활습관)을 결합하면 노인의 건강이나 신체적 기능에 관련된 신체활동 능력을 가장 정확하게 측정할 수 있다(그림 18.3).

> 기능적 활동능력(functional ability)은 일상생활 활동(목욕, 빗질, 의복착용, 식사 등), 일상생활을 위한 도구적 활동(쇼핑, 조리, 가사 등), 일상생활보다 진보한 활동(자원봉사활동, 여가활동 등) 그리고 이동운동(계단 오르기, 걷기 등)을 수행할 수 있는 능력을 말한다. 가족단위 연구에서는 일반적으로 기능적 활동능력을 자기기입식(self-reported)으로 평가한다.

앞으로는 노인들의 신체활동을 측정할 때 65~75세, 75~85세, 그리고 미국에서 가장 빠르게 증가하는 85세 이상 노인들을 연령대별로 구분하여 측정할 필요가 있다. 노인들이 걷기와 그 밖의 덜 구조화된 저강도 신체활동을 자주하고 있으므로 신체활동에 대한 설문조사의 내적 타당성을 입증할 수 있는 측정방법을 개발할 필요가 있다. 현장기반 연구와 타당성이 입증된 실험기반 연구를 결합하면 이 분야의 역학적 연구를 한 단계 발전시킬 수 있을 것이다. 또한, 노인들의 신체활동을 평가할 때 자기기입식 신체기능 측정(ADLs, IADLs, AADLs, 이동성)과 객관적 신체활동기반 과제(걸은 시간, 의자에서 일어서기, 균형)와 같은 신체기능 항목을 반드시 포함시켜야 한다. 마지막으로 건강지표뿐만 아니라 다양한 신체활동을 복합적으로 평가해야 활동적인 것과 건강한 삶과의 인과적 관계를 정확하게 밝힐 수 있다. 예를 들어, 신체활동 패턴이 노인들의 신체적 기능이나 체중의 변화궤적에 미치는 영향을 설계할 수 있는 새로운 종단연구 기법을 사용하여 노인의 신체활동이 건강에 미치는 효과를 연구할 수 있다.

노화연구의 설계

그동안 횡단연구와 종단연구 모두를 사용하여 노화가 안정시의 신체기능 및 일회성 운동과 규칙적인 운동에 따른 신체기능에 미치는 영향을 실험적으로 연구해 왔다. 노화에 관한 연구는 연령의 차이(20~25세, 40~45세, 60세 이상)에 따른 생리적 기능의 차이를 비교하는 횡단연구에 크게 의존해 왔다. 종단연구는 같은 피험자를 장기간(10-20년) 연속측정(serial measurement)하는 연구로서 자주 도입되지는 않았지만 노화에 따른 기능의 변화에 관한 매우 가치 있는 정보를 제공하고 있다. 예를 들어, 횡단연구에서는 장기간의 훈련을 받은 노인과 주로 앉아서 생활하는 통제집단 노인들 간의 생리적 기능의 차이를 비교분석한다. 그에 반해 종단연구는 노인들이 운동 프로그램에 어떻게 기능적으로 적응하는지를 연구한다. 일반적으로 운동이 생리적 기능에 미치는 영향이 종단연구보다는 횡단연구에서 더 크게 나타나고 있다. 사실, 전에 주로 앉아서 생활하던 노인이 계속 운동을 하는 노인과 같은 수준의 생리적 적응을 하는 것은 쉽지 않다. 그래서 일반적으로 종단연구보다는 횡단연구에서 운동의 효과가 더 크게 나타나고 있다. 그것은 훈련받은 노인이 그렇지 않은 노인보다 높은 훈련강도로 오래 운동을 지속할 수 있기 때문이기도 하지만 훈련받은 노인이 작업능력이 낮은 훈련받지 않은 노인보다 유전적으로 유리하기 때문일 수도 있다. 이처럼 횡단연구에서는 규칙적인 신체활동이 건강과 기능에 미치는 영향이 과대평가될 수 있으므로 자료를 참고하거나 분석할 때 신중해야 한다. 마지막으로 노인들이 운동 프로그램에 적응하는 능력은 적자생존과도 관련이 있다. 추정되는 위험요인에 민감한 사람은 대개 일찍 사망한다. 그래서 주로 건강한 집단을 대상으로 확인된 운동효과를 노인들에게 적용할 때에는 편견이 있을 수 있다.

> 적자생존은 중년에 각종 위험요인을 극복하고 일반인보다 더 건강하게 생활하는 노인들의 선택된 표본과 관련 있다. 적자생존 문제를 고려하여 구체적인 노화연구에서 얻은 결과를 일반 노인이나 일반인 모두에게 일반화시킬 때에는 신중해야 한다.

노인의 신체활동 패턴

모든 연령의 신체활동이 동일하지 않으며, 항상 일정하지도 않다. 본 절에서는 다음과 같은 내용에 대해서 논의할 것이다.

- 노인들이 선택하는 신체활동패턴
- 나이차에 따른 신체활동패턴의 차이
- 신체활동패턴의 횡단적 경향
- 신체활동패턴의 종단적 경향

횡단적 패턴

"건강한 사람 2010"의 목표는 하루 적어도 30분 이상 중강도의 신체활동을 하는 18세 이상 사람들의 비율을 30%까지 증가시키는 것이다. 1999년 현재 미국 전체 인구의 15%가 이 목표를 만족시키고 있다. 계속 보고되는 횡단연구에 의하면 연령이 증가하면서 신체활동을 하지 않는 사람들이 계속 증가하고 있으며, 그러한 현상은 특히 나이든 여성들에게서 두드러지게 나타나고 있다. 행동 위험요인 감시시스템(BRFSS)이 실시한 조사연구에 의하면 1992년 현재 65세 이상이 된 여성 미국시민의 40%가 여가시간에 신체활동을 전혀 하지 않고 있으며(미국 질병통제센터, 1995), 1995년에는 65세 이상 된 여성의 51%가 여가 신체활동을 전혀 하지 않고 있는 것으로 나타났다. 사실, 사람들이 주당 신체활동으로 소비하는 에너지와 연령이 서로 반비례관계라는 사실이 미국은 물론 다른 나라에서 이루어지는 연구에서도 밝혀지고 있다.

가끔 노인들이 매우 격렬한 운동을 하고 있다는 흥미로운 조사결과가 보고되고 있다. 하지만 그것은 격렬한 신체활동을 잘못 정의하는 데서 비롯된 것 같다. 행동

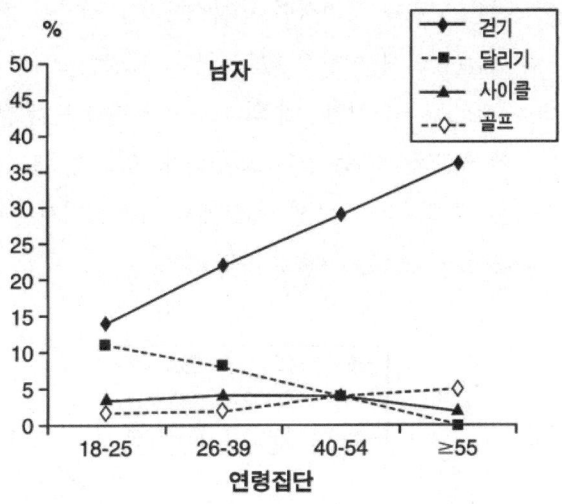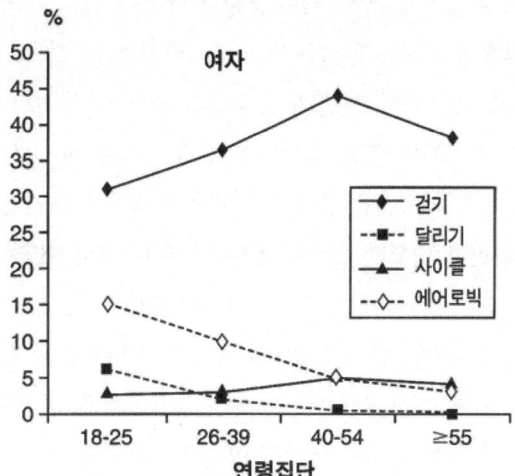

그림 18.4 연령별·성별 체중조절에 자주 동원되는 신체활동

위험요인 감시시스템(BRFSS)은 최대산소섭취량의 60% 이상으로 운동하는 것을 '격렬한 신체활동'으로 정의하고 있다. 최대산소소비량(VO_{2max})은 연령이 증가함에 따라 감소하므로 중장년층이 하는 중강도 운동이 노인층에게는 최대산소섭취량에 대한 높은 비율의 운동이 될 수 있다. 그래서 중강도의 운동이 고강도의 격렬한 운동으로 과대평가 될 수 있다. 이와 같은 신체활동 분류의 차이때문에 신체활동에 대한 다른 정의로 다르게 조사한 연구들을 서로 비교할 때에는 신중할 필요가 있다.

걷기 운동은 미국, 캐나다, 남미, 유럽 등의 국가에서 모든 사회경제적 계층의 사람들이 즐기는 운동이다(그림 18.4). 노인들이 즐기는 신체활동은 운동강도는 낮지만 오래 지속할 수 있는 걷기, 정원 가꾸기, 자전거 타기, 골프와 같은 운동이다. 건강증진 질병예방을 위한 미국 건강면담조사(NHIS-HPDP)는 연령집단에 따른 근력강화 운동과 스트레칭 운동의 횡단적 패턴을 보여주고 있다(Caspersen et al., 2000). 노인들은 근력강화 운동을 젊은 사람들만큼 하지 않지만, 스트레칭 운동은 그들 못지않게 하고 있었다. 이러한 사실은 대부분의 노인들이 신체기능이 쇠퇴하거나 이동에 불편을 겪는 것은 근력과 유연성이 떨어지기 때문에 일어나므로 노인들에게 매우 중요한 임상적 의미를 갖는다. 이는 연령이 증가하더라도 근력운동에 게을리 하지 않아야 신체의 기능을 정상적으로 유지할 수 있다는 의미이다.

횡단적 경향

횡단적 경향은 둘 또는 그 이상의 시간 간격을 두고 여러 대표집단에 관한 정보를 수집하는 것을 말한다. 이들 횡단적 경향에 관한 자료는 그 자체로서 신체활동 패턴의 시대적 경향에 관한 의미 있는 정보를 제공한다. 이러한 자료를 가끔 관리정보 조사자료라고 하기도 한다. 미국에서 실시된 관리정보 조사자료에 의하면 신체활동을 하지 않는 사람들(지난달에 여가 신체활동을 전혀 하지 않은 사람)이 1986년과 1990년 사이에 감소하였으며, 반백인 성인이나 교육수준이 낮은 성인들에게는 신체활동 감소현상이 나타나지 않았다. 그러나 관련 자료를 연령대별로 나누어 분석한 결과, 신체활동 감소현상이 55세 이상의 노인들에만 나타나고 있었다. NHIS-HPDP의 조사연구에 의하면 1985년과 1995년 사이에 어떤 형태의 신체활동이든 신체활동을 하는 노인들이 수치가 그렇게 크지는 않지만 계속 증가하고 있는 것으로 보고되고 있다(미국건강통계청, 2003). 이 자료에 따르면 1985년과 1995년 10년 사이에 걷기 운동을 하는 사람들이 증가하였으며, 정원 일을 하는 사람들은 증가하지 않고 전과 비슷한 추세를 유지하고 있다(그림 18.5). 이러한 실태조사가 시대에 따른 변화를 이해하는 데에는 도움이 되지만 한 노인집단의 장기적 변화에 관한 정보는 제공하지 못한다. 따라서 같은 노인들을 장기간에 걸쳐 다중 평가를 하는 연구가 이루어져야 한다.

간은 연령이 증가하면서 감소하지만 걷기에 소비하는 시간은 크게 변하지 않고 있다. 네덜란드에서 수행된 Zuthphen 노인연구에 의하면 지난 10년 동안 걷기운동에 의한 신체활동 양이 크게 증가하였으며, 그러한 현상은 특히 젊은 출생 집단에서 두드러지게 나타났다(Bijnen et al., 1998)(그림 18.6).

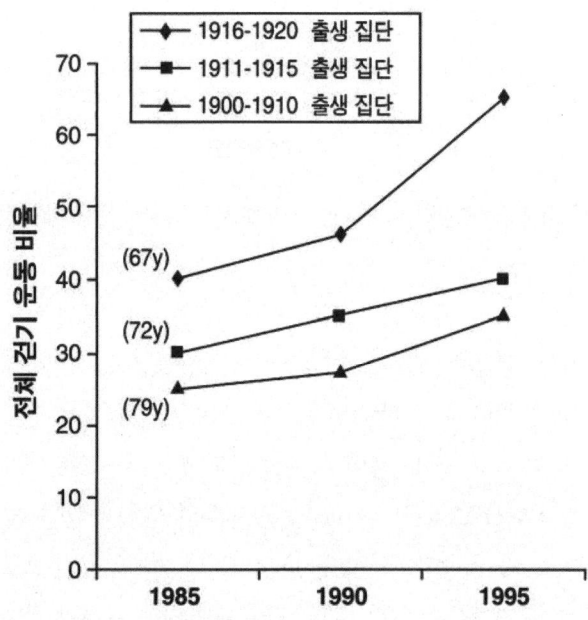

그림 18.6 연령과 출생 집단에 따른 노인들의 걷기운동 (Zuthphen 노인연구, 1985-1995)

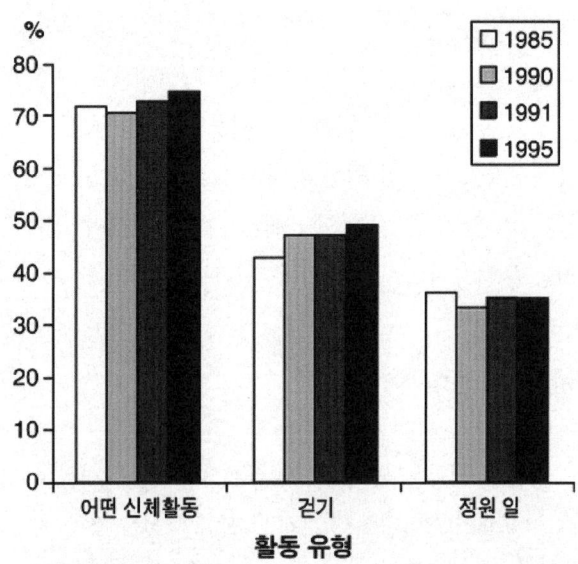

그림 18.5 미국 노인의 신체활동 참여실태(NHIS-HPDP, 1985-1995).

종단적 경향

종단적 경향에 관한 자료는 어떤 집단을 반복적으로 측정해서 연령과 시간의 변화에 따른 신체활동 패턴의 변화와 출생 군(birth cohort)에 따른 신체활동 패턴의 차이에 관한 정보를 제공한다. 여러 국가에서 수행된 종단연구 자료에 따르면 흔히 정원 일을 하거나 자전거를 타는 신체활동과 그러한 활동에 의한 전체 신체활동 시

은퇴는 신체활동 패턴이 크게 바뀔 수 있는 중요한 시점이다. '지역사회 동맥경화위험도'(Atherosclerosis Risk in Communities Study) 조사연구에 의하면 노인들이 은퇴를 하고 첫 6년 동안 그간 해 오던 신체활동을 그대로 유지하는지 아니면 새로운 신체활동을 선택하는지는 일을 계속하는 노인들과 비교하였을 때 은퇴한 노인들 간에 상당한 차이가 있었다(Evenson et al., 2002). 더군다나 이들 자료는 인종과 성에 따라 큰 차이를 보이고 있다. 활동적인 흑인들은 백인과 비교하여 그동안 해 오던 신체활동을 그대로 유지할 가능성이 높으며, 그러한 현상은 특히 흑인 여성들에게 두드러지게 나타나고 있

었다. 흑인 남성이 은퇴와 함께 다른 신체활동을 선택할 가능성이 가장 높았으며, 다른 신체활동을 선택할 가능성이 가장 낮은 집단은 흑인 여성이었다. 그러나 은퇴한 흑인여성들의 신체활동 수준을 계속 일을 하고 있는 여성 흑인들과 비교하였을 때 뚜렷한 차이를 찾지 못하였다(그림 18.7). 은퇴와 함께 새롭게 선택한 신체활동은 인종과 성에 관계없이 빨리 걷기, 즐겁게 걷기, 정원 가꾸기, 마루운동, 자전거 운동 등이었다.

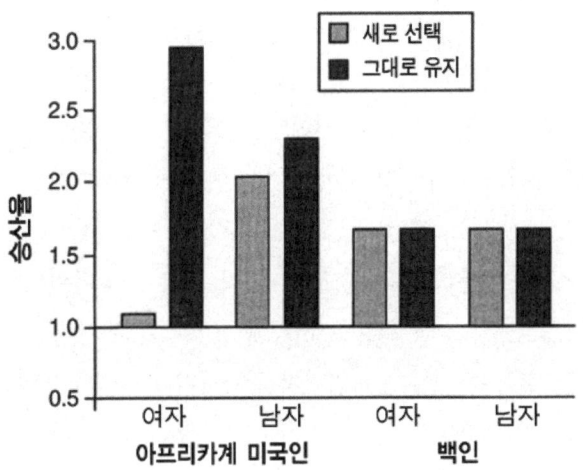

그림 18.7 지금까지 해오던 신체활동을 은퇴 후 6년 동안 유지할 가능성과 새로운 신체활동을 선택할 가능성(지역사회 동맥경화 위험도 연구)

요약하면, 아직 충분한 횡단연구가 이루어지지는 않고 있지만 이들 연구에 따르면 여가시간에 하는 신체활동 양이 증가하면서 노인집단과 같은 일부 연령층의 신체활동이 점차 증가하고 있다는 것을 알 수 있다. 그러나 여가 신체활동은 전체 신체활동 시간의 일부에 지나지 않는다. 직장에서 활동하는 시간, 가사활동, 출퇴근 등이 하루 신체활동의 상당 부분을 차지하고 있다. 이와 같은 다른 신체활동에 관한 실태조사가 아직 이루어지지 않고 있지만 출퇴근뿐만 아니라 직장생활과 가사 일 등으로 소비하는 에너지가 자동화, 노동절약 기기의 개발, 인터넷의 발달 등으로 인해 점차 감소하게 될 것이

다. 이처럼 자동화, 인터넷 등의 발달로 인해 생활에 필요한 에너지가 감소하면서 노인들의 신체활동은 자연스레 감소하고 있다. 즉, 노인들이 여가시간에 하는 신체활동은 증가하지만 생활에 필요한 신체활동 시간이 감소하면서 신체활동 시간이 전반적으로 감소하고 있다. 생활로 소비하는 에너지가 연령이 증가하면서 감소하는 것은 사실이지만 노인들에게 걷기 운동은 여전히 중요한 신체활동이다(횡단연구와 종단연구 모두 이러한 주장을 지지하고 있음). 걷기는 체중부하운동이고, 대근을 사용하며, 오래 지속할 수 있고, 규칙적으로 실행할 수 있으며, 신체의 최대 및 최대 하 기능을 향상시키는데 도움이 되므로 노인들이 즐겨할 수 있는 운동이다.

노인의 신체활동과 건강

신체적 활동과 건강의 관계는 잘 확립되어 있다. 하지만, 건강에 구체적으로 관련된 신체활동의 다른 측면(예, 불용)과 그러한 특징들이 노인의 건강과 기능에 어떤 영향을 미치는지를 이해하는 것이 중요하다.

좌식생활과 노화

신체를 사용하지 않거나 주로 앉아서 생활하면 건강에 해로우며, 노인에게는 더더욱 그러하다. 예를 들어, 신체활동과 심폐지구력의 수준이 낮으면 일반적인 노인들이 그러하듯이 대사 및 기능적 예비력이 감소하는 원인이 된다. 앉아서 생활하는 습관은 만성질병의 발발, 조기사망, 질 낮은 삶, 기능의 상실, 의존적인 삶과 직접적으로 관련이 있다. 일생동안 앉아서 생활하면 노인들이 직면해야 할 심각한 공중보건 문제를 야기할 수 있다. 사실, 낮은 신체활동이나 체력수준 때문에 중년과

노인층에서 발생할 수 있는 심장병 위험은 유명한 사망지표인 고혈압, 흡연, 이상지혈증, 비만 등에 버금가거나 그 이상이다.

앉아서 생활하는 습관, 특히 노인들의 비활동적인 삶과 그것이 불러올 수 있는 만성질병으로 발생하는 비용이 연간 240억 달러를 능가하고 있다(Colditz, 1999). 그러나 이러한 비용은 노인들의 허약한 생활과 신체적 기능 손실과 관련된 경제적 손실을 계산하지 않은 수치이다. 이러한 부분들까지 포함하면 좌업행동으로 인한 경제적 부담은 그보다 훨씬 클 것으로 추산하고 있다.

신체활동과 체력은 관상동맥 심장질환, 암, 제2형 당뇨병과 같은 주요 만성질환으로 인한 사망률을 낮추는 데 도움이 될 뿐만 아니라 이러한 질병에 선행하는 고혈압, 이상지질 혈증, 인슐린저항과 같은 위험요인을 감소시키는 데에도 효과가 있다. 또한 신체활동은 골 손실, 고관절 골절 그리고 낙상관련 요인을 보호하는 기능을 하며 동시에 노인들에게 흔한 신체기능 저하율을 감소시키는 데에도 효과가 있다. 최근 또는 지금 하고 있는 활동이 과거의 활동보다 이들 질병에 대해 더 보호적 기능을 갖기는 하지만 이들 질병의 대다수는 특히, 암이나 뼈의 안정성, 체중 유지와 같이 오랜 기간에 걸쳐 발달되는 것들에는 일생동안 누적되어 온 활동패턴이 더욱 중요한 요인이다. 이와 같은 병인학적 관계는 다른 장에서 상세히 논의하였다.

신체활동과 질병의 발생 및 기능감퇴와의 관계는 매우 강하고, 단계적이며, 독립적 반비례 관계인 동시에 생물학적으로 매우 구체적이므로 인과관계를 추론할 수 있는 기준을 만족시켜야 한다. 노인들을 역학적으로 연구할 때, 특히 신체활동에 대한 자기보고식 측정자료를 사용하여 연구할 때 가끔 받게 되는 도전은 시간적 관계를 확립하는 것이 쉽지 않다는 것이다. 즉, 기능저하가 정말 주로 앉아서 생활하는 행동 때문에 발생하는 것인지 확신하기 어렵다는 것이다. 다시 말하면 앉아서 생활하는 행동이 시간적으로 기능저하에 선행하는지 인과관계를 밝히는 것이 쉽지 않다는 것이다.

신체활동의 건강효과

신체활동은 여러 차원에서 이루어지므로 어떤 신체활동적 특성이 건강의 어떤 측면에 얼마나 구체적으로 관계되는지를 규명하는 것은 결코 쉬운 일이 아니다. 예를 들어 유산소 강도, 에너지 소비, 체중부하, 근력 등은 어느 한 가지 신체활동에 국한될 수 없다. 이들은 확실히 서로 관련되어 있다. 예를 들어, 유산소 능력의 증가는 에너지의 소비를 필요로 한다. 체중부하 운동을 지속하면 에너지 소비가 불가피하며, 그것을 격렬하게 하면 유산소 능력이 증가한다.

유산소 능력, 에너지 소비, 근력 등과 같은 차원들의 상대적 중요성과 그들이 건강에 얼마나 구체적인 영향을 미칠 수 있는지는 연령이 증가하면서 바뀐다. 예를 들어 청소년들은 근력과 뼈 성장과 관련된 신체활동을 중요하게 생각하는 반면 중년들은 에너지 소비가 체중 조절에 미치는 영향이나 심혈관 건강에 영향을 미칠 수 있는 유산소 운동 등에 더 관심이 있다. 그리고 노인들은 신체기능과 독립적인 삶의 유지와 관련하여 체중부하, 근력, 유연성 등과 같은 운동이 뼈와 제지방체중의 보존과 균형감각에 미치는 영향을 무엇보다 중요하게 생각한다.

과거에는 질병에 대한 저항력을 기르기 위해서는 운동을 오랫동안 높은 강도로 자주 해야 한다는 생각을 했다. 신체활동이 건강에 미치는 효과는 주로 체력의 향상을 수반하는 생리적 변화에 의해 이루어지는 것으로 생각했다. 그러나 최근에 운동으로 인한 생리적 변화가 여러 가지 건강지표에 독립적으로 영향을 미친다는 것이 밝혀지고 있다. 전염병학 연구에 따르면 저 강도나 중 강도의 운동도 건강전반과 노인의 수명에 영향을 미칠 수 있다는 것이다(ACSM., 1998; DiPietro, 2001).

한 가지 건강효과(체중감소)를 얻는데 적합한 운동처방(빈도, 지속시간, 강도)이 다른 건강효과(근력 또는 골밀도의 증가)를 얻는 데에는 전혀 도움이 안 될 수 있다. 나이 또한 운동자극이 건강과 기능에 미치는 효과를 가감시킬 수 있는 중요한 변인이다. 즉, 중년들에게 흔한 특히 질병에 필요한 운동 양과 성공적인 노후생활에 필요한 운동 양은 다르다. 질병의 상태 또한 중요한 영향요인이 될 수 있다. 기능감퇴를 예방하거나 건강과 기능을 유지하는데 필요한 신체활동량(빈도 × 지속시간 × 강도)은 근육감소증이나 인슐린 저항과 같은 확정된 상태를 뒤집는 데 필요한 운동 양보다 적어야 할 것이다(표 18.2). 이처럼 신체활동은 처방보다는 예방을 목적으로 하는 것이 훨씬 효과적이다. 그럼에도 불구하고 신체활동과 운동은 매우 건강한 사람부터 가장 허약한 사람에 이르기까지 모든 사람들의 신체적 기능을 강화하는 데 효과적이므로 모든 연령의 사람들에게 운동을 권장해야 한다.

표 18.2 기능과 신진대사의 저하를 예방하기 위한 공중보건 전략

수준	상태	예방
1단계	정상적 기능	거의 1주일 동안 30분 또는 그 이상의 중강도 운동
2단계	비정상적 기능	?
3단계	질병 상태	??

? = 아직 밝혀지지 않고 있음

요약하면, 어느 정도로 신체활동을 해야 노인의 건강과 기능을 촉진하는데 효과가 있는지에 대한 정보가 아직은 충분하지 않다는 것이다. 노인들에게 유산소 체력을 성취하는 데 필요한 운동처방을 하는 것이 어쩌면 어울리지 않는 처사일지 모른다. 오히려 앉아서 생활하는 노인들이나 일반인들 중에서도 허약한 사람들이 신체활동을 할 수 있도록 공중보건 정책을 펴는 것이 더 타당할 것이다. 건강의 혜택은 격렬한 운동을 통한 체력의 향상을 통해서만 얻는 것이 아니므로 어린이서부터 노인에 이르기까지 새로운 생활방식을 익힐 수 있도록 해야 한다. 그러한 생활방식을 가르치는 구체적인 방법은 하루에 적어도 30분은 중강도의 신체활동이나 운동을 하도록 하는 것이다(USDHHS, 1996). 비록 유산소 체력을 향상시키는 데에는 충분하지 않지만 에너지 소비와 근력의 유지에 도움이 되는 걷기, 계단 오르기, 자전거 타기, 정원 일 등과 같은 중강도의 신체활동을 지역에서 규칙적으로 하도록 해야 한다. 중강도 신체활동이나 체력운동으로도 질병과 기능쇠퇴를 예방할 수 있으므로 주로 앉아서 생활하는 중년들에게 이와 같은 운동을 시키는 것만으로도 조기 사망의 예방과 같은 공중보건의 효과를 기대할 수 있다.

노인의 신체활동 촉진

과학적 지식을 건강에 도움이 되는 실용적 지식으로 전환하는 것은 결코 쉬운 일이 아니다. 신체활동이 노인의 건강에 도움이 된다는 확신을 하기 전에 수많은 관련 요인들을 확인하고 다루어야 한다.

신체활동 결정요인

노인들은 시간부족, 상해 위험, 돌봄 의무(caregiving duty), 에너지 부족, 안전한 운동공간, 외모 등 수많은 이유를 대며 운동을 하지 않으려 한다. 이처럼 생리적, 심리적, 환경적 요인들이 신체활동 행동을 결정하는데 일생동안 중요한 영향을 미치며, 노인들에게 더욱 중요하다. 생리적 요인들로서는 유산소적 능력, 스피드, 근력, 평형성, 유연성 등을 들 수 있다. 이러한 생리적 특

성은 연령이 증가하면 감소하므로 신체활동의 내용과 수준을 결정하는데 매우 중요하다. 노인들은 자신 있고 안전한 운동을 선택하는 경향이 있기 때문이다. 심리사회적 결정요인들로서는 성격, 건강효과에 대한 지식과 믿음, 가족과 친구의 지지 등을 들 수 있다. 안정과 접근가능성은 일생동안 신체활동 참가에 가장 중요하게 영향을 미치는 두 가지 환경적 요인들이다. 그동안 환경적 요인들이 운동참가에 미치는 영향에 관한 광범위한 연구가 이루어지지는 않았지만 최근 공중보건 정책이 구조적 환경(built environment)을 바꾸는 방향으로 변화하고 있어 이 분야에 대한 연구가 더욱 중요해지고 있다.

신체활동을 결정하는 많은 요인들 가운데 특히 심리사회적, 환경적 요인들은 쉽게 바뀔 수 있으므로 지역사회가 적극적인 관심을 가질 필요가 있다. 지역사회 노인들의 신체활동을 증가시키는 전략들로서는 다음과 같은 것들이 있다.

- 중강도 신체활동의 건강효과에 관한 공중교육
- 운동에 대한 사회적 지원과 다른 인센티브를 제공하는 노인 센터와 시민 문화회관 개설
- 하이킹, 바이킹, 피트니스 트레일, 대중 수영장 등과 같은 접근 가능한 안전한 신체활동 및 레크리에이션 시설

신체활동 환경

노인들이 어떤 장소에서 운동을 하고 싶어 하는지에 대해서는 의견이 다양하지만 그룹이나 클래스 중심보다는 가정에서 혼자 하는 것을 더 좋아한다고 한다. Stanford-Sunnyvale 건강증진프로젝트에서 얻은 자료에 의하면 가정에서 저강도로 혼자 운동을 하거나 고강도의 집단 운동을 하는 것보다는 가정에서 혼자 고강도로 운동하는 것을 더 선호하였다(King et al., 1997). 운동을 시작해서 2년이 되었을 때에는 집에서 하는 두 가지 운동 조건 간에 선호도에 있어서 차이가 있었으나, 프로젝트를 시작할 당시에는 집단으로 하는 운동보다는 집에서 혼자 고강도나 저강도로 운동하는 것을 더 선호하였다. 자료에 의하면 노인들은 원하는 시간에 스스로 운동량을 조절하며 가정에서 혼자 운동하고 싶어 하며, 그렇게 하는 것이 가장 효과적이라는 의미이다. 그러나 Stanford-Sunnyvale 프로젝트는 노인이 집에서 운동을 하는 동안 연구원이 전화를 하였으므로, 만약 노인이 연구에 참여하지 않고 연구원의 지지 없이 집에서 혼자 하는 운동이 얼마나 효과적이었을 지에 대해서는 판단하기 어렵다.

지역사회에서 제공하는 신체활동 프로그램은 집에서 벗어나고 싶은 노인들에게는 흥미롭지만 신체활동에 참가하기 위해 익숙한 환경을 벗어나는 것을 꺼리거나 안전한 곳에서 운동을 하고 싶어 하는 노인들에게는 별로 매력적이지 못하다. 교회, 쇼핑몰, 레크리에이션 센터, 노인 전용아파트 등과 같은 곳에서 신체활동 서비스를 제공할 수 있다. 지역사회기반 신체활동 프로그램을 운영하면서 얻은 자료를 분석해 본 결과 노인들이 가장 선호하는 운동 프로그램은 걷기운동이었다. 그러나 태극권, 요가, 근력 운동도 인기를 얻고 있었다. 노인들의 신체적 기능과 이동성을 유지하는데 수많은 요인들이 관여한다는 점을 고려하면 걷기, 태극권, 요가, 저글링 등과 같은 다양한 신체활동을 통해 유산소 지구력, 근력, 유연성, 평형성, 조정력과 같은 기본 체력요인들을 결합하는 프로그램을 운영하는 것이 가장 효과적이다. 그와 같은 운동프로그램으로 운동을 하면 노인들의 이동성과 기능적인 능력을 높이는데 필요한 신체활동을 할 수 있기 때문이다. 기본적인 기능적 요인(근력, 조정력, 균형, 협응력, 평형성, 지구력, 유연성)이 발달하면 일상생활을 위한 도구적 활동(쇼핑, 요리, 가사)과 일상생활보다 진보한 활동(자원봉사 활동과 레크리에이션 활동)이 향

상되는지 이해하기 위해서는 기초 및 응용 생리학과 사회과학을 통합하는 연구를 해야 할 필요가 있다.

신체활동의 촉진

신체활동에 참가하는 것을 방해하는 요인들은 개인보다는 지역사회 수준에서 제거하는 것이 공중보건의 측면에서 효과가 훨씬 더 크다고 할 수 있다. 가장 혁신적이고 성공적인 건강증진 프로그램의 대부분은 건강 자체를 증진하는 것과 직접적으로 관련이 있다기보다는 오히려 신체활동 참가를 방해하는 요인들을 바꾸는 것과 더 깊은 관련이 있다. 누구나 안전하게 걷기, 자전거 타기, 그 밖의 다른 레크리에이션 활동을 할 수 있도록 하는 공공정책이 환경적 전략의 좋은 예가 될 수 있다. 모든 환경적 조치가 그러하듯이 운동 환경에 대해서 잘 아는 적극적인 사람들이 신체활동을 하는데 편리한 환경적 구조를 만들어 가는데 중요한 역할을 해야 한다. 그것에 더해서 인근 지역사회들이 뜻을 모아 노인들의 건강을 촉진하는 환경을 조성할 수 있다면 더할 나위 없이 좋은 일이 아닐 수 없다.

내과의사, 피트니스 산업, 방문간호협회와 같은 의료기관외에도 공원조성과, 주 교육위원회, 지역 위생국 등과 같은 정부단체와 도시계획교통과와 같은 새로운 파트너와의 협력을 이끌어낼 수 있다. 이러한 단체들이 서로 협력하는 가운데 지역사회 전체에 필요한 신체활동 시설 표준을 만들어야 한다(그림 18.8).

> 신체활동을 촉진하는 환경적 조치는 개인 수준보다는 지역사회 수준에서 이루어지며, 모든 사람들에게 공평한 신체활동 참가기회를 제공하고 위험한 환경적 조건을 개선하는 데 목적이 있다.

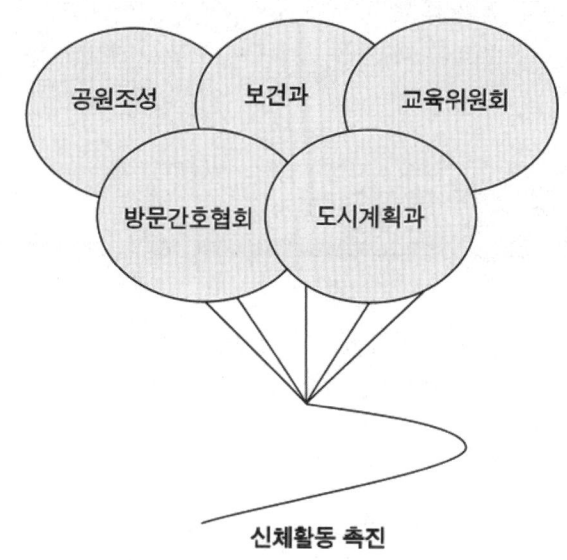

그림 18.8 신체활동을 촉진하기 위한 기관 간의 협력

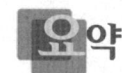

연령이 증가하면 전반적인 생리적 기능은 감퇴한다. 그러나 최근 노화과정에 대한 견해가 생물학적 노화로 인해 기능과 신체의 탄력이 감퇴하는 것과 신체를 적절히 사용하지 않아서 기능이 감퇴되는 것을 구분하는 방향으로 바뀌고 있다. 노인들의 신진대사와 신체기능이 저하되는 것은 신체활동과 체력 수준이 낮기 때문이다. 앉아서 생활하는 행동을 일생동안 반복하면 신체활동의 부족으로 각종 위험요인을 수반하며 공중보건 문제를 야기할 수 있다. 신체활동이 만성질환과 노쇠를 예방하고 노화관련 기능저하를 지연시킬 수 있다는 증거들이 제시되고 있다. 건강혜택은 장기간의 격렬한 운동으로 체력을 증진하지 않고도 얻을 수 있으므로 하루에 적어도 30분 이상의 중강도의 운동을 하는 생활방식을 권장해야 한다. 여러 국가에서 수행된 개체군에 근거한 연구(population-based study)에 의하면 노인들이 가장 선호하는 운동이 걷기이므로 노인들에게 걷기운동의 장점이나 가치를 홍보할 필요가 있다. 건강관련 공공정책은

가정과 지역사회에서 쉽게 접근하여 안전하게 운동할 수 있는 기회를 제공함으로써 국민 모두가 건강한 삶을 보장받을 수 있도록 하는 데 우선순위를 두어야 한다.

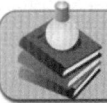

연구문제

1. 의무 노화와 임의 노화의 차이를 설명하라.
2. 노화로 최대산소섭취량이 감소하는 곡선을 그리고, 그것이 노인의 건강 및 기능 감퇴에 시사하는 바를 간단히 논하라.
3. 노인의 신체활동을 평가할 때, 3가지 문제점을 열거하라.
4. 초기연구에서 적자생존 때문에 운동을 통해 기능이 강화되는 것을 관찰할 수 없었던 이유를 설명하라.
5. 걷기행동에 대한 시간적 경향과 노화관련 경향의 차이를 설명하라.
6. 노인들에게 있어서 신체활동의 각 차원과 그것의 상대적 중요성을 설명하라.
7. 노인들의 신체활동 참가에 영향을 미치는 결정요인을 열거하고 개인과 지역사회 수준에서 변화시킬 수 있는 결정요인들을 확인하라.
8. 노인들의 신체활동을 촉진하기 위한 환경적 조치를 정의하고 기술하라.

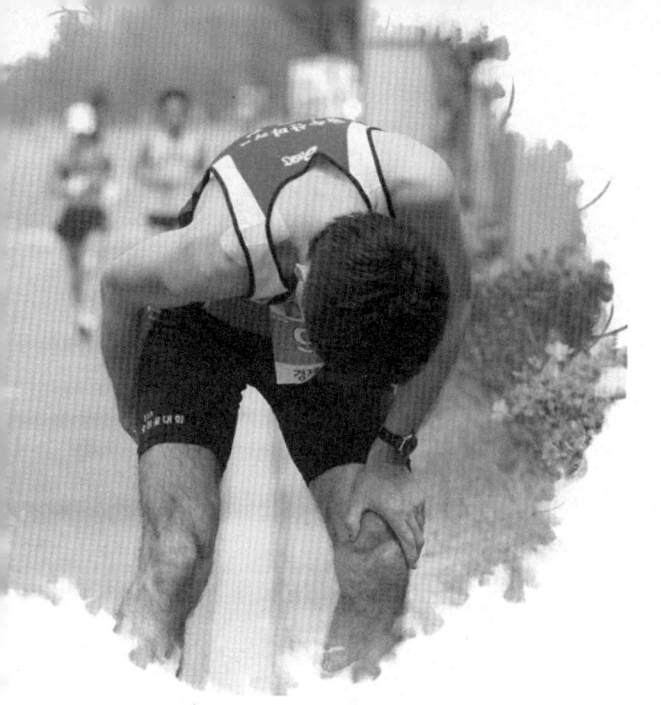

제19장
신체활동의 위험

개요

신체활동과 스포츠참가의 위험
- 급성 심장마비
- 여성 3징후
- 신체활동과 스포츠관련 상해
- 천식과 기도 과민성

위험의 최소화와 효과의 극대화
- 급성 심장사 예방
- 여성 3징후 예방
- 격렬한 운동과 스포츠참가 관련 상해의 예방

운동상해의 미래연구
- 급성 심장사
- 여성 3징후
- 근골격 상해

요약

연구문제

신체활동을 생활화하면 건강에 다양한 형태로 도움이 되는 것은 사실이지만, 신체활동 특히 격렬한 운동이나 스포츠 활동이 때로는 상해, 장애 또는 사망을 초래하기도 한다. 이 장에서는 급성 심장사, 여성선수 3대 증후근, 근골격 상해와 천식에 관해 논의할 것이다. 여성선수 3대 증후군은 발병하면 치명적이며, 근골격 상해와 천식은 자주 일어나는 상해이므로 논의에 포함시켰다. 상해나 장애의 원인을 논의하고 그 예방 전략을 모색할 것이다. 결국, 건강에 좋은 운동을 즐겁게 하기 위해서는 그로 인한 혜택이 상해나 장애의 위험보다 커야 한다.

규칙적인 신체활동이 건강에 도움이 된다는 것은 연구를 통해 입증이 되고 있으며, 그러한 주장은 이제 고전이 되었다. 신체활동이 특정인의 건강에 미치는 효과, 구체적인 운동혜택에 필요한 운동처치(강도 혹은 양), 신체활동이 건강에 미치는 생물학적 경로 등에 관해서는 이 책의 다른 장에서 논의할 것이다. 이러한 연구주제들에 대한 계속적인 연구가 이루어져야 하겠지만, 이 시점에서 분명한 것은 운동을 하면 만성 질환이나 그로 인한 사망률이 감소한다는 것이다. 또한 운동은 체력을 향상시켜 신체적 기능, 신체적 자립능력, 그에 따른 삶의 질을 향상시키는 데에도 도움이 된다.

운동이 건강을 증진하는데 도움이 되는 것은 사실이지만 격렬한 신체활동은 심각한 상해를 유발할 수 있다. 운동으로 인한 상해나 장애의 위험은 생체역학 관련(조직과 기관의 상해), 심혈관(협심증이나 심장사), 호흡계(천식 혹은 과민증), 심장관련(심장마비), 열관련(열사병), 복합장애(여성선수 3대 증후군-여성선수에게 나타나는 식이장애, 무월경, 골다공증의 결합) 등 다양한 양상으로 나타난다. 일반인들이 신체적 기능을 향상시키거나 건강을 증진할 목적으로 가벼운 운동을 하는 경우에는 상해의 위험이 그렇게 크지 않다.

하지만 운동선수나 격렬한 운동을 하는 사람들의 경우 운동의 양이나 강도를 높이면 그만큼 상해의 위험이 클 수밖에 없다. 운동을 생활체육으로 즐기는 일반인들의 경우 1년에 20,000명당 1명꼴로 심장마비를 일으키지만, 격렬한 운동을 하다가 심장마비를 일으킬 가능성은 그것의 5~56배나 더 높다. 격렬한 운동을 하는 일반 여성이나 여성선수들에게 나타나는 여성선수 3대증후군(식이장애, 무월경, 골다공증)의 발병률은 잘 알려지지 않고 있지만, 식이장애 등으로 심각한 의료문제를 야기하고 있다. 신경성 식욕부진과 신경성 거식증은 일반인들의 경우 0.5~5% 정도로 나타나고 있지만, 여성선수들은 4~39% 정도로 높게 나타나고 있다. 운동을 할 때는 위험의 발생률을 고려하여 신체활동량이나 수준을 균형 있게 결정해야 한다. 즉, 운동에 따른 상해의 발생 위험을 고려하여 현재 수준으로 운동할 것인지 아니면 강도를 높이거나 낮추어 운동할 것인지를 신중히 결정해야 한다. 상해의 위험은 운동행동에 적지 않은 영향을 미칠 수 있다.

> 여성선수 3대 증후군은 주로 훈련의 강도 및 경기참가와 관련이 있다. 신경성 대식증, 월경불순, 골밀도 이상과 같은 여성선수들과 격렬한 운동을 하는 여성들에게 발생하는 여성선수 3대 증후군은 이들에게 심각한 건강문제를 야기할 수 있다.

신체활동과 스포츠참가의 위험

건강을 목적으로 운동을 하는 일반인들에게는 가볍거나 중강도의 운동이 상해의 위험을 피하며 운동하기에 가장 적합하다. 신체활동의 양이나 강도를 높이면 그만큼 건강에 도움이 될 것 같지만, 〈그림 19.1〉에서 보는

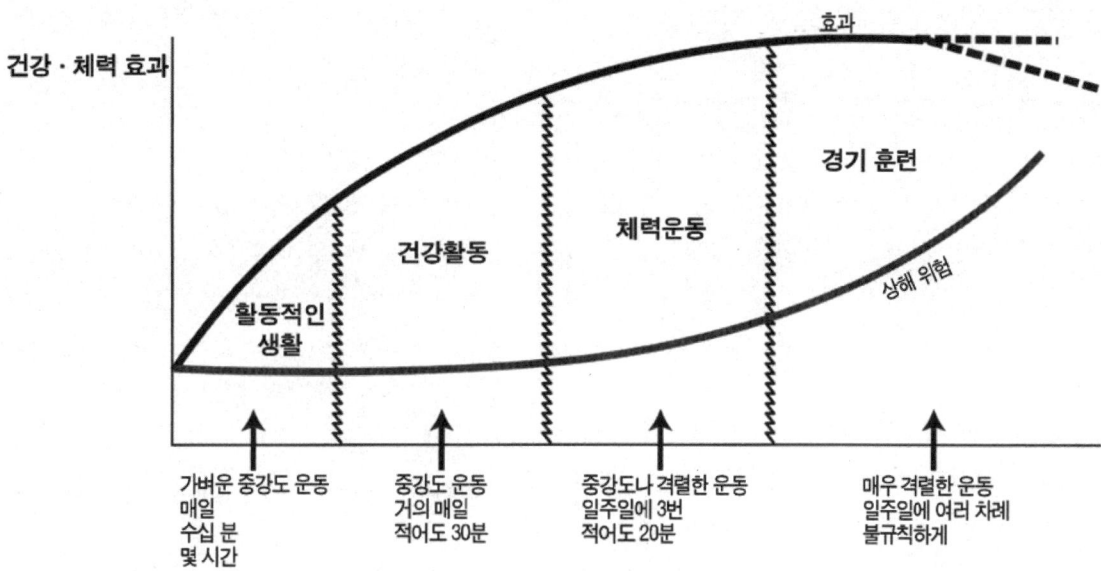

그림 19.1 신체활동 수준과 관련된 효과 및 상해 위험

바와 같이 위험 또한 그에 못지않게 뒤따르게 된다. 건강을 위한 운동이나 신체활동은 매일 중강도의 운동을 하는 것을 말한다(예를 들어, 정원일, 활발한 걷기 또는 자전거타기). 가벼운 운동이나 중강도의 운동을 하면 운동에 따른 상해의 위험이 상대적으로 낮다. 그에 반해 격렬한 운동을 하거나 스포츠 경기에 참가하면 상해를 당할 위험이 높아지게 된다.

건강을 목적으로 운동을 하는 경우에는 그 운동을 격렬하게 할 때 발생할 수 있는 위험요인을 줄이려는 노력이 필요하다. 급성 심장마비와 같은 일시적인 현상이 격렬한 운동으로 발생할 수 있는 대표적인 위험요인이다. 고도로 훈련된 운동선수들도 갑자기 운동을 격렬하게 하면 위험이 따른다. 훈련되지 않은 일반인들의 경우 위험한 상황에 직면할 가능성이 훨씬 높으므로 운동의 양이나 강도를 갑자기 높이지 않도록 해야 한다. 어떤 경우에는 격렬한 운동이 여성선수 3대 증후군과 같은 만성적 건강문제를 야기하기도 한다. 신체활동으로 인한 운동 상해는 고통과 장애를 수반하고, 생산성을 감소시키며, 엄청난 의료비용을 발생시킬 수 있다. 운동 위험을 논의하기 전에 격렬한 운동으로 발생할 수 있는 질병에 관해서 간단하게 논의할 것이다.

급성 심장마비

격렬한 운동이 위험한 이유는 운동 중이나 운동 직후에 갑작스런 심장사를 일으킬 수 있기 때문이다. 격렬한 운동 중이나 직후에 발생할 수 있는 심장사는 특히 중년이나 노인들의 안전과 관련하여 중요한 사회적 관심사가 되고 있다. 적당한 강도로 운동을 하다가 사망하는 경우는 사망원인을 부검해 보면 전체 급성 사망자의 0.35%~0.5%에 불과하며, 중년 남성이 백만 시간 운동할 때 1명 정도 사망할 정도로 사망률이 매우 낮다(Vuori 1995).

격렬한 운동을 하다가 사망하는 사람은 연간 20,000~45,000명당 1명 정도이며, 이 정도 수치는 건강한 중년에게 나타나는 사망원인으로 대단히 위험한 수치는 아니다(Mosterd 1999). 그러나 격렬한 운동을 하거나 스포츠 경기에 참가하다가 심장마비 등으로 사망하는 수치는 줄일 수 있다면 최대한 줄여야 한다.

> 급성 심장사는 갑자기 심장의 전기적 안정성이 상실되어 심장이 너무 빨리 비효율적으로 뛰거나 완전히 정지(심장마비)하여 일어난다. 또는 관상혈류가 갑자기 감소함으로써 심근경색을 일으켜 사망하는 경우를 말한다.

특정 연령과 관련된 사망률은 신체적으로 활동적인 사람들보다는 비활동적인 사람들에게서 더 높게 나타난다. 그러나 급성 심장사나 심근경색을 일으킬 위험은 운동을 하지 않을 때보다는 운동을 하고 있는 동안에 더욱 증가한다. 운동 중 일으킬 수 있는 급성 심장사의 원인을 한 가지 기전으로 설명하기란 쉽지 않다. 병리생리학적으로는, 운동이 심장근육의 산소소비를 증가시키는 동시에 심장이완과 관상동맥 관류시간을 단축시키면서 심장내막 아래쪽에 일시적인 산소 결핍을 일으키며, 그것이 갑작스러운 운동 중단으로 악화될 수 있다고 한다. 심장근육 내 혈액의 부족은 (심근의 허혈) 심각한 심실의 부정맥 작용을 유발하면서 세포의 탈분극, 재분극, 전도속도를 바꿀 수 있으며, 극단적인 경우 심실빈맥(ventricular tachycardia)이나 세동(fibrillation)의 전조가 될 수 있다. 급성 심장사의 또 다른 이유는 심장동맥에 있는 죽상 경화판의 파열이 국소 혈액 응고를 일으켜 심근으로 가는 혈액의 흐름을 차단하기 때문일지 모른다. 그러나 왜 격렬한 운동이 판의 파열을 일으키는지에 대해서는 잘 알려지지 않고 있다(Burke et al., 1999). 운동관련 급성 심장사의 원인에 대한 생물학적 메커니즘은 운동선수의 연령에 따라 다르다. 35세 이하의 젊은 선수들의 주요 사망원인은 선천성과 심장혈관에 관계된다. 가장 흔한 사망원인이 비대심근병증(46%)이고 관상동맥의 이상(19%)가 그 뒤를 따르고 있다. 그와 달리 대부분의 35이세 이상 선수나 비 선수들이 운동을 하다가 급하게 사망하는 것은 가장 중요한 관상동맥 질환인 심근경색 때문이다.

> 내피 바로 밑의 내막에 있는 동맥벽에 죽상경화판이 형성되면 판이 파열된다. 판은 내피와 부가세포 그리고 판 위에 천천히 막을 형성하는 물질에 의해 동맥을 흐르는 혈액과 분리되어 있다. 그러나 이 막이 파열되면 판에 있는 물질이 동맥혈을 응고시켜 심장으로 흐르는 혈액을 차단할 수 있다.

격렬한 신체 활동으로 인한 위험을 논의할 때에는 실시하는 신체활동의 강도나 지속기간, 그 활동을 하는 사람의 건강 상태를 고려해야 한다. Siscovi 등(1984)은 격렬한 운동을 하다가 심장사를 당하는 사람들을 대상으로 그들이 평소 어떤 수준으로 신체활동을 시작하는지 주의 깊게 관찰하였다. 평소에 신체활동 수준이 높지 않은 남자들이 갑자기 조깅과 같은 격렬한 운동을 하다가 심장마비를 일으킬 가능성은 인생의 다른 시기와 비교하여 56배나 높았다. 평소에 신체활동 수준이 높은 사람도 격렬한 운동을 하는 동안 심장마비를 일으킬 수 있다. Siscovick 등(1984)은 격렬한 운동을 하는 동안과 하지 않는 동안 급성 심장사를 일으킬 위험에 관한 연구를 수행한 결과, 평소에 신체활동 수준이 높은 남성이 사망할 확률은 주로 앉아서 생활하는 남성이 사망할 확률의 40%에 불과하였다(그림 19.2). 이러한 결과는 신체활동은 심혈관계 사고를 예방하기도 하지만 그것을 유발할 수도 있다는 의미이다. 다시 말하면 신체활동이 단기적으로는 잠복질환이 있는 사람들에게 임상적 심장 발작을 유발하지만, 장기적으로는 심장질환을 예방하는 데 도움이 된다는 의미이다.

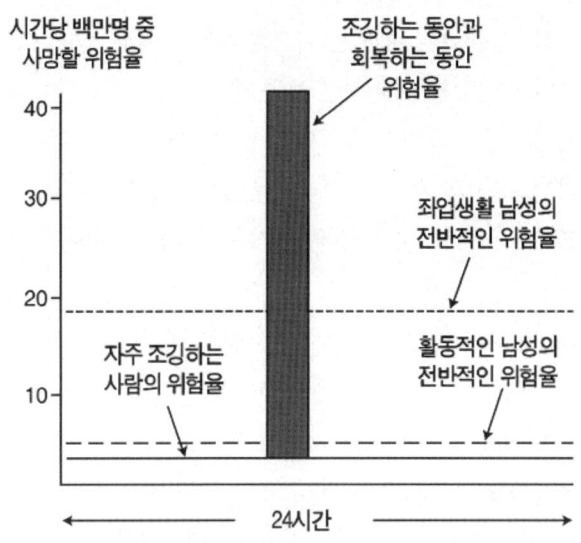

그림 19.2 격렬한 신체활동과 급성 심장사

여성 3징후

운동선수로 성공하기 위해서는 신체적 또는 심리적 압박을 견뎌야 한다. 코치, 동료, 가족 그리고 일반 대중들은 여성선수들이 낮은 체지방을 유지하길 바라고 있다. 체지방 비율을 낮추면 운동성과가 높게 나타날 뿐만 아니라 아름다운 외모를 유지하는 데에도 도움이 된다고 믿기 때문이다. 보통 그러한 기대를 댄서, 장거리 육상 선수, 체조선수들에게 더 강하게 요구하고 있다. 어떤 운동선수들은 자신의 목표를 성취하기 위해 극도의 압박을 견딘다. 그러나 그러한 강한 의지가 선수들의 건강에 해로운 식습관이나 행동을 불러올 수 있다. 그러한 행동의 결과로 여성 선수들에게 나타나는 결과가 소위 말하는 "여성의 3징후"이다. 여성의 3징후는 훈련, 경기와 관련된 세 가지 관련 요인들이 공통적으로 작용하여 나타나는 현상이다. 즉, 훈련이나 경기와 관련하여 식이장애, 무월경, 골다공증이 서로 관련되어 나타나는 현상이다.

식이장애는 다이어트 약, 이뇨제, 설사약 등을 사용하여 음식의 섭취를 제한하거나 지나치게 비정상적인 식이패턴을 유지하는 것을 말한다. 폭식을 한 다음 공복상태를 오래 유지하거나 극단적인 거식이나 폭식을 하는 것도 일종의 식이장애라고 할 수 있다. 식이장애는 대개 선수들이 처음에는 자신의 음식섭취량을 탐지하며, 그런 다음 칼로리를 제한하기 위해 지방이나 붉은 고기를 제한하고, 그러다가 결국 자발적으로 음식을 섭취하지 않는 아사 단계로 발전한다. 자기보고식 설문조사 결과에 의하면 일반인들에게 나타나는 거식증은 0.5~1.0%이며, 폭식증은 1~5% 정도인데, 이러한 수치는 과소평가 되었을 가능성이 높다. 운동선수들의 식이장애는 거식증과 폭식증의 DSMIV기준에 따라 4~39% 사이인 것으로 나타났다. 식이장애 여부를 자기보고식으로 조사하는 것은 정확한 측정방법이 아닐 뿐 아니라 식이장애 여부를 스스로 정확하게 판단하기 어렵기 때문에 과소보고되는 경향이 있다. 그래서 선수들이 겪는 식이장애는 보고되는 수치보다 훨씬 높을 수 있다.

> 식이장애는 식사를 제한하는 수준부터 다이어트 약, 이뇨제, 설사약을 복용하거나 폭식하고 공복상태 유지하기, 거식증이나 폭식증으로까지 발전하는 등 그 범위가 매우 넓고 다양하다.

여성 3징후의 두 번째 양상인 무월경은 월경이 늦춰지거나 없는 경우를 말한다. 16세 이전에 월경이 시작되지 않는 것을 초기 무월경이라고 하고, 초경을 하고 나서 월경주기가 기능적으로 중단되는 것을 제2의 무월경이라고 한다. 초기 무월경과 제2의 무월경은 일반인보다 여성운동선수들 사이에서 훨씬 자주 일어나고 있다. 일반인의 무월경 발생률은 2~5%인 반면 여성 운동선수들의 무월경 발생 비율은 3.4~66%를 기록하고 있다. 댄서나 장거리 선수들에게 무월경이 가장 많이 발생하지만 고강도 훈련으로 스트레스를 받는 대부분의 여성선수들이 무월경을 경험할 가능성이 매우 높다. 운동으로 인한 무월경의 병리적 현상으로는 저 체지방률, 체중감소, 신체적/정서적 스트레스 등 다양하게 나타나고 있다. 식이장애가 있는 사람들에게 무월경이 발생할 가능성이 있다고 보고되고 있지만, 체지방 비율이 얼마나 낮아야 월경이 중단된다는 구체적인 수치는 제시되지 않고 있다(Loucks & Horvath, 1985). 월경이 중단된 선수들이 충분한 휴식을 취하면 체중이 회복되지 않아도 다시 월경을 하게 된다. 이런 연구 결과는 무월경이 단순히 저체중이나 체지방 때문에 발생하는 것이 아니라 다른 중요한 요인들과 함께 고려해야 한다는 의미이다.

> **여성 3징후 발생 위험이 높은 스포츠**
>
> 미국스포츠의학회에 따르면, 다음과 같은 스포츠에 참가하는 여성 선수들은 여성의 3징후를 경험할 가능성이 매우 높다.
> - 주관적인 점수를 매기는 연기 운동(댄스, 피겨스케이팅, 체조 등)
> - 저체중이 유리한 지구력 운동(장거리 달리기, 사이클, 크로스컨트리스키 등)
> - 여성의 몸체가 드러나는 의류를 착용해야 하는 스포츠 (발리볼, 수영, 다이빙, 달리기 등)
> - 체급을 구분하는 스포츠(승마, 무술, 조정 등)
> - 사춘기 이전의 체형이 성패에 영향을 미치는 스포츠 (피겨스케이팅, 체조, 다이빙 등)

여성 3징후의 마지막 요소인 골다공증은 골밀도의 손실과 뼈의 부적절한 형성을 의미한다. 골다공증이 있으면 뼈가 쉽게 부러지고 골절의 위험이 증가한다. 조기 골다공증은 스트레스 골절이나 엉덩이나 척추에 치명적인 골절을 일으킬 수 있다. 대개 무월경의 선수들의 골밀도가 낮지만 선수들에게 골다공증 증세가 자주 일어나고 있는지에 대해서는 아직 알려지지 않고 있다. 여성들에게 심각한 뼈 손상은 보통 폐경기에서 시작된다. 폐경기가 시작되어 10년 동안은 1년에 3%씩 뼈 손실이 생기고, 그 이후에는 1년에 0.3~0.5% 정도의 평균 손실을 유지한다. 어린 선수들에게 골다공증이 발생하면 1년에 2~6%의 골밀도 손실을 가져오며, 사춘기에 도달하면 골밀도 손실이 25%에 이를 수 있다. 어떤 젊은 운동선수들은 골밀도가 자기 연령대 피로골절의 3배가 되는 60세 노인의 수준을 유지하는 경우도 있다. 이처럼 뼈 손실이 가속화되는 현상은 에스트로겐 결핍과 그에 따른 뼈 흡수 장애 때문에 일어난다. 월경을 회복하면 골밀도가 증가한다는 연구보고가 있지만, 젊은 나이에 뼈가 손실되면 되돌릴 수 없는 부분들이 있다. 훈련강도를 낮추고 월경을 회복함으로써 골밀도가 크게 증가된 여성선수들은 어렵지 않게 찾아볼 수 있다. 그러나 이들의 골밀도가 같은 연령대의 다른 여성들에 비해 매우 낮으며, 어쩌면 일반 여성들의 골밀도 수준에 결코 도달하지 못할지 모른다. 어린 시절 골밀도를 높게 유지하지 못하면 나이가 들었을 때 골다공증과 골절을 증가시키는 중요한 위험요인이 될 수 있다.

신체활동과 스포츠관련 상해

급성 심장사와 여성 3징후와는 달리 근골격 상해는 신체활동의 수준이나 유형에 관계없이 신체활동에 참여하는 사람이면 누구에게나 일어날 수 있는 위험요인이다. 건강 증진에 도움이 되는 신체활동의 상해위험이 아직 체계적으로 평가되지 않고 있다. 신체활동을 과도하게 하면 상해의 위험이 있다는 것을 잘 알고 있지만, 정원일이나 걷기 등과 같은 가벼운 신체활동 시에도 경중의 다양한 상해가 발생하고 있다. 그러나 그에 관한 자료가 잘 정리되어 있지 않다. 일반적으로, 저강도 운동을 하다가 상해를 입을 가능성은 일상생활을 하면서 상해를 입을 수 있는 가능성과 거의 비슷한 수준인 것으로 알려지고 있다. 예를 들어, 하루에 30분 정도 걷기 운동을 하면 일시적 혹은 만성적 근골격 상해를 입을 가능성이 희박하다는 것이다.

상해문제를 바라보는 한 가지 방법은 특정 연령대의 사람들이 일정 기간 신체활동이나 스포츠에 참가하면서 상해를 얼마나 자주 당하는지 그 발생 횟수를 조사하는 것이다. 네덜란드의 1,600만 인구 가운데 230만이 신체활동이나 스포츠관련 상해를 입고 있으며, 그 가운데 90만 명은 병원치료를 받아야 하는 것으로 나타났다(Schmikli, 2002). 구체적인 스포츠 활동과 관련된 상해 현황을 〈표 19.1〉에 제시하였다. 상해발생 수치가 한 개인이 그 스포츠에 참가하면서 당할 수 있는 상해위험을 정확하게 반영한다고는 볼 수 없다. 네덜란드 사람들이 축구를 좋아하고 많은 사람들이 축구를 즐기고 있으므로 축구에서 일어나는 운동 상해의 발생빈도가 가장 높을 수밖에 없다. 그렇다고 축구가 가장 위험한 스포츠라고 할 수는 없다. 그래서 상해의 발생 위험을 좀더 정확하게 파악하기 위해서는 1,000시간 당 상해 발생빈도를 계산해 보아야 한다. 그렇게 계산을 해 보면 스키가 네덜란드에서는 운동 상해의 위험이 가장 높은 스포츠임을 알 수 있다. 또한 아이스 스케이팅에 참가하는 사람은 68,000명에 불과하지만 상해발생 위험은 축구와 비슷한 수준이다.

각 스포츠와 신체활동은 고유의 상해 유형과 요인을 가지고 있다. 그러므로 각 스포츠와 신체활동 중 자주 발생하는 상해를 중심으로 위험요인을 피하거나 제거하는 상해예방 대책을 세우는 것이 현명하다(Conn et al., 2003). 예를 들어, 축구를 하는 사람들은 강하게 차단하거나 지면에 발을 날카롭게 꽂거나 다른 선수들과 강하게 접촉을 하게 되고, 그로 인해 하체, 특히 무릎이나 발목에 부상을 입게 된다. 배구에서도 하체 쪽의 상해가 자주 발생하고 있다. 배구의 경우 리시브를 하면서 하체에 충격을 받거나 자주 뛰어오르거나 착지하면서 하체에 부담을 주기 때문이다. 테니스는 상체 부분에 상해를 자주 입는 운동이다. 라켓을 휘두르면서 팔이나 어깨의 힘을 자주 사용하기 때문이다. 달리기나 조깅과 관련해서는 주로 하체에 피로골절과 같은 만성적 상해를 입는 경우를 자주 목격하게 된다. 운동 상해에 관한 보다 구체적인 내용은 Renstom(1993, 1994)을 참고하기 바란다. 〈표 19.2〉에 스포츠 종목별 주요 상해위험 요인을 제시하였다.

표 19.1 스포츠 종류별 상해발생 현황

스포츠 종류	전체 부상자	병원치료 부상자	1,000시간당 부상자
축구	620,000	272,800	2.1
배구	142,000	49,700	2.4
체조	141,000	43,710	1.6
실내 축구	109,000	33,790	6.3
필드하키	101,000	25,250	2.1
수영	92,000	28,520	0.6
테니스	90,000	35,100	0.4
스키	79,000	32,390	10.1
승마	77,000	36,190	0.9
빙상 스케이트	68,000	21,080	2.1

표 19.2 스포츠별 주요 상해 위험요인

스포츠	위험요인
축구	부상경험
	선수의 포지션
	경기장 표면
배구	점프 기술
	포지션
	경기장 표면
테니스	어깨 근력
	운동 장비
	경기장 표면
	근육 불균형
하키	신체적 특성
	공격선수
	운동 장비
체조	부상경험
	과도한 요추만곡
	보호 장비
가라데, 태권도	신체적 특성
	기술
	운동 장비
	상대
	기술 수준

천식과 기도 과민성

  선수들 사이에 천식과 기도과민성(AHR)이 만연되어 있다. 일반인들 중에는 천식환자가 5~10% 정도인 것으로 보고되고 있다. 그에 반해 장거리 운동선수들 중 천식이 10~50%까지 발생하고 있다. 천식과 기도과민성은 특히 수영선수와 차가운 공간에서 운동을 하는 선수들에게 자주 발생한다. 장거리 선수들과는 달리 아마추어 달리기 선수나 조깅을 즐기는 사람들은 천식이나 기도과민성이 일어나지 않는 것으로 보고되고 있다.

  적당한 운동은 천식환자에게 도움이 되지만 계속 강도 높은 운동을 반복하면 천식을 악화시킬 수 있다(Langdeau & Boulet, 2001). 고강도 운동은 천식을 앓고 있는 선수들에게 천식증후를 유발할 수 있다. 규칙적인 고강도 운동이 천식을 앓지 않는 선수들에게 천식을 불러오는 경우도 있다. 천식이 발생하는 이유는 매우 다양하다. 천식은 유전적 요인뿐만 아니라 기도에 염증을 일으키는 물질에 노출되는 환경적 요인 때문에도 발병한다. 선수들은 장기간의 과호흡과 운동 중 마시는 공기 성분이 원인이 되어 천식을 일으킨다고 보고되고 있다. 선수들이 고강도 운동을 하는 동안이나 운동을 하고 난 후 장시간 과 호흡을 하게 된다. 그리고 그로 인해 알레르기 유발항원이나 오염물질에 노출될 수 있다. 알레르기 유발항원이나 오염물질에 장기간 노출되면 기도과민성을 유발하는 염증반응을 일으킬 수 있다. 이때 공기의 온도가 기도과민성을 일으키는 중요한 요인이 될 수 있다. 기관지가 차가운 공기에 노출되면 수축반응을 할 수 있기 때문이다. 그것이 낮은 온도 때문인지 아니면 차가운 공기 내의 낮은 습도 때문인지는 아직 밝혀지지 않고 있다. 운동선수들에게 천식과 기도과민성을 일으키는 또 다른 요인은 면역억제 능력과 관계가 있다. 선수들이 고강도 훈련을 하는 동안에는 감기, 인후염과 같은 상부호흡기감염(upper respiratory infection) 가능성이 매우 높으며, 그것이 천식으로 발전할 수 있다.

위험의 최소화와 효과의 극대화

  운동에 따른 상해의 위험을 알게 되면 운동이 의사들이 주장하는 것처럼 건강에 도움이 되는 활동인지에 대해서 의심을 갖게 된다. 분명한 것은 운동은 건강에 도움이 되는 활동이다. 다만, 운동의 효과를 극대화하기 위한 전제 조건으로서 상해의 위험을 최소화할 수 있어야 한다. 이 절에서는 급성 심장사, 여성 3징후, 그리고 근골격 상해의 위험을 최소화 하는 방법을 소개하고 있다. 천식과 기도과민성의 예방에 대해서는 이 절에서 다루지 않을 것이다. 천식과 기도 과민성은 대체로 통풍과 같은 운동 환경이나 실내수영장의 경우 약품사용과 관련이 있기 때문이다.

급성 심장사 예방

운동을 하다가 급성 심장사를 당하는 경우가 자주 발생하지 않지만, 가능한 위험에 관한 정보를 찾아서 제공하고, 그것을 줄이는 방법을 알려주는 것은 공중보건의 차원에서 매우 중요하다. 급성 심장사를 줄이기 위해서는 그것에 대한 위험을 안고 있는 사람을 찾아서 의학적 조건과 체력에 적합한 운동을 하도록 하는 것이다. 또한, 운동선수, 환자, 일반인 모두에게 안전하게 운동하는 법을 교육해야 한다.

누구나 병력, 건강검진, 사전 운동검사를 실시하면 선천성이든 후천성이든 심장병이 있는지 확인할 수 있다. 심장 결함이 있는 사람이 운동을 하다가 갑작스런 심장마비로 사망할 수 있다는 것은 쉽게 예측할 수 있다. 그리고 임상적으로 나타나지 않는 심장병으로 많은 사람들이 사망하고 있다. 불행하게도 수많은 심장병의 원인이 되는 조건들이 일반 건강진단을 통해서 잘 발견되지 않고 있다. 외견상 건강한 사람을 사전 운동검사를 통해 정확하게 심장사를 예견하는 것이 쉽지 않다. 예를 들면, 한 조사연구에서 심장병 사망을 사전에 예측한 비율이 4%에 불과하였다. 운동으로 인한 급성 심장사를 정확하게 예측하는 것이 쉽지 않다. 이는 급성 심장사가 자주 일어나지 않기 때문이다. 또한 운동선수들의 급성 심장사는 예측하는 것이 쉽지 않은데, 그것은 격렬한 운동을 하면 선수들에게 심근비대증, 심장 확장 그리고 서맥 현상이 나타나기 때문이다. 이처럼 운동으로 인한 심장구조와 기능의 이상과 병리학적 비대, 심장 확장, 서맥을 구분하는 것이 쉽지 않기 때문이다.

운동으로 유발되는 심장사에 관한 정보와 안전하게 운동하는 방법에 관한 정보를 제공하는 것이 중요하다. 그러나 무엇보다 중요한 것은 운동을 하면서 느낄 수 있는 증상, 설명되지 않는 피로, 열성 감염 등을 탐지하여 예방하는 것이다. 또한 운동의 강도에 주의를 기울이는 것도 매우 중요하다. 대부분이 일반 대중들이 심장사를 당할 정도의 격렬한 운동을 하는 것은 아니지만, 운동을 하다가 급성 심장사를 하는 사람들의 2/3 이상이 격렬한 운동을 하다가 불행한 일을 당하는 것으로 보고되고 있다. 앞에서도 언급하였지만, 체력이 낮은 사람이 조깅을 하다가 심장사를 당할 위험은 체력이 좋은 사람이 심장사를 당할 위험의 10배 가까이 된다고 한다. 익숙하지 않은 격렬한 운동을 하다가 급성 심장사를 당할 위험이 10배 이상이라는 의미이다. 건강증진을 목적으로 운동을 할 때에는 자신의 체력과 건강상태에 적합한 적당한 운동을 해야 한다. 중강도 운동만으로도 심장사의 위험을 피하면서 상당한 건강효과를 얻을 수 있다는 사실을 반드시 기억해야 한다. 주로 앉아서 생활하던 사람이 운동을 시작할 때에는 갑자기 격렬한 운동을 하는 대신 저강도 운동으로 시작하여 점차 운동강도를 높여가야 한다.

여성 3징후 예방

여자 운동선수들 역시 남자선수들과 마찬가지로 강도 높은 훈련을 하거나, 건강에 해로운 다이어트를 하거나 정신적·육체적으로 심한 스트레스를 받으며 연습을 하고 있다. 대회가 끝난 다음에도 왜 강도 높은 훈련을 계속해야 하는가? 그와 같이 강압적인 훈련을 하는 것이 여자 선수들에게 얼마나 위험한 일인지에 대한 교육이 이루어지지 않고 있기 때문일 수 있다. 그래서 여성 3징후를 발견하고 예방하기 위해서는 여성 3징후를 유발하는 원인과 그에 따른 결과에 관한 충분한 정보를 제공하는 것이 무엇보다 중요하다.

여성 3징후에 대해 교육을 할 때, 선수들만을 대상으로 교육을 해서는 큰 효과를 기대하기 어렵다. 코치와 감독도 교육 대상에 포함시켜야 하며, 특히 청소년 선수들의 경우 학부모도 교육에 참여하도록 해야 한다. 교육을 할 때, 몸무게와 체지방에 대한 고정관념을 없애는 노력을 해야 한다. 즉 "날씬한 것이 좋다." 또는 "모든 운동에는 이상적인 몸무게가 있다." 등의 신화를 깨트리는 교육을 해야 한다. 그리고 건강에 좋은 음식을 충분히 섭취하여 필요한 에너지를 얻을 수 있도록 영양섭취에 관한 교육도 시켜야 하며, 더불어 불건전한 성, 스트레스 관리, 마약·알코올 남용 등과 같은 웰니스에 관한 교육도 포함시켜야 한다. 여자 운동선수들이 장기간 여성 3징후에 빠지면 생식능력이 저하되고 골다공증을 걸릴 위험이 높다는 사실을 지각해야 한다. 여자 선수들이 자신의 건강에 해로운 운동습관을 고치도록 설득할 필요가 있다. 운동습관을 바꾸는 것이 쉽지 않을 뿐만 아니라 효과적인 방법 또한 제시되지 않고 있어 안타까운 현실이다.

여성 3징후를 조기에 발견하면 돌이킬 수 없는 결과를 사전에 예방할 수 있다. 북미에서는 사전 신체검사를 통해서 여성 3징후, 특히 식이장애와 무월경을 가려내고 있다. 그러나 유럽에서는 그러한 신체검사를 하지 않고 있어 여성 3징후가 오랫동안 확인되지 않는 경우가 있다. 스포츠 전문의나 가정의는 운동선수들이 병원을 찾을 때 부상, 체중변화, 무월경 또는 식이장애 등을 검사하는 것이 좋다. 병원을 방문하는 선수들에게 식습관에 관해서 묻거나 "금지 음식" 리스트를 확인함으로써 식이장애를 파악할 수 있다. 여자 선수들의 최고 몸무게와 최저 몸무게를 확인하고 그들이 자신의 체중에 대해 만족하는지 물어보아야 한다. 무월경 기록을 묻는 것도 여성 3징후를 조기에 확인할 수 있는 좋은 방법이다. 의사가 분명히 알아야 할 것은 월경 중단을 초래하는 최저 체지방율 같은 것이 없다는 것이다. 또한 의사는 격렬한 훈련으로 인한 무월경을 대수롭지 않게 생각해서는 안 된다. 의사가 그것을 대수롭지 않게 생각하면 여자 선수들 또한 그것을 심각하게 생각하지 않고 건강에 해로운 격렬한 운동을 계속할 수 있기 때문이다.

여성 3징후를 치료하기 위해서는 훈련 강도를 줄이고, 휴식시간을 늘리는 동시에 정상체중을 회복해야 한다. 여자 운동선수들의 협조를 얻는 것이 쉽지 않겠지만 그들을 설득하여 생활스타일의 변화를 유도해야 한다. 여자 선수들에게 여성 3징후가 나타나면 골다공증에도 주의를 해야 한다. 무월경이 계속되면 뼈 손실이라는 치료 불가능한 결과를 초래할 수 있다는 것을 환자들에게 인식시켜야 한다. 환자의 골밀도를 정확하게 파악하기 위해서는 골밀도진단기(DEXA)를 사용하여 그것을 측정할 수 있다. 그러한 측정기기를 통해 여자 운동선수의 골밀도를 파악하면 골밀도 저하를 예방하기 위해 호르몬 치료를 해야 할지 판단할 수 있게 된다.

격렬한 운동과 스포츠참가 관련 상해의 예방

역학적 자료를 활용하면 격렬한 운동이나 시합으로 인한 부상의 위험을 줄이는 프로그램을 개발하는데 도움이 된다. van Mechelen(1992)이 주장한 바와 같이 격렬한 운동이나 스포츠에 참가하는 동안 상해를 예방하기 위해 취하는 조치는 그 자체만으로 큰 효과를 기대할 수는 없다. 상해예방 조치는 〈그림 19.3〉과 같은 일련의 상해예방 절차를 적용할 때 보다 큰 효과를 거둘 수 있다.

1. 상해 예방조치의 첫 번째 단계는 그것의 발생빈도와 심한 정도의 관점에서 상해를 정의하는 것이다. 이와 같은 서술적 정보가 있으면 그 문제의 심각성을 통찰할 수 있게 된다. 또한 그와 같은 서술적 정보를 가지고 모든 스포츠에서 가장 많이 발생하는 상해는 어떤 상해이고, 상해의 발생빈도나 상해의 심각성 측면에서 가장 위험한 스포츠가 어떤 스포츠인지 파악할 수 있게 된다. 뿐만 아니라 그와 같은 서술적 정보가 있으면 가장 심각한 스포츠 상해가 어떤 것인지 알고 구체적인 예방 조치를 취할 수 있다.

2. 예방적 조치가 가능하다는 판단이 서면 원인적 위험요인과 상해발생 메커니즘을 확인해야 한다.
3. 상해유발 위험인자가 파악되면 그것의 예방에 필요한 프로그램을 개발하여 적용한다.
4. 마지막으로, 첫 단계(시간경향분석)를 반복하거나 무선통제시행(RCT)으로 예방조치에 소요되는 비용의 효율성을 평가해야 한다.

앞의 〈표 19.2〉에서 알 수 있듯이 격렬한 신체활동과 스포츠 참가에 따른 운동상해에 영향을 미치는 요인들은 수없이 많다. 그러나 "상해 예방 조치의 4단계" 가운데 3단계와 4단계가 가장 어려운 단계이다. 그것은 지난 30년 동안 스포츠 상해에 대한 무선통제시행이 16번 밖에 이루어지지 않았다는 사실을 통해서도 입증이 되고 있다 (Parkkari 외, 2001). 위험 요인에 대해서는 밝혀졌지만 구체적인 예방적 조치의 효과에 대해서는 아무것도 밝히지 못하고 있다. 여기에서 각각의 상해에 대해 상세히 논의하는 것이 거의 불가능하므로 격렬한 신체활동과 스포츠에 적용할 수 있는 상해 예방의 몇 가지 일반 원칙을 제시하였다. 상해예방의 일반 원칙은 크게 선수, 스포츠 그리고 위험 행동의 세 가지 범주로 나눌 수 있다.

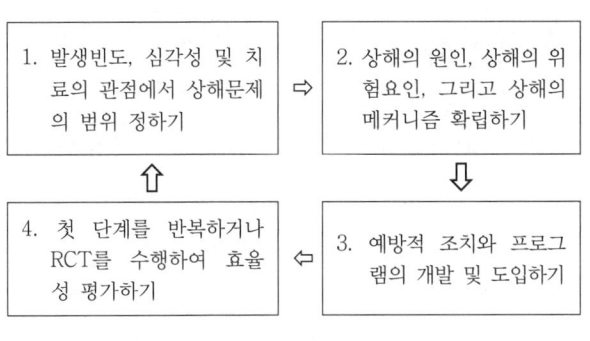

그림 19.3 스포츠 부상의 예방 단계

운동선수의 준비운동

유연성과 가동범위를 높여주는 스트레칭과 준비운동은 근육과 건의 부상을 예방하는데 도움이 되는 것으로 알려져 있다. 그러나 상해예방 수단으로서 스트레칭에 대해서는 논란이 끊이지 않고 있다. 수많은 연구가 이루어졌지만, 스트레칭이 상해를 예방하는 데 직접적인 도움이 되었다는 증거가 아직은 제시되지 않고 있다(Pope et al., 2000; Shrier, 2000; Thacker et al., 2004). 일반적 컨디셔닝 프로그램이나 구체적인 운동과 관련된 컨디셔닝 프로그램을 준비운동과 정리운동에 포함시켜 성공적인 운동수행과 운동상해를 예방할 필요가 있다. 달리기와 같이 지구력 운동에서 컨디셔닝 프로그램을 계획할 때 과시용 손상(overuse injury)를 입지 않도록 주의해야 한다. 과시용 손상을 피하기 위해서는 운동강도, 운동빈도, 운동 지속시간 중에서 한 번에 한 가지 이상의 요인을 증가시키지 않도록 해야 한다. 부상을 회복하는 동안 부목이나 붕대를 사용하여 불안정한 관절을 고정시키는 것은 널리 사용되고 있는 방법이다. 테이핑이나 부목을 회복의 보조수단이 아닌 일차적인 예방기능으로 활용하는데 대해서는 논란이 있을 수 있다. 테이핑과 부목을 일차적 예방기능으로 활용할 때에는 고유수용성감각을 향상시키는 방향으로 사용해야 한다. 관절을 억제하거나 지지하기보다는 근육의 회복을 자극할 목적으로 사용해야 한다. 테이핑이나 부목이 새로운 상해 위험을 제거하거나 부상당한 부분이 악화되는 것을 예방해 준다는 보장이 없다.

특정 운동이나 스포츠관련 상해의 예방

스포츠에 사용되는 장비가 부상을 예방하는데 도움이 될 수 있다. 예를 들면 미식축구를 하는데 사용되는 헬멧과 헬멧 회전을 막아주는 쿠션 턱받침은 얼굴이나 머리의 부상을 예방하는 기능을 한다. 부상을 줄이기 위한 헬멧 효과는 레슬링이나 아이스하키에서도 찾아 볼 수 있다. 또한 제대로 된 미끄럼 방지막이나 러닝화는 심한 부상을 예방하는 기능을 한다. 보호 장비는 스포츠, 포지션, 체격에 따라 개인에 맞게 개발하여 착용할 수도 있다. 장비는 제작 목적에 맞게 사용해야 한다. 예를 들면 농구화를 신고 장거리 달리기를 해서는 안 된다.

팀 스포츠에서 부상은 심판이 역할을 제대로 함으로써 크게 줄일 수 있다. 아이스하키 경기에서 일어나는 부상의 8%가 선수들의 반칙으로 일어난다. 축구에서 일어나는 부상도 주로 상대 팀을 태클하거나 서로 부딪치면서 일어난다. 심판이 경기를 잘 운영하여 선수들의 부정행위를 사전에 차단하면 부상을 크게 줄일 수 있다. 규칙과 규정에 따라 경기하는 것도 가르쳐야 하지만 올바른 정신으로 경기하는 것도 가르쳐야 한다. 그래야 공격적 행위나 플레이로 일어나는 부상을 줄일 수 있기 때문이다. 예를 들면 다른 선수의 뒤에서 제지하는 것이 얼마나 위험한 플레이인지 알고 있는 10대 연령의 선수들은 전체 아이스하키 선수의 절반 밖에 되지 않는다. 감독이나 코치들은 그러한 플레이가 상대 선수에게 심각한 상해를 불러올 수 있다는 것을 선수들에게 교육시켜야 한다.

위험한 행동

접촉 스포츠에서 보호대를 도입하면 부상의 패턴과 메커니즘이 바뀌므로 보호장비의 도입을 두고 논쟁이 끊이지 않고 있다. 예를 들어 아이스하키 시합에 머리 부상을 막기 위해 헬멧을 착용하도록 하였다. 그 결과 머리 부상은 크게 감소한 반면 목 부상이 더욱 잦아졌다고 한다. 전에는 미식축구에서 어깨 보호대가 "공격 무기"였다. 어깨 보호대를 올바르게 사용하면 상해를 예방하는 장비가 될 수 있다. 반면 보호장비가 도입되면 선수들이 무모하거나 부주의하게 플레이하는 현상을 쉽게 목격할 수 있다. 이런 현상을 "위험 항상성"이라고 한다.

위험 항상성 이론에 따르면 선수들은 저마다 허용 안전수준이 있으며 그 범위 내에서 플레이 한다는 것이다. 이러한 관점에서 보면, 선수들은 자신이 감당할 수 있는 정도로 위험한 플레이를 한다는 것이다. 그래서 위험 요인을 조작하거나 상해예방 조치를 도입하는 것만으로 상해위험을 완전히 제거하거나 크게 줄이는 데는 한계가 있다. 다시 말하면 선수들은 상해예방 조치가 취해지면 그것을 상쇄하는 위험 감수 행동을 결정한다. Bouter(1986)에 의하면 상해의 위험을 줄일 수 있는 유일한 조치는 선수들에게 상해 위험의 목표수준을 낮추라고 주문하는 길 밖에 없다고 한다.

> 위험 항상성 이론에 의하면 선수 각자마다 안전이 허용되는 수준에서 위험한 행동을 한다. 각 선수들은 상해위험의 목표수준을 달성할 수 있는 범위에서 위험을 무릅쓴 행동을 한다.

운동상해의 미래연구

운동과 스포츠 참가에 관련된 상해 위험에 관해 그동안 많은 것이 밝혀졌지만, 상해와 관련된 다양한 연구가 여전히 계속되고 있다. 이들 연구의 핵심 이슈를 간단히 요약하였다.

급성 심장사

격렬한 운동을 하거나 스포츠에 참가하는 동안 발생하는 급성 심장사를 줄이기 위해 그러한 결과를 초래하는 원인을 병리학적 메커니즘의 관점에서 이해하려는 노력을 부단히 해 왔다. "어떤 선수들이 상해의 위험에 가장 크게 노출되는가?", "훈련이나 경기의 어느 시기에 상해가 가장 자주 발생하는가?" 등과 같은 연구 질문에 대한 해답을 구하는 연구를 계속해 왔다. 그것에 관한 자료가 있으면 격렬한 운동으로 발생할 수 있는 상해의 위험을 정확하게 설명할 수 있기 때문이다. 그러나 그러한 연구주제를 붙들고 계속적인 연구를 하지만 운동 도중에 급성 심장사를 당하는 경우가 많지 않으므로 가시적인 성과를 얻지 못하고 있다.

여성 3징후

여성 3징후는 일반인보다는 운동선수들에게 훨씬 자주 발생한다. 그러나 운동의 종류마다 여성 3징후가 다르게 나타나는지는 밝혀지지 않고 있어 그것이 얼마나 자주 일어나는지 그리고 그것이 어떤 원인에 의해 발생하는지를 밝히는 보다 철저한 연구가 이루어져야 한다. 여성 3징후를 진단하고 밝히는 방법을 개선하고, 그러한 질병이 회복할 수 없는 치명적인 결과를 초래할 수 있다는 사실을 확실히 뒷받침할 수 있는 증거를 찾는 연구적 노력이 더욱 적극적으로 이루어져야 한다. 여자 선수의 경기력을 저하시키지 않는 최적의 운동 양과 강도를 결정하는 데에도 연구적 관심을 집중해야 한다. 마지막으로 여자 선수들이 건강을 해치는 방식으로 운동하는 습관을 바꾸는 행동수정 프로그램을 이론에 근거하여 개발할 필요가 있다.

근골격 상해

다양한 운동과 강도로 운동하는 동안 일어나는 근골격 상해를 효과적으로 줄일 수 있는 방법을 아직 찾지 못하고 있다. 골격근 상해의 예방 절차는 그 자체로서 완성되는 것이 아니라 4단계의 상해예방의 일부가 되어야 한다. 구체적인 스포츠에서 발생하는 상해 위험 요인이 밝혀지면 RCT를 사용하여 다양한 예방 조치를 평가할 필요가 있다. 최근 각종 연구에서 자주 사용되는 무작위 연구로 예방 절차를 연구할 필요가 있다. 특히 준비운동, 고유수용성감각훈련, 보호장비, 교육적 중재 등과 같은 상해 예방 절차에 관한 연구를 할 필요가 있다.

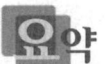

신체적 활동, 특히 격렬한 운동은 건강의 혜택 못지않게 다양한 상해의 위험도 뒤따른다. 공중보건을 목적으로 중강도 운동을 할 때 발생하는 상해의 위험에 대해서는 아직 적극적인 관심을 보이지 않고 있다. 하지만 최근 상해의 위험을 최소화하면서 건강의 효과를 극대화할 수 있는 중강도의 신체활동 프로그램이 인기를 끌면서 이 분야에 대한 관심이 점차 높아지고 있다. 중강도 운동을 하는 동안 발생하는 운동 상해의 위험에 대해서도 연구적 관심을 기울일 필요가 있다. 격렬한 운동으로 발생하는 위험의 대표적인 예로서 급성 심장사, 여성 3징후, 천식관련 폐질환 그리고 근골격 상해를 들 수 있다.

운동으로 인한 의학적 합병증을 유발하는데 기여하는 요인들로서는 환자의 건강 상태(잠재적인 질환, 사전부상, 영양 부족, 비만 등), 현재 신체활동 상태(활동적인지 아닌지, 건강한지 아닌지), 운동 종류(체중부하, 접촉 스포츠), 운동강도(신체적 능력과 관련한 상대적 강도), 운동지속시간, 운동 빈도, 운동 접근 방법(스트레칭, 준비운동, 정리운동), 적절한 장비의 사용(신발, 보호대) 그리고 환경(수면 상태, 공기 오염, 온도, 습도) 등이 있다. 건강을 위한 운동 프로그램인지 아니면 경기력 향상을 위한 운동 프로그램인지에 따라 이와 같은 요인들을 적절히 반영해야 한다.

상해 위험을 줄이기 위한 종합 프로그램은 조짐이 보일 때 의학 검사, 상해의 위험과 그것을 감소시키는 방법에 관한 교육, 운동 선택과 상해 위험이 높은 사람들을 위한 전문 가이던스, 운동에 필요한 안전한 환경의 준비 등을 포함해야 한다. 건강을 위협하는 병리학적 원인을 찾는 연구, 특정 집단에 가장 효과적인 건강검진 절차를 찾는 연구 그리고 상해위험을 최소화하기 위한 중재 프로그램을 개발하는 연구가 절실히 필요하지만,

최근의 연구결과를 바탕으로 상해의 위험을 줄이는 광범위한 접근을 하면 건강과 운동수행의 효과를 극대화하면서 상해의 위험을 크게 줄일 수 있다.

연구문제

1. 55세 남자가 갑자기 격렬한 운동을 하면 어떻게 급성 심장사를 당할 수 있는지 간단히 설명하라. 어떤 개인적 특성이 작용하면 급성 심장사를 불러오는가?
2. 여성 3징후의 세 가지 중요한 요소는 무엇인가? 감독이나 운동 트레이너 또는 의사는 22살짜리 장거리 선수에게서 그러한 특징을 어떻게 발견할 수 있는지 간단히 설명하라.
3. 35세 이하의 남성이 격렬한 운동을 할 때 급성 심장사 위험을 일으키는 주요 심장혈관이상이나 병리적 현상을 35세 이상의 남자와 비교하여 설명하라.
4. "예방 단계"는 무엇을 의미하는가? 예방의 4단계를 간단히 설명하라.
5. 유소년들을 가르치는 초임 코치들에게 그들이 가르치는 선수들의 운동 상해를 감소시킬 수 있는 방안에 대해 충고를 한다면 어떤 충고를 하겠는가?
6. 36세 이후로 신체활동을 거의 하지 않은 체질량 지수 33인 58세 남성이 심장혈관과 근육을 강화하기 위해 운동을 시작하려고 한다. 근골격 부상의 위험을 줄이려면 그에게 어떤 충고를 해야 하는가?
7. 중년이나 그 이후에 격렬한 운동을 하다가 급성 심장사를 당할 위험은 신체활동을 하지 않고 거의 앉아서 생활할 때보다 훨씬 높다고 한다. 그러나 이처럼 신체적으로 활발한 생활을 하면 주로 앉아서 생활하는 사람들보다 심장마비를 일으킬 가능성이 전반적으로 낮다고 한다. 이 두 주장간의 모순을 어떻게 설명해야 하는가?
8. 운동유발 기도과민성이 있는 13살짜리 아들이 크로스컨트리 스키를 하려고 한다. 그의 어머니에게 어떤 조언을 해 주어야 하는가?

제 4 부 신체활동의 양과 종류

4부에서는 신체활동과 건강 전문가들은 물론 일반 대중들도 자주 받는 질문은 건강에 구체적으로 도움이 되기 위해서는 어떤 종류의 운동을 얼마나 오래 지속해야 하느냐 하는 것이다. 제4부는 이와 관련된 다양한 문제를 다루고 있다. 제2부와 제3부에서는 장기적인 신체활동이 생물학적, 임상적 반응을 어떻게 변화시킬 수 있는지를 살펴보았다. 신체활동을 하면 건강에 다양한 형태로 도움이 된다는 사실은 인정하지만 어떤 운동을 어느 정도로 실시하는 것이 가장 바람직한지에 대해서는 계속적인 연구가 이루어져야 할 과제로 남아있다. 20장에서는 최근 새롭게 출현하는 개념인 운동량과 건강반응의 관계, 즉 '운동량-반응'을 설명하면서 체력과 건강과의 관계를 논의하였다. 21장에서는 집단의 특성에 따른 운동 프로그램의 차이뿐만 아니라 구조화 운동 프로그램과 비구조화 운동 프로그램의 차이를 비교하였다. 제4부를 공부하면 어떻게 각자에게 적합한 운동을 선택해서 적당한 수준에서 운동할 수 있는지 파악할 수 있다.

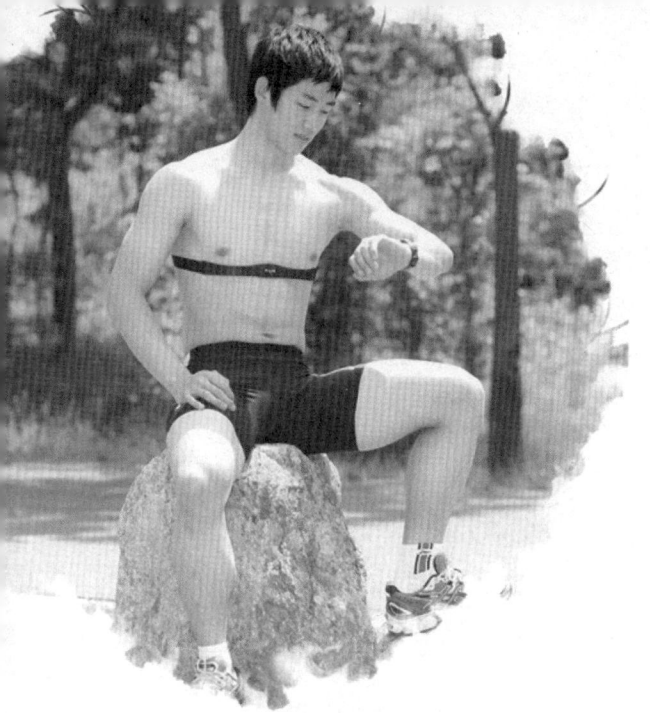

제20장

신체활동·체력·건강과 양-반응

개요

신체활동에 대한 신체반응의 원리

신체활동량의 요소
- 신체활동 유형
- 신체활동 강도
- 신체활동 지속시간과 빈도

최적 신체활동량 결정요인
- 신체활동의 누적
- 최소량과 최대량
- 양-반응 역치

- 생물학적 변화와 임상 혜택
- 임상 혜택에 적합한 신체활동량
- 체중 유지와 신체활동량
- 급성 훈련 반응과 만성 훈련 반응
- 건강위험의 극소화와 건강혜택의 극대화

건강을 위한 신체활동의 양과 체력 수준

요약 및 결론

연구문제

일상생활에 적당한 양의 신체활동을 추가하거나 적당한 수준의 체력을 유지하면 건강에 도움이 된다는 사실은 이미 잘 알려져 있다. 또한 좀 더 격렬한 운동을 하거나 높은 체력수준을 유지하면 건강에 더 큰 도움이 된다는 것도 분명한 사실로 받아들여지고 있다. 그러나 어느 정도로 운동을 해야 최대한의 효과를 거둘 수 있는지에 대해서는 아직 크게 밝혀지지 않고 있다. 즉, 신체활동 프로파일(유형, 강도, 빈도, 지속시간, 양)과 개인의 특성(성별, 나이, 건강사, 평상시 운동)과 기대되는 건강상의 혜택을 고려한 정확한 양-반응이 아직 밝혀지지 않고 있으며 그로 인해 이 문제는 계속적인 논란거리가 되고 있다. 특정 집단에게 안전하고 효과적인 프로그램을 적용하여 바람직한 결과를 얻기 위해서는 그러한 데이터에 근거한 과학적인 처방을 내리는 것이 불가피하기 때문이다. 이 장에서는 양-반응에 관련된 주요 이슈를 검토하고 주요 건강관련 기구들이 제안하는 질병예방 및 건강증진을 위한 신체활동 가이드라인의 근거를 살펴볼 것이다.

많은 사람들이 건강을 증진하고 운동능력을 향상시키기 위해 신체활동을 하는 것에 대해 의문을 제기하고 있다. 신체활동을 얼마나 하면 충분한지? 신체활동을 최소한 얼마나 해야 하는지? 건강을 유지하거나 구체적인 질병을 예방하기 위해서는 체력을 어느 수준으로 유지해야 하는지? 운동 과학자들과 실천가들은 이러한 질문에 대한 해답을 구하기 위해 구체적인 건강과 운동수행의 향상에 필요한 신체활동의 특징과 체력수준을 찾거나 결정하는 노력을 해 왔다. 운동이나 신체활동의 양은 건강과 운동수행능력을 향상시키는데 중요한 신체활동의 특성(유형, 강도, 빈도, 양)을 나타날 때 주로 사용되는 개념이다. 반응(response) 또는 건강반응(health response)은 구체적인 양의 신체활동을 수행하였을 때 나타나는 다양한 변화를 나타낸다. 따라서 신체활동과 건강에 대한 양-반응은 수행하는 신체활동의 특성과 그에 따른 건강상의 변화를 나타내며, 체력과 건강에 대한 양-반응은 특정 척도로 규정되는 체력수준(예, 트레드밀에서의 최대 MET 또는 벤치프레스의 1RM)과 구체적인 건강결과(예, 제2형 당뇨병 또는 관상심장병에 의한 사망률)와의 관계를 나타낸다.

신체활동에 대한 신체반응의 원리

다양한 운동훈련 원리들을 이해하면 양-반응에 관련된 쟁점을 이해하는 데 크게 도움이 된다. 왜냐하면 각종 운동훈련은 과학적 사실에 근거하여 건강을 증진하거나 운동수행력을 향상시키는 데 필요한 신체활동을 계획하고 운동 처방을 내리기 때문이다. 가장 중요한 운동훈련 원리는 과부하(overload)의 원리이다. 과부하의 원리는 신체활동을 증가시켜 조직, 장기, 또는 시스템이 스트레스를 받으면 스트레스를 받은 조직이나 장기가 능력과 효율성을 증가시켜 반응하는 것을 의미한다. 그러한 반응이 실제로 나타나는지 확인하기 위해서는 적어도 수일 또는 수 주간 운동을 계속해야 한다. 신체활동의 강도나 양이 평소보다 지나치게 강하거나 많으면 적응하는 데 더 많은 시간이 걸린다. 예를 들어, 걷는 속도나 거리의 증가에 반응하여 산소를 운반하거나 이용하는 시스템이 그것의 능력(예, 일회박출량이나 골격근 내 모세혈관 밀도의 증가)이나 효율성(심박수의 감소, 수축기 혈압의 감소)을 천천히 증가시킨다. 이러한 과부하의 원리는 장시간의 운동으로 에너지 소비가 증가하는 운동과 근육수축이나 중력에 저항하여 기계적인 힘을 발휘하는 운동 모두에 적용되고 있는 원리이다.

> 과부하의 원리, 점진성의 원리, 특이성의 원리는 신체가 신체활동에 어떻게 반응할 것인지를 결정하는 중요한 요인이다.

건강 증진을 위한 신체활동의 양을 결정할 때 중요한 두 번째 운동훈련 원리는 **점진성(progression)**의 원리이다. 과부하가 건강에 도움이 되기 위해서는 신체활동의 강도나 양을 천천히 점진적으로 증가시켜야 한다. 과부하를 너무 급하게 진행시키면 염좌나 상해를 일으키거나 건강상의 부정적 결과를 초래할 수 있다. 따라서 평소에 운동을 거의 하지 않던 사람은 급작스레 조깅을 시작하기 보다는 수주 혹은 수개월에 걸쳐서 매일 조금씩 속도를 증가시키는 걷기부터 시작하여야 한다. 그러나 과부하를 점진적으로 증가시키지 않거나 신체활동의 강도나 양을 점차 증가시키지 않으면 운동 효과가 거의 없거나 신체능력이 개선되지 않는다. 매일 약 30분 빠른 걸음으로 걷기 운동을 하는 것과 같은 신체활동 목표에 도달하는 사람은 운동부하를 계속해서 증가시킬 필요가 없다. 점증부하는 일반 추천에 따르기 보다는 구체적인 활동계획과 관련하여 적용해야 한다. 신체활동의 효과를 극대화하고 상해와 만성 피로를 극소화하는 신체활동 프로그램을 계획하기 위해서는 점진성의 원리를 과학적이고 임상적으로 적용해야 한다.

운동훈련의 세 번째 중요한 원리는 **특이성(specificity)**의 원리이다. 운동량의 증가로 신체에 나타나는 구체적인 변화는 어떤 특징의 운동을 선택하는지와 밀접한 관련이 있다. 즉, 신체에 일어난 변화는 운동의 성격과 정도와 구체적으로 관련이 된다. 특이성의 원리를 적용한 가장 좋은 예는 근육의 크기와 근력을 증가시키기 위해서 저항성 운동으로 처방하고, 산소의 운반 및 이용 능력을 증가시키기 위해 지구력 운동으로 처방하는 경우이다. 그러나 특이성의 원리에는 근력이나 지구력(팔 운동이나 다리 운동)을 극대화시키기 위해 특정 근육을 운동 하거나 유연성이나 신체의 원하는 부위의 가동 범위를 증가시키기 위해 특정 근육과 인대를 스트레칭 하는 것과 같은 다른 적용 원리도 있다.

신체활동량의 요소

운동량을 그것이 건강에 미치는 영향의 관점에서 논할 때 운동은 그것의 유형, 강도, 지속시간, 반복 횟수 그리고 하루 또는 일주일 동안의 총 운동량 등의 특성을 갖게 된다. 최근 이 개념을 논할 때 신체활동 프로파일, 신체활동량, 신체활동 누적량 등과 같은 개념들이 자주 사용되고 있다. 이 절에서는 건강운동에 대한 신체적 반응을 정의할 때 자주 동원되는 중요한 몇 가지 개념들을 논의할 것이다.

신체활동 유형

근육 수축은 기계적 특성 및 대사적 특성 모두를 가지고 있으며, 그래서 운동을 이와 같은 두 가지 특성으로 분류하고 있으나 그로 인해 혼란이 야기되기도 한다. 운동을 기계적으로 분류할 때에는 근육이 수축을 할 때 사지의 움직임 여부에 따라 그 종류가 달라진다. 사지의 움직임이 없이 일어나는 운동을 정적 운동 또는 등척성 수축(같은 길이) 운동이라고 하며, 사지의 움직임과 함께 일어나는 운동을 동적 운동 또는 등장성(같은 장력) 운동이라고 한다. 근육 수축은 다시 근섬유가 짧아지는 단축성 수축(concentric contraction)과 근섬유가 길어지는 신장성 수축(eccentric contraction)으로 구분할 수 있다. 운동을 대사의 측면에서 분류할 때에는 근육이 수축할 때 산소의 사용 여부에 따라 유산소 과정과 무산소 과정으로 분류한다. 근육이 수축할 때 산소를 사용하여 운동하는 것을 유산소 과정이라고 하며 산소를 사용하지 않고 운동하는 것을 무산소 과정이라고 한다. 어떤 신체활동이 유산소성 운동인지 무산소성 운동인지를 결정하는 요인은 그 운동을 하는 사람이 그것을 감당할 수 있는 능력이다. 같은 운동 강도를 체력이 좋은 사람은 유산소성 운동으로 감당하지만 체력이 좋지 않은 사람은 무산소성 운동으로 어렵게 감당해야 하기 때문이다. 대부분의 신체활동은 유산소성 대사와 무산소성 대사를 포함하며 동시에 정적 수축과 동적 수축을 포함한다. 따라서 신체활동의 유형은 지배적인 대사와 기계적 특성에 의해 결정된다고 할 수 있다. 그 밖에 신체활동의 유형을 분류하는 방법으로 지구력 운동(유산소성 운동)과 근력증강운동(저항성 운동), 상체 운동과 하체 운동(팔 운동 대 다리운동), 운동의 목적에 따라 직업관련 운동, 가사운동, 자기치유운동, 출퇴근 운동, 여가시간 운동, 신체 컨디셔닝 운동 등으로 분류할 수 있다.

> 신체활동의 양을 정의하는 중요한 요소는 신체활동의 유형, 강도, 빈도 및 지속시간이다. 신체활동의 양은 강도×빈도×지속시간에 의해서 결정된다.

바람직한 변화의 관점에서 운동을 논할 때 핵심 쟁점은 주어진 운동 유형에 대한 반응의 특이성이다. 운동에 대한 반응의 특이성은 그 운동에 어떤 조직이나 기관계가 반응하느냐에 따라 그리고 그 조직이나 기관계에 가해지는 스트레스가 어떤 특성을 갖느냐에 따라 인체에 일어나는 생물학적 변화가 다를 수 있다는 의미이다. 만약 활성화나 스트레스의 강도와 양이 적절하면 이러한 조직과 기관은 그것의 능력과 효율성을 증가시킴으로써 신체에 유리하게 반응할 것이다(훈련 효과). 만약 활성화나 스트레스가 조직이나 기관이 평소에 반응하는 것보다 낮으면 훈련 효과 또는 적응 효과가 발생하지 않는다. 만약 활성화나 스트레스의 강도나 양이 너무 크면 과사용 손상(overuse injury) 또는 만성피로가 발생한다. 이러한 특이성 원리의 좋은 예를 프로 테니스 선수들에게서 발견할 수 있다. 프로 테니스 선수들의 경우 주로 사용하는 팔과 사용하지 않는 팔의 근육과 골 부피 간에 상당한 차이가 있다는 것을 쉽게 발견할 수 있다. 하루에 테니스공을 수천 번 치며 발달한 지배적인 팔의 반응능력이 공을 단순히 토스만 하는 팔로 전이되지 않는다. 달리기와 같은 격렬한 지구성 운동은 산소운반 시스템, 기질처리 시스템, 다리 골격근섬유, 특히 지근섬유(slow-twitch fibers)의 산화과정(oxidative processes)을 향상시키는 데 도움이 된다. 즉, 산소운반 시스템, 기질처리 시스템, 골격근섬유의 산화과정 등은 달리기와 그 밖의 다른 지구성 운동에 반응하여 그것의 능력과 효율성을 증가시킬 수 있다. 그에 반해 속근섬유(fast-twitch muscle fiber)를 활성화하고 뼈와 결합조직(connective tissue)과 같은 신체 지지구조(support structure)를 강화하는 것은 역도와 같은 무거운 저항성 운동이 더 적합하다.

신체활동 강도

특정 건강상의 이익을 얻기 위해서는 신체활동의 강도를 잘 결정하는 것이 무엇보다 중요하다. 운동 강도는 건강상의 혜택뿐만 아니라 운동으로 발생할 수 있는 건강상의 위험과도 밀접한 관련이 있다(19장 참고). 신체활동의 강도는 "*절대적*" 용어와 "*상대적*" 용어로 정의할 수 있다. 운동 강도를 절대적 용어로 표현하면 특정 신체활동을 수행하는 데 요구되는 에너지 크기(지구성 운동)나 근육 수축으로 발생하는 힘(저항운동 및 근력 운동)을 말한다. 지구성 운동에서 에너지의 증가는 보통 산소 단위(리터 혹은 METs)로 나타내거나 열의 단위인 킬로칼로리나 에너지단위인 킬로줄로 환산한다. 운동 강도는 걷는 속도나 달리는 속도 또는 자전거 에르고미터에서 작업률로 표현한다. 근 수축의 힘은 이동한 무게(동적 수축) 또는 고정된 물체에 작용한 힘(정적 수축)으로 측정하며, 보통 킬로그램 혹은 파운드 단위의 "작업량"으로 표현된다. 수행한 작업을 "1.5리터/분의 산소섭취"와 같이 시간 단위로 표현할 때에는 "작업량(work)"이라는 용어대신 "파워(power)"라는 용어를 사용하는 것이 더 적합하다.

운동 강도의 상대적 표현은 운동을 수행하는 사람의 운동능력과 관련하여 그 강도를 표현하는 것을 말한다. 에너지 소비에 대한 상대적 강도는 보통 유산소 운동능

표 20.1 주요 신체활동의 에너지 소모량(METs)

활동	METs
가사와 자기 돌보기	
테이블 청소와 접시 닦기(약간의 걷기 수반)	2.5
다림질	2.5
일반적인 집안 청소	3.0
진공청소기로 청소	3.5
엎드려 마루 걸레질	3.8
차고, 인도 등의 청소	4.0
자동차 수리	3.0
목공, 가구 제작의 마무리 작업	4.5
땔감 나르기	5.0
걸으면서 잔디 깎기	5.5
직장생활	
앉아서 자료정리, 컴퓨터 타이핑	1.5
기계 다루기 - 용접	3.0
돌 세공 - 콘크리트	7.0
일반 나무심기	8.0
분당 16파운드 이상으로 삽질	9.0
이동	
여유 있게 자전거 타기(시속 16km 미만)	4.0
격렬한 자전거 타기(시속 22.4~25.4km)	10.0
시속 6.8km로 빨리 걷기	3.8
레크리에이션, 여가 시간, 스포츠	
피아노 치기	2.5
춤추기(느린 볼룸댄스-왈츠, 폭스트로트)	3.0
춤추기(빠른 볼룸댄스-디스코, 라인댄스, 민속무용)	4.5
시속 9.6km로 조깅	10.0
시속 12.8km로 러닝	13.5
단식 테니스	8.0
일반 스케이트보드 타기	5.0
컨디셔닝	
스트레칭(하타 요가)	2.5
체조(저~중강도)	3.5
체조(고강도, 팔굽혀펴기, 윗몸일으키기, 점핑 잭)	8.0
에어로빅 댄스	8.5
중량운동(가벼운 중량)	3.0
중량운동(무거운 중량으로 격렬한 운동)	6.0
유산소 운동을 포함한 서키트 트레이닝	8.0

력(aerobic power)인 최대산소섭취량(% VO$_2$ max)으로 표현한다. 심박수의 증가와 운동 중 산소섭취량의 증가는 거의 선형적 관계에 있기 때문에 "최대심박수(maximum heart rate)"나 "여유심박수(heart rate reserve)"의 비율을 상대적 운동강도로 표현하는데 사용하기도 한다. 최대심박수의 퍼센트로 운동 강도를 처방하면 체력이 증가하여도 권장 값을 70~85% 등과 같이 동일하게 유지할 수 있는 장점이 있다(하지만, 체력이 증가할수록 똑같은 심박수에 도달하기 위해 운동 강도를 증가시켜야 한다). 이러한 특징은 4 mph의 속도로 빨리 걷기와 같이 절대적 강도로 처방하는 것과는 매우 다르다. 근력에 대한 근수축의 상대적 강도는 발휘할 수 있는 최대 근력의 퍼센트(최대 수의수축의 퍼센트, 즉 1회 반복할 수 있는 최대 중량의 퍼센트)로 표현한다.

> 어떤 신체활동 양(dose)의 강도 요인을 고려할 때에는 상대적 강도와 절대적 강도의 차이를 이해할 필요가 있다. 상대적 강도는 개인의 운동 능력을 고려하는 반면 절대적 강도는 신체활동의 수요(demand)만 고려한다.

신체활동의 증가가 체력 및 건강에 미치는 효과를 평가하는 대부분의 실험연구에서는 보통 강도를 각 개인의 운동능력과 관련하여 표현한다(예를 들면, VO$_2$ max의 60-75%). 그러나 대부분의 경우, 대규모의 전향적 관찰연구에서는 운동 강도를 절대적 용어로 표현한다. 이러한 방법론의 차이 때문에 실험연구와 관찰연구의 양-반응 자료를 직접 비교하는 것이 불가능하다. 5.6 km/hr(3.5 mph, 3.8 METs)의 걷기운동과 같이 정해진 강도로 신체활동을 하는 경우 상대적 강도는 개인의 유산소 운동능력에 반비례한다. 〈그림 20.1〉이 보여주듯이 유산소 운동능력이 14 METs가 될 정도로 체력이 좋은 사람에게 5.6 km/hr (3.5 mph)의 걷기운동은 상대 강도 27%의 가벼운 운동이다. 그에 반해 운동능력이 6 METs인 사람에게 5.6 km/hr (3.5 mph)의 걷기운동은 상대강도가 63%로서 중간 정도의 운동 강도가 될 수 있다. 운동의 절대강도와 상대강도로 신체활동을 분류한 예는 제1장 〈표 1.3〉에 제시되어 있다. 운동강도와 건강 및 운동수행능력 간의 관계를 정확하게 확립하기 위해서는 운동 강도의 분류를 표준화해야 한다.

지난 세기 동안에는 신체활동의 강도를 그 신체활동을 수행하는데 필요한 에너지 소비로 정의하였다. 〈표 20.1〉은 가사, 자기 돌보기, 출퇴근, 직장 일, 여가시간, 컨디셔닝 운동 등을 수행하는데 필요한 에너지를 보여주고 있다(Ainsworth et al., 2000). 이와 같은 활동을 수행하는 데 필요한 에너지 소비는 상당한 개인차가 있을 수 있다. 특히, 수영과 같이 기술적 요소가 많은 활동일수록 에너지 소비의 개인차가 더욱 크게 나타난다. 그러나 걷기나 조깅과 같은 활동에 필요한 에너지는 체중

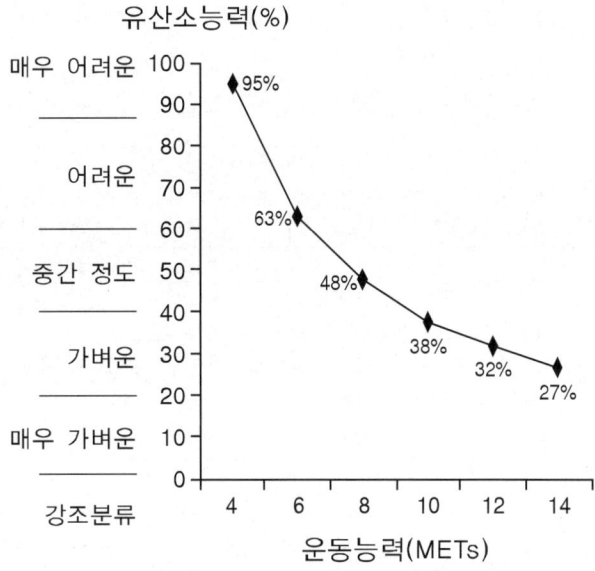

그림 20.1 5.6 km/hr (3.5 mph) 의 속도로 걸을 때 성인의 표준 에너지 소비는 3.8 METs 이다. 유산소 운동능력이 14 METs 로서 체력이 좋은 성인이 평지에서 이 정도의 속도로 걷는 것은 유산소 운동능력의 27%에 불과하다(저강도). 반면, 운동능력이 6 METs인 성인이 같은 걷기운동을 하기 위해서는 자신의 운동능력의 63%를 필요로 한다(중강도).

을 고려하여 조정하면 개인차가 그렇게 크지 않다. 따라서 〈표 20.1〉에 소개한 각 활동별 평균값은 대부분의 성인들에게 적용해도 무방하다.

어떤 결과는 그것을 얻기 위해 운동 수행강도보다 전체 운동량이 더 중요하다(Manson et al., 2002). 공중 보건 모델을 개발하는 경우에는 낮은 운동 강도로 효과를 얻을 수 있는 선택을 해야 한다. 운동 강도가 너무 높으면 운동 상해나 심장마비 등을 초래할 수 있기 때문이다.

신체활동 지속시간과 빈도

신체활동 지속시간과 빈도는 전통적으로 1주일에 5일 이상 20분 또는 그 이상의 격렬한 신체활동을 실시하는 것과 같이 주당 며칠, 한 번에 얼마 동안 지속하도록 권장해 왔다. 그러나 최근 운동 지속시간과 빈도에 대한 새로운 의견이 제시되고 있다. 새로운 운동방법에서는 일상적 신체활동에 추가적인 신체활동을 누적해서 하도록 권장하고 있다. 이것은 소위 말하는 '생활양식' 접근으로서 건강에 필요한 신체활동량을 일상생활을 통해서 축적하도록 권장한다. 예를 들어 1주일에 5일 이상 하루에 적어도 30분 신체활동을 축적하는 것이다. 저항성 운동의 경우에는 '양'으로서 시간을 측정하는 대신 수행한 운동 횟수, 각 운동의 세트 수, 각 세트의 반복횟수를 측정한다.

주로 앉아서 생활하는 성인의 경우 신체활동 지속시간과 빈도를 약간만 증가시켜도 유산소 운동능력과 근력이 상당히 강화될 것이다. 예를 들어 1주일에 3일 하루에 10분씩 조깅을 12주 동안 실시하거나 (Wilmore et al., 1977) 1주일에 2일 하루에 45분씩 빠른 걷기운동을 20주 동안 실시한 결과 중년 남성의 심폐체력이 크게 향상되었다(Pollock et al., 1977). 신체활동 지속시간과 빈도의 효과를 평가한 수많은 연구를 통해서 전체 신체활동 시간(각 신체활동의 지속시간 × 신체활동 실시 빈도 × 신체활동 강도)이 많을수록 건강에 미치는 효과가 크다는 것이 입증되었다.

이와 같은 양-반응 개념은 운동 강도가 그것을 수행하는 사람의 상대적 운동능력에 적합하고 매 신체활동 시 소비되는 에너지가 100~1,000kcal의 범위인 경우에만 연구적 지지를 받고 있다. 최대산소 섭취량의 40% 미만이나 하루 동안의 에너지 소비가 100kcal 이하로 운동을 해도 건강효과가 있는지에 대한 과학적 증거는 아직 제시되지 않고 있다. 또한 최대산소섭취량의 85% 이상이나 1,000kcal 이상으로 운동을 하면 더 큰 효과를 얻을 수 있는지에 대해서도 아직 확실히 밝혀지지 않고 있다.

최적 신체활동량 결정요인

특정인에게 적합한 최적의 신체활동량을 결정하는 데에는 수많은 요인이 복잡하게 상호작용하며 관여하므로 그러한 요인들을 신중해 고려해야 한다. 이 절에서는 자신이나 고객 또는 환자에게 가장 적합한 신체활동량을 결정할 때 고려해야 할 이슈들을 살펴볼 것이다.

신체활동의 누적

하루에 여러 번 8~10분씩의 신체활동을 하여 필요한 운동량을 채우는 '신체활동의 누적' 개념은 1995년 주요 가이드라인에서 처음 소개되었다(Pate et al., 1995). 신체활동의 누적에 대한 가이드라인은 신체활동량과 관상동맥 질환, 심혈관 질환, 전체 사망률과의 관계를 연구한 전향적 관찰연구에서 얻은 간접 자료와 하루에 한 번 길게 운동하는 것과 서너 번 짧게 나누어 하는 운동이 유산소 운동능력, 혈장, 고밀도 지단백, 콜레스테롤

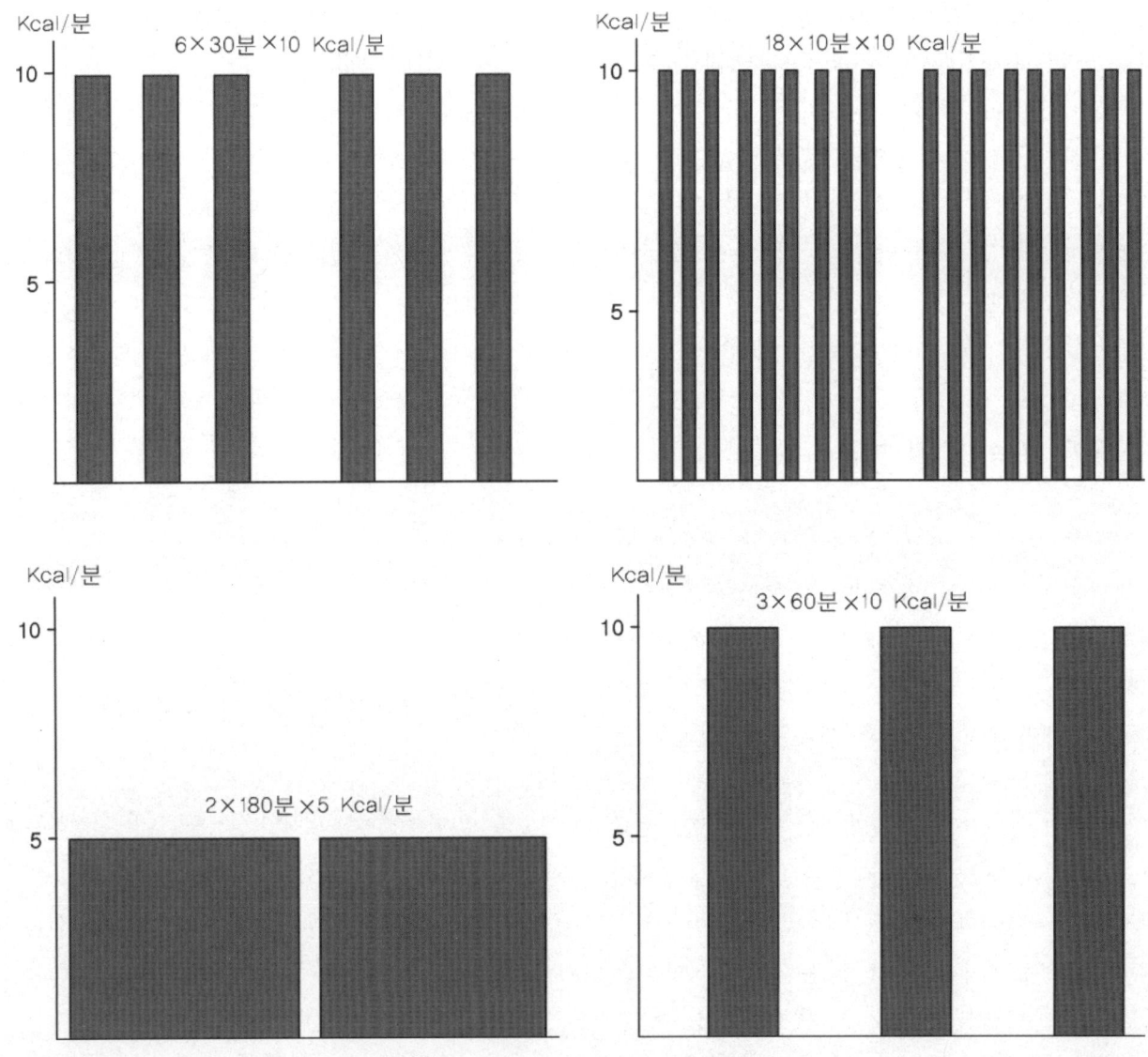

그림 20.2 일주일에 약 1,800kcal를 소모하며 할 수 있는 다양한 신체활동의 예

농도, 체중에 어떻게 다르게 영향을 미치는지 실험 연구한 결과에 근거하고 있다. 이들 연구에 따르면, 중강도나 고강도의 운동을 여러 번 나누어 실시하는 것이 한 번에 길게 하는 운동과 비교하였을 때 운동효과 측면에서 아무런 차이가 없는 것으로 나타났다. 그 이후 다른 연구를 통해서 그러한 주장이 지지를 받고 있다 (Hardman, 2001). 그러나 한번에 8분 이하로 운동을 하였을 때의 효과를 실험적으로 입증한 연구는 아직 발표되지 않고 있다. 이러한 연구가 수행되어야 한 번에 최소한 얼마동안 운동을 지속해서 하루 얼마만큼의 신체활동시간을 축적하는 것이 바람직한지를 보다 정확하게 결정할 수 있기 때문이다.

운동의 누적 효과가 입증되고 있으므로 양-반응을 정의할 때 운동량의 역할을 반드시 고려해야 한다. 운동량은 운동 강도, 지속시간, 빈도를 곱하여 얻게 되며, 보통 하루에 사용한 칼로리 또는 MET-minutes/day 와 같은 에너지 소비단위로 표현한다. 어떤 건강상의 혜택을 얻기 위해 최소한의 운동량이 필요하다면 그 양을 충족시키는 한 운동은 다양한 방식으로 할 수 있다. 〈그림 20.2〉는 같은 에너지를 소비하며 할 수 있는 네 가지 운동방법을 설명하고 있다. 이러한 네 가지 운동방법이 동일한 효과를 가져 온다면 다양한 방법으로 건강을 유지하거나 증진하는데 필요한 신체활동을 할 수 있다.

운동 지속시간 및 빈도의 역할과 관련하여 아직 해결되지 않은 다음과 같은 양-반응 연구 문제들이 있다.

- 신체활동이 건강에 도움이 되기 위해서는 최소한 얼마동안 지속해야 하는가?(예를 들어, 한 번에 1분씩 계단 오르기를 20번 하는 운동 효과와 한 번에 20분 동안 계단 오르기를 하는 운동 효과가 비슷한가?)
- 1주일에 2번 한 번에 90분씩 운동하는 것과 1 주일에 6번 한 번에 30분씩 운동하는 것은 운동효과가 비슷한가?(두 경우 모두 1 주일에 운동을 180분 실시하였다).
- 하루에 한 번 길게 운동하는 것보다 그것을 여러 번으로 나누어 운동하는 것이 반복적인 급성효과 때문에 건강을 유지하거나 증진하는 데 더 효과적인가?

최소량과 최대량

많은 사람들은 건강에 도움이 되는 최소한의 운동량 또는 최소 운동 강도를 알고 싶어 한다. 공중보건의 관점에서는 이에 대한 해답을 찾는 것이 쉽지 않다. 왜냐하면 개인마다 현재의 신체활동과 체력 수준이 다르기 때문이다. 예를 들어 약 1주일동안 침대에 누워있던 사람은 일어나서 똑바로 앉거나 잠깐씩이라도 몇 차례 걷기만 해도 건강상의 혜택을 입을 수 있다. 또한 주로 앉아서 생활하는 노인은 3mph 이하의 가벼운 걷기나 태극권과 같은 가벼운 운동만으로서 건강상의 혜택을 얻을 수 있다. 몇몇 역학연구 자료에 의하면 하루에 75kcal 이하의 에너지를 소비하는 신체활동도 건강에 도움이 된다는 주장을 하고 있다. 이처럼 신체활동량을 약간만 증가시켜도 건강에 도움이 되는 것처럼 보이지만 생활 가운데서 신체활동량을 약간 늘려 건강에 도움이 된 연구는 찾아보기 어렵다.

또한 신체활동량을 늘려도 더 이상 운동효과가 나타나지 않는 최대 지점을 찾는 연구도 거의 이루어지지 않고 있다. 구체적인 건강효과를 얻는데 필요한 최대 신체활동량이 얼마인지 알면 활발한 신체활동을 통해서 얻을 수 있는 모든 건강 혜택을 알 수 있기 때문이다. 어떤 사람들은 운동의 최대 지점이 매우 높다. 예를 들어, 남성들의 경우 1주일에 약 80km까지도 달리는 거리와 순환기 질환 간에 양-반응 관계가 존재한다. 〈그림 20.3〉을 보면 1주일에 80km까지는 달리는 거리와 고밀도 지단백 콜레스테롤이 낮은(인체에 불리한) 남성의 비율 간에 부적 양-반응 관계가 존재하고 있다는 것을 알 수 있다. 또한 주당 달린 거리와 고밀도 지단백 콜레스테롤이 높은(인체에 유리한) 남성의 비율 간에는 정적 양-반응

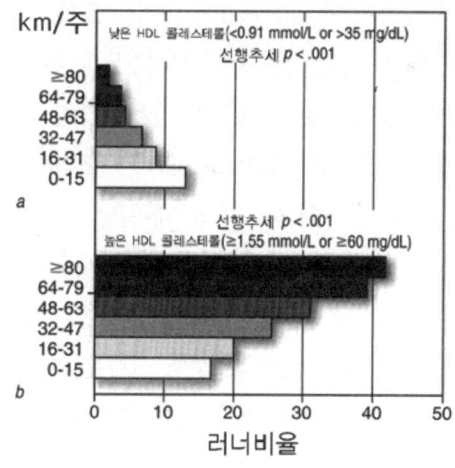

그림 20.3 규칙적으로 달리기를 하는 남성의 1주간 달리기 거리와 고밀도 지단백(HDL) 콜레스테롤 농도의 양-반응 관계(낮은 HDL 수준: a, 높은 HDL 수준: b). 달리는 거리가 증가할수록 HDL 수준이 낮은(인체에 불리한) 남성의 비율은 감소하는 반면 HDL의 수준이 높은(인체에 유리한) 남성의 비율은 증가한다.

관계가 존재하고 있다. 즉 1주일에 신체활동의 최대량이라고 할 수 있는 80km까지는 달리는 거리가 증가할수록 고밀도 지단백 콜레스테롤이 낮은 남성의 비율은 감소하고 고밀도 지단백 콜레스테롤이 높은 남성의 비율은 증가하였다.

건강에 최대한 도움이 되는 신체활동량과 건강에 거의 도움이 되지 않는 최소한의 신체활동량 사이에 최적의 신체활동량이 존재할 것이다. 그 지점이 바로 최소한의 시간과 노력으로 최대한의 운동효과를 얻을 수 있는 신체활동량인 것이다. 최적의 운동효과는 정적 건강 효과와 부적 건강효과의 차이가 가장 클 때 이루어진다. 우리가 알고 있는 양-반응의 관점에서 보면 최적의 신체활동량은 원하는 건강에 따라 그리고 사람에 따라 다양할 수밖에 없다. 이러한 개인차는 유전적 요인과 성별, 나이, 운동능력, 영양상태, 전반적인 건강 상태 등의 영향을 받기 때문으로 추정하고 있다.

양-반응 역치

신체활동량의 차이가 건강에 미치는 효과, 즉 양-반응에 관한 연구들을 살펴보면 신체활동과 건강과의 관계는 역치효과보다는 연속적인 관계로 설명하는 것이 더 타당한 것으로 나타나고 있다(Manson et al., 2002). 신체활동량의 범주가 몇 개 안되는 일부 연구들에서는 역치효과가 나타나기도 한다(Leon et al. 1987). 또한 운동 지침이나 권고안을 기술하는 방법 때문에 건강효과를 얻기 위해서는 최소한의 신체활동이 필요하거나 일정량 이상의 신체활동을 하면 추가적인 효과가 없는 것처럼 보이는 경우가 있다. 이러한 상황은 그렇게 놀랄만한 일이 아니다. 그러한 상황은 혈압, 콜레스테롤, 비만 등과 같은 주요 만성질환 위험요인과 건강의 관계를 설명하는 지침과 매우 비슷하기 때문이다. 예를 들면, 혈압 수준과 뇌졸중 위험은 매우 낮은 혈압수준부터 매우 높은 혈압수준까지 연속적인 관계로 설명할 수 있다. 어떤 사람이 뇌졸중으로 사망하기 위해서는 혈압이 임계치 이상이어야 한다는 설명보다는 혈압이 높을수록 뇌졸중으로 사망할 확률이 높다는 연속적인 관계로 설명하는 것이 훨씬 더 설득력이 있다.

그러나 주요 보건 기구들이 제시하는 혈압 가이드라인을 보면 120/80mmHg와 같이 임계치가 있는 것처럼 기술하고 있다. 이처럼 구체적인 목표치를 제시하면 대중들을 쉽게 이해시킬 수는 있지만 신체활동이나 체력과 구체적인 건강효과 간의 진정한 관계를 왜곡할 수 있다. 연속적인 관계를 임계치로 너무 단순화하면 신체활동 습관과 운동 능력이 다양한 사람들에게 필요한 신체활동량이나 강도를 간단하게 진술할 때에도 비슷한 문제를 야기한다. 신체활동량과 특정 건강효과간의 보다 타당한 관계를 보여주기 위해서는 더 많은 연구가 이루어져야 한다. 그러한 연구를 성공적으로 수행하기 위해서는 신체활동과 그것이 건강에 미치는 효과를 매우 정확하게 측정할 수 있어야 한다.

생물학적 변화와 임상 혜택

관상동맥심장질환자들을 대상으로 한 몇몇 임상연구에서 신체활동으로 인한 생물학적 변화가 질병률과 사망률을 감소시키는 것으로 나타났다. 신체활동으로 인한 생물학적 변화는 혈장지단백 프로파일의 개선, 인슐린 저항의 감소, 혈압의 감소, 관상동맥 혈류의 증가, 심근산소 소모량의 감소 등을 가져오지만 그밖에 다른 변화도 가져온다. 양-반응의 관계는 신체활동으로 어떤 생물학적 변화가 나타나느냐에 따라 다양한 양상을 띠게 되며, 관상동맥심장질환에 대한 양-반응의 관계는 모든 생물학적 메커니즘의 양-반응을 통합한 것일 수 있다. 따라서 양-반응으로 어떤 생물학적 변화가 일어났다고 해서 그것이 관상동맥심장질환을 감소시키는 양

-반응이라고 단언할 수 없다. 특정한 생물학적 위험 요인에 대한 양-반응 관계가 심근경색, 뇌졸중, 제2형 당뇨병, 특정 부위의 암과 같은 임상적 결과에 대한 양-반응 관계와 어떤 연관이 있는지를 밝힐 수 있어야 하며, 그것을 밝히는 것이 매우 중요하다. 심근경색, 뇌졸중, 제2형 당뇨병과 같은 질환들이 호전되는 것은 운동으로 인해 다양한 생물학적 변화가 일어났기 때문으로 보인다.

임상 혜택에 적합한 신체활동량

신체활동의 효과의 특수성 때문에 건강을 증진하기 위한 운동량을 결정할 때에는 증진하고자 하는 결과를 구체적으로 고려해야 한다. 선행 연구에 따르면 신체기능의 어떤 부분에 대한 건강을 원하는지에 따라 양-반응의 관계가 크게 다르기 때문이다. 예를 들어, 지방과 탄수화물 대사를 변화시키기 위해서는(관상동맥심장질환과 제2형 당뇨병 위험의 감소) 임계치 이상의 전체 에너지 소비를 증가시켜야 한다. 그에 반해 골밀도를 변화시키기 위해서는 중략에 저항하는 운동이나 격렬한 근수축으로 뼈에 작용하는 스트레스를 증가시켜야 한다. 체중 증가를 예방하거나 체중 감소를 촉진하는데 가장 중요한 것은 신체활동량의 증가로 에너지 소비량을 증가시키는 것이다. 유산소 운동능력을 향상시키기 위해서는 운동 강도를 증가시키는 것이 매우 중요하지만 고혈압의 예방이나 치료는 중등도 운동만으로도 상당한 운동효과를 기대할 수 있다. 중등도 운동으로 고강도 운동 이상의 효과를 기대할 수는 없지만 그것만큼 효과적인 것으로 보고되고 있다. 최근 발표되고 있는 대부분의 신체활동 지침은 이러한 차이를 고려하여 다양한 신체활동을 장려하고 있다.

체중 유지와 신체활동량

매일 30분 이상 중강도의 신체활동을 할 것을 권장하는 것은 심장마비, 뇌졸중, 제2형 당뇨, 대장암, 골다공증 등 만성질환 발병률을 감소시키는 것과 관련이 있다. 그 정도의 운동을 수개월 또는 수년간 실시하면 적당한 체중을 유지하는데 도움이 되는 것은 사실이지만, 최근 연구결과에 따르면 체중 증가를 예방하거나, 체중을 감소시키거나, 체중이 다시 증가하는 것을 예방하기 위해서는 그보다 많은 양의 신체활동을 해야 한다는 주장을 하고 있다. 예를 들어, 국제비만연구회(International Association for the Study of Obesity)에서 성인들이 과체중이나 비만을 예방하기 위해서는 매일 45~60분 운동을 해야 한다는 주장을 하고 있다. 전에 비만이었던 사람은 체중이 다시 증가하는 것을 예방하기 위해 매일 60~90분 정도의 중강도 운동이나 그보다 적은 양의 격렬한 운동을 실시해야 한다(Saris et al., 2003). 미국인을 위한 식이요법 가이드라인 2005년판(Dietary Guidelines for Americans, 2005)도 그와 비슷한 주장을 하고 있다(US Department of Health and Human Services & U.S. Department of Agriculture, 2005).

- 성인기에 만성질환을 피하기 위해서는 집이나 직장에서 하는 일상생활과는 별도로 매일 최소한 30분 이상 중강도 이상의 운동을 해야 한다.
- 대부분의 사람들은 운동 강도가 높고 시간이 길수록 더 많은 건강 혜택을 얻는다.
- 성인기에 체중을 관리하고 체중 증가를 예방하려면 칼로리 섭취를 증가하지 않고 거의 매일 60분 정도 중강도 혹은 고강도 운동을 하는 것이 좋다.
- 성인기에 체중 감소를 유지하기 위해서는 칼로리 섭취를 증가하지 않고 거의 매일 중강도 운동을 적어도 60~90분 동안 해야 한다.

어떤 사람이 에너지 균형을 유지하고 체질량(body mass), 특히 지방 조직(adipose tissue)이 증가 또는 감소하는 것은 칼로리를 얼마나 섭취하고 신체활동 등으로 칼로리를 얼마나 소비하느냐에 따라 결정된다. 따라서 체중 증가와 체중의 재증가를 예방하거나 체중 감소를 위한 신체활동량을 결정할 때에는 칼로리의 섭취에 특별히 신경을 써야 한다. 신체활동, 체력, 비만과의 관계는 11장에서 심도 있게 논의하였다.

급성 훈련 반응과 만성 훈련 반응

신체활동으로 건강을 얻기 위해 양-반응을 정의할 때 어떤 효과는 운동을 한 번 또는 여러 번 해서 나타나며, 어떤 효과는 일종의 훈련반응이며, 어떤 효과는 급성 훈련 반응과 만성 훈련 반응이 상호작용한 결과라는 것을 알면 운동 프로그램을 계획하는 데 큰 도움이 된다. 일례로 고혈압 증세가 약간 있는 노년기 남성과 여성이 최대산소섭취량의 40~70%로 고정식 자전거를 30분 동안 탄 다음 8~12시간 동안 혈압이 유의미하게 감소하였다(Pescetallo et al., 1991). 또한, 혈장 중성지방(plasma triglyceride) 농도가 높은 남성이 유산소능력의 약 75%로 45분간 운동을 실시한 다음날 아침 공복혈당(fasting level) 수준이 운동을 하지 않은 날보다 낮게 나타났다(Gyntleberg et al., 1977). 5일 동안 매일 운동을 한 경우에는 다음날 공복 시 중성지방 농도가 더 크게 감소하였다. 이는 급성 반응이 매일 실시하는 반복운동으로 향상되었기 때문이다. 그러나 며칠 동안 운동을 중단하였을 때에는 감소된 중성지방 농도는 다시 급격히 증가하였다. 이후 수주일 동안 운동을 규칙적으로 실시해도 공복시 중성지방 농도가 감소하지 않았으며, 그러한 현상을 증가된 급성반응(augmented acute response)이라

고 한다. 한 개인의 신체활동 능력이 향상되고 운동의 절대 강도가 증가하면 여러 가지 생물학적 반응의 급성 반응이 향상된다. 체력이 좋은 사람은 주어진 시간에 더 많은 에너지를 소모할 수 있기 때문이다. 이러한 현상은 운동 중 소비한 에너지와 관련하여 건강의 혜택을 추구하는 모든 실제에 적용된다. 운동에 대한 급성반응은 5장에서 보다 심도 있게 논의하였다.

건강위험의 극소화와 건강혜택의 극대화

건강에 관련된 신체활동은 양날의 칼과 같다. 신체활동의 강도나 양을 증가시키면 그에 따른 운동효과가 커지는 측면이 있지만 부상 위험 또한 커지기 때문이다. 많은 사람들이 과도한 신체활동으로 근골격 부상을 입고 있으며, 심혈관 질병을 앓고 있는 사람들에게는 합병증이 유발되고 있다. 건강에 필요한 적당한 신체활동의 양을 결정할 때 가장 중요한 관심사는 운동 강도이다. 그 이유는 강도가 신체활동에 의한 합병증 유발의 주요 원인이기 때문이다. 따라서 양-반응을 결정할 때에는 건강 증진을 위한 최적의 신체활동량을 결정하는 것도 중요하지만 그에 못지않게 중요한 것은 신체활동량의 증가로 인한 위험 요인을 극소화하는 것이다. 달리기와 같은 고강도 신체활동이 건강에 도움이 되는 생물학적 결과를 가져오는데 매우 효과적이지만 건강이 좋지 않은 사람들은 오히려 중강도 운동을 하는 것이 안전하고 건강의 전반적인 수준을 높이는데 효과적일지 모른다. 따라서 운동하는 사람에 따라, 특히 비만자나 노인들처럼 부상 위험이 높은 사람들을 위한 위험 프로파일을 만들 필요가 있다. 신체활동의 증가에 따른 부상 위험과 그것을 감소시키는 방법에 관한 보다 상세한 정보는 19장에서 얻을 수 있다.

건강을 위한 신체활동의 양과 체력 수준

신체활동 수준을 증가시키면 만성질환이나 사망률이 감소한다는 사실은 수 많은 연구를 통해서 입증이 되었다. 그러나 적지 않은 연구들이 심폐체력이 증가하면 그에 따른 만성질환이나 사망률이 감소한다는 사실을 밝혀주고 있다(9, 10, 13장 참조). 일반적으로 체력이 좋은 성인이 체력이 약한 성인보다 질병률과 사망률이 낮으며 체력이 아주 좋은 사람들은 각종 질병에 걸릴 확률이 매우 낮다. 체력으로 양-반응을 결정하는 연구에서 체력 수준은 보통 트레드밀이나 자전거 에르고미터 상에서 최대운동이나 최대 하 운동으로 결정한다. 체력은 표준 최대하 부하(submaximal workload)에서 측정된 심박수나 최대운동 수행에서 추정한 유산소 운동능력(최대 METs)이나 호기(expired air) 샘플을 분석하여 측정한 최대산소섭취량으로 표현한다.

> 신체활동량을 증가시킴으로써 건강효과를 극대화하기 위해서는 신체활동으로 인한 위험률을 최소화 하면서 그러한 목적을 달성해야 한다.

이 책의 다른 장에서 논의하였듯이(22장) 개인의 체력과 건강은 유전과 환경, 특히 그의 행동들이 복잡하게 상호작용하여 결정된다. 대부분의 건강한 성인의 심폐체력에 영향을 미치는 중요한 환경적 요인은 지구성 형태의 신체활동 습관이다. 따라서 심폐체력을 측정하면 어떤 사람이 지난 몇 주 또는 몇 달 동안 지구성 신체활동을 어떤 강도로 얼마나 하였는지 알 수 있다. 만성질환으로 인한 질병률과 사망률을 예측하는 일부 전향적 관찰연구에서는 심폐체력을 규칙적인 신체활동을 예측하는 지표로 사용하고 있다. 연구의 표본이 크거나 임상사례가 많으면 체력수준과 사망률 간에 양-반응 관계를 확립할 수도 있다.

〈그림 20.4〉는 실험 당시 심혈관 질환이 있는 남성과 없는 남성을 대상으로 증상제한(symptom-limited) 트레드밀 검사를 실시하여 얻은 최대 METs와 사망률 간의 양-반응 관계를 보여주고 있다. 사망률은 검사 이후 6.2± 3.7년 동안 추적하였다(Myers et al., 2002). 사망률은 사망의 "상대적 위험률"로 표현하였으며, 체력이 가장 좋은 5분위 집단의 위험률은 1.0이다. 〈그림 20.4〉를 보면 모든 체력수준에 대해 강한 역 양-반응 기울기를 나타내고 있다. 즉, 사망률을 추적한 결과 체력이 가장 약한 남성이 사망할 위험이 가장 높으며 체력이 가장 좋은 사람과 비교하였을 경우, 사망 위험이 4배 이상 높았다. 체력에 따라 5개 집단으로 나누어 검사 당시 심혈관 질환이 있는 사람과 그렇지 않은 사람들을 비교하였을 때 심혈관질환이 없는 사람의 MET 능력이 높은 것으로 나타났다. 이러한 사실에서 심혈관질환자들이 덜 활동적인 것은 심혈관질환 때문에 운동능력이 전반적으로 낮고, 그로 인해 어쩔 수 없이 활동적일 수 없었다는 추정이 가능하다.

〈그림 20.4〉의 Myers 연구(2002)도 심폐체력과 사망률간의 양-반응 관계를 연구한 다른 연구와 유사한 결과를 보여주고 있다. 이들 연구 모두 가장 체력이 약한 남성과 여성의 사망률이 가장 높다는 주장을 하고 있다. 체력이 가장 좋은 남성과 여성은 모든 연령에 대해서 사망률이 가장 낮은 것으로 나타났다.

〈그림 20.5〉는 전향적 관찰연구를 통해서 밝힌 신체활동이나 체력수준과 사망률과의 관계를 보여주고 있다. 체력수준은 4분위(Laukkenen et al., 2001)나 5분위(Blair et al, 1989; Myers et al., 1987)로 범주화하였으며, 신체활동 수준은 4분위(Leon et al, 1987)나 5분위(Kujala et al., 1998) 또는 에너지 소비와 관련하여 8

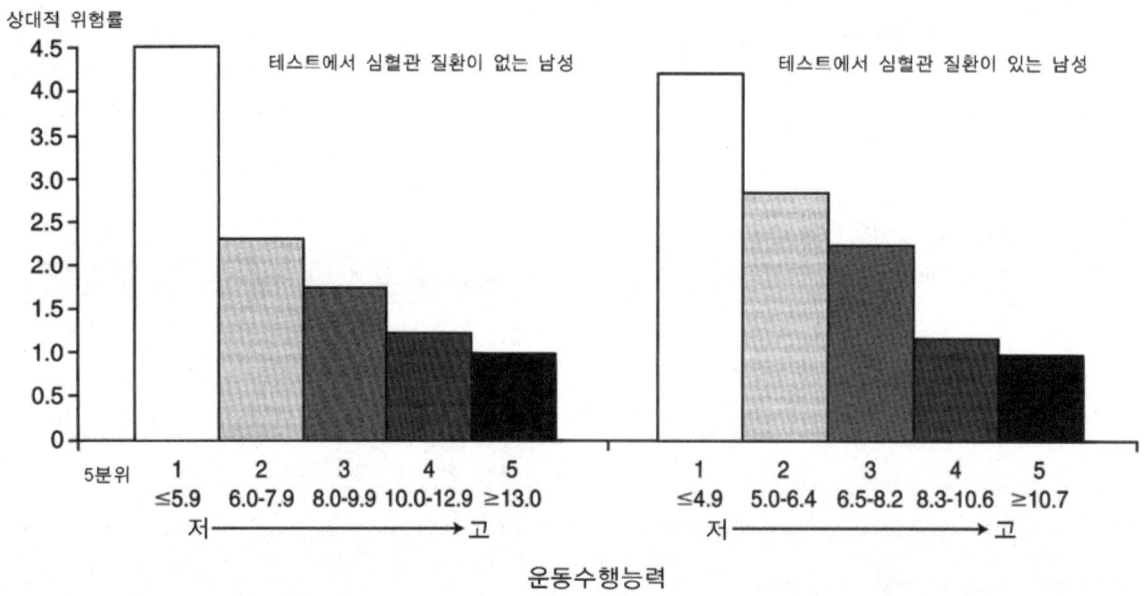

그림 20.4 심혈관 질환이 있는 남성과 없는 남성의 운동능력(METs)에 따른 5분위 집단별 사망률. 사망률은 검사 이후 평균 6.2±3.7년 동안 추적한 결과이다. 체력이 가장 좋은 집단에게 1.0을 부여하였다.

분위(Paffenbarger et al., 1986)로 범주화하였다. 가로축은 심폐체력과 규칙적인 신체활동에 대한 백분률이다. 이 연구에서는 심폐체력이 높은 사람이 신체활동 수준이 높은 사람들보다 상대적 사망 위험률이 낮은 것으로 나타났다. 〈그림 20.5〉의 사망률은 가장 비활동적이거나 체력이 낮은 집단의 사망률을 1.0으로 하고, 그에 대한 상대적 사망률을 표시하였다(참고로 〈그림 20.4〉에서는 체력이 가장 좋은 집단이 1.0으로 참조집단이고, 〈그림 20.5〉에서는 체력이 가장 약한 집단이 1.0으로 참조집단이다). 심폐체력연구와 신체활동 수준 연구에서 나타난 결과의 패턴은 비슷하지만 두 연구 간에 참조 범주가 다르므로 상대적 사망 위험률은 약간 다르게 나타났다. 〈그림 20.5〉가 보여주듯이 신체활동과 사망률과의 관계보다는 체력수준과 사망률과의 관계 곡선의 경사가 훨씬 더 가파른 것으로 나타났다. 이처럼 신체활동과 사망률과의 관계보다 체력과 사망률의 관계 곡선이 더 가파른 것은 체력은 신체활동 보다 정확하게 측정할 수 있을 뿐만 아니라 여러 가지 다른 요인의 영향을 받기 때문이다.

신체활동 습관은 다양한 변인이 관계되는 매우 복잡

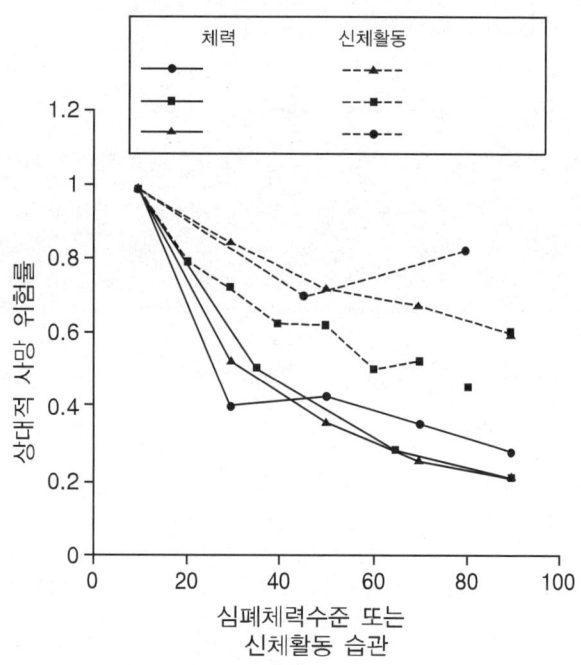

그림 20.5 신체활동이나 체력수준과 사망률과의 관계. 이 그림은 여섯 연구에서 나타난 남성의 신체활동 습관이나 심폐체력 수준과 사망률과의 관계를 보여주고 있다. 체력이 가장 약한 남성의 상대적 사망 위험을 1.0으로 설정하였다.

한 과정이므로 대집단에 속한 개인의 신체활동 수준을 정확하게 측정하여 분류하는 것은 쉽지 않다. 어떤 개인의 신체활동 수준과 관련하여 분류가 잘못되면(예를 들어, 전체를 5분위로 나누었을 때 1분위로 분류되어야할 사람이 2분위나 3분위로 분류되는 경우) 신체활동과 사망률간의 관찰된 관계가 실제 관계를 제대로 반영하지 못할 수 있다. 만약 심폐체력 측정치가 신체활동 측정치보다 집단 내 개인을 정확하게 분류한다면 신체활동 측정치보다는 심폐체력 측정치로 사망률을 예측하는 것이 마땅하다. 또한 이처럼 심폐체력과 사망률 간에 밀접한 상관이 있는 것은 적어도 일부는 체력을 향상시키고 수명을 연장시킨 다른 요인 때문일지 모른다. 심폐체력과 사망률 간에 상관관계가 높은 것은 유전적 요인과 환경적 결정인자(흡연, 영양 등) 때문일 수 있다.

신체활동과 사망률과의 관계보다는 심폐체력과 사망률과의 관계가 더 밀접한 것은 사실이지만 사망률을 감소시킬 정도의 신체활동 수준은 심폐체력을 증가시킴으로써 결국 사망률을 감소시키는 역할을 하게 된다. 이는 체력이 좋은 사람들의 사망률이 낮은 것은 그들의 신체활동수준이 체력이 좋지 않은 사람들보다 높기 때문이라는 주장과 일치한다. 예를 들어, Myers(2002)의 연구에 따르면 최대능력이 1 MET가 높으면 사망률을 12% 감소시킬 수 있다고 한다. 주로 앉아서 생활하는 성인들의 경우 1주일에 5일 이상 하루 30분 정도의 중강도 신체활동을 6~12개월 동안 실시하면 운동능력을 적어도 2 MET 증가시킬 수 있다.

> 신체활동과 사망률 간의 양-반응 관계보다는 심폐체력과 사망률간의 양-반응 관계가 더욱 강하게 나타나고 있다. 이는 심폐체력과 사망률에 영향을 미치는, 신체활동 이외의 또 다른 요인에 기인하며, 신체활동보다 체력의 범주 분류가 더 정확하기 때문으로 보인다.

요약 및 결론

일상생활을 하면서 수행하는 신체활동 외에 1주일에 5일 이상 최소 30분의 중강도 신체활동을 추가로 수행하면 여러 가지 만성질환에 걸릴 위험을 크게 감소시킬 수 있다는 주장은 충분한 지지를 받고 있다. 그러나 운동 강도(중강도에서 고강도로 증가)나 지속시간을 증가시켜 양을 크게 하면 더 큰 건강효과를 얻을 수 있다는 주장 또한 설득력을 얻고 있다. 어떤 건강효과(예를 들면, 체중 감소)를 위해서는 다른 건강효과(혈압 감소)보다 더 많은 신체활동이 필요하다. 최근 발표되고 있는 건강을 위한 신체활동 지침에 따르면 8~10분 동안 지속하는 중강도 신체활동을 수차례 반복하여 1일 신체활동량을 누적적으로 충족시키는 것도 매우 효과적인 운동 방법이다. 건강에 도움이 되는 신체활동량은 건강 및 체력 상태, 유전적 특성, 원하는 건강결과에 따라 사람마다 큰 차이가 있다.

연구문제

1. 규칙적 신체활동의 증가에 신체가 반응하는 방법에 대한 세 가지 중요한 원리를 간단히 설명하라.
2. 신체활동의 양을 정의할 때 고려해야 하는 네 가지 중요한 요소를 나열하라.
3. 신체활동에 대한 급성 반응이 무슨 의미인지 설명하고, 그것이 훈련반응과는 어떻게 다른지 설명하라.
4. 운동의 양을 구성하는 요인 중 어떤 요소가 정형외과적 손상 및 심장마비 위험과 가장 밀접한 관련이 있는지 설명하라. 그러한 위험을 감소시키기 위해서는 신체활동 계획을 어떻게 변경해야 하는가?
5. 심폐체력과 사망률 간의 양-반응 관계를 설명하라. 신체활동과 사망률과의 관계와 심폐체력과 사망률과의 관계가 어떻게 다른지 설명하라.
6. 신체활동의 누적이라는 개념과 신체활동의 누적에 기여하는 신체활동의 특징을 설명하라.

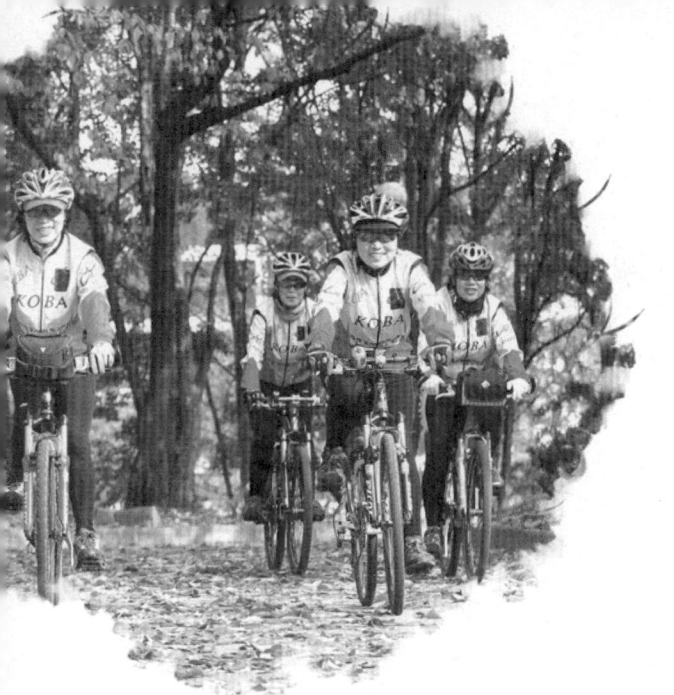

제21장
신체활동·운동 프로그램

개 요

신체활동·운동 프로그램
- 신체활동
- 운동 프로그램의 본래 의미
- 역학적 증거에 따른 권고 운동의 변화
- 성공적인 운동 프로그램과 중재

신체활동·운동 프로그램 적용환경

구조화 프로그램과 비구조화 프로그램의 차이
- 구조화 운동 프로그램
- 비구조화 운동 프로그램

특수집단을 위한 운동 프로그램
- 소수집단과 소외계층을 위한 운동 프로그램
- 여성들을 위한 운동 프로그램
- 노인을 위한 운동 프로그램
- 어린이와 청소년을 위한 운동 프로그램

요약

연구문제

앞장에서 신체활동이 다양한 조건에 따라 건강에 미치는 효과에 대하여 논의하였다. 세계보건기구는 비 신체활동이 장애, 질병률, 사망률에 미치는 영향을 확인하는 세계질병부담 연구 과제를 수행하였다. 개발도상국가에서는 신체활동, 영양, 흡연의 관리가 질병예방 노력의 가장 중요한 부분을 차지하고 있다. 신체활동이 국민 건강에 중요한 영향을 미치고 있음에도 불구하고 신체활동의 증진을 위한 예산은 충분히 편성하지 않고 있다. 신체활동은 "공중 보건에서의 최고의 구매"이므로 그것을 연구하거나 실행에 옮기기 위해서는 그에 필요한 예산을 확보하는 것이 무엇보다 중요하다.

이 장에서는 국가나 지역수준에서 시민들의 다양한 욕구를 반영한 신체활동 프로그램을 어떻게 구성하여 적용할 것인지에 대해서 논의할 것이다. 다양한 운동효과는 다양한 신체 활동과 목표에 따른 운동 프로그램을 적용한 결과이기 때문이다. 이 장에서는 신체활동을 증가시키기 위한 일반적 노력에서부터 심폐지구력, 근력, 다른 생리적 효과를 증진시키기 위한 임상적 노력까지 다양한 중재방법에 대하여 논의할 것이다. 또한, 비구조화 운동 프로그램과 구조화된 운동 프로그램의 증거들을 비교 설명할 것이다. 마지막으로 특정집단을 위한 신체활동의 효과, 특히 어린이, 청소년, 여성, 노인과 같은 소외집단이나 소수집단을 위한 신체활동 프로그램을 살펴볼 것이다.

신체활동·운동 프로그램

이 장에서는 신체활동과 운동을 정의하고, 그것을 증가시키는데 영향을 미치는 신체활동 프로그램과 중재전략(신체활동을 증가시키기 위한 개입 또는 처치)에 대해 살펴볼 것이다.

신체활동

우선 신체활동의 의미가 무엇인지, 그리고 신체활동과 운동은 어떻게 다른지를 정의하는 것이 무엇보다 중요하다. 이것은 신체활동 습관과 운동습관 중 어느 것을 변화시키기 위해 노력할 것인지 결정하는데 있어서 매우 중요하기 때문이다. 신체활동의 주된 구성 요소는 대근의 움직임을 포함하며 강도, 시간, 빈도 등으로 그 속성을 표현한다. 그밖에 환경과 같은 속성은 신체활동이 일어나는 맥락을 의미한다. 신체활동이 일어날 수 있는 환경으로서 집안 내에서 하는 신체활동, 활기찬 가사일, 정원 손질하기 등이 있다. 최근 일을 앉아서 하는 직업이 많이 생겨나긴 하였지만, 노동도 신체활동이 일어날 수 있는 또 하나의 환경이다. 그 밖에 신체활동이 일어날 수 있는 환경으로서는 걷기나 자전거로 출퇴근하기, 대중교통 수단이용하기, 버스나 기차역까지 걸어서 이동하기 등을 예로 들 수 있다. 마지막으로 조직화된 스포츠와 여가 레크리에이션 또한 신체활동이 일어날 수 있는 중요한 환경이다.

운동 프로그램의 본래 의미

신체활동의 하나의 소군(subgroup)은 체력 수준의 향상을 목적으로 하고 있다. 체력의 향상을 목적으로 활동을 하는 것을 '운동'이라고 하며, 체력 수준을 향상시키거나 유지할 목적으로 계획적이고 반복적으로 하는 움직임으로 정의되고 있다. 여기서 논의되는 체력은 건강 증진과 관련된 것이다(1장 참조). 체력의 일부 속성은 신체의 형태적 속성이나 근 파워 또는 근력과 관련이 있지만, 운동 프로그램의 맥락에서 체력이라는 용어는 대부분의 경우 심폐지구력을 의미한다. 건강을 위한 원래의 권고는 1주일에 약 3~5회, 1회에 20~30분씩 최대심박수의 65~80%로 운동할 것을 권장하는 프로그램이었

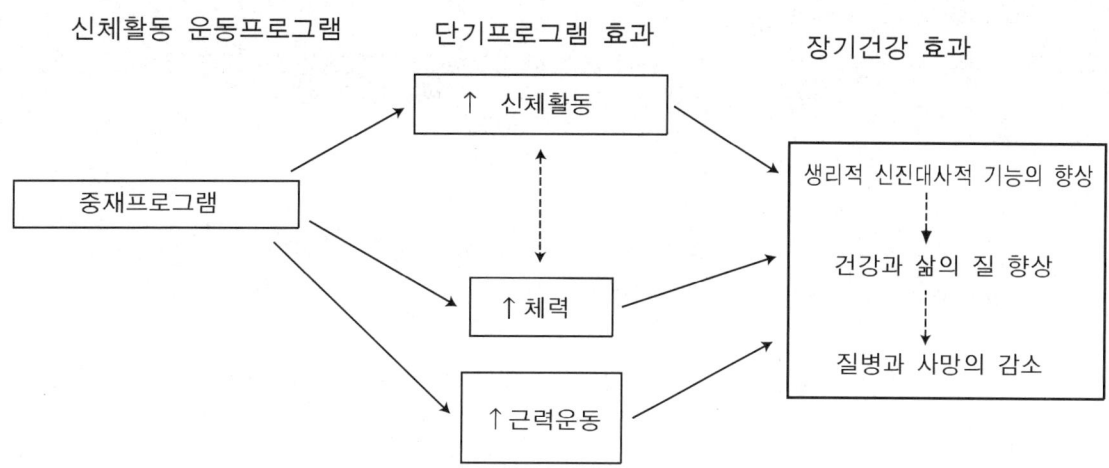

그림 21.1 중재프로그램의 효과. 신체적으로 활발한 행동과 체력이나 근력 훈련과 같은 생리적 효과를 포함한 중재 프로그램의 효과. 중재 프로그램의 단기적 효과(신진대사의 변화)와 장기적 효과(사망률)를 보여주고 있다.

다. 그렇게 하는 운동을 보통 '유산소' 운동이라고 하며, 그 정도의 강도로 운동을 반복하면 건강체력이 향상된다는 것이다.

역학적 증거에 따른 권고 운동의 변화

1980년대와 1990년대에 역학적 증거가 제시되면서 신체활동 권고 내용이 크게 변화되었다. 역학적 증거들은 수십 년 동안 성인들의 사망을 추적하거나, 활동적인 사람과 그렇지 않은 사람들의 질병 위험률을 비교하거나, 임상통제 실험을 통해서 얻은 결과들이다. 권고운동은 미국스포츠의학회와 질병통제센터의 보고서를 중심으로 다양한 과학적 합의 과정을 거쳐 발표되었다. 건강을 위해서는 매일 중등도의 신체활동을 적어도 30분 이상은 해야 한다는 내용이다(Pate et al., 1995).

역학 연구를 통해서 중등도 수준의 신체활동만으로도 건강을 증진하는데 도움이 되며, 심혈관질환, 당뇨병, 고혈압 등을 예방하는 데 특히 효과적이라는 것이 입증되었다. 대부분의 이들 연구들은 다른 신체활동이나 에너지 소비 형태가 아닌 주로 여가시간에 하는 신체활동을 중요한 중재변인으로 평가하였다. 여기서 반드시 유념해야 할 사항은 더 강하게 오래 운동하면 건강에 더 큰 효과가 있으며, 특히 체중조절과 암을 예방하는 데 큰 도움이 된다는 사실이다. 마지막으로 점진적으로 부하를 증가시키는 저항성 운동만으로도 건강을 크게 증진시킬 수 있다는 인식이 확산되고 있다.

성공적인 운동 프로그램과 중재

신체활동이나 운동 프로그램은 개인이나 집단 또는 국민 전체의 신체활동과 운동수준을 증가시켜, 결국 긍정적인 건강효과를 가져오는 것을 목적으로 하는 계획된 노력이다. 그러한 프로그램이 건강이나 다른 결과에 어떤 영향을 미치는지 과학적으로 엄격한 평가가 이루어져야 한다. 직접적인 원인이든 중재효과이든 신체활동이나 운동 프로그램이 건강에 미치는 영향을 과학적으로 엄격히 평가해야 관련 정책을 수립할 수 있기 때문이다.

중재 프로그램은 신체활동을 증가시키는 것을 목표로 하거나 신체활동을 증가시키는 프로그램에 참가함으로

표 21.1 신체활동 중재를 위한 연구설계의 위계

증거의 질	연구 설계	신체활동 사례
아주 훌륭함	메타 분석	많은 연구에서 도출된 결과로 효과의 평균 크기를 평가하는 연구설계(예, 직장 신체활동 프로그램의 평균 효과; Dishman et al., 1998).
	집단 무작위 통제 실험	지역이나 직장 단위를 실험집단이나 통제집단에 무선 배정(예, 학교를 운동 프로그램이나 통제 집단에 무작위로 배정하는 경우)
훌륭함	무작위 임상 실험	사람들을 중재프로그램이나 통제집단에 무작위로 배정(예, 임상적 환경에서 운동 프로그램을 적용하는 경우)
	유사실험: 통제 집단 시계열 설계	중재집단과 통제집단에 임의 배정; 실험이 진행되는 동안 다양한 시점에서 두 집단을 여러 번 측정한다. 중재집단과 통제집단의 신체활동과 사회적 불이익이 출발점에서는 비슷해야 함(예, 출발점이 비슷한 직장 노동자들을 각각 4개의 중재집단과 통제집단에 배정하고, 1년 동안 매월 체력을 측정하는 경우)
보통임	유사실험: 중재 집단과 통제 집단의 임의 배정	참가자나 집단을 중재집단이나 통제집단에 임의 배정(예, 의사 집단이나 학교를 중재집단으로 배정하고 또 다른 집단을 통제집단으로 임의 배정하는 경우)
부족함	단일 집단 설계	단일집단 사전-사후 연구는 피험자에게 나타난 변화가 프로그램의 영향인지 입증하기 어렵다. 캠페인 효과는 있을지 모르지만, 검증능력이 떨어지므로 시계열 설계 등을 도입하여 약점을 보완해야 한다.

써 체력이나 근력의 생리적 변화를 가져오는 데 초점을 맞출 수 있다. 그러한 과정이 〈그림 21.1〉에 제시되어 있다. 그러한 변화들이 지속되면 결국 관상동맥질환 발병 위험의 감소, 기분이나 삶의 질 향상, 지질 프로파일이나 혈압의 개선 등과 같은 건강증진으로 이어진다.

프로그램이나 중재의 효과를 판단하기 위해서는 그것이 운동 프로그램을 중재한 효과인지 혼동변인으로 나타나는 변화인지를 과학적으로 철저히 입증해야 한다. 이는 변화의 원인을 철저히 규명하고, 왜 특정 운동 프로그램은 효과적이고 다른 프로그램은 효과적이지 않은지 밝힐 수 있어야 한다는 의미이다. 변화의 원인을 철저히 규명하기 위한 역학적 연구나 과학적 연구에서는 무선 통제 실험 설계를 채택한다. 하지만, 공중보건이나 일반 대중을 대상으로 한 연구에서는 유사실험설계를 사용하기도 한다. 예를 들면, 전체집단을 소규모 집단이나 직장 프로그램과 같은 통제집단과 비교하는 유사실험설계를 사용하곤 한다(Bauman, 1998). 대규모 집단이나 국가 차원의 연구를 수행할 때에는 통제집단을 설정하는 것이 쉽지 않으므로 엄격성이 부족한 유사실험 설계를 사용하기도 한다. 신체활동 중재 효과를 연구하는 데 사용되는 연구설계를 〈표 21.1〉에 제시하였다.

프로그램의 중재 효과와 관련하여 쟁점이 되고 있는 또 다른 문제는 측정의 질에 관한 사항이다. 프로그램의 중재 효과를 신뢰롭고 타당한 방법으로 측정했느냐의 문제이다. 주로 설문지나 인터뷰를 통해 자기보고식으로 신체활동의 양이나 질을 평가한 것을 믿고 수용해야 하는지에 대한, 즉 자료의 질에 대한 의문이 제기될 수 있다. 신체활동을 좀 더 객관적으로 측정하기 위해 체력, 산소 섭취, 비만, 근력, 유연성을 측정하거나 보수계를 사용하여 신체활동 중재 프로그램의 효과를 검증하는 전략을 도입할 필요가 있다.

운동 프로그램 중재 효과에 영향을 미칠 수 있는 또 다른 요인으로서 동기유발, 열정 등이 있을 수 있다. 대개 신체활동 프로그램을 선택하는 사람들은 선택하지 않는 사람들보다 운동 참여 욕구가 강하고 신체활동에 대해 매우 열정적이며 교육 수준이 높은 사람들이다. 다시 말하면 운동 효과의 차이가 운동 프로그램 자체 때문에 발생하는 것이 아니라 운동 프로그램을 선택했느냐 하지 않았느냐, 즉 선택 효과의 차이 때문에 일어날 수 있다. 이것은 프로그램의 효과를 일반화 시키는 것과 관련하여 매우 중요한 의미를 갖는다. 운동을 좋아하고 그것에 열정을 갖고 있는 사람들에게서 나타난 운동효과를 운동을 싫어하는 사람들에게 일반화 시킬 수 없기 때문이다.

마지막으로, 중재집단과 통제집단의 차이를 통계적으로 조정할 필요가 있다. 특히 역학적 연구에서 운동의 효과가 다른 외부 요인이 아닌 신체활동이나 운동에 의한 진정한 효과인지 통계적으로 조정하여 해석하는 것을 중요하게 생각하고 있다. 위에 추천한 연구방법과 역학적 논문을 참고하면 어떻게 중재효과를 통계적으로 조정하는지 상세하게 파악할 수 있을 것이다. 위에 추천한 문헌들을 참고하지 않더라도 연구설계를 잘 세우고, 적절한 피험자를 선택하여, 타당하게 측정하여 분석하는 것은 필수적 요소이다. 그렇게 연구를 진행하면 프로그램의 효과를 타당하게 평가할 수 있다. 비슷한 효과가 다양한 인구집단과 표본집단에서 관찰되고, 긍정적인 효과가 반복적으로 나타나면 운동 프로그램의 중재와 그에 따른 효과 간에 인과관계가 존재한다는 의미이다.

역학과 인과 관계

아래 소개한 역학에 관한 책과 논문은 공중보건 훈련에 대해서 잘 알지 못하는 운동과학자들에게 매우 유용할 것이다. 신체활동 프로그램이 건강에 미치는 영향을 인과적으로 이해하기 위해서는 '인과'의 기준을 설정하는 것이 매우 중요하다. 인과관계의 기준을 설정하는 내용을 담은 책들을 아래와 같이 소개한다.

Bauman, A.E., J.F. Sallis, D.A. Dzewaltowski & N. Owen., 2002. Towards a better understanding of the influences on physical activity: The role of determinants, correlates, causal variables, mediators, moderators and confounders. *American Journal of Preventive Medicine* 23(2Suppl):5-14.

Brownson, R.C. and D.B. Petitti, editors. 2006. *Applied epidemiology: Theory to practice.* 2nd ed. New York: Oxford University Press.

Gordis, L., 2004. *Epidemiology.* 3rd ed. Philadelphia: Elsevier Saunders.

Rothman, K.J. and S. Greenland, editors., 1998. *Modern epidemiology.* 2nd ed. Philadelphia: Lippincott-Raven.

사회 전체를 대상으로 하는 대규모 프로그램과 소규모 실험에서 나타나는 결과를 비교하면 분명히 차이가 있을 수 있다. 소규모 실험 연구는 통제집단을 선정하여 무선 배정하여 객관적이고 질 높은 측정치를 쉽게 얻을 수 있으며, 사실 상당수의 연구가 실험실에서 이루어지고 있다. 이와 같은 연구를 효능연구(efficacy study)라고 하며, 피험자들은 실험집단이나 통제집단에 배정되어 연구자가 요구하는 운동 프로그램을 준수해야 한다. 그와 같은 연구가 지역사회에서 생활하는 사람들을 대상으로 실시되어 운동 프로그램의 효과가 그들에게 실제로 나타나는지를 확인하는 연구로 이루어지면 효과연구(effectiveness study)가 된다. 효과연구도 피험자를 무선해정 하는 형태로 이루어질 수 있다. 예를 들어, 20개 학교를 선정하여 10개 학교는 운동 프로그램을 적용하고, 10개 학교는 운동을 하지 않는 통제집단으로 지정하여 연구를 수행할 수 있다.

무선 배정을 하지 않는 대안 연구 설계를 사용할 수도 있다. 그런 경우 비교 집단을 신중히 결정해야 한다 (Bauman 1998).

신체활동·운동 프로그램 적용환경

신체활동과 운동 프로그램을 적용할 수 있는 환경은 개인 중심에서부터 국가나 국제 수준까지 그 범위가 매우 다양하다(그림 21.2). 개인에게 적용하는 프로그램은 건강하거나 구체적인 위험 요인을 갖고 있거나 만성질환을 앓고 있는 사람에게 적용하는 운동 프로그램이다. 개인 운동 프로그램은 헬스클럽이나 체육관 또는 스포츠 콤플렉스와 같은 다양한 장소에서 적용할 수 있다. 운동 프로그램은 개인뿐만 아니라 시설을 중심으로 집단수준에서 적용하기도 한다. 집단 수준에서 적용하는 운동 프로그램은 대개 장기간 지속되며 이론을 기초로 행동을 수정하며, 사회적 지지를 활용하기도 한다. 집단 운동 프로그램은 생물학적, 생리적 변화를 정기적으로 측정하며, 무선통제실험설계를 사용한다.

집단 프로그램은 직장, 1차 진료소나 지역 병원, 학교와 같이 대규모 환경에서 이루어지는 프로그램을 말한다. 집단 운동 프로그램을 적용한 효과에 대해서는 많은 연구가 이루어지고 있으나 표본선택 오차(selection effect)를 규명하지 못하고 있다. 이 주제에 관한 대부분의 연구들이 피험자들이 자신의 신체활동 양이나 강도를 자기 보고식으로 작성하므로 측정의 타당성 문제가 늘 제기되고 있다. 따라서 가능한 최적의 측정방법을 사용하기 위해 노력해야 한다. 집단 운동 프로그램의 한 종류인 직장프로그램의 경우 주로 자체 시설에서 지배인, 간부, 또는 선임직원을 대상으로 운동 프로그램을 적용하므로 프로그램에 참여하지 않은 노동자 집단에게 그것을 일반화시키는 데에는 한계가 있다. 이처럼 한 소집단에 적용하여 효과가 검증된 운동 프로그램을 다른 소집단에 적용할 때에는 심사숙고해야 한다(Dishman et al., 1998).

1차 진료환경에서 사용하는 운동 프로그램 중재 효과는 매우 단기적이며, 장기적인 효과는 좀처럼 발견되지 않고 있다. 일시적인 효과마저도 보편성을 띠지 않고 있어 많은 학자들이 효용성에 의문을 제기하고 있다. 그러나 누군가가 의사를 설득하여 앉아서 생활하는 환자들에게 운동의 필요성을 강조하도록 할 수 있다면 1차 진

그림 21.2 신체활동 중재 범위: 개인 수준 프로그램에서부터 공중보건 및 전인구차원의 중재

개인적 변화
- 만성질환이 있는 사람들을 위한 개별화 프로그램
- 개인 프로그램과 개인지도 트레이너
- 목표가 있는 충고, 개별 상담
- 개별적으로 지원하는 자료와 개인적 지지

조직과 집단 수준의 프로그램
- 질병 위주의 집단 프로그램(예, 당뇨병 환자)
- 진료 강습과 의사의 진료치료
- 건강센터와 운동시설 중심의 집단 프로그램
- 직장 프로그램
- 학교 차원에서 운영되는 프로그램

- 지역 수준의 집단 프로그램, 이웃 프로그램
- 지역이나 정부 차원의 프로그램
- 웹사이트 위주의 중재

인구집단의 수준과 거대한 수준의 조정
- 대중 매체 캠페인
- 운동 환경을 변화시키는 중재
- 정책적 차원의 중재
- 국가수준의 운동 프로그램이나 운동지침
- 신체활동의 증진을 위한 국제적 노력

> 사람들이 어떻게 자신의 행동을 바꾸어 유지하는지를 설명하는 수많은 이론들이 있다. 이러한 이론은 신체활동과 운동 프로그램을 적용하는 맥락에서 매우 중요하다. 왜냐하면 효과적인 운동 프로그램은 운동하는 사람의 의도나 목적에 적합해야 하기 때문이다. 즉, 효과적인 운동 프로그램은 운동을 통해 변화를 시도하는 사람들의 동기유발 수준에 적합해야 한다. 보다 효과적인 운동 프로그램은 성인의 학습원리, 사회적 학습이론, 활발한 신체활동으로 얻을 수 있는 삶의 혜택에 대한 지각이나 신념에 근거하여 개발한 프로그램이다(Glanz et al., 2002). 사람들은 신체활동에 참가하는데 필요한 기술을 배우고 사회적 지지가 있으면 운동을 지속할 가능성이 높다. 일단 운동에 참가하면 최소한 8~16주 이상 지속적으로 참가해야 건강 효과를 기대할 수 있다.

료환경에서도 신체활동의 효과를 기대할 수 있다. 효과가 크지는 않지만 운동 프로그램의 적용효과가 1차 진료환경에서 나타난다면 그것은 집단 수준이나 국가 수준에서 운동 프로그램을 적용한다고 할 때 매우 중요한 의미를 갖는다. 어쩌면 앞으로 1차 진료환경에서 신체활동과 운동의 효과를 연구하는 학자들은 개인 환자보다는 환자들에게 의료서비스를 제공하는 공급자나 건강진료 기관들을 설득하여 환자들에게 신체활동의 중요성을 인식시키도록 하는데 연구를 집중해야 할지 모른다. 핵심 도전 과제는 의사 등 모든 건강서비스 제공자들이 흡연 환자들에게 금연을 권고하듯이 앉아서 생활해온 환자들에게 운동을 강력히 권장하는 문화를 확산시키는 것이다.

운동 프로그램을 적용하는 궁극적인 목적은 대규모 집단이나 국민 전체의 건강을 증진하는 것이다. 〈그림 21.2〉의 아래쪽 끝 중재의 대상은 대집단이나 국민 전체가 된다. 성인인구의 반 이상이 미국공중위생국이 권장하는 1주일 동안 매일 하루 30분 운동을 실시하지 못하고 있으며, 활동적으로 바뀌는데 관심조차 없는 사람들이 대부분이다. 이러한 상황에서는 운동을 직접 권장하기 보다는 오히려 신체활동 권고의 의식, 지역의 신체활동 시설에 대한 이해, 활동적으로 바꾸고 싶은 의식이나 그렇게 할 수 있는 능력 등을 변화시키는 중재가 훨씬 더 현실적인 대안이 될 수 있다. 이와 같은 요인들을 타당하게 측정할 수 있다. 국가 수준의 운동지침이나 신체활동 정책이 어떤 효과를 가져오고 있는지 판단할 수 있게 된다.

> 한 지역과 다른 지역을 비교할 수 있을 정도의 표본만 있으면 일상적으로 하고 있는 국민 건강조사를 통해서도 지역단위에 적용한 운동 프로그램의 영향을 충분히 평가할 수 있다(그림 21.3). 그와 같은 사례가 미국에서 실시하는 행동위험요소 감시체제(BRFSS)와 핀란드 및 발트해 연안국가에서 실시하는 핀벨트 조사이다.

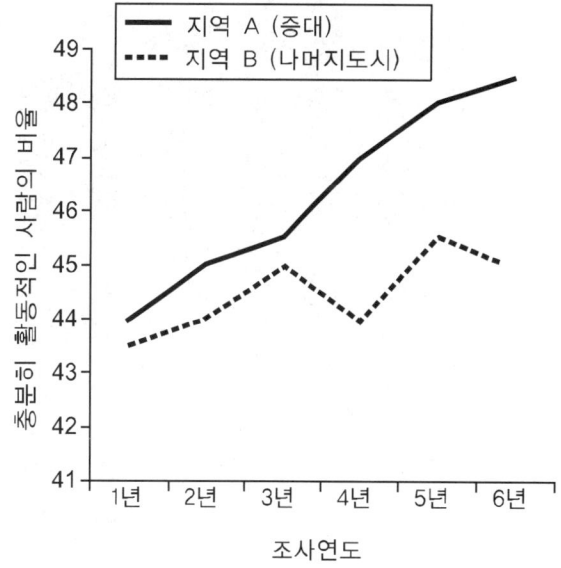

그림 21.3 지역 A는 신체활동 중재를 한 지역이고, 지역 B는 그 국가의 나머지 지역으로서 신체활동 중재를 하지 않은 지역이다. 두 지역 모두를 6년 동안 탐지하였다. 해가 거듭될수록 중재를 한 A 지역에서 신체활동을 더 많이 하였다.

요약하면, 신체활동이나 운동 프로그램은 다양한 환경에서 적용되고 있다. 각 운동 프로그램은 목표 집단의 크기, 프로그램의 적용에 필요한 예산, 프로그램을 운영하는 지도자의 자질, 프로그램을 적용하는데 걸리는 시간 등을 신중히 고려하여 적용해야 한다. 뿐만 아니라 운동 프로그램을 적용하려면 운동과학, 측정, 행동수정, 심지어 도시계획과 도시교통 등에 관해서도 잘 알고 있어야 한다(특히 국가나 지역 수준의 운동 프로그램을 적용하는 경우). 또한 운동 프로그램은 교육자료와 자조교재(self help materials)로 개발하는 데서부터 물리, 사회적 환경과 조직을 변화시키는 것을 목적으로 하는 등 다양한 목적으로 개발할 수 있다. 〈그림 21.4〉는 신체활동 프로그램을 개발할 때 환경, 사람, 접근방법을 어떻게 잘 혼합할 것인지를 입체적으로 보여주고 있다. 예를 들어 신체활동을 거의 하지 않는 대규모 집단을 위한 다중전략 프로그램을 짜는데 있어서 각 차원의 세부 요인들을 다양하게 고려할 수 있다.

〈그림 21.4〉는 건강증진 및 질병예방과 신체활동과의 관계를 개념화한 모형이다. 이 모형에 반영된 대부분의 아이디어는 "건강증진을 위한 오타와 헌장"에서 얻은 것

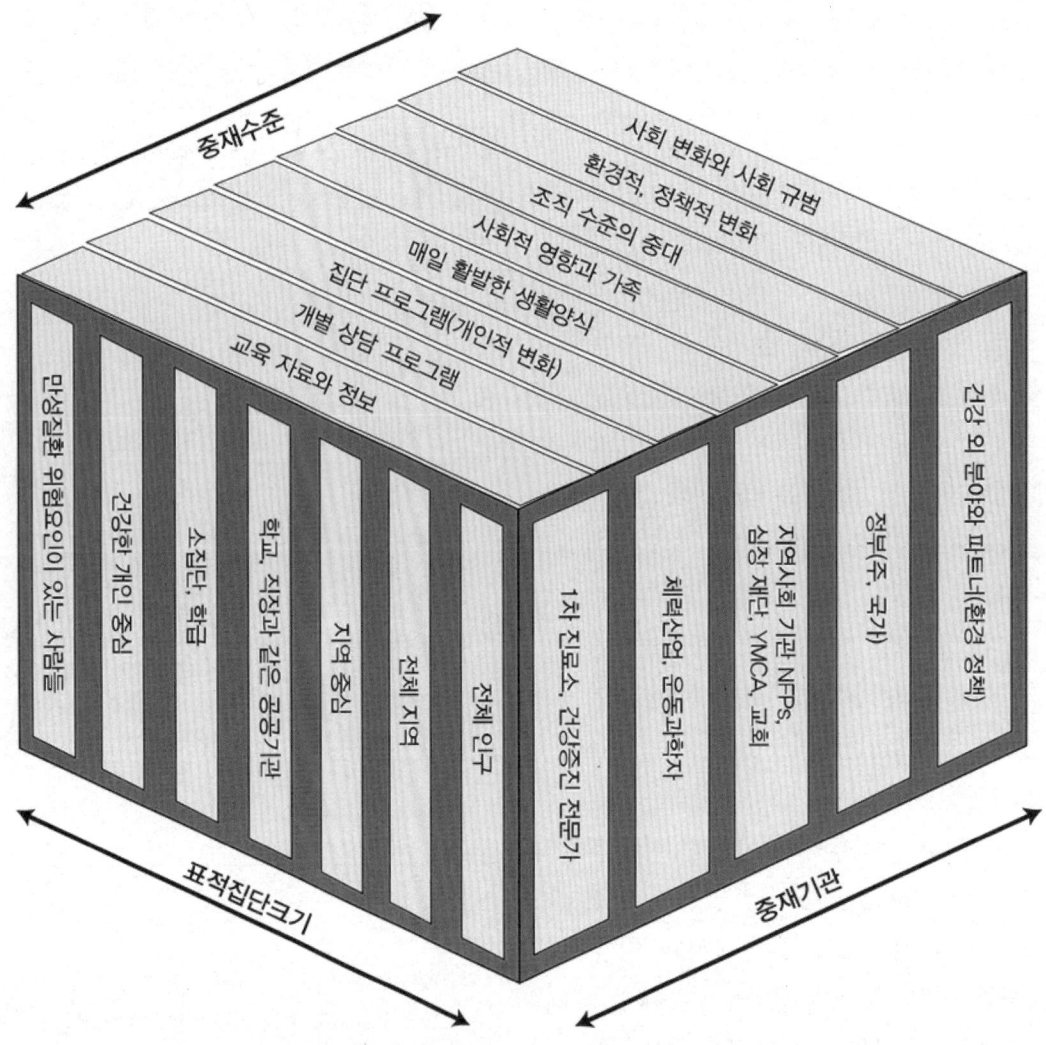

그림 21.4 표적 집단, 중재수준, 프로그램을 전달하는 기관들 간의 복잡한 상호작용. 이렇게 개발한 운동 프로그램은 다양한 요소가 복합적으로 반영되는 매우 포괄적인 프로그램이다.

이다(Bauman & Bellew, 1999). 이 모형은 크게 중재수준, 표적 집단의 크기, 프로그램을 적용하는 기관이나 조직의 세 차원으로 구성되어 있다. 중재수준은 개인의 교육에서부터 집단 운동 클래스와 더 높은 수준의 환경적 변화까지 다양한 수준에서 프로그램을 구성할 수 있다는 의미이다. 표적집단의 크기는 운동 프로그램을 중재하여 효과를 얻는 사람들의 수를 말한다. 마지막으로 프로그램의 적용은 사람이 직접, 우편이나 인터넷, 비정부조직, 정부기관, 이해관계기관과의 제휴 등 다양한 방법으로 이루어질 수 있다(Bauman & Bellew, 1999).

구조화 프로그램과 비구조화 프로그램의 차이

한 가지 중요한 쟁점은 어떻게 하면 신체활동을 최대한 변화시킬 수 있느냐 하는 것이다. 신체활동을 증가시키기 위한 공중보건적 접근으로서는 환경과 정책을 바꾸는 노력이다. 이 분야에 대해 관심이 있는 사람들은 Sallis(1998)의 연구를 참고하기 바란다. 신체활동을 증가시키기 위한 거시정책 수준에서는 다른 기관과 파트너십을 형성하여 재원을 마련하고 프로그램을 제공함으로써 보다 많은 사람들이 운동 프로그램의 혜택을 입을 수 있도록 해야 한다.

최근 운동 프로그램을 개발하는 사람들이 크게 관심을 갖는 분야는 개인 수준에서 신체활동을 변화시키는 것이다. 그런데 신체활동을 증가시킬 때 가정에서 스스로 운동을 하는 것이 효과적인가 아니면 누군가의 감독을 받는 구조화된 운동 프로그램이 효과적인가? 이것은 운동의 초기효과뿐만 아니라 운동을 지속적으로 하여 얻는 장기적인 효과의 측면에서 매우 중요하다. 여기서 중요한 두 가지 관련 개념을 정의할 필요가 있다. 첫 번째 개념은 '구조화 운동(structured exercise)'은 계속적인 유산소 운동으로 구성된 프로그램으로 사전에 운동 내용이 결정되며 지도자의 적극적인 감독을 받는다. 구조화 운동은 보통 적당히 높은 강도로(최대 수준의 60~70%) 자주 실시하며(일반적으로 3~4회) 주로 시설

표 21.2 구조화 운동 프로그램과 비구조화 운동 프로그램의 사례

구조화 운동 프로그램	비구조화 운동 프로그램
운동시설에서 주당 최소 3회 이상 지도를 받으며 격렬하게 운동(최대 50~85%) 하는 처방 (Dunn et al. 1999)	하루에 적어도 30분의 신체활동을 축적한다. 생활 친화형 활동을 찾는 논의에 직접 또는 인지적으로 참가한다(Dunn et al. 1999)
덤벨 등과 같은 중량을 이용하여 16주 동안 주 3회, 1번에 40분 이상 지도를 받으며 상체 근력을 강화하는 저항성 운동	규칙적으로 계단을 이용하고, 허드렛일을 하거나 쇼핑을 갈 때 걸어서 가며, 걸어서 이동하여 대중교통을 이용한다. 걸을 수 있는 기회를 만들고, 빠른 걸음으로 걷는 노력을 한다.
스포츠 조직에 팀원으로 참가: 팀 트레이너의 지도하에 조직적인 훈련	정원 가꾸기, 집의 보수나 관리 등을 직접 하면서 신체활동 시간을 늘리고, 가사 일을 활기차게 지속적으로 한다.
	가까운 거리는 걷기나 자전거로 이동한다(1마일 정도는 걷고 5마일은 자전거를 탄다).
	춤, 운동, 그 밖의 신체적으로 활동적인 문화적 표현활동에 참가한다.

이나 스포츠 센터를 중심으로 일어난다. 그러한 프로그램이 진행되는 기간은 약간씩 차이가 있지만 대개 8~20주간 계속되며 수업이 40~60분 동안 지속된다. 운동 강좌는 보통 자전거타기, 회전식 벨트기구 위에서 걷기, 빨리 걷기, 수영 등과 같은 유산소 운동으로 구성되며 근력 증강운동을 포함시키기도 한다(Boule et al. 2003).

'생활습관운동(lifelong activity)'은 '구조화 운동'과는 달리 집안 일, 출퇴근, 생활 걷기 등을 통해서 에너지를 소비하는 보다 포괄적인 개념이다. 이 개념은 일상생활을 재충전하는데 필요한 모든 신체활동에 참가함으로써 '활동적인 삶(active living)'을 영위하고자 하는 노력이다. 구조화 운동 프로그램과 생활중심 신체활동의 예가 〈표 21.2〉에 제시되어 있다.

구조화 운동 프로그램

구조화 운동 프로그램은 주어진 환경에서 분명한 주관자에 의해서 운영된다. 구조화 운동 프로그램은 운동에 참가하는 각자의 체력을 최대한 증가시킬 수 있도록 운동 지속시간과 강도를 결정한다. 대개 전문가의 감독 하에 프로그램을 운영하므로 안전하게 운동할 수 있다. 구조화 운동 프로그램이라고 해서 반드시 높은 강도의 유산소 운동으로 프로그램을 구성하지 않으며, 주로 앉아서 생활해 오던 노인과 같이 특수한 상황에 있는 사람들의 경우 걷기나 스트레칭과 같은 매우 낮은 강도로 운동을 시작하여 건강 혜택을 얻을 수 있도록 한다. 구조화 운동 프로그램은 연령, 인종 등에 적합해야 하며 심장병 회복환자, 당뇨병이나 관절염이 있는 환자들에게 적합한 3차 예방 강좌를 개설할 수 있다.

뿐만 아니라 구조화 운동 프로그램은 스트레칭, 유산소 운동, 근력 강화 등을 위한 운동처방을 할 때 유용하게 사용할 수 있는 많은 잠재 요소들을 가지고 있다. 구조화 운동 프로그램이 다소 복잡하기는 하지만 스스로 운동을 시작할 수 없는 사람들을 운동 프로그램에 참여시켜 지속하게 하는 데에는 매우 효과적이다. Boule 등(2003)의 연구에 의하면 구조화 운동 프로그램에 참가하는 사람들은 80% 이상이 그 프로그램을 성공적으로 소화하였으며, 그러한 수치는 지역사회에서 스스로 신체활동에 참가하는 사람들의 지속비율보다 훨씬 높았다. 운동 프로그램에 지속적으로 참가한다는 것은 그러한 행동을 지속하는데 매우 중요하다.

Tudor-Locke와 그의 동료연구자들(2002)에 의하면 구조화 운동 프로그램에 참가한 사람들은 조직적인 운동을 한 다음에도 일상생활에서 신체활동이 증가하였다고 한다. 이는 조직적인 운동 프로그램에 참가하면 일상생활에서 하는 걷기나 계단 오르기 등과 같은 신체활동을 하지 않으려는 경향이 있다는 가설을 완전히 뒤집어 놓은 것이다. 즉, 구조화 운동 프로그램에 조직적으로 참가해도 일상생활에서의 신체활동 시간이 감소하지 않았다. 구조화된 운동에 조직적으로 참가하는 것이 오히려 활동적인 삶에 대해 깊이 반성해 보는 계기가 되었다.

프로그램을 규칙적이고 반복적으로 적용하면 그것에 집착하는 경향이 있으며, 그렇게 되면 프로그램을 중단해도 상당 기간 그러한 행동이 지속 된다. 오스트레일리아 서부의 SWEAT 실험에서는 좌업 생활을 하는 여성 126명을 센터 중심의 프로그램과 가정 중심의 운동 프로그램에 나누어 배정하고 12개월 동안 운동을 시켰다. 실험결과, 센터 중심의 운동 프로그램에 참가한 여성이 가정 중심의 운동 프로그램에 참가한 여성들보다 에너지 소비량이 더 많았을 뿐만 아니라 운동에 더욱 집착하는 경향을 보였다(Cox et al. 2003). 그렇다면 사회적으로 불리한 조건에 있는 장애인이나 노인 등과 같은 사람들에게도 구조화 운동 프로그램이 더 효과적일 것이라는 주장을 이론적이지만 할 수 있다.

구조화 운동 프로그램이 운동습관을 기르는 데 도움

이 된다는 주장은 연구를 통해서 입증이 되고 있다. 예를 들면 생활형 운동이 당뇨병을 예방하는데 도움이 되는 것은 사실이지만 처음 환자들을 운동에 입문시킬 때에는 구조화 운동 프로그램으로 1주일에 두 번씩 지도자가 그것을 가르쳤기 때문에 가능했다(Knowler et al. 2002). 목표는 생활형 신체활동을 증가시키는 것이었지만 그러한 행동을 권장하고, 훈련시키고, 동기를 유발한 것은 전문가가 지도하는 센터 중심의 프로그램, 소위 말하는 구조화 운동 프로그램이었다. 중요한 것은 그렇게 변화된 행동으로 인해 당뇨병 위험이 감소되었느냐 하는 것이다. 식이요법과 신체활동을 병행한 결과 내당능장애가 있는 사람들(당뇨병으로 발전할 위험이 매우 높은 집단)의 당뇨병 위험이 58%까지 감소한 것으로 보고되고 있다.

비구조화 운동 프로그램

비구조화 운동 프로그램 또는 생활형 활동 프로그램은 일상생활의 일부로 신체활동을 하는 것으로 가끔 "활발한 생활"로 묘사되기도 한다. 생활형 신체활동은 공중보건 전략에 가까우며 미국공중위생국이 1966년에 제안한 권고사항과 같은 것이 바로 비구조화 운동 프로그램에 해당된다. 비구조화 운동 프로그램을 선호하는 사람들은 다음과 같은 이유에서 생활형 신체활동을 지지한다.

- 구조화 운동 프로그램에 등록한 사람이라는 것 자체가 표본 상의 오류가 있다는 의미이다. 앉아서 생활하는 사람들 가운데 구조화 운동 프로그램을 선택하는 사람들이 그렇게 많지 않다.
- 전체 신체활동 시간을 증가시킬 수 있는 기회는 구조화 프로그램 밖에서 일어난다. 활동적인 생활방식으로 전환하게 되면 구조화 프로그램으로 운동하는 것보다 다양한 생활형 신체활동을 할 수 있게 된다.
- 신체활동이 일상생활에 통합되면 신체활동 양이 증가하고 그것을 변화된 삶의 일부로 유지할 가능성이 높다.
- 보행로와 자전거 도로를 건설하거나, 보다 나은 대중교통 수단을 제공하거나, 보다 걷기 좋은 지역사회를 만드는 것과 같은 환경을 정책적으로 조성하면 "활동적인 삶"을 더 잘 유지할 수 있다.

중재효과를 검증하는 연구에서도 생활방식을 바꾸면 신체활동을 증가시키는 데 도움이 된다는 사실이 입증되고 있다. 생활양식을 바꾸면 신체활동을 늘려 건강증진에 도움이 된다는 핵심 증거가 Anderson(1999) 연구와 Dunn(1999)의 연구에 의해 입증되고 있다. 최초의 연구는 비만 여성을 대상으로 생활방식을 바꾸었을 때의 효과와 16주 동안 식이요법과 유산소 운동을 조직적으로 하였을 때의 효과를 비교한 RCT연구(무작위대조군연구)이다. 4개월 후에 체중을 측정해 본 결과, 두 집단 모두 약 8kg의 체중이 비슷하게 감소하였다. 그러나 12개월 후에 체중을 측정하였을 때에는 생활방식을 바꾼 집단은 0.08kg의 체중이 증가하였으나 구조화 운동 집단은 1.8kg 증가하였다(Anderson et al., 1999). 그에 관한 대규모 연구는 생활 중 운동의 효율성을 임상적으로 실험한 프로젝트 액티브(Project Active) 연구이다. 남녀 피험자 120명을 전통적인 운동처방 프로그램과 개별 감독 프로그램에 배정한 다음 자기가 좋아하는 활동을 선택하여 운동집단과 비교하였다. 체력의 유지, 에너지 소비, 그리고 혈압과 같은 심장질환 위험요인을 24개월 동안 비교하였다(Dunn et al., 1999)

이 연구에서 가정 위주의 운동 프로그램에 참가하는 사람들을 계속해서 훈련시키며 추적하면 구조화 운동 프로그램에 참가하는 것만큼 효과적이라는 것이 입증되었다. 구조화 운동 프로그램보다는 생활 가운데 신체활동량을 늘리는 비구조화 운동 프로그램을 채택하는 것이 효율적일 뿐만 아니라 다른 위험 요인을 감소시키는 부수효과까지 얻을 수 있다. 비구조화 운동 프로그램이 더 효율적이라는 것은 프로젝트 엑티브 연구에서도 입증이 되었다. 참고로 프로젝트 액티브 연구를 24개월 동안 수행하면서 매달 한 사람 당 17달러를 썼지만 그것은 구조화 운동 프로그램의 1/3에 불과하였다. 뿐만 아니라 비구조화 운동 프로그램을 적용하는 것이 편리할 뿐만 아니라 보다 많은 사람들에게 일반화 시킬 수 있는 장점도 있다. 따라서 생활친화형 신체활동 프로그램인 비구조화 운동 프로그램을 적극적으로 권장할 필요가 있다. 그러나 운동 프로그램에 집중하는 문제가 아직 해결되지 않고 있다. 구조화 운동 프로그램은 그러한 프로그램을 원하는 사람들이 등록하게 되므로 표본상의 오류 때문에 더 효과적인 것으로 나타날 수 있다. 그러나 운동 프로그램을 구조화하고 철저한 지도 감독을 하는 것 자체가 프로그램 집중력을 높이는 이유가 될 수 있다.

요약하면, 구조화 운동 프로그램과 비구조화 운동 프로그램 모두 효과가 있다. 다만 서로 다른 집단에게 효과가 있다. 구조화 운동 프로그램은 운동에 조직적으로 참가하고 싶어하는 사람들에게 더 효과가 있고 비구조화 운동 프로그램은 생활 가운데 신체활동을 증가시키는 사람들에게 유리하다. 두 운동 프로그램을 비교하여 어느 것이 더 효과적이라는 주장보다는 신체활동과 운동을 통해 건강을 증진하기 위해 선택할 수 있는 각각의 대안이라는 견해를 갖는 것이 바람직하다. 구조화 운동 프로그램에 조직적으로 참가하는 것을 좋아하는 사람이 있는가 하면 생활형 신체활동을 좋아하는 사람이 있다. 최선의 방법은 자신이 좋아하는 운동 프로그램을 선택해서 지속하는 것이다.

특수집단을 위한 운동 프로그램

운동 프로그램은 집단의 특성에 따라 그에 적합한 효과가 나타나도록 운영해야 한다. 이 절에서는 소수집단, 여성, 노인, 청소년 등에 따라 운동 프로그램을 어떻게 다르게 적용할 것인지를 논의할 것이다. 검토해야 할 수 많은 논문들이 있지만 이 절에서는 특정 집단에 가장 적합한 원리 중심으로 설명할 것이며 철저한 이해가 필요한 경우 관련 논문을 소개할 것이다.

소수집단과 소외계층을 위한 운동 프로그램

소수집단은 사회적으로 가장 크게 불이익을 받는 집단이며 건강을 위해 운동이나 신체활동을 할 때 극복해야 할 방해 요인이 가장 많은 집단이기도 하다(Brownson et al., 2000). 이들을 대상으로 한 연구도 많이 이루어지지 않고 있을 뿐만 아니라 질적 수준도 그렇게 높지 않다. 주로 비실험적 상황에서 소수를 대상으로 단기간 추적하는 수준에서 연구가 이루어지고 있다(Taylor et al., 1998). 연구결과를 일반화하기 위해서는 보다 엄격한 연구설계를 도입해야 하며 연구설계를 논외로 하더라도 소수집단이나 소외계층에게 운동 프로그램을 적용하여 효과를 얻기 위해서는 다음과 같은 요인들이 고려되어야 한다(Taylor et al. 1998). 즉, 소수집단에게 적용하는 운동 프로그램은 문화적으로 그들에게 적합해야 하며 사회적 지지를 받을 수 있도록 해야 하고 지역과 파트너십을 형성해야 하며 그들의 물리적 생활환경을 고려해야 한다(Taylor et al. 1998).

여성을 위한 운동 프로그램

전체 인구를 대상으로 설문조사를 해 보면 대부분의 경우 여성이 남성보다 여가시간에 신체활동을 적게 하는 것으로 나타나고 있다(Brownson et al. 2000). 신체활동과 관련된 성적 차이는 사춘기 중반의 소녀들에게 나타나서 계속되는 현상이므로 여성들에게 운동 프로그램을 적용할 때에는 이점을 신중히 고려해야 한다. 여성의 신체활동을 측정할 때 유념해야 할 것은 여가 신체활동시간은 남성보다 많지 않지만 가사로 소비하는 에너지는 매우 높다는 사실이다(Brownson et al. 2000). 여성들이 여가시간에 신체활동을 하지 못하는 것은 자녀양육, 위험한 환경, 사회적 지원의 미흡 등과 같은 장벽 때문이다. 여성들에게 효과적인 운동 프로그램은 그들이 시간의 제약을 받는다는 점, 사회적 지지가 절대적으로 필요하다는 점, 집단 걷기 프로그램과 같이 안전이 확보되어야 한다는 점 등을 고려한 프로그램이다. 운동의 최종 목표는 일상생활에 신체활동을 통합하여 '활동적인 삶'을 유도하는 것이므로 여성을 위한 운동 프로그램도 그러한 방향으로 전개되어야 한다.

노인을 위한 운동 프로그램

연령이 증가하면 신체활동이 감소하고 근력과 체력이 떨어지며, 반면에 비전염성 질병이 증가하고 이동성이 떨어지며 낙상 등으로 인한 사고가 증가한다. 노인들에게 적합한 운동 프로그램을 적용하면 신체적 기능이 강화되고 낙상을 방지할 수 있을 뿐만 아니라 정신건강에도 도움이 된다(Taylor et al. 2004). 노인들에게는 젊은 사람들과 다른 신체활동이 필요하다. 노인들에게 특히 필요한 운동은 근력 강화운동과 점진적 저항운동이다. 이와 같은 운동은 신체적 기능을 강화하고 포도당 항상성을 증가시키며 우울증을 감소시키는 효과가 있다. 걷기와 같은 운동 프로그램이 신체활동을 권장하는데 가장 적합하지만 스포츠시설에서 구조화 운동 프로그램으로 근력을 강화하는 것도 그에 못지않게 중요하다(van der Bij et al. 2002). 최선의 방법은 사회적 지지를 받는 가운데 구조화 운동 프로그램과 비구조화 운동 프로그램을 함께 사용하면서 다차원적으로 접근하는 것이다. 노인의 필요와 능력에 적합한 프로그램을 개발하여 적용하기 위해서는 평형성 운동, 걷기 운동, 저항성 운동 등을 균형 있게 반영해야 한다. 운동 프로그램을 그러한 내용들로 균형 있게 구성하면 낙상을 피하며 건강을 유지할 수 있다.

어린이와 청소년을 위한 운동 프로그램

성장기 어린이들이 왜 신체적으로 비활동적이 되는지에 대해서 아직 분명히 밝혀지지 않고 있다. 초등학교에 들어가기 전 유치원 시기부터 어린이들의 신체활동이 감소하는 이유에 대한 연구가 거의 이루어지지 않고 있으나 맞벌이 부부의 증가로 어린이들이 보육원에 맡겨지기 때문인 것으로 추정하고 있다. 학령기의 어린이들은 학교에서 하는 신체활동과 학교 밖에서 하는 신체활동으로 구분하여 운동 프로그램을 적용한다(Tomperio et al. 2004). 후자는 걸어서 통학하는 것과 같은 교과외 신체활동을 증가시키는 운동 프로그램을 말한다.

학교 체육시간에 신체활동을 하면 그로 인해 학생들이 학교 밖에서 신체활동을 증가시켜 권장 신체활동을 충족시키는지에 대한 증거는 거의 없다. 이 부분에 대해 포괄적이고 다차원적인 CATCH 연구가 이루어졌다. CATCH는 어린이와 청소년들의 심혈관 건강을 측정한 연구로서 어린이와 청소년들이 학교 안팎에서 어떻게 생활하는지를 연구에 반영하였으며 가족의 지지와 부모의 신체활동에 대한 모범적 행동 등이 포함되었다. 이들의 신체활동을 3년 동안 추적한 결과는 매우 고무적이었다(Nader et al. 1999). 이들에 관한 연구가 타당한 증거로 인정을 받기 위해서는 보다 객관적인 측정 방법이 도입되어야 한다. 다행히 학생들이 학교 운동장과 놀이터에서 활동하는 것을 객관적으로 측정하는 관찰법이 개발되고 있다. 운동 프로그램을 어린이와 청소년들에게 성공적으로 적용하기 위해서는 지역사회나 학교 또는 가족의 지지 등 어느 한 가지 전략에 의존하기보다는 모든 활동공간에서 신체활동을 증가시키는 다환경적 접근(multisetting approach)을 해야 한다(Timperio et al. 2004).

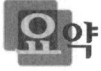

신체활동이 일어나는 환경과 각 환경에 적용한 프로그램의 효과는 다양한 방법으로 평가할 수 있다. 그러나 막상 각 환경에 적용한 프로그램의 효과를 평가하려고 하면 그것이 결코 쉬운 과제가 아니라는 것을 알 수 있다. 각 환경에 적용한 운동 프로그램이 신체활동을 증가시키는데 얼마나 기여했는지를 밝히는 것이 쉬운 일이 아니기 때문이다. 최근 미국 질병통제센터에서 신체활동을 증가시키기 위한 운동중재효과를 체계적으로 검토하였다. 질병통제센터에서는 신체활동 중재가 가능한 분야를 확인한 다음 각 운동 프로그램의 효과를 표준 평가지표로 분석하였다. 어떤 분야는 연구자료가 불충분하여 강력히 추천할 수 없었으며, 어떤 분야는 자료에 근거하여 약한 추천부터 강력한 추천까지 할 수 있었다. 각 분야별 추천내용을 〈표 21.3〉에 제시하였다. 분야는 크게 정보전달을 강조하는 프로그램, 행동적 및 사회적 접근을 강조하는 프로그램 그리고 환경과 정책적 접근에 초점을 맞춘 프로그램으로 구분하였다. 맨 윗부분에는 대규모 집단에 적용하는 프로그램을 그리고 맨 아랫부분에는 소집단과 개인적 차원에서 접근하는 프로그램을 제시하였다. 각 분야별로 분명하게 추천을 하지만 신체활동 효과가 여러 분야에 겹쳐 일어나는 경우도 있으므로 계속적인 연구가 필요하다. 환경과 정책적 차원에서 이루어지는 광범위한 전략은 가능성이 엿보이지만 아직 정책이나 실천계획으로 제안하기에는 시기상조이며, 이 장에서 언급한 몇몇 환경과 표적 집단은 구체적으로 검토하지 않았다.

최근 수 십 년 동안 여가시간에 신체활동을 하는 사람

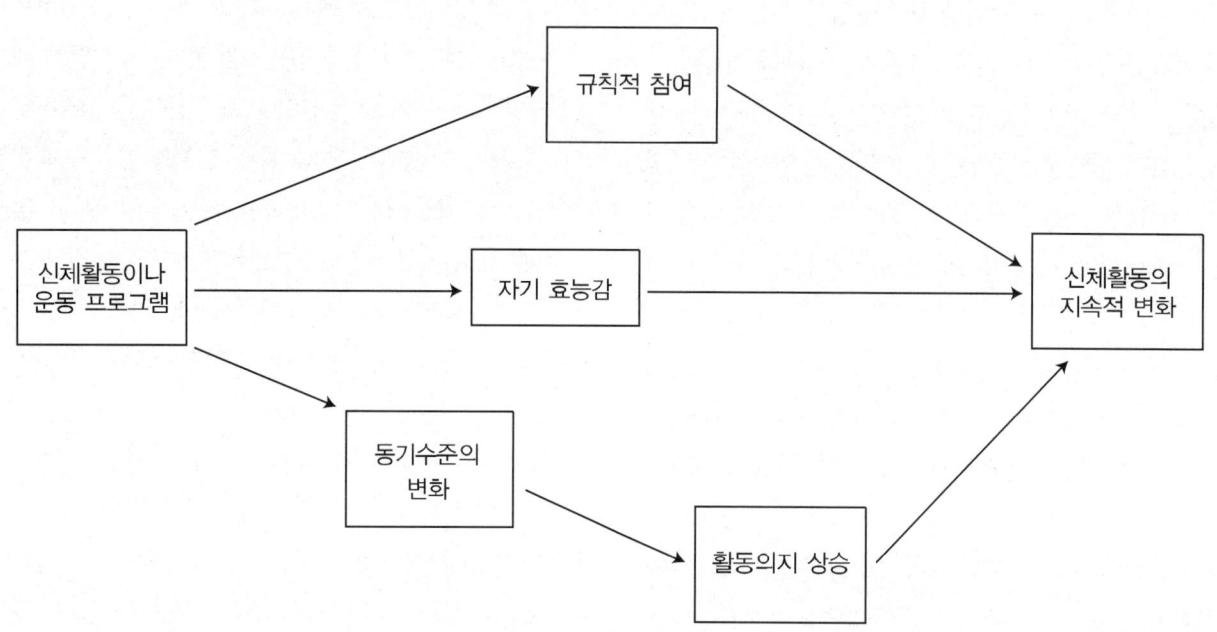

그림 21.5 신체활동 습관의 변화에 영향을 미치는 중재인자. 화살표의 길이는 관계의 정도를 나타낸다.

표 21.3 질병통제센터가 체계적으로 검토한 신체활동 중재 효과

중재의 범주와 프로그램 적용의 형태, 환경이나 대상의 예	신체활동 프로그램의 효과를 고려한 전문가의 추천
[Info] 전체 사회(또는 대규모 집단)를 대상으로 집단 교육, 다양한 전략, 다양한 구성요소로 중재; 유료 대중 매체, 공공 서비스기관과 다른 관련 프로그램이나 전략과 제휴.	강력하게 추천(이들 중 일부는 대중매체 캠페인이 강력하게 견인함).
[Info] 대중 매체 캠페인(사람들이 보다 활동적이 되도록 무료 또는 유료 대중매체 캠페인)	불충분한 증거(또는 이해를 높이고 지역주민들의 의식을 높이는 것과 같은 거의 달성 가능한 수준에 접근)
[E&P] 정보를 전달하면서 신체활동 공간을 창조하거나 신체활동 공간에 더욱 자주 접근: 어린이들을 위한 신체활동 환경의 개선; 직장 프로그램 포함.	강력 추천(Sallis et al., 1998 참고; 중재 효과를 입증하는 연구가 충분히 이루어지 않고 있음)
[E&P] 다른 환경적 변화-자동차 등을 타지 않고 이동할 수 있는 방향으로 교통 정책의 변화; 신체활동을 증가시킬 수 있는 방향으로 도시계획 수립.	증거 없음; 몇몇 횡단면 연구결과가 있지만 운동 프로그램 적용 효과를 입증할 자료가 필요함.
[Info] 재빠른 결정-신체활동을 장려하는 정보를 제공할 수 있는 환경의 조성; 예를 들어 에스컬레이터 대신 계단을 이용하도록 홍보하는 계단 연구(이와 같은 방법은 비용을 크게 들이지 않고 에스컬레이터 대신 계단을 이용하는 것과 같은 행동의 변화를 쉽게 이끌어낼 수 있음)	추천
[Info] 어린이와 청소년들이 활동적인 삶을 살아가도록 수업이나 교육과정을 통해서 건강교육을 실시함.	구체적인 결과를 가져오는 데 신체활동이 작용했다는 증거 부족; 대부분의 경우 신체활동의 중요성에 관한 지식은 증가.
[Beh/soc] 학교의 체육수업-신체활동 시간을 증가시키기 위하여 학교교과과정을 수정함. 특히, 체육시간을 활동 중심으로 유도하여 신체활동 시간을 증가시킴.	강력하게 추천(효과는 크지 않음); 신체활동에 전반적으로 영향을 미치고 있으나 분명하지 않음.
[Beh/Soc] 가족 외의 사람들로부터 지지를 받음-친구, 걷기단체 등 지역의 다른 사람들의 지지를 이끌어내기 위한 중재.	강력하게 추천(일반적으로 신체활동과 체력이 증가함)
[Beh/Soc] TV나 비디오게임을 제한하는 학급단위의 교육; TV 시청시간 제한.	불충분한 근거(몇몇 연구); TV시청 감소 효과.
[Beh/Soc] 체육이나 공중보건 강좌 중심으로 대학생들에게 중재-대부분 강의 중심.	불충분한 근거(단지 두 연구에만 근거)
[Beh/Soc] 가족 중심의 사회적지지 프로그램. 가족지지 프로그램이 학교 위주의 프로그램에 얼마나 도움이 되는지 고려.	불충분한 근거(CATCH와 같은 대규모 프로그램에 반영할 수 있음).
[PA] 건강증진을 위한 개인 차원에서 행동의 변화-이론에 근거한 구조화된 운동 프로그램을 선택하거나 자기가 원하는 프로그램을 선택. 일반적으로 개인 프로그램을 사용하며 가끔 소집단 프로그램을 사용하며, 더욱 가끔은 구조화된 운동 프로그램을 사용함.	강력하게 추천(신체활동과 체력이 확실히 증가); 비용 효율이 높음

Info=정보 전달; PSA=공중 서비스 안내; Beh/Soc=행동적, 사회적 접근의 강조; E&P=환경 정책적 접근; PA=신체활동; PE=체육; CATCH=어린이와 청소년을 위한 심혈관 건강 실험

들은 증가하지 않은 반면 비만인구는 크게 증가하였다. 최근 비만인구가 증가하게 된 것은 에너지 섭취는 늘어나는데 반해 움직이지 않거나 앉아서 생활하는 시간이 많아지면서 전체적인 에너지 소비가 감소하고 있기 때

문이다. 다양한 전략으로 구성된 프로그램이 사회적 규범을 바꿔 국민 각자의 신체활동을 증가시키는 최선의 방법인 것으로 보고되고 있다. 하지만 어떤 요인이 신체활동을 증가시키는데 구체적으로 영향을 미치는지에 대해서는 아직 밝혀지지 않고 있다. 예를 들어 어떤 운동 프로그램이 효과가 있었는지를 확인하는 것은 어렵지 않다. 그러나 어떻게 그런 효과가 나타나게 되었는지를 확인하는 것은 쉽지 않으며, 때로는 원인(중개 변수 또는 중재자)을 규명하는 것이 불가능 할 때도 있다(그림 21.5). 왜냐하면 운동의 효과가 집단에 따라 다르고, 백인 남성에게 효과가 있는 프로그램이 스페인계 여성에게는 효과가 없을 수 있기 때문이다. 각 소집단에 가장 적합한 운동 프로그램을 개발하는 것이 앞으로의 중요한 연구과제가 되어야 한다.

〈그림 21.5〉의 가설 프로그램을 보면 자기 효능감과 동기수준이 높으면 활동적으로 바뀌지만 자기 효능감이 상황에 적합할 때 신체활동과 체력을 크게 증가시킨다는 것을 알 수 있다. 이것은 신체활동에 참가할 수 있도록 동기를 유발하는 것보다 자기 효능감을 증가시키는 것이 더 중요하다는 의미이다. 이는 더 나아가 어떤 운동 프로그램에 계속 참가하는 것은 장기적으로 얻을 수 있는 효과 때문이며, 장기적인 운동 효과를 얻기 위해서는 매주 운동을 규칙적으로 하도록 하는 것이 무엇보다 중요하다.

연구문제

1. 연구의 질을 높이기 위해서는 연구설계의 어떤 요소가 강조되어야 하는가?
2. 연구결과의 일반화는 무엇을 의미하며, 그것이 자료의 해석에 어떤 영향을 미칠 수 있는가?
3. 생활 중심 신체활동과 실험실 연구 간에 어떤 요소들을 서로 비교하여 논할 수 있는가?
4. 건강을 위한 집단적 접근과 개별적 접근의 차이를 설명하라. 각 접근방법의 3가지 예를 제시하라.
5. 건강관리기관과 정부가 무엇 때문에 "운동 프로그램"을 권장하는 것보다 "활동적인 생활" 프로그램 을 더 강조하는가?
6. 신체활동에 대한 자기-보고 측정 자료의 질이 높은지 높지 않은지를 판단하는 기준은 무엇인가?
7. 만약 당신이 주 위생국을 운영하는 책임자로서 신체활동과 운동에 백만 달러를 투자할 수 있다면 어떤 환경을 조성하는데 투자하고 싶은가?
8. 구조화 운동 프로그램은 어떤 집단에 적용하는 것이 적합한가? 그리고 비구조화 운동 프로그램의 혜택을 가장 크게 받을 수 있는 사람은 누구인가?
9. 운동 프로그램을 개발할 때 이미 논의한 여성, 노인, 어린이, 소외계층을 제외한 어떤 소집단에 특별한 주의를 기울여야 하는가?

제 5 부 새로운 도전과 기회

5부에서는 지금까지 신체활동과 건강에 대해서 폭넓은 이해를 하였으므로 이 분야가 지난 수십 년 동안 어떻게 발전해 왔는지를 알게 되었을 것이다. 제2부에서는 5명의 저명 학자들이 신체활동이 인간의 유기체, 구체적으로 생리학적 시스템에 미치는 영향에 관한 최근의 연구결과들을 제시하였다. 제3부의 22장은 이 책의 핵심 장이다. 훌륭한 연구자들이 규칙적인 신체활동이나 앉아서 생활하는 방식이 건강에 어떤 영향을 미칠 수 있는지를 최근의 연구결과와 함께 제시하였다. 그 장에서 앉아서 생활하는 건강에 위배되는 생활방식이 건강과 수명에 미치는 효과에 대해서 알게 되었을 것이다. 제4부에서는 2개의 장을 통해서 신체활동의 양, 종류, 강도와 건강과의 관계 그리고 그러한 정보를 다양한 상황에 적용할 수 있는 신체활동 프로그램을 개발하는데 어떻게 통합할 것인지를 논의하였다. 제5부는 유전요인이 신체활동으로 인한 생물학적 변화를 어떻게 조절할 수 있는지에 대한 최근의 연구결과를 검토하였다. 마지막으로 편저자는 이 책에 제시한 자료, 생각, 개념들 어떻게 통합할 것인지 그리고 그것이 이 분야의 발전에 어떤 의미를 갖는지에 대한 자신의 견해를 제안하였다. 이 장은 앞으로 우리가 어떤 분야에 연구적 관심을 집중할지 논의하면서 결론을 맺는다.

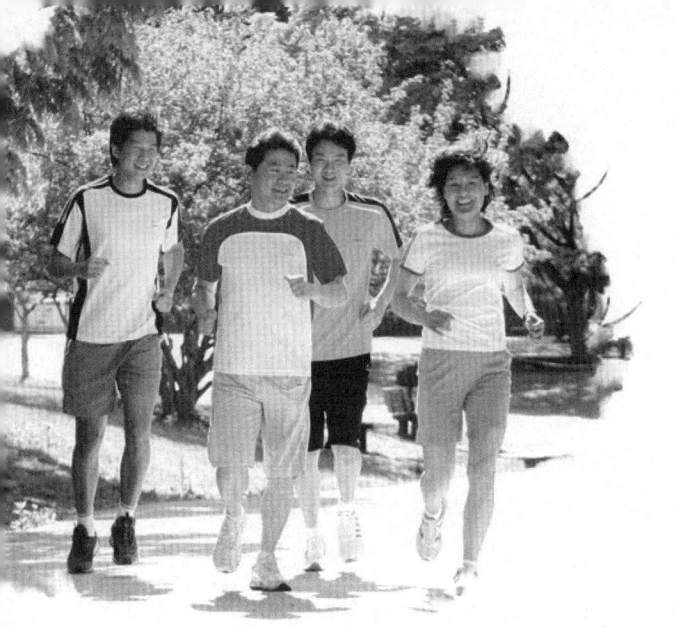

제22장
신체활동·체력·건강의 유전적 차이

개 요

인간 유전학의 기초
- 인간 유전체
- 인간 유전자

인간 유전자와 유전체 사건
- 유전자와 단백질
- 전사
- 전사인자
- 소형 RNAs
- 단백질과 표현형
- 인간 유전체의 서열 다양성

좌업생활자의 유전적 변이

규칙적인 운동에 대한 반응의 개인차

유전자와 운동반응
- 규칙적인 운동에 대한 혈압의 반응과 유전자
- 규칙적인 운동에 대한 지질 및 지단백질 반응과 유전자
- 규칙적인 운동에 대한 포도당 및 인슐린 반응과 유전자
- 규칙적인 운동에 대한 심폐지구력 반응과 유전자

운동에 대한 형질특이반응

요약

연구문제

이 책에서는 규칙적인 신체활동의 혜택과 건강체력의 유지가 건강에 얼마나 좋은지에 대한 상당한 증거를 제시하고 있다. 하지만 신체활동이 체력이나 건강에 미치는 영향을 유전적 이질성과 관련하여 개인차를 상세히 설명하지는 못하고 있다. 이 장에서는 우선 인간 유전체(human genome)에 관하여 간단히 개괄한 다음 인간 유전자(human gene)의 특징과 함께 유전자 발현의 조절(gene expression regulation)이나 억제에 관하여 설명할 것이다. 그런 다음 인류(Homo sapiens)의 유전체(genome)에 나타나는 변이에 관하여 논의할 것이다. 이어서 유전적 변이가 작업생활자에게 미치는 영향에 관해서 논의할 것이다. 마지막으로 규칙적인 운동에 대한 반응의 개인차에 관해서 설명하고, 구체적인 예로서 혈압, 지질과 지단백질, 포도당과 인슐린, 그리고 비만과 심폐지구력의 변화에 대한 염기서열의 역할에 관하여 논의할 것이다.

인간 유전학의 기초

이장의 첫 번째 절에서는 인간의 유전체와 그것의 중요한 특징을 정의하였으며, 이어서 인간의 유전자, 유전자 발현 조절, 그리고 선택적 이어맞추기(splicing)의 역할에 관하여 간략히 논의하였다.

인간 유전체

유전자와 인간 유전체의 특징에 관한 생물학은 날마다 새로운 내용을 학습해야 할 만큼 복잡한 주제이다. 인체의 청사진은 모든 유핵세포에서 발견되는 염색체의 디옥시리보핵산(DNA)에 지정된 유전암호에 기록되어 있다. 인간 유전체(human genome)는 인간의 세포 내에 있는 모든 유전정보를 나타내는 용어이다. 인간 유전체는 체세포(생식에 참여하지 않는 세포) 내에 22쌍의 상염색체(autosome)와 2개의 성염색체(sex chromosome)로 이루어져 있다. 암·수 배우자(생식세포) 각각은 정상적으로 23개의 염색체를 포함하는 핵을 갖고 있다. 이들 배우자들은 반수체이고, 따라서 그들은 단지 1벌의 염색체 조합을 갖고 있다. 암 배우자의 경우에는 각각 22개의 상염색체와 함께 성염색체로써 1개의 X 염색체만으로 이루어진 단지 1벌의 염색체 사본을 갖고 있다. 그에 반해서 수배우자의 경우에는 암 배우자와 같은 22개의 상염색체를 갖고 있기는 하지만 성염색체로서 단지 1개의 X염색체를 갖고 있거나 혹은 1개의 Y염색체를 갖고 있다. 수정이 일어나면 암·수 배우자의 핵 내용물이 융합한 결과로 성 염색체인 경우 2개의 X염색체(XX, 동형 접합자)를 갖거나 혹은 하나의 X염색체와 하나의 Y염색체(XY, 이형 접합자)를 갖게 되고, 최종적으로 2배체(diploid)의 염색체 수(23쌍, 따라서 46개)를 회복한다.

염색체는 DNA로 이루어진 긴 사슬과 함께 이를 둘러싸고 있는 단백질로 이루어져 있다. 각각의 염색체에서 진정한 유전물질은 4종류의 염기로 이루어진 긴 DNA 사슬이다. 즉, 아데닌(A), 시토신(C), 구아닌(G), 그리고 티민(T)이 인산결합으로 함께 연결되어 있다. DNA 분자는 상보적인 2가닥이 정확하게 접히고 꼬여서 서로 이중나선을 형성하고 있으며 그 내부에 유전정보인 염기쌍을 함유하고 있다. 상보적인 뉴클레오티드(nucleotide) 서열들은 비교적 약한 수소결합(hydrogen bond)에 의해서 함께 염기쌍을 형성하고 있다(그림 22.1). C염기는 G염기와 쌍을 이루고 A염기는 T염기와 쌍을 이루고 있다. 23개의 염색체는 그 전체 길이가 총 2m에 달하고, 대략 30억 개의 염기쌍으로 이루어져 있다. DNA 사슬에서 염기들의 선형구조를 염색체의 1차구조라고 한다. DNA 분자의 상보적인 두 가닥들이 서로 꼬여서 이중나선을 형성하는 경우에는 이를 염색체의 2차구조라고 한다. 나선 1회전을 피치(pitch)라고 하며, 1피치에는 10개의 뉴클레오티드를 포함하고 있다.

염색체는 그 길이와 동원체(centromere)의 위치에 의해 분류될 수 있다. 상염색체는 1~22번으로 명명되고, 성염색체는 X와 Y로 명명된다. 염색체의 단완(짧은 팔)을 p arm이라 하고, 장완(긴 팔)을 q arm이라고 한다. 단완과 장완은 모두 동원체(centromere, 염색체의 중심부위)로부터 시작해서 말단소립(telomere, 염색체의 말단부위)에 이르기까지 연속적인 숫자에 의해 표시된 지역으로 세분화 되어 있고, 어떤 한 부위 안에 위치해 있는 각각의 띠의 양상은 숫자에 의해 확인할 수 있다. 이러한 명명법의 사용과 세포학적인 주소(cytological adress)에 의해 염색체상에 있는 부위 표현이 가능하게 되었다. 예를 들면, 2p25는 2번 염색체의 단완 내에 존재하는 2지역의 5번 띠를 나타낸다(그림 22.2). 하지만 오늘날에는 인간 유전체의 거의 모든 DNA의 염기서열을 검색해서 볼 수 있으며(www.ncbi.nlm.nih.gov), 염색체상의 주소를 정하는 방법도 신속하게 변화하고 있는 추세에 있다. 실제로 오늘날에는 DNA 염기서열 내에서 1~100만에 걸쳐 있는 정확한 염기의 수로 나타낸 거리에 의해서 인간 염색체상의 물리적인 위치를 표현하는 일이 가능하게 되었다. 즉, 각각의 염색체에 대한 DNA 염기서열을 단위로 사용할 경우에는 과거의 고전적인 세포학적인 주소를 사용하는 것과 비교해서 보다 정확한 염색체상의 위치를 표현하는 일이 가능할 뿐 아니라 (염기수라는 단위를 사용하여) 염색체상의 물리적인 위치도 표현할 수 있게 되었다.

아울러 세포 내에 존재하는 막성 세포소기관의 하나인 미토콘드리아(mitochondria)에는 16,569 염기쌍으로 이루어진 환상의 이중나선 DNA분자의 여러 사본을 갖고 있다. 이 DNA 분자는 핵의 DNA(nuclear DNA) 분자와 비교해서 염기쌍의 수가 매우 적다. 미토콘드리아 DNA(mtDNA)는 핵의 DNA와는 독립적으로 스스로 복제(replication)할 수 있을 뿐 아니라 자체적으로 전사(transcription)와 해독(traslation)을 수행할 수 있는 시스템을 갖추고 있다. 미토콘드리아 DNA는 난자의 세포질을 통해서 모계로 유전된다. 이 작은 DNA 분자는 22종류의 운반 RNA(tRNA) 분자와 함께 2종류의 리보솜 RNA(rRNA) 분자를 갖고 있을 뿐 아니라 미토콘드리아 내에서 아데노신 삼인산(ATP)의 합성과 관련된 13종류의 폴리펩티드(polypeptide)를 암호화하는 유전자를 함유하고 있다. 미토콘드리아에 있는 다른 단백질들을 합성하는데 필요한 나머지 유전정보는 핵의 DNA에 있다. mtDNA는 세포가 필요로 하는 에너지를 공급하는 능력을 가지고 있을 뿐만 아니라 노화 및 다양한 신체적 이상과 질환, 그리고 세포사멸과 같은 생물학적인 과정에 관계하므로 그 중요성을 과소평가해서는 안 된다.

인간 유전자

전형적인 인간의 유전자(그림 22.3)를 살펴보면, 인

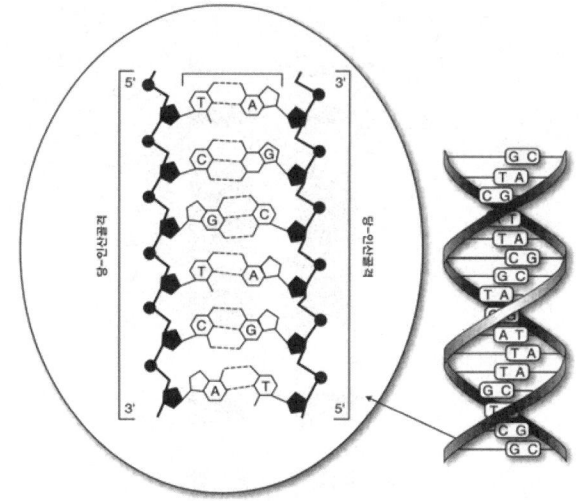

그림 22.1 (서로 간의) 수소결합에 의해 내부에서 염기쌍을 형성하고 있는 질소를 포함하는 염기와 더불어 외부에서 당-인산 골격에 의해 반대방향으로 뻗어 있는 2가닥의 폴리뉴클레오티드 사슬. 아데닌(A)은 티민(T)과 염기쌍을 형성하고 있는 반면 시토신(C)은 구아닌(G)과 염기쌍을 형성함.

간의 유전자에는 엑손(exon, 단백질의 암호화지역)과 함께 인트론(intron, 비암호화지역)을 포함하고 있으며 첫 번째 엑손의 상류지역(5' end; 촉진유전자 지역, promoter region)과 마지막 엑손의 하류지역(3' 비해독부위, 3'-untranslated region, 3'-UTR)에 위치하고 있는 조절부위로 구성되어 있다. 엑손의 수는 1개(예, 인트론이 없는 G-단백질 연결 수용체 유전자)로부터 수백개(예, 363개의 엑손을 갖는 titin 유전자)에 이르기까지 매우 다양하다. 인트론은 원래 유전자의 암호화지역(즉, 엑손) 사이에 놓여 있는 DNA의 비기능적 가닥으로 간주되지만, 그들은 선택적인 촉진유전자 부위와 함께 이어 맞추기 증폭자 및 침묵자(splicing enhancers and suppressors)와 같은 조절요소를 포함하고 있다.

단백질을 구성하는 아미노산의 수는 매우 적은 경우에서부터 1000개에 이르기까지 다양하지만, 평균적으로 약 100개 내외이다. 따라서 평균적인 단백질은 약 300개의 DNA 염기쌍으로부터 암호화된 유전정보를 요구한다(다음 절 참고). 대략 30억 개의 염기쌍을 갖는 인간의 반수체(haploid) 유전체의 경우에는 산술적으로 약 2000만개의 유전자를 암호화할 잠재성이 있다. 그렇지만 완전한 인간의 유전체 염기서열로부터 실제로는 훨씬 더 적은 수의 유전자가 존재하고 있는 것으로 추산하고 있다. 현재, 인간의 반수체 유전체에는 대략 20,000

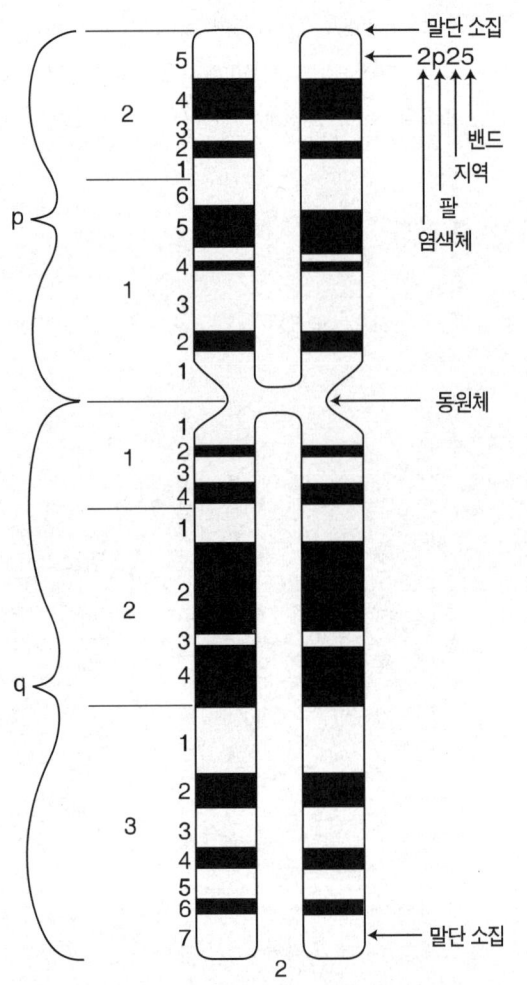

그림 22.2 염색체 상에서 세포학적인 주소를 표현하기 위한 명명법

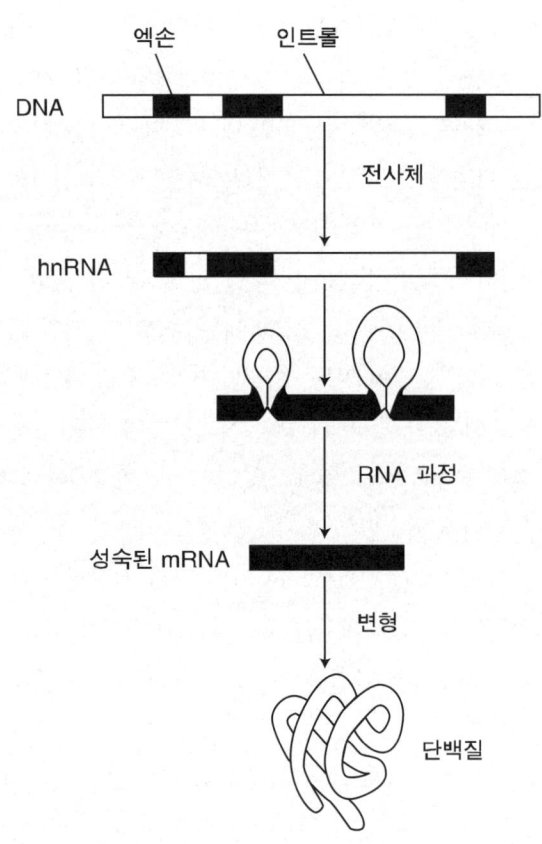

그림 22.3 유전자는 전령 RNA(mRNA)로 전사되는 엑손(exon)과 함께 인트론(intron)을 포함하게 됨. 인트론은 전사체가 이질핵 RNA(hnRNA)로 가공되는 과정인 이어맞추기 과정으로 제거되고, 그 후에 성숙한 mRNA 만이 폴리펩티드로 해독됨

개의 유전자가 있는 것으로 추산하고 있다. 그러나 인간의 유전체가 단순한 염기서열 자료에 의해 제시된 단백질의 수보다는 훨씬 더 많은 종류의 단백질을 암호화하고 있음을 나타내는 많은 증거들이 제시되고 있다.

> **인간 유전체의 중요한 특징**
> - 30억개의 염기쌍을 갖는 DNA
> - 대략 20,000개의 유전자
> - 선택적인 촉진유전자들(alternative promoters)
> - 다수의 엑손을 갖는 유전자들의 대략 75%에서 나타나는 선택적 이어맞추기(alternative splicing)
> - 대략 2,000개의 전사인자(transcription factor)
> - 단지 1개의 엑손을 갖고 있으면서 인트론이 없는 일부의 유전자들
> - 다수의 엑손을 갖고 있는 대다수의 유전자들

유전자 발현

유전자 발현은 내·외 환경으로부터 오는 생물학적인 신호에 반응하여 유전자들이 활성화되거나 억제되는 과정으로 간략하게 정의를 내릴 수 있다. 유전자 발현은 환경으로부터의 도전에 대항하는 반응양상의 변화 혹은 암과 같은 비정상적인 세포의 생장뿐 아니라 생장이나 성숙 그리고 노화과정을 이해하는데 필요하기 때문에 활발한 연구가 기대된다.

모든 유핵 세포는 인간 유전체의 완전한 사본을 갖고 있다. 이때, 일부 유전자들은 그 유전자 산물이 세포 기능에 필수적이기 때문에 거의 모든 세포에서 발현된다(가사 유전자). 그러나 인간 유전체에 존재하는 유전자들의 대다수는 단지 특정 기관이나 조직 또는 세포(cell)에서만 발현되거나 세포주기상의 특정 시기나 개체발생의 특정 단계에서만 발현된다. 더욱이 유전자 발현은 어떤 이온(ion)이나 영양물질의 세포외 농도나 세포의 대사적인 환경 변화와 같은 외부자극에 반응하여 증가하거나 감소한다. 이러한 모든 요구를 충족시키기 위해 유전자 발현은 엄격하게 통제·조절된다. 유전자 발현의 적응과 조절은 전사인자(transcription factor), 선택적 이어맞추기(alternative splicing), 선택적 촉진유전자(alternative promoters), 유전체 각인(genomic imprinting), 그리고 후생유전학(epigenetics)적인 기전을 통한 유전자 침묵(silencing)과 같은 조절기전을 통해 달성될 수 있다.

선택적 이어맞추기

인간 유전체의 염기서열을 결정한 결과, 가장 놀라운 발견 중의 하나는 적은 유전자 수이다. 발현되는 염기서열의 수를 기초로 한 이전의 추정치에 의하면 인간의 유전자수가 80,000~150,000개인 것으로 추산하였지만 인간 유전체 프로젝트를 수행한 결과 이미 알려져 있거나 예측된 유전자의 수가 대략 20,000개인 것으로 나타났다. 이러한 발견은 몇몇 유전자들의 경우에는 하나 이상의 전사체(transcripts)를 생성해야만 하기 때문에 하나의 유전자가 여러 종류의 유전자 산물을 합성하는 현상이 과거의 견해보다 보편적임을 강조하고 있다.

유전자의 수와 유전자 전사체 사이의 불일치에 관여하는 중요한 요인은 바로 선택적 이어맞추기(alternative splicing)이다. 선택적 이어맞추기는 하나의 유전자가 다양한 방식으로 엑손들을 조합하여 다수의 mRNA를 만드는 현상을 지칭한다(그림 22.4). 다수의 엑손을 갖는 인간 유전자의 대략 75%가 선택적 이어맞추기 현상을 나타내고 있으며, 이어맞추기가 일어난 유전자 산물들(이때 하나의 선택적 이어맞추기에 의해 생성된 서로 다른 유전자 산물들 각각을 이소폼이라고 한다) 중에서 적어도 70%는 유전자 산물의 성질을 변화시키는 것으로 추정하고 있다. 선택적 이어맞추기가 일어날 때에는 하나 또는 여러 개의 엑손들을 포함시키거나 배제시키는 일이 일어나는데, 경우에 따라서

는 첫 번째 엑손 상류의 5' 위치나 혹은 마지막 엑손 하류의 3' 위치도 포함 또는 배제시킬 수 있다. 이러한 변화가 일어나면 유전자 산물을 구성하는 일부의 기능적인 단위가 해독틀 내에서 첨가되거나 제거될 수 있을 뿐 아니라(엑손의 선택에 의해서), 폴리펩티드의 아미노 말단(amino terminal)이 변화되거나 선택적 개시(alternative initiation) 또는 틀 변경(frameshift) 및 선택적인 종결(alternative termination)에 의해 유전자 산물의 카르복실 말단(carboxyl terminal)이 변화될 수 있다. 선택적 이어맞추기의 조절에 대해서는 현재까지 거의 알려진 것이 없다.

인간 유전자와 유전체 사건

우리는 유전자가 어떠한 방식으로 단백질을 구성하는 아미노산 서열을 결정하는지를 알고 있다. 이 절에서는 암호화된 유전정보, 단백질 그리고 표현형 간의 관계를 논의할 것이다.

유전자와 단백질

유전정보의 역할은 궁극적으로 세포내 기구에 의해 합성되는 모든 단백질을 구성하는 아미노산의 순서를 일일이 열거하는 것이다. 모든 가능한 3중 암호와 그들을 암호화하는 아미노산을 유전암호(genetic code)라고 한다. 유전자에 포함되어 있는 명령을 최종 유전자 산물로 전환시키는 과정이 단순해 보이지만 실제로는 매우 복잡하다. DNA 염기서열은 우선 RNA 염기서열로 전환된 다음 폴리펩티드로 해독되며 그 후에 최종적으로 단백질을 생성한다. 이러한 일련의 단계들 중에서 첫 단계인 전사(transcription)는 세포의 핵 (nucleus)에서 일어난다. 그 후 전사에 의해 합성된 mRNA는 폴리펩티드의 1차 구조를 지시하며 그런 다음 폴리펩티드가 인산화, 메틸화, 아세틸화, 카르복실화 및 당화와 같은 일련의 해독 후 변형(post-translational modification) 과정을 거치게 된다. 또한, 폴리펩티드는 효소 절단으로 더 작은 기능적 산물을 생산할 수 있다.

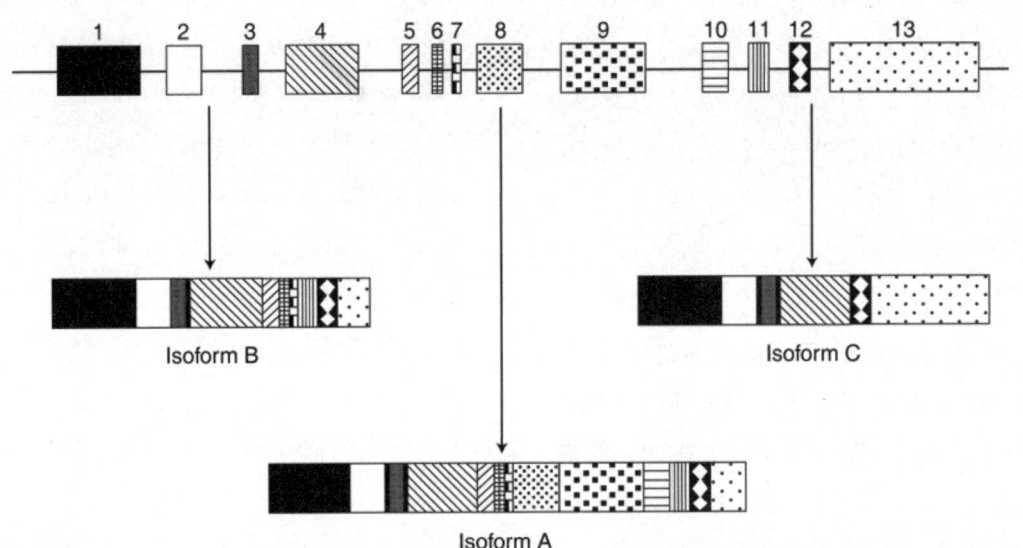

그림 22.4 총 13개의 엑손(exon)으로 이루어진 유전자가 3개의 서로 다른 전령 RNA(mRNA)를 암호화하고 있음. Isoform A는 총 13개의 엑손을 모두 포함하는 반면 isoform B와 isoform C는 각기 엑손 8~10와 엑손 5~11이 이어맞추기(splicing) 과정에 의해 제거됨. Isoform C는 선택적 종결암호를 사용함

전사

전사(DNA를 원본으로 사용하여 RNA를 만드는 과정)를 시작하기 위해서는 유전자에 근접한 구체적인 DNA 염기서열에 결합하는 전사인자가 필요하다. 이러한 DNA 염기서열 요소들(sequence elements)은 보통 유전자의 첫 번째 엑손의 상류 쪽에 주로 위치하고 있으면서, 그 유전자에 대한 촉진유전자(promoters) 부위를 구성한다. 만일 이러한 전사인자들이 촉진유전자 부위에 결합하게 되면 RNA 중합효소(RNA polymerases)는 일련의 전사인자 복합체에 결합하여 활성화된 다음 RNA 합성을 개시한다. 몇몇 전사인자들이 인식하는 공통적인 촉진유전자 요소들은 보통 전사가 개시되는 부위로부터 대략 25 염기쌍 상류부(-25 bp)에 위치하고 있는 TATA 상자(TATA box)와 CAAT 상자(CAAT box), 그리고 GC 상자(GC box)를 포함하고 있다. 이러한 공통적인 촉진유전자 요소들 외에도 증폭자(enhancers), 침묵자(silencers) 그리고 반응요소(response elements)와 같은 특정 유전자의 전사를 활성화 또는 억제시킬 수 있는 조절성 염기서열들이 하나의 구성 요소를 이루고 있는 경우들도 있다. 이때, 이들 염기서열 요소들은 전사개시 부위로부터 상당히 멀리 떨어져 위치하고 있다(보통 수천 염기쌍 정도). DNA 상의 이들 지역에 유전자 조절 단백질이 결합하게 되면 촉진유전자와 증폭자 사이 또는 촉진유전자와 침묵자 사이에 있는 DNA 가닥을 고리 형태로 구부려 조절 단백질이 촉진유전자에 결합된 전사인자와 상호작용할 수 있도록 한다.

일단 DNA 주형(template)으로부터 RNA 분자의 합성이 완료되면 1차 RNA 전사체(i.e., 원래의 주형 DNA의 완전한 사본)는 다양한 전사 후 변형(post-transcriptional modification) 과정을 겪게 된다. 이러한 변형과정의 예로서 원치 않는 RNA 내부 단편의 제거(i.e., 인트론 염기서열), 남아있는 RNA 단편들의 재결합(엑손 염기서열), 전사체의 5'말단에 모자(cap)의 형성, 그리고 3' 말단의 폴리아데닐화(polyadenylation) 과정 등이 있다. 이 때, 인트론 RNA 단편을 제거하는 과정을 RNA 이어맞추기(splicing)라고 한다. 그 과정은 엑손과 인트론의 경계선(splice junction)에 있는 특정 뉴클레오티드 서열에 의해 이루어진다.

전사인자

유전자 발현은 외부자극에 반응하여 비교적 신속하게 조절된다. 이러한 자극은 표적 유전자에 인접해 있는 촉진유전자 부위(반응 요소)의 특이 조절 염기서열에 결합하는 특별한 전사인자를 활성화시켜 결국에는 표적 유전자를 활성화시킨다. 유전자에 인접해 있는 촉진유전자 부위에서는 유전자의 전사를 개시하기 위하여 필요한 다양한 종류의 전사인자가 결합할 수 있다. 가사 유전자(housekeeping genes)를 전사하는 RNA 중합효소 I과 III을 활성화하기 위해서는 많은 일반 전사인자가 필요하다. 그에 반해서, RNA 중합효소 II에 의한 폴리펩티드를 암호화하는 유전자 전사에는 일반 전사인자는 물론 조직 특이적(tissue-specific)인 전사인자를 포함하는 복잡한 구성원을 요구한다. 물론, RNA 중합효소 II와 일반전사인자의 복합체만으로도 최소한도의 유전자 전사를 시작할 수 있지만 부가적인 양성 혹은 음성 조절요소로 유전자 전사를 더 증가시키거나 중단시킬 수도 있다. 조직 특이성은 조직 특이적인 전사인자들에 의해 인식되는 다양한 촉진유전자 부위의 염기서열 요소들과 함께 특별한 증폭자와 침묵자 간의 상호작용으로 그 목적을 달성할 수 있다. 오늘날에는 유전자의 수보다는 오히려 전사인자의 수가 생물체의 복잡성을 나타내는 중요한 척도가 되고 있다. 예를 들면, 인간의 유전체에는 전사인자를 암호화하기 위한 2,000개 이상의 유전자가 사용되고 있지만, 예쁜꼬마선충(C. elegans)과

초파리의 유전체에는 각기 500개와 700개의 유전자가 전사인자를 암호화하고 있다.

소형 RNAs

최근 유전자 발현의 조절과정을 이해하기 위한 하나의 돌파구로서 소형 RNA가 어떤 역할을 수행하는지 밝히는 연구가 진행되고 있다. 소형 RNA가 수행하는 여러 가지 기능 중에서 가장 대표적인 것은 소형 RNA가 표적 mRNA에 결합하여 해독을 억제하거나 mRNA를 분해하는 방식으로 유전자 발현을 저해시키는 것이다.

단백질과 표현형

mRNA 주형에서 폴리펩티드를 합성하는 과정인 해독은 세포질에서 일어나는 현상이다. mRNA 분자가 핵으로부터 세포질로 이동한 후 해독이 일어나는 장소인 리보솜(ribosome)과 결합한다. 리보솜은 폴리펩티드 합성을 위한 구조적인 기반을 제공하는 거대한 RNA-단백질 복합체이다.

단백질은 전신에 걸쳐서 두루 존재하며, 세포 건조중량의 약 50% 이상을 차지한다. 단백질은 〈표 22.1〉에 요약한 것처럼 그것의 기능에 대해서는 비교적 잘 알려져 있다. 단백질은 기능적으로 총 9종으로 분류할 수 있

표 22.1 단백질의 기능별 분류

단백질	예
구조	콜라겐(collagen)은 인간의 신체에서 가장 풍부한 단백질로 다양한 종류의 결합조직에서 발견된다.
저장	난알부민(ovalbumin)은 배발생 동안 물질과 에너지의 주요한 원천이다.
수송	헤모글로빈(hemoglobin)은 산소 농도가 높은 폐로부터 산소 농도가 낮은 말초 조직으로 산소를 수송한다.
수용체	인슐린 수용체(insulin receptor)는 그 일부가 세포막에 박혀 있고, 다른 부분은 세포 표면에 노출되어 있는 단백질이다. 인슐린(insulin)과 인슐린 수용체(insulin receptor)가 결합하면, 복잡한 신호전달 경로의 활성화를 통해서 포도당의 흡수 현상이 일어난다.
호르몬	뇌하수체로부터 방출되는 성장호르몬(growth hormone)은 대부분의 신체조직에 대한 성장을 자극하고, 광범위한 대사적인 효과를 나타낸다.
방어	항체(antibodies)는 체내에서, 외래물질, 다른 생물체 혹은 이식된 조직이 존재할 때, 이에 대항해서 합성된다.
수축	근섬유를 따라 규칙적으로 정렬되어 있는 액틴(actin)과 미오신(myosin) 그리고 다른 수축 단백질들은 잘 조절된 방식으로 일어나는 서로 간의 활주현상에 의해서 근섬유의 길이를 단축시킨다.
조절	조절단백질(regulatory protein)은 발현되는 유전자의 종류나 유전자가 발현되는 시기에 영향을 미친다. 전사인자(transcription factor)는 DNA 염기서열에 결합하여, 특정한 유전자의 발현을 조절하는 단백질이다.
효소	효소(enzyme)는 가장 광범위하고 가장 다양한 단백질의 분류 범주에 속한다. 기질(substrate)로써 크레아틴 인산(creatine phosphate)을 이용하여 ADP를 ATP로 인산화(phosphorylation)시키는 효소인 크레아틴 키나아제(creatine kinase)는 하나의 예이다.

ADP = adenosine diphosphate; ATP = adenosine triphosphate

다. 몇몇 세부적인 분류법이 부가될 수도 있겠지만, 이 정도의 분류만으로도 유전정보와 표현형 특징의 발현 사이에서 일어나는 일련의 사건들을 매개하는 단백질의 중심적인 역할을 입증하는데 충분하다고 할 수 있다. 예를 들어 효소 단백질의 경우 세포 내에서 생화학적 반응 속도를 증가시키는 능력을 발휘하는 다양한 범주들이 있다. 예외적인 경우가 있기는 하지만 효소는 보통 화학반응 속도를 증가시키는 성질을 갖고 있다.

개념에 대한 하나의 예로서 간과 골격근의 글리코겐 합성 경로에 관여하는 조절효소로 신체활동 및 건강과도 밀접한 관계가 있는 글리코겐 합성효소를 생각해 보기로 하자. 이 효소는 2가지 유형으로 이루어져 있으며, 상기한 2 종류의 조직을 구성하는 세포 내에 존재한다. 낮은 활성형인 인산화된 형태와 높은 활성형인 탈인산화된 형태. 인산화는 효소의 활성 상태를 변화시키기 위해서 인산기가 효소 단백질에 공유결합에 의해 첨가되는 과정을 나타내는 용어이다. 효소의 인산화는 인산화효소 군(kinase family)에 속하는 일단의 효소에 의해서 이루어진다. 탈인산화는 탈인산화효소의 작용에 의해 이루어진다. 이러한 사례는 한 가지 유전자 산물의 효과(예: 하나의 조직에서 글리코겐 합성효소)가 다른 유전자 합성물에 의해 부분적으로 조절될 수 있다는 사실을 보여주고 있다. 결국, 표현형(측정가능한 간이나 근육의 글리코겐 농도)은 여러 유전자에 의존한다. 또한, 표현형은 유전적 영향에 직접 의존하거나 의존하지 않는 해당과정 또는 글리코겐 합성경로의 진입이나 포도당 전구체의 이용과 관련된 기전을 포함하는 다른 기전에 의해서도 영향을 받을 수 있다.

일회성 운동이나 규칙적인 훈련은 단백질 합성을 증가시키는 생리적인 반응을 일으킨다. 운동을 하면 단백질 합성이 증가될 수밖에 없는 이유는 우선 특정 유전자 산물(예: 에너지 생성경로의 효소들)의 합성을 높이는 노력을 해야 하고, 운동하면서 이화된 단백질을 보충해야 하며, 신체활동에 적응하는 변화를 해야 하기 때문이다(예: 작업하는 근육에서 증가된 혈류). 인간의 유전체는 장기간에 걸쳐 진화된 상태이며 그 과정에서 상당한 신체활동이 요구되었을 것이다. 이는 운동과 유전자 발현 사이의 관계가 신체 내에 깊이 각인되어 있다는 의미이다.

운동이 유전자 발현에 미치는 효과는 근육수축 운동으로 인한 골격근 비대 현상에서 찾을 수 있다. 근 수축은 알파-액틴(α-actin)과 같은 근섬유 단백질을 전사하고 해독하는 능력을 증가시키는 것으로 알려지고 있다. 동물을 대상으로 한 실험에서 혈청 반응인자라고 하는 전사인자와 알파-액틴 유전자의 촉진유전자 부위에 위치한 반응요소가 근육 수축으로 일어나는 알파-액틴 유전자 발현과 이어서 일어나는 근비대와 관련이 있는 것으로 알려지고 있다. 근육의 과부하는 인슐린 유사 성장인자 I(insulin-like growth factor I, IGF-I)를 포함한 여러 성장인자(growth factors)와 더불어 신호전달 분자(예: calcineurin)의 발현을 증가시키는 것으로 확인되었다.

이러한 사례는 운동에 급성 또는 만성적으로 적응하는 과정을 통해서 특정 유전자의 발현수준이 증가한다는 사실이 밝혀지고 있다. 하지만 운동으로 인한 유전자 발현의 순수한 효과는 다른 유전자들이 통합적으로 작용하여 결정된다. 최근 마이크로어레이(microarray) 기술이 발전하면서 한 번의 실험으로 수천 종류의 유전자 발현수준을 동시에 조사할 수 있게 되었다. 이처럼 마이크로어레이 기술이 발전하면서 특정 대사경로나 전사인자와 같은 몇몇 유전자 군에 속하는 단백질의 발현양상과 운동자극과의 관계를 비교적 신속하게 탐색할 수 있게 되었다.

그에 관한 예로서 Roth와 그의 동료 연구자들은 2002년에 20명의 좌업생활자들을 대상으로 외측광근의 유전자 발현 양상에 대해 9주간의 근력운동의 효과를 조사하였다. 근력 훈련 내용은 한쪽 무릎에 대한 신전운동을 하는 것이었다. 연구에 참여한 피험자들은 주당 3회 이 운동을 실시하였으며, 훈련은 고강도의 저항성 신전운동을 4회 실시하도록 하였다. 9주 동안의 훈련을 마쳤을 때 총 69종류의 유전자의 발현수준이 1.7배 차이가 있는 것으로 보고되었다. 그 가운데 14종류의 유전자를 성과 나이와 관련하여 분석하였다. 분석 결과 12종류의 유전자는 발현능력이 감소한 반면, 2종류의 유전자에서는 발현이 증가하였다(표 22.2).

인간 유전체의 다양성의 원인

- 배발생 과정에서 일어나는 염색체의 독립분리 현상
- 감수분열 시기에 일어나는 재조합 현상 (교차)
- 염기의 치환
- 염기의 결실
- 염기의 돌연변이

인간 유전체의 서열 다양성

감수분열을 할 때 일어나는 2가지 중요한 사건 때문에 인간을 포함하는, 유성생식을 하는 종들이 유전적으로 다양한 특성을 갖게 된다. 첫 번째로 일어나는 사건은 배발생 동안에 염색체 쌍들이 딸세포로 이동하면서 일어나는 독립분리 현상이다. 염색체 가 23쌍인 인간의 경우 반수체인 유전체에서 부계와 모계의 염색체가 서로 다른 방식으로 조합하여 일어날 수 있는 경우의 수가 2^{23}, 즉, 8388608이나 된다. 유전적 변이를 증가시키는 두 번째 사건은 재조합 현상이다. 염색체가 딸세포로 이동하기 전에 상동염색체들이 쌍을 형성하고, 교차가 일어난다. 교차는 상동염색체 쌍들 간에 일어나는 염색체 단편의 교환을 지칭하는 용어로 모계와 부계의 상동염색체 쌍들 사이에서 대립유전자들(하나의 유전자에 대한 서로 다른 유형)이 재조합하는 것을 말한다. 이러한 현상을 〈그림 22.5〉에서 설명하였다. 예를 들면, 만일 1

표 22.2 9주간의 근력 훈련 프로그램에서 1.7배 이상의 발현 수준의 변화를 보인 유전자들의 목록

유전자명	유전자 기호	변화 비율
발현이 증가된 유전자		
Four-and-a half Lim domains 1	FHL1	0.248
Myosin, light polypeptide 2	MYL2	0.262
cold shock domain protein A	CSDA	0.265
Glyceraldehyde-3- phosphate dehydrogenase	GAPD	0.297
Actin, $\alpha 2$	ACTA2	0.405
Myosin, light polypeptide 3	MYL3	0.442
Dynactin	ACTB	0.446
Eukaryotic translation elongation factor 1 γ	EEF1G	0.484
ATP synthase, mitochondrial F1 complex, β polypeptide	ATP5B	0.505
Troponin I	TNNI1	0.508
Actin-related protein 1, centractin α	ACTR1A	0.513
Topoisomerase (DNA) I	TOP1	0.547
발현이 감소된 유전자		
Tetraspan 5	TM4SF9	2.131
TNF receptor-associated factor 6	N/A	1.852

LIM은 이중의 아연 손가락 모티프 (Lim domain)가 처음으로 확인되었던 3종의 전사인자 (Lin-11, Isl-1 and Mec-3)로부터 유래되었다.

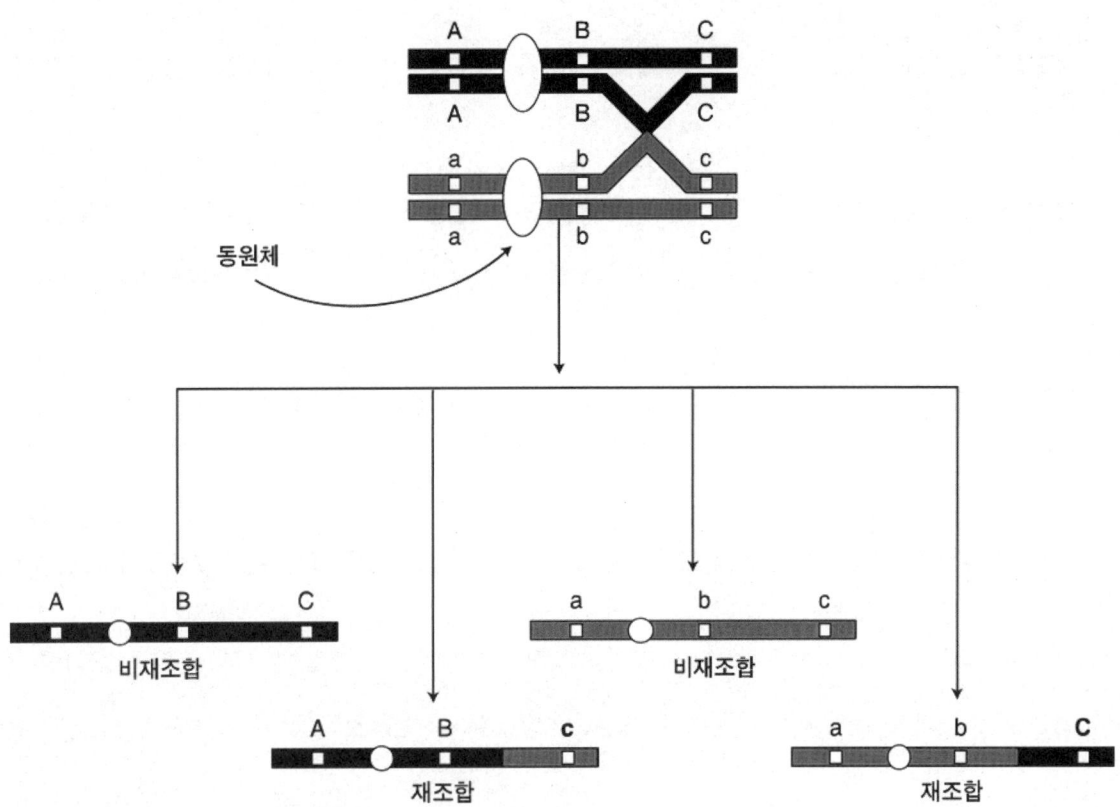

그림 22.5 상동염색체 쌍들 사이에서 일어나는 재조합 (교차) 현상

쌍의 염색체들이 3종류의 유전자들을 운반하면 이들 유전자 각각이 집단 내에서 2종류의 상이한 형태로 존재할 수 있고(예: A와 a, B와 b, C와 c), B 유전자와 C 유전자 사이에서 일어나는 교차에 의해 양친 유전자들의 조합을 운반하는 2개의 재조합이 일어나지 않은 염색체와 함께 새로운 유전자 재조합이 일어난 2개의 재조합 염색체가 생성될 수 있다. 감수분열을 하는 동안 상동염색체의 각 쌍들 간에는 (모계와 부계의 자손 염색체 쌍들 간) 대략 2~3회의 재조합이 일어나는 것으로 추정하고 있다. 어떤 집단 내에 존재하는 유전적 차이는 감수분열을 하면서 "독립분리"와 "재조합" 현상에 의해 증폭되어 무한한 배우자를 생성하게 되므로 다양하고 개성 있는 개인을 탄생시키게 된다(단, 일란성 쌍생아의 경우는 예외임).

유전적 차이가 나타나게 되는 또 다른 이유는 DNA 상의 뉴클레오티드 서열 내에서 일어나는 유전적 변화(돌연변이)가 관여하고 있기 때문이다. 돌연변이는 다음과 같이 3종류로 분류할 수 있다.

- 염기 치환
- 결실
- 삽입

염기 치환(base substitution)은 일반적으로 단일 염기의 교환을 의미한다. 최종 유전자 생산에서 아미노산을 변화시키지 않는 침묵 돌연변이는 코딩 DNA에서 가장 자주 관찰된다. 아미노산을 변화시키는 치환은 전과 다른 종류의 아미노산(과오 돌연변이)을 지정하는 변화된 암호를 생성하거나 종결 암호(사슬종결 돌연변이)를 생성하여 단백질 합성을 조기에 종결시킨다. 과오돌연변이(missense mutation)는 보존된 아미노산이나 보존

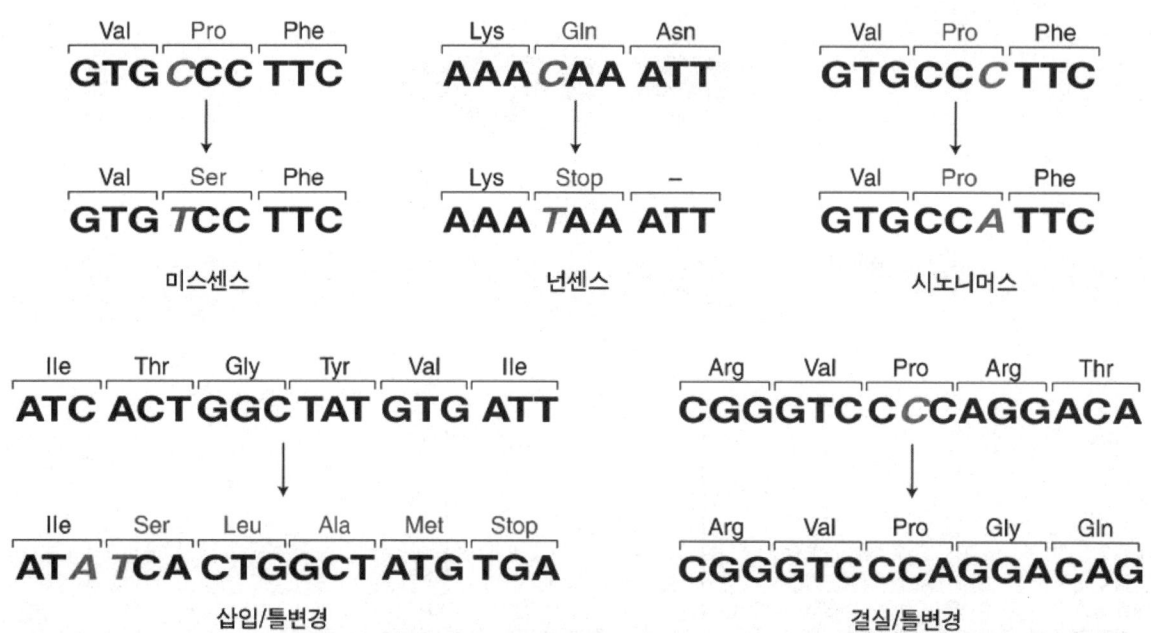

그림 22.6 위의 두 단락은 단일염기의 변화가 아미노산의 변화(과오 돌연변이)나 조기종결 암호(사슬종결 돌연변이)를 유도하거나 유전자 산물에 대해서 아무런 효과를 나타내지 못하는(동의의 돌연변이 – 침묵 돌연변이) 단일염기 치환을 나타내고 있음. 아래의 두 단락은 유전자의 해독틀을 변경시키는(틀 변경 돌연변이) 소규모의 삽입(왼쪽)과 결실(오른쪽) 돌연변이의 예를 보여주고 있음. 다형성 뉴클레오티드와 그에 따른 아미노산의 변화는 이탈릭체로 표현하였음.

되지 않은 아미노산 치환을 유도할 수 있다. 보존된 치환은 새로운 아미노산이 전의 아미노산과 화학적으로 유사한 성질을 나타내는 반면, 보존되지 않은 치환으로 도입된 아미노산은 다른 화학적 특성을 갖는다. 따라서 보존되지 않은 치환은 보존된 치환에 비해 유전자 산물의 성질을 더 크게 변화시킨다. 결실이나 삽입은 DNA 염기서열에서 하나 또는 몇 개의 뉴클레오티드를 제거하거나 추가하는 것을 말한다. 이러한 변이는 비 암호화 DNA에서 비교적 자주 일어난다. 삽입이나 결실은 유전자의 정상적인 해독틀을 변화시켜서 최종 유전자 산물을 변화시키는 틀 변경(frameshift)을 도입할 수 있는 엑손 부위에서는 비교적 자주 일어나지 않는다.

과거에는 돌연변이가 아미노산 서열을 변화시킬 때에만 이를 기능적으로 중요하게 생각하였다. 반면 현재는 비 암호화 DNA에서 일어는 돌연변이뿐만 아니라 침묵 돌연변이도 유전자 전사와 최종 유전자 생산에 강한 영향을 미친다는 것이 인정되고 있다. 인간에게 질병을 일으키는 점 돌연변이(point mutation)의 약 15%가 이어맞추기 과정에 영향을 미치는 것으로 추정되고 있다. 유전자의 5' 상류 쪽에 있는 조절부위에서 일어나는 돌연변이는 전사인자 결합부위나 반응요소 또는 증폭자나 침묵자의 염기서열을 파괴하여 유전자의 전사율에 영향을 미칠 수도 있다. 유전자의 하류 쪽에 있는 3' 비해독지역(3'-untrnaslated region, 3'-UTR)은 핵 수송, 폴리아데닐화, 세포 내 표적화 그리고 mRNA 안정성에 영향을 미치는 여러 염기서열 요소들을 포함하고 있다. 이러한 염기서열에서 일어나는 돌연변이는 잠재적으로 유전자 전사 및 해독에 영향을 미칠 수 있다. 암호화 염기서열에서 침묵 돌연변이나 아미노산의 변화를 일으킬 수 있는 돌연변이에 의한 치환은 증폭자나 침묵자의 이어맞추기뿐 아니라 이어맞추기 부위를 변화시켜 성숙한 폴리펩티드의 성질에 영향을 미칠 수도 있다.

이와 관련된 의문 중의 하나는 인간 염색체 DNA 염기서열 내에서 변이의 정도에 대한 것이다. 다형성(polymorphism)에 대한 개념은 유전적 변이를 고려할 때 매우 중요하다. 다형성은 적어도 1% 이상의 빈도로 집단 내에 존재하는 DNA 염기서열 상의 변이로 정의할 수 있다.

유전적 변이는 DNA 염기서열 수준에서 매우 광범위하다. 인간 유전체에서는 매 600~1000 염기쌍마다 대략 하나 꼴로 염기의 변이가 있는 것으로 추정하고 있다. 뉴클레오티드 염기에서 하나의 변화를 단일염기 다형성(single nucleotide polymorphism, SNP)이라고 한다. 인간의 유전체는 대략 30억 염기쌍의 DNA를 갖고 있기 때문에 한 개인을 같은 종인 Homo sapiens에 속한 다른 사람의 DNA와 비교하면 그의 DNA에 최소한 300~500만개의 변이체가 있다고 할 수 있다. 이미 1000만개 이상의 SNP가 발견되었으며, 계속해서 그 수가 증가하고 있다. 다형 현상을 나타내는 DNA 염기서열은 주로 유전자의 인트론이나 유전자간 부위에 그리고 유전체 전반에 널리 분포되어 있다. 뉴클레오티드 서열의 다양한 반복수(예: CG나 CAG의 반복) 역시 유전체 전체에 걸쳐서 두루 발견되고 있으며, 이 역시 집단 내에서 다형성을 나타내고 있다. 10 종류 혹은 그 이상의 대립유전자들을 갖고 있으며 길이 다형성(length polymorphism)을 나타내는 직렬반복(tandem repeats)은 쉽게 발견할 수 있다. 이러한 다형성을 나타내는 직렬반복들은 인간의 다양성을 나타내는 매우 유용한 표지인자(genetic markers)이다. 또한, 1에서 수백 개의 뉴클레오티드가 삽입되거나 결실되는 현상 역시 유전체 전체를 통해서 발견되고 있다.

전 인류에게 보편적으로 존재하거나 아니면 특정한 집단에만 한정된 유전적 변이율이 어느 정도인지는 수십 년 동안 논쟁이 된 주제이다. 오늘날에는 유전적 변이의 대부분이 전 인류 간에 공유되고 있으며, 이러한 변이들 중 3~5% 만이 특정한 집단에 국한되어 있다. 따라서 특정 집단이나 민족에게 나타나는 유전적 차이는 Homo sapiens에서 관찰되고 있는 유전적 다양성에 비하면 그리 크지 않다.

인간 DNA 서열 다양성의 범위

- 어느 특정한 개인의 DNA 염기서열을 공통적인 Homo sapiens에서 나타나는 DNA 염기서열과 비교하였을 때, 대략 300만개의 변이체(variants)를 갖고 있다.
- DNA 염기서열에서 나타나는 변이의 대부분은 모든 민족 집단에서 공통적으로 관측된다.
- 이러한 변이의 극히 적은 부분(3~5%)만이 민족 집단에 대해서 특이적이다.

좌업생활자의 유전적 변이

이 절의 주제는 규칙적인 운동에 따른 변이와 유전적 차이의 역할에 초점을 맞추고 있다. 신체활동과 건강관리에 관련된 모든 형질들이 주로 앉아서 생활하는 사람들의 유전적 특성으로 나타나고 있다. 그에 대한 몇 가지 사례를 보면 그것이 사실이라는 것을 알 수 있다.

주로 앉아서 생활하는 사람의 심폐지구력에 대한 유전성은 쌍생아 및 가계 연구를 통해서 밝혀지고 있으며, 가장 대표적인 연구로는 유전 세대연구를 들 수 있다 (Bouchard et al., 1998). 연구결과, 주로 앉아서 생활하는 사람의 VO_{2max}가 분명한 가족 집적성(familial aggregation)을 갖고 있었다. 나이, 성별, 체질량 및 신체조성 등을 통제한 VO_{2max}의 분산이 가계 내의 구성원들 간에는 별 차이가 없었으나 다른 가계 구성원들 간의 비교에서는 2.7배가 더 높은 것으로 나타났다.

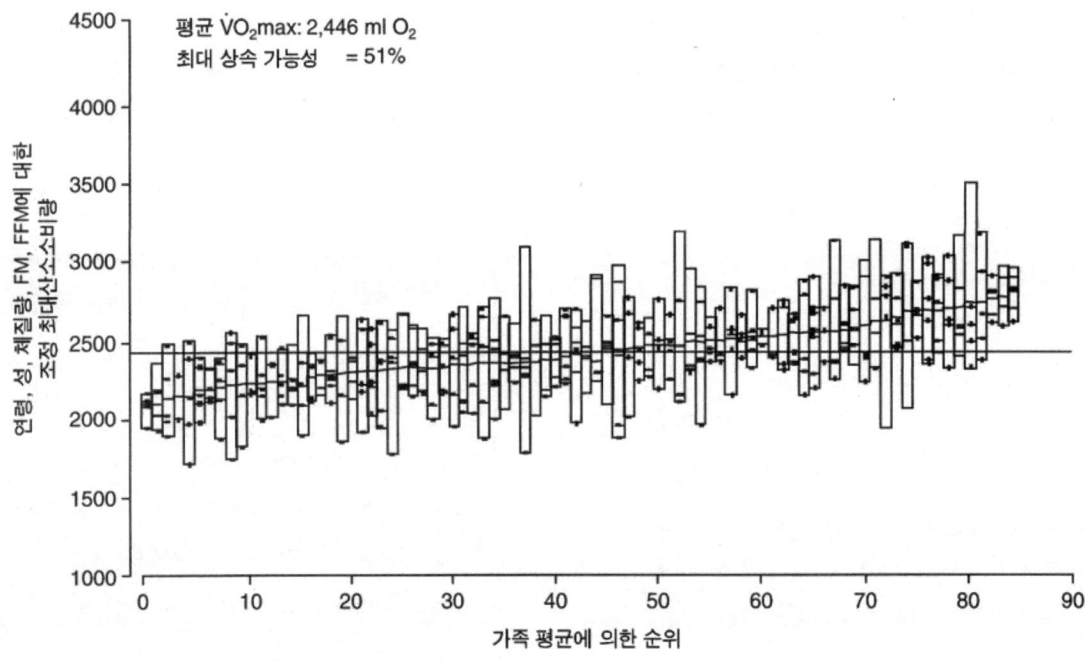

그림 22.7 좌업생활자의 VO_{2max} 값의 가족 집적성 분포 양상

VO_{2max} 분산의 40%를 유전에 따른 가족 집적성으로 설명할 수 있다(그림 22.7). 가족 간 상관관계(배우자, 4인 가족의 양친과 두 자녀, 3인의 형제 및 자매)에 대한 최대우도(maximum likelihood)를 추정한 결과, VO_{2max}의 최대 51%가 유전의 영향일 것으로 추정하고 있다. 하지만 배우자간의 상관관계를 분석하였을 때에는 VO_{2max}의 유전가능성이 50% 보다 낮을 것을 추정하고 있다. 유전 세대연구(Heritage Family Study)에 관심 있는 독자들은 http://www.pbrc.edu/HERITAGE 사이트를 방문하여 참고하기 바란다.

일란성 쌍생아(MZ)와 이란성 쌍생아(DZ), 그리고 생물학적인 형제 및 혈연관계가 없는 사람들을 대상으로 유전에 관한 연구를 수행한 결과, 외측광근의 근섬유 유형이 유전자의 영향을 받을 수 있지만 유전기전에 의해서만 전적으로 조절되지 않으며, 규칙적인 운동에 의해서도 상당히 영향을 받을 수 있다는 사실을 입증하였다. 인간의 골격근에 있는 제1형 근섬유의 전체 비율에서 유전적, 환경적, 방법론적인 부분이 차지하는 비율을 〈그림 22.8〉에 요약하였다.

유전자형(genotype)은 골격근의 핵심효소의 양을 결정하는데 영향을 미친다. 예를 들면, phosphofructokinase와 oxoglutarate dehydrogenase와 같은 효소들은 각기 해당 과정과 시트르산 회로를 조절하는 것으로 알려져 있다. 근섬유에 있는 이들 두 효소의 양에 따라 활동 정

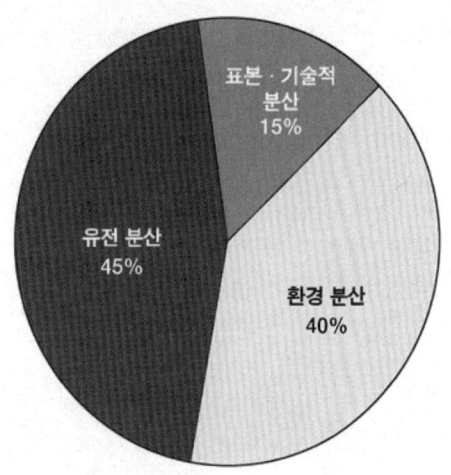

그림 22.8 근섬유 유형의 분포

도가 달라지며, 해당 과정이나 시트르산 회로를 경유한 기질의 흐름이나 근섬유에 ATP를 보충하는데 있어서도 매우 중요하다. 쌍생아 연구에 의하면 근육 내 이들 두 효소의 양이 다른 이유의 25% 이상이 유전적 효과와 관련이 있는 것으로 나타났다.

쌍생아와 그의 가계를 연구한 결과에 따르면 제지방량(fat-free mass, FFM) 역시 유전적인 요인과 관련이 있는 것으로 확인되고 있다. 227쌍의 일란성 쌍생아와 126쌍의 이란성 쌍생아를 포함하는 총 706명의 폐경기 후 여성을 대상으로 한 연구에서 dual-energy X-ray (DEXA)에 의해서 제지방량을 추정하였다. 이 연구 결과에서는 제지방량에 대한 유전성(heritability)의 추정치가 0.25인 것으로 추산하였다. Quebec 세대에서 자손이나 양자에 의한 가족관계를 토대로 경로분석을 한 결과, 제지방량의 유전적 효과를 확인할 수 있었으며, 수중 제지방측정법을 통해서 제지방량 차이의 30%를 유전적 요인으로 설명할 수 있었다(Bouchard et al., 1988).

규칙적인 운동에 대한 반응의 개인차

운동에 적응하는 양상에는 상당한 개인차가 있다. 일례로, HERITAGE Family Study에서는 742명의 건강한 좌업생활자들에게 20주 동안 잘 통제된 조건에서 지구력 훈련을 하도록 하였다. 모든 연구 피험자들이 동일한 조건에서 운동을 하였음에도 불구하고 VO$_{2max}$에 아무런 변화가 없는 사람에서부터 최대 1L/min 이상까지 증가하는 사람까지 심한 개인차가 있었다(그림 22.9). 이처럼 표준화된 프로그램으로 운동을 하였음에도 나타나는 개인차는 연령, 성, 또는 민족 등과 같은 변수로 설명할 수밖에 없다. VO$_{2max}$뿐만 아니라 혈장 지질농도나 최대하 운동 심박수 또는 혈압과 같은 다른 표현형에 있어서도 개인차를 관측할 수 있었다(Bouchard and Rankinen, 2001). 이러한 연구 결과는 지구력 훈련이 심혈관계와 다른 관련 특성에 미치는 효과는 평균적 변화뿐만 아니라 유전적 영향에 따른 개인차까지 평가해야함을 시사하고 있다.

체력의 유전과 운동적응에 관련된 주요 관심분야

- 좌업상태에서의 인간의 변이에 대한 가족 집적성(familial aggregation)과 유전의 기여 정도
- 규칙적인 운동에 대한 반응의 개인차
- 규칙적인 운동에 대한 반응 변이의 가족 집적성
- 훈련수행력(trainability)으로 인한 변이에 관계된 유전자와 대립유전자

〈그림 22.9〉의 내용을 살펴보면 두 가지 질문이 떠오른다. 규칙적인 운동에 대한 고 반응(high response)과 저 반응(low response)의 특성은 중요한 가족 집적성 때문인가? 즉, 주로 저 반응의 특성을 보이지만 일부는 다른 반응 특성을 나타내는 가족들이지만 모든 가족 구성원들의 반응이 크게 개선될 수 있는가? 개인차는 유전적 차이를 반영하는 정상적인 생물학적 현상인가?

유전자와 운동반응

이제 규칙적인 운동에 대한 구체적인 유전자의 역할과 반응편차에 대해서 살펴보자. 구체적으로 혈압, 지질과 지단백질, 포도당과 인슐린 그리고 심폐지구력 반응 표현형에 관해서 논의할 것이다. 편집상의 문제를 고려

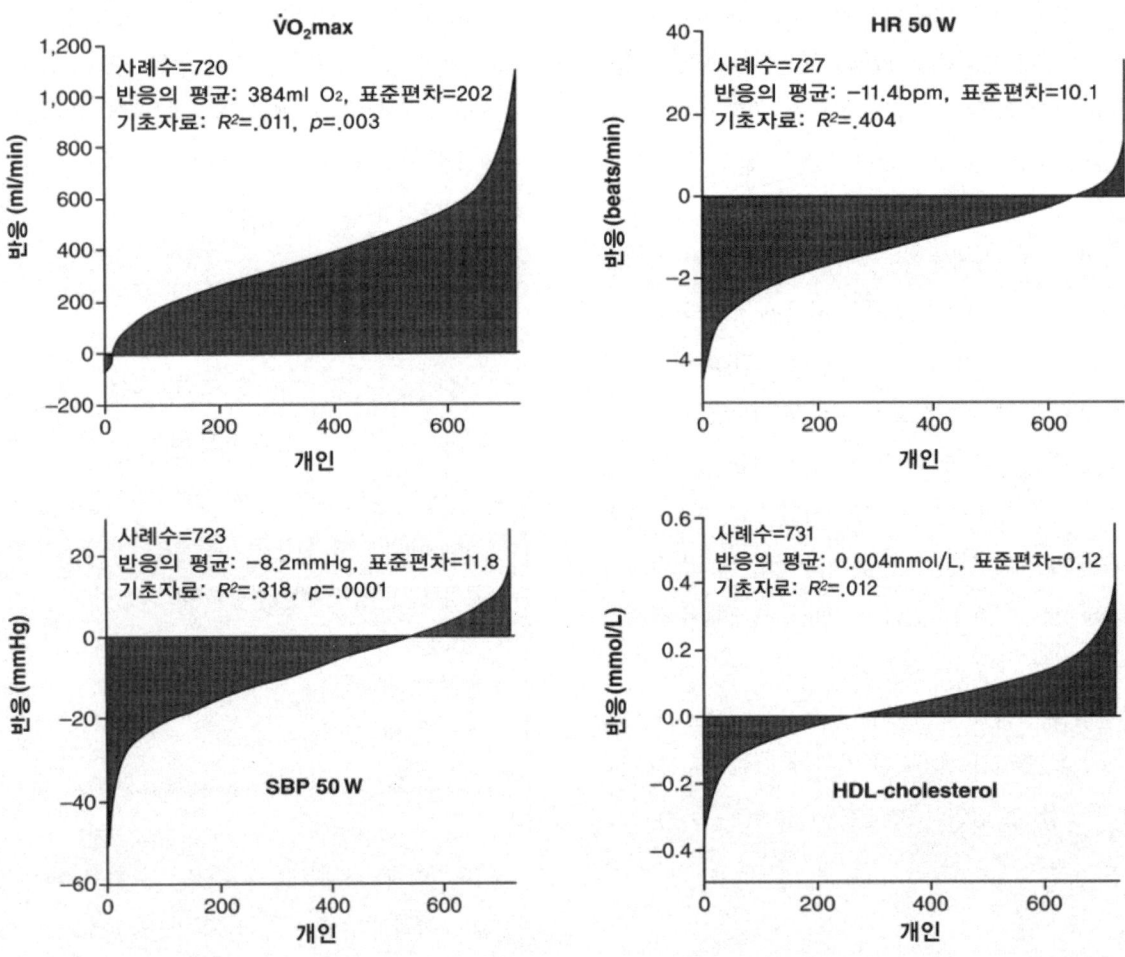

그림 22.9 '유전 세대연구'에서, VO_{2max}, 최대하운동심박수(HR 50W), 수축기 혈압(SBP 50W) 및 혈장 HDL-콜레스테롤 농도의 훈련에 따른 반응의 이질성

하여 인용한 모든 참고문헌을 제시하지는 않았다. 하지만 이 주제에 특별한 관심이 있는 독자들은 체력과 운동에 관한 유전자 지도를 수록한 2003년판에 제시한 참고문헌을 참고하기 바란다(Rankinen et al., 2004).

규칙적인 운동에 대한 혈압의 반응과 유전자

2003년판 '인간의 운동수행력과 건강체력에 대한 유전자지도'에는 운동과 혈류역학의 관계를 10개의 유전자와 관련하여 연구한 내용이 수록되어 있다. 즉, 운동으로 일어나는 혈류역학적 표현형(hemodynamic phenotypes)의 변화가 유전자와 어떤 관련성이 있는지를 연구하여 얻은 결과들이 수록되어 있다(Rankine, 2004). 일차 연구에서 7종류의 후보 유전자((AMPD1, TTN, LPL, GNB3, BDKRB2, ApoE 및 PPAR-α)를 발견하였다. 후속 연구에서는 적어도 두 연구에서 세 종류의 후보 유전자가 관련성이 있는 것으로 확인되었다. 예를 들어, 유전 세대연구와 DANSCO Study에서 안지오텐시노겐(angiotensinogen) 유전자의 Met235Thr 다형성이 지구력 훈련에 따른 남성의 확장기 혈압의 변화와 관련이 있는 것으로 보고되었다.

마찬가지로 안지오텐신 전환효소(angiotensin converting

enzyme, ACE) 유전자의 I/D 또는 결손 다형성과 훈련에 의한 좌심실의 증가(left ventricular growth)가 서로 관련성이 있다는 것이 두 연구를 통해서 입증되었다(그림 22.10). Montgomery와 그의 공동연구자들(1997)은 영국 육군신병들을 대상으로 한 연구에서 ACE 유전자의 D 대립유전자와 10주간의 훈련에 따른 좌심실 질량의 증가와 격벽 및 후벽 두께의 증가가 서로 관련성이 있다는 사실을 발견하였다(그림 22.10a). 몇 년 후에 비슷한 훈련을 시킨 결과 DD 유전자형을 갖는 피험자들이 I/I 동형접합체(homozygotes)를 갖는 피험자들보다 좌심실 질량이 2.7배 더 큰 것으로 나타났다(그림 22.10b).

다수의 연구를 통해서 관련성이 확인된 세 번째 후보 유전자는 NOS3 (endothelial nitric oxide synthase)이다. 유전 세대연구에 의하면, 훈련에 의한 최대하 운동 시의 확장기 혈압의 경우, Glu298 동형접합체를 가지고 있는 피험자들이 Asp298 동형접합체를 가지고 있는 피험자들보다 3배 이상 감소하였다.

수축기 혈압과 RPP(심박수와 수축기 혈압의 곱)에서도 비슷한 양상을 나타내고 있음을 발견할 수 있었다(Rankinen, Rice et al., 2000). 관상동맥질환자의 경우 운동을 함으로써 신경전달물질인 아세틸콜린의 분비가 촉진되어 관상동맥의 평균 최고 혈류속도가 증가하였다. 그러나 NOS3 유전자의 5'-UTR 지역에 위치한 다형성의 NOS3-786C 대립형질의 보인자들이 있는 경우에는 운동에 따른 반응이 크게 둔화되었다(Erbs et al., 2003).

규칙적인 운동에 대한 지질 및 지단백질 반응과 유전자

규칙적인 운동이 지질농도에 긍정적인 영향을 미친다는 것은 1970년대 초의 연구를 통해서 이미 밝혀졌지만, 운동을 할 때 혈장 지질이나 지단백질 그리고 아포지단백질들(apolipoproteins)의 변화에 영향을 미칠 수 있는 유전

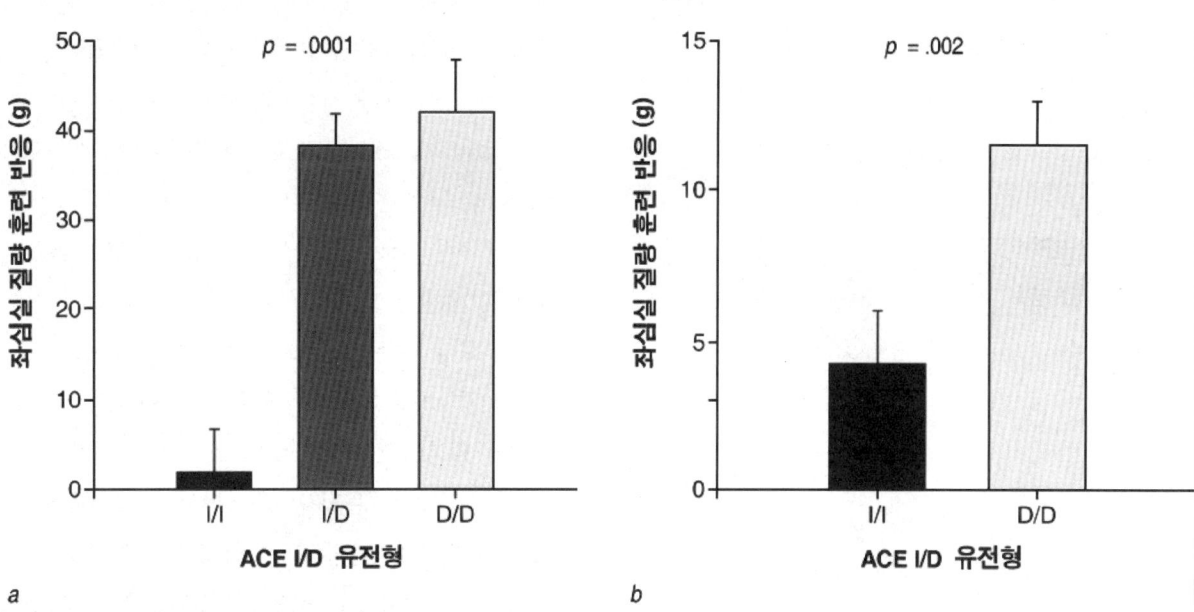

그림 22.10 (그림 a)는 10주간에 걸친 기초 군사훈련에 참가한 140명의 건강한 육군 신병에 대한 연구 결과임(Montgomery et al., 1997). (그림 b)는 141명의 건강한 신병을 대상으로 비슷한 연구를 실시하여 전의 연구결과를 재 입증한 후속연구 자료임(Myerson et al., 2001).

자에 관한 연구는 거의 이루어지지 않았다. 유전세대연구에 의하면, 아포지단백질E(APOE) 유전자형이 운동으로 인한 혈장 저밀도지단백질과 고밀도지단백질 콜레스테롤 및 혈장 중성지방 농도의 변화와 관련이 있는 것으로 보고되었다(Leon et al., 2004). 흑인과 백인 피험자 모두 E2/E3 및 E2/E4 유전자형을 갖는 경우는 규칙적인 운동으로 LDL-콜레스테롤 농도가 감소하였으나, ApoE 유전자의 E3/E3 동형접합체와 E3/E4 이형접합체를 갖는 경우에는 LDL-콜레스테롤 농도가 감소하지 않았다. E4/E4 동형접합체를 갖고 있는 피험자들의 경우 민족이 다르면 운동에 따른 LDL-콜레스테롤 농도의 변화에 있어서도 차이가 있었다. 흑인 피험자들의 LDL-콜레스테롤 농도는 감소하는 반면, 백인 피험자들의 LDL-콜레스테롤 농도는 증가하였다.

HDL-콜레스테롤과 중성지방 농도의 운동효과는 백인의 ApoE 유전자형과 관련이 있었다. E2/E2, E2/E3 및 E3/E3 유전자형을 가진 피험자들의 HDL-콜레스테롤과 중성지방의 농도는 E2/E4 및 E4/E4 유전자형을 갖는 피험자들에 비해서 보다 바람직한 방향으로 변화하였다.

남성 노인들을 대상으로 한 연구에서 APOE E2 대립유전자를 보유하고 있는 피험자들이 E3 및 E4 대립유전자를 보유하고 있는 사람들보다 9주간의 훈련 효과를 더 크게 보고 있는 것으로 나타났다. 즉, APOE E2 대립유전자를 보유하고 있는 피험자들의 HDL-콜레스테롤 수준이 E3 및 E4 대립유전자를 보유하고 있는 피험자들보다 훨씬 크게 증가하였다(Hagberg et al., 1999). 몇몇 연구들에 의하면 HDL 훈련 반응과 lipoprotein lipase 유전자 및 endothelial lipase 유전자간에 서로 관련성이 있을 것으로 추정하고 있다.

규칙적인 운동에 대한 포도당 및 인슐린 반응과 유전자

운동으로 인한 포도당과 인슐린 대사 표현형 변화를 후보 유전자와 관련하여 탐구한 연구는 매우 제한적으로 이루어졌다. 비만을 동반하는 제2형 당뇨병에 걸린 일본인 여성의 경우에는 β3-아드레날린성 수용체(ADRB3) 유전자에 존재하는 Trp64Arg 다형성의 아르기닌(arginine) 대립유전자를 보유한 사람들이 그렇지 않은 사람들에 비해 저칼로리 식사와 운동을 병행한 후 단식 상태의 포도당 및 HbA1c 농도의 감소폭이 더 적은 것으로 나타났다. 건강한 일본인 남성의 경우 3개월 동안의 지구력 훈련이 Trp64Trp 동형접합체와 Trp64Arg 이형접합체를 갖고 있는 피험자들에서는 단식 상태의 혈장 포도당 수준이 크게 감소하였으나, Arg64Arg 동형접합체를 가진 피험자들에서는 포도당 수준에 변화가 없었다. 일본인을 대상으로 한 또 다른 유전자 관련 연구에서도 PPARG 유전자의 Pro12Ala 유전자형과 운동으로 인한 건강한 남성의 인슐린 및 인슐린 저항지수 간에 서로 관련성이 있는 것으로 보고되었다. 이 연구에서 Pro12Ala 이형접합체를 갖고 있는 피험자들은 위의 두 형질 값이 감소한 반면 Pro12Pro 동형접합체를 갖고 있

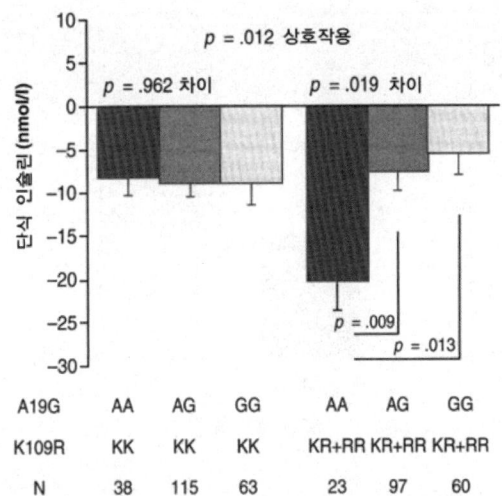

그림 22.11 렙틴 유전자 A19G 다형성과 렙틴 수용체 유전자 K109R 다형성에 따른 운동의 '단식 인슐린 농도의 변화' 효과

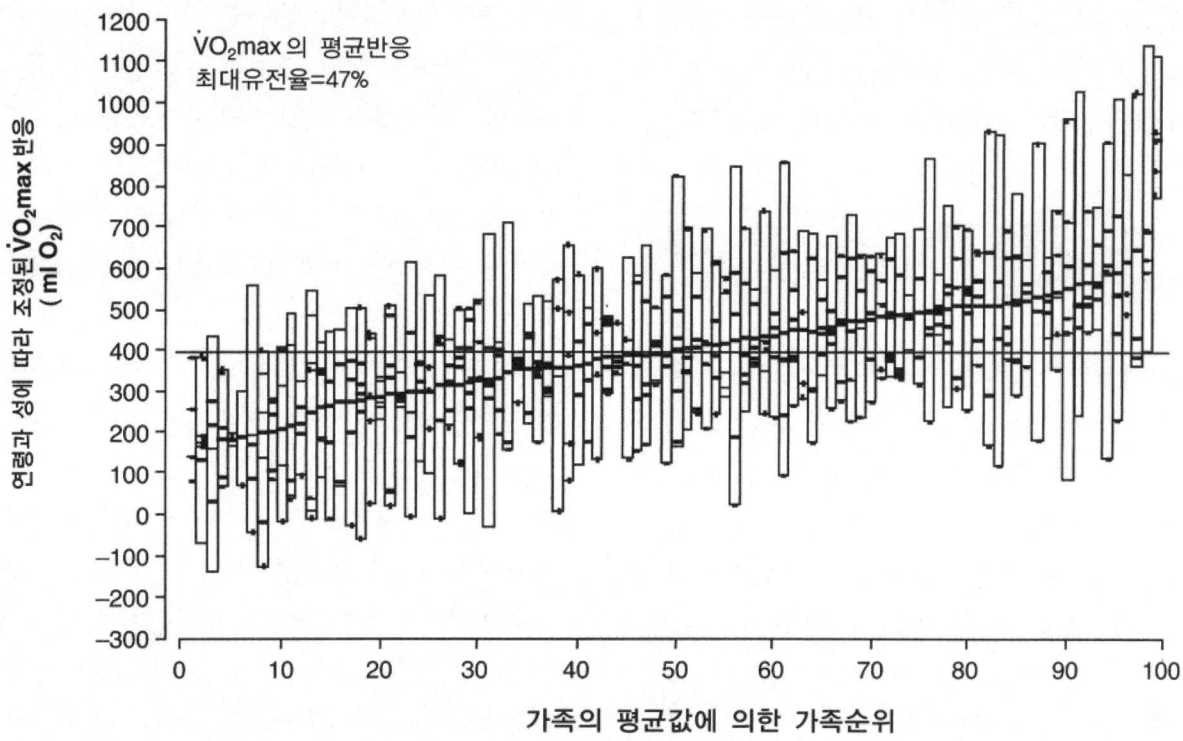

그림 22.13 훈련에 대한 가족집적성 VO$_{2max}$반응

는 피험자들에서는 어떤 변화도 관측되지 않았다. 고혈압에 걸린 남성 노인을 대상으로 한 연구에서 ACE 유전자의 I/I 동형접합체를 갖고 있는 피험자들은 D 대립유전자에 대한 동형접합체를 갖고 있는 피험자들에 비해 인슐린 감수성이 크게 개선되었으며, 포도당에 대한 인슐린의 급성 반응도 크게 감소하였다.

유전 세대연구의 유전체 간 연관분석에서 지구력 훈련에 대한 백인들의 단식 인슐린 반응에 대한 양적형질좌위(quantitative trait locus, QTL)가 염색체 7q31 지역에서 발견되었다(Lakka et al., 2003). QTL 지역에 위치한 렙틴 유전자의 5′ 비해독 부위에 있는 단일염기다형성은 인슐린 훈련 반응과 관련이 없었다. 하지만 렙틴 유전자형과 렙틴 수용체 유전자의 Lys109Leu 다형성 간에는 상관관계가 높은 것으로 나타났다. 렙틴 수용체 유전자 Lys109 대립유전자를 보유한 사람들은 렙틴 유전자형이 서로 달라도 단식 인슐린 수준에는 아무런 차이가 없었다. 그러나 렙틴 수용체 유전자의 Leu109 대립유전자를 보유한 사람들 간에는 LEP 유전자의 A/A

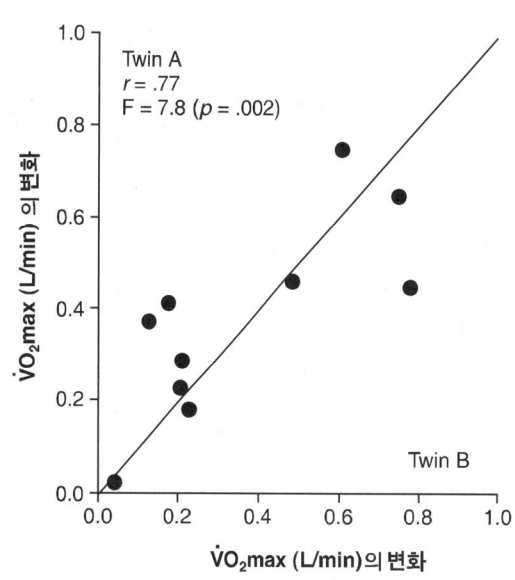

그림 22.12 훈련에 대한 일란성 쌍생아의 반응

동형접합체가 있는 피험자들이 LEP 유전자의 G/G 동형접합체 및 이형접합체가 있는 피험자들에 비해 단식 인슐린 수준이 훨씬 더 크게 감소하였다(그림 22.11).

규칙적인 운동에 대한 심폐지구력 반응과 유전자

유전적 차이를 고려한 표준 프로그램으로 운동을 하면 당뇨병과 심혈관 질환 위험요인들을 감소시킬 수 있다는 것을 살펴보았다. 그렇다면 같은 개념을 심폐지구력을 향상시키거나 운동 내성을 기르는 데에도 적용할 수 있는지 연구해 볼 필요가 있다. 그와 관련된 많은 연구가 이루어지고 있으며, 훈련가능한 표현형을 유전적으로 분석하는 연구가 현재 진행되고 있다.

각기 독립적으로 수행된 세 차례의 쌍생아 연구에 의하면 표준 운동 프로그램에 대한 VO_{2max} 반응이 유전자형 내(쌍생아의 각 쌍들 간)에서 보다는 유전자형들 간(쌍생아의 서로 다른 쌍들 간)에 6~9배의 차이가 나는 것으로 나타났다(Bouchard et al., 1992). 이처럼 VO_{2max}의 절대 값이 유전자형 내에서보다는 유전자형 들 간에서 더 큰 차이를 보여주고 있다. 그러한 연구의 한 예가 (그림 22.12)에 요약되어 있다. 일란성 쌍생아들이 표준 지구력 훈련 프로그램으로 20주 동안 운동을 하였다(Bouchard et al., 1992). 유전 세대연구에서 백인 2세대 99가계의 481명의 피험자들을 대상으로 VO_{2max} 증가를 측정한 결과 가계 내에서 보다는 가계 간의 차이가 2.6배나 더 높은 것으로 나타났으며, 모델적합성 분석을 하였을 때에는 최대 47%의 유전성 차이를 추정할 수 있었다(bouchard et al., 1999). 따라서 성인들 간의 VO_2 차이는 우연히 생기는 것이 아니라 가족집적성으로 나타나는 유전적 차이 때문에 발생한다는 것을 알 수 있다(그림 22.13).

우리는 매우 복잡한 표현형을 다루고 있으며, 규칙적인 운동에 대한 표현형 반응의 유전적인 구조는 수많은 유전자의 영향을 받을 것으로 추정하고 있다. 운동 과학자들이 가장 관심을 보이고 있는 후보 유전자는 ACE 유전자이며, ACE 유전자는 '운동수행과 건강체력을 위한 인간 유전자 지도'의 최근 호에서 개관하였듯이 28편의 연구논문에서 관심 있게 다루고 있다(Rankinen et al., 2004).

운동관련 연구에서 주로 앉아서 생활하는 대조군보다는 호주의 조정선수와 스페인의 지구력 운동선수들에게서 I 대립유전자를 자주 관찰할 수 있었다. 마찬가지로 영국의 단거리 육상선수보다는 장거리 육상선수에게서 I 대립유전자를 훨씬 더 자주 발견할 수 있었다. 신체활동 수준을 기초로 폐경기를 지난 여성 피험자들을 대상으로 한 연구에서 II 유전자형을 보유한 피험자들이 D/D 유전자형을 보유한 피험자들에 비해 VO_{2max}와 최대 동정맥산소차가 훨씬 더 큰 것으로 나타났다. 또한 영국 육군 사병을 대상으로 10주간의 훈련을 시킨 결과, 근지구력과 근 효율성의 증가와 I 대립유전자 간에 밀접한 관계가 있었다.

그에 반해서, D 대립 유전자는 앉아서 생활하는 대조군보다 수영 선수들에게서 더 자주 발견할 수 있었다. 게다가 주로 앉아서 생활하는 약 300명의 건강한 백인 자손들을 대상으로 하는 유전 세대연구에서 D/D 동형접합체를 보유한 피험자들은 20주간의 지구력 훈련으로 VO_{2max}와 최대파워가 크게 증가하였다(Perusse et al., 2000). 뿐만 아니라 D 대립유전자가 저항훈련에 반응하여 근력을 증강시키는데 관여한다는 연구결과가 발표되고 있다. 그러나 ACE 유전자형과 운동수행력과 관련된 표현형 간에는 아무런 상관이 없는 것으로 보고되고 있다.

ACE 유전자에 대해서는 균형 있는 시각이 필요하다. 어떤 연구에서도 ACE 유전자형과 운동수행력과 관련된 표현형 간의 관계를 입증하거나 부정하는 통계적으로 의미 있는 증거가 제시되지 않고 있다. ACE 유전자형과

표 22.3 운동 불내성 환자의 핵 DNA와 미토콘드리아 DNA에서 암호화된 유전자

유전자명	OMIM 번호	위치
핵 DNA		
CPT2	255110	1p32
PGAM2	261670	7p13-p12
LDHA	150000	11p15.4
PYGM	232600	11q12-q13.2
PFKM	232800	12q13.3
ENO3	131370	17pter-p11
ACADVL	201475	17p13-p11
SGCA	600119	17q21
PHKA1	311870	Xq12-q13
PGK1	311800	Xq13
미토콘드리아 DNA		
MTTL1	590050	3,230-3,304
MTND1	51600	3,307-4,262
MTTI	590045	4,263-4,331
MTTM	590065	4,402-4,469
MTTY	590100	5,826-5,891
MTCO1	516030	5,904-7,445
MTTS1	590080	7,445-7,516
MTTK	590060	8,295-8,364
MTCO3	516050	9,207-9,990
MTND4	516003	10,760-12,137
MTTL2	590055	12,266-12,336
MTTE	590025	14,674-14,742
MYCYB	516020	14,747-15,887

OMIM = Online Medelian Inheritance in Man.
Reprinted, by permission, from Rankien et al. 2004.

운동수행력과 관련된 표현형 간의 관련성이 연구대상이 바뀔 때마다 다르게 나타나는 것은 통계적으로 큰 차이가 나지 않는 것을 두 변인 간에 관련성이 있는 것처럼 과도하게 설명하였기 때문일 것이다(Cardon and Palmer, 2003). 따라서 연구된 결과들이 너무 단편적이므로 지금까지의 연구결과들 만으로는 ACE 유전자가 운동수행력을 향상시키는데 어떤 역할을 하는지 단정적으로 평가를 내리기는 어렵다. 이러한 입장은 지금까지 이루어진 다른 유전자에 관한 연구에 관해서도 똑같이 적용될 수 있다.

규칙적인 운동에 대한 최대산소소비량과 최대파워 반응에 대한 유전체간 연관분석을 한 결과, QTL과의 관련성을 찾지 못하였다. 그러나 인간 염색체상의 4q26, 5q23, 13q12 지역에서 여러 개의 의미 있는 연관신호가 발견되었다(Bouchard et al., 2000; Rico-Sanz et al., 2004). 이러한 분석에서 특히 강한 QTL 연관성이 발견되지 않고 있다는 것은 이러한 형질들이 다유전성 성질(polygenic nature)을 가지고 있다는 의미이다. VO_{2max} 능력은 몇몇 중간표현형(심박출량, 산소 수송 능력, 작업근육의 산화능력)의 영향을 받을 뿐만 아니라 많은 유전자들이 각 하위표현형의 활동에 다르게 기여하고 있다는 사실을 시사한다. 결과적으로, 유전적 효과를 검출

최근연구의 핵심 메시지

- 위험인자가 규칙적인 운동에 반응하는 데에는 개인차가 존재한다.
- 위험인자 반응은 최대산소소비량의 증가와 아무런 상관이 없다.
- 위험인자 반응들 간의 상관관계는 매우 낮다.
- 모든 체력 및 위험인자에 반응하지 않는 사람이 있다는 징후는 아직 발견되지 않고 있다.

하기 위한 연구를 수행하기 위해서는 연관분석을 위한 고밀도 미세부수체 표지인자나 유전체들 간의 관련성을 분석하기 위한 유전자 변이인 SNP의 dense panel이 필요하다.

운동과 관련된 형질이 주로 다유전성(polygenic)이면서 다인자성긴 하지만 운동능력의 감소나 운동불내성의 특징이 있는 단일 유전자 이상에서 많은 정보를 얻을 수 있다. 단일 유전자 이상이 극소수의 사람들에게 영향을 미치기는 하지만, 에너지대사의 감소에 기인하는 신체활동 수행력에는 심대한 영향을 미친다는 것은 매우 흥미있는 사례가 아닐 수 없다. 그러나 심폐지구력과 그것의 훈련능력이라는 두 극단에 도움이 되는 분자기전을 이해하는 것이 매우 중요하다. 〈표 22.3〉은 운동능력의 감소와 관련된 유전자 목록이다.

운동에 대한 형질특이반응

이 장에서는 사람에 따라 규칙적인 운동에 반응하는 개인차가 매우 크고 다양하다는 수많은 증거들을 제시하였다. 이 장에 제시한 연구 증거들에게서 얻을 수 있는 중요한 한 가지 교훈은 운동을 해도 위험요인이 감소되지 않거나 건강 또는 체력이 좀처럼 향상되지 않는 사람이 있을 수 있다는 것이다. 불행하게도 다른 사람들보다 운동에 덜 민감한 사람들이 있다.

그러나 다행히 운동에 다르게 반응하는 것은 일종의 형질특이 현상이다. 다시 말하면 하나의 표현형에 대해 낮게 반응하는 사람이 다른 표현형에 대해서는 평균 또는 평균 이상의 반응을 할 수 있다는 것이다. 이러한 현상은 다양한 형질에 대한 훈련 반응간의 상관관계를 계산하여 설명할 수 있다. 상관관계가 높으면 특성들 간에 비슷한 반응을 보인다는 의미이고, 상관관계를 찾지 못하면 주어진 운동에 독립적으로 반응한다는 의미가 된다. 〈표 22.4〉는 유전 세대연구에서 나타난 VO_{2max}와 심혈관 질환 위험인자의 훈련반응과의 관계를 요약한 것이다. 〈표 22.4〉를 보면 지구력 훈련으로 인한 위험인자의 감소와 최대산소소비량과 같은 심폐지구력의 변화는 아무런 상관이 없다는 것을 알 수 있다.

그에 반해 〈표 22.5〉에 제시한 상관관계를 보면, 한

표 22.4 유전 세대연구에서 얻은 지구력 훈련으로 인한 심폐지구력의 변화와 위험요인간의 상관계수

반응 표현형	흑인		백인	
	남성	여성	남성	여성
체중	.20	.11	-.09	-.08
체지방량	-.03	.05	-.19	-.18
인슐린	.05	.10	-.04	.03
콜레스테롤	.13	-.05	.00	.01
중성지방	.05	-.01	.12	-.10
수축기 혈압	.22	.01	-.11	-.01

표 22.5 유전 세대연구에서 얻은 위험요인의 훈련 반응들 간의 상관계수

	흑인					백인				
	체지방량	인슐린	콜레스테롤	중성지방	수축기혈압	체지방량	인슐린	콜레스테롤	중성지방	수축기혈압
여성										
체중	.92	.24	.34	.23	-.06	.84	.17	.22	.06	.10
체지방량		.16	.31	.23	.04		.14	.21	.09	.06
인슐린			.19	.07	-.04			-.02	.04	.11
콜레스테롤				.25	-.06				.31	.16
중성지방					-.01					.14
남성										
체중	.84	.20	.29	.33	.24	.83	-.03	.13	.13	.06
체지방량		.24	.14	.18	.16		.03	.07	.08	.04
인슐린			.23	.24	.19			.09	.03	-.05
콜레스테롤				.33	.18				.31	-.11
중성지방					.15					.14

가지 위험인자에 대한 훈련효과를 보고 다른 위험인자에 대한 훈련효과를 예측하는 것이 불가능하다는 것을 알 수 있다. 아직까지는 모든 질병 위험인자에 대해서 전혀 반응을 하지 않는 사람이 확인된 바는 없다. 이는 규칙적인 운동으로 심폐지구력은 향상되지 않지만 신체적으로 활발한 삶을 통해 다른 중요한 건강상의 혜택을 얻을 수 있다는 의미이다. 이것은 공중보건의 측면에서 매우 중요한 의미를 갖는다.

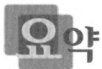

우리는 지난 10년 동안 유전체학과 인류유전학 분야에서 눈부신 발전이 있었음을 목격하였다. 인간 유전체의 DNA 염기서열을 이해함으로써 복잡한 다인자성 특성의 유전적 근거를 연구해서 각종 만성질환에 대한 새로운 치료법을 개발할 수 있게 되었다. 최근 눈부시게 발전하고 있는 분자유전학이 운동과학 분야에도 영향을 미치기 시작하였다.

유전자 적중과 유전자 이식 동물 모델의 유전자발현과 표적특이유전자를 측정하는 마이크로어레이(microarray)와 같은 강력한 측정방법이 개발되면서 기초운동과학과 응용운동과학 연구 모두에서 활기를 띠고 있다.

신체활동, 건강체력 그리고 건강에 관한 분자유전학적 연구가 아직은 초보단계에 머물러 있지만 DNA 염기서열의 차이가 일회성 운동과 규칙적인 운동에 대한 반응의 개인차에 어떤 영향을 미치는지를 밝히는 연구는 우리에게 큰 희망을 갖게 한다. 그러한 연구를 통해서 얻은 자료를 활용하면 만성질환을 예방하고 치료하는데 있어서 신체활동의 역할을 보다 구체적으로 제안할 수 있을 뿐만 아니라 개인에 적합한 예방약을 처방할 수 있게 될 것이다.

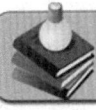 **연구문제**

1. 인간의 조직이 유전자보다는 단백질을 더 많이 합성한다는 사실을 어떻게 설명 할 수 있는가?
2. 유전자 발현이 규칙적인 운동의 영향을 받는 표현형에 대해서 어떻게 다르게 영향을 미치는지 설명하라.
3. 인간에게서 유전적 차이가 발생하는 근본적인 이유는 무엇인가?
4. 인간의 유전적 변이는 얼마나 큰가?
5. 양적형질좌위(quantitative trait loci, QTL)란 무엇인가?
6. 인간은 규칙적인 운동에 얼마나 큰 개인차로 반응하는가?
7. ACE 유전자의 I/D 다형성은 규칙적인 운동에 대한 혈압반응의 예측변수가 될 수 있는가?
8. 규칙적인 운동에 대한 반응에 있어서 나타나는 개인차는 신체활동의 촉진과 관련하여 무엇을 시사하는가?

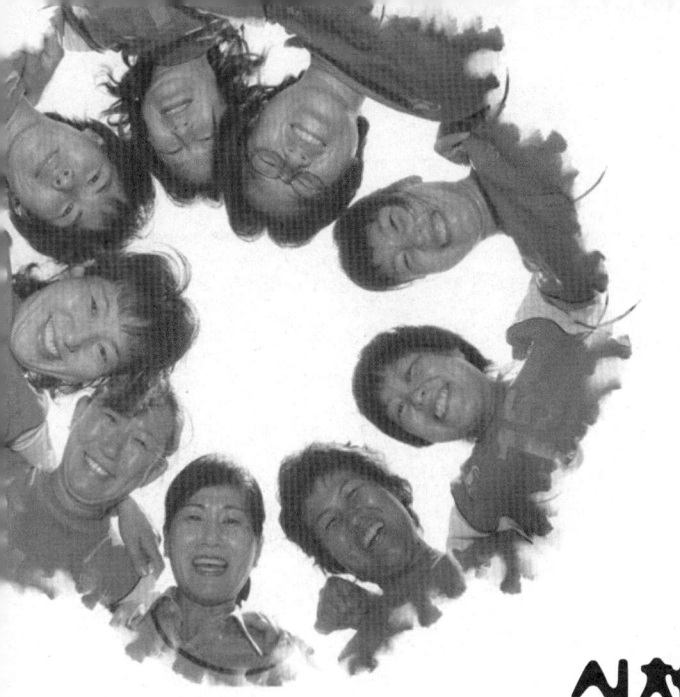

제23장
신체활동·체력·건강의 통합적 이해

개요

활동성과 비활동성
- 활동적인 삶의 보편적 가치
- 노동절약 기술에 대한 도전

신체활동의 계획과 실행
- 신체활동에 관한 지식, 태도, 기능
- 신체활동 증진방법
- 비활동적인 삶의 극복

- 인생 단계별 신체활동 계획
- 신체활동과 건강행동의 결합
- 신체활동 위험의 최소화연구주제와 쟁점

요약 및 결론

연구문제

대부분의 사람들은 사회경제적 수준, 인종, 문화와 관계없이 건강하고, 즐겁고, 평화롭고, 생산적인 삶을 살고 싶어 한다. 본서의 여러 장에서 이미 언급하였듯이 신체적으로 활발하게 생활을 하면 삶에 도움이 된다. 문제는 신체적으로 활발한 삶을 어떻게 만들어 갈 것인가 하는 것이다. 생활 속에서 어느 정도 신체활동을 하면 건강한 삶을 보장받을 수 있을 것 같지만 적당한 신체활동만으로는 최적의 건강 수준을 유지하기 어렵다. 건강지향의 신체활동이 건강한 식생활, 알코올이나 마약 금지, 스트레스 관리 등과 같은 일반 건강관리 계획과 통합될 때 건강한 생활과 즐겁고 행복한 삶이 보장된다. 활동계획은 학창시절, 직장 이동, 이사, 결혼, 출산, 정년 등 생활조건이 변하면 그에 따라 바뀌어야 한다. 사람들은 일생을 살면서 계속해서 삶의 목표가 바뀌며, 그에 따른 자신의 신체활동 목표 또한 바뀌게 된다.

본 장에서는 인간의 에너지 소비를 급격히 감소시키는 지식기반 사회를 살아가는 현대인들이 신체적으로 활발한 삶을 살아가기 위해서 극복해야 할 중요한 문제와 과제에 관해 논의할 것이다.

활동적인 삶을 방해하는 요인들로는 시간부족, 게으름, 질병, 운동시작에 대한 망설임, 운동 상해에 대한 두려움, 운동에 대한 접근의 비용이성, 바쁜 생활과 활동적인 삶에 대한 선택의 어려움 등을 포함할 수 있다. 이러한 방해 요인들은 다음과 같은 이유들에 의해서 상당 부분 극복되고 있다.

- 인간행동의 변화를 예측하는 연구
- 활동적인 삶을 지원하는 정부의 각종 정책
- 안전하고 편리하게 운동할 수 있는 환경 조성
- 생활습관의 변화와 질병예방에 우선순위를 부여하는 의료 및 건강체계
- 건강의 중요성을 가르치는 교육체계

> 사람들의 비활동적인 생활습관을 바꾸기 위해서는 개인의 노력도 중요하지만 건강과 체육을 촉진하는 정책, 예방 우선의 의료정책, 스포츠 시설에 대한 접근성 제고, 신체활동 친화적 환경의 조성 등과 같은 사회·환경적, 정책적 변화 또한 그에 못지않게 중요하다.

활동성과 비활동성

신체적으로 활발한 생활을 하지 않으면 연령, 성, 인종에 관계없이 건강에 부정적인 결과가 나타나게 된다. 이러한 사실에도 불구하고 세계의 수많은 사람들이 신체활동을 적게 하는 방식으로 이동하고, 직장을 다니며, 가사 일을 하고, 여가를 즐기고 있다. 이러한 경향을 변화시키기 위해서는 다양한 접근방식이 필요하다.

활동적인 삶의 보편적 가치

신체활동의 촉진은 공중보건의 측면에서도 매우 중요하다. 신체적으로 활발한 삶은 다음과 같은 특징을 지닌다.
- 만성질환을 예방하고 치료하는 데 긍정적인 영향을 미친다.
- 신체적·정신적 기능과 질 높은 삶에 긍정적 효과가 있다.
- 다른 행동과 결합하여 건강을 더욱 증진하는 상승 효과가 있다.
- 문화, 인종에 관계없이 일생동안 유소년과 성인의 건강과 행복에 기여한다.

그렇다고 신체적으로 활동적인 삶이 건강유지를 위한 만병통치약이라는 의미는 아니다. 하지만, 인간은 신체

적으로 덜 활동적인 사람보다는 신체적으로 활동적인 사람이 더 건강하게 되어 있다. 최근 52개 국가를 대상으로 신체적으로 활발한 생활과 심근경색증의 관계를 연구하였다. 이 연구는 역학 연구에서 환자군과 대조군을 비교하여 위험인자를 밝히는 환자군-대조군 연구(case-control study) 방법을 채택하였다. 이 연구에서 1주일에 4시간 이상 중강도나 고강도로 운동하는 사람은 '활동적'인 집단으로 분류하였고, 그 정도의 운동을 하지 않는 사람은 '비활동적'인 집단으로 분류하였다. 위험요인, 인종, 국가에 관계없이 활동적인 사람은 비활동적인 사람에 비해 심근경색증의 위험수준이 낮았으며(승산비=0.86; 95% 신뢰구간=0.76~0.97/ 승산비가 0.86이라는 것은 활동적인 사람이 심근경색증을 앓을 수 있는 확률이 비활동적인 사람과 비교하여 0.86배라는 뜻임), 심근경색증에 대한 비활동의 12.2%였다. 또한 이 연구를 통해 심근경색증은 생활 습관과 밀접한 관계가 있다는 사실을 밝힐 수 있었다(그림 23.1). 매일 과일과 야채를 섭취하는 비흡연자가 비활동으로 생활환다면 심근경색증 발병에 대한 승산비는 0.21로 낮아진다(95% 신뢰구간=0.17~0.25).

> 신체활동의 증진은 문화나 인종에 관계없이 인간의 전 생애에 걸쳐 만성질환, 신체적·정신적 기능, 삶의 질에 긍정적인 영향을 미치므로 중요한 보건 중재전략이 될 수 있다.

다른 연구에서도 신체적으로 활발하며 마르고, 자주 과일과 야채를 섭취하며 흡연을 하지 않고 알코올을 억제하면 높은 건강 수준을 유지할 수 있다는 것이 밝혀지고 있다. 예를 들어 Stampfer 등(2000)이 84,129명의 간호사들을 14년 동안 추적한 연구에서 하루에 30분 이상 중강도나 고강도의 운동을 하고, 과일과 야채를 어느 정도 섭취하며, 담배를 피우지 않는 간호사들은 그렇지 않은 간호사들보다 심장마비를 57% 적게 일으켰다(상대적 위험도=0.43, 95% 신뢰구간=0.33~0.55). 〈그림

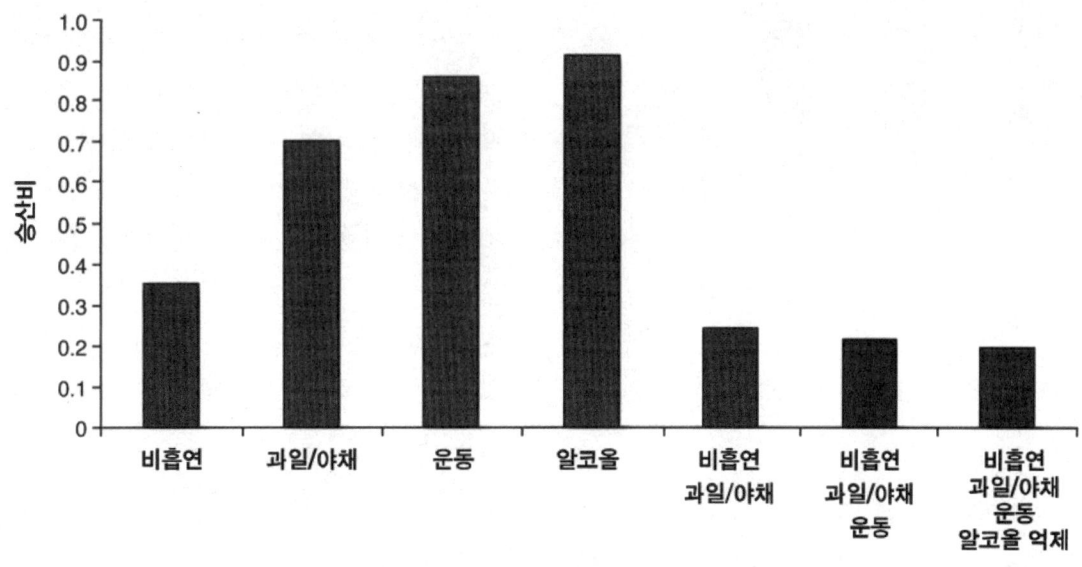

그림 23.1 흡연자에 대한 비흡연자의 심근경색증 발병 승산비 및 과일과 야채를 자주 섭취하는 사람, 운동을 자주 하는 사람(주당 4시간 이상), 술을 자주 마시지 않는 사람이 그렇지 않은 사람에 비해 심근경색증이 발병할 승산비. 승산비는 연령, 국가, 그 외 다른 모든 위험요인을 감안한 것임(Yusuf et al., 2004)

23.2)에서 보는 바와 같이 이러한 세 가지 특징을 갖고 있으면서 정상체중(BMI[1] ≤ 25)을 유지하고 알코올을 하루 5g 이하로 섭취하는 여성들은 그렇지 않은 여성들보다 심장마비의 발생율이 83% 낮았다(상대적 위험도=0.17, 95% 신뢰구간(CI)=0.07-0.41). 또한 이 연구의 분석 결과 여러 가지 사망 원인 중 비활동(일주일에 3.5시간 이하의 운동)과 과체중(BMI ≥25.0)의 두 요인이 조기사망의 31%, 심혈관 질환으로 인한 사망의 59%, 그리고 비흡연 여성의 암 진단 사망의 21%를 차지하는 것으로 나타났다(Hu et al., 2004). 이러한 연구와 그 밖의 다른 자료에 의해서도 활발한 신체활동에 따른 건강 습관이 더해지면 질병을 예방하고 건강을 크게 증진할 수 있다는 주장이 상당한 지지를 받고 있다.

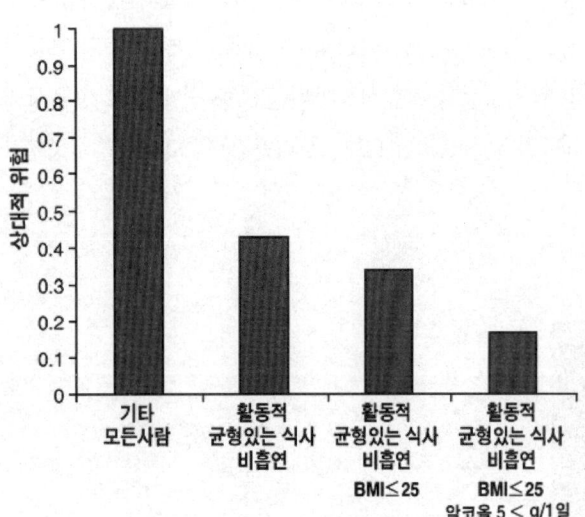

그림 23.2 신체활동, 식생활, 흡연, 비만을 포함한 건강관련 습관에 근거한 간호사 심장마비의 상대적 위험. 신체활동을 규칙적으로 하고, 과일과 야채를 충분히 섭취하며, 육식과 페스트 푸드 섭취를 억제하고, 흡연을 삼가는 간호사는 그렇지 않은 여성에 비해 심장마비 발작율이 60% 낮은 것으로 추정되고 있다.

---

1) BMI(신체질량지수) : 신장에 대한 체중의 비로서, 체중(kg)/신장(m)^{2}으로 계산한다. 미국인의 경우 BMI 30 이상을 비만으로 규정하나, 우리나라의 경우 25 이상을 비만으로, 23 이하를 정상 체중으로 간주한다.

노동절약 기술에 대한 도전

어떤 사람들은 생활에 필요한 활동만으로도 좋은 건강을 유지하는데 필요한 신체활동량을 충분히 채울 수 있다. 예를 들어, 농부, 건설현장 노동자, 정원사 등과 같은 사람들은 하루의 대부분을 신체활동을 하면서 소비하고 있다. 일과 관련하여 하루 한 시간 이상 걷거나 자전거로 이동하는 사람들도 있다. 이러한 사람들은 자기 건강을 위해 추가적인 신체활동을 할 필요가 없다. 하지만, 지식기반 사회로의 급속한 발전으로 직업적 활동이나, 가사 또는 이동으로 건강에 필요한 신체활동 시간을 충족시키는 사람들이 점점 줄어들고 있다. 산업혁명이 시작된 이후 매우 짧은 기간 동안 인간 생존에 필요한 신체활동을 기계가 대신하게 되었다. 전기, 증기·가스 에너지, 전화기, 자동차, 기차, 엘리베이터, 컴퓨터, 인터넷과 같은 기술의 발전은 많은 사람들의 하루 에너지 소비량을 크게 감소시키고 있다.

그동안 각 직업에 종사하는데 소비되는 에너지 측정 연구는 많이 수행되었지만, 기술의 발전에 따른 생활에너지의 소비가 얼마나 감소되었는지를 실제로 측정한 연구는 거의 이루어지지 않고 있다. 그러나 현대 기술을 사용하지 않고 생활하는 사람들의 신체활동이나 에너지 소비를 측정하는 연구는 수행되고 있다. Montgomery(1978)는 페루 지방에 사는 원시 인디언 사냥꾼, 수렵인, 농부들의 에너지 소비에 관한 자료를 수집하였다. 인디언의 원시적인 생활방식으로 인해 하루 소비되는 에너지는 남자의 경우 체중 1Kg당 약 60kcal이고, 여자는 44kcal이었다. 이러한 수치는 비활동 좌업 생활을 하는 건강한 중년 남성과 여성의 체중 1Kg당 소비하는 에너지 34kcal, 32kcal와는 큰 차이가 있다(Simons-Morton, et al., 2000).

캐나다 온타리오 지방의 아만파족은 자동차 운전을 하지 않고, 전기기구를 사용하지 않으며, 그 밖의 현대

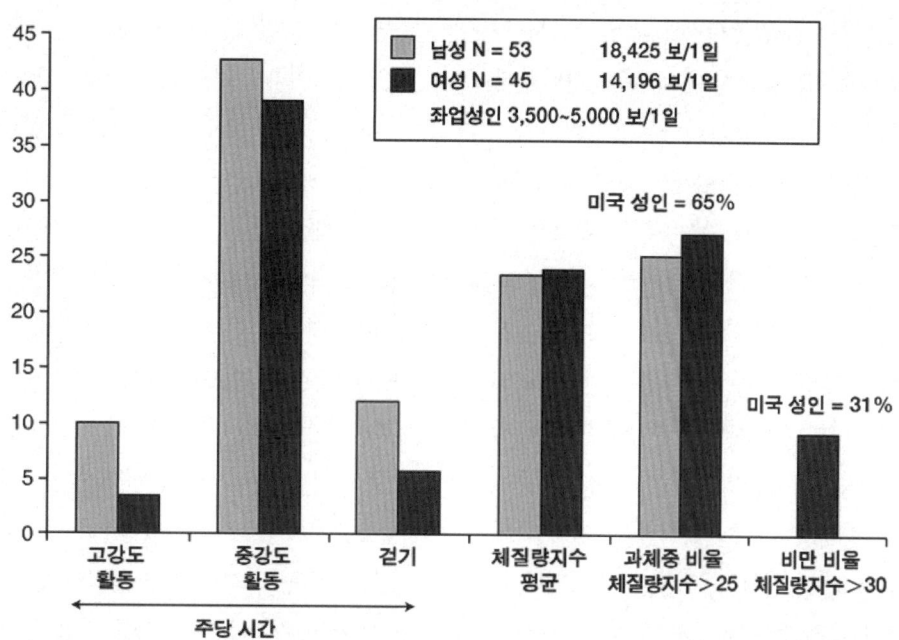

그림 23.3 자신의 농장에서 현대 기술을 사용하지 않으며 신체적으로 매우 활동적인 아만파족은 현대 기술을 사용하며 생활하는 사람들과 비교할 때 비만 비율이 매우 낮다.

의 편의시설을 사용하지 않는다. 그들의 주 직업은 주로 육체노동을 하는 농업이다. 98명의 아만파족의 하루 신체활동량을 표준화 질문지, 보수계(pedometer), 7일 동안 노동시간을 측정하였다(Bassett et al., 2004). 아만파족이 하루에 걷는 걸음은 남자가 18,425보이고 여자는 14,196보이며, 일주일에 남자는 약 12시간, 여자는 약 6시간을 걷고 있었다. 그들 중 비만(BMI>30)인 남성은 한 명도 없었으며, 여성은 9%만이 비만에 해당되었다. 과체중(BMI>25)에 해당하는 사람은 남성이 25%, 여성이 26%였다(그림 23.3). 이에 반해, 대부분의 미국 시민들(20~74세)은 일주일에 2~3시간 이하로 걷고 있으며, 하루에 5,000보도 안 되게 걷고 있다. 미국 시민의 65%가 과체중(BMI>25)이며, 31%가 비만(BMI>30)으로 간주되고 있다(Hedley et al., 2004).

> BMI(Body Mass Index)는 신체질량 지수로서 의학적으로 저체중, 정상체중, 과체중, 비만으로 나누는 중요한 지표이다. 미국의 경우 BMI가 18.5 이하면 저체중이고, 18.5~24.9이면 정상체중이며, 25.0~29.9이면 과체중이고, 30.0~34.9이면 비만이고, 35.0~39.9이면 고도비만이며, 40.0 이상이면 극도비만이다. 우리나라의 경우에는 BMI가 23.0 이상이면 과체중이고, 25.0 이상이면 비만으로 간주한다.

전형적인 직업 활동

대부분의 사람들은 여러 가지 제약으로 인해 직업 활동을 하는 동안 부족한 신체활동 시간을 증가시키지 못하고 있다. 하루 일과의 대부분을 한 곳에 앉아서 일을 해야 생산성을 높일 수 있는 직업이 나날이 증가하고 있다. 많은 회사원들이 자신의 책상에 앉아 컴퓨터와 다른 정보통신 기술을 사용하여 대부분의 일을 처리하고 있다. 이들은 대부분의 시간을 일어서지도 않고 앉아서 복도의 건너편에 있거나 지구의 반대편에 있는 사람들과 전자장치로 소통하며 일을 한다.

1950년대까지만 해도 대형 빌딩이나 제조회사들이 야간 순찰자들을 고용하여 건물의 구석구석을 걸어서 이동하며 순찰하도록 하였다. 그러나 1990년대 들어오면서 야간 순찰자들은 직접 순회하면서 건물을 지키는 것이 아니라 비디오 스크린을 통해 빌딩 구석구석을 확인하는 경비원으로 바뀌었다. 건물 내에 편안히 앉아서 경비하는 사람의 보안영역이 실제로 건물을 순회하며 지키는 순찰자의 보안영역보다 훨씬 넓어졌다. 이처럼 새로운 기술을 도입하여 노동생산성을 향상시킴으로써 한 사람이 여러 사람의 일을 앉아서 쉽게 할 수 있는 상황이 끊임없이 증가하고 있다.

이와 같은 직업에 종사할 때 신체적으로 활발하게 움직이면서 일을 하게 되면 경제적으로 손해를 보게 된다. 대부분의 일을 앉아서 처리하며 근무시간의 연장까지 요구하고 있다. 회사로서는 봉급 외의 건강 보험 등과 같은 추가부담을 고려해 신입사원을 채용하기보다는 기존 사원의 근무시간 연장이 더 유리하기 때문이다. 각종 직업에 과학기술이 도입되면서 앉아서 일하는 인구가 크게 증가하고 있으며, 특히 개발 도상국가에서 급격히 증가하고 있다.

전형적인 이동 수단

신체활동 시간이 급격히 감소하는 것은 이동 수단의 발달과 무관하지 않다. 20세기 사람들의 신체활동 시간이 급격한 감소한 것은 자동차 사용시간이 크게 증가하였기 때문이다. 자동차를 대신해서 걷거나 자전거를 타도록 다양한 프로그램을 개발하여 사람들에게 홍보하였지만 대부분 성공을 거두지 못하였다. 자동차를 대신할 수 있는 이동 수단을 찾을 수 있었다면 신체활동을 늘리는 혜택뿐만 아니라 환경오염, 교통 혼잡, 도로건설, 주차난 등과 같은 문제들을 해결하는 데에도 크게 도움이 되었을 것이다. 자동차를 이용한 이동은 공동체를 건설할 때 자동차 중심으로 건설하고, 정부가 도로와 주차장을 건설하는데 보조금을 지급해 왔기 때문이다. 어쩌면 자동차 제조회사와 판매상, 타이어 제조회사, 석유회사의 적극적인 로비가 작용했는지도 모른다.

한 지역에서 다른 지역을 안전하게 걷거나 자전거를 타고 이동할 수 있도록 건설된 공동체를 거의 찾아볼 수 없다. 예를 들어, 주거지역에서 쇼핑센터나 학교, 사무실을 도보나 자전거로 안전하게 이동할 수 있도록 건설된 공동체를 찾는 것은 쉽지 않다. 미국의 의학·교통연구소가 최근 "도시의 건설 환경이 신체활동에 어떤 영향을 미치는가?"라는 보고서를 발표하였다. 이 주제에 관한 연구가 아직 초기 단계에 있기는 하지만 연구를 통해서 나타난 분명한 결과는 도시의 건설 환경이 사람들의 신체활동량에 영향을 미친다는 것이다. 이러한 연구결과가 실험연구를 통해서 입증되어야 하겠지만, 현재의 연구결과 만으로도 신체활동을 하기에 적합한 건설 환경이 따로 있으며, 사람들은 이런 환경에서 보다 적극적으로 신체활동을 하게 된다고 주장할 수 있다.

전형적인 가사활동

과학기술의 발달은 직장 생활에서 신체활동 시간을 크게 감소시켰을 뿐만 아니라, 가사활동과 자기 건강 관리 시간도 크게 감소시켰다. 자동세탁기, 자동건조기, 자동식기세척기, 자동진공청소기, 자동 잔디 깎는 기계 등으로 인해 생활이 편리해진 반면, 그로 인해 가정생활에서 신체활동 시간이 급격한 감소하였다(Lanningham-Foster et al., 2003). 이러한 기계장치의 사용으로 인해 하루 축적되는 에너지양은 아주 작다. 그러나 하루에 25kcal를 덜 소비하면 일 년에 9,125kcal를 덜 소비하게 되며, 체질량 2.6파운드 또는 1.2kg에 해당된다(그림 23.4). 미국 사회에서 비만이 급격히 확산된 1990년대

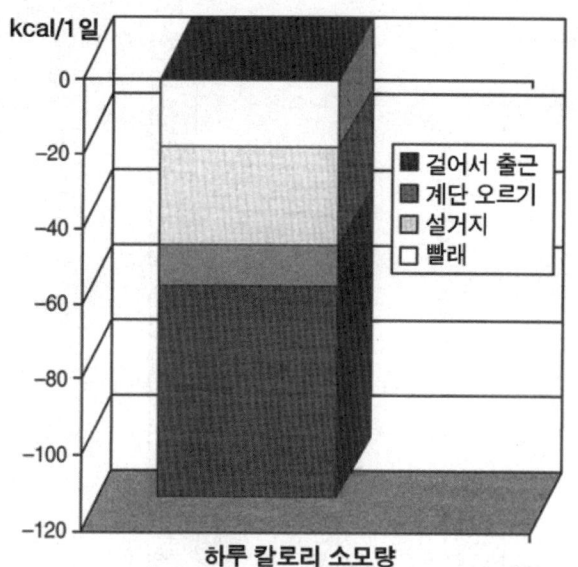

그림 23.4 122명의 성인을 대상으로 장비나 기계의 도움을 받던지 받지 않던지 상관없이 위에 제시된 과제를 수행하는 동안의 에너지 소비 양을 측정하였다. 걷거나 자동차로 이동한 거리는 0.8마일 또는 1.28km이며, 오른 계단은 219계단이고, 세탁과 식기세척에 소비한 시간은 각기 18.7분과 17.1분이었다.

에 미국 성인의 체중이 평균 약1파운드 정도 증가하였다(미국 보건복지부, 2004). 이러한 정도의 에너지 소비 감소는 지난 25년 동안 미국사회의 비만 확산을 충분히 설명하고 있다.

자동차는 쇼핑, 세탁소 방문, 심부름, 등하교에 도움을 주며 가정에서의 신체활동을 크게 감소시켰다. 사람들은 신체활동량을 늘리려고 식기세척기, 세탁기, 잔디 깎는 기계 등을 포기하지는 않을 것이다. 그러나 자동차 사용에 따른 인센티브를 없애고, 안전한 인도와 자전거 도로 체계 개선과 구축에 강한 인센티브를 제공하면 신체활동 시간을 증가시키는데 도움이 될 것이다. 신체활동량을 늘리는 또 다른 예는 몸을 쉬도록 두지 않고 자주 움직여 주는 것이다. 이런 신체활동만으로도 하루에 350kcal를 추가로 소비할 수 있다. 비만 남성과 여성은 마른 남성과 여성보다 하루 164분 더 의자에 앉아서 생활한다(Levine et al., 2005).

전형적인 여가 활동

1960년대와 1970년대에 많은 전문가들은 앞으로 50년 후에는 직장에서 보내는 시간보다 여가활동으로 보내는 시간이 더 많을 것이라고 예측하였다. 그러나 이러한 예측은 현실화 되지 않았다. 아직도 많은 성인들이 1주일에 40시간 이상 일하고 있으며, 자동차나 대중교통을 이용하여 출근하는데 더 많은 시간을 소비하고 있고, 1개 이상의 직업을 가지고 있다. 또한, 직장에서의 노동시간, 가사시간, 출퇴근 시간은 계속 증가하고 있는 반면, 여가나 레크리에이션 시간은 크게 늘어나지 않고 있다.

여가 시간이 크게 늘어나지 않고 있으며, 대부분의 여가시간도 텔레비전을 시청하거나 비디오를 보거나 컴퓨터 앞에서 소비하고 있다. 사람들이 여가시간을 어떻게 활용하는지는 개인적 흥미, 삶의 우선순위, 주어진 기회 등과 같은 요소에 의해 결정된다. 대부분의 사람들은 생활하면서 부족한 신체활동을 여가시간을 통해서 보충한다. 그런데 설문조사를 해 보면 신체활동을 할 시간이 부족하다고 대답한다. 그러나 이렇게 대답하는 사람들의 대부분이 하루에 3~4시간 텔레비전을 본다. 문제는 절대 여가시간 자체가 부족한 것이 아니라 여가시간의 우선순위를 어디에 두느냐 하는 것이다. 여가시간의 우선순위 문제는 특히 청소년의 신체활동과 관련하여 중요하게 다루어지고 있다. 8세에서 18세 사이의 자녀를 둔 학부모들을 대상으로 설문조사를 한 결과, 자녀가 하루에 5.7시간 텔레비전을 보거나 컴퓨터 모니터 앞에 앉아 있는 것으로 나타났다. 2세에서 7세 사이의 유소년들은 하루 2.8시간 스크린 앞에 앉아 있는 것으로 나타났다(그림 23.5). 기술 발달로 인하여 유소년과 청소년들에게 매년 새로운 컴퓨터 게임, 비디오 플레이어, 기타 전자 장치가 개발되어 제공되고 있다.

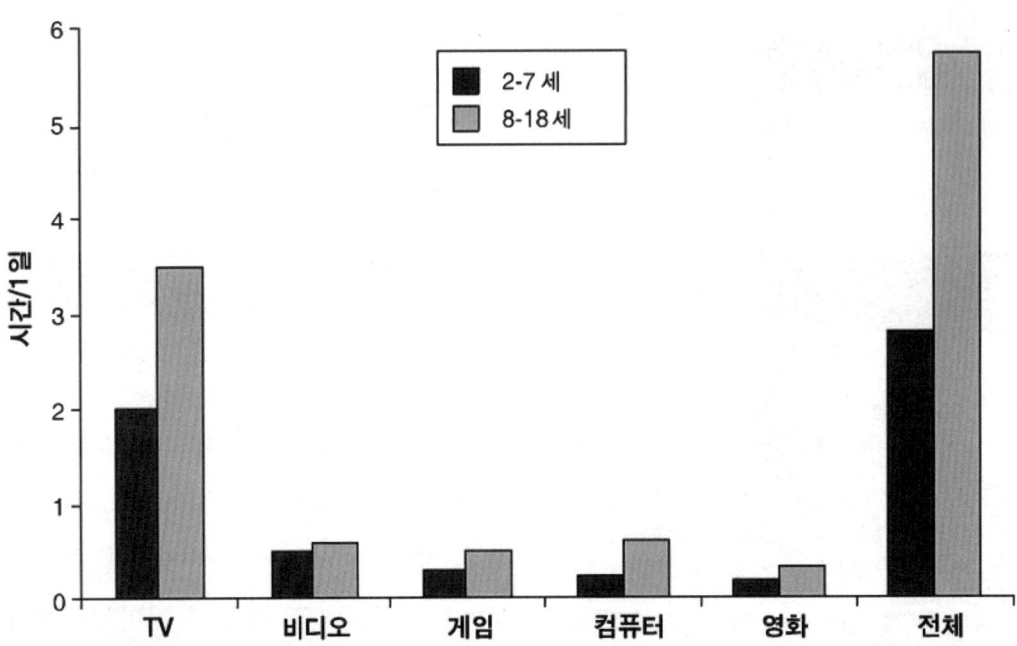

그림 23.5 1999년 3,158명의 어린이와 부모들을 대상으로 실시한 설문조사 결과

신체활동의 계획과 실행

비활동적인 사람들을 활동적인 사람으로 변화시키는 전략 개발과 성공적인 수행을 위해서는 정부와 민간단체들의 적극적인 지원이 우선되어야 한다. 신체활동의 감소 추세를 반전시키는 것은 결코 쉬운 일이 아니다. 그러나 연구와 경험에서 무엇을 어떻게 해야 할지에 대한 좋은 단서들이 제공되고 있다.

신체활동에 관한 지식, 태도, 기능

현대 사회에서 대부분의 사람들은 신체활동의 기회가 줄어들고 있으므로 신체활동을 증가시킬 수 있는 접근 체계를 개발하는 것이 무엇보다 중요하다. 그러나 신체활동도 움직여야 되는 것이므로 신체적으로 비활동적인 사람을 활동적인 사람으로 변화시키는 것은 결코 쉬운 일이 아니다. 과정에는 수많은 요인들이 복잡하게 작용한다. 신체적으로 비활동적인 사람을 활동적인 사람으로 변화시키는 것은 한 가지 공식으로 해결하기는 어렵다. 그러나 신체활동에 대해 정확하게 이해하고, 그것에 대해 긍정적인 태도를 가지며, 필요한 기능을 갖춘다면 '활동적인 삶'의 목표를 달성할 할 수 있을 것이다.

신체활동에 관한 지식

활동적인 삶을 위한 첫 번째 단계는 활동적인 삶이 왜 중요하고, 활동적인 삶을 유지하기 위해서 어떤 선택을 해야 하는지 아는 것이다. 신체활동의 중요성에 관한 지식은 보통 어릴 때 부모나 교사에게 배우지만, 성인이 되어서도 교사, 건강관리사, 운동전문가, 책, 비디오, 인터넷 등을 통해서 얻을 수 있다. 신체활동에 관한 지식은 개인의 취향에 맞으면 오래 기억되고 실질적인 활용가능성이 높다. 다른 건강행동과 마찬가지로 무엇을 해야 하는지 그리고 어떻게 해야 하는지를 아는 것만으로는 실천을 기대하기 어렵다.

신체적으로 활발한 삶을 원하는 중요한 이유는 단순

히 질병을 예방하거나 신체적인 자립을 원하기 때문만은 아니다. 어떤 사람들은 스포츠에 즐겁게 참여하기 위해서 또 어떤 사람들은 레크리에이션 활동을 즐기기 위해서 활동적인 삶을 선택한다. 도보여행자나 배낭여행자의 목적은 야외활동을 즐기기 위해서이다. 건강을 증진하는 것은 부차적인 문제이다. 또 어떤 사람들은 주로 환경이나 경비 때문에 걷거나 자전거를 이용하여 이동한다. 이런 사람들에게는 활발한 신체활동에 대한 격려가 필요하며, 신체활동도 불편하지 않게 즐길 수 있도록 지원해 주어야 한다. 직업이나 가사활동을 통해서 충분한 신체활동을 하기도 하는데 이러한 사람들은 직업이나 가사활동에서 얻는 신체활동량이 건강을 유지하는데 충분한지 확인해 주어야 하며, 만약 불충분하다면 어떻게 보충해야 하는지도 알려주어야 한다.

신체활동에 대한 태도

신체활동량을 증가시키기 위해 개입하거나 처치하는 것은 신체활동 경험에 관한 긍정적인 태도를 갖게 하거나 그러한 태도를 오랫동안 유지시키는 데 목적이 있다. 신체활동에 대한 긍정적인 태도가 곧바로 활동적인 삶으로 연결되는 것은 아니지만, 신체활동에 대한 부정적인 경험은 때로는 활발한 삶을 성취하는데 방해가 된다. 신체활동에 대한 태도를 형성하는 데에는 다양한 요인들이 작용한다. 이러한 요인들에는 운동에 관한 과거 경험, 운동에 관한 부모, 교사, 의사, 그 밖의 다른 역할모델의 태도, 활동적인 삶의 잠재된 이익과 비활동적인 삶의 부정적 결과 등이 있다. 오랫동안 주로 앉아서 생활해 온 사람들은 자신을 비활동적인 사람으로 간주하고, 활동적인 사람으로 바꾸거나 인식하려 하지 않는다. 이러한 비활동적인 사람이 비만이나 만성질환에 걸리면 부정적인 태도가 더욱 악화된다. 신체활동량 증가에 성공한 경험은 신체활동에 대한 부정적인 경험을 바꿀 가능성이 높다.

신체활동에 필요한 기능

많은 사람들이 여가시간을 이용하여 신체적으로 활발한 활동을 하는 것은 신체활동 자체가 즐거움을 제공하기 때문이다. 특별한 기능을 필요로 하는 대부분의 스포츠는 기능이 일정 수준에 도달해야만 참가하는 즐거움을 더 느끼게 된다. 어린 시절에 이러한 기능을 개발해 주면 성인이 되어 스포츠 활동에 참가할 가능성이 높아진다. 따라서 학교에 다니는 모든 학생들에게 스포츠를 배울 수 있는 기회를 제공하면 유소년뿐만 아니라 성인이 되어서도 스포츠 활동에 참가할 가능성이 크게 높아진다. 평생 스포츠 활동으로는 테니스, 배구, 축구, 농구, 사이클, 조깅, 웨이트 트레이닝, 무용 등이 있다. 평생 스포츠 활동에서 중요한 것은 경쟁이나 승리가 아니라 스포츠 참가에 필요한 기초기능을 익히고, 신체활동 참가가 건강에 미치는 이로운 점을 이해하며, 스포츠 활동에 참가하는 것 자체를 즐기는 것이다.

이러한 프로그램은 기능이나 동기 수준이 높은 선수들의 풋볼, 농구, 야구 경기와는 뚜렷하게 대비된다. 건강을 위한 신체활동 프로그램에서는 특별한 스포츠 기능을 필요하지 않는다. 가장 좋은 예로는 걷기운동이 있다. 수많은 성인들이 특별한 기능이 필요하지 않는 걷기를 하면서 건강을 지키고 있다. 학교에서 평생 스포츠의 기능을 익히면 신체활동 수준을 높일 수 있을 것이라고 추정은 하지만 많은 연구 결과가 나타나지 않고 있다. 그러나 분명한 것은 경쟁 스포츠로는 대중들의 비활동적인 삶의 문제를 해결할 수 없다는 것이다. 지난 20~30년 동안 경쟁 스포츠가 크게 발전하였고, 경쟁 스포츠에 대한 대중들의 관심이 높아졌지만 '신체활동이 활발한 사회'로 전개되지는 못하였다.

신체활동 증진방법

건강을 증진하기 위해서는 그에 필요한 신체활동을 계획해야 한다. 신체활동 계획은 현재 필요한 양의 신체활동을 고려하는 동시에 각 개인의 현실적 욕구, 건강상태, 신체능력, 흥미, 운동기능, 스케줄, 재원에 맞게 개별화하는 것이 이상적이다. 신체활동 계획을 세울 때에는 상해의 위험을 피하고 질병을 예방하면서 건강에 도움이 되도록 계획을 세워야 한다. 보통 일주일에 5일 이상, 하루에 적어도 30분 이상 중강도 신체활동을 해야 건강에 도움이 된다는 주장이 있는데, 이러한 주장은 주로 앉아서 생활하는 중년에게 해당되며, 활동적인 생활에 장애가 있는 특별한 경우에는 개별화된 신체활동 계획이 필요하다.

> 일주일에 5일 이상, 하루에 적어도 30분 이상 중강도 신체활동을 해야 건강에 좋다고 하지만, 신체활동 목표, 현재 필요한 신체활동량, 건강상태, 가족, 직장, 사회적 책임 등을 고려하여 각자에게 맞는 신체활동 계획을 세운 후 실행해야 한다.

강습·동호회 가입

전통적으로 많은 사람들이 택하는 건강 증진 활동은 운동시설이 갖추어진 곳에 참가하거나 운동 강습을 받는 방법이다. 이러한 접근은 안전하고 편리한 공간, 훌륭한 지도, 좋은 분위기 등을 제공하므로 많은 사람들이 선택하는 방법이다. 심혈관 질환자, 당뇨병 환자, 만성 폐질환자들을 위한 전문 운동클럽에서 운동하는 사람들도 있다. 스포츠 강습을 받거나 동호회에 가입하여 운동양을 늘리기 위해서는 시간, 위치 등을 고려한 철저한 계획이 필요하다. 직장에 얽매이고 가족에 대해서 지켜야 할 책무가 있는 현대인들이 1주일에 5~6회 동호회나 운동클럽을 찾는 것이 쉬운 일은 아니다. 운동할 시간을 내는 것뿐만 아니라 운동 시설이 갖추어진 곳이나 스포츠클럽에 들르는데 걸리는 시간이 만만치 않기 때문이다. 또한 수입이 넉넉하지 않으면 동호회 회원이나 스포츠클럽 회원으로 가입할 수 없다. 게다가 주로 앉아서 생활하는 사람들이 동호회나 스포츠클럽에 가입해서 일주일에 한두 번 운동하는 정도로 필요한 운동 양을 다 채울 수도 없다.

예를 들어, 어느 보좌관이 컴퓨터와 통신수단의 개선으로 사무실에서 걷는 시간이 1시간당 5분 줄었다면 8시간의 근무시간을 기준으로 하루에 40분을 덜 걷게 되며, 주당 5일 근무를 한다면 일주일에 200분을 덜 걷게 된다. 그리고 버스로 출근하는 대신 승용차로 출근하면 하루에 20분 정도 걷는 시간이 감소되고, 주5일 근무 기준으로 일주일에 100분의 걷는 시간이 감소하게 된다. 승용차로 출퇴근하고 컴퓨터 앞에 앉아서 근무하면서 감소되는 1주일 동안의 걷는 시간을 합치면 300분, 즉 5시간이나 된다. 만약 책상에 앉아서 일하거나 승용차로 출퇴근하면서 덜 소비하는 에너지가 2.5METs[2] (걷는데 3.5METs - 앉아서 근무하는데 1MET = 2.5METs)면 일주일에 750MET-분(300분 x 2.5METs)의 신체활동을 더 해야 한다. 일주일 동안 출퇴근과 사무실에 앉아서 근무하면서 덜 소비한 에너지를 소비하기 위해서는 약 8METs의 고강도 운동을 1주일에 약 40분간 2회 실시해야 한다. 5.5METs의 중강도로 운동을 하면 1주일에 45분간 3회의 운동을 실시해야 한다.

활발한 생활

신체활동 시간을 늘리는 또 다른 방법은 최근 많은 사

---

[2] MET(대사당량) : 안정 시 에너지소비량에 대한 비율로서, 예를 들어 걷기가 3.5Met라 가정하면 걷기의 에너지 소비량이 안정 상태의 에너지소비량의 3.5배임을 뜻한다.

람들의 관심을 끌고 있는 생활 가운데에서 신체활동 시간을 증가시키는 방법이다. 1주일에 서너 번 스포츠클럽이나 체육관을 찾는 대신 일상생활을 매우 활발하게 함으로써 하루의 신체활동 시간을 크게 증가시킬 수 있다. 계단을 걸어서 오르내리거나 차를 멀리 주차하고 걸어서 이동하는 등 생활 속에서 신체활동을 늘려서 에너지 소비를 증가시키는 방법이 오랫동안 주장되어 왔지만, 이것이 형식을 갖추어 적극적으로 논의되고 결과가 평가되기 시작한 것은 1990년대 초반이다. 캐나다에서는 "활발한 생활(active living)"이라는 슬로건 아래 일상생활에서 신체활동 시간을 늘리는 운동을 전개하고 있다(Fitness Canada, 1991). "활발한 생활"은 다양한 의미로 해석되고, 정의도 다양하게 하지만, Fitness Canada(1991)는 "신체활동을 가치 있게 생각하고, 그것을 일상생활에 통합하는 생활방식"이라고 정의하고 있다. Makosky(1994)는 "유용하고 즐거우며 만족을 주는 신체활동을 자신의 삶의 일부로 수용하는 생활방식"으로 정의하고 있다.

일상생활에서 신체활동 시간을 늘리는데 무엇보다 중요한 것은 자기관리, 목표설정, 문제해결 등과 같은 인지·행동전략을 배워서 적용하는 것이다(Blair et al., 2001). 인지전략이나 행동전략에 대해서 배우면 그와 같은 전략들을 사용하여 평상시 신체활동량을 늘리거나 걷기, 조깅, 또는 스포츠에 적극적으로 참가함으로써 건강을 증진할 수 있기 때문이다. 행동수정전략(behavioral intervention approach)은 앉아서 생활하는 사람들의 생활습관을 보다 활발한 생활로 변화시키는데 전통적인 방법만큼 효과적이라는 것이 밝혀졌다(Dunn et al., 1999).

비록 짧은 운동시간이라도 일상생활에서 신체활동을 늘리면 건강을 증진하는데 도움이 된다. 약 8~10분의 운동만으로도 건강 증진에 효과가 있다는 것이다. 계단을 오르는 것과 같은 아주 짧고 격렬한 운동도 건강 체력을 향상시키는데 도움이 된다. 주로 앉아서 생활하는 한 젊은 여성이 일주일에 5일 동안 계단을 오르내리는 신체활동을 7주 동안 지속하면, 계속 앉아서 생활하는 여성에 비해 심박수와 최대하 운동시 혈중젖산농도는 감소하는 반면, 고밀도 지단백 콜레스테롤은 증가하였다(Boreham et al., 2000). 규칙적인 신체활동과 만성질환과의 관계를 전염병학적으로 연구한 결과, 일상생활에서 다양한 기간과 강도의 신체활동으로 누적된 신체활동량은 건강에 도움이 되는 것으로 나타났다(Lee et al., 2000).

비활동적인 삶의 극복

앞 장에서도 언급하였듯이 신체적으로 활발한 삶을 살아가는 데 방해가 되는 요인들은 많다.

활동적인 삶의 방해 요인

활동적인 생활을 하지 못하는 것은 활동적인 생활을 하는데 필요한 시간을 내지 못하거나 내려하지 않기 때문이다. 사람들은 직장, 가정 일, 출퇴근으로 바쁘며, 각종 모임에 참가하느라 활발한 생활을 하는데 필요한 시간을 내지 못한다. 또한 연령이 높아짐에 따라 신체활동량 증가로 발생할 수 있는 건강이나 상해의 위험에 대한 두려움 때문에 운동을 거부하는 경향이 있다. 특히 주로 앉아서 생활하며 비활동적인 삶을 살아오거나 치료를 받고 있는 경우는 더욱 그러하다.

그에 반해 전일제로 일하며 돌봐야 할 가족이 있는 여성들은 자신의 건강을 관리하고 외모를 가꾸기 위해 철저한 시간관리를 하고, 신체활동이나 운동에 필요한 시간을 내고 있다. 보건 전문가들이 풀어야할 과제는 어떻게 하면 사람들이 규칙적인 운동을 삶의 최우선 순위에 두도록 하느냐 하는 것이다. 신체적으로 활발한 삶의 이로운 점뿐만 아니라 신체적으로 비활동적인 삶이 건강에 미치는 부정적 영향도 사람들에게 부각시켜 건강한 삶을 위한 신체활동 계획을 세우도록 하는 것이 무엇보다 중요하다.

신체활동 증가 전략

사람들이 신체적으로 활발한 삶을 성취하는데 도움이 되는 다양한 전략들이 있지만, 사람에 따라 다르게 작용한다. 어떤 사람들은 혼자 있기를 좋아하여 혼자 운동을 하지만, 어떤 사람들은 많은 사람들이 모여 함께 운동하는 것을 좋아한다. 어떤 사람들은 점심시간에 혼자 산책하는 것을 싫어하면서도 동료들과 규칙적으로 걷거나 산책하는 데에는 기꺼이 점심시간 20분 정도는 시간을 낸다. 친구, 직장동료, 가족구성원과 산책을 하거나 운동을 함께 하기로 한 약속은 다른 그 어떤 약속보다 중요하게 생각한다.

운동할 시간을 내지 못할 정도로 바쁜 사람들은 자신의 스케줄을 면밀히 검토하여 운동할 수 있는 아주 작은 시간이라도 확보해서 운동을 해야 한다. 에스컬레이터를 타는 대신 계단을 걸어서 오르고, 커피는 10분 동안 걸으면서 마시며, 비행기를 갈아 탈 때에는 걸어서 이동하는 등 일상생활에서 얻을 수 있는 작은 운동기회를 최대한 활용하여 신체활동 시간을 늘려야 한다. 이처럼 생활하는 가운데 얻을 수 있는 작은 운동기회를 잘 활용하여 신체활동 시간을 늘리는 것으로 활발한 삶의 첫 단계를 시작하는 사람들도 있다.

어떤 사람들은 권위 있는 사람 또는 역할모델과의 상호작용 속에서 활발한 생활방식을 삶의 최우선 순위에 두기도 한다. 조사연구에 의하면, 담당 의사나 보건 전문가가 운동을 권장하고 모니터하면 신체적으로 활발한 생활을 계속할 가능성이 높아진다고 보고하였다. 사회적으로 존경받는 사람들이 신체적으로 활발한 삶의 모델이 될 경우 그것이 모든 연령의 사람들에게 크게 영향을 미칠 수 있다.

나이나 신체조건 때문에 신체활동이 위험하거나 해로울 수 있다고 생각하는 노인들은 보건 전문가의 개별 처방을 받아 신체활동 계획을 세우는 것이 좋다. 상해, 질병, 노화로 인해 운동 능력이 매우 낮은 사람들도 노력하면 신체활동량을 늘릴 수 있고, 이것은 건강을 유지하는 데 도움이 된다. 규칙적으로 침대나 의자에서 일어나 몸을 움직여 주면 혈전증(thrombosis), 기립성 저혈압(orthostatic hypotension), 인슐린저항성(insulin resistance), 근쇠약(muscle weakness), 균형상실(loss of balance) 등을 예방하는 데 도움이 된다. 안전한 운동 환경을 조성하거나 퍼스널 트레이너를 배치하면 환자들도 어느 정도 건강에 도움이 되는 운동을 할 수 있다.

사람들이 신체활동 계획을 실행하는 데 도움이 될 수 있는 전략으로서 자기 관리가 있다(Dunn et al., 1999). 자기 관리는 여러 가지 방식으로 이루어질 수 있지만 기본적으로 자신의 신체활동 계획과 실제 신체활동 실행 정도를 장기간에 걸쳐 발달일지나 추적 시스템으로 비교하는 것을 의미한다. 예를 들어 자신의 신체활동 계획(앞으로 3개월 동안 매주 월요일, 수요일, 금요일은 점심시간에, 토요일과 일요일은 아침에 30분 동안 빨리 걷기를 한다)을 달력이나 전자기기에 기록해 두고 신체활동을 실제로 할 때마다 그것을 체크하는 것이 일종의 자기 관리이다. 이와 같은 자기 관리 전략을 사용하면 자신의 신체활동 진행 상태를 시각적으로 상기할 수 있어 신체활동의 실행 가능성을 크게 높일 수 있다.

일상생활 속 신체활동

우리가 하루하루를 어떻게 생활하느냐 하는 것은 생존과 사람들에 대한 책임 가운데서 무엇을 선택하느냐에 달려 있다. 여가 시간 또한 그 시간에 해야 할 일과 하고 싶은 활동들 가운데 무엇을 선택하느냐에 달려 있다. 바쁜 스케줄에 운동할 시간을 추가하기 위해서는 여러 가지 해야 할 일들 중에서 선택을 잘해야 한다. 신체적으로 건강한 삶을 살아가기 위해서는 운동이나 신체활동을 최우선적으로 선택할 수 있어야 한다. 그러나 현실은 다른 급한 일로 인해 신체활동은 최우선 순위에서 자주 밀려나곤 한다. 사람들은 영화 관람, 텔레비전 시청, 책 읽기, 친구들과 커피 마시기 등이 30분을 걷고, 자전거를 타고, 수영을 하는 것보다 더 중요하다고 생각한다. 두 부류의 활동 중 어느 것을 선택하느냐 하는 것은 전적으로 각 개인에 달려 있다. 그러나 비활동적인 삶의 결과에 대해 한번쯤 깊이 생각한 다음에 활동을 선택하는 지혜가 필요하다.

인생 단계별 신체활동 계획

건강한 삶을 위해서는 평생 활발하고 역동적으로 살아야 한다. 평생 운동을 통해 건강을 유지하되 연령, 생활환경, 체력, 건강 수준 등에 맞게 자신의 신체활동 계획을 조정해야 한다.

고등학교와 대학의 졸업, 취업, 직장 변경, 새 집으로 이사, 결혼, 출산, 정년과 같은 인생의 중요한 전환기에 신체활동을 포함한 수많은 건강관련 행동들이 바뀌게 된다. 인생의 각 전환기에는 새로운 책임을 맡게 되고, 생활 스케줄이 바뀌며, 그로 인해 운동할 기회가 줄어들게 된다. 학교에 다니는 어린 시절에는 휴식시간, 체육시간, 방과 후 활동뿐만 아니라 스포츠 클럽활동, 레크리에이션 활동, 집안일 등과 같은 신체활동을 해야 한다. 고등학교를 졸업하면 대학공부나 직장 일로 인해 신체활동 시간구조가 크게 바뀌게 된다. 대학에 입학하면 그곳으로 이사를 해서 새로운 친구를 만나게 된다. 결국 신체활동 시간은 주변 시설, 운동할 시간, 같이 운동할 사람 등의 영향을 받게 된다.

> 신체활동 계획의 기본 요소들은 삶의 전 과정을 통해서 일관되게 유지해야 하지만, 연령, 사회적 책무(가족, 직장, 학교), 건강상태, 개인적 목표 등에 적합하게 조정할 필요가 있다.

수명이 70대, 80대, 90대로 길어지면서 신체적으로 활발한 삶을 사는 것이 매우 중요한 사회적 이슈가 되고 있다. 신체활동은 만성질환 발생과 사고를 감소시키는 데 도움이 될 뿐만 아니라 신체적 기능, 독자적인 생활, 질 높은 삶을 유지하는 데 결정적인 역할을 한다. 60대 또는 그 이상 나이가 든 많은 사람들은 좀 더 일찍 건강에 신경 쓰지 못한 것을 후회한다.

노인들에게 무엇보다 중요한 것은 스스로 생활하는데 필요한 근력, 지구력, 평형성, 유연성을 유지하는 것이다. 은퇴 계획에는 노인들에게 특히 필요한 신체활동 계획이 포함되어야 한다. 노인들을 위한 신체활동 계획은 계단을 오르내리고, 욕실을 사용하며, 의복을 착용하고, 시장바구니를 운반하며, 이부자리를 정리하고, 그 밖의 가사 일을 스스로 할 수 있는 능력을 유지하는데 초점이 맞추어져야 한다. 노인들을 위한 지역사회 운동프로그램의 효과에 관한 연구결과에 따르면, 활동계획에 대한 주치의의 의견, 효율적이고 안전한 계획을 실행하는 방법에 대한 개별화된 지도, 계획을 실천하기 위한 편리하고 안전한 기구가 중요하다고 한다.

신체활동과 건강행동의 결합

신체활동은 건강에 특유한 효과를 가지지만, 또한 다른 건강 행동이나 상태와 다양하게 관련되어 있다. 신체적으로 활발한 생활을 하면 수면, 스트레스 관리, 다이어트에도 도움이 된다. 건강을 증진하기 위한 운동이 노인의 수면을 방해한다면 그것이 오히려 건강을 악화시키고 삶의 질을 떨어뜨리는 결과를 가져오게 된다. 이것은 신체활동과 스트레스 관리에 필요한 전략들이 서로 관련성 있다는 의미이다. 신체활동 계획이 시간적·심리적으로 부담이 되면 부담이 느껴지지 않을 정도로 조정해야 한다.

또한, 음식은 신체활동에 필요한 양분이며 에너지원이기 때문에 식사와 신체활동은 서로 간에 밀접한 관련이 있다. 특히 섭취 칼로리, 신체활동 중 소모 칼로리, 체질량지수는 밀접한 관련성이 있다. 적정 건강수준을 장기간 유지하기 위해서는 소비 칼로리에 맞추어 섭취 칼로리를 조정함으로써 적정 체질량을 유지하는 것이 중요하다. 일반적으로 권장되는 적정 체질량은 BMI 18.5~25.0이다. 수주 또는 수개월에 걸쳐 신체활동량의 증가로 소비 칼로리가 증가하면 적정 체중을 유지하기 위해 섭취 칼로리를 늘릴 필요가 있으며, 반대로 신체활동량의 감소로 인해 소비 칼로리가 줄어들면 섭취 칼로리도 줄여야 한다. 많은 사람들이 최적의 체중을 유지하기 위해 이처럼 섭취 칼로리로 체중을 관리하지 않고 신체활동을 증가시키는 선택을 하고 있다. 그것이 더 쉽고 용이하기 때문이다(Hill et al., 2003). 하루 전체 에너지 소비가 30 kcal/kg 미만은 매우 낮은 수준의 신체활동으로 칼로리 섭취가 칼로리 소비를 능가하면 체중은 증가된다. 또한 앉아서 생활하는 사람이 저칼로리를 섭취하여 체중을 유지하기 위해서는 음식 선택을 신중하게 해서 다양한 미량 영양소를 섭취해야 최적의 건강을 유지할 수 있다.

> 신체활동을 중강도 이상 하면 다른 건강 활동과 무관하게 건강에 도움이 된다. 하지만, 신체 활동이 다른 건강 증진 행동과 결합하면 효과가 배가 된다.

신체활동 위험의 최소화

신체활동은 건강을 증진하고 운동수행력을 향상시키지만 질병을 악화시키거나 상해를 유발할 수도 있다. 따라서 신체활동 계획을 세울 때에는 각자의 상황에 맞는 운동계획을 세움으로써 운동하는 동안 생기는 위험을 최소화하고, 대신 신체활동의 궁극적인 목표인 건강에 미치는 효과를 극대화해야 한다. 신체활동의 효과와 위험 간에 균형을 유지하기 위해서는 연령, 병력, 현재 건강상태, 체력, 그 밖의 건강 관련 행동에 근거한 맞춤형 신체 활동 계획을 수립해야 한다. 심폐 관련 질병, 대사 관련 질병, 근 골격 관련 질병이 있거나, 관절이나 뼈에 손상을 입었던 사람이나, 비만인 사람, 흡연·고혈압·이상지혈증에 의한 심혈관 질환의 위험이 있는 사람이나, 연령이나 장애로 인해 운동수행력이 감소되는 사람들은 신체활동으로 인한 위험에 적극적인 관심을 가져야 한다. 운동으로 인한 상해의 위험을 불러일으킬 수 있는 또 다른 요소로 신발을 예로 들 수 있다. 지탱하는 면이 잘 처리되어 있지 않은 신발을 신고 오랫동안 걷기, 조깅, 러닝을 하면 상해를 입을 수 있다. 또한 운동장 바닥이 미끄럽거나 평탄하지 않으면 쉽게 넘어져서 상해를 입을 수 있는데, 특히 노인들이 그렇다. 그 밖에 날씨가 너무 덥거나 습도가 높은 환경에서 운동을 하면 열로 인한 상해를 입을 수 있다.

> 신체활동량이 증가되면 건강에 도움이 되기도 하지만 질병을 악화시키거나 상해를 일으킬 수도 있다. 따라서 신체활동으로 위험이 증가될 수 있는 개인적 특성, 신체활동의 종류, 환경적 조건을 고려하여 각자에게 맞는 맞춤형 신체활동 계획을 수립해야 한다.

연구주제와 쟁점

신체적으로 활동적인 생활방식은 일생동안 좋은 건강 상태를 유지할 수 있게 하고, 질 높은 삶을 살 수 있게 한다는 과학적 근거를 본서의 여러 곳에서 제시하였다. 이러한 연구결과들로 인해 신체활동을 권장하는 정부, 보건기구, 각종 의학 및 운동협회의 주장이 강력한 지지를 받고 있다. 그럼에도 불구하고 활발한 생활방식의 유지와 관련하여 생물학적, 임상적, 행동적인 문제를 포함한 포괄적인 해답이 요구되는 중요한 연구 문제들이 많이 있다. 다음은 과학적으로 규명되어야할 중요한 연구 문제를 요약한 것이다.

활발한 신체활동과 체력이 관상동맥질환, 뇌졸중, 제2형 당뇨병, 다양한 종류의 암으로 인한 질병률·사망률과 관계가 있다는 대다수의 자료는 관찰연구에 의한 것으로서 인과관계를 증명하기에는 한계가 있다. 신체활동량이 증가되면 비활동적인 삶일 때와 비교하여 어떤 구체적인 질병을 감소시킨다는 강력한 주장을 하지 못하고 있다. 이러한 주장을 하기 위해서는 어떤 한 질병을 예방하거나 치료하는데 필요한 구체적인 운동과 신체활동 계획을 통제 집단과 비교하여 임상적으로 증명할 수 있어야 한다.

신체활동의 부족에서 발생한다는 심장마비, 뇌졸중, 제2형 당뇨병은 어떤 중재변인 때문에 이러한 결과가 나타나는지 밝힐 수 있어야 한다. 예를 들어, 관상동맥질환의 위험 감소는 신체활동의 증가가 직접적인 원인이라기보다는 신체활동으로 인한 지질 대사, 혈압, 섬유소 분해, 인슐린 매개 포도당 흡수, 관상동맥 확장과 같은 생물학적 과정이 개선되어 관상동맥질환의 발생 위험이 감소된다고 볼 수 있다. 문제는 이와 같은 중재 변인들 중 어떤 변인이나 생물학적 변화가 심혈관 질환을 감소시키는데 필요한지 임상적으로 밝혀지지 않고 있다는 것이다. 각각의 임상 상태를 개선하기 위해서는 어떤 생물학적 변화가 필요한지를 알아야 각 환자에게 적합한 신체활동 계획을 정확하게 수립할 수 있다.

일부 연구에서 규칙적인 운동은 핵심 통로의(key pathway) 유전자 복사를 활성화시키고, 다른 통로의 유전자 복사를 약화시키는 것으로 조직과 기관이 적응한다고 주장하고 있다. 운동형태가 달라지면 그에 따른 유전자 발현이 달라지고 그 결과 단백질 합성도 달라진다는 것이다. 이러한 연구가 계속되면 운동이 기본적인 생물학적 기능에 어떻게 영향을 미치고 조직이나 기관이 분자 수준에서 운동에 어떻게 적응하는지를 밝힐 수 있게 될 것이다.

구체적인 건강효과를 얻는데 필요한 신체활동량이 어느 정도이어야 하는지 아직 명확히 밝혀지지 않고 있다. 건강효과에 필요한 신체활동량을 결정하는 혁신적인 연구가 이루어져야 한다. 같은 양의 신체활동 시간도 한 번에 실시하는 것과 여러 번 나누어 실시하는 것 중 어느 방법이 더 효과적인지에 대한 과학적 근거를 명쾌하게 제시하지 못하고 있다. 예를 들어 하루에 여러 차례 짧게 운동을 해서 30~60분 운동하면 어떤 건강효과가 있는지, 그리고 1주일에 자전거를 90분씩 두 번 타면 구체적으로 어떤 건강효과가 있는지 실험적으로 밝혀지지 않고 있다.

신체활동이 체중 증가 예방, 체중 감량, 체중 감량 후 체중의 재 증가를 예방하는데 어떤 역할을 하는지 분명히 밝혀지지 않고 있으므로 이 분야에 대한 과학적 연구가 더욱 적극적으로 이루어져야 한다. 체중 증가의 예방과 체중 감량을 위해 얼마만큼의 운동이 필요한지에 대한 논쟁이 여전히 계속되고 있다. 또한 지구력 운동과 저항운동 중 체질량과 체성분을 관리하는데 어떤 운동방식이 더 효과적인지 충분히 밝혀지지 않고 있다. 일화적 기록이나 관찰 기록을 해 보면 어떤 사람들은 주로 앉아서 일을 하는데도 불구하고 체중이 크게 증가하지 않으며,

어떤 사람들은 매우 활동적임에도 불구하고 체중이 급격히 증가한다. 이러한 개인차는 유전적·혈통적 요인에서 비롯된 것으로 추정할 뿐 구체적인 이유가 밝혀지지 않고 있다. 신체활동과 비만과의 관계를 보다 효과적으로 연구하기 위해서는 사람들이 실제 생활에서 에너지를 얼마나 섭취하고 소비하는지 정확하게 평가할 수 있는 측정도구가 필요하다.

지난 20년 간 진행된 연구에 의하면 사람들은 신체활동 수준이 같아도 매우 다르게 반응한다는 것이다. 즉, 운동 양이나 강도가 같아도 유전적 차이로 인해 반응이 상당히 다르게 나타난다는 것이다. 같은 양이나 강도의 운동에 대해서 다르게 반응하는 진정한 원인을 밝히기 위한 유전연구가 계속되어야 한다. 유전연구를 통해서 그 원인이 규명되면 각자에게 적합한 맞춤 운동처방이나 예방치료가 가능해 질 것이다.

운동 전문가나 보건 전문가가 도전해야 할 과제는 사람들이 일생동안 신체적으로 활발하게 생활하면서 건강하게 살아가도록 하는 것이다. 전체 인구를 대상으로 연구하는 것도 중요하지만 특정 집단을 대상으로 이론을 개발하고 그 결과를 전체 인구에 적용하는 혁신적인 연구가 필요하다. 우선, 소득수준이 낮고, 교육수준이 낮으며, 의료혜택을 충분히 받지 못하고 있는 사람들을 대상으로 신체활동이 건강에 미치는 효과를 임상적으로 연구할 필요가 있다. 또한, 생활환경이 사람들의 신체활동 형태에 미치는 영향에 관해서도 연구가 이루어져야 한다. 뿐만 아니라 환경적 변화와 행동적 변화를 동시에 추구하면 신체활동이 얼마나 효과적으로 증진되는지에 대한 연구도 이루어져야 한다.

요약 및 결론

일생동안 신체적으로 활발한 생활을 유지하는 중요한 목적은 건강하고, 즐겁고, 생산적으로 오래 살기 위함이다. 그러나 대부분 앉아서 생활하면서도 질병에 걸리지 않고 체중 증가 없이 만족한 삶을 살아가는 사람들이 있을 수 있다. 앞으로 유전학이 발달하면 어떤 사람들이 이렇게 살아갈 수 있는지 밝힐 수 있게 될 것이다. 그러나 아직까지는 어떤 사람들이 운동을 하지 않고 건강하게 살아갈 수 있는지 유전학적으로 규명하지 못하고 있다. 따라서 유전학적 원인이 정확히 밝혀질 때까지는 다음과 같은 방법으로 모든 사람들이 신체적으로 활발한 삶을 유지하며 건강하고 행복하게 살아갈 수 있도록 해야 한다.

- 신체활동이 왜 중요하며, 어떻게 신체적으로 활발한 생활을 유지할 것인지에 대한 인식을 개선하는 교육을 강화한다.
- 모든 사람이 안전하게 운동할 수 있도록 생활환경을 개선한다.
- 학창 시절, 취업, 정년 등과 같은 인생의 모든 단계에서 활발한 신체활동을 할 수 있도록 하는 건강 정책을 도입한다.
- '신체적으로 활발한 생활'과 같은 건강증진 행동을 촉진함으로써 질병을 예방하고, 건강을 증진하며, 삶의 질을 향상시키는 의료 관리 제도를 마련한다.

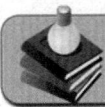
연구문제

1. 미국 사람들의 하루 신체활동량이 크게 감소한 세 가지 중요한 변화를 간단히 설명하라.
2. 남편과 두 딸을 두고 있고 큰 회사의 수석 비서로 근무하는 43세의 건강하지만 주로 앉아서 생활하는 중년 여성의 신체활동 계획을 세우는데 어떤 정보가 필요한가?
3. 다른 도시로 자주 출장을 다니는 55세의 중역에게는 동호회나 스포츠클럽에 가입해서 운동하는 것(강습·동호회 가입)과 생활 가운데 신체활동량을 늘리는 방법(활발한 생활) 중 어느 것이 더 유익한가?
4. 생활환경으로 인해 신체활동 참가 기회가 감소된 예를 네 가지 제시하라.
5. 17세의 비만 여성(BMI = 36)을 위한 신체활동 계획을 설계할 때 그 여성의 지금까지 신체활동 실태, 의료상태, 학교활동, 가족 상황, 사회활동 중 무엇에 대해서 잘 알고 있어야 하는가?
6. 신체활동에 대한 긍정적·부정적 태도가 활발한 생활을 유지하는데 어떤 역할을 하는지를 설명하라. 어떤 조건이나 경험이 신체활동에 대한 부정적 태도를 갖게 하는가? 신체활동에 대한 긍정적인 태도를 갖게 하는데 도움이 되는 전략을 제시하라.
7. 신체활동과 건강 분야에서 보다 적극적인 연구가 이루어져야 하는데 세 가지 주제를 선정해서 논의하라. 선정한 세 주제를 다루는데 필요한 구체적인 연구 프로젝트를 제안하라.

참고문헌

Chapter 1

Aboderin, I., A. Kalache, Y. Ben-Shlomo, J.W. Lynch, C.S. Yajnik, D. Kuh, and D. Yach. 2001. *Life course perspectives on coronary heart disease, stroke, and diabetes: Key issues and implications for policy and research*. Geneva: World Health Organization.

Bouchard, C. 1994. Physical activity, fitness, and health: Overview of the consensus symposium. In *Toward active living. Proceedings of the International Conference on Physical Activity, Fitness, and Health*, edited by H.A. Quinney, L. Gauvin, and A.E.T. Wall. Champaign, IL: Human Kinetics, pp. 7-14.

Bouchard, C., and R.J. Shephard. 1994. Physical activity, fitness, and health: The model and key concepts. In *Physical activity, fitness, and health*, edited by C. Bouchard, R.J. Shephard, and T. Stephens. Champaign, IL: Human Kinetics, pp. 77-88.

Brown, J.R., and G.P. Crowden. 1963. Energy expenditure ranges and muscular work grades. *British Journal of Industrial Medicine* 20: 227.

Dishman, R.K. 1988. Determinants of participation in physical activity. In *Exercise, fitness and health: A consensus of current knowledge*, edited by C. Bouchard, R.J. Shephard, T. Stephens, J.R. Sutton, and B.D. McPherson. Champaign, IL: Human Kinetics, pp. 33-48.

Flegal, K.M., B.I. Graubard, D.F. Williamson, and M.H. Gail. 2005. Excess deaths associated with underweight, overweight, and obesity. *Journal of the American Medical Association* 293(15): 1861-1867.

Krauss, H., and W. Raab. 1961. *Hypokinetic diseases*. Springfield IL: Charles C Thomas.

Malina R.M. 1991. Darwinian fitness, physical fitness and physical activity. In *Applications of biological anthropology*, edited by C.G.N. Mascie-Taylor and G.W. Lasker. Cambridge, UK: Cambridge University Press, pp. 143-184.

McIntosh, P.C. 1980. *"Sport for All" programmes throughout the world*. Paris: UNESCO.

Mokdad, A.H., J.S. Marks, D.F. Stroup, and J.L. Gerberding. 2004. Actual causes of death in the United States, 2000. *Journal of the American Medical Association* 291: 1238-1245.

Paffenbarger, R., R.T. Hyde, and A.L. Wing. 1990. Physical activity and physical fitness as determinants of health and longevity. In *Exercise, fitness and health: A consensus of current knowledge*, edited by C. Bouchard, R.J. Shephard, T. Stephens, J.R. Sutton, and B.D. McPherson. Champaign, IL: Human Kinetics, pp. 33-48.

Pate, R.R. 1988. The evolving definition of fitness. *Quest* 40: 174-179.

Pucher, J. 1997. Bicycling boom in Germany: A revival engineered by public policy. *Transportation Quarterly* 51: 31-36.

Reddy, K.S. 2004. Cardiovascular disease in non-Western countries. *New England Journal of Medicine* 350: 2438-2440.

World Health Organization. 1948. *Constitution of the World Health Organization. Basic documents*. Geneva: World Health Organization.

World Health Organization. 1968. *Meeting of investigators on exercise tests in relation to cardiovascular function*. Geneva: World Health Organization.

World Health Organization. 1998. *The world health report 1998—Life in the 21st century: A vision for all*. Geneva: World Health Organization.

World Health Organization. 2002. *The world health report 2002—Reducing risks, promoting healthy life*. Geneva: World Health Organization.

Yusuf, S., S. Hawken, S. Ounpuu, T. Dans, A. Avzeum, F. Lanas, M. McQueen, A. Budaj, P. Pais, J. Varigos, and L. Lisheng. 2004. Effect of potentially modifiable risk factors associated with myocardial infarction in 52 countries (the INTERHEART study) case-control study. *Lancet* 364: 937-952.

Chapter 2

American College of Sports Medicine. 1975. *Guidelines for graded exercise testing and prescription*. Philadelphia: Lea & Febiger.

American College of Sports Medicine. 1978. Position statement—The recommended quantity and quality of exercise for developing and maintaining fitness in healthy adults. *Medicine and Science in Sports and Exercise* 10: vii-x.

American Heart Association. 1975. *Exercise testing and training of individuals with heart disease or at high risk for its development*. Dallas: American Heart Association.

Bouchard, C. 1991. Heredity and the path to overweight and obesity. *Medicine and Science in Sports and Exercise* 23: 285-291.

Bouchard, C., P. An, T. Rice, J.S. Skinner, J.H. Wilmore, J. Gagnon, L. Perusse, A.S. Leon, and D.C. Rao. 1999. Familial aggregation of VO_2max response to exercise training: Results from the HERITAGE Family Study. *Journal of Applied Physiology* 87: 1003-1008.

Bowerman, W.J., and W.E. Harris. 1967. *Jogging*. New York: Grosset and Dunlap.

Cooper, K.H. 1968. *Aerobics*. New York: Bantam Books.

Crespo, C.J., S.J. Keteyian, G.W. Heath, and C.T. Sempos. 1996. Leisure-time physical activity among US adults. Results from the Third National Health and Nutrition Examination Survey. *Archives of Internal Medicine* 156(1): 93-98.

Duncan, J.J., N.F. Gordon, and C.B. Scott. 1991. Women walking for health and fitness. How much is enough? *Journal of the American Medical Association* 266: 3295-3299.

Fletcher, G.F., S.N. Blair, J. Blumenthal, C. Caspersen, B. Chaitman, S. Epstein, H. Falls, E.S. Froelicher, V.F. Froelicher, and I.L. Pina. 1992. Statement on exercise. Benefits and recommendations for physical activity programs for all Americans. A statement for health professionals by the Committee on Exercise and Cardiac Rehabilitation of the Council on Clinical Cardiology, American Heart Association. *Circulation* 86: 340-344.

Haskell, W.L. 1984. The influence of exercise on the concentrations of triglyceride and cholesterol in human plasma. *Exercise and Sport Sciences Reviews* 12: 205-244.

Karvonen, M.J., E. Kentala, and O. Mustala. 1957. The effects of training on heart rate: A longitudinal study. *Annals of Medicine Experimental Biology Fennica* 35: 307-315.

King, A.C. 1991. Community intervention for promotion of physical activity and fitness. *Exercise and Sport Sciences Reviews* 19: 211-259.

King, A.C. 1994. Community and public health approaches to the promotion of physical activity. *Medicine and Science in Sports and Exercise* 26: 1405-1412.

Marcus, B.H., V.C. Selby, R.S. Niaura, and J.S. Rossi. 1992. Self-efficacy and the stages of exercise behavior change. *Research Quarterly for Exercise and Sport* 63: 60-66.

Marcus, B.H., and L.R. Simkin. 1993. The stages of exercise behavior. *Journal of Sports Medicine and Physical Fitness* 33: 83-88.

Morris, J.N., and M.D. Crawford. 1958. Coronary heart disease and physical activity of work: Evidence of a national necropsy survey. *British Medical Journal* 30: 1485-1496.

Morris, J.N., J.A. Heady, P.A. Raffle, C.G. Roberts, and J.N. Parks. 1953. Coronary heart disease and physical activity at work. *Lancet* 265: 1053-1057, 1111-1120.

NIH Consensus Development Panel on Physical Activity and Cardiovascular Health. 1996. Physical activity and cardiovascular health. *Journal of the American Medical Association* 276: 241-246.

Paffenbarger, R.S., Jr., S.N. Blair, and I.M. Lee. 2001. A history of physical activity, cardiovascular health and longevity: The scientific contributions of Jeremy N Morris, DSc, DPH, FRCP. *International Journal of Epidemiology* 30: 1184-1192.

Paffenbarger, R.S., Jr., A.L. Wing, and R.T. Hyde. 1978. Physical activity as an index of heart attack risk in college alumni. *Journal of Epidemiology* 108: 161.

Pate, R.R., M. Pratt, S.N. Blair, W.L. Haskell, C.A. Macera, C. Bouchard, D. Buchner, W. Ettinger, G.W. Heath, A.C. King, A. Kriska, A.S. Leon, S.E. Marcus, J. Morris, R.S. Paffenbarger, Jr., K. Patrick, M.L. Pollock, J.M. Rippe, J.F. Sallis, and J.H. Wilmore. 1995. A recommendation from the Centers for Disease Control and Prevention and the American College of Sports Medicine. *Journal of the American Medical Association* 273: 402-407.

Tipton, C.M. 1984. Exercise, training, and hypertension. *Exercise and Sport Sciences Reviews* 12: 245-306.

U.S. Department of Agriculture. 2004. Nutrition and Your Health: Dietary Guidelines for Americans, 2005 Dietary Guidelines Advisory Committee Report. Washington, DC: U.S. Department of Agriculture.

U.S. Department of Health and Human Services. 1996. *Physical activity and health: A report of the Surgeon General*. Atlanta: USDHSS–CDC.

WHO–FIMS Committee on Physical Activity for Health. 1995. Exercise for health. *Bulletin of the World Health Organization* 73: 135-136.

Chapter 3

Australian Bureau of Statistics. 2003. *Australian Social Trends 2003*. Canberra: Australian Bureau of Statistics.

Bonen, A., and S.M. Shaw. 1995. Recreational exercise participation and aerobic fitness in men and women: Analysis of data from a national survey. *Journal of Sports Sciences* 13: 297-303.

Carnethon, M.R., S.S. Gidding, R. Nehgme, S. Sidney, D.R. Jacobs, and K. Liu. 2003. Cardiorespiratory fitness in young adulthood and the development of cardiovascular disease risk factors. *Journal of the American Medical Association* 290: 3092-3100.

Comstock, R.D., E.M. Castillo, and P. Lindsay. 2004. Four-year review of the use of race and ethnicity in epidemiologic and public health research. *American Journal of Epidemiology* 159: 611-619.

Fitness Canada. 1983. *Fitness and lifestyle in Canada*. Ottawa: Government of Canada.

Grunbaum, J.A., L. Kann, S.A. Kinchen, B. Williams, J.G. Ross, R. Lowry, and L. Kolbe. 2002. Youth risk behavior surveillance—United States, 2001. Surveillance summaries, June 28, 2002. *Morbidity and Mortality Weekly Reports* 51 (No. SS-4): 1-64.

Ham, S.A., M.M. Yore, J.E. Fulton, and H.W. Kohl, III. 2004. Prevalence of no leisure-time physical activity—35 states and the District of Columbia, 1988-2002. *Morbidity and Mortality Weekly Reports* 53: 82-86.

Helakorpi, S., K. Patja, R. Prattala, A.R. Aro, and A. Uutela. 2002. *Health behaviour and health among Finnish adult population, Spring 2002*. Helsinki: Finnish National Public Health Institute.

Janicke, B., D. Coper, and U.-A. Janicke. 1986. Motor activity of different-aged Cercopithecidae: Silver-leafed monkey (Presbytis cristatus Esch.), lion-tailed monkey (Macaca silenus L.), Moor Macaque (Macaca maura Cuv.) as observed in the zoological garden, Berlin. *Gerontology* 32: 133-140.

Rantanen, T., K. Masaki, D. Foley, G. Izmirlian, L. White, and J.M. Guralnik. 1998. Grip strength changes over 27 yr in Japanese-American men. *Journal of Applied Physiology* 85: 2047-2053.

Skinner, J.S., A. Jaskolski, A. Jaskolska, J. Krasnoff, J. Gagnon, A.S. Leon, D.C. Rao, J.H. Wilmore, and C. Bouchard. 2001. Age, sex, race, initial fitness, and response to training: The HERITAGE Family Study. *Journal of Applied Physiology* 90: 1770-1776.

Sports Council and Health Education Authority. 1992. *Allied Dunbar national fitness survey: Main findings*. London: The Sports Council and Health Education Authority.

Statistics Canada. 2002. *Health indicators*, May 2002. Catalogue No. 82-221-XIE. Retrieved February 10, 2006, from http://www.statcan.ca/Daily/English/020508/td020508.htm.

Talbot, L.A., E.J. Metter, and J.L. Fleg. 2000. Leisure-time physical activities and their relationship to cardiorespiratory fitness in healthy men and women 18-95 years old. *Medicine and Science in Sports and Exercise* 32: 417-425.

Teers, R. 2001. Physical activity. In *Health survey for England—The health of minority ethnic groups '99*. Edited by B. Erens, P. Primatesta, and G. Prior. London: The Stationary Office.

Trappe, S.W., D.L. Costill, M.D. Vukovich, J. Jones, and T. Melham. 1996. Aging among elite distance runners: A 22-yr longitudinal study. *Journal of Applied Physiology* 80: 285-290.

World Health Organization. 2000. *Health and health behaviour among young people*. WHO Policy Series: Health Policy for Children and Adolescents Issue 1: International Report. Geneva: World Health Organization.

Chapter 4

American College of Sports Medicine. 2000. *ACSM's guidelines for exercise testing and prescription*. Baltimore: Lippincott Williams & Wilkins.

Åstrand, P-O., T.E. Cuddy, B. Saltin, and J. Stenberg. 1964. Cardiac output during submaximal and maximal work. *Journal of Applied Physiology* 19: 268-274.

Åstrand, P-O., K. Rodahl, H.A. Dahl, and S.B. Strømme. 2003. *Textbook of work physiology*. 4th ed. Champaign, IL: Human Kinetics, p. 373.

Bouchard, C., T.P. An, T. Rice, J.S. Skinner, J.H. Wilmore, J. Gagnon, L. Pérusse, A.S. Leon, and D.C. Rao. 1999. Family aggregation of VO_2max response to exercise: Results from the HERITAGE Family Study. *Journal of Applied Physiology* 87: 1003-1008.

Bouchard, C., E.W. Daw, T. Rice, L. Pérusse, J. Gagnon, M.A. Province, A.S. Leon, D.C. Rao, J.S. Skinner, and J.H. Wilmore. 1998. Family resemblance for VO_2max in the sedentary state: The HERITAGE Family Study. *Medicine and Science in Sports and Exercise* 30: 252-258.

Brooks, G.A. 1985. Anaerobic threshold: Review of the concept and directions for future research. *Medicine and Science in Sports and Exercise* 17: 22-34.

Dempsey, J.A., L. Adams, D.M. Ainsworth, R.F. Fregosi, C.G. Gallagher, A. Guz, B.D. Johnson, and S.K. Powers. 1996. Airway, lung, and respiratory muscle function during exercise. In *Handbook of physiology. Section 12: Exercise: Regulation and integration of multiple systems*, edited by L.B. Rowell and J.T. Shepherd. New York: Oxford University Press, pp. 448-514.

Ekblom, B., P-O. Åstrand, B. Saltin, J. Stenberg, and B. Wallström. 1968. Effect of training on circulatory response to exercise. *Journal of Applied Physiology* 24: 518-528.

Gaesser, G.A., and G.A. Brooks. 1984. Metabolic bases of excess post-exercise oxygen consumption: A review. *Medicine and Science in Sports and Exercise* 19: 29-43.

Holloszy, J.O., and W.M. Kohrt. 1995. Exercise. In *Handbook of physiology. Section 11: Aging*, edited by E.J. Masoro. New York: Oxford University Press, pp. 633-666.

Howley, E.T., and B.D. Franks. 2003. *Health fitness instructor's handbook*. 4th ed. Champaign, IL: Human Kinetics.

Powers, S.K., and E.T. Howley. 2004. *Exercise physiology: Theory and applications to fitness and performance*. New York: McGraw-Hill.

Powers, S., W. Riley, and E. Howley. 1980. A comparison of fat metabolism in trained men and women during prolonged aerobic work. *Research Quarterly for Exercise and Sport* 52: 427-431.

Rowell, L.B. 1993. *Human cardiovascular control*. New York: Oxford University Press.

Rowell, L.B., D.S. O'Leary, and D.L. Kellogg, Jr. 1996. Integration of cardiovascular control systems in dynamic exercise. In *Handbook of physiology. Section 12: Exercise: Regulation and integration of multiple systems*, edited by L.B. Rowell and J.T. Shepherd. New York: Oxford University Press, pp. 770-840.

Chapter 5

Braun, B., M.B. Zimmermann, and N. Kretchmer. 1995. Effects of exercise intensity on insulin sensitivity in women with non-insulin-dependent diabetes mellitus. *Journal of Applied Physiology* 78: 300-306.

Cadroy, Y., F. Pillard, K.S. Sakariassen, C. Thalamas, B. Boneu, and D. Riviere. 2002. Strenuous but not moderate exercise increases the thrombotic tendency in healthy sedentary male volunteers. *Journal of Applied Physiology* 93: 829-833.

Febbraio, M.A., and B. Klarlund Pedersen. 2002. Muscle-derived interleukin-6; Mechanisms for activation and possible biological roles. *FASEB Journal* 16: 1335-1347.

Haskell, W.L. 1994. Health consequences of physical activity: Understanding and challenges regarding dose-response. *Medicine and Science in Sports and Exercise* 26: 649-660.

King, D.S., R.J. Baldus, R.L. Sharp, L.D. Kesl, T.L. Feltmeyer, and M.S. Riddle. 1995. Time course for exercise-induced alterations in insulin action and glucose tolerance in middle-aged people. *Journal of Applied Physiology* 78: 17-22.

Klarlund Pedersen, B.K., and L. Hoffman-Goetz. 2000. Exercise and the immune system: Regulation, integration, and adaptation. *Physiological Reviews* 80: 1055-1081.

MacDonald, J.R. 2002. Potential causes, mechanisms, and implications of post exercise hypotension. *Journal of Human Hypertension* 16: 225-236.

Malm, C., Ö. Ekblom, and B. Ekblom. 2004. Immune system alteration in response to two consecutive soccer games. *Acta Physiologica Scandinavica* 180: 143-155.

Murphy, M.H., A.M. Nevill, and A.E. Hardman. 2000. Different patterns of brisk walking are equally effective in decreasing postprandial lipaemia. *International Journal of Obesity* 24: 1303-1309.

Pate, R., M. Pratt, S.N. Blair, W.L. Haskell, C.A. Macera, C. Bouchard, D. Buchner, W. Ettinger, G.W. Heath, A.C. King, A. Kriska, A.S. Leon, B.H. Marcus, R. Paffenbarger, S.K. Patrick, M.L. Pollock, J.M. Rippe, J. Sallis, and J.H. Wilmore. 1995. Physical activity and public health: A recommendation from the Centers for Disease Control and Prevention and the American College of Sports Medicine. *Journal of the American Medical Association* 273: 402-407.

Stubbs, J.R., D.A. Hughes, A.M. Johnstone, G.W. Horgan, N. King, and J.E. Blundell. 2004. A decrease in physical activity affects appetite, energy, and nutrient balance in lean men feeding ad libitum. *International Journal of Obesity* 79: 62-69.

Stubbs, R.J., A. Sepp, D.A. Hughes, A.M. Johnstone, N. King, G. Horgan, and J.E. Blundell. 2002. The effect of graded levels of exercise on energy intake and balance in free-living women. *International Journal of Obesity* 26: 866-869.

Taylor-Tolbert, N., D. Dengel, M.D. Brown, S.D. McCole, R.E. Pratley, M.I. Ferrell, and J.M. Hagberg. 2000. Ambulatory blood pressure after acute exercise in older men with essential hypertension. *American Journal of Hypertension* 13: 44-51.

Tsetsonis, N.V., and A.E. Hardman. 1996. Reduction in postprandial lipidemia after walking: Influence of exercise intensity. *Medicine and Science in Sports and Exercise* 28: 1235-1242.

Tsetsonis, N.V., A.E. Hardman, and S.S. Mastana. 1997. Acute effects of exercise on postprandial lipidemia: A comparative study in trained and untrained middle-aged women. *American Journal of Clinical Nutrition* 65: 525-533.

Wojtakzewski, J.F.P., S.B. Jørgensen, C. Frøsig, C. MacDonald, J.B. Birk, and E.A. Richter. 2003. Insulin signalling: Effects of prior exercise. *Acta Physiologica Scandinavica* 178: 321-328.

Womack, C.J., P.R. Nagelkirk, and A.M. Coughlin. 2003. Exercise-induced changes in coagulation and fibrinolysis in healthy populations and patients with cardiovascular disease. *Sports Medicine* 33: 795-807.

Young, J.C., J. Enslin, and B. Kuca. 1989. Exercise intensity and glucose tolerance in trained and untrained subjects. *Journal of Applied Physiology* 67: 39-43.

Chapter 6

Bonadonna, R.C., L.C. Groop, K. Zych, M. Shank, and R.A. DeFronzo. 1990. Dose dependent effect insulin on plasma free fatty acid turnover and oxidation in humans. *American Journal of Physiology (Endocrinology Metabolism)* 259: E736-E750.

Borer, K.T. 2003. *Exercise endocrinology*. Champaign, IL: Human Kinetics.

Engdahl, J.H., J.D. Veldhuis, and P.A. Farrell. 1995. Altered pulsatile insulin secretion associated with endurance training. *Journal of Applied Physiology* 79: 1977-1985.

Farrell, P.A. 1992. Exercise effects on regulation of energy metabolism by pancreatic and gut hormones. In *Perspectives in exercise science and sports medicine* edited by D.K.R. Lamb, R. Murray, and C. Gisolfi. Indianapolis, IN: Brown and Benchmark, pp. 383-434.

Galbo, H. 1983. *Hormonal and metabolic adaptation to exercise*. Stuttgart: Georg Thieme Ferlag.

Gosselink, K., R.R. Roy, H. Zhong, R.E. Grindeland, A.J. Bigbee, and V.R. Edgerton. 2004. Vibration-induced activation of muscle afferents modulates bioassayable growth hormone release. *Journal of Applied Physiology* 96: 2097-2102.

Gustafson, A.B., P.A. Farrell, and R.K. Kalkhoff. 1990. Impaired plasma catecholamine response to submaximal treadmill exercise in obese women. *Metabolism* 39: 410-417.

Hansen, A.P. 1973. Serum growth hormone response to exercise in non-obese and obese normal subjects. *Scandinavian Journal Clinical Laboratory Investigation* 31: 175-178.

Kjaer M, P.A. Farrell, N.J. Christensen, and H. Galbo. 1986. Increased epinephrine response and inaccurate glucoregulation in exercising athletes. *Journal of Applied Physiology* 61: 1693-1700.

Kjaer, M., and H. Galbo 1988. Effect of physical training on the capacity to secrete epinephrine. *Journal of Applied Physiology* 64: 11-16.

Krotkiewski, M., K. Mandroukas, L. Morgan, T. William-Olsson, G.E. Feurle, H. vonSchenck, P. Bjorntorp, L. Sjostrom, and U. Smith. 1983. Effect of physical training on adrenergic sensitivity in obesity. *Journal of Applied Physiology* 55: 1811-1817.

Loucks, A.B. 2001. Physical health of the female athlete: Observations, effects, and causes of reproductive disorders. *Canadian Journal of Applied Physiology* 26(Suppl): S176-S185.

Mikines, K.J., F. Dela, B. Sonne, P.A. Farrell, E.A. Richter, and H. Galbo. 1987. Insulin action and insulin secretion: Effects of different levels of physical activity. *Canadian Journal of Sports Medicine* 12: 113-116.

Mikines, K.J., F. Dela, B. Tronier, and H. Galbo. 1989. Effect of 7 days of bed rest on dose-response relation between plasma glucose and insulin secretion. *American Journal of Physiology (Endocrinology Metabolism)* 257: E43-E48.

Mikines, K.J., B. Sonne, P.A. Farrell, B. Tronier, and H. Galbo. 1988a. The effect of training on the dose response relationship for insulin action in man. *Journal of Applied Physiology* 66: 695-703.

Mikines, K.J., B. Sonne, P.A. Farrell, B. Tronier, and H. Galbo. 1988b. Effect of physical exercise on sensitivity and responsiveness to insulin in man. *American Journal of Physiology (Endocrinology Metabolism)* 254: E248-E259.

Viru, A. 1985a. *Hormones in muscular activity—Adaptive effects of hormones in exercise.* Boca Raton, FL: CRC Press.

Viru, A. 1985b. *Hormones in muscular activity—Hormonal ensemble in exercise.* Boca Raton, FL: CRC Press.

Warren, M.P., and N.W. Constantini, editors. 2000. *Sports endocrinology.* Totowa, NJ: Humana Press.

Chapter 7

Allen, D.G., A.A. Kabbara, and H. Westerblad. 2002. Muscle fatigue: The role of intracellular calcium stores. *Canadian Journal of Applied Physiology* 27: 83-96.

Baldwin, K.M., and F. Haddad. 2002. Skeletal muscle plasticity: Cellular and molecular responses to altered physical activity paradigms. *American Journal of Physical Medicine and Rehabilitation* 81(Suppl): S40-S51.

Berchtold, M.W., H. Brinkmeier, and M. Müntener. 2000. Calcium ion in skeletal muscle: Its crucial role for muscle function, plasticity and disease. *Physiological Reviews* 80: 1216-1265.

Booth, F.W., M.V. Chakravarthy, and E.E. Sprangenburg. 2002. Exercise and gene expression: Physiological regulation of the human genome through physical activity. *Journal of Physiology* 543: 399-411.

Brooks, G.A. 1998. Mammalian fuel utilization during sustained exercise. *Comparative Biochemistry and Physiology: Part B* 120: 89-107.

Carmelli, E., R. Coleman, and A.Z. Reznick. 2002. The biochemistry of aging muscle. *Experimental Gerontology* 37: 477-489.

Clausen, T. 2003. Na^+-K^+ pump regulation and skeletal muscle contractility. *Physiological Reviews* 83: 1269-1324.

Connett, R.J., C.R. Honig, T.E.J. Gayeski, and G.A. Brooks. 1990. Defining hypoxia: A systems view of VO_2, glycolysis, energetics and intracellular PO_2. *Journal of Applied Physiology* 68: 833-842.

Doherty, J.J. 2003. Invited review: Aging and sarcopenia. *Journal of Applied Physiology* 95: 1717-1727.

Fitts, R.H. 1994. Cellular mechanisms of muscle fatigue. *Physiological Reviews* 74: 49-94.

Green, H.J. 2000. Muscular factors in endurance. In: *Encyclopedia of sports medicine. Endurance in sports*, edited by R. Shephard and P-O. Åstrand. Oxford, UK: Blackwell Science, pp. 156-163.

Hochachka, P.W. 1994. *Muscles as molecular and metabolic machines.* Boca Raton, FL: CRC Press.

Holloszy, J.O. 2003. A forty-year memoir of research on the regulation of glucose transport into muscle. *American Journal of Physiology* 284: E453-E467.

Holloszy, J.O., and F.W. Booth. 1976. Biochemical adaptations to endurance training in muscle. *Annual Review of Physiology* 38: 273-291.

Hood, D.A. 2001. Invited review: Contractile activity-induced mitochondrial biogenesis in skeletal muscle. *Journal of Applied Physiology* 90: 1137-1157.

Juel, C., and A.P. Halestrap. 1999. Lactate transport in skeletal muscle-role of regulation of monocarboxylate transporter. *Journal of Applied Physiology* 517: 633-642.

MacLean, P.S., D. Zheng, and G.L. Dohm. 2000. Muscle glucose transporter (GLUT 4) gene expression during exercise. *Exercise and Sport Sciences Reviews* 28: 148-152.

Margreth, A., E. Damiani, and E. Bortaloso. 1999. Sarcoplasmic reticulum in aged skeletal muscle. *Acta Physiologica Scandinavica* 167: 331-338.

Pette, D. 2002. The adaptive potential of skeletal muscle fibers. *Canadian Journal of Applied Physiology* 27: 423-448.

Reggiani, C., R. Bottinelli, and G.J.M. Stienen. 2000. Sarcomeric myosin isoforms: Fine tuning a molecular motor. *News in Physiological Sciences* 15: 26-33.

Sahlin, K., M. Tonkonogi, and K. Söderlund. 1998. Energy supply and muscle fatigue in humans. *Acta Physiologica Scandinavica* 162: 261-266.

Schiaffino, S., and C. Reggiani. 1996. Molecular diversity of myofibrillar proteins: Gene regulation and functional significance. *Physiological Reviews* 76: 371-423.

Short, K.R., and K.S. Nair. 2001. Does aging adversely affect muscle mitochondrial function? *Exercise and Sport Sciences Reviews* 29: 118-123.

Turcotte, L.P. 2000. Muscle fatty acid uptake during exercise. Possible mechanisms. *Exercise and Sport Sciences Reviews* 28: 4-9.

Vandervoort, A.A. 2002. Aging in the human neuromuscular system. *Muscle & Nerve* 25: 17-25.

Chapter 8

Churchill, J.D., R. Galvez, S. Colcombe, R.A. Swain, A.F. Kramer, and W.T. Greenough. 2002. Exercise, experience and the aging brain. *Neurobiology of Aging* 23: 941-955.

Gleeson, M. 2000. Mucosal immune responses and risk of respiratory illnesses in elite athletes. *Exercise Immunology Review* 6: 5-42.

Landers, D.M., and S.J. Petruzello. 1994. Physical activity, fitness and anxiety. In *Physical activity, fitness and health*, edited by C. Bouchard, R.J. Shephard, and T. Stephens. Champaign, IL: Human Kinetics, pp. 868-882.

Mackinnon, L.T. 2000. Chronic exercise training effects on immune function. *Medicine and Science in Sports and Exercise* 32(Suppl. 7): S369-S376.

Marshall, J.C. 1998. The gut as a potential trigger of exercise-induced inflammatory responses. *Canadian Journal of Physiology and Pharmacology* 76: 479-484.

Moses, F.M. 1994. Physical activity and the digestive processes. In *Physical activity, fitness, and health*, edited by C. Bouchard, R.J. Shephard, and T. Stephens. Champaign, IL: Human Kinetics, pp. 383-400.

Nieman, D.C. 2000. Special feature for the Olympics: Effects of exercise on the immune system: Exercise effects on systemic immunity. *Immunology and Cell Biology* 78: 496-501.

North, T.C., P. McCullagh, and Z.V. Tran. 1990. Effect of exercise on depression. *Exercise and Sport Sciences Reviews* 18: 379-416.

Poortmans, J.R., and J. Vanderstraeten. 1994. Kidney function during exercise in healthy and diseased humans. *Sports Medicine* 18: 419-437.

Rowell, L.B. 1971. Visceral blood flow and metabolism during exercise. In *Frontiers of fitness*, edited by R.J. Shephard. Springfield, IL: Charles C Thomas, pp. 210-229.

Shephard, R.J. 1997a. Curricular physical activity and academic performance. *Pediatric Exercise Science* 9: 113-126.

Shephard, R.J. 1997b. *Physical activity, training and the immune response*. Carmel, IN: Cooper.

Shephard, R.J., and R. Futcher. 1997. Physical activity and cancer: How may protection be maximized? *Critical Reviews in Oncogenesis* 8: 219-272.

van Nieuwenhoven, M.A., F. Brouns, and R.J. Brummer. 1999. The effect of physical activity on parameters of gastrointestinal function. *Neurogasteroenterology & Motility* 11: 431-439.

Wade, O.L., and J.M. Bishop. 1962. *Cardiac output and regional blood flow*. Oxford, UK: Blackwell Scientific.

Chapter 9

Arraiz, G.A., D.T. Wigle, and Y. Mao. 1992. Risk assessment of physical activity and physical fitness in the Canada Health Survey Mortality Follow-up Study. *Journal of Clinical Epidemiology* 45: 419-428.

Blair, S.N., J.B. Kampert, H.W. Kohl, C.E. Barlow, C.A. Macera, R.S. Paffenbarger, Jr., and L.W. Gibbons. 1996. Influences of cardiorespiratory fitness and other precursors on cardiovascular disease and all-cause mortality in men and women. *Journal of the American Medical Association* 276: 205-210.

Blair, S.N., and Wei, M. Sedentary habits, health, and function in older women and men. 2000. *American Journal of Health Promotion* 15: 1-8.

Church, T.S., Y.J. Cheng, C.P. Earnest, C.E. Barlow, L.W. Gibbons, E.L. Priest, and S.N. Blair. 2004. Exercise capacity and body composition as predictors of mortality among men with diabetes. *Diabetes Care* 27: 83-88.

Church, T.S., J.B. Kampert, L.W. Gibbons, C.E. Barlow, and S.N. Blair. 2001. Usefulness of cardiorespiratory fitness as a predictor of all-cause and cardiovascular disease mortality in men with systemic hypertension. *American Journal of Cardiology* 88: 651-656.

FitzGerald, S.J., C.E. Barlow, J. Kampert, J.R. Morrow, A.W. Jackson, and S.N. Blair. 2004. Muscular fitness and all-cause mortality: Prospective observations. *Journal of Physical Activity and Health* 1: 7-18.

Kampert, J.B., S.N. Blair, C.E. Barlow, and H.W. Kohl. 1996. Physical activity, physical fitness, and all-cause and cancer mortality: A prospective study of men and women. *Annals of Epidemiology* 6: 452-457.

Kohl, H.W., III. 2001. Physical activity and cardiovascular disease: Evidence for a dose response. *Medicine and Science in Sports and Exercise* 33: S472-S483.

Kohl, H.W., III, M.Z. Nichaman, R.F. Frankowski, and S.N. Blair. 1996. Maximal exercise hemodynamics and risk of mortality in apparently healthy men and women. *Medicine and Science in Sports and Exercise* 28: 601-609.

Lee, C.D., S.N. Blair, and A.S. Jackson. 1999. Cardiorespiratory fitness, body composition, and all-cause and cardiovascular disease mortality in men. *American Journal of Clinical Nutrition* 69: 373-380.

Lee, I.M., and P.J. Skerrett. 2001. Physical activity and all-cause mortality: What is the dose-response relation? *Medicine and Science in Sports and Exercise* 33: S459-S471.

Morris, J.N., D.G. Clayton, M.G. Everitt, A.M. Semmence, and E.H. Burgess. 1990. Exercise in leisure time: Coronary attack and death rates. *British Heart Journal* 63: 325-334.

Morris, J.N., R. Pollard, M.G. Everitt, and S.P.W. Chave. 1980. Vigorous exercise in leisure-time: Protection against coronary heart disease. *Lancet* 11: 1207-1210.

Oguma, Y., H.D. Sesso, R.S. Paffenbarger, Jr., and I.M. Lee. 2002. Physical activity and all cause mortality in women: A review of the evidence. *British Journal of Sports Medicine* 36: 162-172.

Paffenbarger, R.S., Jr. 1988. Contributions of epidemiology to exercise science and cardiovascular health. *Medicine and Science in Sports and Exercise* 20: 426-438.

Paffenbarger, R.S., Jr., S.N. Blair, and I.M. Lee. 2001. A history of physical activity, cardiovascular health and longevity: The scientific contributions of Jeremy N Morris, DSc, DPH, FRCP. *International Journal of Epidemiology* 30: 1184-1192.

Paffenbarger, R.S., Jr., R.T. Hyde, A.L. Wing, and C.-C. Hsieh. 1986. Physical activity, all-cause mortality, and longevity of college alumni. *New England Journal of Medicine* 314: 605-613.

Paffenbarger, R.S., Jr., R.T. Hyde, A.L. Wing, I-M. Lee, D.L. Jung, and J.B. Kampert. 1993. The association of changes in physical-activity level and other lifestyle characteristics with mortality among men. *New England Journal of Medicine* 328: 538-545.

Paffenbarger, R.S., Jr., and I-M. Lee. 1998. A natural history of athleticism, health and longevity. *Journal of Sports Sciences* 16: S31-S45.

Rastogi, T., M. Vaz, D. Spiegelman, K.S. Reddy, A.V. Bharathi, M.J. Stampfer, W.C. Willett, and A. Ascherio. 2004. Physical activity and risk of coronary heart disease in India. *International Journal of Epidemiology* 33: 1-9.

Sawada, S.S., T. Muto, H. Tanaka, I.M. Lee, R.S. Paffenbarger, Jr., M. Shindo, and S.N. Blair. 2003. Cardiorespiratory fitness and cancer mortality in Japanese men: A prospective study. *Medicine and Science in Sports and Exercise* 35: 1546-1550.

Chapter 10

American College of Sports Medicine. 1994. American College of Sports Medicine position stand: Exercise for patients with coronary artery disease. *Medicine and Science in Sports and Exercise* 26: i-v.

American Thoracic Society. 1999. Pulmonary rehabilitation—1999. *American Journal of Respiratory and Critical Care Medicine* 159(5 Pt 1): 1666-1682.

Blair, S.N., Y. Cheng, and J.S. Holder. 2001. Is physical activity or physical fitness more important in defining health benefits? *Medicine and Science in Sports and Exercise* 33(6 Suppl): S379-S399; discussion S419-S420.

Blair, S.N., H.W. Kohl, III, C.E. Barlow, R.S. Paffenbarger, Jr., L.W. Gibbons, and C.A. Macera. 1995. Changes in physical fitness and all-cause mortality. A prospective study of healthy and unhealthy men. *Journal of the American Medical Association* 273: 1093-1098.

Gordon, N.F., M. Gulanick, F. Costa, G. Fletcher, B.A. Franklin, E.J. Roth, and T. Shephard. 2004. Physical activity and exercise recommendations for stroke survivors: An American Heart Association scientific statement from the Council on Clinical Cardiology, Subcommittee on Exercise, Cardiac Rehabilitation, and Prevention; the Council on Cardiovascular Nursing; the Council on Nutrition, Physical Activity, and Metabolism; and the Stroke Council. *Circulation* 109: 2031-2041.

Hooi, J.D., A.D. Kester, H.E. Stoffers, M.M. Overdijk, J.W. van Ree, and J.A. Knottnerus. 2001. Incidence of and risk factors for asymptomatic peripheral arterial occlusive disease: A longitudinal study. *American Journal of Epidemiology* 153: 666-672.

Katzmarzyk, P.T., and I. Janssen. 2004. The economic costs associated with physical inactivity and obesity in Canada: An update. *Canadian Journal of Applied Physiology* 29: 90-115.

Kelley, G.A., and K.S. Kelley. 2000. Progressive resistance exercise and resting blood pressure: A meta-analysis of randomized controlled trials. *Hypertension* 35: 838-843.

Kohl, H.W., III. 2001. Physical activity and cardiovascular disease: Evidence for a dose response. *Medicine and Science in Sports and Exercise* 33(6 Suppl): S472-S483; discussion S493-S494.

Lakka, T.A., J.M. Venalainen, R. Rauramaa, R. Salonen, J. Tuomilehto, and J.T. Salonen. 1994. Relation of leisure-time physical activity and cardiorespiratory fitness to the risk of acute myocardial infarction. *New England Journal of Medicine* 330: 1549-1554.

Lee, C.D., A.R. Folsom, and S.N. Blair. 2003. Physical activity and stroke risk: A meta-analysis. *Stroke* 34: 2475-2481.

Oga, T., K. Nishimura, M. Tsukino, S. Sato, and T. Hajiro. 2003. Analysis of the factors related to mortality in chronic obstructive pulmonary disease: Role of exercise capacity and health status. *American Journal of Respiratory and Critical Care Medicine* 167: 544-549.

Paffenbarger, R.S., Jr., R.J. Brand, R.I. Sholtz, and D.L. Jung. 1978. Energy expenditure, cigarette smoking, and blood pressure level as related to death from specific diseases. *American Journal of Epidemiology* 108: 12-18.

Paffenbarger, R.S., Jr., A.L. Wing, and R.T. Hyde. 1978. Physical activity as an index of heart attack risk in college alumni. *American Journal of Epidemiology* 108: 161-175.

Pate, R.R., M. Pratt, S.N. Blair, W.L. Haskell, C.A. Macera, C. Bouchard, D. Buchner, W. Ettinger, G.W. Heath, A.C. King, et al. 1995. Physical activity and public health. A recommendation from the Centers for Disease Control and Prevention and the American College of Sports Medicine. *Journal of the American Medical Association* 273: 402-407.

Pereira, M.A., A.R. Folsom, P.G. McGovern, M. Carpenter, D.K. Arnett, D. Liao, M. Szklo, and R.G. Hutchinson. 1999. Physical activity and incident hypertension in black and white adults: The Atherosclerosis Risk in Communities Study. *Preventive Medicine* 28: 304-312.

Pescatello, L.S., B.A. Franklin, R. Fagard, W.B. Farquhar, G.A. Kelley, and C.A. Ray. 2004. American College of Sports Medicine position stand. Exercise and hypertension. *Medicine and Science in Sports and Exercise* 36: 533-553.

Pollock, M.L., B.A. Franklin, G.J. Balady, B.L. Chaitman, J.L. Fleg, B. Fletcher, M. Limacher, I.L. Pina, R.A. Stein, M. Williams, and T. Bazzarre. 2000. AHA Science Advisory. Resistance exercise in individuals with and without cardiovascular disease: Benefits, rationale, safety, and prescription: An advisory from the Committee on Exercise, Rehabilitation, and Prevention, Council on Clinical Cardiology, American Heart Association; Position paper endorsed by the American College of Sports Medicine. *Circulation* 101: 828-833.

Rasmussen, F., J. Lambrechtsen, H.C. Siersted, H.S. Hansen, and N.C. Hansen. 2000. Low physical fitness in childhood is associated with the development of asthma in young adulthood: The Odense schoolchild study. *European Respiratory Journal* 16: 866-870.

Regensteiner, J.G., and W.R. Hiatt. 2002. Current medical therapies for patients with peripheral arterial disease: A critical review. *American Journal of Medicine* 112: 49-57.

Satta, A. 2000. Exercise training in asthma. *Journal of Sports Medicine and Physical Fitness* 40: 277-283.

Tanasescu, M., M.F. Leitzmann, E.B. Rimm, W.C. Willett, M.J. Stampfer, and F.B. Hu. 2002. Exercise type and intensity in relation to coronary heart disease in men. *Journal of the American Medical Association* 288: 1994-2000.

Wannamethee, S.G., A.G. Shaper, and M. Walker. 2000. Physical activity and mortality in older men with diagnosed coronary heart disease. *Circulation* 102: 1358-1363.

Chapter 11

American College of Sports Medicine. 2001. Appropriate intervention strategies for weight loss and prevention of weight regain for adults. *Medicine and Science in Sports and Exercise* 33: 2145-2156.

Arner, P., E. Kriegholm, P. Engfeldt, and J. Bolinder. 1990. Adrenergic regulation of lipolysis in situ at rest and during exercise. *Journal of Clinical Investigation* 85: 893-898.

Björntorp, P. 1990. "Portal" adipose tissue as a generator of risk factors for cardiovascular disease and diabetes. *Arteriosclerosis* 10: 493-496.

Blundell, J.E., R.J. Stubbs, D.A. Hughes, S. Whybrow, and N.A. King. 2003. Cross talk between physical activity and appetite control: Does physical activity stimulate appetite? *Proceedings of the Nutrition Society* 62: 651-661.

Cole, T.J., M.C. Bellizzi, K.M. Flegal, and W.H. Dietz. 2000. Establishing a standard definition for child overweight and obesity worldwide: International survey. *British Medical Journal* 320: 1240-1243.

Deurenberg-Yap, M., and P. Deurenberg. 2003. Is a re-evaluation of WHO body mass index cut-off values needed? The case of Asians in Singapore. *Nutrition Reviews* 61: S80-S87.

Donnelly, J.E., J.O. Hill, D.J. Jacobsen, J. Potteiger, D.K. Sullivan, S.L. Johnson, K. Heelan, M. Hise, P.V. Fennessey, B. Sonko, T. Sharp, J.M. Jakicic, S.N. Blair, Z.V. Tran, M. Mayo, C. Gibson, and R.A. Washburn. 2003. Effects of a 16-month randomized controlled exercise trial on body weight and composition in young, overweight men and women: The Midwest Exercise Trial. *Archives of Internal Medicine* 163: 1343-1350.

Erlichman, J., A.L. Kerbey, and W.P. James. 2002. Physical activity and its impact on health outcomes. Paper 2: Prevention of unhealthy weight gain and obesity by physical activity: An analysis of the evidence. *Obesity Reviews* 3: 273-287.

Ford, E.S., A.H. Mokdad, and W.H. Giles. 2003. Trends in waist circumference among U.S. adults. *Obesity Research* 11: 1223-1231.

Goodpaster, B.H., J. He, S. Watkins, and D.E. Kelley. 2001. Skeletal muscle lipid content and insulin resistance: Evidence for a paradox in endurance-trained athletes. *Journal of Clinical Endocrinology and Metabolism* 86: 5755-5761.

Institute of Medicine. 2002. *Dietary reference intake for energy, carbohydrate, fiber, fat, fatty acids, cholesterol, protein and amino acids.* Washington, DC: National Academy Press.

Janssen, I., S.B. Heymsfield, and R. Ross. 2002. Application of simple anthropometry in the assessment of health risk: Implications for the Canadian Physical Activity, Fitness and Lifestyle Appraisal. *Canadian Journal of Applied Physiology* 27: 396-414.

Janssen, I., P.T. Katzmarzyk, R. Ross, A.S. Leon, J.S. Skinner, D.C. Rao, J.H. Wilmore, T. Rankinen, and C. Bouchard. 2004. Fitness alters the associations of BMI and waist circumference with total and abdominal fat. *Obesity Research* 12: 525-537.

Jeffery, R.W., and J. Utter. 2003. The changing environment and population obesity in the United States. *Obesity Research* 11(Suppl): 12S-22S.

Katzmarzyk, P.T. 2002. The Canadian obesity epidemic, 1985-1998. *Canadian Medical Association Journal* 166: 1039-1040.

Katzmarzyk, P.T., and I. Janssen. 2004. The economic costs associated with physical inactivity and obesity in Canada: An update. *Canadian Journal of Applied Physiology* 29: 90-115.

Kelley, D.E., B.H. Goodpaster, and L. Storlien. 2002. Muscle triglyceride and insulin resistance. *Annual Reviews in Nutrition* 22: 325-346.

Malnick, S.D., M. Beergabel, and H. Knobler. 2003. Non-alcoholic fatty liver: A common manifestation of a metabolic disorder. *Quarterly Journal of Medicine* 96: 699-709.

Matsuzawa, Y. 2002. Importance of adipocytokines in obesity-related diseases. *International Journal of Obesity* 26(Suppl 1): S63.

Mayer, J. 1955. The physiological basis of obesity and leanness. I. *Nutrition Abstracts and Reviews* 25: 597-611.

Mokdad, A.H., B.A. Bowman, E.S. Ford, F. Vinicor, J.S. Marks, and J.P. Kaplan. 2001. The continuing epidemics of obesity and diabetes in the United States. *Journal of the American Medical Association* 286: 1195-2000.

National Institutes of Health National Heart Lung and Blood Institute. 1998. Clinical guidelines on the identification, evaluation, and treatment of overweight and obesity in adults: The evidence report. *Obesity Research* 6: S51-S210.

Rexrode, K.M., V.J. Carey, C.H. Hennekens, E.E. Walters, G.A. Colditz, M.J. Stampfer, W.C. Willett, and J.E. Manson. 1998. Abdominal adiposity and coronary heart disease in women. *Journal of the American Medical Association* 280: 1843-1848.

Ross, R., D. Dagnone, P.J. Jones, H. Smith, A. Paddags, R. Hudson, and I. Janssen. 2000. Reduction in obesity and related comorbid conditions after diet-induced weight loss or exercise-induced weight loss in men. A randomized, controlled trial. *Annals of Internal Medicine* 133: 92-103.

Ross, R., and I. Janssen. 2001. Physical activity, total and regional obesity: Dose-response considerations. *Medicine and Science in Sports and Exercise* 33(6 Suppl): S521-S527.

Ross, R., I. Janssen, J. Dawson, A.M. Kugl, J. Kuk, S. Wong, T.B. Nguyen-Duy, S.J. Lee, K. Kilpatrick, and R. Hudson. 2004. Exercise with or without weight loss is associated with reduction in abdominal and visceral obesity in women. A randomized controlled trial. *Obesity Research* 12: 789-798.

Saris, W.H., S.N. Blair, M.A. van Baak, S.B. Eaton, P.S. Davies, L. Di Pietro, M. Fogelholm, A. Rissanen, D. Schoeller, B. Swinburn, A. Tremblay, K.R. Westerterp, and H. Wyatt. 2003. How much physical activity is enough to prevent unhealthy weight gain? Outcome of the IASO 1st Stock Conference and consensus statement. *Obesity Reviews* 4: 101-114.

U.S. Surgeon General. 2001. *Call to action to prevent and decrease overweight and obesity.* Washington, DC: Department of Health and Human Services.

Williamson, D.F., J. Madans, R.F. Anda, J.C. Kleinman, H.S. Kahn, and T. Byers. 1993. Recreational physical activity and ten-year weight change in a US national cohort. *International Journal of Obesity and Related Metabolic Disorders* 17: 279-286.

World Health Organization. 1998. *Obesity: Preventing and managing the global epidemic* (WHO/NUT/NCD/98.1.1998). Geneva: World Health Organization.

World Health Organization Expert Consultation. 2004. Appropriate body-mass index for Asian populations and its implications for policy intervention. *Lancet* 363: 157-163.

Chapter 12

Boyle, J.P., A.A. Honeycutt, K.M. Narayan, M.T.J. Hoerger, L.S. Geiss, H. Chen, and T.J. Thompson. 2001. Projection of diabetes burden through 2050: Impact of changing demography and disease prevalence in the U.S. *Diabetes Care* 24: 1936-1940.

Eriksson, K.F., and F. Lindgarde. 1991. Prevention of type 2 (non-insulin-dependent) diabetes mellitus by diet and physical exercise. *Diabetologia* 34: 891-898.

Goodyear, L.J., and B.B. Kahn. 1998. Exercise, glucose transport, and insulin sensitivity. *Annual Reviews of Medicine* 49: 235-261.

Helmrich, S.P., D.R. Ragland, R.W. Leung, and R.S. Paffenbarger. 1991. Physical activity and reduced occurrence of non-insulin-dependant diabetes mellitus. *New England Journal of Medicine* 325: 147-152.

Joslin, E.P., H.F. Root, P. White, and A. Marble. 1935. *The treatment of diabetes mellitus*. 5th ed. Philadelphia: Lea & Febiger.

Knowler, W.C., E. Barrett-Connor, S.E. Fowler, R.F. Hamman, J.M. Lachin, E.A. Walker, D.M. Nathan (the Diabetes Prevention Program Research Group). 2002. Reduction in the incidence of type 2 diabetes with lifestyle intervention or metformin. *New England Journal of Medicine* 346: 393-403.

Manson, J.E., D.M. Nathan, A.S. Krolewski, M.J. Stampfer, W.C. Willett, and C.H. Hennekens. 1992. A prospective study of exercise and incidence of diabetes among US male physicians. *Journal of the American Medical Association* 268: 63-67.

Manson, J.E., E.B. Rimm, M.J. Stampfer, G.A. Colditz, W.C. Willett, A.S. Krolewski, B. Rosner, C.H. Hennekens, F.E. Speizer. 1991. Physical activity and incidence of non-insulin dependent diabetes mellitus in women. *Lancet* 338: 774-778.

Mokdad, A.H., E.S. Ford, B.A. Bowman, W.H. Dietz, F. Vinicor, V.S. Bales, and J.S Marks. 2003. Prevalence of obesity, diabetes, and obesity-related health risk factors. *Journal of the American Medical Association* 289: 76-79.

Mokdad, A.H., E.S. Ford, B.A. Bowman, D.E. Nelson, M.M. Engelgau, F. Vinicor, and J.S. Marks. 2000. Diabetes trends in the U.S.: 1990-1998. *Diabetes Care* 23: 1278-1283.

Pan, X., G. Li, and Y. Hu. 1995. Effect of dietary and/or exercise intervention on incidence of diabetes in 530 subjects with impaired glucose tolerance from 1986-1992. *Chinese Journal of Internal Medicine* 34: 108-112.

Pan, X.R., G.W. Li, Y.H. Hu, J.X. Wang, W.Y. Yang, Z.X. An, Z.X. Hu, J. Lin, J.Z. Xiao, H.B. Cao, P.A. Liu, X.G. Jiang, Y.Y. Jiang, J.P. Wang, H. Zheng, H. Zhang, P.H. Bennett, B.V. Howard. 1997. Effects of diet and exercise in preventing NIDDM in people with impaired glucose tolerance. The Da Qing IGT and Diabetes Study. *Diabetes Care* 20: 537-544.

Pate, R.R., M. Pratt, S.N. Blair, W.L. Haskell, C.A. Macera, C. Bouchard, D. Buchner, W. Ettinger, G.W. Heath, A.C. King, A. Kriska, A.S. Leon, B.H. Marcus, J. Morris, R.S. Paffenbarger, K. Patrick, M.L. Pollock, J.M. Rippe, J. Sallis, and J.H. Wilmore. 1995. Physical activity and public health. A recommendation from the Centers for Disease Control and Prevention and the American College of Sports Medicine. *Journal of the American Medical Association* 273: 402-407.

Tomas, E., A. Zorzano, and N.B. Ruderman. 2002. Exercise and insulin signaling: A historical perspective. *Journal of Applied Physiology* 93: 765-772.

Torjesen, P.A., K.I. Birkeland, S.A. Anderssen, I. Hjermann, I. Holme, and P. Urdal. 1997. Lifestyle changes may reverse development of the insulin resistance syndrome. The Oslo Diet and Exercise Study: A randomized trial. *Diabetes Care* 20: 26-31.

Tuomilehto, J., J. Lindstrom, J.G. Eriksson, T.T. Valle, H. Hamalainen, P. Ilanne-Parikka, S. Keinanen-Kiukaanniemi, M. Laakso, A. Louheranta, M. Rastas, V. Salminen, and M. Uusitupa. 2001. Prevention of type 2 diabetes mellitus by changes in lifestyle among subjects with impaired glucose tolerance. *New England Journal of Medicine* 344: 1343-1350.

Chapter 13

Byers, T., M. Nestle, A. McTiernan, C. Doyle, A. Currie-Williams, T. Gansler, and M. Thun. 2002. American Cancer Society guidelines on nutrition and physical activity for cancer prevention: Reducing the risk of cancer with healthy food choices and physical activity. *CA: A Cancer Journal for Clinicians* 52: 92-119.

Giovannucci, E., M. Leitzmann, D. Spiegelman, E.B. Rimm, G.A. Colditz, M.J. Stampfer, and W.C. Willett. 1998. A prospective study of physical activity and prostate cancer in male health professionals. *Cancer Research* 58: 5117-5122.

International Agency for Research on Cancer (IARC). 2002. *Weight control and physical activity. IARC Working Group on the Evaluation of Cancer-Preventive Agents.* Lyon: IARC.

Irwin, M.L., Y. Yasui, C.M. Ulrich, D. Bowen, R.E. Rudolph, R.S. Schwartz, M. Yukawa, E. Aiello, J.D. Potter, and A. McTiernan. 2003. Effect of exercise on total and intra-abdominal body fat in postmenopausal women: A randomized controlled trial. *Journal of the American Medical Association* 289: 323-330.

Jemal, A., R.C. Tiwari, T. Murray, A. Ghafoor, A. Samuels, E. Ward, E.J. Feuer, and M.J. Thun. 2004. Cancer statistics, 2004. *CA: A Cancer Journal for Clinicians* 54: 8-29.

Lee, I-M., and Y. Oguma. In press. Physical activity. In *Cancer epidemiology and prevention*, edited by D. Schottenfeld and J.F.J. Fraumeni. San Francisco: Oxford University Press.

Lee, I-M., R.S. Paffenbarger, Jr., and C.C. Hsieh. 1991. Physical activity and risk of developing colorectal cancer among college alumni. *Journal of the National Cancer Institute* 83: 1324-1329.

Lee, I-M., R.S. Paffenbarger, Jr., and C.C. Hsieh. 1992. Physical activity and risk of prostatic cancer among college alumni. *American Journal of Epidemiology* 135: 169-179.

Lee, I-M., K.M. Rexrode, N.R. Cook, C.H. Hennekens, and J.E. Buring. 2001. Physical activity and breast cancer risk: The Women's Health Study (United States). *Cancer Causes and Control* 12: 137-145.

Lee, I-M., H.D. Sesso, and R.S. Paffenbarger, Jr. 1999. Physical activity and risk of lung cancer. *International Journal of Epidemiology* 28: 620-625.

Lee, I. M., H.D. Sesso, and R.S. Paffenbarger, Jr. 2001. A prospective cohort study of physical activity and body size in relation to prostate cancer risk (United States). *Cancer Causes and Control* 12: 187-193.

Leung, P.S., W.J. Aronson, T.H. Ngo, L.A. Golding, and R.J. Barnard. 2004. Exercise alters the IGF axis in vivo and increases p53 protein in prostate tumor cells in vitro. *Journal of Applied Physiology* 96: 450-454.

Mao, Y., S. Pan, S.W. Wen, and K.C. Johnson. 2003. Physical activity and the risk of lung cancer in Canada. *American Journal of Epidemiology* 158: 564-575.

Martinez, M.E., E. Giovannucci, D. Spiegelman, D.J. Hunter, W.C. Willett, and G.A. Colditz. 1997. Leisure-time physical activity, body size, and colon cancer in women. Nurses' Health Study Research Group. *Journal of the National Cancer Institute* 89: 948-955.

McTiernan, A., C. Kooperberg, E. White, S. Wilcox, R. Coates, L.L. Adams-Campbell, N. Woods, and J. Ockene. 2003. Recreational physical activity and the risk of breast cancer in postmenopausal women: The Women's Health Initiative Cohort Study. *Journal of the American Medical Association* 290: 1331-1336.

Strong, K., C. Mathers, S. Leeder, and R. Beaglehole. 2005. Preventing chronic diseases: How many lives can we save? *Lancet* 366: 1578-1582.

Thune, I., T. Brenn, E. Lund, and M. Gaard. 1997. Physical activity and the risk of breast cancer. *New England Journal of Medicine* 336: 1269-1275.

Chapter 14

Arthritis Foundation. 2001. *Primer on the rheumatic diseases*, edited by J.H. Klippel. 12th ed. Atlanta: Arthritis Foundation.

Buckwalter, J.A. 2003. Sports, joint injury, and post-traumatic osteoarthritis. *Journal of Orthopaedic and Sports Physical Therapy* 33: 578-588.

Centers for Disease Control and Prevention. 2001. Prevalence of disabilities and associated health conditions among adults—United States, 1999. *Morbidity and Mortality Weekly Report* 50: 120-125.

Felson D.T., R.C. Lawrence, P.A. Diepp, et al. 2000. Osteoarthritis: New insights part I: The disease and its risk factors. *Annals of Internal Medicine* 133: 635-646.

Finkelstein E.A., I.C. Fiebelkorn, P.S. Corso, and S.C. Binder. 2004. Medical expenditures attributable to injuries—United States, 2000. *Morbidity and Mortality Weekly Report* 53: 1-4.

Hootman, J.M., C.A. Macera, B.A. Ainsworth, et al. 2001. Association among physical activity level, cardiorespiratory fitness and risk of musculoskeletal injury. *American Journal of Epidemiology* 154: 251-258.

Khan, K., H. McKay, P. Kannus, et al. 2001. *Physical activity and bone health*. Champaign, IL: Human Kinetics.

Loud, K.J., C.M. Gordon, L.J. Micheli, and A.E. Field. 2005. Correlates of stress fractures among preadolescent and adolescent girls. *Pediatrics* 115: 399-406.

National Center for Injury Prevention and Control. 2002. *Activity report 2001 CDC's unintentional injury prevention program*. Atlanta: Centers for Disease Control and Prevention, National Center for Injury Prevention and Control.

Powell, K.E., G.W. Heath, M.J. Kresnow, et al. 1998. Injury rates from walking, gardening, weightlifting, outdoor bicycling and aerobics. *Medicine and Science in Sport and Exercise* 30: 1246-1249.

Praemer A., S. Furner, and D.P. Rice. 1999. *Musculoskeletal conditions in the United States*. Rosemont, IL: American Academy of Orthopaedic Surgeons.

Singh, M.A.F. 2002. Exercise to prevent and treat functional disability. *Clinics in Geriatric Medicine* 18: 431-462.

Spirduso, W.W., and D.L. Cronin. 2001. Exercise dose-response effects on quality of life and independent living in older adults. *Medicine and Science in Sport and Exercise* 33(6 Suppl): S598-S608.

Stuck, A.E., J.M. Walthert, T. Nikolaaus, et al. 1999. Risk factors for functional status decline in community-living elderly people: A systematic literature review. *Social Science and Medicine* 48: 445-469.

van Mechelen, W. 1992. Running injuries: A review of the epidemiological literature. *Sports Medicine* 14: 320-335.

Vuori, I.M. 2001. Dose-response of physical activity and low pack pain, osteoarthritis and osteoporosis. *Medicine and Science in Sports and Exercise* 33(6 Suppl): S551-S586.

Wolf, S.L., H.X. Barnhart, N.G. Kutner, et al. 2003. Selected as the best paper in the 1990's: Reducing frailty and falls in older persons: An investigation of tai chi and computerized balance training. *Journal of the American Geriatrics Society* 51: 1794-1803.

World Health Organization. 2004. Global Burden of Disease Project. Revised 2002 Global burden of disease estimates by regions. Retrieved October 27, 2006, from www3.who.int/whosis/menu.cfm?path=whosis,burden,burden_estimates,burden_estimates_2002N.

Chapter 15

Braith, R.W. 1998. Exercise training in patients with CHF and heart transplant recipients. *Medicine and Science in Sports and Exercise* 30: S367-S378.

Campbell, W.W., M.L. Barton, Jr., D. Cyr-Campbell, S.L. Davey, J.L. Beard, G. Parise, and W.J. Evans. 1999. Effects of an omnivorous diet compared with a lactoovovegetarian diet on resistance-training-induced changes in body composition and skeletal muscle in older men. *American Journal of Clinical Nutrition* 70: 1032-1039.

Cooper, K.H. 1968. *Aerobics.* New York: M. Evans.

De Lorme, T., and A.L. Watkins. 1945. Restoration of power by heavy resistance exercises. *Journal of Bone Joint Surgery* 27: 645-647.

Feigenbaum, M.S., and M.L. Pollock. 1999. Prescription of resistance training for health and disease. *Medicine and Science in Sports and Exercise* 31: 38-45.

Fiatarone Singh, M.A. 2001. Elderly patients and frailty. In *Resistance training for health and rehabilitation*, edited by J.E. Graves and B.A. Franklin. Champaign, IL: Human Kinetics, pp. 181-213.

Hellekson, K.L. 2002. NIH releases statement on osteoporosis prevention, diagnosis, and therapy. *American Family Physician* 66: 161-162.

McCartney, N. 1998. Role of resistance training in heart disease. *Medicine and Science in Sports and Exercise* 30: S396-S402.

McCartney, N. 1999. Acute responses to resistance training and safety. *Medicine and Science in Sports and Exercise* 31: 31-37.

McKelvie, R.S., K.K. Teo, R. Roberts, N. McCartney, D. Humen, T. Montague, K. Hendrican, and S. Yusuf. 2002. Effects of exercise training in patients with heart failure: The Exercise Rehabilitation Trial (EXERT). *American Heart Journal* 14: 423-430.

Pescatello, L.S., B.A. Franklin, R. Fagard, W.B. Farquhar, G.A. Kelley, and C.A. Ray. 2004. American College of Sports Medicine position stand. Exercise and hypertension. *Medicine and Science in Sports and Exercise* 36: 533-553.

Phillips, S.M. 2004. Protein requirements and supplementation in strength sports. *Nutrition* 20: 689-695.

Pollock, M.L., B.A. Franklin, G.J. Balady, B.L. Chaitman, J.L. Fleg, B. Fletcher, M. Limacher, I.L. Pina, R.A. Stein, M. Williams, and T. Bazzarre. 2000. AHA Science Advisory. Resistance exercise in individuals with and without cardiovascular disease: Benefits, rationale, safety, and prescription: An advisory from the Committee on Exercise, Rehabilitation, and Prevention, Council on Clinical Cardiology, American Heart Association; Position paper endorsed by the American College of Sports Medicine. *Circulation* 10: 1828-1833.

Reinsch, S., P. MacRae, P.A. Lachenbruch, and J.S. Tobis. 1992. Attempts to prevent falls and injury: A prospective community study. *Gerontologist* 32: 450-456.

Rice, B., I. Janssen, R. Hudson, and R. Ross. 1999. Effects of aerobic or resistance exercise and/or diet on glucose tolerance and plasma insulin levels in obese men. *Diabetes Care* 22: 684-691.

Tseng, B.S., D.R. Marsh, M.T. Hamilton, and F.W. Booth. 1995. Strength and aerobic training attenuate muscle wasting and improve resistance to the development of disability with aging. *Journals of Gerontology. Series A. Biological Sciences and Medical Sciences* 50: 113-119.

van Baar, M.E., W.J. Assendelft, J. Dekker, R.A. Oostendorp, and J.W. Bijlsma. 1999. Effectiveness of exercise therapy in patients with osteoarthritis of the hip or knee: A systematic review of randomized clinical trials. *Arthritis and Rheumatology* 42: 1361-1369.

World Health Organization. 1997. *Obesity: Preventing and managing the global epidemic.* Report of a WHO Consultation on Obesity, June 3-5, 1997. Geneva: WHO.

Chapter 16

American Psychiatric Association. 1994. *Diagnostic and statistical manual of mental disorders.* 4th ed. Washington, DC: American Psychiatric Association.

Bahrke, M.S., and W.P. Morgan. 1978. Anxiety reduction following exercise and meditation. *Cognitive Therapy and Research* 2: 323-333.

Blumenthal, J.A., M.A. Babyak, K.A. Moore, W.E. Craighead, S. Herman, P. Khatri, R. Waugh, M.A. Napolitano, L.M. Forman, M. Appelbaum, P.M. Doraiswamy, and K.R. Krishnan. 1999. Effects of exercise training on older patients with major depression. *Archives of Internal Medicine* 159: 2349-2356.

Broocks A., B. Bandelow, G. Pekrun, A. George, T. Meyer, U. Bartmann, U. Hillmer-Vogel, and E. Rüther. 1998. Comparison of aerobic exercise, clomipramine, and placebo in the treatment of panic disorder. *American Journal of Psychiatry* 155: 603-609.

Buckworth, J., and R.K. Dishman. 2002. *Exercise psychology.* Champaign IL: Human Kinetics.

Dishman, R.K. 1985. Medical psychology in exercise and sport. *Medical Clinics of North America* 9: 123-143.

Dunn, A.L., M.H. Trivedi, J.B. Kampert, C.G. Clark, and H.O. Chambliss. 2005. Exercise treatment for depression: Efficacy and dose response. *American Journal of Preventive Medicine* 28: 1-8.

Martinsen, E.W., J.S. Raglin, A. Hoffart, and S. Friis. 1998. Tolerance to intensive exercise and high levels of lactate in panic disorder. *Journal of Anxiety Disorders* 12: 333-342.

McNair, D.N., M. Lorr, and L.F. Droppleman. 1992. *Profile of Mood State manual.* San Diego: Educational and Industrial Testing Service.

Morgan, W.P. 1979. Negative addiction in runners. *The Physician and Sportsmedicine* 7:57-70.

Morgan, W.P., editor. 1997. *Physical activity and mental health.* Washington, DC: Taylor and Francis.

Morgan, W.P., J.A. Roberts, F.R. Brand, and A.D. Feinerman. 1970. Psychological effects of chronic physical activity. *Medicine and Science in Sports and Exercise* 2: 213-217.

Motl, R.W., A.S. Birnbaum, M.Y. Kubik, and R.K. Dishman. 2004. Naturally occurring changes in physical activity are inversely related to depressive symptoms during early adolescence. *Psychosomatic Medicine* 66: 336-342.

O'Connor, P.J., J.S. Raglin, and E.W. Martinsen. 2000. Physical activity, anxiety, and anxiety disorders. *International Journal of Sport Psychology* 31: 136-155.

Petruzzello, S.J., D.M. Landers, B.D. Hatfield, K.A. Kubitz, and W. Salazar. 1991. A meta-analysis on the anxiety reducing effects of acute and chronic exercise: Outcomes and mechanisms. *Sports Medicine* 11: 143-182.

Phillips, K.A., S.L. McElroy, P. Keck, H.G. Pope, and J. Hudson. 1993. Body dysmorphic disorder: Thirty cases of imagined ugliness. *American Journal of Psychiatry* 150: 302-308.

Pitts, F.J, and J.J. McClure. 1967. Lactate metabolism in anxiety neurosis. *New England Journal of Medicine* 277: 1329-1336.

Raglin, J.S. 1997. Anxiolytic effects of physical activity. In *Physical activity and mental health*, edited by W.P. Morgan. Washington, DC: Taylor and Francis, pp. 107-126.

Raglin, J.S., and G.S. Wilson. 2000. Overtraining in athletes. In *Emotion in sports*, edited by Y.L. Hanin. Champaign, IL: Human Kinetics, pp. 191-207.

Spielberger, C.D., R.L. Gorsuch, R.E. Lushene, P.R. Vagg, and G.A. Jacobs. 1983. *Manual for the State-Trait Anxiety Inventory (form Y)*. Palo Alto, CA: Consulting Psychologists Press.

Chapter 17

Alpert, B.S., and J.H. Wilmore. 1994. Physical activity and blood pressure in adolescents. *Pediatric Exercise Science* 6: 361-380.

Armstrong, N., and B. Simons-Morton. 1994. Physical activity and blood lipids in adolescents. *Pediatric Exercise Science* 6: 381-405.

Armstrong, N., and W. van Mechelen. 2000. *Paediatric exercise science and medicine*. Oxford, UK: Oxford University Press.

Bailey, D.A., and A.D. Martin. 1994. Physical activity and skeletal health in adolescents. *Pediatric Exercise Science* 6: 330-347.

Bar-Or, O., and T. Baranowski. 1994. Physical activity, adiposity, and obesity among adolescents. *Pediatric Exercise Science* 6: 348-361.

Bar-Or, O., and T.W. Rowland. 2004. *Pediatric exercise medicine*. Champaign, IL: Human Kinetics.

Blair, S.N., D.G. Clark, K.J. Cureton, and K.E. Powell. 1989. Exercise and fitness in childhood: Implications for a lifetime of health. In *Youth, exercise, and sport. Perspectives in exercise science and sports medicine*, edited by C.V. Gisolfi and D.R. Lamb. Indianapolis: Benchmark Press, pp. 401-430.

Burke, G., L. Webber, S. Srinivasan, B. Radhakrishnamurthy, D. Freedman, and G. Beenson. 1986. Fasting plasma glucose and insulin levels and their relationship to cardiovascular risk factors in children: Bogalusa Heart Study. *Metabolism* 35: 441-446.

Cavill, N., S. Biddle, and J.F. Sallis. 2001. Health enhancing physical activity for young people: Statement of the United Kingdom Expert Consensus Conference. *Pediatric Exercise Science* 13: 12-25.

Corbin, C.B., and R.P. Pangrazi. 2004. *Physical activity for children: A statement of guidelines for children ages 5-12*. Reston, VA: National Association for Sport and Physical Education.

Gutin, B., S. Owens, F. Treiber, S. Islam, W. Karp, and G. Slavens. 1997. Weight independent cardiovascular fitness and coronary risk factors. *Archives of Pediatric and Adolescent Medicine* 151: 462-465.

Hager, R.L., L.A. Tucker, and G.T. Seljaas. 1995. Aerobic fitness, blood lipids, and body fat in children. *American Journal of Public Health* 85: 1702-1706.

Health Canada. 2004. *Canada's physical activity guide for children*. Retrieved November 1, 2004, from www.healthcanada.ca/paguide.

Kahle, E.B., W.B. Zipfe, D.R. Lamb, C.A. Horswill, and K.M. Ward. 1996. Association between mild, routine exercise and improved insulin dynamics and glucose control in obese adolescents. *International Journal of Sports Medicine* 17: 1-6.

Kemper, H. 2000. Skeletal development during childhood and adolescence. *Pediatric Exercise Science* 12: 198-216.

Malina, R.M. 1996. Tracking of physical activity and physical fitness across the lifespan. *Research Quarterly for Exercise and Sport* 67(Suppl. 3): S48-S57.

Morrow, J.R., and P.S. Freedson. 1994. Relationship between habitual physical activity and aerobic fitness in adolescents. *Pediatric Exercise Science* 6: 315-329.

Pinhas-Hamiel, O., L.M. Dolan, S.R. Daniels, D. Standiford, P.R. Khoury, and P. Zeitler. 1996. Increasing incidence of non-insulin-dependent diabetes mellitus among adolescents. *Journal of Pediatrics* 128: 608-615.

Riddoch, C. 1998. Relationships between physical activity and physical health in young people. In *Young and active? Young people and health-enhancing physical activity—Evidence and implications*, edited by S. Biddle, J. Sallis, and N. Cavill. London: Health Education Authority, pp. 17-39.

Rowland, T.W. 1990. *Exercise and children's health*. Champaign, IL: Human Kinetics.

Rowland, T.W. 1998. The biological basis of physical activity. *Medicine and Science in Sports and Exercise* 30: 392-399.

Sallis, J.F., and K.P. Patrick. 1994. Physical activity guidelines for adolescents: Consensus statement. *Pediatric Exercise Science* 6: 302-314.

Steinberger, J., and A.P. Rocchini. 1991. Is insulin resistance responsible for the lipid abnormalities seen in obesity? *Circulation* 84(Suppl II): II-5.

Tolfrey, K., A.M. Jones, and I.G. Campbell. 2000. The effect of aerobic exercise training on the lipid-lipoprotein profile of children and adolescents. *Sports Medicine* 29: 99-112.

Tomkinson, G.R., L.A. Leger, T.S. Olds, and G. Cazorla. 2003. Secular trends in the performance of children and adolescents (1980-2000). *Sports Medicine* 33: 285-300.

Chapter 18

Administration on Aging, U.S. Department of Health and Human Services. 2004. *A profile of older Americans*. Washington, DC: Administration on Aging, U.S. Department of Health and Human Services.

American College of Sports Medicine. 1998. Exercise and physical activity for older adults. *Medicine and Science in Sports and Exercise* 30: 992-1008.

Bijnen, F.C.H., E.J.M. Feskens, C.J. Caspersen, W.L. Mosterd, and D. Kromhout. 1998. Age, period, and cohort effects on physical activity among elderly men during 10 years of follow-up: The Zutphen Elderly Study. *Journal of Gerontology: Medical Sciences* 53A: M235-M241.

Bortz, W.M. 1982. Disuse and aging. *Journal of the American Medical Association* 248: 1203-1208.

Caspersen, C.J., M.A. Pereira, and K.M. Curran. 2000. Changes in physical activity patterns in the United States, by sex and cross-sectional age. *Medicine and Science in Sports and Exercise* 32: 1601-1609.

Centers for Disease Control. 1995. Prevalence of recommended levels of physical activity among women—Behavioral Risk Factor Surveillance System, 1992. *Morbidity and Mortality Weekly Report* 44: 105-113.

Colditz, G.A. 1999. Economic costs of obesity. *Medicine and Science in Sports and Exercise* 31: S663-S667.

Dempsey, J.A., and D.R. Seals. 1995. Aging, exercise, and cardiopulmonary function. In *Perspectives in exercise science and sports medicine. Volume 8. Exercise in older adults*, edited by D.R. Lamb, C.V. Gisolfi, and E.R. Nadel. Traverse City, MI: Cooper, pp. 237-304.

Dice, J.F. 1993. Cellular and molecular mechanisms of aging. *Physiological Reviews* 73: 149-159.

DiPietro, L. 2001. Physical activity in aging: Changes in patterns and their relations to health and function. *Journal of Gerontology: Medical Sciences* 56A: 13-22.

DiPietro, L., D.F. Williamson, C.J. Caspersen, and E. Eaker. 1993. The descriptive epidemiology of selected physical activities and body weight among adults trying to lose weight: The Behavioral Risk Factor Surveillance System Survey, 1989. *International Journal of Obesity* 17: 69-76.

Evenson, K.R., W.D. Rosamond, J. Cai, A.V. Diez-Roux, and F.L. Brancati. 2002. Influence of retirement on leisure-time physical activity. The Atherosclerosis Risk in Communities Study. *American Journal of Epidemiology* 155: 692-699.

Federal Interagency Forum on Aging Related Statistics. 2004. *Older Americans 2004: Key indicators of well-being*. Washington, DC: Federal Interagency Forum on Aging Related Statistics.

Heath, G.W., J.M. Hagberg, A.A. Ehsani, and J.O. Holloszy. 1981. A physiological comparison of young and older endurance athletes. *Journal of Applied Physiology* 51: 634-640.

King, A.C., M. Kiernan, R.F. Oman, H.C. Kraemer, M. Hull, and D. Ahn. 1997. Can we identify who will adhere to long-term physical activity? Signal detection methodology as a potential aid to clinical decision making. *Health Psychology* 16: 380-389.

Lakatta, E.G. 1993. Cardiovascular regulatory mechanisms in advanced age. *Physiological Reviews* 78: 413-467.

National Center for Health Statistics. 2003. Reported physical activity among older persons living in the United States between 1985 and 1995, retrieved August 15, 2004, from www.agingstats.gov.

National Health Interview Survey–Health Promotion Disease Prevention supplement, 1985-1995. Participation in activities among older persons, 1985-1995, retrieved August 15, 2004, from www.NCHS.com.

U.S. Department of Health and Human Services. 1996. *Physical activity and health: A report of the Surgeon General*. Washington, DC: U.S. Government Printing Office.

Chapter 19

Bouter, L.M. 1986. Spanningsbehoefte en ongevalsrisico bij sportbeoefening. *Geneeskunde en Sport* 19: 205-208.

Burke, A.P., A. Farb, G.T. Malcom, Y-h. Liang, J.E. Smialek, and R. Virmani. 1999. Plaque rupture and sudden death related to exercise in men with coronary artery disease. *Journal of the American Medical Association* 281: 921-926.

Conn, J.M., J.L. Annest, and J. Gilchrist. 2003. Sports and recreation related injury episodes in the US population, 1997-99. *Injury Prevention* 9: 117-123.

Langdeau, J.B., and L.P. Boulet. 2001. Prevalence and mechanisms of development of asthma and airway hyperresponsiveness in athletes. *Sports Medicine* 31: 601-616.

Loucks, A.B., and S.M. Horvath. 1985. Athletic amenorrhoea: A review. *Medicine and Science in Sports and Exercise* 17: 56-72.

Mosterd, W.L. 1999. Plotse dood bij sport in Nederland. *Bijblijven* 15 okt: 68-74.

Otis, C.L., B. Drinkwater, M. Johnson, A. Loucks, and J. Wilmore, J. 1997. The female athlete triad. *Medicine and Science in Sports and Exercise* 29: i-ix.

Parkkari, J., U.M. Kujala, and P. Kannus. 2001. Is it possible to prevent sports injuries? Review of controlled clinical trials and recommendations for future work. *Sports Medicine* 31: 985-995.

Pope, R.P., R.D. Herbert, J.D. Kirwan, and B.J. Graham. 2000. A randomized trial of preexercise stretching for prevention of lower-limb injury. *Medicine and Science in Sports and Exercise* 32: 271-277.

Renström, P.A.F.H., editor. 1993. *Sports injuries: Basic principles of prevention and care. Encyclopaedia of Sports Medicine Vol. IV*. Oxford, UK: Blackwell Scientific.

Renström, P.A.F.H., editor. 1994. *Clinical practice of sports injuries: Prevention and care. Encyclopaedia of Sports Medicine Vol. V*. Oxford, UK: Blackwell Scientific.

Schmikli, S.L. 2002. 97/98 survey van sportblessures. In *Trendrapport Bewegen en Gezondheid 2000/2001*, edited by W.T.M. Ooijendijk, V.H. Hildebrandt, and

M. Stiggelbout. TNO Arbeid, TNO PG. Hoofddorp: Netherlands (chapter 7, pp. 79-88).

Shrier, I. 2000. Stretching before exercise: An evidence based approach. *British Journal of Sports Medicine* 34: 324-325.

Siscovick, D.S., N.S. Weiss, R.H. Fletcher, and T. Lasky. 1984. The incidence of primary cardiac arrest during vigorous exercise. *New England Journal of Medicine* 311: 874-877.

Thacker, S.B., J. Gilchrist, D.F. Stroup, and C.D. Kimsey. 2004. The impact of stretching on sports injury risk: A systematic review of the literature. *Medicine and Science in Sports and Exercise* 36: 371-378.

van Mechelen, W. 1992. *Aetiology and prevention of running injuries* (dissertation). Amsterdam: Free University of Amsterdam.

Vuori, I. 1995. Reducing the number of sudden deaths in exercise. *Scandinavian Journal of Medicine and Science in Sports* 5: 267-268.

Vuori, I. 1997. *Perspectives on health and exercise*, edited by J. McKenna and C. Riddoch. New York: Palgrave Macmillan.

Chapter 20

Ainsworth, B.E., W.L. Haskell, M.C. Whitt, M.I. Irvin, A.S. Schwartz, S.J. Straith, W.L. O'Brian, D.R. Basset, K.H. Schmitz, P.O. Emplaincourt, D.R. Jacobs, and A.S. Leon. 2000. Compendium of physical activities: an update of activity codes and Met intensities. *Medicine and Science in Sports and Exercise* 32: S498-S519.

Blair, S.N., H.W. Kohl, III, R.S. Paffenbarger, D.G. Clark, K.H. Cooper, and L.W. Gibbons. 1989. Physical fitness and all-cause mortality: A prospective study of healthy men and women. *Journal of the American Medical Association* 262: 2395-2401.

Gyntelberg, F., R. Brennan, J.O. Holloszy, G. Schonfeld, M. Rennie, and S. Weidman. 1977. Plasma triglyceride lowering by exercise despite increased food intake in patients with Type IV hyperlipoproteinemia. *American Journal of Clinical Nutrition* 30: 716-720.

Hardman, A.E. 2001. Issues of fractionalization of exercise (short vs long bouts). *Medicine and Science in Sports and Exercise* 33: S421-S427.

Howley, E.T. 2001. Type of activity: resistance, aerobic and leisure versus occupational physical activity. *Medicine and Science in Sports and Exercise* 33: S364-S369.

Kujala, U.M., J. Kaprio, S. Sarna, and M. Koskenvuo. 1998. Relationship of leisure-time physical activity and mortality: The Finnish twin cohort. *Journal of the American Medical Association* 279: 440-444.

Laukkanen, J.A., T.A. Lakka, R. Rauramaa, R. Kuhanen, J.M. Venalainen, R. Salonen, and J.T. Salonen. 2001. Cardiovascular fitness as a predictor of mortality in men. *Archives of Internal Medicine* 161: 825-831.

Leon, A.S., J. Connett, D.R. Jacobs, and R. Rauramaa. 1987. Leisure-time physical activity levels and risk of dose response and death: The Multiple Risk Factor Intervention Trial. *Journal of the American Medical Association* 258: 2388-2395.

Manson, J.E., P. Greenland, A.Z. LaCroix, M.L. Stefanick, C.P. Mouton, A. Oberman, M.G. Perri, D.S. Sheps, M.B. Pettinger, and D.S. Siscovick. 2002. Walking compared with vigorous exercise for the prevention of cardiovascular events in women. *New England Journal of Medicine* 347: 716-726.

Myers, J., M. Prakash, V. Froelicher, D. Do, S. Partington, and J.E. Atwood. 2002. Exercise capacity and mortality among men referred for exercise testing. *New England Journal of Medicine* 346: 793-801.

Paffenbarger, R.S., R.T. Hyde, A.L. Wing, and C.C. Hsieth. 1986. Physical activity, all-cause mortality, and longevity of college alumni. *New England Journal of Medicine* 314: 605-613.

Pate, R., M. Pratt, S.N. Blair, W.L. Haskell, C.A. Macera, C. Bouchard, D. Buchner, W. Ettinger, G.W. Heath, A.C. King, A. Kriska, A.S. Leon, B.H. Marcus, R. Paffenbarger, S.K. Patrick, M.L. Pollock, J.M. Rippe, J. Sallis, and J.H. Wilmore. 1995. Physical activity and public health: A recommendation from the Centers for Disease Control and Prevention and the American College of Sports Medicine. *Journal of the American Medical Association* 273: 402-407.

Pescatello, L.S., A.E. Fargo, C.N. Leach, and A.E. Scherzer. 1991. Short-term effect of dynamic exercise on arterial blood pressure. *Circulation* 83: 1557-1561.

Pollock, M.L., J. Ayers, and A. Ward. 1977. Cardiorespiratory fitness response to differing intensities and durations of training. *Archive of Physical Medicine and Rehabilitation* 58: 467-473.

Saris, W.H.M., S.N. Blair, M.A. van Back, E.A. Eaton, P.S.W. Davies, L. Di Pietro, M. Fogelholm, A. Rissanen, D. Schoeller, B. Swinburn, A. Tremblay, K.R. Westerpert, and H. Wyatt. 2003. How much physical activity is enough to prevent unhealthy weight gain? Outcome of the IASO 1st Stock Conference and consensus statement. *Obesity Reviews* 4: 101-114.

United States Department of Health and Human Services and United States Department of Agriculture. 2005. *Dietary guidelines for Americans 2005*. Washington, DC: United States Department of Health and Human Services and United States Department of Agriculture.

Williams, P. 1997. Relationship of distance run per week to coronary heart disease risk factors in 8283 male runners: The National Runners' Health Study. *Archives of Internal Medicine* 157: 191-198.

Wilmore, J.H., J. Royce, R.N. Girandola, F.I. Katch, and V.L. Katch. 1970. Physiological alterations resulting from a 10-week jogging program. *Medicine and Science in Sports* 2: 7-14.

Chapter 21

Andersen R.E., T.A. Wadden, S.J. Bartlett, B. Zemel, T.J. Verde, and S.C. Franckowiak. 1999. Effects of lifestyle activity vs structured aerobic exercise in obese women: A randomized trial. *Journal of the American Medical Association* 281: 335-340.

Bauman, A. 1998. Quasi-experimental designs in public health research, Part II, Unit 21. In *Public Health*

Research Methods, edited by C.B. Kerr and R. Taylor. Sydney: McGraw-Hill, pp. 137-144.

Bauman, A., and B. Bellew. 1999. Environmental and policy approaches to promoting physical activity. In *Health in the Commonwealth—sharing solutions 1999/2000*. London: Commonwealth Secretariat, pp. 38-41.

Boule, N.G., G.P. Kenny, E. Haddad, G.A. Wells, and R.J. Sigal. 2003. Meta-analysis of the effect of structured exercise training on cardiorespiratory fitness in type 2 diabetes mellitus. *Diabetologia* 46: 1071-1081.

Brownson, R.C., A.A. Eyler, A.C. King, D.R. Brown, Y.L. Shyu, and J.F. Sallis. 2000. Patterns and correlates of physical activity among US women 40 years and older. *American Journal of Public Health* 90: 264-270.

Cox, K.L., V. Burke, T.J. Gorely, L.J. Beilin, and I.B. Puddey. 2003. Controlled comparison of retention and adherence in home- vs center-initiated exercise interventions in women ages 40-65 years: The SWEAT Study (Sedentary Women Exercise Adherence Trial). *Previews in Medicine* 36: 17-29.

Dishman, R.K., B. Oldenburg, H. O'Neal, and R.J. Shephard. 1998. Worksite physical activity interventions. *American Journal of Previews in Medicine* 15: 344-361.

Dunn, A.L., B.H. Marcus, J.B. Kampert, M.E. Garcia, H.W. Kohl, III, and S.N. Blair. 1999. Comparison of lifestyle and structured interventions to increase physical activity and cardiorespiratory fitness: A randomized trial. *Journal of the American Medical Association* 281(4): 327-334.

Eden, K.B., T.C. Orleans, C.D. Mulrow, N.J. Pender, and S.M. Teutsch. 2002. Counseling by clinicians: Does it improve physical activity: A summary of the evidence for the U.S. Preventive Services Task Force. *Annals of Internal Medicine* 137: 208-215.

Glanz, K., B.K. Rimer, and F.M. Lewis. 2002. *Health behavior and health education: Theory, research, and practice*. 3rd ed. San Francisco: Jossey-Bass.

Kahn, E.B., L.T. Ramsey, R.C. Brownson, G.W. Heath, E.H. Howze, K.E. Powell, E.J. Stone, M.W. Rajab, and P. Corso. 2002. The effectiveness of interventions to increase physical activity. A systematic review. *American Journal of Previews in Medicine* 22(4 Suppl): 73-107.

Knowler, W.C., E. Barrett-Connor, S.E. Fowler, R.F. Hamman, J.M. Lachin, E.A. Walker, D.M. Nathan, and the Diabetes Prevention Program Research Group. 2002. Reduction in the incidence of type 2 diabetes with lifestyle intervention or metformin. *New England Journal of Medicine* 346: 393-403.

Nader, P.R., E.J. Stone, L.A. Lytle, C.L. Perry, S.K. Osganian, S. Kelder, L.S. Webber, J.P. Elder, D. Montgomery, H.A. Feldman, M. Wu, C. Johnson, G.S. Parcel, and R.V. Luepker. 1999. Three-year maintenance of improved diet and physical activity: The CATCH cohort. Child and Adolescent Trial for Cardiovascular Health. *Archives of Pediatrics and Adolescent Medicine* 153: 695-704.

Pate, R.R., M. Pratt, S.N. Blair, W.L. Haskell, C.A. Macera, C. Bouchard, D. Buchner, W. Ettinger, G.W. Heath, A.C. King, et al. 1995. Physical activity and public health: A recommendation from the Centers for Disease Control and Prevention and the American College of Sports Medicine. *Journal of the American Medical Association* 273: 402-407.

Sallis, J.F., A. Bauman, and M. Pratt. 1998. Environmental and policy interventions to promote physical activity. *American Journal of Previews in Medicine* 15: 379-397.

Sevick, M.A., A.L. Dunn, M.S. Morrow, B.H. Marcus, G.J. Chen, and S.N. Blair. 2000. Cost-effectiveness of lifestyle and structured exercise interventions in sedentary adults: Results of project ACTIVE. *American Journal of Preventive Medicine* 19: 1-8.

Taylor, A.H., N.T. Cable, G. Faulkner, M. Hillsdon, M. Narici, and A.K. ven der Bij. 2004. Physical activity and older adults: A review of health benefits and the effectiveness of interventions. *Journal of Sports Sciences* 22(8): 703-725.

Taylor, W.C., T. Baranowski, and D.R. Young. 1998. Physical activity interventions in low-income, ethnic minority, and populations with disability. *American Journal of Previews in Medicine* 15: 334-343.

Timperio, A., J. Salmon, and K. Ball. 2004. Evidence based strategies to promote physical activity among children, adolescents and young adults: Review and update. *Journal of Science and Medicine in Sport* 7: S20-S29.

Tudor-Locke, C., R. Jones, A.M. Myers, D.H. Paterson, and N.A. Ecclestone. 2002. Contribution of structured exercise class participation and informal walking for exercise to daily physical activity in community-dwelling older adults. *Research Quarterly in Exercise and Sport* 73: 350-356.

van der Bij, A.K., M.G. Laurant, and M. Wensing. 2002. Effectiveness of physical activity interventions for older adults: A review. *American Journal of Previews in Medicine* 22: 120-133.

U.S. Department of Health and Human Services. 1996. *Physical activity and health: A report of the Surgeon General*. Pittsburgh: U.S. Department of Health and Human Services, Centers for Disease Control and Prevention, National Center for Chronic Disease Prevention and Health Promotion.

Chapter 22

Arden, N.K., and T.D. Spector. 1997. Genetic influences on muscle strength, lean body mass, and bone mineral density: A twin study. *Journal of Bone and Mineral Research* 12: 2076-2081.

Bouchard, C., P. An, T. Rice, J.S. Skinner, J.H. Wilmore, J. Gagnon, L. Perusse, A.S. Leon, and D.C. Rao. 1999. Familial aggregation of VO_2max response to exercise training: Results from the HERITAGE Family Study. *Journal of Applied Physiology* 87: 1003-1008.

Bouchard, C., E.W. Daw, T. Rice, L. Perusse, J. Gagnon, M.A. Province, A.S. Leon, D.C. Rao, J.S. Skinner, and J.H. Wilmore. 1998. Familial resemblance for VO_2max in the sedentary state: The HERITAGE Family Study. *Medicine and Science in Sports and Exercise* 30: 252-258.

Bouchard, C., F.T. Dionne, J.A. Simoneau, and M.R. Boulay. 1992. Genetics of aerobic and anaerobic performances. *Exercise and Sport Sciences Reviews* 20: 27-58.

Bouchard, C., A.S. Leon, D.C. Rao, J.S. Skinner, J.H. Wilmore, and J. Gagnon. 1995. The HERITAGE Family Study. Aims, design, and measurement protocol. *Medicine and Science in Sports and Exercise* 27: 721-729.

Bouchard, C., L. Perusse, C. Leblanc, A. Tremblay, and G. Theriault. 1988. Inheritance of the amount and distribution of human body fat. *International Journal of Obesity* 12: 205-215.

Bouchard, C., and T. Rankinen. 2001. Individual differences in response to regular physical activity. *Medicine and Science in Sports and Exercise* 33: S446-S451.

Bouchard, C., T. Rankinen, Y.C. Chagnon, T. Rice, L. Perusse, J. Gagnon, I. Borecki, P. An, A.S. Leon, J.S. Skinner, J.H. Wilmore, M. Province, and D.C. Rao. 2000. Genomic scan for maximal oxygen uptake and its response to training in the HERITAGE Family Study. *Journal of Applied Physiology* 88: 551-559.

Bouchard, C., J.A. Simoneau, G. Lortie, M.R. Boulay, M. Marcotte, and M.C. Thibault. 1986. Genetic effects in human skeletal muscle fiber type distribution and enzyme activities. *Canadian Journal of Physiology and Pharmacology* 64: 1245-1251.

Cardon, L.R., and L.J. Palmer. 2003. Population stratification and spurious allelic association. *Lancet* 361: 598-604.

Erbs, S., Y. Baither, A. Linke, V. Adams, Y. Shu, K. Lenk, S. Gielen, R. Dilz, G. Schuler, and R. Hambrecht. 2003. Promoter but not exon 7 polymorphism of endothelial nitric oxide synthase affects training-induced correction of endothelial dysfunction. *Arteriosclerosis, Thrombosis, and Vascular Biology* 23: 1814-1819.

Hagberg, J.M, R.E. Ferrell, L.I. Katzel, D.R. Dengel, J.D. Sorkin, and A.P. Goldberg. 1999. Apolipoprotein E genotype and exercise training-induced increases in plasma high-density lipoprotein (HDL)- and HDL2-cholesterol levels in overweight men. *Metabolism* 48: 943-945.

Lakka, T.A., T. Rankinen, S.J. Weisnagel, Y.C. Chagnon, T. Rice, A.S. Leon, J.S. Skinner, J.H. Wilmore, D.C. Rao, and C. Bouchard. 2003. A quantitative trait locus on 7q31 for the changes in plasma insulin in response to exercise training: The HERITAGE Family Study. *Diabetes* 52: 1583-1587.

Leon, A.S., K. Togashi, T. Rankinen, J.P. Despres, D.C. Rao, J.S. Skinner, J.H. Wilmore, and C. Bouchard. 2004. Association of apolipoprotein E polymorphism with blood lipids and maximal oxygen uptake in the sedentary state and after exercise training in the HERITAGE Family Study. *Metabolism* 53: 108-116.

Modrek, B., and C. Lee. 2002. A genomic view of alternative splicing. *Nature Genetics* 30: 13-19.

Montgomery, H.E., P. Clarkson, C.M. Dollery, K. Prasad, M.A. Losi, H. Hemingway, D. Statters, M. Jubb, M. Girvain, A. Varnava, M. World, J. Deanfield, P. Talmud, J.R. McEwan, W.J. McKenna, and S. Humphries. 1997. Association of angiotensin-converting enzyme gene I/D polymorphism with change in left ventricular mass in response to physical training. *Circulation* 96: 741-747.

Myerson, S.G., H.E. Montgomery, M. Whittingham, M. Jubb, M.J. World, S.E. Humphries, and D.J. Pennell. 2001. Left ventricular hypertrophy with exercise and ACE gene insertion/deletion polymorphism: A randomized controlled trial with Losartan. *Circulation* 103: 226-230.

Rankinen, T., L. Perusse, J. Gagnon, Y.C. Chagnon, A.S. Leon, J.S. Skinner, J.H. Wilmore, D.C. Rao, and C. Bouchard. 2000. Angiotensin-converting enzyme I/D polymorphism and trainability of the fitness phenotypes. The HERITAGE Family Study. *Journal of Applied Physiology* 88: 1029-1035.

Rankinen, T., L. Perusse, R. Rauramaa, M.A. Rivera, B. Wolfarth, and C. Bouchard. 2004. The human gene map for performance and health-related fitness phenotypes: The 2003 update. *Medicine and Science in Sports and Exercise* 36: 1451-1469.

Rankinen, T., T. Rice, L. Perusse, Y.C. Chagnon, J. Gagnon, A.S. Leon, J.S. Skinner, J.H. Wilmore, D.C. Rao, and C. Bouchard. 2000. NOS3 Glu298Asp genotype and blood pressure response to endurance training: The HERITAGE Family Study. *Hypertension* 36: 885-889.

Rico-Sanz, J., T. Rankinen, T. Rice, A.S. Leon, J.S. Skinner, J.H. Wilmore, D.C. Rao, and C. Bouchard. 2004. Quantitative trait loci for maximal exercise capacity phenotypes and their responses to training in the HERITAGE Family Study. *Physiological Genomics* 16: 256-260.

Roth, S.M., R.E. Ferrell, D.G. Peters, E.J. Metter, B.F. Hurley, and M.A. Rogers. 2002. Influence of age, sex, and strength training on human muscle gene expression determined by microarray. *Physiological Genomics* 10: 181-190.

Simoneau, J.A., and C. Bouchard. 1995. Genetic determinism of fiber type proportion in human skeletal muscle. *FASEB Journal* 9: 1091-1095.

Szathmary, E., F. Jordan, and C. Pal. 2001. Molecular biology and evolution. Can genes explain biological complexity? *Science* 292: 1315-1316.

Chapter 23

American College of Sports Medicine. 2005. *ACSM's guidelines for exercise testing and prescription*. 7th ed. Philadelphia: Lippincott Williams & Wilkins.

Bassett, D.R., P.L. Schneider, and G.E. Huntington. 2004. Physical activity in an Old Order Amish community. *Medicine and Science in Sports and Exercise* 36: 79-85.

Blair, S.N., A.L. Dunn, B.H. Marcus, R.A. Carpenter, and P. Jaret. 2001. *Active living every day—20 weeks to lifelong vitality*. Champaign, IL: Human Kinetics.

Boreham, C.A., F.M. Wallace, and A. Nevill. 2000. Training effects of accumulated daily stair-climbing exercise in previously sedentary young women. *Preventive Medicine* 30: 277-281.

Committee of Physical Activity, Health, Transportation, and Land Use. 2005. *Does the built environment influence physical activity? Examining the evidence.* Special Report 282. Washington, DC: Transportation Research Board, Institute of Medicine, National Academies of Science.

Dunn, A.L., B.H. Marcus, J.B. Kampert, M.E. Garcia, H.W. Kohl, III, and S.N. Blair. 1999. Comparison of lifestyle and structured interventions to increase physical activity and cardiorespiratory fitness: A randomized trial. *Journal of the American Medical Association* 281: 327-334.

Fitness Canada. 1991. *Active living: A conceptual overview.* Ottawa: Government of Canada.

Hedley, A.A., C.L. Ogden, C.L. Johnson, M.D. Carroll, L.R. Curtin, and K.M. Fegal. 2004. Prevalence of overweight and obesity among US children, adolescents, and adults; 1999-2002. *Journal of the American Medical Association* 292: 2847-2850.

Henry J. Kaiser Family Foundation. 1999. *Kids and media at the millennium: A comprehensive national survey of children's media use.* Menlo Park, CA: Henry J. Kaiser Family Foundation.

Hill, J.O., H.R. Wyatt, G.W. Reed, and J.C. Peters. 2003. Obesity and the environment: Where do we go from here? *Science* 299: 853-855.

Hu, F.B., W.C. Willett, T. Li, M.J. Stampfer, G.A. Colditz, and J.E. Manson. 2004. Adiposity compared to physical activity in predicting mortality among women. *New England Journal of Medicine* 351: 2694-2703.

Lanningham-Foster, L., L.J. Nysse, and J.A. Levine. 2003. Labor saved, calories lost: The energetic impact of domestic labor-saving devices. *Obesity Research* 11: 1178-1181.

Lee, I-M., H.D. Sesso, and R.S. Paffenbarger. 2000. Physical activity and coronary heart disease risk in men: Does the duration of exercise episodes predict risk? *Circulation* 102: 981-986.

Levine, J.A., L.M. Lanningham-Foster, S.K. McCrady, A.C. Krizan, L.R. Olson, P.H. Kane, M.D. Jensen, and M.M. Clark. 2005. Interindividual variation in posture allocation: Possible role in human obesity. *Science* 307: 584-586.

Makosky, L. 1994. The active living concept. In *Toward active living: Proceedings of the International Conference on Physical Activity, Fitness and Health*, edited by H.A. Quinney, L. Gauvin, and A.E. Wall. Champaign, IL: Human Kinetics, pp. 272-276.

Montgomery, E. 1978. Toward representative energy expenditure data: The Machiguenga Study. *Federation Proceedings* 37: 61-64.

Simons-Morton, D.G., P. Hogan, A.L. Dunn, L. Pruitt, A.C. King, B.D. Levine, and S.T. Miller. 2000. Characteristics of inactive primary care patients: Baseline data from the Activity Counseling Trial. *Preventive Medicine* 31: 513-521.

Stampfer, M.J., F.B. Hu, J.E. Manson, E.B. Rimm, and W.C. Willett. 2000. Primary prevention of coronary heart disease in women through diet and exercise. *New England Journal of Medicine* 343: 16-22.

U.S. Department of Health and Human Services. 2004. *Advance data from vital and health statistics: 347, Mean body weight, height and body mass index, United States 1960-2002.* Washington, DC: U.S. Department of Health and Human Services.

Dietary guidelines for Americans 2005. Yusuf, S., S. Hawken, S. Ounpuu, T. Dans, A. Avzeum, F. Lanas, M. McQueen, A. Budaj, P. Pais, J. Varigos, and L. Lisheng. 2004. Effect of potentially modifiable risk factors associated with myocardial infarction in 52 countries (the INTERHEART study) case-control study. *Lancet* 364: 937-952.

찾아보기

[ㄱ]

간자반병 147
갑상선 호르몬 95
건강 19
건강 여명 19
건강체력 24
건강체력의 구성요인과 특성 25
격렬한 신체활동 297
결절성 과증식 147
결정적 연령 286
고 반응 369
고혈압 173, 177
골격근 249, 250
골격근량 249
골격근의 질 249
골관절염 233, 236, 237
골다공증 233, 234, 259, 310
골모세포 282
골밀도(BMD) 257
골세포 234
공중보건 메시지 42
과부하의 원리 323
과오돌연변이 365
과용상해 315
과체중 383
과체중과 비만 186
관상동맥 심장질환 172
관상동맥 심장질환, 뇌졸중, 말초혈관질환 177
관상동맥 위험 요인 280
관상동맥심장질환 발병률 185
관상동맥질환(CAD) 255
관절염은 258
교차-적응 109
구조화 운동 315
규칙적인 운동 264
그렐린(Ghrelin) 94
극기가설 270
극미중력 293
근골격 상해 310, 317
근단백질 전환 248
근비대 245
근섬유 113, 125

근세포 내지질 190
근세포 외 지질 190
근소포체 113, 129
근쇠약 256
근위축 256
근육감소증 251, 252
근육섬유 단백질 표현형 전환 95
근이형증 273
글루카곤 107
글루카곤 반응 97
급성 심장마비 307
급성 심장사 308, 313, 316
급성 훈련 반응 332
급성상해 232
기능적 활동능력 295
기도과민성 312
기법 80
기분전환 가설 270
길항호르몬(counterregulatory hormones) 104

[ㄴ]

낙상 233
내인성 글리코겐 132
내장지방 188
노동 24
노르에피네프린 105
노화 21, 290
뇌졸중 172

[ㄷ]

단백질 전환 246
단축성 수축 323
당 조절(glucoregulation) 99
당뇨 쥐 108
당뇨병 202
대사증후군 280
대혈관 합병증 206
돌연변이 369
동맥경화성 280
동맥혈 산소함유량 67
동원체 357

동적 운동 323
동질집단 이용 연구 설계 220
동형접합체 372
등장성 운동 323
등척성 수축 운동 323
디히드로피리딘수용체 113
떨림 열생성 112

[ㄹ]

렙틴 107

[ㅁ]

마지막 운동의 효과 90
만성 고혈당증 204
만성 훈련 반응 332
만성상해 232
만성심부전(CHF) 256
만성폐쇄성폐질환 177, 180
만성폐쇄성폐질환 사망률 177
말단소립 357
말초혈관질환 174
면역체계 86
모노아민 가설 270
무산소 과정 324
무산소 에너지원 60
무월경 309
무작위 임상 실험 219
무작위 통제실험 212
미세혈관 합병증 205
미오신 중쇄 120
미토콘드리아 357

[ㅂ]

반응의 특이성 324
발생률 203
복부 저장지방 188
본태성 고혈압 278
분당 체순환 66
분자생물학 36
불안 266
불안장애로 266
비(非)지방조직 190
비구조화 운동 프로그램 317
비만 184, 254, 279, 383

비활동적인 삶 389
뼈 부하운동 239

[ㅅ]

사구체 여과량 142
사례-대조집단 연구 설계 220
사망률 334
사이토카인 87
사이토크롬 c 산화효소 146
산소섭취량 65
산소추출량 65
산화적 인산화 116
삼인산(ATP) 357
상대적 강도 326
상부호흡기감염 312
생기부재 271
생기부재 증후군 272
생물학적 기전 169
생활습관운동 316
생활형 활동 프로그램 317
섬유소 응괴 85
섬유소분해(fibrinolysis) 85
성 호르몬 217
성선자극호르몬 방출호르몬(GnRH) 103
성염색체 356
성장호르몬과 IGF 102
소모설 237
수송단백질 118
순환 테스토스테론 249
스포츠 23
식욕 조절 88
식이장애 309
신뢰구간 220
신장성 수축 323
신체활동 308
신체활동 지속시간 327
신체활동량 329
신체활동의 누적 327
신체활동의 양 324
심근의 허혈 308
심박출량의 차이 67
심폐체력 334
심혈관 적응 70
심혈관 질병 84
심혈관질병률과 177

심혈관질환 278
심혈관질환 질병률 175

[ㅇ]

아데노신 3인산 60
아디포넥틴(adiponectin) 94
아미노산 순손실 246
안드로스테네디온(androstenedione) 104
알도스테론 142
양-반응 관계 84
에너지 불균형 192
에너지의 균형 87
에스트라디올 104
에스트로겐 104
에피네프린 105
에피네프린 정화치(epinephrine clearance) 100
에피네프린(epinephrine) 농도 100
엑손 358
엔도르핀 269
엔도르핀 가설 270
엔케팔린 269
여가시간 신체활동 23
여성 3징후 309, 317
여성선수 3대 증후군 306
여성의 103
여성의 생식 103
역학 35
연합방지 단백질 109
열대사 가설 270
염기 치환 365
염기서열 358
염기쌍 356
용량 반응 221
용량-반응 효과 245
용량-반응관계 237
우울증 268
운동 23, 308
운동 강도 324
운동부족증 26
운동부하검사(GTX) 63
운동수행체력 24
운동에 대한 설명서 41
운동의 역치양 283
운동중독 272
운동후초과산소소비량 62

울혈성 심부전 환자 257
울혈성심부전(CHF) 257
웰니스 19
위험 항상성 316
유리 테스토스테론 104
유병률 203
유산소 과정 324
유산소 에너지 60
유산소 운동 309
유전자 358
유전자 발현 108, 359
유전학 36
응급방위반응 112
의무 노화 291
이소성 지방 191
이소성 지방 축적 191
인간 유전자 356
인간 유전체 356
인산화능 119
인슐린 101, 169
인슐린 저항 79, 204, 209
인슐린-포도당 지수 80
인슐린혈증(basal insulinemia) 97
인트론 388
일회성 운동 264
임상과학 35
임의 노화 291

[ㅈ]

잠복질환 184
저 반응 369
저체중 383
저항성 트레이닝 244, 245, 247, 253
적자생존 296
전립선특이항원(PSA) 검사 225
절대적 강도 326
점진성의 원리 323
정맥환류의 증가 66
정적 운동 323
제1형 당뇨병 202
제2형 당뇨병 202
제2형 당뇨병 280
종단적 경향 298
좌식생활 299
중강도 운동 39

중재 전략 308
중재 프로그램 309
중재수준 315
지단백 76
지단백 표현형 77
지방연소 88
지방조직 189
지질 190
지질 함량 191
질병 또는 병적 상태 19
질병 발생기간의 단축 291

[ㅊ]

천식 178, 180, 312
청소년의 게으름 286
청소율 110
체력 24
체력 간극 293
체력관련 개념 25
체질량지수 184
총지방량 188
최대산소섭취량 65
최소필수긴장 259

[ㅋ]

카테콜아민 반응 109
컨디셔닝 251
컨디셔닝 프로그램 315
코티졸 100

[ㅌ]

테스토스테론 104
퇴행성관절염 233
트롬빈 형성 85
트리글리세리드 농도 79
트리요오드사이로닌(T3) 108
특이성의 원리 323

[ㅍ]

평균혈압 68
폐환기량 70
포도당 내성 256
피루브산 탈수소효소 127
피치 357
피하지방 189

[ㅎ]

하버드 피로실험실 34
한쪽 다리 운동 모델 81
행동과학 36
행동수정전략 389
헥소키나아제 127
혈관 내 혈전 84
혈관저항 84
혈소판 플러그 84
혈압 82, 256, 279
혈압의 변화 83
혈액 응고 84
혈중 젖산 반응 65
혈청 지질 278
호르몬 94
호르몬 조절 97
호르몬 활동의 광잉 104
호르몬의 농도 95
호르몬의 박동성 분비 100
호흡교환율(R) 61
호흡기 적응 70
호흡성 대상 70
활동 기대수명 19
활동 에너지 소모량 22
활동적인 381
활발한 생활 389
활성산소 119
활성화 부분 트롬보플라스틴 시간 85
황금 기준 80
효과연구 341
흥분-수축(E-C)결합 114